中华医学会麻醉学分会推荐

麻醉学专科医师规范化培训教程

麻醉学
临床病案分析

Anesthesiology Case Based Learning

主　编　刘　进　四川大学华西医院
　　　　李文志　哈尔滨医科大学附属第二医院
副主编　左云霞　四川大学华西医院
　　　　杨拔贤　北京大学人民医院
　　　　黄宇光　北京协和医院
　　　　黄文起　中山大学附属第一医院
　　　　丁正年　江苏省人民医院

人民卫生出版社

图书在版编目（CIP）数据

麻醉学临床病案分析/刘进等主编. —北京：人民卫生
出版社，2014

ISBN 978-7-117-18169-3

Ⅰ.①麻… Ⅱ.①刘… Ⅲ.①麻醉学-病案-分析

Ⅳ.①R614

中国版本图书馆 CIP 数据核字（2014）第 024792 号

人卫智网	www.ipmph.com	医学教育、学术、考试、健康，购书智慧智能综合服务平台
人卫官网	www.pmph.com	人卫官方资讯发布平台

麻醉学临床病案分析

主　　编：刘　进　李文志
出版发行：人民卫生出版社（中继线 010-59780011）
地　　址：北京市朝阳区潘家园南里 19 号
邮　　编：100021
E - mail：pmph @ pmph. com
购书热线：010-59787592　010-59787584　010-65264830
印　　刷：北京盛通数码印刷有限公司
经　　销：新华书店
开　　本：889×1194　1/16　印张：35　插页：2
字　　数：1084 千字
版　　次：2014 年 4 月第 1 版　2024 年 7 月第 1 版第 12 次印刷
标准书号：ISBN 978-7-117-18169-3
定　　价：108.00 元
打击盗版举报电话：010-59787491　E-mail：WQ @ pmph.com
质量问题联系电话：010-59787234　E-mail：zhiliang @ pmph.com

编　者（以姓氏汉语拼音字母为序）

安立新　首都医科大学附属北京天坛医院麻醉科
陈　煜　上海儿童医学中心麻醉科
陈珺珺　复旦大学附属中山医院麻醉科
陈绍洋　西京医院麻醉科
程卫平　阜外心血管病医院麻醉科
崔晓光　哈尔滨医科大学附属第二医院麻醉科
丁正年　南京医科大学附属第一医院麻醉科
杜　彬　四川大学华西医院麻醉科
方利群　四川大学华西医院麻醉科
冯　艺　北京大学人民医院麻醉科
傅　强　中国人民解放军总医院麻醉科
顾海军　南京医科大学附属第一医院麻醉科
关婷婷　北京大学第一医院麻醉科
郭向阳　北京大学第三医院麻醉科
胡　璟　首都医科大学附属北京儿童医院麻醉科
黄　蔚　四川大学华西第二医院麻醉科
黄文起　中山大学附属第一医院麻醉科
黄宇光　北京协和医院麻醉科
黄振华　成都市儿童医院麻醉科
金海龙　首都医科大学附属北京天坛医院麻醉科
金　旭　首都医科大学附属北京天坛医院麻醉科
赖光辉　首都医科大学宣武医院疼痛科
李　军　温州医科大学附属第二医院麻醉科
李海波　哈尔滨医科大学附属第二医院ICU
李丽伟　郑州大学附属第一医院麻醉科
李　梅　首都医科大学附属北京同仁医院麻醉科
李天佐　首都医科大学附属北京同仁医院麻醉科
李文志　哈尔滨医科大学附属第二医院麻醉科
李晓强　四川大学华西医院麻醉科
刘　慧　四川大学华西医院麻醉科
刘　进　四川大学华西医院麻醉科

刘　军　哈尔滨医科大学附属第二医院麻醉科
刘红亮　重庆市肿瘤医院麻醉科
龙　村　阜外心血管病医院体外循环科
林　娜　首都医科大学附属北京同仁医院麻醉科
吕沛林　四川大学华西医院麻醉科
栾秀姝　阜外心血管病医院麻醉科
马　蓉　南京医科大学附属第一医院麻醉科
米卫东　中国人民解放军总医院麻醉科
缪长虹　复旦大学附属中山医院麻醉科
倪家骧　首都医科大学宣武医院疼痛科
潘楚雄　首都医科大学附属北京同仁医院麻醉科
钱燕宁　南京医科大学附属第一医院麻醉科
秦　翔　北京大学第一医院麻醉科
孙　杰　南京医科大学附属第一医院麻醉科
宋海波　四川大学华西医院麻醉科
宋琳琳　北京大学第一医院麻醉科
宋文阁　山东省立医院疼痛科
谭　玲　四川大学华西医院麻醉科
陶为科　美国西南医学中心麻醉科
涂发平　川北医学院麻醉科
王保国　首都医科大学北京三博脑科医院麻醉科
王东信　北京大学第一医院麻醉科
王怀泉　哈尔滨医科大学附属第二医院ICU
王家双　广州红十字会医院疼痛科
王儒蓉　四川大学华西医院麻醉科
王双燕　首都医科大学北京三博脑科医院麻醉科
魏　蔚　四川大学华西医院麻醉科
吴　鹏　西京医院麻醉科
吴东进　上海交通大学医学院附属胸科医院麻醉科
武百山　首都医科大学宣武医院疼痛科
徐礼鲜　第四军医大学附属口腔医院麻醉科

3

徐　懋　北京大学第三医院麻醉科

徐瑞芬　第四军医大学附属口腔医院麻醉科

杨拔贤　北京大学人民医院麻醉科

杨邦祥　四川大学华西医院麻醉科

应舜伟　北京大学第一医院麻醉科

余　海　四川大学华西医院麻醉科

袁　义　首都医科大学附属北京三博脑科医院麻醉科

曾　毅　西京医院麻醉科

张　红　北京大学人民医院麻醉科

张　鸿　北京大学第一医院麻醉科

张　卫　郑州大学附属第一医院麻醉科

张东亚　阜外心血管病医院麻醉科

张建敏　首都医科大学附属北京儿童医院麻醉科

张伟义　四川大学华西医院麻醉科

张熙哲　北京大学人民医院

张旭彤　温州医科大学附属第二医院麻醉科

张旭宇　中山大学附属第一医院麻醉科

郑　宏　新疆医科大学附属第一医院麻醉科

周　棱　四川大学华西医院麻醉科

周荣华　四川大学华西医院麻醉科

朱　涛　四川大学华西医院麻醉科

左云霞　四川大学华西医院麻醉科

前　言

在很多麻醉学专家的努力下,《麻醉学临床病案分析》这本专门为麻醉学专科住院医师编写的教科书终于问世了。本书不同于传统的麻醉学教科书,它以临床病案为切入点,根据患者的病情、外科手术类型,预测麻醉中可能出现的问题并准备相应的防治措施。尽管它不像传统教科书那么系统地以概念、病理学、生理学、药理学基础为切入点,重点介绍麻醉学的基本理论和基本方法,但特定病例涉及到的概念和病理生理基础都做了详细的交代。本书的作者们都是具有丰富麻醉学理论知识和实践经验的临床麻醉工作者,他们在具体的病例分析中不仅告知读者一般的麻醉学知识和技术,同时也与大家分享他们的临床经验。这些经验可能是麻醉学相关技术技能,也可能强调了非技术性技能如资源利用和危机处理,交流与沟通功能,觉醒与警觉,组织与领导等。这符合麻醉学临床实践的特点,因为一个优秀的麻醉医师需要随时根据患者的需要,调动各方面的资源和力量,一方面最大限度地减少疾病或者创伤给患者带来的伤害;另一方面最大限度地提高患者对这些伤害的耐受能力。外科手术的安全与否除了与患者的病理生理状况和外科手术本身的风险有关外,麻醉医师的经验与水平至关重要。

麻醉学的临床逻辑思维有其特点,这也是麻醉学的精髓。众所周知,麻醉的初衷是为接受外科手术的患者提供无痛和制动,即抑制伤害性逃避反射(nociceptive reflex, NC 反射)。生理学已证明伤害性逃避反射是所有动物都具有的基本生理反射。这个反射极其原始,甚至所有能运动的单细胞生物都具有这种反应。在我们麻醉科医师抑制了患者的伤害性逃避反射后,人体中其他在生物进化中后来才形成的与生命安全相关的各种保护性反射和反应

(如呛咳反射、二氧化碳调控通气的反射、压力感受器反射、缺氧性肺血管收缩反应,等)也被抑制,甚至消失。加之外科手术对患者造成损伤(如出血、切除肺叶等),使得早年麻醉和手术造成患者死亡或残疾的事件屡见不鲜,麻醉的死亡率甚至用百分率来计算。在长年面对以患者安全才能换取其无痛苦的巨大挑战中,我们的前辈们练就了全套独具的"看家本领",这就是通过充分的各项准备和正确的临床逻辑思维,在各种保护性反射受到抑制(或消失)和外科手术造成机体严重损伤的条件下,通过各种手段对患者的基本生命功能进行正确的监测和调控,同时保证患者的安全和无痛苦。这里,为实现患者安全和无痛苦的有机统一而应用的临床麻醉逻辑思维就是现代麻醉学的精髓。现代麻醉学就是围绕此精髓而形成的理论和技能体系,这套体系在临床医学中的广泛应用又产生了麻醉学的各亚学科。因此,我们将麻醉学定义为一门以人体基本生命功能的监测与调控为主要手段,集临床麻醉、重症监测与治疗、疼痛诊疗、急救与复苏、体外循环、相关医学教育和科学研究于一体的临床学科。这些基本观点在本书中得到了比较充分的体现,也是住院医师在学习这本书时应该掌握的要点。掌握为实现患者安全和无痛苦的有机统一而形成的临床麻醉逻辑思维方法,对从事重症监测与治疗、疼痛诊疗、急救与复苏、体外循环、相关医学教育和科学研究等工作也是十分重要的。

虽然这本书可能有益于帮助住院医师掌握正确的临床麻醉逻辑思维方法,但仍需提请注意的是,受训期间的住院医师除了认真阅读本教科书之外,系统地学习麻醉学经典教科书(如我国的《现代麻醉学》和美国 Miller 教授的《Anesthesia》)、在培训基地

主治医师的指导下完成足够数量的各种临床工作和麻醉学亚专科的全面轮转、掌握临床麻醉的基本操作技能、积极参加临床病例讨论等也同样重要。

由于临床医学的复杂性，以及人力、物力、智力和财力的局限性，每一位医师和每一个临床科室不可能对每一种临床情况都进行全面的研究，拥有最正确的认识和最丰富的经验。因此，临床医师在日常工作中应尽量利用全国，甚至全球医师们的智慧和经验。我真诚地希望这本书能陪伴正在接受培训的住院医师走过牙牙学语的初级麻醉阶段，也希望能对住院医师培训基地的老师们的临床教学有所帮助。由于编纂时间仓促，难免有不足！我们期望本书再版时能获得更多的住院医师和临床教师的喜爱。

刘　进　李文志
2014 年 4 月 15 日

目　录

第一章

麻 醉 监 测

一、临床病例

【病例1】

患者,男,69岁,诊断膀胱癌入院,拟行回肠代膀胱术。既往有高血压病史10年,规律服用药物,血压控制在正常范围内。凝血功能正常,血小板正常,拟行全身麻醉。患者手术中失血较多,快速输血补液后血压升高不明显。

1)临床麻醉监测的基本要求是什么? 基本监测和扩展监测分别有哪些?

2)监测心电图的用途有哪些?

3)血压监测分几种? 各自的并发症有哪些?

4)是否需要行中心静脉穿刺? 中心静脉穿刺的适应证有哪些? 常见并发症有哪些? 影响中心静脉压(CVP)的因素有哪些?

【病例2】

患者,男,汉族,35岁,67kg,因左侧腋窝包块1年,疼痛3个月入院。拟全麻下行包块摘除术。平素健康,既往病史无特殊,无药物过敏史、手术史和麻醉史,家族麻醉史无特殊。体检除左侧腋窝包块外,其他无特殊发现,ASA分级1级。

实验室检查无特殊。

入室后常规监测,面罩给氧。静脉注射芬太尼$100\mu g$、咪达唑仑2mg以及丙泊酚150mg,意识和睫毛反射消失后先静脉注射琥珀胆碱10mg,1分钟后追加琥珀胆碱90mg。面罩通气无困难,插管时发现牙关紧闭,无法置入喉镜。静脉注射维库溴铵6mg,3分钟后开口仍困难。强行开口,勉强放入喉镜,插入气管导管,双肺呼吸音清,机械通气正常。

约10分钟内:心率从80次/分升至110次/分,再升至150次/分;鼻咽温度由37.1℃升至38.9℃;呼气末二氧化碳($P_{ET}CO_2$)为5.32kPa(40mmHg)。

1)体温监测的适应证有哪些?

2)常用监测体温的部位有哪些?

3)低温和高温的原因分别有哪些?

4)本例患者考虑发生了什么?

【病例3】

患者,男,50岁,因"血尿,尿痛1月",以"右肾肿瘤,左肾结石"入院。既往史无特殊。一般情况好,ASA分级1级。实验室检查:腹部超声:右肾实性占位(6.5cm×7cm×5.4cm),右肾静脉及肝下下腔静脉局部节段癌栓(长约6.5cm),左肾结石。腹部CT:右肾癌,右肾静脉及下腔静脉内充盈缺损,多系癌栓,腹主动脉周围淋巴结显示。术前诊断:右肾肿瘤,右肾静脉、下腔静脉癌栓形成。拟行手术:右肾癌根治,癌栓取出术。

常规麻醉诱导,插管顺利。生命体征平稳。导尿后尿量较少,重新建立大的静脉通路,快速输液1000ml,晶体:胶体=1:1。大约40分钟后住院医师电话通知主治医师:患者血压低,氧饱和度下降。

1)此患者血压低、氧饱和度下降,初步考虑可能的原因是什么?

2)结合病史考虑肺栓塞可能性大,有何检查可以帮助确诊?

3)监测有何不足之处?

二、麻醉监测的基本要求

临床麻醉是最具风险的医学领域之一。麻醉期间未全面监测患者是围麻醉期麻醉并发症的主要原因之一。加强监测并及时采取应对措施可以减少不良事件以及意外的发生。临床麻醉医师在对患者实施临床麻醉的过程中,一项重要的任务就是:尽可能地维持和保障患者的基本生命功能的完整,要达到上述目的,就离不开各种监测。2009年中国临床麻醉监测指南规定临床麻醉监测的基本要求是:在任何麻醉管理中(包括全麻、局麻及需要监测的麻醉)要求有执业资格的麻醉人员必须自始至终不离岗,在监测的过程中连续的监测患者的氧合、通气、循环以及体温等项目。基本监测包括：氧合：监测吸入氧浓度，保证气源供应，观察患者皮肤黏膜色泽，脉搏氧饱和度。通气：观察胸廓运动，呼吸频率，听诊肺部呼吸音，呼吸囊活动，评估气道是否通畅，机械通气时，连续监测气道压、潮气量、呼吸频率以及呼气末二氧化碳。循环：持续心电图显示，观察心率、心律和心肌是否缺血，连续监测血压（无创或有创）和心率，其监测间隔时间原则上不超过5分钟，同时触诊脉搏，心音听诊。扩展监测可以根据情况选择尿量、中心静脉压、有创动脉压、呼气末二氧化碳、体温、脑功能、呼吸力学、血液生化、血气分析、肌松、凝血功能、肺动脉压、心排出量在内的监测。

参考文献

1. Arbous MS, Grobbee DE, van Kleef JW, et al. Mortality associated with anaesthesia: a qualitative analysis to identify risk factors. Anaesthesia, 2001, 56: 1141-1153.
2. 中华医学会麻醉学分会. 中国临床麻醉监测指南. 2009.

三、循 环 监 测

（一）心电图

1. 所有患者从麻醉前到离开手术室或检查室时都必须连续监测心电图（electrocardiogram, ECG），观察心率、心律和心肌是否缺血。心电图是通过体表记录电极来记录心肌电活动的方法。它反映的是心脏兴奋的产生、传播和恢复中的生物电变化过程而不是心脏的机械收缩所产生的，也就是说它不能反映心肌泵的功能。心电导联应该是指：记录心电图时，安放在体表的探测电极，这些相隔一定距离的两点即构成一个导联，两点的连线具有方向性。利用心电图进行记录时，实际上是记录导联两点之间电位差的大小和方向。当动作电位的方向远离电极时，可获得一个向下的负向波，反之，当动作电位向着电极而来时，可获得一个向上的正向波，而当动作电位进行的方向与电极正好成90°时，则获得一个一上一下的双向波。临床上使用的心电导联总共有12个，即12导联心电图。但是在日常的临床麻醉过程中，我们通常使用的是五导线（7导联）心电图进行监测。

通过监护仪观察到的心电图（图1-1）实际上是描绘了心脏在除极和复极过程中的电压总和。一个典型的心电图包括了：P波、QRS综合波以及T波，在50%~70%的心电图上我们可以看到U波。

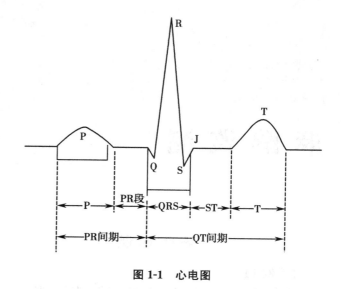

图1-1 心电图

2. 围术期特别是术中使用心电图进行监测是对患者基本监测的要求之一。进行心电图监测有以下用途：

（1）判断心跳活动是否正常（有无期前收缩或停跳）。

（2）判断心肌已有的或者一些急性的损伤（如心肌缺血）。

（3）用于判断K^+、Ga^{2+}、Mg^{2+}等离子血浆浓度的异常。

（4）判断心脏的传导是否异常（房室传导或束支传导）。

（5）在运动耐量试验中作为心肌缺血的筛查工具。

（6）提供有关心脏基础生理条件的信息（左室肥厚、二尖瓣狭窄等）。

（7）提供可能的非心脏疾病的信息（肺栓塞等）。

3. 术中心电图监测的潜在危险来源于两个方面：

（1）来源于电极片：有一些患者皮肤可能会对电极片或其中的凝胶发生过敏反应，特别是在婴幼儿或新生儿，由于皮肤的角质层很薄，长时间使用可能会对上述人群的皮肤产生损伤；

（2）另外一方面的威胁是：当电极出现短路可能会导致患者的电休克或烧伤，目前使用的监护仪出现上述危险的可能性很小。

4. 心电图监测中，除了导线或电极放置或粘贴不当外，下列情况也会干扰心电图导致错误诊断。

（1）体动（如：寒战、颤抖、外科操作或膈肌运动等）。

（2）手术室设备（如：电刀、体外循环机、激光设备、冲洗或吸引设备、诱发电位监测设备、电钻和电锯等)。

(3) 患者与外科医师、护士或麻醉医师接触。

5. 在体表无法放置电极或无法检测到心电活动时,可放置体内电极或侵入性的电极。通常可以放置的部位有:心外膜、气管、食管、肺动脉导管等。心内膜或心外膜电极通常用于开胸手术中的起搏和诊断心律失常和心肌缺血。食管电极最易探测 P 波,被用于鉴别一些心律失常(如房颤和房扑)。食管电极还被用于监测后壁心肌缺血。食管电极包含在食管听诊器中,放置位置以获取最大 P 波为准。带有 5 个电极的肺动脉导管可用于有创 ECG 监测。这些房内和室内电极可以用于起搏(心房、房室顺序和心室起搏)、稳定的 ECG 监测和主动脉内反搏中可靠的 QRS 触发。

(二) 压力监测

1. 血压(blood pressure,BP)监测 是围术期监测的基本指标,是临床评价心血管功能的最常用方法。血压与心排出量(CO)和全身血管阻力(SVR)直接相关。BP=CO×SVR,并受血容量、血管弹性及血液黏稠度的影响。平均动脉压(MAP)是衡量器官灌注最有用的参数。MAP=[SBP+(2×DBP)]/3 或 MAP=1/3(SBP-DBP)+DBP。

根据监测的原理不同,压力监测分为有创监测和无创监测两种,而根据监测的对象又可以分为静脉压力的监测和动脉压力的监测两大类。

无创血压监测是指利用非侵入性的方法获取血压的读数,方法包括:听诊测压法,自动无创测压法。自动无创血压监测的过程中,袖带的宽度也会影响测量的准确程度,通常袖带的宽度约为测量肢体周长的 40%,而袖带的长度应该是其宽度的 2 倍。过大时测量值会偏小,过小时测量会偏大(表 1-1)。

表 1-1 美国心脏协会推荐使用的袖带名称

测量肢体的周长(cm)	袖带名称
5~7.5	新生儿(Newborn)
7.5~13	婴儿(Infant)
13~20	儿童(Child)
17~25	成人(小)(Small Adult)
24~32	成人(Adult)
32~42	成人(大)(Wide/Large Adult)
42~50	大腿(Thigh)

*肢体的周长是指上臂或者大腿中点处的周长

进行无创血压监测时应该注意:从理论上讲,血压计的零点必须对准腋中线水平。但我们在临床上使用监护仪进行自动测量时很难达到要求,比如在临床测量时就会发生图 1-2 的情况。袖带的松紧程度也会产生影响:袖带松则测量结果偏高;袖带紧则测量结果偏低。袖带的放气速度同样会对测量结果产生影响:放气速度快将会使测量结果偏低。测压计必须定期校准。严重的快速心律失常,患者过度的运动如:颤动、烦躁不安,转运患者时直升机、救护车的震动以及外科医师对袖带的挤压都有可能干扰无创血压的测量。严重低血压时,或血压骤变的过程不适用无创血压。

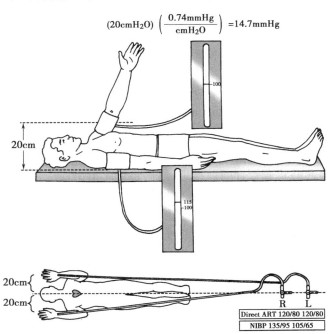

图 1-2 肢体体位的变化对无创血压监测的影响
Direct ART 为直接动脉血压;NIBP 为无创血压

无创血压的并发症包括:尺神经损伤,常见于袖套位置过低;肱二头肌间隙综合征:上臂水肿,局部瘀斑,压伤或水疱等;输液受阻;测量周期过频繁可引起静脉充血,常规监测的测量周期不应低于 2 分钟。

2. 有创动脉压监测

(1)适应证和禁忌证

1)适应证:体外循环心内直视术,主动脉手术,主动脉球囊反搏者;术中可能出现血流动力学紊乱和需大量输液输血者;合并有近期心肌梗死、不稳定型心绞痛、严重冠状动脉性心脏病及瓣膜疾病、心力衰竭史、慢性阻塞性肺部疾病(COPD)、肺动脉高压、代谢紊乱等而需手术治疗者;心肺复苏后期治疗、严重创伤、休克及多器官功能衰竭;控制性降压或低温,需持续应用血管活性药物者;不能行无创测压者。

2)禁忌证:局部感染,凝血功能障碍,动脉近端梗阻,雷诺病和脉管炎。

(2)动脉置管部位

1)桡动脉:最为常用,穿刺容易,管理方便。穿刺之前应做艾伦试验(Allen 试验)。

2)股动脉:穿刺置管较容易,尤其是小儿。护理困难,容易感染。

3)腋动脉:穿刺置管较容易,固定困难,容易扭曲。

4)足背动脉、尺动脉:较少用,所测收缩压偏高,舒张压偏低。

(3)动脉置管方法

1)患者平卧,上肢外展,掌侧朝上,腕背部垫一小枕,四指固定,使腕部呈背曲 30°～45°。

2)在桡骨茎突内侧摸到桡动脉搏动最明显处,选其远端约 0.5cm 处为穿刺点。

3)常规消毒后,以 20 或 22 号套管针与皮肤呈 30°角、向桡动脉直接刺入。

4)见针芯及针套均有有血液流出,即可固定针芯并将套管针向前推进,然后将针芯退出。

5)如穿刺针已穿透动脉后壁,可先将针芯退出,以注射器与套管针相连接,边回抽边缓慢后退,直到回抽血流通畅后再向前推进。

6)穿刺成功后与冲洗装置相连,并固定。

(4)并发症及其预防

1)并发症:血栓形成和栓塞引起远端缺血坏死,与置管时间、套管针的粗细及原有疾病等因素有关。局部血肿,皮肤坏死和感染,假性动脉瘤。

2)预防:必须做 Allen 试验;严格无菌操作,避免反复穿刺;采用持续肝素液冲洗,肝素为 2～5U/ml,冲洗速度为 2～3ml/h;发现凝血块应吸出,不可注入;置管时间一般为 5～7 天,如发现远端循环不佳时应及时更换测压部位。

3.中心静脉压(CVP)　是右心房内或接近右心房的胸腔内大静脉处血液所产生的静水压。因此,CVP≈右心房压,而右心房压在心脏瓣膜功能正常的情况下可以代表右心室的前负荷,通过监测 CVP 就可以帮助我们来判断回心血量以及心脏的功能。CVP 正常值为 0.49～1.18kPa(5～12cmH_2O),低于 0.49kPa(5cmH_2O)表示血容量不足,高于 1.47kPa(15cmH_2O)常表示左心功能障碍。但临床不应强求依靠输液来达到正常值,有引起容量超负荷的危险,监测 CVP 动态变化比单次测定更具有临床意义。

(1)影响 CVP 的因素:

1)病理因素:右心及全心衰竭,房颤,肺梗死,支气管痉挛,输血输液过量,纵隔压迫,张力性气胸,各种肺部疾患,心脏压塞,缩窄性心包炎,导致腹内压增高的各种疾病,以及先天或者后天的疾病。CVP 降低原因有失血引起的低血容量,脱水和周围血管张力减退。

2)神经体液因素:交感神经兴奋,导致静脉张力增强,使 CVP 增高;低压感受器作用加强,使血管容量相对减少和回心血量不足,CVP 降低;各种应激使体内儿茶酚胺、抗利尿激素、肾素和醛固酮等急速增加也可以使 CVP 升高。

3)药物因素:快速补液,去甲肾上腺素等缩血管药物,可使 CVP 明显增高。利尿脱水剂、血管扩张药物或者心功能较差的患者使用洋地黄改善心肌功能后 CVP 可以下降。

4)麻醉手术因素:浅麻醉、气管插管,随动脉血压的增高,CVP 可以升高;深麻醉心肌抑制心功能降低,CVP 可升高;控制呼吸使胸内压增高,CVP 可升高;手术操作如腹腔压迫可使 CVP 升高。

5)其他因素:如缺氧,肺血管收缩,肺动脉高压,肺水肿,使 CVP 增高。

测量中心静脉压时零点应位于三尖瓣水平。健康人的心脏,在这一点因体位变化所造成的流体静水压几乎为零。在临床实践中,我们通常将第 4 肋间腋中线水平作为三尖瓣水平在体表的投影标记(图 1-3)。因此,每当患者的位置或床高度变化时,保持换能器与参考零点之间的位置是很重要的。

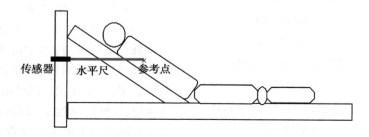

传感器　水平尺　参考点

图 1-3　有创压力测量时,参考零点的位置

(2)中心静脉插管的指征：

1)方便输液：特别是那些建立外周静脉非常困难的患者，如烧伤患者、长期放化疗的患者以及需要快速输液的患者。

2)评估心功能，给予血管活性药物。

3)为下列情况提供途径：抽吸外科手术中可能产生的心腔内空气；植入静脉内的起搏器；抽取血样样本。

4)其他的一些适应证：静脉高营养；临时血液透析；长期化疗等。

(3)穿刺和置管方法：

穿刺方法：经皮穿刺置管方法：针内置管法、针外置管法和导丝外置管法。以导丝外置管法最为常用。

Seldinger 法：

患者体位：去枕平卧，头低位 5°~15°，常规皮肤消毒后铺巾。

试穿：穿刺点选定后，以 20 或 22 号针试穿，边进针边回吸。确定进入静脉后，退出试穿针。

以 18 或 16 号针进行穿刺，当回血通畅并与动脉血对照确定为静脉后，将 J 形导丝经穿刺针插入到静脉内，并将穿刺针退出。以扩张器套在导丝外，借助导丝将皮肤及皮下组织扩张后退出。将 CVP 导管套在导丝外，借助导丝将导管推进，直达静脉腔内。退出导丝，回吸通畅并确定导管进入深度后固定导管。

(4)常用途径：颈内静脉，颈外静脉，锁骨下静脉和股静脉。

1)经颈内静脉穿刺置管：颈内静脉位于胸锁乳突肌锁骨端的内缘，轴向正对同侧乳头，其内侧为颈动脉。常用右侧静脉，因为右侧颈内静脉的方向与上腔静脉一致，右侧胸膜顶较低，胸导管也在左侧。

中路进针法：左手指触及并固定胸锁乳突肌和颈动脉的方向，右手持注射器的胸锁乳突肌形成的三角顶点穿刺，穿刺针与皮肤呈 30°~45°角，并指向同侧乳头进针。

前路进针法：穿刺点在喉结水平，胸锁乳突肌的内缘，紧靠颈动脉的外缘。穿刺针的方向同中路法。

【优点】 成功率较高，并发症较少，距离上腔静脉最近，也适于放置肺动脉导管(Swan-Ganz 导管)。

【缺点】 限制患者的颈部活动，如有气管切开则难以保持清洁。

2)经锁骨下静脉穿刺置管：锁骨下静脉是腋静脉的延续，其上方是锁骨，下方是第一肋骨，后上方是锁骨上动脉，前斜角肌分隔动静脉。该静脉呈弓形向上，在锁骨中点内侧高出锁骨。常从右侧锁骨上或下穿刺，因为左侧有胸导管注入。

锁骨下路进针法：患者垂头仰卧，双肩胛尽量向后以增加锁骨与第一肋骨之间的距离。以锁骨中点下 1cm 处为进针点，穿刺针紧贴锁骨后缘，指向同侧胸锁关节，边进针边回吸。当回吸血流通畅，并确定为静脉血时，即穿刺成功。

锁骨上进针法：患者仰卧头低位，头转向对侧。以胸锁乳突肌外缘与锁骨交接处为进针点，穿刺针沿该夹角的平分线，与皮肤呈 15°~20°角边进针边回吸。此处血管较浅，1~2cm 深，距离无名动脉和胸膜都较近。

【优点】 穿刺成功率较高，但低于颈内静脉；容易固定和护理，不限制患者活动，适于较长时间导管留置；可用于颈动脉手术者。

【缺点】 并发症的发生率较高，如气胸、穿刺入动脉等。

(5)中心静脉穿刺置管常见并发症：

1)穿破动脉：由于常用静脉距离动脉都很近，且变异较大，容易损伤伴行动脉。严重者可形成血肿，引起上呼吸道梗阻。因此，应严格掌握适应证，并先以小针试穿。

2)血气胸：多发生于锁骨下静脉穿刺。应避免反复多次穿刺，穿刺后应仔细检查，必要时照胸片。

3)乳糜胸：系左侧行颈内或锁骨下静脉穿刺时损伤胸导管所致，严重者需手术治疗，应尽量选择右侧穿刺。

4)心脏压塞：很少发生，多因导丝或导管穿破心脏壁所致。

5)气栓：在头高位或用力吸气时(如呼吸道梗阻)容易发生。因此，穿刺时应取头低位，保持呼吸道通畅，置管后应立即回吸并与输液器相连接。

6)心律失常：因导丝进入心房或心室，刺激心内膜而引起短暂房性或室性期前收缩，严重者可发生心室纤颤。因此，导丝插入不应超过腔静脉。

(6)中心静脉导管种类：根据中心静脉导管所具备的腔隙以及导管末端的开口数分为不同的种类。其中单腔导管和双腔导管使用最为普遍。单腔导管虽然只有一个腔隙，但通常在尖端有多个开口；而多腔导管通常具有多个腔隙，每个腔有不同的长度，可以互不干扰地进行药物输注、抽取血样以及监测压力等。另外，还有一种导管我们将之称为鞘管，它通常是用于引导放置如肺动脉导管、血液透析用的导管等。这种鞘管具有较大的管腔,在其侧面有一条侧路,该侧路在有无肺动脉导管的情况时均可作为中心静脉通路使用。

(7)呼吸对有创压力监测的影响:我们在监护仪或描记仪上观察到的最终数值实际是下两种压力的综合结果:内在的,血管内的压力;外在的,由于呼吸导致的变化的胸膜周围压力。因此,呼吸过程会对波形的产生有一定的影响,因为在呼吸周期内,胸膜腔内的压力变化会导致动脉内或心腔内压力的变化。自主呼吸时,吸气时压力下降,呼气时压力上升;机械通气时,情况相反。

病例 1 中的患者高龄,既往合并有高血压病史,手术时间长,出血较多,如果进行了有创动脉血压监测,可以及时监测血压变化,同时方便抽取血气监测患者内环境。同样的,此例患者最好术前进行中心静脉的穿刺,术中不仅可以快速补液,通过中心静脉给药,也可以帮助监测中心静脉压,评估心功能。

4. 肺动脉导管 从广义上来讲,放置在肺动脉的导管称为肺动脉导管。临床上通常所说的肺动脉导管是一种前端带有气囊的导管,通过血流的漂浮作用,将导管带到肺动脉内。通过该导管可以进行肺动脉压和肺动脉楔压的监测。它首先由 Swan 和 Ganz 在 1970 年运用于临床。目前运用的各种肺动脉导管均是在该导管的基础上设计的。目前肺动脉导管已经由最初的双腔发展为多腔,通过肺动脉导管可以监测中心静脉压、肺动脉压、肺动脉楔压、心排出量及混合静脉血气,通过相关的公式还可以计算出:心指数、每搏量、每搏指数、右室做功指数、左室做功指数、外周循环阻力、肺循环阻力、氧供、氧耗以及肺内分流等指标。Swan-Ganz 导管测定心排出量(Cardiac Output,CO)是血流动力学监测的"金标准"。

(1)适应证和禁忌证:

1)适应证:复杂手术,需大量输液和输血者;手术患者合并近期发生心肌梗死或不稳定型心绞痛、COPD、肺动脉高压者;各种原因引起的休克,多器官功能衰竭,左心衰、右心衰、肺栓塞,需高 PEEP 治疗者;血流动力学不稳定,需用血管活性药物治疗者。

2)禁忌证:三尖瓣或肺动脉瓣狭窄,右心房或右心室肿瘤,法洛四联症。

3)相对禁忌证:严重心律失常,凝血障碍,近期放置心脏起搏器。

(2)并发症:

1)心律失常:包括期前收缩、室颤、右束支传导阻滞等,放置导管时应备有利多卡因和除颤器。

2)血栓形成及肺栓塞。

3)感染:包括局部或全身感染。

4)肺出血和肺动脉破裂。

(3)确定导管尖端的位置:在置入肺动脉导管时,将导管与压力传感器相连,通过监视器上显示的压力和波形(图 1-4)就可以判断导管尖端所处的位置。

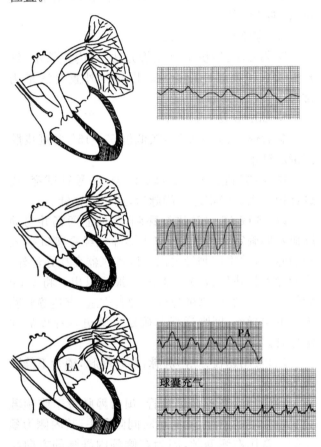

图 1-4 漂浮导管放置过程中导管的位置和波形的变化
(图形的左边为导管的位置,右边为其相应的波形)

(4)肺动脉楔压的测量:当导管前端的球囊充气后,阻断前向的血流,在导管末端和左心房之间产生了血液的静态分界,我们将此时测得的压力称为肺动脉楔压。由于在肺循环的静脉系统中没有静脉瓣,因此,通过图 1-5 我们可以看到,当二尖瓣的功能正常时,左心房的压力将通过该液压系统分解传导到导管的末端,这样,我们可以用肺动脉楔压来代替左房压。

5. 其他心排出量监测方法

(1)动脉搏动曲线分析法(pulse indicate contour cardiac output,PiCCO):是一项全新的脉搏轮

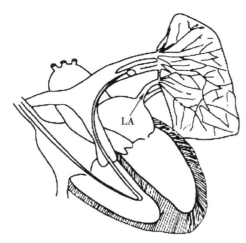

图 1-5　肺动脉嵌顿压和左房压的关系
（其中 LA-左房）

廓连续心排出量与经肺温度稀释心排出量联合应用技术。其创伤与危险性小，仅用一中心静脉和动脉导管就能简便、精确、连续监测心排出量、外周血管阻力、心搏量等变化，使危重患者血流动力学监测与处理得到进一步提高。采用热稀释方法测量单次的心排出量（CO），并通过分析动脉压力波形曲线下面积与 CO 存在的一定关系，来获得连续的心排出量（PCCO）。与传统热稀释导管不同的是，PiCCO 从中心静脉导管注射室温水或冰水，在大动脉（通常是主动脉）内测量温度-时间变化曲线，因而能够测量全心的相关参数，而不是仅仅以右心来代表全心。

（2）动脉脉搏波形法（APCO）：动脉导管连线上连接 FloTrac 检测仪，通过分析动脉脉搏波形测定心排出量，称为动脉脉搏波形法连续心排出量测定，即 FloTracTM/Vigileo 系统。该系统仅需通过桡动脉穿刺置管即可进行连续心排出量监测，对机体影响小且不需要人工矫正。动脉波形分析技术通过血流动力学模型将血流与动脉压力联系起来；血管（或称之弹性贮器）的阻力与顺应性直接影响泵功能的有效性；血管张力是决定每搏排血量与动脉压力之间关系的主要决定因素。FloTrac 对动脉脉搏波形分析法测定心排出量（SV×HR）中，还可以显示每搏输出量变异性（SVV）。临床上 SVV 的分析，对患者血流动力学的监测与调控更具临床意义，如术中机械通气时患者的目标指导化液体治疗。

（3）部分 CO_2 重吸入法（NICO）：利用二氧化碳弥散能力强的特点将其作为指示剂，根据 Fick 部分 CO_2 重复吸入法工作原理，采用主气流式红外线法，以 CO_2 流量传感器来测定相关心肺功能指标。监测指标均有心排出量（CO）、心指数（CI）、每搏输出指数（SVI）、体循环血管阻力（SVR）、肺毛细血管流量（PCBF）等。适用于危重患者长时间持续无创呼吸与循环整体功能监测，解剖无效腔量（Vd-aw）、肺泡无效腔量（Vd-alv）、肺泡潮气量（Vt-alv）、分钟肺泡通气量（MValv）、解剖无效腔/潮气量（Vd/Vt）、吸气峰流速（PIF）、呼气峰流速（PEF）、平均气道压（MAP）、最大吸气负压（NIP）、浅快呼吸指数（RSBI）、动态顺应性（Cdyn）二氧化碳血氧饱和度等，临床上常用于监测心肺功能，无创测量心排出量，结合体循环阻力指导液体及药物治疗。

【优点】

1）无创心排出量监测：判断有无心衰，血流动力学是否稳定，指导患者液体治疗，使用血管活性药及心肌兴奋药物有量化依据，结合心排出量、体循环阻力和肺血流量，全面判断血流动力学情况，通过肺血流量和肺泡通气量，了解肺内分流和通气血比的概况，快速鉴别心源性或血管床扩张引起的低血压，帮助选择治疗方法。

2）协助呼吸管理：快速得到心排出量及呼吸相关参数，帮助医师进行麻醉手术/机械通气患者的管理，将 Vd/Vt（生理无效腔/潮气量）作为有效通气的指征，根据心排出量优化 PEEP 的设定。在麻醉手术及危重症治疗中，连续不断地全面监测患者的心肺功能，根据监测数据和图形，快速设置呼吸机参数，评估患者使用呼吸机后的效果，显示患者对呼吸机参数改变和其他治疗措施的反应，根据监测参数优化通气设置。

3）协助判断撤机：及时了解呼吸机设置更改的效果，清楚显示患者对相关治疗的反应，监测呼吸机使用状况，加强呼吸机使用效果。大量有关自主呼吸情况的参数，如 Vti-s（自主呼吸吸入的潮气量）、RSBI（浅快呼吸指数）等，设置自主呼吸阀，判断患者呼吸动力强弱，用 Vd/Vt（生理无效腔/潮气量）评估有效通气，参数可自行选择并自由组合。

4）降低并发症：降低有创导管引起的感染、导管破裂等并发症。

（4）超声多普勒：包括经胸超声和经食管超声

1）经胸超声：用连续波多普勒超声技术，超声探头经皮测量主动脉血流量（胸骨上窝或锁骨上窝）或肺动脉血流量（胸骨左缘 3～5 肋间隙），从而监测左、右心排出量。利用声波的多普勒效应，显示多普勒频移，监测心脏及血管的血流动力学状态。

2）经食管超声（transesophageal echocardiography，TEE）：将超声探头插入食管，结合 ECG 对

心脏及大血管进行连续、无创检查的方法。可对心脏舒缩功能、心壁运动情况、瓣膜活动、瓣口大小、血流速度与方向、有无栓子、心肌缺血等进行有效监测。其优点为：成像更清晰、测量更准确、连续、无创且影响因素较少。近年来，TEE 迅速发展普及，心脏术中评价心脏解剖和功能、血流动力学变化和瓣膜病变等，已经成为当前心血管手术患者及心功能不全手术患者的重要治疗组成部分。

TEE 检查指征：瓣膜修补或置换；先天性心脏病；缺血性心脏病；胸主动脉瘤手术；心脏外伤；心脏辅助装置安放；心内气栓、血栓、异物检测；动脉粥样硬化评估；术后急性循环紊乱。

病例 3 患者及时行了食管超声，证实了肺栓塞的存在，印证了临床诊断。为胸外科及时开胸取栓提供了证据并赢得了时间。

（5）锂稀释法（LiDCO）：通过中心静脉注入等张氯化锂作为标记物，在外周动脉插入带有锂选择性电极的探头，抽吸 3ml 血样，得出锂浓度与时间的曲线。

计算：CO ＝（锂浓度×60)/[（曲线下面积×（1－血红蛋白/34）]

（6）胸阻抗法：工作原理是通过胸腔电生物阻抗（TEB），监测每一心动周期中胸部电阻抗的变化，评价心血管功能和计算心排出量。具体地说，用来测量电信号通过胸部传导时的阻力或阻抗。电信号通过胸部传导时寻找阻力最小的路径。血液是具有导电性的，因胸部的血液主要集中在主动脉，所以大多数电信号沿着主动脉传导。每次心脏搏动，主动脉的血容量和血流速度都会变化，导致电信号转导的阻抗或阻力相应变化，这些随时间变化的阻抗用来计算每次心脏搏动的泵血量（即搏出量），仪器设备通过电极进行生物电变化的监测和软件分析结果。

（7）胃黏膜 pH 值：能早期敏感可靠地反映胃肠黏膜血液灌注及组织氧合状况。

（8）动脉血乳酸：反映全身灌注状态。

（9）混合静脉血氧饱和度（SvO₂）：指的是从肺动脉导管取血所测得的血氧饱和度。

【意义】

1）连续反映 CO 的变化。

2）反映全身供氧和耗氧的平衡。

3）确定输血指征。

参 考 文 献

1. Waller AD. A demonstration on man of electromotive changes accompanying the heart's beat. J Physiol (London),1887,8：229-234.

2. Barnes AR,Pardee HEB,White PD,et al. Standardization of precordial leads. Am Heart J,1938,15：235-239.

3. Venus B,Mathru M,Smith R,et al. Direct versus indirect blood pressure measurements in critically ill patients. Heart Lung,1985,14(3)：228-231.

4. Hurford We,Bailin MT,Davison JK,et al. Clinical Anesthesia Procedures of the Massachusetts General Hospital 2002,113-124.

5. 雷晓峰，唐延先，陈萍. 围术期血流动力学监测研究进展. 检验医学与临床,2010,07(11)：1140.

6. Pinsky MR,Teboul JL. Assessment of indices of preload and volume responsiveness. Curr Opin CRIT Care,2005,11：235-239.

7. 薛玉良. 心脏手术麻醉监测进展. 继续医学教育,2006,2,(15)：21-25.

8. 孙大金，杨跃武. 锂稀释法测量心排出量. China Contemporary Medicine,2000,6(7)32-34.

四、呼 吸 监 测

呼吸监测包括潮气量、呼吸频率、分钟通气量、呼气末二氧化碳分压和动脉血气分析等。

1. 氧饱和度　氧饱和度的监测是麻醉中了解患者呼吸和循环功能的一项综合指标，除了可以通过检测动脉血气的方式来监测氧饱和度，临床上更多的是采用非侵入性技术脉搏氧饱和度的方法。

脉搏氧饱和度（SPO₂）是一种利用光学体积描记和光谱学方法通过透视搏动的毛细血管床，无创性地测量动脉血中氧合血红蛋白和还原血红蛋白的比值，并用氧合血红蛋白占总体血红蛋白的百分比表示氧饱和度的方法。主要用于监测组织的氧合功能，在一定的程度上也能反映循环功能。用该方法测定的氧饱和度用 SpO₂ 表示（"p"代表脉搏）。随着技术的发展，目前即使在无搏动的毛细血管床部位如前额等部位同样也可以监测到氧饱和度，从而扩大了其临床运用的范围。由于其运用简单、数据可靠，SpO₂ 已经作为一种无创、反应快速、可靠的连续监测指标运用于术中、麻醉恢复室以及 ICU 的标准监测。

脉搏氧饱和度是根据血红蛋白（血色素）具有光吸收的特性设计而成。一个脉搏氧饱和度的监测仪通常由两大部分组成：探头和监护仪。前者主要负责信号的收集，后者主要是负责信号的处理和显示。其工作原理主要有两个：分光光度测定和容积记录测定。前者用于其中饱和度的测定，而后者主要用于绘制波形图以及计算脉搏率。

氧合血红蛋白(血色素 O_2)和还原血红蛋白(血色素)的分子可吸收不同波长的光线:氧合血红蛋白吸收波长为 660nm 的可见光,而血红蛋白吸收波长为 940nm 的红外线。脉搏氧饱和度监测仪的光电感受器是由两个发光二极管发射的红光和红外线以及另一面的微小感受器所组成。

当我们将手指或耳垂等检测部位假设为装有血红蛋白的透明容器时,根据 Beer 定律,溶质浓度与通过溶质的光传导强度有关,通过测定已知波长的入射光强度和透过光强度,就可计算出溶质浓度: $\triangle L = \alpha * D * C$[注:$\triangle L$ = 监测到的光吸收程度;α = 波长依赖的光吸收系数;C = 浓度;D = 传导路程]。

在正常的生理状况下,毛细血管和静脉是没有搏动的,仅小动脉有搏动,因此在光线透过手指或耳垂时,在心脏的收缩期,测量部位的容量增多,光的吸收量最大;而在心脏的舒张期,光的吸收量最小。因此,通过容积记录法描绘的波形图与动脉的波动相关,而波形的大小或振幅与动脉血的氧饱和度相关,而监测仪所显示的脉率是通过波形的频率间距测量获得的。根据上述原理,脉搏氧不能区分搏动的静脉血和毛细血管血。实际上,如果在患有严重三尖瓣反流的患者使用耳垂脉搏氧传感器,可探知右心室的压力搏动和静脉氧饱和度。

SpO_2 的显示有滞后:是因为要使监测部位 SpO_2 发生改变,需要氧气经过肺弥散、血红蛋白的结合以及运输等一系列的过程,这一过程是需要时间的,对于一个呼吸功能和心功能正常的人来说,大概需要 20 秒的时间。有研究表明:随着环境温度的下降,滞后时间将延长。

脉搏氧饱和度的监测有其局限性:

(1)外周脉搏减弱 根据上述原理,脉搏氧饱和度监测仪是随着动脉搏动吸收光量,因此,在低温、低灌注和末梢血管阻力增大时,SpO_2 信号将消失或精确度降低。此时,由于脉搏幅度减小,SpO_2 仪对外光源(如室内荧光灯)呈敏感状态,由此可影响 SpO_2 值。

(2)静脉搏动:在前面我们已经谈到,SpO_2 监测仪是以动脉血流搏动的光吸收率为依据,但不能区分搏动的静脉血和毛细血管血,因此可影响 SpO_2 值,在静脉充血时 SpO_2 读数往往偏低。

(3)活动性伪差:患者活动时,信号的吸收会发生很大的波动,是最难以消除的伪差因素,尤其在恢复室、ICU 以及婴幼儿使用时,几乎可使 SpO_2 失去应有的价值。

(4)血管内注射染料:血液中的任何物质都有吸收 660nm 和 940nm 光的可能,因此可影响 SpO_2 的正确性。例如静脉注射亚甲蓝,SpO_2 呈现快速显著下降,而实际的动脉血氧饱和度(SaO_2)并没有减少。又如静脉注射吲哚花菁绿可使 SpO_2 出现假性下降,但幅度较小;静脉注射靛蓝二磺钠则对 SpO_2 似乎毫无影响。

(5)血红蛋白异常:由于 SpO_2 的设计主要是依赖血红蛋白光吸收的原理。因此,如果当血液中出现病理性的血红蛋白时,如高铁血红蛋白(Met 血色素)和碳氧血红蛋白(CO 血色素,一氧化碳中毒的患者)浓度异常增高,监测仪会将上述异常的血红蛋白误认为氧合血红蛋白,从而使 SpO_2 的读数出现错误。前者吸收的红光多于氧合血红蛋白,而且在波长 940nm 时比其他几种血红蛋白都强,使脉搏血氧饱和度仪的读数偏低。而后者正相反,使读数偏高。其误差的程度取决于异常血红蛋白的量。

(6)肤色的影响:皮肤色素并不影响 SpO_2 的准确性。但黄疸患者应用该仪器时,高胆红素血症对 SpO_2 的数值是否干扰尚有争议。对黄疸患者的研究发现,胆红素的吸收光谱在 460nm 附近有一个宽的单峰。当总胆红素水平高达 60mg/dl 时,吸收峰可出现在 650nm 附近,使 SpO_2 测定值发生偏差。高胆红素血症也可通过间接机制影响准确性。血红蛋白代谢过程生成胆红素和一氧化碳,随后叶啉环裂解出胆红素并使碳氧血红蛋白增高。黄疸患者的碳氧血红蛋白较高,溶血性黄疸患者的碳氧血红蛋白增加较阻塞性黄疸更明显。这样,监测仪可将碳氧血红蛋白识为氧合血红蛋白,造成测定结果偏高。

(7)氧离曲线:从氧离曲线可以看出,SaO_2 与 PaO_2 在一定范围内呈线性相关,当 $PaO_2 > 13.3kPa$(100mmHg)时,氧离曲线呈平坦;全身麻醉及机械通气时 FiO_2 常 >0.3,如果患者的肺功能正常,PaO_2 可达 23.94kPa(180mmHg),此时 SpO_2 测定值为 100%;即使 PaO_2 降至 13.3kPa(100mmHg),SpO_2 值仍不会改变。当 $FiO_2 = 1.0$ 时,PaO_2 即使上升至 39.9~66.5kPa(300~500mmHg),SpO_2 仍为 100%。因此,在高氧分压下,SpO_2 不能准确反映 PaO_2,这是由氧离曲线特性所决定。另一方面,病情改变使氧离曲线左移或右移时,也可影响 SaO_2 与 PaO_2 的相关性。

(8)半影效应:如果传感器没有正确放在手指或耳垂上,传感器的光束通过组织就会擦边而过,由此可产生"半影效应",信号减少,噪声比加大,SpO_2 值低于正常。因此当SpO_2传感器光源偏离正确位置时,对低氧血症患者实际SpO_2值的评估可能偏高或偏低,由此可产生误导。

（9）指甲油会阻挡探头光线的发射,会干扰探头感受器对光线吸收的判断,从而影响读数,但是如果探头能够夹住患者手指的两侧就可防止指甲油的干扰。但通常位置不是很好放置,而且指甲油会影响物理观察,所以建议去除。

目前新一代数字脉搏血氧饱和度仪,使用Masimo方法,采用先进信号萃取技术、新处理方法,探头-发射驱动电路-光信号接收与放大电路;数字信号采用5个同步工作的软件算法,与传统血氧技术的区别见表1-2。

表1-2　数字血氧技术与传统血氧技术的区别

	数字血氧技术	传统血氧技术
1 探头部分	√	√
2 驱动和信号检测	√	√
3 数字电路	复杂	简单
4 信号处理方法	复杂,资源需求大	简单,资源需求小
5 抗运动干扰性能	好(血氧值和脉率)	差
6 抗弱灌注性能	好(0.025%)	一般、差(0.1%~0.2%)
7 新型/传统监测仪	Nellcor第五代Oximax	Nellcor第1~4代

2. 呼气末二氧化碳（$ETCO_2$） 气管导管或喉罩插管患者必须采用呼气末二氧化碳（$ETCO_2$）监测,以确认气管导管或喉罩的位置是否正确,从导管插入开始到拔管（喉罩）或转到术后监护室为止,必须连续监测$ETCO_2$,并应使监测报警功能正常使用,呼气末二氧化碳分压（$P_{ET}CO_2$）的正常值为4.66~6.00kPa（35~45mmHg）,$ETCO_2$波形可以用来评价整个气道及呼吸回路的通畅情况,通气功能,重复吸入及循环情况。

正常二氧化碳波形如图1-6所示:

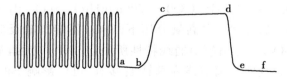

图1-6　正常二氧化碳图

a. 吸气；b. 呼气开始；c. 呼气平台期开始；
d. 呼气末；e. 正常吸气陡峭的降支终点；
f. 吸气末回到零基线

异常二氧化碳波形多见于:

（1）$ETCO_2$升高的原因有:

1）CO_2的产生增加,如体温升高、代谢增加等。

2）呼吸中枢抑制,肺泡通气量减少。

3）因呼吸肌麻痹、神经疾病、高位脊麻或急性呼吸困难引起的通气不足。

引起突然升高的原因有:松止血带、静注碳酸氢钠、腹腔镜检查或手术时腹腔内CO_2充气等。

（2）$ETCO_2$降低的原因有:

1）过度通气。

2）无效腔通气增加,如肺栓塞。

3）产生减少,如低温、麻醉等。

突然降低的原因有:呼吸器脱落、呼吸回路漏气、食管内插管、气管内导管堵塞等。

病例3中肾癌合并癌栓的患者,术中出血可能较多,应注意开放大的液体通道,最好是有中心静脉导管,可以快速补液,给予血管活性药物以及监测中心静脉压,且癌栓容易脱落,术中应该严密监护,持续的有创动脉压力和$ETCO_2$。我们行了有创动脉监测,但是由于条件所限,并没有$ETCO_2$的监测,当氧饱和度和血压开始下降时,虽然根据患者病史想到了肺栓塞的可能性,但是如果有CO_2的监测就可以帮助我们鉴别诊断,最后患者经超声诊断确诊为肺栓塞,并行了开胸取栓手术。

参 考 文 献

1. Schnapp LM, Cohen NH. Pulse oximetry-uses and abuses. Chest,1990,98:1244-1250.

2. Huch A, Huch R, Konig V, et al. Limitations of pulse oximetry. Lancet,1988,1:357-358.

3. 中国临床麻醉监测指南. 中华医学会麻醉学分会. 2009.

4. Hurford We, Bailin MT, Davison JK, et al. clinical Anesthesia Procedures of the Massachusetts General Hospital. 2002,124-126.

五、体 温 监 测

(一) 概述

在正常人体,其各部分的温度是不一致的,临床上按不同的部位所测量的体温大致可分为中心温度和外周温度两大类。中心温度即机体内部的温度,如:心脏、脑、肺以及胃肠道等,它们较少受外界环境的影响,最能反映机体温度变化的实际情况,其正常值为36.5~37.5℃。外周温度即体表温度,如:皮肤、肌肉以及脂肪等,它们易受环境温度的影响,可变性较大,正常值为33℃左右。人体的外周组织将缓冲由于环境温度对中心温度带来的剧烈改变。在体温调节的正常人体，温度将随性别、年龄、健康状况、体温测量的部位以及测量时间的不同而有所变化。因此麻醉中对患者的监测主要是监测其中心温度。

正常人体温度能够保持在很小的范围内进行波动，主要是依赖正常的体温调节机制：当下丘脑在整合了来自中心和外周的温度信息后，将对我们所处的环境温度产生如下的反应：①开始某些适应性的行为学的改变：如增减衣服等；②启动体内产热和散热的自主调节机制，具体的表现如下：由于人体的正常体温调节中枢的阈值范围很窄，仅 0.2℃，但体温的变化在上述范围，机体将不会启动任何自主调节反应；如果超过了阈值的下限：机体将发生血管收缩最终通过寒战来抵御寒冷；如果超过了阈值的上限：机体将发生血管扩张最终通过发汗来散热。

体温监测的适应证：预期体温可能发生明显改变或者怀疑体温已经明显改变的长时间暴露、失血量较大需要快速大量输血输液的手术，体外循环心内直视手术，低温麻醉，热灌注治疗等，新生儿体温变化快，体温调节不健全，长时间小儿手术和高龄患者手术需要进行体温监测，有恶性高热病史或家族史的患者。

围术期常用的温度计主要有电子测温计和玻璃管汞体温计，因在麻醉中使用后者不方便，不能连续测温等缺点，因此较少使用。根据监测目的的不同可以选择不同的部位进行监测，理想的测温部位应具备体温不易散失，温度测量精确、可靠、无痛，实施方便，不受患者活动的限制等优点，目前尚无一种方法能达到上述要求。

有几个部位可用于监测体温，包括皮肤、腋窝、直肠、食管、鼻咽、鼓膜和膀胱。

（1）皮温的变化不反映深部温度的变化（额头的皮温要比深部温度平均低 3～4℃）。

（2）腋窝也可用来测量体温，探头应固定于腋动脉上方，上臂完全内收至患者体侧。平衡后的测量温度一般要比深部温度低 1℃。

（3）直肠温度将温度探头送入直肠约 10cm 进行测温。主要反映腹腔脏器的温度。多用于衡量上、下半身的温差，了解全身温度下降是否一致。正常情况下与食管温度相差 1℃左右。由于其并不能精确地反映麻醉期间正常体温的早期变化，仅在无其他选择时使用。直肠穿孔是罕见的并发症。在大多数的患者，直肠温度与食管、膀胱以及鼓膜温度相

关性良好，是反映中心温度较好的测温部位。

（4）食管温度应在食管下 1/3 进行测量，自口或鼻将温度探头送至食管下 1/3 处，相当于心脏的后方进行监测。食管温度能精确反映深部温度和血液温度。测量食管温度时必须注意温度探头位置的准确性，若过浅，位于食管的上段，则易受呼吸道气体温度的影响。另外食管有损伤或食管静脉曲张的患者，应禁忌做食管测温。

（5）鼻咽部将探头放于鼻咽深部，所测温度接近脑温。可精确测量脑部温度，因为它与颈内动脉紧邻。通过测量外耳道和外鼻孔的距离将探头插入，可正确定位。探头应用胶带固定于鼻梁上，鼻孔塞入棉花，防止手术时间过长皮肤坏死。鼻咽探头可引起严重的出血，尤其是妊娠的患者（鼻黏膜充血）和凝血机制障碍的患者。在头部外伤和脑脊液鼻漏的患者则是相对禁忌。但易受通气的影响。

（6）将特殊的探头置于鼓膜附近测量的鼓膜温度可代表深部温度，因为鼓膜离颈内动脉较近，其测量迅速准确。有鼓膜穿孔的报道。

（7）如果已置入肺动脉导管，则可通过温度稀释热敏电阻测量血液的温度。

（8）测鼓膜温度须使用特制的专用探头，从外耳道放入直至接近鼓膜为止。该温度可以精确地反映脑温。与其他监测中心温度的方法相比，误差小。但可能会合并外耳道和鼓膜的损伤，其发生率约为 1.25%。

（9）测量气道温可在全麻患者气管内插入特制的、套囊内装有温度传感器的气管导管，麻醉期间可以进行气管内温度的监测。该温度同样可以迅速反映可靠的中心温度。且简单易行，对气管无损伤。

（10）测量膀胱温将尖端带有温度传感器的气囊导尿管插入膀胱内进行监测，用于上腹部大手术或开胸手术，同样可以反映中心温度。优点是操作简单、安全，且监测可以延续到术后等。缺点是在中下腹部手术时因易受室温的影响而意义较小。另外当膀胱中的尿量较少时其显示的温度接近直肠温。

（二）术中低体温

1. 术中低体温的常见原因：手术麻醉过程中，患者将通过辐射、传导、对流以及蒸发等的物理方式丢失热量；手术麻醉时患者体温的下降还有以下特殊原因：无论是接受全麻还是区域阻滞麻醉的患者，手术和麻醉都将严重地减弱上述体温正常调节功能，同时大量外周血管将扩张，导致热量的进一步丢失；在手术麻醉过程中患者暴露在较冷的手术间中，

但是无法行使其适应性的行为学的改变,这就要求我们的麻醉医师在麻醉过程要积极充当患者行为学的行使者,主动地为患者覆盖其裸露的部位进行保温;术中的输液/输血也将导致体温的下降;接受全麻插管的患者,体热还将通过气管、支气管水分的蒸发而丢失。同时全麻还将使人体的体温调节中枢的阈值范围增加 20 倍,约 4℃,这样就使体温降到大概 34.5℃ 左右的时候,机体才启动抵御寒冷的血管收缩反应,从而使机体丢失大量的热量。在全麻过程中,体温的下降通常会经历三个阶段(表 1-3)。区域阻滞的麻醉过程中,体热的丢失和全麻有相似的地方,但程度较轻,在区域阻滞的麻醉过程中,热量的丢失主要是由于麻醉部位血管的扩张。

表 1-3　全麻过程中的体温下降过程

阶段	核心温度	原因
阶段 I(0~1 小时)	36~37℃	全麻导致的外周血管的舒张
阶段 II(1~3 小时)	34~36℃	产热的速度小于热量丢失的速度
阶段 III(>3 小时)	稳定在 34℃	外周血管收缩功能重新建立

2. 围术期、术中低体温对机体的影响　由于术中产热的减少、散热增加以及阻碍了人体的正常体温调节,因此接受手术和麻醉的患者常常会发生低温。通常我们将中心温度低于 36℃ 就称之为低温,并将它分成三个等级:33~35℃ 为轻度低温;30~32℃ 为中度低温;低于 30℃ 为严重低温。术中的低温将对人体产生以下的不良反应:

1. 增加心脏风险,如心肌缺血、室速、室颤以及不稳定心绞痛的发生几率。

2. 寒战可能会加重疼痛、增加氧耗以及降低患者的舒适感。

3. 寒战带来的氧耗增加将增加患者在心血管和呼吸功能方面的做功。

4. 可能会由于不正常的蒸发导致患者的低血容量。

5. 代谢性酸中毒。

6. 由于低温对免疫系统的干扰以及由于低温血管收缩而导致的氧供减少和组织缺氧,将直接增加感染的几率和延迟伤口的愈合。

7. 低温会导致凝血机制的异常从而导致失血量的增加。

8. 低温对机体影响的另外一个重要的方面就是通过降低药物的代谢从而改变药效和使麻醉的恢复时间延长。

9. 最终低温通过上述各种影响因素,使患者的总体费用提高。

中心体温的监测是对患者进行保温的依据。由于人体下丘脑温度调节中枢在麻醉过程中的障碍,因此,麻醉医师在整个围术期要积极充当下丘脑温度中枢的作用,收集患者产热和散热的相关信息,行使产热和散热的作用。由于皮肤是人体的最大器官,因此目前对患者的保温措施,主要是针对皮肤组织而设计的。简单的方法有:给患者覆盖手术单、棉被以及毛毯等;其他的方法有塑料毯、反射毯、人工鼻、变温毯、红外灯以及热风机等。上述的方法有一个先决的条件:皮肤组织的存在。另外有一点要强调的是,在大面积烧伤的患者,由于皮肤组织的缺失,我们只有将手术室的温度提高才能有效保证患者的体温。在婴幼儿,红外灯可能是一个有效的方法。此外,还可利用快速加温输液系统将所输液体和血液进行加热。

(三)术中高体温

术中高体温常见原因:手术过程中很少因维持患者体温而发生高热。麻醉通常使人体温下降,所以任何体温上升都应追查原因。高热和伴发的高代谢状态可以使氧耗、心脏做功以及葡萄糖需求增加,产生代谢性酸中毒,代偿性分钟通气量增加,出汗,血管扩张,血容量和静脉回流减少。常见病因包括:围术期的体温上升都要考虑到恶性高热的可能;炎症和炎性介质释放可以导致高热;高代谢状态如甲状腺毒症和嗜铬细胞瘤可以发生高热;下丘脑体温调节中枢损伤可影响下丘脑体温调定点;神经安定药恶性综合征;拟交感神经药,三环抗抑郁药状态;抗胆碱药。

病例 2 中患者体温逐渐升高,结合患者的表现:牙关禁闭,肌松药不能缓解,心率增快以及使用氯琥珀胆碱(司可林)的病史,此患者应该高度怀疑恶性高热的可能。

参 考 文 献

1. 中国临床麻醉监测指南. 中华医学会麻醉学分会. 2009.
2. Ronald D. Miller. Anesthesia. 1367-1385.
3. Hurford We,Bailin MT,Davison JK,et al. clinical Anesthesia Procedures of the Massachusetts General Hospital. 2002,126-127.

六、神经肌肉传导功能监测

肌松药广泛运用于临床麻醉中。不同个体对肌松药敏感性和反应差异很大,同时由于患者年龄、体温、肝肾功能、合并用药等的影响,个体的差异较大。监测肌松可以指导麻醉期间合理运用肌松药,保证手术不同时期对肌松的要求,同时又可以减少术后残余肌松的发生。术后肌松残余是术后呼吸系统并发症最常见的原因。中华医学会麻醉学分会 2009 年临床麻醉监测指南规定:术中多次、大剂量使用非去极化肌松药的患者,特别是肝肾严重疾患以及重症肌无力患者,神经外科、显微外科等要求绝对无体动的精细手术,需要拔出气管内导管但不宜用拮抗药的患者,存在电解质失衡的患者以及手术结束无法确定肌松药作用已经完全消退的患者应进行神经肌肉传导功能监测。肌松监测最常用的工具是神经刺激器。

电刺激的类型和方式:

【单次刺激】　运用单次超强电刺激,频率 0.1～1.0Hz,刺激时间 0.2 毫秒。给药前先测颤搐高度作为对照,通过给药后高度对比评价肌松程度。

【4 个成串刺激(TOF)】　是临床应用最广的方式,是一串由 4 个频率为 2Hz,每 0.5 秒一次,共 4 个矩形波组成的成串刺激波,四个成串刺激引起 4 个肌肉颤搐,连续刺激时,时间距离为 10～12 秒,神经肌肉传递功能正常时 4 个肌颤搐的幅度相等。非去极化阻滞时出现顺序衰减,4 个肌颤搐的幅度依次减弱。用 4 个成串刺激监测时,用药前不需要先测定对照值,可以直接从 T_4/T_1 来评定阻滞程度,且可根据有无衰减来确定阻滞性质,因去极化阻滞时四次颤搐反应幅度同时降低,不出现顺序衰减。当 T_4 消失,阻滞程度达 75%,T_3 和 T_2 消失,分别达到 80% 和 90% 阻滞,最后 T_1 消失表示阻滞程度达到 100%。$T_4/T_1>0.75$ 表示肌张力已充分恢复。

【强直刺激】　频率为 50～200Hz。临床常用的是持续 5 秒的 50Hz 电刺激。神经肌肉传递功能正常和去极化阻滞时,肌肉对持续 5 秒的 50Hz 强直刺激可以保持不变,而非去极化阻滞和使用氯琥珀胆碱(司可林)后 Ⅱ 相阻滞时,肌力反应出现衰减现象。

【强直刺激后单刺激计数(PTC)】　以 50Hz 强直刺激持续 5 秒,在强直刺激 3 秒后进行 1Hz 单颤搐刺激,根据所引出反应的个数预计从深度非去极化阻滞自行恢复的时间,评价残余肌松。

【双重爆发刺激(DBS)】　用于测定残余箭毒化作用。给予两次突发的间隔 750 毫秒的二联或者三联 50Hz 强直刺激。主要用于没有监测肌颤搐效应

记录设备时,通过手感或目测来感觉神经肌肉功能恢复程度。

参 考 文 献

1. 中国临床麻醉监测指南. 中华医学会麻醉学分会. 2009.
2. Hurford We, Bailin MT, Davison JK, et al. clinical Anesthesia Procedures of the Massachusetts General Hospital. 2002,152-154.

七、脑功能监测

围术期监测脑功能状态是为了了解镇静深度和意识状态,防止术中知晓和避免麻醉过深。目前临床监测脑功能状态变化的神经电生理监测,包括自发脑电和诱发脑电,如脑电图,定量化脑电图,双频指数,脑电功率谱,脑功能状态指数,听觉诱发电位,脑电熵和体感诱发电位。其中双频指数运用最广。

双频指数(bispectral index,BIS):BIS 作为一项镇静深度的客观指标,用于麻醉深度评估及指导镇静剂的合理使用。高 BIS 值反映良好的大脑皮质完整性,一般发生在清醒状态,随着麻醉深度的增加,低频和高频成分相异,皮质功能的完整性下降,BIS 值降低。故 BIS 值可定量反映不同麻醉药对意识和记忆抑制的程度。BIS 的临床应用:临床麻醉深度监测,BIS 主要反映大脑皮质的兴奋或抑制状态,其值大小与镇静、意识、记忆有高度相关,不仅与正常生理睡眠密切相关,还能很好地监测麻醉深度中的镇静成分(但对镇痛成分监测不敏感)。BIS 提供更精确的麻醉用药,减少麻醉药的用量,使麻醉维持更平稳。BIS 以 0～100 表示,BIS<60 表示患者意识消失,BIS<40 表示麻醉过深。

熵指数是一新型麻醉深度监测指标,由 Shannon 首先应用于信息领域,目前受到越来越多的关注,它通过采集不同频率的脑电和前额肌电信号形成两个数值,即反应熵(response entropy,RE)和状态熵(state entropy,SE)。状态熵主要是对皮质脑电信号加工分析,反映患者的皮质状态;反应熵主要是对脑电信号和额肌电信号分析,是原始脑电和前额肌电的综合指标,反映皮质及皮质下活动。

参 考 文 献

1. 中华医学会麻醉学分会. 中国临床麻醉监测指南. 2009.
2. 王云,岳云. 麻醉深度监测的进展和展望. 继续医学教育,2006,20(15).

八、Key points

1. 麻醉责任重大,加强监测及时采取措施可以

降低风险。

2. 血流动力学系统"伤害事件"是麻醉死亡和并发症的主要原因。心搏骤停是麻醉中最严重的突发事件。通气不足是引起术中麻醉意外伤亡事故最常见的原因。

3. 监测的基本要求是：麻醉医师必须在麻醉全程在岗。任何监测设备和设施不能取代麻醉医师的临床观察和判断。

4. 基本监测包括：氧合，通气和循环得到连续监测评估。

5. 在麻醉过程中麻醉科医师根据情况进行补充监测。

（张伟义　朱　涛）

第二章

麻 醉 机

一、临床病例

【病例 1】

患者,男,20 岁,行腹股沟斜疝修补术。全身麻醉诱导后,设定 O_2 为 1.0L/min,氧化亚氮(N_2O)为 2.0L/min,不久后,脉搏氧饱和度(SpO_2)逐渐下降。快速充氧,可以暂时维持正常的氧饱和度。

【病例 2】

患者,女,41 岁,行经皮肾穿刺取石术。吸入 O_2 2.0L/min,N_2O 4.0L/min 和异氟烷维持全身麻醉。全身麻醉开始不久,SpO_2 90%,收缩压从 13.3kPa(100mmHg)降至 9.31kPa(70mmHg),脉搏从 100 次/分降至 80 次/分,肤色发暗。利用 O_2 分析仪监测吸入 O_2 浓度,产生低氧报警,所测 O_2 浓度 18%。在共同气体出口处,所测 O_2 浓度 8%。通过观察,呼吸环路与麻醉机之间没有明显的断接现象,机械通气比较正常。因此,怀疑 O_2 监测仪本身存在故障。迅速更换监测仪器,所测结果相同。可以断定麻醉机输出了低氧混合气体。关闭 N_2O,将 O_2 流量升高到 8L/min,吸入 O_2 浓度大于 90%。不久,收缩压回升至 14.63kPa(110mmHg),脉搏逐渐升至 100 次/分,SpO_2 升至 98%。随后的麻醉过程没有出现任何问题,手术顺利结束。

【病例 3】

患者,女,40 岁,50kg,ASAⅡ级。在吸入全麻下施行阑尾切除术。麻醉诱导前,血压 22.61/13.03kPa(170/98mmHg),心率 84 次/分,呼吸频率 20 次/分。常规进行麻醉机检查,包括漏气试验和流量试验,没有发现明显故障。诱导时静脉推注芬太尼 100μg,硫喷妥钠 250mg,阿曲库铵 40mg。插管顺利,双侧呼吸音正常。插管后,SpO_2 99%,$P_{ET}CO_2$ 5.32kPa(40mmHg)。简短手动通气后,进行机械通气。通气机参数为潮气量 500ml,通气频率 10 次/分。麻醉维持阶段,设定 O_2 流量 1.0L/min,吸

入 2.0% 七氟烷。麻醉维持大约 5 分钟后,$P_{ET}CO_2$ 升至 8.51kPa(64mmHg),$FiCO_2$ 2.79kPa(21mmHg),体温 36.4℃,血压 16.76/11.17kPa(126/84mmHg),心率 92 次/分,SpO_2 99%,气道峰压 2.39kPa(18mmHg)。立刻检查 CO_2 吸收剂,钠石灰颜色无明显变化,钠石灰罐不太热,排除恶性高热。立刻关闭通气机,改为手动通气,O_2 流量加大至 10L/min,贮气囊感觉正常,但 $P_{ET}CO_2$ 下降至 6.92kPa(52mmHg),$FiCO_2$ 仍然高达 2.66kPa(20mmHg)。重新听诊双侧呼吸音,仍然正常。CO_2 监测报警,提示存在重复呼吸。谨慎检查整个系统,意外发现呼气活瓣始终悬停在打开位置,立刻更换呼气活瓣,手动通气数个周期后,$P_{ET}CO_2$ 降至 4.79kPa(36mmHg),$FiCO_2$ 为 0~0.133kPa(0~1.0mmHg)。恢复机械通气,手术顺利完成。

【病例 4】

患者,男,44 岁,73kg,施行冠状动脉旁路移植术。麻醉前,对 Narkomed 2A 麻醉机进行用前检查。采用芬太尼、咪达唑仑和泮库溴铵进行全身麻醉诱导插管并行机械通气。Drager AV-E 通气机工作参数:潮气量(TV)550ml,呼吸频率 10 次/分。通气开始,心排出量(CO)3.5L/min,肺动脉压(PAP)4.52/2.39kPa(34/18mmHg),中心静脉压(CVP)2.13kPa(16mmHg),血压 17.29/10.64kPa(130/80mmHg),气道峰压(PIP)2.74kPa(28cmH_2O)。随后的 2 小时期间,通气和血流动力学维持稳定。体外循环前 20 分钟,PIP 逐渐升高至 3.24kPa(33cmH_2O),通气机风箱在呼气末也不能回到最顶端,而且逐渐下降。快速充氧试图将风箱充满,结果失败,同时 PIP 继续升高到 3.43kPa(35cmH_2O)。迅速断开机械通气,改为手动通气,检查残气清除系统和通气机逸出阀的气流阻力,结果正常。在体外循环期间,重新进行麻醉机检查,未发现异常。体外循环结束后,重新进行机械通气。通气机

工作参数：TV 640ml，通气频率 10 次/分。此时，PIP 2.45kPa（25cmH₂O），CO 6.9L/min，PAP 3.99/2.39kPa(30/18mmHg)，CVP 1.46kPa(11mmHg)，血压 16.63/8.65kPa(125/65mmHg)。20 分钟后，PAP 上升到 4.52/2.79kPa(34/21mmHg)，CVP 3.33kPa(25mmHg)。通气机风箱不能充满，即使进行快速充氧也不能。最后，PIP 升至 5.39kPa(55cmH₂O)，血压下降到 kPa(95/55mmHg)。断开通气机，使用手动通气。循环和呼吸功能恢复正常，手术顺利结束。

【病例 5】

患者，女，36 岁，68kg，ASA 分级 Ⅱ级。拟行子宫切除术。吸入麻醉设备采用 TEC 6 蒸发器。术前 1 小时口服艾司唑仑（舒乐安定）2mg。麻醉诱导采用静注丙泊酚 2.5mg/kg，舒芬太尼 3μg，阿曲库铵 0.5mg/kg，插管后行机械通气。麻醉维持采用 O₂ 1.0L/min，N₂O 1.0L/min 和地氟烷 3.5%。调节通气参数，维持 $P_{ET}CO_2$ 在 3.99～4.66kPa（30～35mmHg）之间。5 分钟后，患者出现低氧和心率缓慢，随之心跳停止。关闭 N₂O 和地氟烷，用 100% 的 O₂ 进行手动通气，静注肾上腺素 1mg，利用除颤器（250J）进行除颤。除颤后心律恢复窦性心律，血压和 SpO₂ 也恢复正常。然后，静注咪达唑仑 10mg 转入 PACU。经 X 线检查患者出现肺水肿，除了出现短暂的乳酸中毒外，血液生化分析值在正常范围内。停止应用镇静药物，患者清醒，4 天后出院，未发现任何并发症。

二、概　　述

对于病例 1，显然与麻醉机问题有关。经维修发现，O₂ 流量计顶端处漏气，导致实际输送的氧流量下降，出现低氧混合气体。在日常麻醉中常假定麻醉机功能是正常的，但实际情况并非如此。有资料表明，在 83 154 个病例中，麻醉设备问题，在局麻中占 0.05%，在全麻中占 0.23%。其中，麻醉机问题占 1/3，人为失误占 1/4。可见，麻醉机安全问题在麻醉过程中是不能忽视的。

麻醉机是指精确输送麻醉气体的医学设备。近年来，麻醉机结构越来越复杂，因此，又被称为麻醉输送系统（anesthesia delivery system）或麻醉工作站（anesthesia workstation）。严格地讲，麻醉机是指在麻醉输送系统中，将压缩气体（如 N₂O）和液态全麻药（如恩氟烷，异氟烷）所挥发的蒸气能够精确混合的设备。麻醉输送系统包括麻醉机，通气机（ventilator），呼吸环路（breathing circuit）和残气清除系统（waste gas scavenger system）。而配备监测仪器和信息管理系统的麻醉输送系统，称为麻醉工作站。

完整的麻醉输送系统应包括下面七个功能：①精确输出所设定的挥发性吸入麻醉药的蒸气浓度；②精确输出适合患者的吸入气体（O₂，N₂O）流量或浓度；③支持多种通气模式（如自主呼吸，手动辅助通气，机械自动通气）；④CO₂ 重复吸入最小化；⑤麻醉气体对手术室污染降到最小；⑥防止输出低氧氧体，使人为失误降到最小；⑦人为失误或设备故障对患者伤害降到最小。因此，严重的麻醉机故障分为以下四类：

1）输送的新鲜气体氧含量低或流量低。

2）全麻药输出浓度过高或过低。

3）患者通气不当，造成气道压过高，通气不足或过度。

4）CO₂ 重复吸入。

麻醉机故障可导致严重的并发症。低氧，二氧化碳蓄积，气道压过高和全麻药过量是其主要故障，如发现不及时，会对患者产生致命威胁。

三、低　　氧

【原因】 针对病例 2，经分析，麻醉机系统存在漏气或流量计不准的问题。在共同气体出口端加装压力表，进行正压试验。打开 O₂，当压力升至 3.92kPa（40cmH₂O）时，关闭 O₂，压力似乎可以维持。因此，只好请专业人员维修。

维修人员打开流量计，发现橡胶密封圈存在破损，导致漏气。原因是在流量表的顶端漏气，流量表读数与设定值相当，具有隐蔽性。一部分 O₂ 在到达共同气体出口之前，已泄漏出去，导致新鲜气 O₂ 浓度下降，O₂ 低压报警和"故障-安全"机制没有触发。因蒸发器前有一止回阀，正压试验也没有发现这一问题。

该病例因麻醉机问题而导致患者吸入 O₂ 浓度过低（FiO₂＜21%），出现低氧血症（hypoxia）。现代麻醉机已采用了以下措施，确保从共同气体出口送出的新鲜气体的 O₂ 浓度在安全范围内。

1. 与气源相接的软管，采用不同的颜色标记；与麻醉机相接的接头，采用不同的规格，防止错接。

2. 为了防止拧错 O₂ 流量调节旋钮，O₂ 流量表安装在最右侧。在共同气体分配管道中，将 O₂ 接头安排在最下游。因其最接近共同气体出口，可能的漏气量要比其他气体少。

3.采用直径索引安全系统(diameter index safety system,DISS)和插销索引安全系统(pin index safety system,PISS),防止错接不同气体的贮气筒。

4.贮气筒上的挂轭安装止回阀和封锁盖。

5."故障-安全"装置(fail-safe mechanism),见图2-1(a)。当O_2气源输出压力很低时,阻断N_2O

输出,并发出声响报警。

6.比例系统(proportioning system),见图2-1(a)。确保新鲜气体的O_2浓度在安全范围内。

7.利用氧电池监测吸入O_2浓度。

在麻醉过程中,尽管麻醉机采用以上安全措施,但仍然可能出现低氧并发症。这主要是由于人为疏忽以及麻醉机故障造成的。具体原因如下:

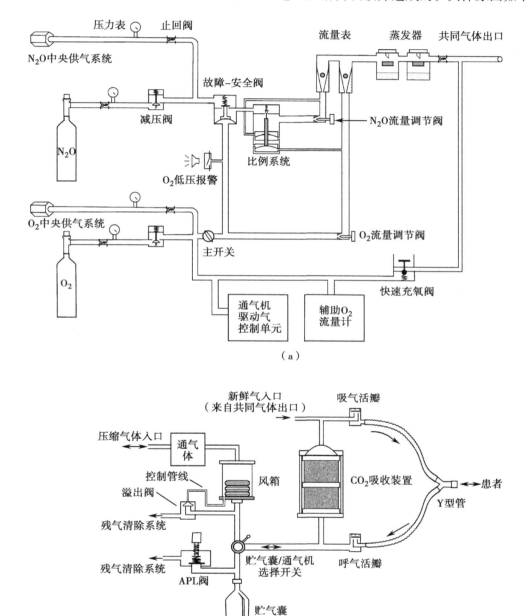

图 2-1 麻醉机

（一）错接氧气源

贮气筒的颜色、标签,软管颜色,DISS以及PISS是麻醉机防止气源错接的安全措施。但这些措施并不能从根本保证不发生错接。

1.中央供氧系统

(1)因检修等原因,中心供氧系统可能误接空气或氮气。

(2)在手术间,中央供氧系统输出接头安装错误。误将 N_2O 接到麻醉机供氧入口处。

2. 氧气筒 手术室一般配备 O_2、空气和 N_2O 筒。筒身涂上不同的颜色，并标以名称。我国生产的氧气筒为浅蓝色，压缩空气筒为黑色，N_2O 为银灰色。误将 N_2O 等气体当 O_2 使用，历史教训非常惨痛。氧气筒误充其他气体，N_2O 筒外穿错误布套误将其接入麻醉机，也时有报道。如吸入 100% N_2O 等其他气体，吸气后会立即出现低氧血症，心搏骤停而死亡。

使用 PISS，因插销松动等原因，仍有报道将非氧气筒错接的发生。

错接氧气源，一般情况下，难以发现，只能进行 FiO_2 监测，才能及时发现。

(二) O_2 供气压力过低

从贮气筒或中央供气系统入口至流量调节阀，称为高压系统，见图 2-1a。其中，减压阀将氧气筒（14MPa 左右）和 N_2O 筒（4MPa 左右）的输出气体压力降至 310kPa（1kPa＝7.5mmHg）左右，而中央供气系统输出压力 345～400kPa，且比贮气筒的降压输出高 70～100kPa。中央供气系统打开时，即使氧气筒打开，也不会有气体流出。如中心供氧失败，氧气筒则打开，麻醉机供氧会不间断地切换到氧气筒上而不会出现报警声。

氧气筒或中心供气系统的输出压力由压力表读出。新型麻醉机使用压力传感器，以数字形式显示。如压力表或压力传感器出现故障，可导致误判。

氧气筒内 O_2 耗尽或中心供氧系统无输出，止回阀堵塞，氧气筒阀门失灵关闭，氧气筒或中心供氧系统与麻醉机相接的软管漏气或拧结，与氧气筒或中心供氧系统的接头存在漏气或脱节，高压系统传输管道堵塞或漏气，减压阀被冰冻在关闭位置等原因，会造成 O_2 供气压力过低。

因麻醉机配备的通气机大部分为气动电控型，通气机会消耗大量的氧气，通常远大于 O_2 的新鲜气流量。如不知道中心供氧系统何时恢复供气，又没有多余的备用氧气筒，可考虑将机械通气转为手动通气，节约 O_2。

当氧气供气压力消失，故障-安全装置阻止 N_2O 的流出，并提供氧气低压报警。如故障-安全装置出现故障，或使用旧型麻醉机，当氧气供气压力消失时，仍会使其他气体流过，造成低氧。故障-安全装置的启动只依赖于供氧压力，如错接氧气源，故障-安全装置不起作用，将送出极低的低氧混合气体。

(三) 比例系统故障

比例系统（proportioning systems），不允许送

出低于 25％的氧气。该系统能够防止麻醉医师设置过低的 O_2 流量，保障新鲜气 O_2 浓度不至于过低。如没有安装比例系统或比例系统出现故障，就可能出现低氧混合气体。如 N_2O 和 O_2 流量比值大于 3：1，表明比例系统存在故障。比例系统虽然能够降低输出低氧混合气体的机会，但在下列情况下比例系统无效：①误用氧气源；②比例系统失效；③流量调节阀下游漏气；④第三种气体的使用；⑤吸入 O_2 被高浓度吸入麻醉剂稀释。

(四) 新鲜气 O_2 流量设置低

新鲜气 O_2 流量必须等于或超过患者的氧耗量。如 O_2 流量设置较低，呼吸环路漏气量较大，吸入 O_2 浓度会逐渐下降，最后，导致缺氧。如呼吸环路不存在严重漏气，适当增加 O_2 即可解决。

(五) 流量计故障

提高 O_2 流量，但 O_2 浓度的提高仍低于期望值，这很可能是 O_2 流量计故障造成的。

在下列情况下，流量计可能测量不准。

1. 混用流量计或浮子。

2. 流量计没有校准。

3. 流量计内存在灰尘、油脂或水蒸气凝聚，浮子黏住、损坏或校正错误。

4. 对于电子流量计，存在电路、传感器损坏，或校正系数错误等故障。

流量计测量不准，如 N_2O 实际输出高于 N_2O 流量计测量值，或 O_2 实际输出低于 O_2 流量计测量值，在比例系统出现故障或没有安装比例系统的情况下，就可能导致低氧混合气体的输出。

当流量超过最大刻度时，有的流量计的浮子在顶部消失，这与浮子在底部类似。如流过的气体非氧气（如 N_2O），导致低氧。流量计玻璃管破裂漏气，将降低 O_2 的实际输出流量。氧气流量计顶部漏气，会造成氧气大部分流到空气中，但氧气流量指示正常。这一故障难以发现。

流量计故障，可能在共同气体出口输出极低流量的 O_2 或低氧混合气体。因在共同气体出口没有监测设备，除非发生重大事故，一般不会注意此问题。通过观察贮气囊或风箱充气情况，或者在 Y 形管处进行 O_2 分析，可发现此问题。

(六) 低压系统堵塞或漏气

从流量调节阀出口至共同气体出口，称为低压系统。其压力范围从流量调节阀处 78.4～98kPa（800～1000cmH_2O）至共同气体出口处 9.8～29.4kPa（100～300cmH_2O）。低压系统堵塞或漏

气,易出现供氧不足,通气量下降。低压系统堵塞,不但使新鲜气流量降低,而且管道压力升高,加大漏气量。从流量调节阀至共同气体出口的所有部件,包括流量调节阀、流量表、蒸发器以及所有的管道和接头,任一部位漏气,将使部分新鲜气流逸出麻醉机,而不能进入呼吸环路。低压系统内部磨损很小,很少漏气。漏气常发生部位:

1. 蒸发器的出口和入口连接处,蒸发器注药口或放药口没有拧紧以及蒸发器本身。

2. 与共同气体出口与呼吸环路之间相接的软管拧结或脱节,将使部分或全部新鲜气不能进入呼吸环路。有些型号的麻醉机,共同气体出口不易触及,也不易拧结。通过切换开关,可将共同气体出口转接至"辅助共同气体出口",以利于使用前检查。如检查结束后,没有切换回原来位置,其后果与共同气体出口断接或堵塞相同。

(七) 通气不足

通气不足原因,请见第四节的(三)。

(八) 空气进入

当呼吸环路内的压力低于大气压,室内空气从负压释放阀、贮气囊等漏气部位进入环路中。当新鲜气流量不足时,患者吸气,可使呼吸环路产生负压。另外,麻醉残气清除系统,挂式风箱通气机、活塞式通气机、旁路式气体分析仪的使用也会产生环路负压。通气机风箱安装错误或存在漏洞,也会造成空气进入呼吸环路内。

使用挂式风箱通气机和活塞式通气机,在新鲜气流量不足的情况下,呼吸环路在呼气期会产生负压,尤其是活塞式通气机,当活塞返回时,需要气体重新充填气缸。为了防止产生负压伤,应在呼吸环路安装负压释放阀,这样,当负压低于 $-0.20kPa$ $(-2.0cmH_2O)$,室内空气从负压释放阀或漏气部位进入。

(九) 其他

采用紧闭或半紧闭麻醉,容易形成重复呼吸或空气进入,使吸入气中的氧浓度逐步降低。流量控制旋钮意外旋动,人为因素误碰控制开关等,致使氧流量意外调低或另一气体意外调高,造成吸入氧浓度下降。$P_{ET}CO_2$ 或气道压,可间接反映通气量是否合适,通气不足也会造成低氧血症。

【预防】 预防低氧,最有效的方法是在气管导管与 Y 形管之间进行 FiO_2 监测,或在麻醉机上安装氧气分析仪。使用 SpO_2 监测,也能及时发现低氧。

(一) 监测

1. 氧气分析仪 误用氧气源,断接或漏气等麻醉机故障所致低氧,在呼吸环路可直接反映出来,因此,氧气分析仪取样点一般在呼吸环路内。使用前应进行校正,校正气体可用来自室内空气的 $21\%O_2$ 和来自氧气筒内的 $100\%O_2$(确保为 $100\%O_2$)。当其出现"FiO_2 低"报警时,应及时查找报警原因。安装在麻醉机上的氧气分析仪,一般使用的是氧电池。氧电池耗尽或安装不当,会产生误报。氧电池有效期为一年左右,应及时更换。采用顺磁法测氧分析仪,应将其采样管置于气管导管与 Y 形管之间,可监测患者实际吸入氧的浓度。当采样管或参考气入口端堵塞时,会发出误报警。必须注意,氧气分析仪所测氧浓度,仅反映采样点的氧浓度,而不是进入患者肺部的氧浓度。

低 FiO_2 报警限值的设定,应设置为与 FiO_2 期望值相近的值而不是 21%。这样,当出现故障时,能够及时发现,防止产生低氧血症。

2. SpO_2 监测 SpO_2 低于 90% 一般定为低氧血症的标准。如没有使用氧气分析仪,就不会出现"FiO_2 低"报警,可根据"SpO_2 低"报警进行判断。患者吸入低氧气体几分钟后才会出现"SpO_2 低"报警,其报警晚于"FiO_2 低"报警。SpO_2 影响因素很多,当出现"SpO_2 低"报警时,医师在判断缺氧前,可能需要先排除其他因素,这样就会浪费宝贵的几分钟。在错接氧气源的情况下,这样做可能是致命的。因此,应充分信任监测仪器所测结果,迅速采取措施,不应把时间浪费在校正或更换监测仪器上。

3. 压力表,压力或流量监测 氧气压力表是反映供气氧量可靠又必要的装置。氧气筒或中心供氧系统端必须安装氧气压力表。麻醉机上的压力表或压力传感器用以指示供氧压力,需定期检修校正,否则可能读数不准。压力表磨损、接触不良等是常见的漏气原因。

在 Y 形管处或呼吸环路呼出臂,进行压力和流量监测,可测定气道压、潮气量、分钟通气量和通气频率等参数。高压、低压、低潮气量或低分钟通气量等报警,对防止呼吸系统断开或堵塞特别重要。气道峰压有助于确定潮气量和患者的肺部特性(如阻力和顺应性),气道峰压主要取决于潮气量。根据气道峰压也可间接判断是否存在低氧。

4. 通气机监测 机械通气时,必须注意观察通气机风箱的运动情况。对下降型风箱应特别注意,当新鲜气流量不足时,在呼气期,因风箱的重力,会从气管导管等漏气部位吸进空气。此时,压力和流量监测,不能反映呼吸系统是否存在断接或漏气,而CO_2监测可以反映这一情况。上升型风箱可避免以上情况。

5. 其他 CO_2的洗出效率与分钟通气量有关。如分钟通气量合适,就不会给出$P_{ET}CO_2$报警,这有助于早期诊断。另外,吸入氧浓度低,CO_2产生量也将下降。

(二)麻醉机使用前检查

麻醉机必须进行用前检查。重点检查氧气是否充足,系统是否存在漏气,比例系统工作是否正常。保证流量计的浮子上下移动灵活;蒸发器的药液入口和出口的塞子应旋紧;共同气体出口、蒸发器的出入口,呼吸环路系统的各部件与管道之间应保持紧密连接,防止脱落。CO_2吸收器应盛满钠石灰,但不宜高过罐口,更换二氧化碳吸收剂后,CO_2吸收器应紧密安装,防止漏气。吸入、呼出活瓣卸下清洁后,应恢复原位,安装紧密,防止漏气。

(三)加强管理

分析低氧原因,许多低氧是可以避免的,尤其是一些恶性意外事件,如使用空氧气筒,中心供氧压力过低,或错用气源等。因此,制定安全操作规程十分必要。按规定,不同气体的贮气筒用不同的颜色表示。各种贮气筒不宜用布套遮盖,以免误用。空筒与满筒应分开存放,防止混放。麻醉机使用中心供氧系统时,应备用小型氧气筒,并安装在麻醉机的钢桶轧头上,以备急用。小筒旁应备好阀门开启器,便于急用。

四、二氧化碳蓄积

【原因】 有关CO_2吸收剂的问题是CO_2蓄积的最常见原因。但呼吸环路漏气,通气不足,单向活瓣故障等原因所致无效腔量增加而造成重复吸入,也是CO_2蓄积的常见原因。

(一)CO_2吸收不完全或没有吸收

CO_2吸收剂(如钠石灰)质量低劣或耗尽,呼出气通过CO_2吸收剂后,CO_2吸收不完全,导致CO_2蓄积。吸收剂装填不紧密,以致吸收剂颗粒之间形成隧道,气流通过阻力小,沿隧道的吸收剂在短时间内耗尽,隧道四周的指示剂变色,但CO_2吸收罐外层吸收剂未变色,造成假象,以致CO_2蓄积。有的CO_2吸收装置存在旁路开关,此开关正常运行中应设定在"开"的位置,即气流通过吸收剂,只有需要在术中更换吸收剂时才设定在"关"的位置,即吸收剂

旁路。更换吸收剂完毕,务必恢复为"开"的位置。否则,呼出气体经吸收剂旁路通过,CO_2蓄积迅速发生,若不及时发现,后果十分严重。吸收剂内部或外部存在分流,导致全部或部分呼出气体绕过吸收剂,也会形成CO_2蓄积。

CO_2吸收罐安装不紧或缺失。前面的医师有意去掉CO_2吸收罐以提升CO_2浓度,而后来使用者未注意到CO_2吸收罐缺失,也将导致CO_2蓄积。

(二)CO_2重复吸入

1. 单向活瓣故障 吸气活瓣和呼气活瓣均为单向活瓣,不允许气流双向流动。在紧闭或半紧闭呼吸环路中,吸气和呼气活瓣交替启闭,使呼吸气流以环路形式保持单向流动,确保患者呼出气体经过钠石灰后才与新鲜气体混合,防止CO_2重复吸入,见图2-1(b)。如单向活瓣出现故障,见图2-2,相当于增加无效腔量,将使呼出的气体重复吸入,造成致命的CO_2蓄积现象。

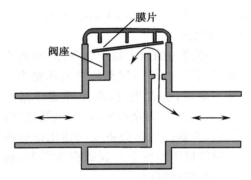

图2-2 单向活瓣

单向活瓣上的圆形膜片变形或破裂,不能完全盖住单向阀,使呼吸气流不能单向流动,引起CO_2重复吸入,所以膜片变形务必更换。未安装单向活瓣,膜片被水或分泌物黏住而活动受阻,膜片清洗后没有放回原处,或者被玻璃罩黏住而不能回复原位等原因,也将导致CO_2重复吸入。

单向活瓣失效,麻醉前的例行检查一般可以发现,也可根据CO_2波形进行判断。图2-3(a)为呼气活瓣失效时的CO_2波形,图2-3(b)为吸气活瓣失效时的CO_2波形。吸气活瓣失效,一部分呼出气流进入吸气臂,由于吸气活瓣距离新鲜气流入口较近,呼出气流被新鲜气流稀释。因此,所监测的CO_2波形在吸气相出现倾斜的下降曲线,最后到0(新鲜气流量较高)或不到0(新鲜气流量低)。新鲜气流量很高时,吸气活瓣失效对CO_2重复吸入影响不大,依靠CO_2波形不易发现吸气活瓣失效。

2. Mapleson系统 Mapleson系统,没有CO_2

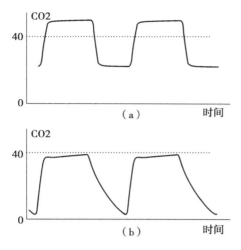

图 2-3 单向活瓣失效 CO_2 波形

吸收器,低流量新鲜气将导致危险的 CO_2 重复吸入。重复吸入主要是由新鲜气流量太低,漏气,共同气体出口、新鲜气供气管道或蒸发器堵塞,或使用空氧气筒等原因造成的。重复吸入的比例取决于分钟通气量和新鲜气流量,加大新鲜气流量能够可靠减少 CO_2 的重复吸入。

3. Bain 环路故障 Bain 回路为同轴回路,见图 2-4。新鲜气通过内管输送到患者端口,患者呼出气体进入外管,到达贮气囊和其附近的可调限压阀(adjustable pressure limiting valve, APL)。如新鲜气入口堵塞,内管撕裂漏气、拧结、移去或没有伸到患者端口,呼出气体将全部或部分重复吸入。新鲜气流量低,也会导致 CO_2 重复吸入。为了防止重复吸入,自主呼吸时,新鲜气流量至少是分钟通气量的 2.5 倍;控制呼吸时,新鲜气流量至少是分钟通气量的 1~2 倍。

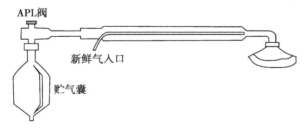

图 2-4 Bain 环路

4. 无效腔量过大 无效腔的增加直接导致 CO_2 重复吸入,这在婴幼儿患者身上表现最明显。患者与呼吸系统之间加装湿化器,在潮气量较小的情况下,可导致严重的 CO_2 重复吸入。为了使湿化器远离手术部位加装一段连接管,这将增加无效腔量,必须谨慎使用。

(三) 通气不足

通气不足(hypoventilation)可使 CO_2 蓄积。如果 CO_2 吸入浓度为 0,再排除高代谢(CO_2 产生过多),那引起 CO_2 蓄积的原因只能是通气不足。通气不足的原因是呼吸环路没有足够的气量,通气机故障或工作参数设置不恰当。

1. 供气量不足 氧气筒空、阀门堵塞或漏气,供气压力下降。

中央供气管道异物堵塞、破裂,接头堵塞或漏气,压缩机停止工作等原因,可使供气压力下降。

高压和低压系统如出现堵塞或漏气,将造成新鲜气流量下降。常见位置如下:①流量调节阀堵塞或漏气;②流量计玻璃管破裂,安装不紧密;③气源与麻醉机相连的阀门或软管漏气,软管拧结,过滤网阻塞等;④在麻醉机管道入口处的连接气源的止回阀如出现故障,气体可能直接流到术间或中央供气系统;⑤蒸发器本身、连接处、加药或放药处漏气;⑥与共同气体出口相接的软管脱节、堵塞、漏气或错接。

2. 呼吸环路堵塞 如呼吸环路堵塞,气流阻力加大,气道压升高,漏气量加大,通气量下降。环路堵塞,见图 2-1b,可能原因如下:

(1)吸气臂或呼气臂机械变形,环路内存在塑料包装、血液或分泌物等异物,与残气清除系统连接不适当,吸入活瓣或呼出活瓣因水汽凝结堵塞,或 CO_2 吸收剂密封盖没有去掉等原因,造成环路堵塞。

(2)PEEP 阀只允许气流单方向流动,如 PEEP 阀粘贴在关闭位置,或安装位置不当,如将其连接在通气机与呼吸环路之间,或者呼吸环路吸气臂,就会增加气流阻力,降低气流量。如反接,气流完全堵塞。

(3)对于只允许单向流动的配件,如湿化器等,如接反,导致堵塞。

(4)贮气囊/通气机切换阀位置错误,气流完全堵塞。湿化器、过滤网、螺纹管扭曲也会对气流造成堵塞。

(5)加热型湿化器因高温可使管道熔化,堵塞气路。

3. 呼吸环路漏气 呼吸环路漏气量一般很小,没有临床意义。如漏气量很大,就会导致通气不足。出现下列情况,预示呼吸环路可能存在较大的漏气。①$P_{ET}CO_2$ 升高;②采用立式风箱的通气机风箱不能回到顶端;③手动通气时,贮气囊逐渐缩小;④吸入全麻药或 O_2 吸入浓度比预定值低很多;⑤潮气量远低于设定值;⑥出现低压报警等。

气管导管与 Y 形管断开,套囊充气不足,是漏气常见的原因,这不是麻醉机本身的问题。麻醉机漏气常发生在各配件及其连接处。

呼吸环路活动部件和接头较多,见图 2-1b,是漏气较易发生的部位。呼吸环路各部件每次使用前需要更换消毒,增加了漏气的可能性。通气时,输送的一部分气体逸出,患者的潮气量下降。吸气相时,气道压越大,漏气量越大,潮气量越低。环路漏气最常见部位在呼吸环路各组件的连接部位,如 CO_2 吸收罐、湿化器、呼吸量表、呼吸管道、弯头、贮气囊、温度探头、气体分析仪、压力监测、贮气囊/通气机切换阀、过滤网、APL 阀、Y 形接头等都可能连接不紧密引起漏气。进行旁流气体分析时取样管断开,或者加热型湿化器烧穿呼吸管道,也会造成漏气。

吸气臂或呼气臂经常扭曲,产生裂缝,以及呼气活瓣或吸气活瓣外壳破裂,也会造成漏气。

APL 阀调节不当,产生漏气。这种漏气需要卸下与残气清除系统相连接的输送管道才能发现。手动通气时,可根据用力的多少估算有多少气体进入

残气清除系统或手术间。新型麻醉机在施行自动通气时,APL 阀不会产生漏气。而旧型麻醉机则不然,当转为自动通气时,如 APL 阀调节不合适,全部或部分开放,就会有过多的气体流出,造成漏气。

每次呼气末风箱被再次充满,风箱微小漏气难以察觉。风箱大的漏气表现为呼气末风箱不能完全充满。风箱漏气会对手术室造成污染,原因是漏气通路阻力低于通气机逸出阀的阻力。

4. 断接 呼吸环路各配件连接,一般采用滑配接头,依靠接头之间的摩擦力连接在一起,在外力的作用下,容易断接。断接时,漏气量相当大,容易发现。断接最常发生位置在呼吸环路与气管导管连接处。大部分断接在使用前检查时就可发现。检查后,许多漏气是由于外加设备造成的。因此,应安装所有的设备后,再进行漏气检查。

5. 残气清除系统问题 所有现代麻醉机都配备残气清除系统(scavenging system),见图 2-5。其目的是将呼吸环路内的废气安全地排入吸引设备。残气清除系统,可视为呼吸环路的延伸。这种延伸增加了麻醉风险。

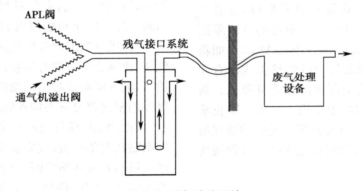

图 2-5 残气清除系统

残气接口系统主要起缓冲作用,用于防止呼吸环路出现负压或超高气道压。它包括一贮气室,用于收集废气,然后排入吸引系统。残气接口系统分为紧闭系统和开放系统,见图 2-6。

紧闭系统,见图 2-6(a),由贮气囊、正压释放阀和负压释放阀构成。如系统存在负压,负压释放阀开放,室内空气进入贮气囊。如系统存在超高正压,正压释放阀开放,废气进入大气。紧闭系统的贮气囊可作为接口功能好坏的指示器。如贮气囊过分膨胀,表明系统内存在异常高压,正压释放阀没有打开。当贮气囊萎缩,表明系统存在负压,负压释放阀没有打开。

开放系统,见图 2-6(b),由金属贮气室构成,端口开放。如系统存在负压,允许从金属贮气室端口进入

空气。系统存在正压,允许废气排出。

残气清除系统通道堵塞,如残气接口系统与墙壁吸引设备之间连接的软管拧结,将使呼吸环路气道压过高,增加了机械通气的风险,降低通气量。如残气接口系统的通风口堵塞,负压释放阀故障,或真空引力过大,残气清除系统易产生负压,此负压使 APL 阀或溢流阀开启压力下降,或完全开放,呼吸环路将会有大量气体流出。同时,呼吸环路因负压从肺部吸气,造成肺泡萎缩和肺水肿,随之发生严重的低氧血症。

6. 通气机问题 通气机的作用是代替手动,施行自动通气。通气机使用不当或发生故障,如不迅速纠正,可能会带来严重后果。通气机发生问题时,最

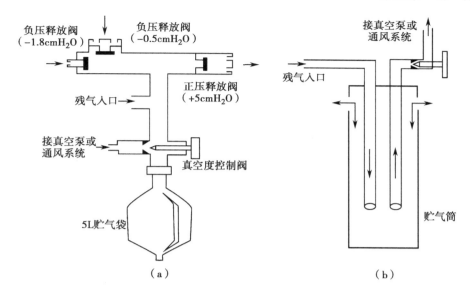

图 2-6 残气清除接口

易导致高碳酸血症、低碳酸血症（hypocarbia）、气压伤或严重的低血压。长时间分钟通气量过低，也会导致低氧血症。通气机所致通气不足可分为通气机操作失误和通气机本身故障两种情况。

通气机操作失误主要包括：

（1）手动通气一段时间后，转换为机械通气，而通气机没有正常工作。这种情况经常发生在麻醉诱导后几分钟内。如通气机打开，通气机/手动转换开关没有切换至通气机位置，则会出现：①$P_{ET}CO_2$ 波形趋向直线；②呼吸暂停（apnea）报警；③如 APL 阀关闭，贮气囊膨胀，气道压升高。如通气机没有打开，切换开关转至通气机位置，则会出现：①$P_{ET}CO_2$ 波形趋向直线；②气道压接近 0；③触发 apnea 报警。

（2）潮气量、分钟通气量、呼吸频率、吸入气峰压或吸呼比等参数设置低，造成通气不足。对定压型通气机，如最大气道压设置低，通气量下降。

（3）最大压力报警设置太低，造成潮气量低。

（4）气道压过高或过低，呼吸环路断接或 FiO_2 报警被暂停，会造成对报警反应滞后。

通气机故障主要包括：

（1）风箱破裂漏气。

（2）控制管线脱节，见图 2-1b，风箱外壳安装不紧密或破裂，驱动气泄漏，导致潮气量下降。

（3）停电、驱动气压力不足、液体流进电路、电机电路、电源或机械等故障，通气机停止工作。

（4）与溢流阀相连接的控制管线断开，溢流阀破裂或在打开的位置黏住，会在呼气期间导致大量气体流失，进入残气清除系统。表现为呼气末上升型风箱不能回到顶端，而下降型风箱，由于引力作用，

风箱仍会充满，但可能将空气吸入，导致缺氧。

（5）驱动气进入或排出通道堵塞或断接，导致通气周期失败。

（6）压力、FiO_2 或呼吸暂停（apnea）报警失灵。

通气机问题也可因麻醉机引起。比如，驱动气压力低，呼吸环路断接，阀门失灵，软管错接，残气清除系统堵塞等故障。

（四）其他

呼吸系统使用不合适配件或麻醉机总开关误触关闭。

少数几类麻醉机配备了 CO_2 贮气筒和流量表，因疏忽，可能将流量计打开，特别是浮子处于玻璃管顶端，CO_2 进入呼吸环路。CO_2 流量计即使关闭，CO_2 也有可能漏进呼吸环路。N_2O 软管误接 CO_2 出气口，氧气筒误充 CO_2 等均有报道。

【预防】

在下列几种情况下，可能存在 CO_2 蓄积。①呼气末 CO_2 分压逐渐升高；②吸气末 CO_2 浓度不为 0；③心率加快，血压升高，心律失常；④流汗过多，伤口处渗漏太多；⑤CO_2 吸收剂太热或不热；⑥呼吸过度；⑦高碳酸血症；⑧恶性高热等。

（一）监测

利用气道压、呼吸流量或 CO_2 吸入/呼出浓度监测，可以防止 CO_2 蓄积。但最好的办法是监测 CO_2 吸入/呼出浓度，见图 2-7。图 2-7（a）所示 $P_{ET}CO_2$ 逐渐上升，可能源自通气频率下降、潮气量下降、CO_2 产生率上升或体温快速上升等。图 2-7（b）所示 CO_2 重复吸入，可能源自通气机或麻醉机呼气通路存在故障、新鲜气流不合适或呼气时间不足等。

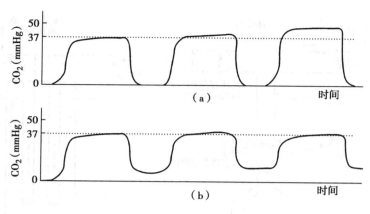

图 2-7 CO₂ 波形

如 CO_2 吸收剂和单向活瓣功能完好,CO_2 吸入浓度为 0,CO_2 蓄积最可能的原因是通气不足。如 CO_2 蓄积是由于通气不足,增加分钟通气量即可降低环路内的 CO_2 浓度。如吸收剂或单向活瓣存在故障,增加新鲜气流量,也可降低环路内的 CO_2 量。使用 Mapleson 系统导致 CO_2 蓄积,主要是新鲜气流量低造成的。针对此种情况,只要增加新鲜气流量即可。

通气机风箱如破裂漏气,也将导致通气不足。这可从 O_2 浓度变化(如风箱的驱动气为 O_2,O_2 浓度将增加;如为空气,O_2 浓度将下降)和 $P_{ET}CO_2$ 下降来判断。

进行动脉血气分析,如发现 $PaCO_2$ 高于 6.0kPa(45mmHg),可以判断是由于通气不足或 CO_2 重复吸入造成的。

(二)加强观察,及时处理

安装呼吸环路,应操作谨慎,防止错接。通气机风箱应采用上升型,一旦环路大量漏气,能够及时发现。麻醉期间,应加强观察麻醉机的吸入和呼出活瓣的活动,钠石灰颜色变化,胸部活动情况等。只要操作者认真观察,均能及时发现异常情况。CO_2 蓄积的处理,关键在于纠正其原因。加强呼吸管理,适当增加通气量,吸入高流量 O_2,效果取决于 CO_2 蓄积时间,以及严重程度等。

五、气道压过高

病例 4 中显然是因为通气机故障所致气道高压,造成血流动力学不稳定。尽管通气机故障原因不清,但应迅速切断通气机,改为手动通气,防止潜在的肺损伤等并发症。

术后,经重新检查麻醉机,仍未发现故障。最后请专业人员进行了更深入的检查。

AV-E 型通气机为电控气动型,工作原理见图 2-8。吸呼比设定为 1:2。通气机工作 30~45 分钟之后,发现每个通气周期,吸入时间逐渐增加,呼气时间逐渐缩短,最后进入恒流吸气。根据电磁阀开关声音判断,电磁阀控制周期是正确的。拆卸通气机,发现通气控制阀存在故障。其阀杆处于开放位置,移动不灵活,有时根本不动。通气控制阀导致驱动气在吸气相和呼气相进入风箱室,驱动气阻止通气机逸出阀开启,风箱不能膨胀,呼吸环路的多余气体不能排出,同时,新鲜气持续进入呼吸环路,产生气道高压。由于风箱不能膨胀升高,如采用快速充氧(50L/min),在高气流作用下,气道压会迅速升高。因其时间短于低潮气量报警启动时间(15 秒),不会触发报警。

拆下通气控制阀,见图 2-9。发现 O 形密封圈破裂,破裂导致变形,阻碍了阀轴的运动。当通气控制阀控制驱动气撤销后,弹簧力不足,于是阀轴完全回缩,导致驱动气持续进入风箱室。Drager 麻醉机具有高压报警和持续正压报警功能。本病例,高压报警没有被触发,这是由于当 PIP 达到 5.39kPa(55cmH₂O)时机械通气停止,低于高压报警的限值(5.88kPa)。持续正压报警只有在 10 秒内气道压不低于 1.96kPa(20cmH₂O)时才能触发。本病例,控制阀在功能完全丧失前,已被发现气道压有时会低于 1.96kPa(20cmH₂O)。

气道压波形比压力表更易判断通气故障产生的原因。因控制阀故障改变吸呼比,根据气道压或 CO_2 波形能够轻易判断。当通气周期或吸呼比出现异常时,多数使用者未注意到气道压或未通过 CO_2 波形估算通气周期或吸呼比,而是试图寻找通气失败的原因,导致此类故障未能及时发现。

本病例由于通气机故障导致气道压过高。机械通气时,气道压过高导致肺气压伤、静脉回流下降、心排出量下降、低血压、心动过速等副作用。

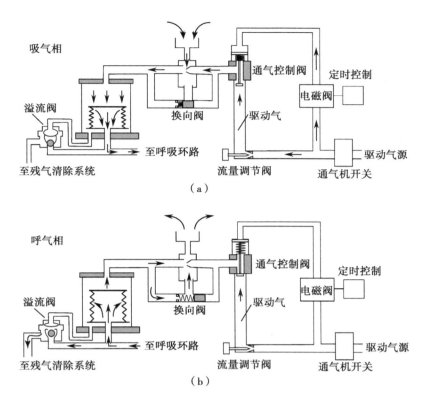

图 2-8　Drager AV-E 通气机工作原理

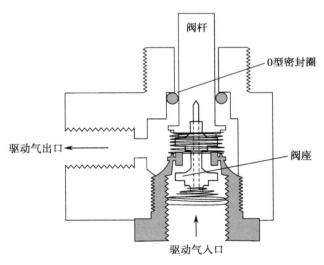

图 2-9　通气控制阀

【原因】 静脉回流下降,心排出量下降及肺气压伤等病理信号,预示气道压过高。气道压过高原因很多,但最常见的是呼出气路堵塞。一般情况下,气道压过高主要由以下原因造成:①通气机溢流阀、APL 阀等安全阀故障,导致环路内多余气体不能排出;②系统容积与顺应性变小;③新鲜气流量过大;④呼出气路部分或全部堵塞;⑤残气清除系统堵塞。

风箱或贮气囊对压力有缓冲作用,呼吸环路压力很少超过 4.9kPa(50cmH₂O)。如贮气囊或风箱排除在系统外,压力释放阀堵塞,此时,进行机械通

气,环路系统内则会迅速达到很危险的高压。如新鲜气高流量进入,贮气囊因在其上游呼气臂堵塞或在其颈处堵塞而排除在系统之外,此时如误判为系统漏气而快速充氧,可导致很危险的高压。

(一)气流高速进入

中心供气系统或贮气筒的气体经麻醉机内部的减压阀减压,进入呼吸环路。如减压阀出现故障,可能导致高压高速气体直接进入呼吸环路,产生过高的气道压。同样,新鲜气流设定太高,也会产生过高的气道压。

快速充氧系统绕过了麻醉机内大部分部件和管道(如流量控制阀,流量表,蒸发器和比例系统等),见图 2-1a。按下快速充氧阀,来自减压阀或中央供气系统的高压[98~245kPa(1000~2500cmH₂O)]、高速(35~75L/min)氧气流直接到达共同气体出口。高速气流进入呼吸环路,将麻醉剂排出呼吸回路,快速升高吸入 O₂ 浓度,补偿呼吸环路大量漏气。如快速充氧阀失效或损坏,黏附在开的位置或者较长时间按下,高压高速气流直接进入呼吸环路,气道压迅速升高,可能产生气压伤或术中知晓等麻醉并发症。机械通气时,如快速充氧阀在吸气相触发,将有大量气体涌入吸入气中,造成气道压急剧升高。传统的麻醉呼吸环路进行机械通气时,在吸气相,通气机逸出阀关闭,APL 阀排除在环路外,多余

气体不能排出,此时造成肺气压伤的风险最大。而现代麻醉机,有的采用新鲜气退耦装置,利用较大容积的贮气囊缓冲新鲜气,或采用吸入气限压装置,将气道压限制在安全范围内,以降低气道压过高的风险。上述装置如出现故障,保护作用失效。

通气机通气量设置过大,气道压过高,对于儿童,更易产生静脉回流下降,血压下降,或者气压伤(气胸或皮下水肿)。通气机的通气控制阀如出现故障,会导致驱动器恒流驱动,导致气道压骤升。另外,气道压或容量报警设置太高或被取消,也会造成气道压过高而未被察觉。

(二) 气流低速排出

1. 压力释放保护装置故障　麻醉气体输送系统要求呼吸系统限压在 12.25kPa(125cmH$_2$O)以内。定压型通气机,当峰压达到阈值时,自动由吸气相转为呼气相。没有套囊的气管导管,可自动降低气道压。而对有套囊的气管导管,如套囊充压在 3.33kPa(34cmH$_2$O)以内,可起到安全阀门的作用。面罩或声门上气道设备也同样具有限压阀门的作用。

现代麻醉机配置了一系列压力释放阀。这些阀门出现故障将导致气道压升高。正压释放阀是一种防止环路系统出现高压,保证安全的压力控制阀。它的作用是当环路系统中的压力超过设定值时,阀门开启,将多余的气体排入大气或残气清除系统。如释放阀出现故障,将导致环路内的高压不能释放。要注意的是,不能完全依赖压力释放阀,因在其动作前,可能已经造成肺损伤。

(1)APL 阀:APL 阀为一单向、开启压力可调节的弹簧式阀门,见图 2-10。其作用是将超过开启压力的气体排出环路系统外。它是利用弹簧的弹力,将阀瓣压于排气管上,使排气管保持密封。开启压力由弹簧力和阀瓣重力所决定。APL 阀完全打开,开启压力在 0.20kPa(2cmH$_2$O)左右。APL 阀门完全关闭,开启压力在 4.9kPa(50cmH$_2$O)左右,相当于安全阀。当环路内压力大于开启压力时,阀门打开,环路内的多余气体进入室内或残气清除系统。如膜片因水汽凝结而粘住或残气清除系统故障(软管拧结堵塞、真空泵故障导致高压等),APL 阀开启压力加大,阻碍多余气体的排出,气道压升高。

(2)溢流阀:通气机上的溢流阀,又称正压释放阀,见图 2-11。在吸气相时,因驱动气压力关闭;呼气相时,风箱充满后开启,排出多余气体。如溢流阀出现黏住等故障,造成开启失败,会导致系统内持续

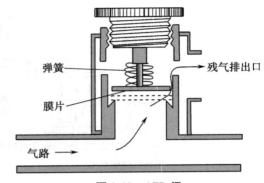

弹簧　残气排出口　膜片　气路 →

图 2-10　APL 阀

正压。另外,误装负压释放阀,也会出现上述错误。

如通气机的驱动气在呼气相时排出受阻,风箱内的压力超过气道压,溢流阀开启压力加大,从而导致环路系统多余气体不能完全排出,导致压力升高。

2. 呼气臂堵塞　呼气臂堵塞,将贮气囊或风箱排除在环路之外,导致缓冲容量下降,气道压将急剧升高。因此,呼气臂堵塞危害相当大。

呼气臂堵塞,可能由以下原因造成:①呼气活瓣故障或错接;②呼气臂被异物堵塞;③呼吸系统故障或错接;④PEEP 阀堵塞或反接。

呼气臂的 T 形部分可能因扭曲、外部挤压、错接或胶带等原因使通道堵塞。使用小儿呼吸系统,为了降低无效腔量,气管导管接头可能插到新鲜气供气管的底端,对呼气气路造成部分或完全堵塞。

3. PEEP 阀　PEEP 阀一般为单向阀门,可安装在呼气臂,或是在麻醉机与残气清除系统之间。PEEP 值设置过高,PEEP 阀因水汽凝结而堵塞,安装位置不合适,或反接安装在呼气臂,均可导致气道压升高。

4. 残气清除系统堵塞　呼吸环路内多余气体经 APL 阀或通气机的溢流阀排出到残气清除系统。残气输送软管拧结、错接或者残气清除系统堵塞,将阻止多余气体离开呼吸环路,致气道压升高。

残气清除系统分为被动系统和主动系统。被动系统需要患者将废气呼出并排到大气中,或在排气终端附近采用通风设备以辅助排气,但这样做,有可能在终端处产生负压或正压,排气效率不高,尤其是长管道的使用,增加了呼出阻力,又易造成部分或完全堵塞。发生上述故障时,呼吸环路产生高压。主动系统有一负压装置,抽取废气并排到大气中。负压的产生可由真空泵或文丘里系统。为了防止负压装置对患者的肺造成伤害,应加装负压安全阀。如负压装置出现故障,或者输出管道拧结堵塞,同样会增加呼出阻力,使气道压升高。

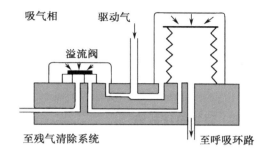 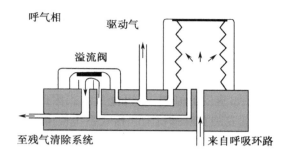

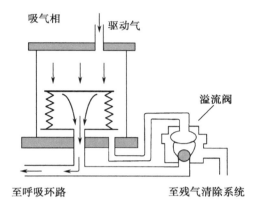 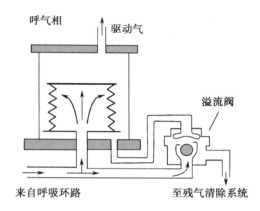

图 2-11 溢流阀

【预防】

(一) 监测

为防止气道压过高,观察贮气囊或风箱是否过度膨胀,监测呼吸环路的吸气臂或呼气臂的压力,并加装高、低压报警器。使用机械通气,必须进行胸壁运动、呼吸系统压力、潮气量、分钟通气量和呼吸音的监测。观察气道压、压力-容积环、CO_2 等波形也可以判断环路系统是否存在高压。高压存在时,通气机的通气声音会发生改变,通气量下降。

(二) 麻醉前检查

预防气道压过高,首先应认真做好麻醉前检查。检查压力释放阀(APL 阀、溢流阀等安全阀)工作是否正常;通气系统、通气机和残气清除系统各配件是否错接、堵塞;中心供气系统或贮气筒的压力表是否过高;麻醉机中的减压表是否过高;吸入和呼出活瓣活动是否正常等。按照麻醉机安全操作规程进行检查,是预防气道压过高的根本保证。

(三) 对策

如发现气道高压,应立刻将气管导管接头断开,然后再查找原因。使用简易呼吸囊进行通气,直到问题得到解决。

六、全麻药过量

病例 5 患者离开手术室后,断开通气机和各种监测仪器,然后对麻醉机进行全面检查。新鲜气流量 1.0L/min,TEC 6 蒸发器输出浓度设定在 3.5%,在共同气体出口处,利用麻醉气体监测仪器监测麻醉药输出浓度,发现其输出逐渐增加到 23%。拆卸检查蒸发器,发现其浓度控制表盘内部损坏,由其控制的节流阀处于未控状态,导致输出浓度不确定。这种严重故障很可能是外部撞击造成的。

此病例描述了全麻药过量这一麻醉机并发症。全麻药过量会造成严重的心血管抑制,导致血压明显下降、心律失常和心搏骤停,严重者导致死亡。

如麻醉气体监测仪所测的麻醉气体浓度高于蒸发器设定浓度,说明呼吸环路存在麻醉剂过量的问题。这很可能是由于蒸发器故障或者在呼吸环路出现液态全麻药。另外,蒸发器倾斜、过满,气流反向通过蒸发器,或者在独立蒸发器的上游使用了快速充氧,也可能使蒸发器的输出浓度高于设定值。

【原因】

(一) 蒸发器倾斜或过满

蒸发器倾斜、晃动过大或过满,液态全麻药从蒸发室中进入旁路或出口。如蒸发器开始工作,将输出异常高浓度的麻醉药。

蒸发器从麻醉机移开时,应关闭蒸发器,或设定在"移动设置"位置,蒸发室的进口和出口与其他部分隔绝,可防止上述事情的发生。

为了防止过满,蒸发器采用从侧面注药而不是从顶端注药。注药时,蒸发室内的麻醉药在没有达到危险水平时,注药端口就有全麻药流出,一般不会发生过满现象。蒸发器注药分为漏斗式(funnel-fill)和栓式(key-fill)两种。对于漏斗式注药,在注药的过程中,如蒸发器倾斜,就可能过满。因此,要求蒸发器牢固安装在麻醉机上。栓式系统使用专用加药设备,可以防止过满。它采用一个密封接头,使药瓶与蒸发器紧密连接。栓式系统采用两种措施防止过满:一是当注药量达到安全水平时,阻止空气进入药瓶;二是蒸发器处于关闭位置时,蒸发室上方的空间密闭,可以防止过满。由于栓式系统注药缓慢,有人发现瓶子接头松一些,可加快注药速度,或者蒸发器处于打开位置一样可以加药,但这样做,可导致大量空气进入药瓶,导致蒸发器过满。

如果蒸发器发生倾斜或过满,应打开蒸发器,设定在最大浓度,用高气流冲洗,直到浓度降低到正常范围。

(二)误加吸入麻醉药

蒸发器为专用蒸发器,其刻度是按指定的全麻药校准,只能加装指定的全麻药。如将饱和蒸气压高或MAC较低的全麻药注入饱和蒸气压低或MAC较高的蒸发器内,将会有输出浓度过高的危险,如异氟烷或氟烷误装入恩氟烷蒸发器内。对于漏斗式注药的蒸发器,存在误加全麻药的可能,但对于配备栓式注药系统的蒸发器,这种可能性降低。误加全麻药,蒸发器输出为吸入麻醉药的混合物,在这种情况下,依靠嗅觉难以辨别,需要麻醉气体监测仪。如证实误加药物,需要将液态吸入麻醉药完全抽出倒掉,高气流冲洗,直至输出端检测不到。

(三)泵吸效应

泵吸效应是因下游呼吸系统压力的改变,产生间歇背压作用于蒸发器而产生的。这种现象可由间歇正压通气或快速充氧引起。由于在蒸发器内部改变了气流的分配,导致麻醉剂输出浓度升高。在新鲜气流量低或低浓度设置的情况下,泵吸效应表现最明显。当蒸发室内液态麻醉剂的量很小时,高而快速变化的背压,使得蒸发室内的气体受到压缩,当背压降低后,蒸发室内的饱和蒸气会从蒸发室的入口和出口流出,导致部分饱和蒸气从旁路流出,使蒸发器输出浓度升高。

现代蒸发器采用特殊设计以降低泵吸效应的影响。例如Ohio蒸发器,在其出口安装一止回阀,防止呼吸系统内的高压传递给蒸发器。有的环路系统为防止泵吸效应,在蒸发器的下游安装止回阀。如新鲜气流量很大,当止回阀关闭时,新鲜气流不断涌入,蒸发器的上游压力会逐渐升高。因此,加装止回阀并不能从根本上消除泵吸效应的危害。

(四)联锁系统故障

如果蒸发器联锁系统发生故障,会导致两个及以上的蒸发器同时打开。有的蒸发器关闭时仍会有少量的全麻药蒸气进入旁路,即使采用联锁系统也不能防止此问题。泄漏量与室内温度和蒸发器内部构造有关。一般情况下,漏气量很小,不具有临床意义。但对于全麻药敏感的患者,如潜在的恶性高热患者,即使是小量的吸入药物也可能诱发恶性高热的发作。

(五)浓度控制表盘位置错误

蒸发器搬运、装卸、维修、改装或移动麻醉机时,手抓控制表盘,可使控制表盘移位,蒸发器输出浓度与刻度相差较大,将导致输出浓度升高。

(六)独立式蒸发器

蒸发器一般固定安装在麻醉机上,但在心肺旁路设备上或在临床试验情况下,仍在使用独立式蒸发器。独立式蒸发器更易倾斜,致使液态全麻药进入旁路,输出极高的全麻药浓度。独立式蒸发器安装在共同气体出口与呼吸环路之间,在其上游如使用快速充氧,试验表明其输出浓度高于设定值。虽然过程短暂,但新鲜气流量大,仍然有可能使患者吸入高浓度的全麻药。

(七)TEC 6蒸发器

地氟烷20℃饱和蒸气压88.98kPa(669mmHg),沸点23.5℃,略高于室温。因此,地氟烷蒸发器与其他全麻药所使用的旁路蒸发器完全不同,为电加热、自动恒温、调压、机电一体化的蒸发器,其工作原理见图2-12。蒸发室恒温39℃,饱和蒸气压172.9kPa(1300mmHg),差压传感器检测地氟烷蒸气通道与新鲜气进入通道之间的压差,由电子控制调节蒸气通道中的可变节流阀1的流阻R_1,使两者通道的压力相等。此时,输出浓度=$R_0/(R_2+R_0)$。式中,R_2为麻醉剂通道中的可变节流阀2的流阻,由浓度控制表盘调节;R_0为新鲜气通道中的固定节流器流阻。

理论上,TEC 6蒸发器降低蒸发器倾斜和过满风险。但其结构比旁路蒸发器复杂,电子控制系统、压差传感器、可变节流阀等部分更易出现故障,输出过高浓度的几率远比旁路蒸发器高,因此,要求每年进行维修检查。

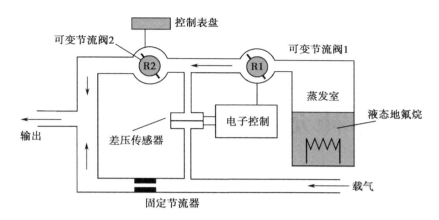

图 2-12 TEC 6 蒸发器工作原理

【预防】 患者血压低,呼吸环路内麻醉药浓度的测定值超过蒸发器设定值,就可判断全麻药过量。一旦怀疑全麻药过量,应立刻断开呼吸环路,使用简易呼吸囊通气,要注意不能使用麻醉机共同出口的气源。因共同气体出口与蒸发器出口最近,为了准确判断是蒸发器故障还是呼吸环路问题,应在共同气体出口取样分析。新鲜气流 5.0L/min,浓度控制表盘设定 1.0%,测量误差应在 15% 以内。如测定值远高于设定值,可判断问题出在蒸发器而不是呼吸环路。如测定值与设定值相近,可能有液态全麻药进入呼吸环路。对独立式蒸发器,要确保安装方向正确,不能反接。

（一）监测

采用麻醉气体监测仪,监测麻醉气体的吸入、呼出浓度,并设定高浓度报警限值,这是防止全麻药浓度过高的最好办法。ECG 和血压监测仪可用于监测因全麻药过量而导致的血流动力学改变。当监测到全麻药浓度远大于设定浓度时,应立刻更换通气系统。

（二）加强管理

全麻药过量产生的原因,主要是由于操作者疏忽,违反安全操作过程造成的。如全麻药过满,误加麻醉药或将蒸发器倾斜翻转等。

加药时,保证注药量不超过最大警戒线,可避免过满现象的发生。栓式系统的蒸发器,只要按照厂家提供的步骤进行注药,就不会发生过满现象。即浓度调节表盘处于关的位置,盛药瓶接头拧紧,保证盛药瓶与蒸发器紧密连接。麻醉机要保持水平放置,防止蒸发器倾斜。独立式蒸发器不能反向安装,否则输出浓度高于设定值。

利用麻醉气体监测仪,定期校正蒸发器输出浓度,防止蒸发器输出浓度过高。

（三）全麻药过量处理

全麻药过量,除立刻断开呼吸环路之外,也应采取如下措施:①维持循环平稳,可静注升压药以提高血压;②进行手动或机械呼吸,降低体内全麻药浓度;③检查发生原因,排除故障。

七、Key points

1. 麻醉机是精确输送麻醉气体的医学设备,麻醉机一旦出现故障将导致严重的并发症。

2. 低氧源自接错氧气源,O_2 供气压力过低,比例系统错误,新鲜气 O_2 流量设置过低,流量计障碍,低压系统堵塞或漏气,通气不足,空气进入等。

3. CO_2 蓄积源自 CO_2 吸收剂问题、呼吸环路漏气、通气不足、单向活瓣故障等致无效腔量增加而造成重复吸入。

4. 气道压过高源自①通气机溢流阀、APL 阀等安全阀故障,导致环路内多余气体不能排出;②系统容积与顺应性变小;③新鲜气流量过大;④呼出气路部分或全部堵塞;⑤残气清除系统堵塞。

5. 吸入麻醉药浓度过高源自蒸发器故障,呼吸环路出现液态全麻药,蒸发器倾斜,过满,气流反向通过蒸发器,或者在独立蒸发器的上游使用了快速充氧。

6. 麻醉机相关故障的发现在于临床细心的观察,及时发现,借助对麻醉机原理的了解。

（刘 军 李文志 哈尔滨医科大学附属第二医院）

第三章

麻醉期间液体补充

一、临床病例

【病例 1】

患者,女,45 岁,60kg,因子宫肌瘤拟接受腹式全子宫切除术。患者一般情况尚可,活动能力一般。术前检查示血红蛋白 85g/L,余无明显异常。手术在腰硬联合麻醉下进行,麻醉前麻醉医师输注约 300ml 胶体液。手术过程顺利,时间为 1 小时。术中出血约 50ml,尿量约 100ml。

1)该患者术前是否需要输血以纠正贫血?

2)简述该患者的液体补充方案。

3)麻醉医师为何在腰硬联合麻醉前输注胶体液?

【病例 2】

患者,男,65 岁,56kg,因结肠癌导致肠梗阻入院 3 天。患者入院后即接受持续胃肠减压,每日引流量为 800～1000ml。现患者拟于全身麻醉下行结肠癌根治术。患者入手术室,查体见皮肤稍干燥,心率 100 次/分,血压 12.77/6.0kPa(96/45mmHg)。麻醉医师决定在围术期使用限制性补液方案。常规使用丙泊酚、罗库溴铵、芬太尼行静脉诱导,患者血压迅速下降至 9.31/4.52kPa(70/34mmHg),心率升至 130 次/分。给予麻黄碱 10mg,血压回升不明显。

1)该患者血压迅速下降的原因是什么?该如何处理?

2)限制性补液方案的定义是什么?其优势和缺点分别是什么?

3)该患者术中的监测项目应包括什么?

【病例 3】

患者,男,35 岁,因车祸致急腹症入院,现行剖腹探查术。患者入室神志稍模糊,生命体征尚稳定。查血气显示:血红蛋白 108g/L,血细胞比容 32%,电解质无异常。进入腹腔后,发现肝、脾均有破裂。术中出血较多,再次查血气示:血红蛋白 72g/L。麻醉医师输入同型浓缩红细胞约 20ml 后发现患者胸部皮肤出现红疹,血压下降明显,麻黄碱效果不佳。考虑出现了输血过敏反应,麻醉医师立即停止输血,但手术所致出血继续增加,血红蛋白 60g/L。

1)如何把握该患者的输血时机?

2)患者出现了输血的不良反应该如何处理?

3)患者应否再次开始输血?

围术期液体治疗是麻醉管理的重要内容。维持外科患者理想的体液状态不仅仅是补充丢失的液体成分,还需要对患者的整体病情进行评估,因此麻醉医师应对围术期患者的病理生理改变有准确的理解。

液体治疗的目的在于维持患者的有效循环容量,增加心排出量,为氧气和营养成分的输送提供足够的组织灌注。如果围术期液体治疗的措施不当,将可能导致组织低灌注,影响氧气的输送,导致器官功能障碍,增加术后并发症的发生率和死亡率。

麻醉医师施行适当的补液治疗需要熟悉机体内液体间的动态平衡,各种液体的成分以及其扩充血容量的效果。

二、人体内的体液平衡

成人身体含水量约为其体重的 60%。体内的水分为几个部分(图 3-1)。细胞膜把体内的水分为细胞内和细胞外两个部分。细胞膜对水有通透性,但对离子如钠离子和钾离子通透性差。细胞膜上的 Na^+/K^+-ATP 泵可将 Na^+ 和 Cl^- 泵出细胞外,维持跨膜钠离子浓度梯度。细胞外液(ECF)中钠和水的量决定了细胞外液的容量。人体内钠的排泄由肾素-血管紧张素-醛固酮系统、交感神经系统和心房钠尿肽的活性共同决定。

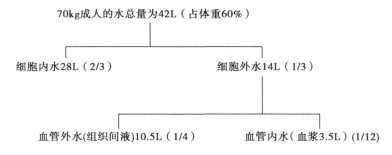

图 3-1　成人体内水的分布比例

毛细血管内皮和动静脉血管壁则把体内的水分为血管内和血管外两部分。水和电解质在这两部分间可自由流动，血管内液包括水、电解质、血浆蛋白、红细胞、白细胞和血小板。毛细血管内皮对大分子如白蛋白、人工胶体（右旋糖酐、明胶和淀粉等）几乎没有通透性。这些大分子物质在理论上会停留在血管内，因此适用于紧急的液体复苏（fluid resuscitation）治疗。

液体在各部分的转运由 Starling 平衡定律所决定：

$$J_v = K[(P_c - P_i) - \sigma(\pi_c - \pi_j)]$$

其中 J_v 是指液体通过毛细血管床的速率；K 是指超滤系数；P_c 是指毛细血管静水压；P_i 是指组织液静水压；σ 是指反射系数；π_c 是指毛细血管渗透压；π_j 是指组织液渗透压。

液体跨毛细血管的流动取决于毛细血管静水压、组织液的静水压和胶体渗透压之间的差异，以及毛细血管滤过系数的大小。

反射系数是一项衡量毛细血管对白蛋白的通透性的指标。如果毛细血管内皮对白蛋白完全不通透，那么该系数 σ 等于 1。反之，如果内皮对白蛋白可以完全通透，毛细血管内外没有浓度梯度，则 σ 等于 0。不同的组织具有不同的反射系数，从 0（肝组织）到 0.9（脑组织）不等。在毛细血管通透性增加的情况下，例如脓毒症、创伤、烧伤或者大手术的情况下，反射系数可以降低到 0，致使液体从血管内渗出到组织间隙、第三间隙和组织中，造成机体水肿。

在生理情况下，毛细血管血压大于组织间隙静水压，从而造成毛细血管内液体不断地漏到组织间隙中形成组织液，而组织液又通过淋巴系统回流到血液循环中。

参 考 文 献

1. G. Edward Morgan Jr. Management of Patients with Fluid & Electrolyte Disturbances. Clinical Anesthesiology. 4th ed. New York：McGraw-Hill Companies，Inc，2009.
2. McGough K，Kirby R. Fluid，electrolytes，blood，and blood substitutes//Kirby R，Gravenstein N. Clinical Anesthesia Practice. 2d ed. Philadelphia：Saunders，2002：770-790.

三、临床常用的容量治疗液体

现有的容量治疗的液体根据不同的成分、适应证和局限性可分为很多种。通常可分为晶体液（crystalloid）和胶体液（colloid）。晶体液和胶体液具有不同的理化特性和生理特性，见表 3-1 和表 3-2。

表 3-1　常用晶体液的成分

溶液	渗透压 (mOsm/L)	Na⁺ (mmol/L)	Cl⁻ (mmol/L)	K⁺ (mmol/L)	Ca²⁺ (mmol/L)	HCO₃⁻ (mmol/L)	葡萄糖 (mg/L)	乳酸 (mmol/L)
生理盐水（NS）	308	154	154	—	—	—	—	—
5% 葡萄糖	252	—	—	—	—	—	50	—
乳酸林格液（LR）	273	130	109	4	3	—	—	28
醋酸林格液	294	140	98	5	3	—	—	—
7.5% NaHCO₃	1786	893	—	—	—	893	—	—

表 3-2　常用胶体液的成分

溶液	分子	平均分子量 (Da)	Na⁻ (mmol/L)	Cl⁻ (mmol/L)	K⁺ (mmol/L)	Ca²⁺ (mmol/L)
佳乐施	明胶	30 000	154	125	<0.4	<0.4
海脉素	聚明胶肽	35 000	145	145	5	6.25
右旋糖酐 40	右旋糖酐	40 000	154	154	—	—
右旋糖酐 70	右旋糖酐	70 000	154	154	—	—
万汶	淀粉	130 000	154	154	—	—
贺斯	淀粉	264 000	154	154	—	—
Hespan	淀粉	450 000	150	150	—	—
4.5%白蛋白	白蛋白	69 000	<160	136	<2	—

【晶体液】　晶体液包括无机离子（如 Na⁺）溶液、有机分子（如葡萄糖）溶液或两者的混合液。晶体液相对于血浆可以是低渗、等渗或高渗的，可以通过半透膜。

晶体液输注后有短时间的扩充血容量的效果，但是很快就会扩散到血管外。

葡萄糖输注后在体内快速代谢，因此输注 1L 5%葡萄糖相当于输注 1L 水。由于水平均分布到机体的各个部分，最后只剩不到 10%的液体还停留在血管内（图 3-1）。因此它的扩容效果是最小的。当整个机体水分耗竭如脱水时，5%葡萄糖溶液是补充自由水的最好方法，适合于补充细胞内液。高渗葡萄糖溶液（如 50%葡萄糖）用于提供代谢底物或纠正低血糖。

输注 1L 等渗平衡盐溶液，如 0.9%NaCl 或乳酸林格液后，大约 25%会停留在血管内（图 3-1），大部分分布于细胞外液。在细胞外液中，平衡盐溶液在组织间隙（占 3/4）和血管内（占 1/4）分布。因此如果用晶体液进行液体治疗，扩充 1L 血容量需要输注 4L 平衡盐溶液。如此大量的晶体液输注可能导致机体各组织水肿。

【胶体液】　胶体液是大分子颗粒分散于溶媒中形成的混悬液。有些是半合成的（如明胶、右旋糖酐和淀粉），有些是天然血浆制品（如白蛋白、新鲜冰冻血浆和免疫球蛋白）。胶体分子通常混悬于盐溶液中。由于分子量较大，胶体输注后通常停留在血管内。

（1）明胶（gelatins）：明胶制成的胶体由牛的胶原加工而成，它在血液中的分解半衰期约 2 小时。明胶在使用时有发生过敏反应的风险，但是发生率较低。由于作用持续时间较短，它在扩容治疗中的应用受到限制。

（2）羟乙基淀粉（starches）：羟乙基淀粉浓度（HES），根据分子量的大小和取代基的级别分为不同的种类。它们停留在血管内的时间较长，血管内半衰期约 4—6 小时。这种淀粉大分子在单核-吞噬细胞系统中清除。过去，由于淀粉的许多副作用（如影响凝血功能、损害肾功能、瘙痒等），其应用受到限制。但是低分子轻取代基的羟乙基淀粉减少了这些副作用，能更大剂量的用于患者。

（3）其他胶体：右旋糖酐由各种多聚糖组成，根据分子量的大小分为不同的种类。右旋糖酐的血管内半衰期为 3 小时。它可以发生过敏反应和干扰凝血机制。人血白蛋白溶液（human albumin solution，HAS）由人的血浆制成，它的血管内半衰期为 24 小时。但如果白蛋白从受损的脑或肺组织的毛细血管渗出，将会导致组织水肿。

除非出现毛细血管通透性增加的情况，输注临床剂量的胶体大部分保留在血管内，可达到一定的扩充血容量（plasma volume expansion，PVE）的效果，适用于循环容量衰竭的治疗。胶体输注后扩容的程度取决于溶质成分和颗粒大小。胶体可增加血浆渗透压，由于水沿着渗透浓度梯度向渗透浓度较高的血管内流动，因此可以维持血管内的液体容量。扩容的持续时间取决于胶体的清除速率，而胶体的清除包括体内代谢、肾小球滤过和从毛细血管内皮渗出。血管内代谢的速度取决于分子的化学性质。明胶输注 90 分钟后扩容比值为 0.21，而右旋糖酐和羟乙基淀粉在输注相同时间后的扩容比值约为 0.71。除了扩容效应外，胶体可以通过降低血液黏度改善毛细血管血流,增强组织摄氧能力。

补液治疗应该有针对性的补充所缺乏的液体成分。急性失血导致血容量减少时,使用胶体或者足量的晶体可以补充血容量。在胃肠道液体持续丢失导致大量水分和电解质丢失的情况下,可以使用乳酸林格液等平衡盐溶液补充细胞外液。而如果脱水非常严重导致血容量严重不足,则需要补充胶体。

参 考 文 献

1. G. Edward Morgan Jr. Fluid management and Transfusion. Clinical Anesthesiology. 4th ed. New York:McGraw-Hill Companies,Inc,2009.
2. CM Kumar, M Bellamy. Gastrointestinal and Colorectal Anesthesia. New York:Informa Healthcare USA, Inc, 2007:97-110.

四、围术期液体丢失和补充

围术期的各阶段机体液体丢失的原因并不相同(表3-3),补充的液体类型亦不一致。

表3-3 围术期液体丢失的原因

术前	术中	术后
禁食	出血	外科引流
腹泻	第三间隙丢失	第三间隙失水(麻痹性肠梗阻、组织间液转移)
呕吐	不感失水(伤口、呼吸道的蒸发等)	
胃肠道准备		胃肠液丢失
利尿		出血
出血		

【手术前】

(1)禁食和术前准备:由于术前禁食,所有择期手术的患者在送进手术室时都处于失水状态。但这不会造成大量的液体转移或明显的低血容量。机体可以通过神经内分泌代偿机制释放抗利尿激素(ADH),激活肾素-血管紧张素-醛固酮系统,释放心房钠尿肽,增加交感神经活性,以维持禁食期间的血容量。液体的损失量等于每小时生理需要量与禁食时间的乘积,再加上所有外部失水量和第三间隙失水量。如果出现低血容量,那么术前就需要进行补液治疗以维持循环容量,维持心血管系统的稳定。

术前液体丢失在以下患者中较为普遍:腹泻、呕吐的患者,发热的患者,正在接受利尿药治疗的患者,肠梗阻患者,以及持续胃肠减压的患者。术前接受肠道准备的患者,因为大量丢失富含电解质的胃肠道液体,可出现脱水。这些患者如果不补充液体可能出现体位性低血压,体重减轻,肌酐升高,尿量减少。个别神经外科的患者术前接受较长时间的利尿药治疗,可造成水分大量丢失和电解质紊乱。液体损失超过4L将对患者的预后产生不良影响。由于术前持续的胃肠减压丢失大量液体,病例2中患者在麻醉诱导后血管扩张而容量严重不足,导致血压下降且升压药作用不明显。这类患者应该开放恰当的静脉通道,先给予一定的液体补充,再行麻醉诱导。由于胶体液扩容能力强,中山大学附属第一医院一般选择胶体。但要注意患者心肺功能情况,扩容补液速度过快,个别患者有肺水肿的可能。

由胃管引流或排尿造成的液体丢失量可以精确计算,而发热或周围环境温度升高造成的失水量也可以粗略估计。腹泻可以造成含钾液体的大量丢失(20~40mmol/L),而呕吐会造成含氯液体的丢失(80~100mmol/L)。接受利尿治疗的患者会丢失含钾量为50~70mmol/L的尿液。这些可以测量的水分和电解质的丢失可以精确地补充。发热患者体温增加1℃,由于出汗和呼吸加速增加10%的失水量。体温每增加1℃应相应地增加补充水、Na^+、K^+。

单纯的脱水宜用等渗晶体液补充,同时应纠正电解质紊乱。

(2)贫血:某些恶性肿瘤特别是右半结肠和胃肿瘤的患者,经常伴有慢性失血造成的缺铁性贫血。贫血严重时可以诱发心绞痛或呼吸困难,这类患者术前应该给予输血,以增加血细胞比容,恢复携氧能力。这在心肺功能储备不全的老年患者中尤其重要。临界性的贫血在手术中也应重视,因为补液治疗可以造成血液稀释。对于病例1中的患者,其贫血是由长期的子宫肌瘤出血导致的,患者对贫血耐受较好。同时考虑到手术期间失血量小,液体出入量不大,该患者可考虑暂不行术前输血,但需要严密观察。

【手术中】 术中的补液治疗应补充术前缺失量、生理需要量、失血量、不感失水量和第三间隙损失量(third-space losses)。同时还应考虑全麻药物或区域麻醉阻滞对血流动力学的影响。

(1)失血:手术中的出血量可以通过观测吸引器容量、测量纱布重量、监测血红蛋白浓度等方法进行估计。维持机体足够的氧供(DO_2)是比单纯补充失血量更为重要的目标:

$$DO_2 = CO(心排出量) \times CaO_2(动脉血氧含量)$$

CaO_2＝血红蛋白浓度(g/L)×1.34×SaO_2(动脉血氧饱和度)

例如,一个患者的心排出量为 5L/min,动脉血氧饱和度为 99%,血红蛋白浓度为 145g/L,此时他/她的氧供(DO_2)为 1000ml/min。手术中动脉血氧含量的降低通常是由于失血造成血红蛋白浓度下降。此时,心排出量需要代偿性增加,以维持氧供正常。对于既往有心脏病病史的老年患者,心排出量难以代偿性增加,容易因组织灌注不足而发生多器官功能障碍。

在氧供得到保证的前提下,失血可以用晶体或胶体液补充,这样可避免输血并发症的发生。但是,在手术中有时难以确定红细胞携氧能力是否足够。以血红蛋白浓度或血细胞比容作为输血指针是有局限性的,因为不同患者的氧供应量、需求量均不同。例如,心、肺功能不全的患者由于心排出量代偿能力不足而需要更高的血红蛋白浓度。

(2)不感失水:不同手术的不感失水量并不相同。脑部手术的蒸发量极小。而腹部手术时的不感失水量主要取决于腹膜暴露时间的长短。不感失水量难以准确测定,且通常临床意义不大,但是对于长时间的大手术仍应给予补充。增加手术室的湿度,用纱布覆盖暴露的肠管,以及湿化吸入气体等措施都有助于减少这方面的失水。通常不感失水使用平衡晶体液补充。

(3)第三间隙失水:第三间隙失水是指液体从组织间隙漏到跨细胞间隙中。功能上这部分液体不能参与维持血容量,因此如果损失过多可能导致低血容量。液体可以储积在胸膜腔、腹膜腔和肠管中。正常情况下这些体腔只含有少量的液体,但是大手术后由于广泛的组织损伤和循环炎症因子释放,内皮细胞功能障碍,液体漏出增加。不同手术的第三间隙失水量差异很大,在切口较长的开腹手术期间,第三间隙失水量可以超过 10ml/(kg·h)。第三间隙失水量可以用节段性生物电阻抗分析(segmental bioelectrical impedance analysis)进行定量计算。肠梗阻患者的失水情况很难估计,因为大量的液体潴留在肠腔中无法测量。肠梗阻造成的肠缺血损伤致使肠壁水肿,液体储积在腹膜腔中,这也造成大量的第三间隙失水。补液治疗的目的在于补充血容量和组织间隙容量,纠正电解质失调,改善组织灌注和氧供(DO_2)。肠腔和第三间隙液体的电解质成分与血浆相似,因此可以用平衡盐溶液补充。应当注意的是补充晶体液速度过快会导致毛细血管静水压快速升高,再加上此类患者很多都伴有低蛋白血症,因此容易造成组织水肿。

(4)麻醉导致的血管扩张补充量(CVE):围术期的各种麻醉处理,如使用全身麻醉药物、椎管阻滞等,可使外周血管扩张,静脉储血增加,有效循环血量减少。上胸段的硬膜外阻滞常导致前负荷和心交感张力显著降低,造成心排出量下降和血压下降。此时必须补充足够的液体以维持静脉回流血量、血压和心排出量。一个相对健康的患者可以很好地耐受这种交感神经阻滞,特别是在预先扩容的情况下。但对于正在服用降压药、利尿药或患有心脏病的老年患者,由于代偿机制受损,则可能需要应用血管活性药。对于这部分液体的补充,我国专家建议使用胶体液。因而病例 1 中麻醉医师在麻醉前给患者输入了胶体液。但国外有意见认为应在麻醉起效前输入平衡盐溶液 5～7ml/kg。需要注意的是:当麻醉作用消失后,血管收缩使机体出现高血容量,对心肺功能不全的患者造成严重的不良影响,因而有意见建议不输注该部分液体。

对于病例 1 中的患者,其接受的是中型手术,液体出入量小。中山大学附属第一医院的经验是:失血和 CVE 使用胶体液等量补充,而生理需要量、术前丢失量和尿量等则使用晶体液补充。不强行要求在短暂的手术时间内完成所有液体的补充,可于病房内继续液体治疗。但对于病例 2 中的复杂手术,则强调在严密监护的指导下进行液体管理。

【手术后】　手术后可以测得的液体损失包括各种引流液、呕吐液、胃液以及尿量等。如果患者不能口服液体,则应给予静脉补液。应定期监测电解质和血红蛋白水平,直至病情稳定。

参 考 文 献

1. 吴新民,于布为,薛张纲等.围术期液体治疗指南(2007).中华医学会麻醉学分会-中华麻醉在线:www.csaol.cn/wwrite_data/default_uppic/weishuqi.pdf.
2. Miller RD. Intravascular Fluid and Electrolyte Physiology. Anesthesia. 7th ed. Philadelphia:Churchill Livingstone,2009.

五、容量治疗的监测

目前临床上尚不能完全准确评估血容量和组织灌注。因此对围术期患者的血容量采用综合监测方法才有助临床医师对患者的病情作出正确评估、及时处理,确保患者的安全。

1. 无创循环监测指标

（1）心率（HR）：围术期的心率加快，需要除外手术刺激、麻醉偏浅、血管活性药物的作用等因素。在确保麻醉深度适当，并结合术中的病情变化（如出血、体位变化），心率加快通常是低血容量的早期诊断指标之一。

（2）无创袖带血压（NBP）：围术期血压监测可以常规监测无创袖带血压，但需要根据病情不断调节测量的间隔时间，维持术中平均动脉血压在7.98kPa（60mmHg）以上。

（3）脉搏血氧饱和度（SpO_2）：SpO_2是指红细胞中与氧气结合的血红蛋白与全部血红蛋白之间的百分比，这是围术期生命体征的重要监测项目。对于很少活动和组织灌注很好的患者，SpO_2正确可靠。但组织灌注很差、水肿、涂指甲油和（或）活动度高的患者，SpO_2的准确度会下降。当SpO_2波形随呼吸变化提示患者的血容量不足。脉搏（Pleth）是目前诊断血容量不足的早期指标。

（4）尿量、颈静脉充盈度、四肢皮肤色泽和温度：尿量是反映微循环灌注和肾灌注状况的有效指标，但围术期麻醉、手术因素刺激导致抗利尿激素分泌增加，影响机体排尿，所以围术期尿量不能及时反映血容量变化。术中尿量应维持在 $1ml/(kg \cdot h)$ 以上。颈静脉充盈度、四肢皮肤色泽和温度也是术中判断血容量的有效指标。

（5）超声心动图：围术期超声心动图如经食管超声（TEE）能够准确地了解心脏的充盈状态，应是重症患者监测循环血容量的可靠方法。

2. 有创血流动力学监测指标

（1）中心静脉压（CVP）：是围术期判断血容量常采用的监测指标，精确测量CVP最关键点是确定压力传感器零点的位置，首选位置是对应右心房顶部平面（第4肋间、胸骨水平下5cm处）。中心静脉压的测定还需要观察CVP波形，并在呼气末（无论自主呼吸或正压通气）记录CVP值。CVP与右心血容量呈现为曲线关系。临床工作中应重视CVP的变化趋势和对液体治疗的反应，而不是单纯的CVP值。

（2）有创动脉血压（ABP）：连续、可靠的循环监测指标。研究表明连续动脉血压与呼吸运动的变化能有效指导输液，如果动脉血压与呼吸运动相关的压力差异＞13%，或收缩压下降≥0.67kPa（5mmHg），明显预测血容量不足，采用胶体液治疗会有良好的效果。

（3）肺动脉楔压（PAWP）和心室舒张末期容量（EDV）：PAWP是反映心脏容量的有效指标，心室功能失调最早的体征是PAWP升高，而每搏量（SV）正常，PAWP测定依靠肺动脉漂浮导管。EDV是目前临床诊断心脏容量的有效指标，EDV＝SV/EF（射血分数），左心EDV测定采用超声心动图，右心EDV测定采用漂浮导管。

（4）SvO_2和CO：采用肺动脉漂浮导管可以连续监测SvO_2和CO。

3. 相关实验室检测指标

（1）动脉血气：临床常用酸碱平衡指标如下：①血pH：即细胞外液pH，正常值为7.35～7.45，也是血浆中H^+浓度的负对数值；②二氧化碳分压（$PaCO_2$）：指在血浆中溶解的CO_2所产生的张力，是反映呼吸性酸碱平衡的重要指标。动脉血正常范围为4.66～5.99kPa（35～45mmHg）；③二氧化碳结合力：是指血浆中以化学及物理形式存在的二氧化碳（CO_2）总量，包括HCO_3^-和H_2CO_3故又称总CO_2（TCO_2）。在标准条件（温度37℃，大气压力101.08kPa）下，正常值为22～29mmol/L，平均为25mmol/L；④标准碳酸氢盐（SB）和实际碳酸氢盐（AB）：是反映代谢性酸碱平衡失常的指标。SB为标准条件（全血在37℃、完全氧合及PCO_2 5.32kPa的气体平衡后）下所测得血浆[HCO_3^-]的含量，不受呼吸因素的影响，正常平均值为24（范围22～26）mmol/L。AB为血浆中[HCO_3^-]的真实含量，可受呼吸因素影响。两者的差数可反映呼吸对[HCO_3^-]影响的程度。如SB＞AB，表示CO_2排出增加；AB＞SB，表示CO_2潴留；⑤碱剩余（BE）：是全血或血浆在标准条件（37℃、PCO_2 5.32kPa）下，用酸或碱滴定至pH 7.4时所消耗的酸量或碱量，是代谢性酸碱平衡失常的指标。正值说明缓冲碱增加，固定酸不足；负值说明缓冲碱减少，固定酸增加。BE正常值为0±2.3（范围－2.3～2.3）mmol/L。需要及时测定电解质、血红蛋白（血色素）、血细胞比容（红细胞压积）、血糖和肾功能（尿素氮和肌酐）等指标。

（2）胃黏膜内pH（pHi）与胃黏膜内二氧化碳分压（$PgCO_2$），血乳酸：血乳酸和胃黏膜（pHi与$PgCO_2$）是评估全身以及内脏组织灌注的有效指标，在围术期液体治疗中有指导作用。

（3）血红蛋白和血细胞比容：重视围术期的贫血评估。机体对贫血状况的代偿：①心排出量（CO）增加；②不同器官血流再分布；③增加某些组织血管床的氧摄取率；④血红蛋白与氧结合能力的调节，允许在低血氧分压状况下，血红蛋白携氧运输增加。

对于病例 2 中的患者,由于病情复杂和液体出入量大,手术期间应行持续中心静脉压和有创动脉压监测以指导补液治疗。同时在手术期间应多次进行血气分析以对电解质和酸碱状态作出评估。但对于 PAWP 和 CO 等监测,由于条件限制,国内绝大多数医院难以开展。

参 考 文 献

吴新民,于布为,薛张纲等. 围术期液体治疗指南(2007). 中华医学会麻醉学分会-中华麻醉在线:www. csaol. cn/wwrite_data/default_uppic/weishuqi. pdf.

六、围术期限制性输液管理和目标导向液体治疗

1. 限制性输液治疗 直至目前,围术期输液管理争论很多,尚无得到公认的临床液体管理指南。前文已经提及围术期的液体治疗计算公式,这也是目前教科书中最常见的液体管理方案。该方案强调补充蒸发液体,第三间隙丢失液体,利尿丢失液体和麻醉导致的血管扩张量(CVE)。但是最近研究表明,手术期间,摒弃这些液体补充部分,可以避免液体过量(overload),改善患者后果。研究表明:大型手术,特别是腹部手术患者,最少量输液管理方式,可以减少围术期并发症,提高患者预后。限制性的输液管理同时强调,失血应用胶体按等量替补,而不用 3 倍量的晶体;亦要避免麻醉过深,减少为维持血流动力学而大量补充的液体。

但是,限制性输液方式可能发生亚临床的低循环血量和其所致的器官功能不全,特别是肾衰竭,导致住院时间延长,死亡率增高和医疗费用加大。术中尿量一直被认为是肾血流的表现,故常被用来当做术中血容量的指标并指导输液。目前临床大多指南指出术中尿量要维持在 $0.5ml/(kg \cdot h)$ 以上。然而,这些指南的证据是否充足,尚未定论。术中尿量和输液管理的关系尚有争论。由于吸入麻醉气体可以使尿量大大减少,所以单根据尿量来管理输液有可能导致液体过量。手术刺激,交感兴奋,肾素-血管紧张素-醛固酮系统激活,肾皮质血管收缩,抗利尿激素分泌,心排出量减少,肾血管和皮质机械压迫,都可以引起尿量减少。总的说来,少尿 $[<0.5ml/(kg \cdot h)]$ 并不是一个敏感的指标,也不能总是预示肾衰竭。目前没有证据表明肾功能随着少尿就变差。而随意多用液体也没有显示可以减少急性肾衰竭的发生率。最新的研究提出在腹部大型手术中,根据血乳酸水平对限制性输液管理进行调整可显著减少器官低灌注和术后并发症。

2. 目标导向液体治疗 传统的输液方案虽可防止围术期明显的容量不足或过多,但未考虑手术患者的个体差异,如性别、年龄、体位、伴发疾病以及术前容量状态等,故不能满足围术期手术患者不断变化的液体需求。限制性液体治疗尽管可避免术中液体超负荷,但常导致潜在的不易识别的低血容量,可能引起器官功能不全。因此,近年提出将目标导向液体治疗(goal-directed fluid therapy,GDFT)用于围术期液体管理,认为以血流动力学指标如每搏量(Stroke volume,SV)的最大化作为补液目标,可能能防止围术期潜在的不易识别的血容量不足或过量,进一步改善术后转归。

Shoemaker 等于 1988 年首先提出围术期理想循环状态的概念,他们在高危患者围术期使用液体负荷或联合多巴酚丁胺提高心排出量(CO)和氧供至超常值,发现可显著减少住院日和死亡率。而随后许多研究在围术期液体管理中引入了目标导向治疗的理念。他们应用经食管超声(TEE)或其他无创和有创的监测技术来测定心脏做功,通过液体负荷使围术期血流动力学指标(如 SV、CO)最大化为治疗目标,代替以往维持术中 CO 或氧供达固定超常值的目标。该方案强调补液方案的个体化,根据围术期不断变化的液体需求进行个体化补液,而不是预先确定补液量。故既可防止围术期容量不足,又可防止容量超负荷。

目前 GDFT 的临床实施方案主要有两种:液体冲击法和液体反应法。液体冲击法是以直接测定 SV 或 CO 对液体冲击的反应决定输液量的方法。其理论基础是如 10 分钟内给予约 200ml 液体冲击,SV 迅速升高超过 10%,表明患者前负荷/SV 的关系处于 Starling 曲线的上升段,提示前负荷过低。重复液体冲击直至 SV 的升高<10%,表明前负荷/SV 的关系接近或达到 Starling 曲线的平台,即停止进一步的液体冲击。此时的 SV 即为该患者的最大 SV,其容量状态为理想容量状态。液体反应法是通过测定可反映前负荷/SV 关系的其他血流动力学指标对液体负荷的反应决定输液量的方法。迄今的液体反应指标主要为功能性指标。如机械通气时,由于胸内压的变化引起的动脉脉压的变化(ΔPP)即是一精确反映前负荷/SV 关系的指标。当患者前负荷/SV 的关系处于 Starling 曲线的上升部分时,机械通气周期 ΔPP 的变化大,液体负荷可导致 SV

的显著增加，表明患者容量不足，需进一步补液。当患者的前负荷/SV 的关系处于 Starling 曲线的平台部分时，机械通气周期 ΔPP 的变化小，液体负荷时 SV 的增加不明显，表明患者容量充分，应停止补液。因此，通过容量负荷使机械通气周期 ΔPP 的最小化也可达到 SV 的最大化。

　　Bundgaard-Nielsen 等通过对 1966—2006 年 Medline 关于 GDFT 的文献进行回顾分析，发现 GDFT 可显著降低术后恶心、呕吐、肠麻痹等并发症的发生率，促进胃肠功能恢复，缩短住院日及 ICU 的时间，从而节约医疗资源。并且，伴有并发症的患者或老年人应用 GDFT 不但不受限制反而较传统输液方案更为优越。以上有关围术期 GDFT 术后转归的研究中，首先强调了围术期液体治疗的个体化，通过液体负荷达到个体最佳的循环功能状态（如 SV 最大化），而不同于以往以预先确定的治疗指标为目标的液体治疗。其次，强调时机选择。他们发现围术期液体治疗时机的选择可能比方法的选择更重要，认为早期合理的液体治疗可能对防止不良病理生理过程的发生和发展具有重要意义。因此对于较大的手术，强调在术前、术中及术后均采用 GDFT 方案，以适应大手术围术期不断变化的容量需求。而对于胶体还是晶体的选择目前仍有争议，尽管不少人倾向于认为胶体更优越，如胶体更有利于维持容量状态的稳定和防止胃肠手术的肠道水肿，但应用过程中是否应该常规推荐优先使用胶体，尚需要进一步的随机对照研究。

　　最后要强调的是，尽管有些患者单纯通过液体治疗也可以达到理想的氧供，但对于某些患者来说，单纯靠补液治疗难以达到理想的氧供水平，因此需要监测与组织灌注相关的指标如尿量、酸碱水平、血乳酸、混合静脉血氧饱和度或胃黏膜 pH 值。如果补液充分后仍然存在组织低灌注，那么需要应用正性肌力药物来提高心脏功能和氧供。正性肌力药物的作用在于提高心收缩力，使心排出量、氧供和组织灌注达到理想水平。但正性肌力药物也有其副作用，如改变局部血流，造成组织缺氧和心肌耗氧增加，甚至可造成心肌缺血，增加全身氧耗。

参 考 文 献

1. Joshi GP. Intraoperative fluid restriction improves outcome after major elective gastrointestinal surgery. Anesth Analg,2006,101:601-605.
2. Brandstrup B. Fluid therapy for the surgical patient. Best Pract Res Clin Anaesthesiol,2006,20:265-283.
3. Sear JW. Kidney dysfunction in the postoperative period. Br J Anaesth,2005,95:20-32.
4. Holte K, Kehlet H. Fluid therapy and surgical outcomes in elective surgery:A need for reassessment in fast-track surgery. J Am Coll Surg,2006,202:971-989.
5. Wenkui Y, Ning L, et al. Restricted peri-operative fluid administration adjusted by serum lactate level improved outcome after major elective surgery for gastrointestinal malignancy. Surgery,2010,147:542-552.
6. Bundgaard-Nielsen M, Holte K, Secher NH, et al. Monitoring of perioperative fluid administration by individualized goal-directed therapy. Acta Anaesthesiol Scand,2007,51:331-340.
7. Shoemaker WC, Appel PL, et al. Prospective trial of supranormal values of survivors as therapeutic goals in high-risk surgical patients. Chest,1988,94:1176-1186.
8. Harvey S, Harrison DA, et al. Assessment of the clinical effectiveness of pulmonary artery catheters in management of patients in intensive care(PAC-Man):a randomised controlled trial. Lancet. 2005,366:472-477.
9. Noblett SE, Snowden CP, et al. Randomized clinical trial assessing the effect of Doppler-optimized fluid management on outcome after elective colorectal resection. Br J Surg,2006,93:1069-1076.

七、失血的替代治疗

　　手术期间，麻醉医师一项很重要、也是很困难的工作就是持续地监测和评估术中失血量。

　　尽管创口的隐性失血或沾染在纱布上的失血难以评估，但是准确地评估失血量对于指导输液和输血治疗是十分重要的。最常用的评估术中失血量的方法是测量吸引器内的失血量，以及手术中使用的纱布和纱垫的含血量。一块完全湿透的纱布(4cm×4cm)含有的失血量是 10ml，而一块完全湿透的纱垫则含有 100～150ml 失血量。更为精确的测量方法是测量纱布和纱垫使用前后的重量，其差值即是含有的失血量（尤其适用于小儿外科手术）。术中使用的冲洗液体量应该记录清楚，并且应该排除于吸引器总量之外，以免影响失血量的评估。需要注意：血细胞比容或者血红蛋白浓度反映的是血细胞和血浆的比值，和血容量丢失程度并不完全一致，快速的液体再分布和静脉内液体替代也影响测量。血细胞比容的测量可能在较长的手术或失血量难以评估时更有用。

　　一般而言，失血应该先使用晶体液或胶体液来维持血管内容量（等容性），直到贫血的危险性大于输血的危险性时才考虑输血。此时额外的血液丧失，则应考虑输全血或者是输红细胞来维持血红蛋白浓度（或血细胞比容）。对大多数患者而言，输血时机是血红蛋白浓度低于 $70\sim80g/L$（国外的指征多是 $80g/L$，而我国的专家指南为 $70g/L$）。对于无法实时测定血红蛋白浓度的单位，可以估算患者的失血量，在失血量超过患者血容量的 $10\%\sim20\%$ 后再考虑输血（血容量计算见表3-4）。

表3-4　血容量计算

年龄	血容量
婴儿	
早产儿	95ml/kg
足月儿	85ml/kg
幼儿	80ml/kg
成人	
男性	75ml/kg
女性	65ml/kg

当血红蛋白浓度低于 $70g/L$ 时，心排出量会增加以维持正常的氧供。对于老年患者或者有严重的心、肺功能疾病的患者，血红蛋白浓度不应低于 $10g/L$。而对于持续急剧失血的患者，应使其血红蛋白保持更高浓度。在实际的临床工作中，麻醉医师通常会首先按照失血量的 $3\sim4$ 倍来输入乳酸林格液或等容量的胶体液，直至到达输血时机，才考虑使用浓缩红细胞。如病例3的患者出现了持续快速失血，考虑到其为急性贫血且后续手术过程将进一步加剧出血量。因而，即使血红蛋白浓度尚未达到输血指征也应该立即考虑给患者输入红细胞。

参考文献

1. 田玉科，岳云，等. 围术期输血指南（2007）. 中华医学会麻醉学分会-中华麻醉在线：http://www.csaol.cn/bencandy.php? fid=66&aid=540.

2. G. Edward Morgan Jr,ed. Fluid Management & Transfusion. Clinical Anesthesiology. 4th ed. New York：McGraw-Hill Companies,Inc,2009.

八、临床常用的血液制品

本节仅介绍临床工作中最为常用的几种血液制品，其余的血液制品介绍请参考专业论著，本书不再详细阐述。

1. 浓缩红细胞　浓缩红细胞可在全血有效期内任何时间分离出部分血浆并加入各种晶体盐红细胞保存液制备而成，浓缩红细胞含有全血中全部红细胞、大部分白细胞、大部分和部分血浆，其中血细胞比容为 $70\%\pm5\%$。浓缩红细胞于（4 ± 2）℃保存，保存期与全血相同。临床输用时不得加入任何药物（生理盐水除外），以免红细胞发生变性、凝集或溶血。

浓缩红细胞主要用于需要提高血液携氧能力，而血容量基本正常或低血容量已被纠正的患者。一般而言，未再有明显失血的成人输入 2U 浓缩红细胞（大约 400ml）可使血红蛋白浓度上升 $10\sim20g/L$（血细胞比容增加 $2\%\sim3\%$）。

2. 新鲜冰冻血浆（FFP）　新鲜冰冻血浆是抗凝全血于 $6\sim8$ 小时内在 4℃条件下离心将血浆分出，并迅速在 -30℃以下冰冻成块，冰冻状态一直持续到使用前，有效期为 1 年。其制品内含有全部凝血因子，包括不稳定的第 V 和第 Ⅷ 凝血因子。主要用于各种凝血因子缺乏症患者的补充治疗。普通冰冻血浆是全血在保存期内或过期 5 天以内经自然沉降或离心后分出的血浆，立即放入 -30℃冰箱冰冻成块，冰冻状态一直持续到使用之前，有效期为 5 年。该制品内含有全部稳定的凝血因子，但缺乏凝血因子 V 和 Ⅷ。

ASA 推荐使用 FFP 时应遵循以下适应证：

1）用于紧急逆转华法林；

2）用于纠正已知的凝血因子缺乏却无法获得相关特异的凝血因子时；

3）在凝血酶原时间（PT）或部分促凝血酶原时间（PTT）时间延长（>1.5 倍正常时间）时，用于纠正微血管出血；

4）PT 和 PTT 不能及时检查时，对输血量超过一倍血容量的患者用以纠正继发于凝血因子缺乏的微血管出血；

5）FFP 输注剂量以最少达到血浆凝血因子浓度的 30% 为准（通常给予 $10\sim15ml/kg$ 的 FFP），华法林的紧急逆转时 $5\sim8ml/kg$ 已足够。1U FFP 所含的凝血因子相当于 1U 全血提供的凝血因子量（全血凝血因子 V、Ⅷ 浓度降低，但仍具止血功能）；

6）FFP 禁用于增加血容量或白蛋白浓度。

不应鼓励给同一患者输注浓缩红细胞和FFP，因增加费用并使感染机会增加 1 倍。必要时，可给予全血。国外的临床经验推荐：对存在临床出血、渗血或进行有创操作（如经皮肤肝穿刺活组织检查）的患者,如血小板数超过 $50\times10^9/L$ 和血纤维蛋白原浓度大于 $1g/L$ 时,PT 时间为 17 秒或更长则适合使用 FFP。对于因输入大量的晶体液而造成的稀释性凝血功能障碍的患者,如其 PT 时间超过 17 秒时,使用 FFP 也是合适的。

3. 浓缩血小板　血小板浓缩液可从新采集鲜血中离心分离,或从专门捐献大量血小板者的血液中通过血小板分离置换法分离出来。如果在室温下储存血小板,收集后持续轻微搅动可有效使用 5 天。然而,与储存 4 天的多供血者血小板产物相比,使用储存 5 天的血小板的脓毒症发病率升高 5 倍。血小板相关脓毒症发病率约为 1/12 000,估计血小板细菌污染率为 1/2000。血制品细菌污染是输血导致死亡的主要原因,而血小板污染最常见。细菌过度生长与 $20\sim24\text{℃}$ 的储存温度有关。

浓缩血小板一般用于血小板数量减少或功能异常伴异常渗血的患者。其适应证较难确定。ASA 推荐如下:

1)预防性血小板输入无效,很少适用于因血小板破坏增加(如原发性血小板减少性紫癜)导致的血小板减少。

2)血小板数量高于 $100\times10^9/L$ 时,预防性血小板输入很少用于因血小板生成减少而致血小板减少症的手术患者;而适用于血小板低于 $50\times10^9/L$ 时;血小板数量 $(50\sim100)\times10^9/L$ 是否需要应考虑患者出血风险。

3)微血管出血的外科和产科患者如血小板小于 $50\times10^9/L$ 常需输入血小板;当大于 $100\times10^9/L$ 时很少需要治疗;血小板 $(50\sim100)\times10^9/L$ 时取决于患者发生明显出血的风险。

4)血小板小于 $50\times10^9/L$ 的患者可以进行阴道分娩和无严重失血的手术。

5)如已知血小板功能紊乱和微血管出血,即使血小板数量足够,仍需输入血小板。

输入血小板效果很难检测。理想状况下,成人 1U 血小板浓缩物输入 1 小时后常增加 $(7\sim10)\times10^9/L$。然而,脾大、以前致敏、发热、脓毒症和活动性出血等很多因素都可导致输入血小板生存率降低。

4. 冷沉淀　冷沉淀包含因子Ⅷ、vWF(即血管假性血友病因子)、纤维蛋白原、因子ⅩⅢ和纤维连接蛋白。冷沉淀对纤维蛋白原缺乏的治疗效果优于商业制备的纤维蛋白原制剂,因后者可导致很高的肝炎发病率,而冷沉淀所致肝炎发病率不超全血。

冷沉淀的使用适应证:

1)存在严重伤口渗血且纤维蛋白原浓度小于 $0.8\sim1g/L$。

2)存在严重伤口渗血且已大量输血,无法及时测定纤维蛋白原浓度。

3)儿童及成人轻型甲型血友病、血管性血友病、纤维蛋白原缺乏症及凝血因子Ⅷ缺乏症患者。

4)严重甲型血友病需加用Ⅷ因子浓缩剂。

纤维蛋白原浓度 $>1.5g/L$,一般不输注冷沉淀;纤维蛋白原浓度应维持在 $1\sim1.5g/L$ 之上,应根据伤口渗血及出血情况决定补充量。1U 冷沉淀约含 250mg 纤维蛋白原,使用 20 单位冷沉淀可恢复到必要的纤维蛋白原浓度。

冷沉淀应通过过滤器尽可能快速输注,且速度至少达到 200ml/h,必须在解冻后 6 小时内输注。

5. 凝血酶原复合物　为因子Ⅱ、Ⅶ、Ⅸ、Ⅹ复合物。主要适应证是治疗因子Ⅸ的缺乏或血友病 B(christmas disease,一种只能通过实验室检验方可与血友病 A 鉴别的出血紊乱)。因子Ⅸ或凝血酶原复合物也被用于获得性低凝血酶原血出血紊乱的治疗,主要为华法林过量,但其应用因发生肝炎风险而受到限制。

参考文献

1. ASA Task Force: Practice guidelines for perioperative blood transfusion and adjuvant therapies: An updated report by the American Society of Anesthesiologists Task Force on Perioperative Blood Transfusion and Adjuvant Therapies. Anesthesiology,2006,105:198-208.

2. Miller RD. Transfusion Therapy. Anesthesia. 7th ed. Philadelphia:Churchill Livingstone,2009.

3. 田玉科,岳云,等. 围术期输血指南(2007). 中华医学会麻醉学分会-中华麻醉在线:http://www.csaol.cn/bencandy.php? fid=66&aid=540.

九、围术期输血不良反应及其防治

1. 围术期输血的不良反应　临床上常见的输血反应和并发症包括非溶血性发热反应、变态反应和过敏反应、溶血反应、细菌污染、循环超负荷、出血倾向、酸碱平衡失调、输血相关性急性肺损伤和传播感染性疾病等。以上不良反应的表现和处理详见本科教材,本节不再详述。

大量输血通常指紧急输血量超过患者血容量的 1.5 倍,或者 1 小时内输血量超过患者血容量的 1/2。大量输血后,患者会出现以下不良反应:

1)凝血功能障碍:主要由稀释性血小板减少造

成。凝血和血小板计量检查应该用于指导血小板和FFP的输血治疗。血栓弹力描记法（TEG）有助于指导治疗。

2）枸橼酸毒症：理论上输入大量的血液或血制品时，由于枸橼酸防腐剂过量可影响血钙的浓度。低钙血症可以引起心衰，但对于普通患者而言，只有当输血速度超过每5分钟1U时才会发生。因枸橼酸主要在肝脏内代谢，因此肝功能障碍者在大量输血时要注意补钙。

3）体温过低：大量输血时，应将所有的血制品和血管内液体加热至正常体温。室性心律不齐进展为心室纤颤通常发生在体温接近30℃时。而且，体温过低还阻碍麻醉复苏，加重凝血障碍。含有加热装置的快速输血器可以显著降低输血相关性低体温的发生。

4）酸碱平衡：因为枸橼酸抗凝血剂和红细胞代谢凝集物（二氧化碳和乳酸）的缘故，库存的血制品是偏酸性的，但是，因输血引起的严重代谢性酸中毒很少见。术中大量输血所引起的最主要的酸碱代谢紊乱是代谢性碱中毒。机体恢复了正常的灌注，任何明显的代谢性酸中毒都会解决，而随着输入的血制品和复苏液体中的枸橼酸和乳酸被肝脏转化为碳酸氢盐，便会发生渐进性的代谢性碱中毒。

5）血钾浓度：库存血制品的细胞外钾浓度会随保存时间延长而逐渐升高。当输血速度大于100ml/min时，会发生高钾血症。

2. 围术期输血不良反应的防治 在全身麻醉状态下，输血反应的症状和体征往往被掩盖，不易观察和早期发现，并且还可能会被漏诊，应引起麻醉医师的警惕。输血前应由两名医护人员严格核对患者姓名、性别、年龄、病案号、床号、血型、交叉配血报告单及血袋标签各项内容，检查血袋有无破损渗漏，血液颜色是否正常。准确无误方可输血。此外，在输血过程中应仔细、定时查看是否存在输血反应的症状和体征，包括荨麻疹、发热、心动过速、低血压、脉搏血氧饱和度下降、气道峰压升高、尿量减少、血红蛋白尿和伤口渗血等。

如发生输血不良反应，治疗措施包括：

1）首先应立即停止输血。核对受血者与供血者姓名和血型。采供血者血袋内血样和受血者输血前后血样，重新化验血型和交叉配血，以及做细菌涂片和培养。

2）保持静脉输液通路畅通和呼吸道通畅。

3）抗过敏或抗休克治疗。

4）维持血流动力学稳定和电解质、酸碱平衡。

5）保护肾功能：碱化尿液、利尿等。

6）根据凝血因子缺乏的情况，补充有关凝血成分，如新鲜冰冻血浆、凝血酶原复合物及血小板等。

7）防治弥散性血管内凝血。

8）必要时行血液透析或换血疗法。

病例3中的患者出现了输血过敏反应而停止了输血。但患者血红蛋白继续下降，已严重威胁生命。此时，麻醉医师应权衡轻重，在使用抗过敏药物（如钙剂、激素等）后输入另一血袋的红细胞。同时严密观察患者的病情变化。

围术期自身输血是减少输血不良反应最有效的手段。麻醉医师可通过贮存式自身输血，急性等容性血液稀释（ANH），回收式自身输血等方式实行自体输血，进而可以避免输注异体血带来的输血反应、血源传播性疾病和免疫抑制，对暂时无法获得同型血的患者也是唯一血源。

参考文献

1. G. Edward Morgan Jr. Fluid Management & Transfusion. Clinical Anesthesiology. 4th ed. New York：McGraw-Hill Companies，Inc，2009.

2. 田玉科，岳云，等. 围术期输血指南（2007）. 中华医学会麻醉学分会·中华麻醉在线：http：//www. csaol. cn/bencandy. php？fid＝66&aid＝540.

十、Key points

1. 临床常用胶体液的血管内半衰期为3～6小时，而晶体液为20～30分钟。胶体液的扩容能力强于晶体液。

2. 对于复杂的大型手术，要注意使用各种手段监测和评价液体治疗的效果。

3. 对于术前血细胞比容正常的患者，只有在血容量丢失超过10％～20％后再考虑输血。输血时机由患者具体情况和手术进程共同决定。

4. 输血最严重的不良反应是由于输注了ABO血型不同的异体血造成的急性溶血反应。在全身麻醉患者，表现为体温上升，不明原因的心动过速、低血压、血红蛋白尿和手术野的广泛渗血。

5. 稀释性血小板减少症是造成大量输血后凝血障碍的最常见原因。

（张旭宇　黄文起）

第四章

心肺复苏

一、临床病例

【病例1】

患者,女,26岁,60kg,因"车祸伤,肝破裂"收入院,拟急诊行"剖腹探查术"。入手术室后,患者神志淡漠,颈外静脉充盈,生命体征:心率120次/分、血压10.64/7.98kPa(80/60mmHg)、呼吸20次/分、SpO_2 95%。立即行桡动脉穿刺测压和颈外静脉穿刺补液,麻醉诱导、气管插管后血压降低,给予升压药物将平均动脉血压维持在6.65/7.98kPa(50～60mmHg)。外科医师迅速打开腹腔,发现肝脏明显增大呈深紫色,未发现腹腔内有积血。此时麻醉医师发现患者心电图呈一直线,脉搏波形和动脉血压波形消失。

1)患者可能发生了何种情况? 心搏骤停的临床表现有哪些?

2)当您确认此患者发生心搏骤停,应立即开始心肺复苏,何为心肺复苏?

3)对此患者,心肺复苏具体如何操作?

【病例2】

患儿,男,2岁,因"误吸花生米1天",拟急诊行"支气管镜检术"。患儿由家属陪伴等在手术室外。麻醉医师正跟家属核对患儿身份、询问患儿病史及签署麻醉同意书。患儿一直哭闹伴咳嗽,突然患儿没有了声音。

1)儿童的基本生命支持与成人有何不同?

2)窒息导致的心搏骤停与其他原因所致的心搏骤停,在心肺复苏时有何不同?

【病例3】

患者,男,50岁,术前诊断"右肾肿瘤,右肾静脉、下腔静脉癌栓形成,左肾结石"。拟择期行"右肾癌根治,癌栓取出术"。患者一般情况好,ASA I级。入室后常规监测,桡动脉穿刺测压。常规诱导插管顺利,生命体征平稳。患者仰卧位行手术。手

术开始约40分钟后,患者出现血压及氧饱和度下降。生命体征:心率60次/分,血压9.31/5.72kPa(70/43mmHg),SpO_2 90%,脉搏氧饱和度波形不佳,未行呼气末CO_2监测。予以加快补液,同时静脉注射麻黄碱和间羟胺,升压效果不明显。3分钟后患者出现室性心动过速,很快出现室颤。

1)在手术过程中出现心搏骤停,该如何进行心肺复苏(cardiopulmonary resuscitation,CPR)?

2)如果可以取得除颤器,这时心肺复苏有何不同?

3)如何正确使用除颤器?

麻醉医师立即检查患者颈动脉搏动,发现无搏动,立即告诉外科医师让其开始胸外心脏按压。迅速做好除颤准备,给予200J电除颤一次,仍然是室颤,继续胸外按压并给予肾上腺素1mg静脉注射。5个CPR周期后给予第2次除颤,除颤不成功,继续胸外心脏按压,在按压过程中再次静脉推注肾上腺素1mg。5个CPR周期后,给予第3次除颤,患者心电图没有变化。静脉推注胺碘酮300mg,CPR2分钟后给予第4次除颤,然后继续胸外心脏按压。2分钟后检查患者心电节律,心率30次/分,触摸动脉没有扪及搏动。

4)多次除颤不成功时,怎样才能提高除颤的成功率?

5)有心电图没有脉搏为什么情况? 该如何处理?

6)心肺复苏过程中常用的药物有哪些?

7)基本心肺复苏与高级心肺复苏有何区别?

【病例4】

患者,女,68岁,51kg,诊断为"直肠癌术后1¯年",拟行"直肠癌经腹会阴联合根治手术"。患者有"高血压"病史10⁺年,入院后测得血压18.62～19.95/11.97～13.3kPa(140～150/90～100mmHg)。心功能II级。术前实验室检查显示:K^+ 3.4mmol/L,

血红蛋白 101g/L;心电图显示:窦性心律,QT 间期延长,T 波改变。患者入室后,生命体征:心率 75 次/分,血压 24.61/12.90(185/97mmHg),SpO₂ 96%。面罩吸氧,静脉推注咪达唑仑 2mg,患者入睡后,测得血压 19.95/11.97kPa(150/90mmHg)。静脉推注芬太尼 0.2mg,维库溴铵 5mg,缓慢静注丙泊酚 80mg。给予维库溴铵后 3 分钟,心率 56 次/分,血压 14.36/7.45kPa(108/56mmHg),由住院医师实施气管插管。为保护患者松动的牙齿,住院医师小心置入喉镜、暴露声门,约 1 分钟后暴露声门,插入气管导管。主治医师正准备拔出气管导管管芯,突然发现心电图成一直线,脉搏氧饱和度波形消失。立即判定该患者发生心搏骤停,即刻行胸外心脏按压。住院医师确认气管导管位置正确,机械控制通气并固定导管。静脉推注肾上腺素 1mg,心电图出现室性心律(约 60 次/分),继续胸外心脏按压。约 2 分钟后,患者心电节律为窦性,87 次/分,可触及动脉搏动,停止心脏按压。瞳孔直径约 3mm,对光反射无;血压 10.64/5.32kPa(80/40mmHg),泵入小剂量间羟胺维持收缩压于 11.97~13.3kPa(90~100mmHg);动脉血气显示:K⁺ 3.1mmol/L,静脉输注门冬氨酸镁钾合剂 20ml。经与外科医师和家属商议,家属决定暂停手术。约 70 分钟后患者清醒,顺利拔除气管导管。

1)心肺复苏成功的患者该如何管理?

2)术中发生心搏骤停的患者在复苏成功后是否可以继续手术?

二、心肺复苏的定义和意义

心肺复苏(cardiopulmonary resuscitation,CPR)是一个术语,早在 19 世纪 60 年代首次被 Safar 和 Kouvenhowen 用来描述一种在没有脉搏的患者身上将口对口通气和闭合心脏胸壁按压相结合的技术。我们现在说心肺复苏,指的是针对心跳和(或)呼吸骤停所采取的抢救措施,包括:①心脏停跳时,实施心脏按压形成暂时的人工循环并诱发心脏的自主搏动;②自主呼吸不足或呼吸停止时,以人工呼吸替代。心搏骤停患者的复苏包括三个阶段:基本生命支持(basic life support,BLS),高级生命支持(advanced cardiac life support,ACLS)和复苏后治疗(post-resuscitation treatment,PRT)。

心跳停止时,心脏停止泵血,脑组织就没有了血液供应。脑组织的能量代谢具有高耗、低储的特点,使之极易受损伤。脑组织血流一旦中断,6~7 秒内

可利用的氧即消耗殆尽。磷酸肌酐和 ATP 的储量分别在 1、2 分钟耗尽,耗能反应 5 分钟时完全停顿。在常温下,脑组织缺血缺氧超过 5 分钟,脑细胞的损害即不可逆转。因此,应当尽快为脑组织提供含氧气的血流。人工呼吸将含一定量氧气的气体送入肺部,有效的人工循环(心脏按压)能将氧合血送达包括心脏、脑在内的重要器官。只有冠状动脉有足够的氧合血灌注,心脏才有复跳的可能。

心脏停搏后心脏自身的状态可分为 3 个时期:电活动期、循环期和代谢期。电活动期发生在停搏 5 分钟内,此阶段心脏电活动存在,往往依靠电击除颤能恢复心搏。循环期发生在停搏 5~10 分钟甚至 15 分钟之间,此阶段的心脏必须靠胸外心脏按压才能提供氧合血,心脏也才能复跳。因此,对停搏 4~5 分钟的受难者,应先实施 5 个周期的 CPR(30 次胸外心脏按压+2 次人工通气为 1 个周期),再根据心律决定是否除颤。代谢期发生在心脏停搏 10~15 分钟后,由于长时间的缺血,心脏已发生严重的代谢紊乱。此阶段应强调实验室检查和纠正代谢紊乱。尽早发现心搏骤停、尽早开始有效的心肺复苏可以明显改善心搏骤停患者的预后。

参考文献

1. Ronald D. Miller. Miller's Anesthesia. Churchill Livingstone. 6th ed. 2004:2533-2559.
2. Robert K. Stoelting, Ronald D. Miller. Basics of Anesthesia. Churchill Livestone. 5th ed. 2006:647-658.
3. Weisfeldt M, Becker L. Resuscitation after cardiac arrest: a 3-phase time-sensitive model JAMA, 2002, 288:3035-3038.

三、心搏骤停的临床表现

清醒患者突然意识丧失,如病例 2,首先应考虑患者是否发生了心搏骤停。心搏骤停的临床表现有:意识消失、呼吸停止、脉搏消失、瞳孔散大、发绀、血压测不出和出血停止等,其中以意识消失、呼吸停止和脉搏消失最重要。2010 年的新指南指出:医务人员应检查患者有无反应及呼吸或呼吸是否正常。如果患者没有反应、没有呼吸或仅仅是喘息,应怀疑发生心搏骤停,立即检查患者脉搏。

麻醉医师在术中发现局部麻醉、神经阻滞麻醉或者椎管内麻醉下的清醒患者在未用大剂量镇静剂的情况下突然意识消失、呼吸停止,应立即触摸脉搏,同时查看观察皮肤黏膜颜色、手术野出血情况以及心电图;原本意识不清的患者(如脑外伤或脑卒中

患者)或全身麻醉患者心电图突然显示室性心动过速、心室纤颤、心率缓慢或者心电图波形消失,也应立即触摸患者脉搏,同时查看监护仪。SpO_2 波形消失、$ETCO_2$ 突然降为 0、有创动脉血压(ABP)波形消失、血压为 0 可以帮助判断心跳停止,如病例 1。麻醉期间心搏骤停指标以 ECG 和脉搏(或 ABP)最为重要。不能为收集所有指标而耽误抢救时间。手术过程中 ECG、SpO_2 和 ABP 均可能因为干扰或仪器故障显示错误信息,有经验的麻醉医师应立即进行确认,如检查脉搏、查看患者颜色等。

参 考 文 献

Robert K. Stoelting, Ronald D. Miller. Basics of Anesthesia. Churchill Livestone, 5 ed. 2006:647-658.

四、心肺复苏的具体操作

以字母"ABCD"来描述的干预措施对成功的 CPR 来说是非常重要的。对于任何一个心搏骤停的患者,非常重要的四个因素是:①开放上呼吸道;②给予有效的通气;③高质量的胸外心脏按压;④及时的电除颤。在《2005 美国心脏协会心肺复苏及心血管急救指南》中,复苏程序从开放气道开始,检查无呼吸,先给予 2 次人工呼吸,检查无脉搏然后进行 30 次胸外按压,再给予 2 次呼吸;2010 年出版的新指南建议在通气之前开始胸外按压。心肺复苏流程发生了重大变化:C-A-B 代替了 A-B-C。

【Circulation 循环】 "C"指循环。医务人员检查脉搏的时间不应超过 10 秒,如果 10 秒内没有明确触摸到脉搏,应开始心肺复苏并使用除颤器(如果有)。胸外心脏按压的部位为胸骨下 1/2,2005 年心肺复苏指南指出按压简单定位在胸骨中央(双乳头连线的中点)可以缩短单人 CPR 时通气与按压更替所需的时间。掌跟部置于胸骨下半部,以每分钟至少 100 次的速率按压胸骨,成人按压深度至少 5cm,按压和放松的时间比为 1:1,按压间隙胸廓应完全回弹,以保障心脏的充盈。CPR 期间要尽可能不中断胸外心脏按压(心脏和脑灌注压的建立和维持需要一定的时间,胸外心脏按压一旦中断,已经建立的灌注压会迅速下降)。其他操作如气管插管、连接心电图以及准备除颤器不应该干扰心脏按压的正常实施。不论现场是单人施救还是双人施救,在气道得到保护前,胸外按压和人工呼吸的比例为 30:2(30:2=1 个 CPR 周期),在给予人工呼吸时应暂停胸外心脏按压,以避免误吸。一旦气道得到保护(气管插管完成),胸外心脏按压不需要暂停,以 ≥100 次/分的速率匀速进行,人工呼吸为 8～10 次/分钟。

采用"C-A-B"新流程,在成人患者无反应且无呼吸或无正常呼吸(如喘息)时即应开始心脏按压,实施心肺复苏。所以,检查患者意识时会同时快速检查呼吸。依照旧的"A-B-C"流程,施救者需要先开放气道、检查呼吸、进行口对口人工呼吸,胸外心脏按压被延误。"C-A-B"流程可尽快开始胸外按压,且不延误通气(30 次胸外按压的时间约为 18 秒;如果有 2 名施救者,延误时间会更短)。

【Airway 气道】 "A"指开放气道,可使用头后仰-提下颏(仰头抬颏)或推举下颌的手法。怀疑存在颈髓损伤的患者为避免加重脊髓的损伤不应实施仰头抬颏法,而应当双手推举下颌。可以使用简单的气道装置,如鼻咽或口咽通气道放入后可将舌头从咽后壁托起。气管插管使气道更为安全,保障通气的同时可避免反流误吸,且不干扰心脏按压。

【Breathing 呼吸】 "B"指评估及辅助呼吸。2010 年新指南去除了"看、听和感觉呼吸",施救者在进行 30 次胸外按压后开放患者气道并进行 2 次人工呼吸。尽管 2010 年新指南提出非医务人员可以实施"单纯胸外按压的心肺复苏",但是,医务人员在进行复苏时还是必须实施辅助通气。如果患者没有有效的呼吸或仅有喉喘鸣,施救者应使用口对口、面罩对口或者面罩球囊帮助患者通气,每次吹气时间 1 秒,应产生可见的胸廓上升。在 BLS 阶段,面罩球囊通气即可满足通气要求,气管插管不是必需的,因为进行气管插管可能干扰胸外心脏按压。应小心避免过度通气,防止胃膨胀、反流、误吸。

【Defibrillation 除颤】 "D"指电除颤。患者一旦发生心搏骤停应立即获取除颤器,如有需要,应立即除颤。

1. 除颤的机制　除颤瞬间释放的高压电流在短时间内通过心脏的大部分或全部心肌,使颤动的心肌在同一时间去极化处于不应期,心室异位兴奋灶的活动受到抑制,正常窦房结的冲动随后下传。

2. 除颤时机　开始除颤的时间对于生存率影响重大。心脏停搏后 5 分钟内为电活动期,此阶段心脏电活动存在,电击除颤往往能恢复心搏。成人非外伤性心搏骤停中约 70% 为心室纤颤(ventricular fibrillation, VF), VF 最佳的治疗方法是非同步电除颤,对于无脉性室性心动过速(pulseless ventricular tachycardia, pulseless VT)也需按室颤处理。除颤每延误 1 分钟,室颤性心搏骤停患者的存活率降低 7%～10%;若延误超过 12 分钟,则存活率降至 2%～5%。如果除颤不及时,室颤可能转化为心电活动停止(asystole),复苏难度增加。案例 3 中麻醉医师目击了患者室颤的发生,应立即给予电击除颤。如果获得除颤设备,应该尽早使用。对于没有目击者的心搏骤停患者,在检查心脏节律和除颤前应先行 5 个周期的 CPR。

3. 能量选择 从理论上讲,通过心肌的电流越大除颤成功率越高,但是,过高的电流将会产生心脏功能和形态学方面的损伤。因此,除颤时应选择合适的能量。除颤能量的大小视使用的除颤设备而定。

手动除颤器根据其产生的电流形式分为单相波除颤器和双相波除颤器。前者产生的电流是单向的,后者释放的电流流向正极方向持续一定时间,然后反过来流向负极方向直到放电结束,因此后者除颤所需能量低于前者。在过去的 10 年里,双相波电除颤被证明在电复律和电除颤方面比单相波除颤更有效。用于成人体外除颤时,单相波除颤器选择 360J;根据各生产厂家使用的双相波模式的不同,双相波除颤器可选用 120～200J,使用者在不清楚其双相波模式时可直接选择 200J。目前尚不能确定儿科患者除颤的最佳能量,有关最低有效除颤能量或安全除颤上限的研究非常有限,推荐使用 2～4J/kg 作为初始除颤能量,但不超过 10J/kg 或成人最大能量。

自动除颤器(automated electronic defibrillattor,AED)在成人患者的院前急救中广泛被使用,尤其适合于非医务人员操作。AED 开启并连接电极后,可自动分析患者是否需要除颤并且可选择合适的除颤能量,并语音提示操作者:建议除颤,所有人离开患者后按下放电按钮;或不需要除颤,开始心脏按压。由于 AED 在分析心律时不允许患者被触碰且耗时较长,会导致心脏按压中断。因此,在院内急救时,推荐使用手动除颤器。对 1～8 岁的儿童,建议使用有儿科能量衰减器的 AED。对于婴儿,应首选使用手动除颤器进行除颤;如果没有手动除颤器,则优先使用装有儿科能量衰减器的 AED;如果二者都没有,可以使用不带儿科能量衰减器的 AED。

4. 除颤注意事项 不论是成人还是儿科患者,都推荐在单次除颤后立即开始心脏按压。在复苏过程中,除颤器充电完成后停止心脏按压,电击完成后应立即恢复胸外心脏按压,以尽量减少胸外心脏按压的中断。待 CPR 完成 5 个周期再检查心脏节律,如有需要再除颤。为了保证电流穿过心脏,除颤时

正负电极必须安放在正确的位置。正确的电极安放位置是:胸骨电极板(片)置于右侧锁骨下方与上段胸骨右侧交界处,心尖电极板(片)置于左乳头与腋中线之间。AED 的电极片上有图示,一片显示贴在心尖部,一片显示贴在右锁骨下或右侧肩胛下。为加强电流传导和避免皮肤烧灼伤,电极板应涂导电胶或者垫盐水纱布。应擦干患者身上的水、汗或血液。除颤时,操作者应用力下压电极板(相当于 5～8kg 的压力)。除颤器放电时,所有人均不能接触患者,操作者不但应给予口头命令同时要检查确认所有人(包括自己)均没有接触患者。

心前区叩击(precordial thump)应该在目击心搏骤停后即刻,除颤器尚未准备好的情况下,成人可试用心前区叩击的方法。操作者用拳头用力捶击患者胸骨中央,一次即可。捶击后立即开始胸外心脏按压。

参考文献

1. Part 2:Adult Basic Life Support. Circulation,2005,112:Ⅲ-5-Ⅲ-16.
2. Part 3:Defibrillation. Circulation,2005,112:Ⅲ-17-Ⅲ-24.
3. BLS for Healthcare Providers. American Heart Association. 2006:3-15,29-42.
4. Abella BS, Nathan Sandbo, Peter Vassilatos, et al. Chest Compression Rates During Cardiopulmonary Resuscitation Are Suboptimal:A Prospective Study During In-Hospital Cardiac Arrest. Circulation,2005,111:428-434.
5. Abella BS, Alvarado JP, Myklebust H, et al. Quality of Cardiopulmonary Resuscitation During In-Hospital Cardiac Arrest. JAMA,2005,293(3):305-310.
6. A. R. de Caen et al. Resuscitation 81S(2010)e48-e70,e71-e85.

五、儿童心肺复苏与成人的不同之处

儿童基本生命支持与成人的不同点如下:

1. 潮气量 儿童的潮气量应比成人小,均为看到胸廓抬起即可。

2. 脉搏检查 成人应检查颈动脉或股动脉的搏动,儿童检查肱动脉或股动脉搏动。

3. 心率减慢的儿童心肺复苏 成人在没有触及脉搏时开始胸外心脏按压;儿童心率低于 60 次/分并伴有低灌注表现时即应开始进行心肺复苏。

4. 胸外心脏按压方法 成人通常为双手实施胸外心脏按压;儿童可依据具体情况采用单手或双手胸外心脏按压;婴儿可采用双手指按压法或双手

环绕拇指按压法。

5. 胸外按压按压深度 成人的按压深度为至少 5cm,身材小或高大者应调整下压深度以触及颈动脉和股动脉搏动为标准;儿童的按压深度至少为胸廓前后径的 1/3,在大多数婴儿约 4cm,在大多数儿童约 5cm。

6. 按压与通气比例 在气道得到保护前,对成人,无论单人还是双人施救,胸外心脏按压与通气的比例为 30∶2;对儿童实施 CPR 时,单人施救执行 30∶2,而双人施救时执行 15∶2 的按压和通气比。

7. 何时启动急救系统 对于无反应的儿童患者,单人施救者应当在离开儿童寻求帮助前,提供约 5 个周期的心肺复苏。

8. 何时给予除颤 对于成人心搏骤停的患者,建议尽早给予除颤;对于儿童在开始除颤以前,院外环境中的施救者应当为患儿提供约 5 个周期的心肺复苏。不建议对<1 岁的婴儿使用自动体外除颤器

(AED),对 1～8 岁的儿童使用 AED 时应使用儿童电极片或儿童按钮。儿童手动除颤器的能量选择为 2～4J/kg。

参 考 文 献

1. BLS for Healthcare Providers. American Heart Association. 2006:17-20,43-58.
2. Part 6:Pediatric Basic and Advanced Life Support. Circulation,2005,112:Ⅲ-73-Ⅲ-90.
3. A. R. de Caen, et al. Resuscitation, 2010, 81S: e48-e85, e213-e259.

六、基本生命支持流程

当发现清醒的患者突然没有反应且无呼吸或不能正常呼吸(仅有喘鸣)时,应立即启动紧急反应系统,如果 10 秒内没有触及脉搏或不确定有无脉搏,就可以认为患者发生了心搏骤停。应该立即开始胸外心脏按压,启动基本生命支持,流程如图 4-1。

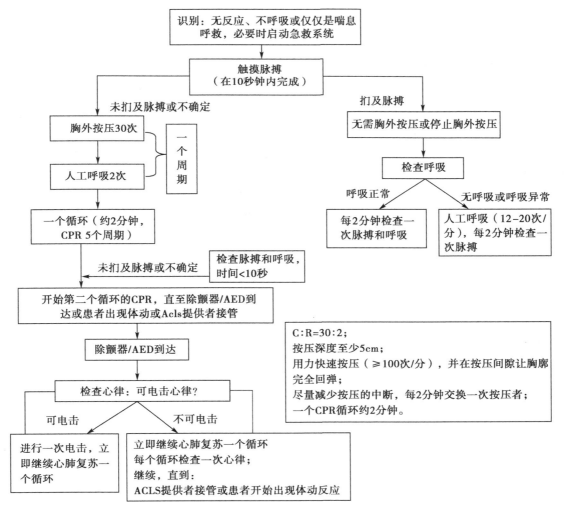

图 4-1 基础生命支持流程(2010 版)
(其中 CPR 指心肺复苏;AED 指自动体外除颤器)

窒息患者心肺复苏的特别之处：

成人或儿童窒息患者出现呼吸困难时，施救者可尝试腹部快速按压法（Heimlich法）或胸部冲击法协助其排出异物。对1岁以下的婴儿则需采用拍背和胸部快速按压结合的方法。一旦窒息患者失去意识，施救者就应对其意识、呼吸及脉搏进行快速评估，确认患者发生心跳停止时，立刻进行CPR。在每次给予人工呼吸前，均应检查口腔有无异物，如果有应予以清除。一般的患者如果人工呼吸有效可暂缓气管插管，因为进行气管插管可能干扰胸外心脏按压。但是对于窒息致心搏骤停患者，如有条件，应尽早行气管插管，以发现咽部异物或将气管内的异物推入一侧支气管。

参 考 文 献

1. BLS for Healthcare Providers. American Heart Association, 2006：3-5.
2. BLS for Healthcare Providers. American Heart Association, 2006：59-65.

七、基本心肺复苏和高级心肺复苏的不同之处

对于院外发生心搏骤停并接受了基本生命支持的患者，医务人员接手后开始高级生命支持：连接心电监护，建立静脉通道，在按压和除颤时给予复苏药物，连接氧源，行气管插管并妥善固定，寻找处理心搏骤停的原因（表4-1）。

表4-1 基本心肺复苏和高级心肺复苏的区别

	BLS	ACLS
A	手法开放气道	维持气道开放：手法、鼻咽或口咽通气道，可建立高级气道如气管插管
B	检查呼吸，给予有效的人工呼吸（口对口、口对面罩或面罩球囊通气）	确保供氧，评估氧合和通气 确保高级气道位置正确，妥善固定 监测ETCO$_2$确认气管导管位置
C	检查颈动脉搏动，实施CPR直到除颤器到达	建立静脉或骨髓内输液通道 监测心电图，确认心电节律 给予恰当的药物维护心律和血压 如果需要，可经静脉或骨髓通道输液
D	Defibrillation：如有指征，给予除颤，除颤后立即开始CPR	Differential Diagnosis：寻找、处理可逆的致心搏骤停的原因

参 考 文 献

1. Part 4：Advanced Life Support. Circulation, 2005, 112：Ⅲ-25-Ⅲ-54.
2. Part 6：Pediatric Basic and Advanced Life Support. Circulation, 2005, 112：Ⅲ-73-Ⅲ-90.
3. John M. Field. Advanced Cardiovascular Life Support. American Heart Association, 2005, 33-55.

八、术中心搏骤停的处理流程

手术患者可能采用不同的麻醉方法，如：局部麻醉、局部麻醉复合镇静、不插管全麻或插管全麻，但均应常规进行心电监护和建立静脉通道。我们知道心搏骤停患者的复苏包括三个阶段：基本生命支持、高级生命支持和复苏后治疗。因为手术患者已经有了心电监护和静脉通道，甚至气管插管已经建立，当发生心跳停止时，复苏从一开始就包括了基本生命支持和高级生命支持。心搏骤停时，心电图可以表现为下列四种之一：心室纤颤、无脉性室性心动过速、心电活动停止（asystole）和无脉性心电活动（pulseless electrical activity，PEA），同时伴有SpO$_2$波形异常。当出现上述4种心电图中的任何一种时，应该首先检查大动脉搏动，一旦不能触及脉搏就开始CPR。不同心电图的处理流程是不同的，案例3患者心电图为室颤，最有效的治疗是电除颤，应该遵循心室纤颤/无脉性室性心动过速处理流程（图4-2）。

在复苏过程中，应该每隔2分钟（约5个CPR周期）检查患者的心律和脉搏，以确认是否需要除颤或继续心脏按压或停止按压。即使是除颤后心电图立即由室颤转变为窦性心律，也应继续心脏按压2分钟再检查脉搏。因为有心电活动并不表示复苏成功，如案例3，患者后来出现了有心电活动但无脉搏的情况，即PEA。当出现PEA或心电活动停止时，除颤是无效的，应该遵循PEA或心电活动停止处理流程（图4-3）。

参 考 文 献

1. Part 4：Advanced Life Support. Circulation, 2005, 112：Ⅲ-25-Ⅲ-54.
2. Advanced Cardiovascular Life Support Provider Manual. American Heart Association. 2006：33-55.

九、心搏骤停的原因

高级生命支持中要求寻找和及时纠正心搏骤停的原因，以提高心肺复苏的成功率。作为一个优秀的麻醉医师，在手术中应随时保持警觉，及时发现和

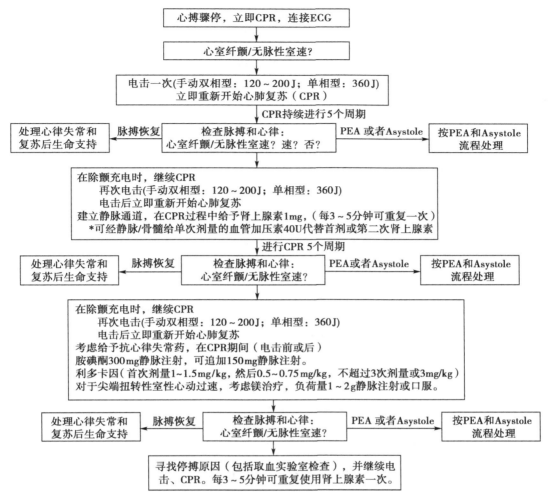

图 4-2 心室纤颤和无脉性室性心动过速处理流程
（PEA-无脉性心电活动；Asystole-心搏停止）

排除可能导致心搏骤停的隐患,避免发生心搏骤停。

氧气是维持细胞正常生命功能的基本物质。满足机体各器官氧供的基本条件包括:吸入足够浓度的氧气;氧气经过肺组织与血液进行正常氧气交换;足够的血容量和血红蛋白与氧气结合;良好的心泵功能和完整的循环系统将含氧血输送至组织器官;细胞正常摄取和利用氧气。在氧气运输的任何环节发生障碍,均有可能导致重要器官的缺血缺氧,作为重要器官之一的心脏一旦发生严重缺氧,即发生心搏骤停。

心搏骤停的常见原因可以简单总结为"6H"和"5T":

"6H"	
Hypoxia	缺氧
Hydrogen ion-Acidosis	酸中毒
Hypothermia/Hyperthermia	低温/体温过高

续表

Hypovolemia	低血容量
Hypoglycemia/Hyperglycemia	低血糖/高血糖
Hypokalemia/Hyperkakemia and other electrolytes	低钾血症/高钾血症及其他电解质异常
"5T"	
Trauma	创伤
Tablets	药物
Tamponade	心脏压塞
Tension-pneumothorax,asthma	张力性气胸,哮喘
Thrombosis-pulmonary and coronary	肺动脉或冠状动脉栓塞

不同原因导致的心跳停止在基本复苏技术上也有不同。大部分心搏骤停的患者可得益于胸外心脏按压,而心脏压塞、肋骨骨折、血气胸等患者则不宜行胸外心脏按压,应该行胸内心脏按压。如案例1的

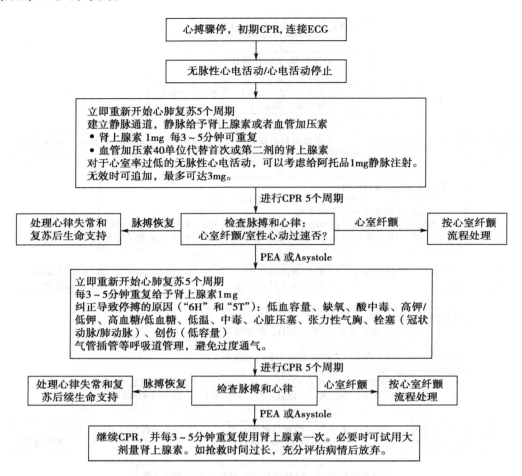

图 4-3 无脉性心电活动或心电活动停止处理流程

患者,其正确诊断是心脏压塞,因为回心血流受阻肝脏淤血胀大,被误诊为肝破裂。该患者发生心搏骤停时,外科医师试图经膈肌进胸腔打开心包,因为巨大肝脏的阻挡未能成功,转而经 4～5 肋间隙开胸打开心包行心脏按压,患者心跳很快恢复。

此外,不同原因导致的心跳停止即使基本复苏技术相同,治疗的重点也不相同。如案例 2 中的患儿发生心搏骤停的原因是异物堵塞气道,缺氧导致心搏骤停,治疗的重点在于保持气道通畅及供氧,应该考虑立即行气管插管将异物推向一侧支气管,先使一侧肺得到通气。案例 3 中患者发生心搏骤停的原因是癌栓脱落致肺动脉栓塞,处理的重点是取出癌栓或使栓子变小、移位,以解除右心室流出道的阻塞,所以自主循环恢复后立即行了体外循环下肺动脉癌栓取出术。低血容量导致的心跳停止在复苏时必须补充足够的容量,低温、低钾等如果不纠正也很难复苏成功。麻醉期间的心搏骤停大多是全身性原因所致,所以必须以最快的速度排查。按"COVER ABCD"的顺序进行检查,能发现 95% 的心搏骤停诱因。

C	Circulation	循环
	Color	颜色
O	Oxygen	氧供应和氧合情况
V	Ventilation	通气
	Vaporizer	挥发罐
E	Endotracheal tube	气管导管
	Elimination	排除机器故障
R	Review Monitors	检查监护仪
	Review Equipments	检查仪器设备
A	Airway	气道
B	Breathing	呼吸
C	Circulation	循环
D	Drugs	药物

参 考 文 献

1. Part 4: Advanced Life Support. Circulation, 2005, 112: Ⅲ-25-Ⅲ-54.

2. Advanced Cardiovascular Life Support Provider Manual. American Heart Association. 2006:33-55.

十、心肺复苏中的常用药物

在高级心肺复苏时，应尽早建立静脉通道或骨髓通道，以便给予液体和复苏药物。心肺复苏过程中常用的药物可以分为血管收缩药、抗心律失常药、抗副交感药、纠正酸中毒的药物等。其中肾上腺素、血管加压素和胺碘酮是心肺复苏的一线药物。

（一）肾上腺素

肾上腺素的 α 受体兴奋作用强烈收缩外周血管，提高 CPR 过程中的平均动脉压，提高冠状动脉灌注压。肾上腺素是 PEA 和心电活动停止时的首选治疗。而无脉性室速和 VF 时，首选治疗为除颤，初次除颤无效时，给予肾上腺素 1mg 静脉注射，胸外心脏按压 30 秒后再次除颤。当室颤波形显示为细颤时，肾上腺素可以使细颤转变为粗颤，提高除颤的成功率。肾上腺素每隔 3～5 分钟可以重复使用。肾上腺素的使用剂量随给药路径和年龄不同有所变化。成人肾上腺素静脉推注推荐剂量为 1mg。如果已有中心静脉通道，经此通道注射最佳。通过外周静脉通道注射时，建议随后给予 10～20ml 生理盐水。静脉通道尚未建立或建立有困难者，可将 3～10 倍剂量的肾上腺素用生理盐水稀释成 10ml 注入气管导管。对于小儿患者，肾上腺素静脉用量为 $10\mu g/kg$，无静脉通道时还可选择骨髓腔内注射，注射部位通常选择胫骨上端，使用剂量与静脉用量相同。骨髓腔内注射应采用带针芯的骨穿针（已有专用产品出售，应常备急救车中），否则针腔容易被堵塞。

（二）血管加压素

血管加压素通过刺激平滑肌 V1 受体强烈收缩外周血管，提高平均动脉压，可用于无脉性室速和 VF，也可用于 PEA 和心电活动停止。血管加压素 40U 静脉注射，可以替代第一剂或第二剂肾上腺素，不可重复使用。目前尚没有临床资料显示血管加压素与肾上腺素合用效果优于肾上腺素单独使用。

（三）胺碘酮

胺碘酮阻滞钠、钾、钙通道和肾上腺素能受体，提高心肌兴奋阈值，适用于顽固性室颤和不稳定型室速。3 次除颤不成功的顽固性室颤，给予胺碘酮 300mg（稀释至 20ml）静脉注射，如果无效，可以在 10 分钟后再次注射 150mg。如果在除颤时使用了胺碘酮，恢复自主循环后还需以 1mg/min 的滴速持续滴注，6 小时后滴速减半，1 日最大剂量为 2g。

（四）阿托品

阿托品为抗副交感神经药，可阻断迷走神经对心脏的抑制作用，促使窦房结发放冲动，有时可使异位心律转变为窦性心律，同时还可加速房室传导。该药主要用于迷走神经兴奋性增高或抗胆碱药物过量引起的心搏骤停，对顽固性完全心室停搏可能有效，还可用于心脏复跳后的心动过缓或房室传导阻滞。阿托品的常用量为 0.5～1.0mg 静脉注射，间隔 3～5 分钟可重复给药 1 次，但总量不应超过 3mg。由于该药有加重或诱发心室颤动的可能，故室颤时应慎用。2010 版新指南不再建议在治疗 PEA 和心电活动停止时常规使用阿托品。

（五）利多卡因

利多卡因可提高室颤阈值，在无胺碘酮时使用，已经使用胺碘酮者不再使用。首剂 1～1.5mg/kg（稀释成 0.5％的浓度静脉推注），5～10 分钟后可再追加 0.5～0.75mg/kg，维持剂量 1～4mg/min，最大用量应小于 300mg/h。

（六）镁剂

镁剂在低镁血症和尖端扭转性心动过速时使用。硫酸镁 1～2g 用 5％葡萄糖溶液稀释成 50～100ml，于 5～10 分钟内注射完毕，然后 0.5～1g/h 持续滴注。

（七）碳酸氢钠

在心搏骤停早期，酸碱失衡以呼吸性酸中毒为主，改善通气即可纠正，但随着时间的推移则会出现代谢性酸中毒，甚至是混合型酸中毒。酸中毒会使心肌疲软无力，外周血管扩张，器官灌注不良以及脑水肿加重等，给复苏带来困难。从理论上讲，心脏停搏后适当使用碳酸氢钠是必要的。但近年来的研究结果表明，碳酸氢钠并不能提高复苏成功率，并且还可能有相反的作用，故不建议常规应用。在心跳和呼吸停止后，如能建立良好的人工通气多可使酸中毒减轻，而在通气不良的情况下盲目应用碳酸氢钠可造成体内二氧化碳潴留并加重呼吸性酸中毒。在为患者采取了电除颤、心脏按压并建立有效通气的情况下，若仍不能复苏，可给予碳酸氢钠，但应掌握"宁酸勿碱"的原则。2005 版心肺复苏指南认为血气分析并不能反映心肺复苏时组织的酸碱状态，所以不能用以指导心肺复苏的救治。一般心跳停止超过 10 分钟就会出现严重的代谢性酸中毒，此时，可考虑输注碳酸氢钠 1mmol/kg。输注碳酸氢钠时必须保证患者有通畅的呼吸道和充足的通气,以排出产生的二氧化碳,否则会加重酸中毒不利于复苏。

(八) 钙剂

不建议在心搏骤停的患者常规使用钙剂,除非患者存在低钙血症、钙离子通道阻滞剂过量、高镁血症或高钾血症。

参 考 文 献

1. Mentzelopoulos SD, Zakynthinos SG, Tzoufi M, et al. Vasopressin, Epinephrine, and Corticosteroids for In-Hospital Cardiac Arrest. Arch Intern Med, 2009, 169(1):15-24.

2. Gordon A. Ewy. Cardiocerebral Resuscitation: The New Cardiopulmonary Resuscitation. Circulation, 2005, 111: 2134-2142.

3. Gueugniaud PY, David JS, Chanzy E. Vasopressin and Epinephrine vs. Epinephrine Alone in Cardiopulmonary Resuscitation. N Engl J Med, 2008, 359(1):21-30.

4. Berrin G†NAYDIN. Pharmacotherapy In Cardiopulmonary Resuscitation(CPR). Turk J Med Sci, 2005, 35:357-364.

5. A. R. de Caen, et al. Resuscitation. 2010, 81S: e213-e259, e93-e174.

十一、复苏后管理

研究表明院外发生心搏骤停的心肺复苏幸存者只有25%可以活着出院。在住院期间死亡的心肺复苏幸存者中,约1/3的死亡与中枢神经系统相关,另有1/3死于循环衰竭,最后1/3死于感染、多器官功能衰竭等多种原因。《2010美国心脏协会心肺复苏及心血管急救指南》新增"心搏骤停后治疗"部分:为提高恢复自主循环的心搏骤停幸存者的存活率,应当通过统一的方式实施综合、完整、多学科的心搏骤停后治疗体系。心搏骤停后治疗的初始目标和长期关键目标包括:恢复自主循环后优化心肺功能和重要器官灌注;转移到拥有心搏骤停后综合治疗系统的医院或重症监护病房;识别并治疗急性冠状动脉综合征(ACS)和其他可逆病因;控制体温,以促进神经功能的恢复;预测、治疗和防止多器官功能障碍。

(一) 稳定循环

心搏骤停复苏后血流动力学不稳定是普遍现象,表现为心律失常、低血压、低心指数,原因可能为心肌功能障碍、血管舒缩功能受损以及血管内容量不足,这一状态被称为心搏骤停后综合征。自主循环恢复后,患者需要血流动力学监护或被送入ICU进行进一步治疗,或二者皆需要。稳定的血流动力

学可以维持全身组织氧供和氧耗平衡,促进恢复,有可能需要行中心静脉置管或动脉置管监测血流动力学,需要使用静脉输液、强心药、血管升压药及输血等治疗手段。2010新指南强调了血管活性药物对复苏后心功能不全的治疗价值。恰当使用强心药可辅助心搏骤停后功能未恢复的心脏。将血压提升并维持在正常或稍高于正水平可以提高脑灌注压,保障脑组织的正常血液供应。纠正贫血能够提高全身携氧量。心搏骤停后患者最理想的 MAP、CVP、S_VO_2 和血细胞比容尚缺乏前瞻性临床试验的证据。基于一些有限的证据,心搏骤停后综合征合理的治疗目标包括:MAP 8.65～11.97kPa(65～90mmHg)、CVP 1.06～1.60kPa(8～12mmHg)、$S_VO_2 > 70\%$、血细胞比容 > 30%、尿量 > 1ml/(kg·h)以及接近正常的乳酸水平。对由于心肌缺血导致心搏骤停的患者,早期进行冠状动脉造影或冠状动脉介入治疗可以大大提高存活率。建议对中心静脉置管的患者进行胸部 X 透射,以确认中心静脉导管的位置和气管导管位置,还可排除是否存在 CPR 导致的肋骨骨折或血气胸。

(二) 保证氧合和避免过度通气

怀疑存在脑损伤的心搏骤停幸存者应接受气管插管和机械通气。恢复自主循环后应监测动脉氧饱和度和呼气末 CO_2。

如果有适当的设备,恢复自主循环后应该将吸氧浓度(FiO_2)调整到需要的最低浓度,以实现 $SpO_2 \geq 94\%$,目的是避免组织内氧过多并确保输送足够的氧。近期研究表明恢复自主循环后组织内氧过多会产生有害影响。SpO_2 100%时,PaO_2 可为 10.64～66.5kPa(80～500mmHg)之间的任意值。因此,恢复自主循环后通常可以降低 FiO_2,前提是 $SpO_2 \geq 94\%$。

监测呼气末 CO_2,避免通气不足和过度通气。现有证据表明,医源性的过度通气会造成气道压力增加和内源性 PEEP,从而升高胸内压,进而增加颅压。过度通气会导致心排出量和脑灌注下降,对脑损伤的患者,过度通气会造成神经系统的不良预后。出现脑疝症状时(如颅压数值突然增高,瞳孔散大、对光反射消失,心率减慢或高血压),过度通气可作为临时救急方法。通气不足也是有害的,低氧和高碳酸血症会增加颅压。建议常规监测呼气末 CO_2 或动脉血气,调整呼吸参数,将 CO_2 维持在正常范围。

(三) 亚低温治疗

当前专家们已达成共识,复苏中和复苏后进行

亚低温治疗能改善心搏骤停患者的预后和神经功能,越早越好!美国心脏协会在 2005 心肺复苏指南中明确推荐对复苏后患者实施亚低温治疗。降低体温可降低颅压和脑代谢水平,减少耗氧量,可使用水毯或冰帽。目前的研究基本集中在全身性降温治疗,然而心搏骤停和心肺复苏过程中脑是最容易受损且明显影响预后的重要器官,从这个角度出发,应首先考虑头部低温。然而由于脑神经细胞对缺氧的耐受性极为有限,心跳停止 5 分钟以上的患者通常要采取头部降温,应尽早实施,在复苏过程早期即可开始降温。目前,一般采用 32~34℃ 持续 12~24 小时的低温治疗,但尚没有明确的临床证据确认这是低温治疗的最佳温度和最佳时间。亚低温治疗常伴随严重并发症,如:寒战、全身血管阻力增加和心排出量下降、心律失常、利尿及电解质异常、高血糖、凝血功能异常、感染等,应密切监测,加以预防和及时处理。若无条件施行亚低温治疗或有禁忌,应预防发热。发热在心搏骤停后第一个 48 小时最常见,若体温超过 37℃,不良神经系统预后的危险性将增加。

(四)纠正内环境紊乱

即使大多数患者心跳停止的原因并非酸中毒、低钾或高钾,心肺复苏成功后几乎所有患者均合并有酸中毒,因为肾上腺素促进钾离子向细胞内转移,部分患者会出现低钾。酸中毒和电解质异常会影响心脏节律、心肌功能和血管活性。可根据血气分析结果,调整呼吸参数或给予碳酸氢钠将 pH 控制在正常范围,纠正血钾、血镁以及血钙异常。高血糖已经被证实与神经系统的不良预后相关,研究显示心搏骤停后患者的最佳血糖浓度控制目标范围是 8mmol/L 以下,同时避免低血糖。

(五)减轻脑水肿

心搏骤停后常选用 20% 甘露醇、地塞米松或利尿药等药物消除脑水肿,降低颅压,其中甘露醇最为常用且效果肯定。甘露醇为高渗性脱水药,它不能通过血-脑屏障,可通过渗透作用将脑组织内的水吸入血管,经肾脏排出,产生明显脱水效果。甘露醇的常用剂量是 0.5~1g/kg,每 6~8 小时给药 1 次,快速静脉滴注。糖皮质激素能保持内环境稳定性、毛细血管通透性以及血-脑屏障完整性,通常在脑缺血缺氧后 30~60 分钟内早期应用泼尼松 1000mg 静脉滴注,但不宜久用,亦可选用地塞米松等制剂。

(六)其他

自主循环恢复后,迅速寻找可能引发心搏骤停的原因(如 6"H"和 5"T")并给予积极治疗。对接受机械通气治疗的患者,必要时应镇静。适当的镇静能降低氧耗量,合用亚低温疗法能使氧耗量进一步减少,理想的镇静能防止寒战。抗感染治疗和保护肝肾功能也非常重要,积极防止发生多器官功能衰竭。积极治疗缺血缺氧后的惊厥发作,以降低脑代谢和脑耗氧,寻找并治疗引发惊厥的其他可纠正的代谢原因(如低血糖或电解质紊乱)。

(七)术中心肺复苏成功后是否继续手术

复苏成功后是否继续手术应综合考虑:心跳停止时间、循环和内环境稳定性、心搏骤停的原因、手术创伤大小、手术进程、手术类型(择期或急诊)以及手术原因是否会影响复苏的最终效果。如果患者心跳停止时间较短(<5 分钟),一般来说可继续手术。对心跳停止时间较长的择期手术患者,如果手术尚未开始,通常取消手术;如果手术已经开始,则尽量缩短手术时间、简化手术方式,解决主要问题即可。如果是急诊手术患者,则需要考虑是否手术才是解除心搏骤停原因(如心脏压塞、实质脏器破裂出血)的治疗方式,还需考虑手术创伤本身对患者预后的影响。病例 4 中的患者心跳停止时间虽然很短,考虑到患者系癌症转移、高龄、手术创伤大,经外科医师与家属协商,家属要求取消手术。患者 70 分钟后清醒拔管,无认知功能障碍,于第 2 日出院。心搏骤停后是否继续手术,必要时还应该询问并取得家属意见。

参 考 文 献

1. Schoenenberger RA, von PM, von PI. Survival after failed out-of-hospital resuscitation. Are further therapeutic efforts in the emergency department futile? Arch Intern Med, 1994, 154:2433-2437.

2. Gordon A. Ewy, Karl B. Kern. Recent Advances in Cardiopulmonary Resuscitation: Cardiocerebral Resuscitation. J. Am. Coll. Cardiol, 2009, 53:149-157.

3. Ayman A, El-Menyar. The Resuscitation Outcome: Revisit The Story Of The Stony Heart. Chest, 2005, 128:2835-2846.

4. Gilson SF, Joberto PS, Hélio PG, et al. Terapeutical hypothermia after cardiopulmonary resuscitation: evidences and practical issues. Rev Bras Ter Intensiva, 2009, 21 (1): 65-71.

5. Sandroni C, Nolan J, Cavallaro F, et al. In-hospital cardiac arrest: incidence, prognosis and possible measures to improve survival. Intensive Care Med, 2007, 33:237-245.

6. Balan IS, Fiskum G, Hazelton J, et al. Oximetry-guided

reoxygenation improves neurological outcome after exper-imental cardiac arrest. Stroke,2006,37:3008-3013.

7. Donnino MW,Miller J,Goyal N,et al. Effective lactate clearance is associated with improved outcome in post-car-diac arrest patients. Resuscitation,2007,75:229-234.

8. Oksanen T,Skrifvanrs MB,Varpula T,et al. Strict versus moderate glucose control after resuscitation from ventric-ular fibrillation. Intensive Care Med,2007,33:2093-2100.

9. A. R. de Caen,et al. Resuscitation,2010,81S:e93-e174.

十二、Key Points

1. 新的美国心脏协会心血管急救成人生存链包括：①立即识别心搏骤停并启动急救系统；②尽早进行心肺复苏，重点在于有效的心脏按压；③快速除颤；④有效的高级生命支持；⑤综合的心搏骤停后治疗。

2. CPR 的目的是为重要脏器特别是心脏和脑提供氧合血。

3. 基础生命支持(BLS)的顺序从"A-B-C"(开放气道→人工通气→胸外心脏按压)变成了"C-A-B"(胸外心脏按压→开放气道→人工通气)。

4. 迅速开始胸外心脏按压和早期除颤(在有指征时)是成功的心肺复苏的关键。

5. 高质量的 CPR　心脏按压快速(至少 100 次/分)、有力(按压深度至少 5cm)、让胸廓完全回弹、尽可能减少胸外心脏按压的中断、避免过度通气。

6. 现有指南建议当院外心搏骤停被目击或发生院内心搏骤停时，如果可以立刻获得 AED 或者人工除颤器的话，施救者应当立刻使用除颤器；当心搏骤停发生时未被目击，尤其是快速反应时间超过 5 分钟者，推荐先给予 CPR 然后再给予电击除颤。

7. 在高级心肺复苏时强调寻找和处理心搏骤停的原因。

8. 成功的心肺复苏要求将患者的神经功能损害降至最低，有效的心脏按压及复苏后的脑保护是重点。

9. 复苏成功后的管理强调低温治疗、血流动力学稳定以及避免过度通气。

(方利群　左云霞)

第五章

椎管内麻醉

一、临床病例

【病例1】

患者,男,75 岁,175cm,60kg,因"右下腹痛 3 天,加重 6 小时"来急诊就诊。既往体健,长跑运动员,无用药史。入院诊断急性阑尾炎,拟行腰硬联合麻醉下阑尾切除术。入手术室时生命体征:体温 38.5℃,呼吸 20 次/分,血压 13.3/7.98kPa(100/60mmHg),窦性心律,心率 60 次/分,SpO_2 97%。实验室检查:血红蛋白 150g/L,白细胞 $10×10^9/L$,血细胞比容 55%。入室后开通静脉通路,右侧卧位下行腰硬联合麻醉。穿刺前给予咪达唑仑 1mg、芬太尼 50μg 并面罩吸氧。选择腰 2~3 间隙穿刺,过程顺利,蛛网膜下腔予 0.5% 布比卡因 10mg 并硬膜外置管。固定好硬膜外导管,准备翻身平躺前注意到血压 11.31/6.65kPa(85/50mmHg),心率 50 次/分。立即翻身躺平,此时患者已经诉恶心、难受,血压 9.98/5.32kPa(75/40mmHg),心率 45 次/分。立即静注麻黄碱 10mg,后又追加两次麻黄碱 10mg,阿托品 0.5mg,将晶体液换成胶体液快速输入,循环无反应。血压继续下降至 6.65/3.99kPa(50/30mmHg),心率降至 35 次/分,紧接着 ECG 出现宽大的室性波,患者意识淡漠。紧急面罩加压给氧,胸外按压,静注肾上腺素 1mg、阿托品 1mg、利多卡因 60mg。在除颤器到达前,ECG 恢复为窦性心律,100 次/分,血压 18.0/11.31kPa(135/85mmHg)。继续加压输液,循环逐渐稳定,血压维持在 14.63/9.31kPa(110/70mmHg),心率逐渐降至 88 次/分,患者意识恢复,可自由对答。查麻醉平面胸 4。手术正常进行,术中见阑尾部分化脓、坏死。术后安返病房。

1)患者出现循环衰竭的原因是什么?

2)如何预防类似情况的发生?

3)发生类似情况如何处理?

【病例2】

患者,女,58 岁,160cm,85kg,因右侧附件肿物,在腰硬联合麻醉下行剖腹探查术。经腰 2~3 棘突间隙正中入路穿刺,穿刺与置管过程无异常情况。蛛网膜下腔注入 0.5% 布比卡因 12mg(以 10% 葡萄糖液稀释),查麻醉平面在胸 6 水平。术中切除右侧畸胎瘤,修补左侧附件黄体破口,历时 90 分钟,术中未加用硬膜外腔局麻药。术毕 6 小时,麻醉作用完全消失,患者无明显不适。术毕约 24 小时,患者诉双侧股部疼痛。查双股部感觉基本正常,双下肢肌力正常,大小便未失禁。脊柱磁共振(MRI)检查正常。随后采用超短波理疗、维生素 B_1、B_{12} 和甲钴胺等药物治疗,5 天后双股部疼痛逐渐消失,7 天后痊愈出院。

1)该病例发生了什么问题?

2)怎样处理?

3)如何预防?

【病例3】

患者,男,36 岁,转移性右下腹痛 6 小时,急诊以"腹痛待查,急性阑尾炎"收入院。既往体健,对"阿莫西林"、"破伤风"过敏,未服用抗凝药物。查体无特殊。血常规:RBC $4.1×10^{12}/L$,白细胞 $12.3×10^9/L$,血小板 $147×10^9/L$,血红蛋白 132g/L,血细胞比容 38%;凝血检查:PT 13.1 秒,INR 1.04,APTT 30.7 秒,FIB 275mg/dl。余实验室检查基本正常。B 超见右侧髂窝三角少量积液。完善术前准备并肌注巴曲亭 2U 后接入手术室行阑尾切除术,采用连续硬膜外麻醉,取右侧卧位,胸 10~11 间隙直入法穿刺,前两次穿刺未成功,第三次穿刺置管过程顺利。患者术后 12 小时诉腰痛剧烈,后腰骶部有压痛,予哌替啶 50mg 肌内注射后疼痛缓解。术后 28 小时主诉双下肢麻木。术后 32 小时出现双下肢不全瘫,二便失禁。双下肢肌力三级,对疼痛刺激不敏感,膝腱反射,跟腱反射消失,提睾反射减弱。

1）该病例发生了什么问题？

2）导致该并发症的原因通常有哪些？

3）这种并发症该如何预防和处理？

【病例4】

患者，男，50岁，拟在连续硬膜外麻醉下行"左肾部分切除术"。早晨8:30入手术室，行胸10～11间隙硬膜外穿刺置管，过程顺利。9:10硬膜外给予试验量2%的利多卡因4ml，5分钟后测平面上界至胸6。9:15硬膜外给予2%利多卡因10ml。9:20患者出现血压下降，立即静注麻黄碱10mg，SpO$_2$也随即下降，这时测得血压 8.65/3.99kPa（65/30mmHg），再追加麻黄碱一次，再量血压为9.58/5.99kPa（72/45mmHg）。随即患者意识消失，呼之不应。

1）该病例发生了什么问题？

2）这种并发症的处理原则是什么？

3）在临床当中应该如何预防这种并发症？

二、椎管内麻醉的分类及特点

椎管内麻醉系将局麻药注入椎管内的不同腔隙，对脊神经支配的相应区域产生麻醉作用，包括蛛网膜下腔阻滞麻醉和硬膜外阻滞麻醉两种方法，后者还包括骶管阻滞。局麻药注入蛛网膜下腔作用于脊神经根所引起的阻滞称为蛛网膜下腔阻滞，简称脊髓麻醉或腰麻；局麻药注入硬膜外腔使相应节段的感觉、运动和交感神经纤维被阻滞而产生的麻醉作用称为硬膜外麻醉。骶管阻滞是经骶裂孔穿刺，将局麻药注入骶管腔以阻滞骶脊神经的麻醉方法，是硬膜外阻滞方法的一种。根据给药方式的不同，椎管内阻滞麻醉又可分为单次法和连续法。单次法是将局麻药的总量在短时内分次注入椎管内，因用药量颇大，易引起局麻药中毒，如不慎误注入蛛网膜下腔，则危险性更大，故目前很少使用。连续法是将一塑料导管通过穿刺针留置在硬膜外腔，再通过导管分次注入局麻药。根据病情和手术需要掌握用药量，安全性大，麻醉时间又可随意延长，是临床上最常用的一种方法。

椎管内麻醉始于19世纪90年代，经过不断地总结完善，已成为现代麻醉的重要组成部分，也是国内目前常用的麻醉方法之一。蛛网膜下腔麻醉和硬膜外麻醉各自具有不同的优缺点，在临床中根据患者的不同情况综合考虑后进行选择。比如，短小手术适合采用单次蛛网膜下腔麻醉，该方法即可满足手术的需要，同时具有起效迅速、镇痛和肌松效果比

较确切等优点；而手术时间较长或无法预测时，则适宜采用连续硬膜外阻滞麻醉或腰硬联合阻滞麻醉；术后需要采用椎管内镇痛的患者宜采用连续硬膜外麻醉；若这两种麻醉方法都能够满足手术的需要，则可以根据患者手术后发生头痛的风险高低（即年龄、性别，既往是否有偏头痛病史等）来选择麻醉方式；患者存在轻度的血小板计数降低，但又需要采用椎管内麻醉时，单次蛛网膜下腔阻滞麻醉可能优于连续硬膜外阻滞麻醉。

三、椎管内麻醉的适应证和禁忌证

【适应证】 理论上讲，只要椎管内麻醉所产生的阻滞平面能够满足手术的需求而麻醉本身又不会对患者造成严重的不良后果，则可以采用椎管内麻醉。因此单从理论上讲，椎管内麻醉可以应用于除头部以外任何部位的手术。但从实际和安全角度考虑，硬膜外麻醉适用于腹部及以下的手术，包括胃肠道手术、泌尿外科、妇产科及下肢的手术等。颈部、上肢及胸部手术虽然也可以采用硬膜外麻醉，但其管理方法比较复杂，在临床当中已经逐渐被全身麻醉所取代；蛛网膜下腔麻醉适用于下腹部、下肢及会阴肛门部的手术；骶管阻滞在成人主要适用于直肠、肛门和会阴部的手术，在婴幼儿及学龄前儿童也适用于腹部手术。

【禁忌证】

绝对禁忌证：

1. 患者拒绝椎管内麻醉。

2. 患者无法配合麻醉操作，比如精神异常、意识障碍或小儿患者。

3. 明确的颅内高压。

4. 严重凝血功能异常。

相对禁忌证：

1. 可疑的凝血功能异常：使用肝素或华法林抗凝、服用阿司匹林等抗血小板药物的患者，穿刺部位易出血，导致血肿形成及蛛网膜下腔出血，重者可致截瘫。

2. 穿刺部位感染：穿刺部位存在炎症或感染时，穿刺过程中有可能将致病菌带入蛛网膜下腔引起急性中枢神经系统感染。

3. 穿刺部位的椎体有肿瘤转移灶。

4. 低血容量患者：此类患者在椎管内麻醉起效后，可能由于血管扩张而导致血压骤降甚至心搏骤停。

5. 中枢神经系统疾病：特别是脊髓或脊神经根

病变者,麻醉后有可能后遗长期麻痹,疑有颅内高压患者也应列为禁忌。

6. 脊椎外伤或有严重腰背痛病史者,脊椎畸形者,也应慎用椎管内麻醉。

参 考 文 献

1. Miller RD. Anesthesia. 7th ed. New York: Churchill Livingstone,2009.
2. 庄心良,曾因明,陈伯銮. 现代麻醉学. 第 3 版. 北京:人民卫生出版社,2008.

四、蛛网膜下腔麻醉的作用机制与病理生理改变

脊髓容纳在椎管内,为脊膜所包裹。脊膜从内向外分三层,即软膜、蛛网膜和硬脊膜。硬脊膜自枕骨大孔以下分为内、外两层,外层与椎管内壁的骨膜和黄韧带融合在一起,内层形成包裹脊髓的硬脊膜囊,止于第 2 骶椎。通常所说的硬脊膜实际是硬脊膜的内层。硬脊膜内、外两层之间的间隙为硬膜外间隙,硬脊膜内层与蛛网膜几乎贴在一起,两层之间的潜在腔隙即硬膜下间隙,而软膜覆盖脊髓表面与蛛网膜之间形成蛛网膜下腔。

蛛网膜下腔阻滞是通过腰穿针把局麻药注入蛛网膜下腔的脑脊液中而产生的神经阻滞。尽管有部分局麻药浸润到脊髓表面,但局麻药对脊髓本身的表面阻滞作用不大。蛛网膜下腔阻滞主要是阻滞脊神经根。离开椎管的脊神经根未被神经外膜覆盖,暴露在含局麻药的脑脊液中,通过背根进入中枢神经系统的传入冲动及通过前根离开中枢神经系统的传出冲动均被阻滞。因此,脊髓麻醉并不是局麻药作用于脊髓的化学横断面(chemical transection),而是通过脑脊液阻滞脊髓的前根神经和后根神经,导致交感、感觉及运动神经被阻滞。脊神经后根多为无髓鞘的感觉神经纤维及交感神经纤维,对局麻药特别敏感;而前根多为有髓鞘的运动神经纤维,对局麻药敏感性差。所以,局麻药阻滞的先后顺序为:自主神经纤维、感觉神经纤维、运动神经纤维、有髓鞘的本体感觉纤维。具体顺序为:血管舒缩神经纤维→寒冷刺激→温感消失→对不同温度的辨别→慢痛→快痛→触觉消失→运动麻痹→压力感觉消失→本体感觉消失。消退顺序与阻滞顺序正好相反。对交感神经的阻滞总是最先起效而最后恢复,因而易造成术后低血压,尤易出现体位性低血压。交感神经、感觉神经和运动神经阻滞的平面并不一致,一般交感神经阻滞的平面比感觉消失的平面高 2~4 个神经节段,感觉消失的平面比运动神经阻滞平面高 1~4 个神经节段。

和硬膜外阻滞一样,蛛网膜下腔阻滞对循环的影响主要源于局麻药对胸腰段(胸 1~腰 2)交感神经血管收缩纤维的阻滞,引起阻滞范围内血管扩张,从而继发一系列循环动力学改变,其程度与交感神经节前纤维被阻滞的平面高低一致。主要表现为外周血管张力、心率、心排出量及血压均不同程度下降。外周血管阻力下降系由大量的容量血管扩张所致。心率减慢系由迷走神经兴奋性相对增强及静脉血回流减少,右房压下降,导致静脉心脏反射所致;当高平面阻滞时,更由于心脏加速神经纤维(胸 1~4)被抑制而使心动过缓加重。心排出量的减少与以下机制有关:①胸 1~5 脊神经被阻滞,心脏的交感张力减小,使心率减慢,心肌收缩性降低;②静脉回心血量减少。血压下降的程度还与年龄及阻滞前血管张力状况有关,例如老年、未经治疗的高血压、麻醉前低血容量及下腔静脉受压等情况下血压降低的幅度更为明显。

如果阻滞平面在胸 5 以下,循环功能可借胸 5 以上未被阻滞区域血管收缩来代偿,使血压降低幅度维持在 20% 以下。如果阻滞平面超过胸 5,动脉血压可下降 20%~40%,右房压可下降 30%~50% 以上。因为外周血管扩张,血液常有淤滞现象,循环时间可延长 2 倍以上。阻滞区血管扩张还可导致体位性低血压,患者头高位时流向下半身的血液量明显增多,回心血量减少,容易引起血压进一步下降。

椎管内麻醉对呼吸功能的影响取决于阻滞平面的高度,尤以运动神经阻滞范围更为重要。高平面蛛网膜下腔阻滞时,运动神经阻滞导致肋间肌麻痹,影响呼吸肌收缩,可使呼吸受到不同程度的抑制,表现为胸式呼吸减弱甚至消失。但只要膈神经未被麻痹,就仍能保持基本的肺通气量。如膈肌也被麻痹,则深呼吸受到影响,呼吸储备能力明显减弱,临床多表现为不能大声讲话,甚至可能出现鼻翼扇动及发绀。需注意因肋间肌麻痹削弱咳嗽能力,使痰不易咳出,有阻塞呼吸道的可能。

由于交感神经被阻滞,迷走神经兴奋性增强,胃肠蠕动亢进,容易产生恶心、呕吐。由于血压降低,肝脏血流也减少,肝血流减少的程度同血压降低的幅度成正比。胰腺及肾脏内血流速度可明显减慢,但一般对脏器功能无明显影响。蛛网膜下腔阻滞麻醉使膀胱内括约肌收缩及膀胱逼尿肌松弛,膀胱排尿功能受抑制导致尿潴留,患者常常需要使用尿管。

参 考 文 献

1. Miller RD. Anesthesia. 7th Ed. New York：Churchill Livingstone，2009.
2. 庄心良，曾因明，陈伯銮. 现代麻醉学. 第 3 版. 北京：人民卫生出版社，2008.
3. 盛卓人. 实用临床麻醉学. 第 3 版. 科学出版社，1996.

五、蛛网膜下腔麻醉的实施

蛛网膜下腔阻滞起效快，循环系统在短时间内波动剧烈，若麻醉准备工作不足极易导致并发症，因此细致周密的麻醉前准备非常重要。参照全身麻醉的准备标准，除可靠的给氧设备、吸引设备外，必备麻黄碱、阿托品等抢救药物，给药前适度扩容保证足够的循环血量。操作中应时刻注意严格无菌技术。

患者的体位可以选择侧卧位、坐位和俯卧位，体位的摆放应最有利于低比重、等比重或重比重的药液向支配手术区域的神经扩散。侧卧位最常用，该体位较少依赖于助手且可给予更深的镇静；坐位适用于低位腰段及骶神经感觉平面的阻滞，或者肥胖、脊柱侧弯等不易确定脊柱中线的特殊情况；俯卧位一般采用低比重局麻药液，患者自己可以在未麻醉时摆体位（通常手术时维持此体位），减少麻醉后摆体位损伤的机会。

使用细针及推开硬膜纤维的针头（如铅笔头样锥形尖端）穿刺可降低穿破硬膜后头痛的发生率，多次穿刺可能增加头痛的机会。通常选腰 3～4 棘突间隙穿刺，此处蛛网膜下腔间隙较宽而且安全。穿刺方法有正中直入法和旁入法。当穿刺针到达蛛网膜下腔时，可有阻力突然消失的"落空感"。若拔出针芯后无脑脊液流出，可以试着以 90°为单位旋转穿刺针，或将穿刺针继续插入几毫米（针尖无顶到骨质样的感觉）。若仍然未见脑脊液，且针的深度与估计的穿刺深度（皮肤到蛛网膜）相符，则应拔出穿刺针重新穿刺。无脑脊液流出的常见原因是穿刺针偏离了中线，虽然针在硬膜外腔但偏离了硬膜囊。另一个穿刺失败的原因是穿刺针最初与头侧成角太大。脑脊液顺利流出后，操作者应以一只手手背（一般用非利手）紧靠患者后背并以拇指、示指和中指固定穿刺针，另一只手将装有治疗剂量局麻药的注射器与穿刺针相连接，抽吸顺畅后以约 0.2ml/s 的速度注射麻醉药；注射完毕后，抽出 0.2ml 脑脊液并再注入蛛网膜下腔，以确认穿刺针位置并清除针内残留局麻药。

目前国内常用于蛛网膜下腔麻醉且相对安全的局麻药有布比卡因、罗哌卡因和丁卡因。常用的重比重局麻药一般通过加 5％～10％的葡萄糖液来配制，如葡萄糖液配制成的 0.5％罗哌卡因；等比重局麻药如 0.5％或 0.75％的布比卡因原液；而轻比重局麻药一般用无菌蒸馏水配制，如无菌蒸馏水配制成的 0.1％～0.33％丁卡因液。

蛛网膜下腔麻醉阻滞平面和多个因素相关。比较重要的因素包括：穿刺间隙、穿刺针侧孔方向、局麻药的容量、局麻药的比重、患者的体位以及患者本身的一些特征（如体重、脑脊液的容量和密度）。注入蛛网膜下腔的局麻药首先被脑脊液稀释，并随脑脊液的流动进行扩散。受体位和药液比重的影响，重比重溶液向低处移动，轻比重溶液向高处移动。当应用等比重药液且平卧时，注射部位药液浓度最高，并向头侧及骶侧扩散。当应用重比重局麻药液且平卧时，注入到蛛网膜下腔的局麻药将向胸 5 和骶部两个最低部位扩散。临床上利用这种扩散特性，欲获得高平面麻醉可降低头部，反之抬高，来调整所需麻醉阻滞平面。但体位的影响主要在 5～10 分钟内起作用，一旦平面确定后，则体位的影响较少。因此，应在此时间内根据药液比重，通过改变体位调节麻醉平面。

参 考 文 献

1. Miller RD. Anesthesia. 7th Ed. New York：Churchill Livingstone，2009.
2. 庄心良，曾因明，陈伯銮. 现代麻醉学. 第 3 版. 北京：人民卫生出版社，2008.

六、蛛网膜下腔麻醉的常见并发症

【循环抑制】　如前所述，蛛网膜下腔麻醉后，由于阻滞平面内交感神经血管收缩纤维被阻滞，引起阻滞范围内血管扩张，回心血量急剧下降；同时迷走神经兴奋性相对增强，心率减慢，处理不及时可继发严重循环功能衰竭。研究表明：蛛网膜下腔麻醉后右房压下降 36％以上，当有血管内容量缺失时尤为明显，可达 66％。低血压发生率超过 40％，心搏骤停发生率约为 0.07％。由于交感神经阻滞平面通常比感觉阻滞平面高 2～6 个节段，如果感觉阻滞平面达到胸 4，则源于胸 1～4 的心脏加速纤维可能被完全阻滞。虽然蛛网膜下腔阻滞时引起心搏骤停的因素很多，通常由于前负荷下降而产生的迷走神经反射起主要作用。Baron 等发现，心脏迷走张力的增高始于静脉回流的下降。前负荷的下降可通过心脏自身的神经反射引起严重心动过缓，有三种可能的反射机制:第一种是存在于心肌细胞内的起搏牵张感受器,该感受器起着牵张反射的作用,静脉回流的减少导致张力下降,心率减慢;第二种反射可能和右心房及腔静脉内的低压感受器反射相关(Bainbridge 反射);第三种是 Bezold-Jarish 反射,位于左心室壁的压力感受器,当左心室容量降低时,通过该反射使心率减慢,以增加左室充盈时间,增加心搏量。

蛛网膜下腔阻滞时发生中度心动过缓(脉率<50 次/分)的危险因素包括:基础心率小于 60 次/分,ASA 分级Ⅰ级(和Ⅲ级Ⅳ级相比),服用 β-受体阻滞剂,阻滞平面超过胸 6,年龄小于 50 岁,PR 间期延长。当具有 2 个以上危险因素时,发生严重心动过缓和心搏骤停的几率大大增加。

因此,选择蛛网膜下腔麻醉时,必须维持足够的前负荷:蛛网膜下腔阻滞给药前预防性给予静脉补液;给予缩血管药或调整患者体位(头低位)增加静脉回心血量。对于发生心动过缓的患者,可给予阿托品、麻黄碱治疗,必要时予肾上腺素。

【恶心呕吐】 蛛网膜下腔麻醉恶心呕吐的发生率较高,给药后即刻发生的恶心呕吐多因循环呼吸被抑制引起脑缺氧所致。术中发生恶心呕吐,还要考虑麻醉后胃肠蠕动亢进以及手术时内脏牵拉等因素的影响。当患者发生恶心呕吐时,如因麻醉平面过高、血压下降所引起,应用缩血管药物提升血压及辅助吸氧多能解除。如因呼吸抑制引起,需予以辅助呼吸才能缓解。如为手术牵拉刺激引起,施行内脏神经阻滞或静脉给予适度镇静镇痛药等可缓解。

【头痛】 在蛛网膜下腔硬膜外联合阻滞针应用以前,头痛(postdural puncture headache,PDPH)是蛛网膜下腔阻滞后比较常见的并发症,发生率约为 1%。多发生在麻醉作用消失后数小时至 24 小时内,2~3 天最剧烈,在 7~14 天消失,少数人持续时间较长。典型症状为严重的额部或枕部疼痛,有时伴颈部疼痛。头痛症状站立时加重,平卧时减轻,部分患者可出现畏光、恶心、呕吐和耳鸣等症状。

头痛的原因至今尚未清楚,一般认为是蛛网膜穿破后脑脊液外漏,造成颅压降低所致。因此,应尽量选用细针穿刺,减少脑脊液外漏。现今所普遍使用的联合阻滞穿刺针中的腰穿针不仅细而且为铅笔尖样设计,可减少对硬脊膜和蛛网膜的损伤,因而显著降低脊髓麻醉后头痛发生率。

除选用细针穿刺、避免反复穿刺外,预防蛛网膜下腔阻滞后头痛的方法还包括静脉输入足够的液

体、术后去枕平卧等。如果发生头痛,一般应持续平卧,予口服咖啡因或非甾体抗炎药,每天多饮水或静脉补液,硬膜外注射 5% 葡萄糖或生理盐水。目前较好的治疗手段为硬膜外腔血补丁疗法(有效缓解率超过 70%),可在穿刺部位一次性注射自体血 10~15ml。但必须严格无菌操作,并且由有经验的麻醉专家进行。

【尿潴留】 主要因为支配膀胱的副交感神经纤维较细,对局麻药很敏感,阻滞后恢复较晚所致。即使皮肤感觉恢复,仍可发生尿潴留。当然也可能因为下腹部手术刺激膀胱或会阴、肛门手术引起疼痛造成。患者不习惯卧位排尿也是很重要的因素。蛛网膜下腔阻滞后尿潴留一般在 1~2 天恢复。个别尿潴留时间过长,同时肛门部皮肤感觉麻痹,可能为暂时性膀胱麻痹,需要留置尿管,多在 1 周内恢复。

【短暂神经根刺激症状】 短暂神经根刺激症状(transient neurologic symptom,TNS)首先由 Schneider 在 1993 年报道,所用局麻药为 5% 重比重利多卡因。TNS 出现在椎管内麻醉作用消失、神经功能完全恢复后的几小时至 24 小时,一般持续 2~10 天。患者表现为钝痛、放射痛,以臀部为中心呈放射性向下肢扩散,疼痛程度轻重不一。与马尾综合征(表现为下肢无力,直肠膀胱功能受损)不同,TNS 并不遗留感觉和运动损害,脊髓和神经根的影像学、神经电生理均无改变,因而目前认为其原因和局麻药对脊神经的直接毒性相关。其他可能的因素还包括:神经根炎,穿刺损伤,体位等原因使神经受压、缺血等。所有局麻药在脊髓麻醉后均可发生 TNS,但利多卡因明显高于其他局麻药。有研究表明:利多卡因蛛网膜下腔阻滞后 TNS 发生率可高达 17%,其相对危险度是布比卡因等其他局麻药的 4~7 倍多,且与所用剂量、比重、渗透压及有无脑脊液稀释无关。发生 TNS 的危险因素包括:术中采用膀胱截石位、膝关节镜手术、肥胖、过早活动等。TNS 发生后,应根据病情予以神经营养药、激素及非甾体抗炎药治疗。

鉴于现有的局麻药几乎都存在神经毒性问题,行脊髓麻醉时应注意:尽量用低浓度,最低有效剂量的局麻药;尽量避免使用利多卡因,而选择相对安全的布比卡因、罗哌卡因;联合阻滞,硬膜外需给药时,宜采用分次给药;禁用血管收缩药;尽量避免穿刺置管时的神经根刺激症状,避免多次反复穿刺。

参 考 文 献

1. 庄心良,曾因明,陈伯銮. 现代麻醉学. 第 3 版. 北京:人民

卫生出版社,2008.

2. 彭昆,韩如泉,王保国.椎管内麻醉后短暂性神经综合征.中国康复理论与实践,2006,12(9):793-794.

3. Miller RD. Anesthesia. 7th ed. New York:Churchill Livingstone,2009.

4. Zaric D,Pace NL. Transient neurologic symptoms(TNS) following spinal anaesthesia with lidocaine versus other local anaesthetics. Cochrane Database Syst Rev,2009,15 (2):CD003006.

5. Zaric D,Christiansen C,Pace NL,et al. Transient neurologic symptoms after spinal anesthesia with lidocaine versus other local anesthetics:a systematic review of randomized, controlled trials. Anesth Analg, 2005, 100 (6): 1811-1816.

6. Sprigge JS,Harper SJ. Accidental dural puncture and post dural puncture headache in obstetric anaesthesia:presentation and management:a 23-year survey in a district general hospital. Anaesthesia,2008,63(1):36-43.

7. Di Cianni S,Rossi M,Casati A,et al. Spinal anesthesia:an evergreen technique. Acta Biomed,2008,79(1):9-17.

8. Pollard JB. Cardiac arrest during spinal anesthesia:common mechanisms and strategies for prevention. Anesth Analg,2001,92(1):252-256.

七、硬膜外麻醉的实施

【穿刺体位及穿刺部位】 常用的穿刺体位有侧卧位及坐位两种,临床上主要采用侧卧位,而重度肥胖的患者适合采用坐位。具体的体位摆放要求与蛛网膜下腔麻醉的方法相同。然而,和蛛网膜下腔麻醉不同的是,硬膜外麻醉中穿刺点的位置高低直接决定了麻醉阻滞平面的高低。因此硬膜外穿刺点应根据手术部位进行选定,一般取支配手术范围中央的相应棘突间隙。通常上肢手术穿刺点选在胸3~4棘突间隙,上腹部手术选在胸8~10棘突间隙,中腹部手术选在胸9~11棘突间隙,下腹部手术选在胸12至腰2棘突间隙,下肢手术选在腰3~4棘突间隙,会阴部手术选在腰4~5棘突间隙。但是也有一些器官的神经支配和其解剖部位没有相关性。比如,子宫虽然位于盆腔内,但子宫颈部的神经支配位于胸10;睾丸虽然位于会阴部,但其神经支配也位于胸10。穿刺定位一般参考体表解剖标志:如颈部明显突出的棘突,为颈7棘突;两侧肩胛冈连线交于胸3棘突;两侧肩胛下角连线交于胸7棘突;两侧髂嵴最高点连线交于腰4棘突或腰3~4棘突间隙。

【穿刺方法】 硬膜外间隙穿刺术有直入法和旁入法两种。颈椎、胸椎上段及腰椎的棘突相互平行,多主张用直入法;胸椎的中下段棘突呈叠瓦状,间隙狭窄,穿刺困难时可用旁入法。老年人棘上韧带钙化、脊柱弯曲受限制者,一般宜用旁入法。

硬膜外穿刺的穿刺手法和穿刺路径基本与蛛网膜下腔穿刺相同,两者的区别主要在于后者穿刺针要穿破硬脊膜到达蛛网膜下腔,而前者的穿刺针不穿破硬脊膜停留在硬膜外腔。而硬膜外穿刺技术中的关键点就是判断穿刺针是否已到达硬膜外腔。临床上判断硬膜外间隙的方法有很多,其中包括:

1. 穿破黄韧带后阻力突然消失导致的突破感。

2. 负压试验 穿刺针抵达黄韧带后,拔出针芯,于针尾置一滴液体(悬滴法)或于针尾置一盛有液体的玻璃接管(玻璃法),当针尖穿透黄韧带进入硬膜外间隙时,悬滴(或管内液体)被吸入,此种负压现象于颈胸段穿刺时比腰段清楚。

3. 阻力试验 用一个5ml注射器装少量(2~3ml)生理盐水并保留一小气泡(约0.25ml),接上穿刺针。轻轻推动注射器芯,如有阻力,则气泡压缩变小,说明针尖未在硬膜外腔,如无任何阻力,气泡不被压缩,说明在硬膜外腔。同样于注射器内(无阻力空气注射器)装数毫升空气,如针尖不在硬膜外腔时,则注气有明显阻力,在硬膜外腔则注气无阻力(硬膜外腔以少注入空气为宜,因为空气团块可能影响局麻药扩散,也可能进入血液循环引起空气栓塞)。

4. 抽吸试验(硬膜外间隙抽吸无脑脊液)。

5. 置管试验(在硬膜外间隙置管无阻力)。

6. 试验用药也可初步判断是否在硬膜外间隙。

但是没有任何一项单一的方法对于硬膜外间隙的判断具有足够的敏感性和特异性。因此,在临床当中通常需要联合多项判断方法才能准确地判断硬膜外间隙,符合的指征越多,穿刺成功的可能性就越大。

确定针尖已进入硬膜外间隙后,即可经针蒂插入硬膜外导管。硬膜外导管放入硬膜外腔的长度(即:除去皮肤到黄韧带之间的穿刺距离之后的长度)最好是2~3cm。置入长度过短容易导致导管脱出硬膜外腔;置入长度过长容易导致导管打折及尖端位置不佳,影响阻滞效果。有研究提示,硬膜外导管放置之前先向硬膜外腔注射少量空气或生理盐水能够降低意外血管内置管的几率。

硬膜外导管放置完毕后在导管尾端接上注射器,回抽无血或脑脊液后,注入少许生理盐水,如无阻力即可固定导管。置管过程中如患者出现明显的肢体异感或弹跳,提示导管偏于一侧而刺激脊神经根,为避免脊神经损害,应将穿刺针与导管一并拔出,重新穿刺置管。

【硬膜外阻滞的常用药物】　用于硬膜外阻滞的局麻药应该具备弥散性强、穿透性强、毒性小、起效快、维持时间长等特点。目前常用的局麻药有利多卡因、丁卡因、布比卡因及罗哌卡因。利多卡因作用快,5～12分钟即可发挥作用,在组织内浸透扩散能力强,所以阻滞完善,效果好,常用1％～2％浓度,作用持续时间约为1.5小时,成年人一次最大用量为400mg。丁卡因常用浓度为0.25％～0.33％,10～15分钟起效,作用时间3～4小时,一次最大用量为60mg。布比卡因常用浓度为0.5％～0.75％,4～10分钟起效,作用时间可维持4～6小时。

罗哌卡因是一种新型的长效酰胺类局麻药。该药物的镇痛效果和镇痛时间与布比卡因相当,但其中枢神经系统毒性和心脏毒性却明显小于布比卡因,而且低浓度罗哌卡因具有明显的感觉与运动神经阻滞分离现象。临床当中罗哌卡因的常用浓度为0.375％～0.75％,当外科手术需要较强的肌松作用时,可将罗哌卡因的浓度提高到1％,总剂量可用到150～200mg,10～20分钟起效,作用持续时间为4～6小时。由于低浓度罗哌卡因具有明显的感觉-运动阻滞分离的特点,临床上常将罗哌卡因用于硬膜外术后镇痛及无痛分娩。罗哌卡因硬膜外镇痛的常用浓度为0.2％,总剂量可用至12～28mg/h。

在临床当中,为了取长补短,通常将长效局麻药和短效局麻药联合使用,以达到起效快且作用维持时间长的目的,比如1％利多卡因和0.5％罗哌卡因混合液。

局麻药中加用肾上腺素,能够减慢硬膜外腔药物的吸收,延长药物的作用时间。肾上腺素的浓度应以达到局部血管轻度收缩而无明显全身反应为原则。一般浓度为1：200 000,即20ml药液中可加0.1％肾上腺素0.1ml,高血压患者应酌减。

参考文献

1. Zarzur E. Genesis of "true" negative pressure in the lumbar epidural space: A new hypothesis. Anaesthesia, 1984, 39:1101.
2. Philip BK. Effect of epidural air injection on catheter complications: Experience in obstetric patients. Reg Anesth, 1985, 10:21.
3. Verniquet AJW. Vessel puncture with epidural catheters. Anaesthesia, 1980, 35:660.
4. D'Angelo R, Berkebile BL, Gernacher JC. Prospective examination of epidural catheter insertion. Anesthesiology, 1996, 84:88.
5. Lynch C. Depression of myocardial contractility in vitro by bupivacaine, etidocaine, and lidocaine. Anesth Analg, 1986, 65:551.
6. Kasten GW. Amide local anesthetic alterations of effective refractory period temporal dispersion: Relationship to ventricular arrhythmias. Anesthesiology, 1986, 65:61.
7. Moeller R, Covino BG. Cardiac electrophysiologic properties of bupivacaine and lidocaine compared with those of ropivacaine, a new amide local anesthetic. Anesthesiology, 1990, 72:322.
8. McClure JH. Ropivacaine. Br J Anaesth, 1996, 76:300.
9. Miller RD. Anesthesia. 7th ed. New York: Churchill Livingstone, 2009.

八、硬膜外麻醉的管理

【试验剂量】　穿刺置管后,不论穿刺过程是否顺利、其他硬膜外间隙判断指征是否确切,都应先经导管注射试验剂量,以进一步判断导管的位置。注射2％利多卡因(可含1：200 000的肾上腺素)3ml后观察5～10分钟,如果患者产生了明显的感觉和运动神经阻滞,基本能够满足手术的需求,则提示导管进入了蛛网膜下腔;如果患者没有产生阻滞平面,心率却增加了20次/分以上,则提示导管进入了血管内;如果患者几个节段的皮肤出现双侧感觉神经阻滞,则提示导管位于硬膜外腔内。此外,从试验剂量所出现的阻滞范围及血压波动幅度,可了解患者对药物的耐受性以指导继续用药的剂量。

【给药剂量及方法】　给予试验剂量提示导管位置正确后,可每隔5分钟注入3～5ml局麻药,直至阻滞范围满足手术要求为止;也可根据临床经验一次性注入预定量,用药的总和即首次总量,也称初量,一般需10～15ml,之后可以根据药物的作用持续时间定期给予5～10ml或追加首次用量的1/3～1/2,直至手术结束。

【影响阻滞范围的因素】
1. 药物容量和注射速度　决定硬膜外阻滞范围的最主要因素是药物的容量,容量愈大,注射速度愈快,阻滞范围愈广;反之,则阻滞范围窄。但临床实践证明,快速注药对扩大阻滞范围的作用有限。
2. 导管的位置和方向　导管向头侧时,药物易向头侧扩散;向尾侧时,则可多向尾侧扩散1～2个节段,但仍以向头侧扩散为主。如果导管偏于一侧,可出现单侧麻醉,偶尔导管误入椎间孔,则只能阻滞几个脊神经根。

3. 患者的情况　婴幼儿、老年人硬膜外间隙小，用药量须减少。妊娠后期，由于下腔静脉受压，间隙相对变小，药物容易扩散，用药量也须减少。某些病理因素，如脱水、血容量不足等，可加速药物扩散，用药应格外慎重。

而决定阻滞深度及作用持续时间的主要因素则是药物的浓度。根据穿刺部位和手术要求的不同，应对局麻药的浓度作不同的选择。以利多卡因为例，用于颈胸部手术，以 1%～1.3% 为宜，浓度过高可引起膈肌瘫痪；用于腹部手术，为达到腹肌松弛要求，需用 1.5%～2% 浓度。此外，浓度的选择与患者全身情况有关，健壮患者所需的浓度宜偏高，虚弱或年老患者浓度要偏低。

参 考 文 献

1. Norris MC, Ferrenbach D, Dalman H, et al. Does epinephrine improve the diagnostic accuracy of aspiration during labor epidural analgesia? Anesth Analg, 1999, 88: 1073-1076.

2. Miller RD. Anesthesia. 7th ed. New York: Churchill Livingstone, 2009.

3. 庄心良, 曾因明, 陈伯銮. 现代麻醉学. 第 3 版. 北京: 人民卫生出版社, 2008.

九、硬膜外麻醉的常见并发症

硬膜外阻滞的并发症既可发生在穿刺时，也可发生在阻滞后数小时或数天。仅极少数并发症会留下永久性后遗症。大多数严重并发症能够预防，发生并发症后要诊断正确、处理及时。

【局麻药全身中毒反应】

1. 发生机制　常见的局麻药中毒反应是由局麻药误入血管所致，据文献报道发生率在 0.2%～2.8%。硬膜外腔有丰富的静脉血管丛，腹内压明显增高的患者（如足月妊娠患者，硬膜外腔中静脉明显扩张）及穿刺途径偏离正中线时，更容易穿刺进入血管。

2. 临床表现　局麻药物的毒性反应主要表现在中枢神经系统和心血管系统。而中枢神经系统对局麻药的反应比心脏更为敏感，因此当患者发生局麻药中毒时，首先会出现舌头麻木、头晕、耳鸣等神经系统兴奋症状。有些患者甚至会出现精神错乱，企图坐起来并要拔掉静脉输液针，这些患者往往被误认为癔症发作。随着毒性的增加，患者可以有肌颤，肌颤往往是抽搐的前兆，病情进一步发展可出现

典型的癫痫样抽搐。如果血药浓度继续升高，患者的兴奋性传导通路和抑制性传导通路同时受到抑制，则会进一步发生昏迷。

如果血药浓度非常高，局麻药可直接抑制心肌的传导和收缩，对血管运动中枢及血管床的作用可能导致严重的血管扩张，使患者出现低血压、心率减慢，最后可能导致心脏停搏。很多研究表明，脂溶性和蛋白结合率高的局麻药（如布比卡因）可能会引起严重的心律失常，甚至是心室纤颤，这可能与其影响心肌细胞离子通道的特征有关。使用这些局麻药时，心血管系统的毒性反应甚至有可能先于神经系统的毒性反应。

3. 治疗方法　当患者发生局麻药物中毒反应时，可能会出现惊厥抽搐、低氧血症、高二氧化碳血症、酸中毒等症状，因此要迅速采取镇静、给氧、面罩辅助呼吸等对症处理措施。一般情况下，地西泮能够有效控制局麻药中毒导致的惊厥抽搐，如果地西泮无法控制，可能需要使用肌松药物，并给予气管插管和呼吸机辅助呼吸。

当然，治疗局麻药中毒反应最有效的方法是预防局麻药物误入血管。而标准的硬膜外操作规范是预防局麻药物误入血管的重要保障。穿刺成功后，注射器回抽没有血液流出，麻醉给药之前使用试验剂量等方法有助于避免大剂量局麻药物进入血管内而导致毒性反应。但亦有少数病例报道发现，穿刺针或硬膜外导管误入血管后，因导管开口处被凝血块堵住而不见出血，当注药后小凝血块被推开，局麻药直接注入血管内而引发毒性反应。因此，每次给药之前均应回抽注射器，没有血液和脑脊液流出时方可给予局麻药物。

【误入蛛网膜下腔】　硬膜外麻醉所使用的局麻药剂量远远高于蛛网膜下腔阻滞的用药量，用作硬膜外麻醉的局麻药部分或全部误入蛛网膜下腔造成全脊髓神经甚至脑神经被阻滞的严重后果称为全脊麻。全脊麻是硬膜外麻醉最严重的并发症，它的严重性就在于可使患者呼吸心跳停止。案例 4 中的患者就是导管误入蛛网膜下腔而未被发现，导致全脊麻。

据报道，全脊麻的发生率平均为 0.24%（0.12%～0.57%）。由于硬膜外穿刺针孔较大，误入蛛网膜下腔有脑脊液流出。但是，如果穿刺针斜面部分进入蛛网膜下腔，或使用多孔硬膜外导管，远端孔可能进入蛛网膜下腔而近端孔在硬膜外间隙，这些情况下脑脊液不易流出，但注入硬膜外阻滞量

的局麻药很有可能出现全脊麻。

1. 临床表现　全脊麻的主要特征是给药后迅速发生广泛的感觉和运动神经阻滞。全部脊神经支配区域无痛觉,临床上可能测不出麻醉平面。先驱症状包括说话无力或无声、呼吸肌麻痹、静息通气量锐减,严重时则出现呼吸停止、意识消失。由于广泛的交感神经阻滞,低血压是最常见的临床表现,严重的患者可直接出现心搏骤停。

2. 处理原则　全脊麻的处理原则是维持患者呼吸及循环功能。轻症患者,可以采用面罩加压给氧;而重症神志消失的患者或给予大剂量局麻药物(15～20ml以上)的患者,应行气管插管人工通气。立即采取头低脚高位,并加速输液,给予血管活性药物以维持心率和血压。在此过程中,往往不需要使用太多的镇静药物,因为患者一般对这个过程都没有记忆。如果维持呼吸和循环稳定,30分钟后患者一般可恢复清醒。

3. 预防措施　尽管全脊麻来势凶猛,并会直接威胁患者的生命安全,但只要诊断和处理及时,大多数患者均能恢复。因此积极预防并警惕全脊麻的先驱症状是防治全脊麻的关键。

全脊麻的预防措施中强调标准的硬膜外麻醉操作规范。全量局麻药注射前要注射试验剂量,观察5～10分钟无脊麻表现时方可注射全量局麻药;如果给予试验剂量后患者出现异常广泛的阻滞范围,需高度警惕导管误入蛛网膜下腔的可能(比如病例4);改变体位后若须再次注药,应再次注入试验剂量;麻醉中若患者发生躁动可能使导管移位而刺入蛛网膜下腔;同时每次追加局麻药物前须回抽注射器,无脑脊液流出方可给药。

【意外硬脊膜穿破和头痛】　意外硬脊膜穿破是硬膜外阻滞最常见的并发症之一。据报道,其发生率高达1%。意外硬脊膜穿破除了会引起阻滞平面过高及全脊麻外,其最常见的并发症还是术后头痛。由于硬膜外腔穿刺针较粗,刺破硬脊膜遗留较大的穿破孔,其头痛发生率较高,为30%～76.5%。

1. 临床表现及机制　典型的意外硬脊膜穿破后头痛与患者的体位有关,即直立位头痛加剧而平卧后好转。头痛常出现于穿刺后6～72小时。头痛的原因可能与脑脊液漏有关。由于蛛网膜下腔中的脑脊液压高于硬膜外腔压,形成的压差将促使脑脊液经穿刺孔漏到硬膜外腔,可导致脑压过低,脑组织沉向枕骨大孔,使颅内血管神经受到牵拉,可诱发PDPH,其特点是在起床或抬头时头痛加剧,头痛一

般出现于穿刺后6～72小时。

2. 治疗方法　针对PDPH,目前有很多治疗方法,例如卧床休息、液体疗法、大剂量咖啡因治疗、类固醇治疗和自体血硬膜外修补疗法等。其中最有效的方法是硬膜外注入自体血进行充填治疗,这种硬膜外血充填法能够封住硬膜上的穿刺孔,防止脑脊液继续流出,从而提高脑脊液压力,能迅速缓解头痛,有效率达90%。

一旦诊断为PDPH,应尽快行硬膜外血充填治疗,治疗越早效果越好。抽取自体血10～15ml注入硬膜外腔,不需要在血中加入抗凝剂,因靠凝血块来堵塞穿刺孔。操作时注意无菌技术。

【神经损伤】　硬膜外阻滞后出现持久的神经损伤比较罕见。据英国的一个回顾性调查表明,50 000例接受硬膜外阻滞的产科患者,仅3例出现严重的神经损伤。1例为截瘫(可能由蛛网膜炎所致),1例为硬膜外血肿,1例为硬膜外脓肿,后2例患者都经手术治愈。引起神经损伤的四个主要原因为:操作损伤、脊髓前动脉栓塞、粘连性蛛网膜炎及椎管内占位性病变引起的脊髓压迫。现分述如下。

1. 操作损伤　通常由穿刺针和硬膜外导管对神经根或脊髓的机械损伤所致。患者往往在穿刺时就感觉疼痛,神经纤维的损伤可能会导致持久的神经病变,但大多数患者的症状(如截瘫、疼痛、麻木)均可在数周之内缓解。

脊髓损伤所导致的后果较为严重,但是如果能够早期采取积极的治疗措施,也可以避免或减少术后长期后遗症的发生。治疗措施包括:脱水治疗减轻水肿造成的继发性损害(即:水肿造成脊髓内血管的受压,导致脊髓缺血性损伤);早期使用皮质类固醇防止溶酶体破坏,减轻脊髓损伤后的自体溶解。

当然最重要的治疗方法仍然是加强预防。穿刺过程中,严格遵守操作规范;动作轻柔;患者出现异感或疼痛时立即停止穿刺,拔出穿刺针更换穿刺路径。

2. 脊髓前动脉栓塞　脊髓前动脉栓塞可迅速引起永久性无痛性截瘫,因脊髓前侧角受累(缺血性坏死),故表现为以运动功能障碍为主的神经症状。脊髓前动脉实际上是一根终末动脉,易遭缺血性损害。诱发脊髓前动脉栓塞的因素有:严重的低血压,钳夹主动脉,局麻药中肾上腺素浓度过高引起血管持久痉挛以及原有血管病变者(如糖尿病)。

3. 粘连性蛛网膜炎　粘连性蛛网膜炎是一种严重的并发症,患者不仅会发生截瘫,而且会发生慢

性疼痛。通常是在麻醉过程中由于错误操作将某些特殊药物,比如氯化钙、氯化钾、硫喷妥钠、乙醇及各种去污剂注入硬膜外间隙而导致的。

4. 脊髓压迫　引起脊髓压迫的原因又可分为硬膜外血肿及硬膜外脓肿,其主要临床表现均为严重的背痛。硬膜外血肿的起病快于硬膜外脓肿,两者均需尽早手术减压。

1)硬膜外血肿:硬膜外血肿是硬膜外麻醉并发截瘫的首要原因。硬膜外间隙有丰富的静脉丛,穿刺出血率为2%～6%,但形成血肿出现并发症的仅为0.001 3%～0.006%。导致硬膜外血肿的直接原因是患者凝血机制障碍或使用抗凝药物治疗。在凝血机制正常的患者中,同一部位反复穿刺也是导致硬膜外血肿形成的重要原因。如案例3中的患者既往没有凝血功能障碍的病史,也没有使用抗凝药物,但手术后出现了剧烈的背痛,随后短时间内出现截瘫症状,即为典型的硬膜外麻醉后硬膜外血肿形成的病例。

临床表现:开始时背痛,短时间后出现肌无力及括约肌功能障碍,最后发展到完全性截瘫。诊断主要依靠脊髓受压迫所表现的临床症状及体征,椎管造影、CT或MRI对于明确诊断很有帮助。

预防措施:有凝血功能障碍及正在使用抗凝治疗的患者应避免椎管内麻醉;穿刺及置管时动作应轻柔,切忌反复穿刺;万一发生硬膜外腔出血,可用生理盐水多次冲洗,待血色回流变淡后改用其他麻醉。既往认为,使用阿司匹林的患者需停药5～7天以后方能实施硬膜外麻醉。然而最近的研究却显示,使用阿司匹林的患者实施硬膜外麻醉时硬膜外血肿的发生率并没有增加。但对于其他抗血小板药物是否会增加硬膜外血肿的发生率,目前还没确切的研究证据,对于服用这些药物的患者应慎行硬膜外麻醉。有关抗凝药物和硬膜外血肿发生率关系的研究资料更少,因为对于使用抗凝治疗的患者麻醉医师往往不愿意采用硬膜外麻醉。尽管目前研究资料较少,但是有研究者认为使用普通肝素抗凝的患者,必须等凝血功能基本恢复正常后(PT恢复正常)方可实施椎管内麻醉。对于使用低分子肝素(LMWH)抗凝的患者实施椎管内麻醉,目前美国有一套共识可供参考:

使用LMWH抗凝的患者末次给药后至少10～12小时方可实施椎管内麻醉;

手术结束后至少12小时方可使用LMWH抗凝;

手术后硬膜外或蛛网膜下腔镇痛导管需在LMWH末次给药后10～12小时方可拔除,导管拔除后至少2小时方可使用LMWH抗凝。

临床预后:患者的预后主要取决于早期诊断和及时手术,手术延迟者常致永久残疾,所以,争取时机尽快手术减压是治疗的关键。

2)硬膜外脓肿:硬膜外脓肿为硬膜外间隙感染所致。其临床表现为:经过1～3天或更长的潜伏期后出现头痛、畏寒及白细胞增多等全身征象。局部的重要症状是背痛,其部位常与脓肿的发生部位一致,疼痛很剧烈,咳嗽、弯颈及屈腿时加剧,并有叩击痛。在4～7天出现神经症状,开始为神经根受刺激出现的放射状疼痛,继而肌无力,最终截瘫。

与硬膜外血肿一样,患者的预后取决于手术的早晚,手术延迟者可致终身瘫痪。硬膜外脓肿的治疗效果较差,应强调预防为主,麻醉用具及药品应严格无菌,遵守无菌操作规程。凡局部有感染或有全身性感染疾病者(败血症),应禁行硬膜外阻滞。

【导管折断】　这是连续硬膜外阻滞的并发症之一,发生率为0.057%～0.2%。

1. 发生原因

(1)穿刺针的切割:当导管尖端越过穿刺针斜面又不能继续进入时,正确的处理方法是将穿刺针连同导管一并拔出,然后再次穿刺。若错误地将导管单独拔出,则已进入硬膜外间隙的导管可能会被锐利的穿刺针斜面切断。

(2)导管质地不良:导管质地不良或多次使用后变硬变脆时,可能会发生导管折断现象。如果导管需要留置,应采用聚四氯乙烯为原料的导管,即便如此留置导管也不宜超过72小时,若需继续保留者应每3天更换一次导管。导管穿出皮肤的部位,应用棉纤维衬垫,避免导管在此处呈锐角弯曲。

(3)拔出困难:骨关节炎患者的椎板或脊椎韧带可将导管夹住,出现拔管困难,若强力拔出会拉断导管。此时应让患者再处于原先穿刺时相同的体位,慢慢往外拔。椎旁肌群强直者可用热敷或在导管周围注射局麻药,这些措施有利于导管拔出。也可将钢丝管芯消毒后再插入导管内,深度大约在皮下,慢慢往外拔,钢丝在导管内衬托,可以均匀用力,一旦导管活动,便可顺利拔出。置管过深,导管在硬膜外间隙过长,易于围绕成结,须切开各层组织至打结部位方能取出,强力拔管必然拉断导管。有建议留置导管3天,以便导管周围形成管道,管道形成后有利于拔出导管。置管深度以硬膜外间隙留置2～3cm为宜,以免打结。

2. 处理原则 传统的原则是体内存留异物应尽可能取出，但遗留的导管残端不易定位，即使采用不透 X 线的材料制管，在 X 线平片上也很难与骨质分辨，常导致手术失败。而残留导管一般不会引起并发症，无活性的聚四乙烯导管取出时会造成较大创伤，所以实际上没有必要进行椎板切除手术以寻找导管。大量临床经验证明，即使进行此类手术也无法找到导管。最好的办法是向患者家属说明，同时应继续观察。如果术毕即发生断管，且导管断端在皮下，可在局麻下做小切口取出。

参 考 文 献

1. Horlocker T T, Wedel DJ. Neurological complications of spinal and epidural anesthesia. Reg Anesth Pain Med, 2000,25:83-98.

2. Liu PL, Feldman HS, Giasi R, et al. Comparative CNS toxicity of lidocaine, etidocaine, bupivacaine, and tetracaine in awake dogs following rapid intravenous administration. Anesth Analg, 1983,62:375.

3. Tanaka K, Yamasaki M. Blocking of cortical inhibitory synapses by intravenous lidocaine. Nature, 1966,209:207.

4. de Jong RH, Ronfeld RA, DeRosa RA. Cardiovascular effects of convulsant and supraconvulsant doses of amide local anesthetics. Anesth Analg, 1982,61:3.

5. Kotelko DM, Shinder SM, Dailey PA, et al. Bupivacaine-induced cardiac arrhythmias in sheep. Anesthesiology, 1984,60:10.

6. Munson ES, Wagman IH. Diazepam treatment of local anesthetic-induced seizures. Anesthesiology, 1972,37:523.

7. Odoom JA, Sih IL. Epidural analgesia and anticoagulant therapy: Experience with one thousand cases of continuous epidurals. Anesthesia, 1983,38:254.

8. 庄心良, 曾因明, 陈伯銮. 现代麻醉学. 第 3 版. 北京: 人民卫生出版社, 2008.

9. Miller RD. Anesthesia. 7th ed. New York: Churchill Livingstone, 2009.

十、蛛网膜下腔与硬膜外腔联合阻滞麻醉（腰硬联合麻醉）

虽然蛛网膜下腔麻醉和硬膜外麻醉均属于椎管内麻醉，但却各有其特点。二者的主要区别如表 5-1 所示。

表 5-1 硬膜外麻醉和蛛网膜下腔麻醉的区别

硬膜外麻醉	蛛网膜下腔麻醉
局麻药弥散至有硬脊膜包绕的脊神经根附近，通过椎旁阻滞、经根蛛网膜绒毛阻滞及通过硬膜进入蛛网膜下腔的"延迟"阻滞等多种方式起作用	局麻药通过脑脊液弥散直接作用于无神经外膜覆盖的脊神经根
完善的阻滞需要较大的局麻药容量（决定阻滞范围）和一定的浓度（决定阻滞的深度）	阻滞范围和深度主要决定于局麻药的剂量，较小的局麻药剂量即可获得完善的阻滞效果
起效慢，完善的效果需等待一段时间	起效快，效果确切
机体有时间代偿，对循环干扰较轻	机体未及代偿，对循环扰乱程度较严重，低血压、心搏骤停发生率增高
可实施感觉和运动的分离阻滞	不能实现感觉和运动的分离阻滞
可持续置管和长时间给药	一般单次给药，麻醉作用时间有限
穿刺点需按照手术需要选择相应的椎间隙	穿刺点必须在脊髓末端以下的硬膜囊，一般为腰 3～4 间隙，还可选 L2～3 间隙，L4～5 间隙
穿刺置管过程相对复杂	穿刺过程相对简单
阻滞范围有节段性	阻滞范围为"横断性"
有局麻药中毒的危险	无局麻药中毒之风险
神经系统并发症的主要类型为硬膜外血肿压迫、导管损伤等物理性损伤	神经系统并发症的主要类型为局麻药的化学性损伤

鉴于蛛网膜下腔麻醉和硬膜外麻醉各有其优缺点，现今临床上多采用"针内针"的硬膜外和蛛网膜下腔联合阻滞技术（combining spinal and epidural anesthesia, CSEA）：即先将硬膜外穿刺针置入硬膜

外腔,然后从硬膜外穿刺针内腔或侧腔插入细的脊髓麻醉针进入蛛网膜下腔给药实施脊髓麻醉。该阻滞技术既有脊髓麻醉起效时间快、阻滞效果完善的优点,也可通过硬膜外导管提供长时间的麻醉和镇痛。而且,因为蛛网膜下腔的穿刺针可以通过其外的硬膜外穿刺针引导至硬膜,减少了脊髓麻醉针针尖遇到骨面使针尖变钝、折断的机会,因此它可以很细(一般为25~27G),降低了蛛网膜下腔穿刺后头痛的发生率。

蛛网膜下腔阻滞针("内针")穿破硬脊膜时常有轻微的突破感,如同"穿透一层纸样",等待数秒钟后可见脑脊液从针尾缓慢流出。但正因为联合阻滞针中的蛛网膜下腔阻滞针较普通单次蛛网膜下腔阻滞针细,临床常见"外针"确定在硬膜外腔,而"内针"经多次调整却仍然未见脑脊液流出的现象。其可能的原因有:①硬膜外间隙较宽,"外针"刚进入硬膜外腔,"内针"长度不足以到达蛛网膜下腔;②硬膜外穿刺针虽然在硬膜外腔,却偏离中线太远,蛛网膜下腔阻滞针未能穿入包裹脑脊液的硬膜囊内;③硬膜外穿刺针的方向与硬膜成角较大,使蛛网膜下腔阻滞针也与硬膜成角过大,前进时针尖滑过硬膜表面而未能穿透;④腰穿针孔被组织碎片阻塞。为提高蛛网膜下腔阻滞穿刺成功率,建议尽量确保硬膜外穿刺针的尖端垂直接近椎管中线,且勿采用注水试验确认外针到达硬膜外腔。临床工作中遇脑脊液回流困难时可见机改为单纯硬膜外麻醉。

目前,腰硬联合阻滞麻醉已被广泛用于产科等麻醉和镇痛。

参 考 文 献

1. 庄心良,曾因明,陈伯銮.现代麻醉学.第3版.北京:人民卫生出版社,2008.
2. 吕娇阳,孙明轩.联合阻滞麻醉中腰穿失败36例分析.中国误诊学杂志,2006,6(23):4588-4589.
3. 陈昆洲.腰硬联合阻滞麻醉的风险与并发症. http://www. csaol. cn/wwrite_data/default_uppic/yylhzzmzd-fx. pdf.
4. Miller RD. Anesthesia. 7th Ed. New York:Churchill Livingstone,2009.

十一、Key points

1. 蛛网膜下腔阻滞对循环的影响主要源于局麻药对交感神经血管收缩纤维的阻滞,引起阻滞范围内血管扩张,迷走神经兴奋性增强,从而继发一系列循环动力学改变。

2. 蛛网膜下腔阻滞起效快,低血压、心动过缓和心搏骤停发生率远高于硬膜外麻醉。

3. 迄今最常用和最安全的蛛网膜下腔麻醉用药是布比卡因。

4. 围术期使用低分子肝素抗凝或服用较强抗血小板药物的患者实施椎管内麻醉时,手术后发生硬膜外血肿的风险增加。

5. 罗哌卡因的毒性远远小于布比卡因,且具有感觉与运动神经阻滞分离现象,在硬膜外麻醉和镇痛中具有广泛的使用前景。

6. 硬膜外自体血补丁疗法在缓解硬脊膜穿破后头痛中的有效率达90%以上。

7. 硬膜外麻醉中发生局麻药中毒反应的主要原因是全部或部分的局麻药物误入血管。

8. 腰硬联合阻滞技术兼具硬膜外麻醉和蛛网膜下腔麻醉的优势,已被广泛用于产科等麻醉和镇痛。

(黄宇光)

第六章

气道管理和困难气道

第一节　临床病例

【病例1】

患者，男，47岁，172cm，87kg。术前诊断为胆囊结石、慢性胆囊炎。拟在全身麻醉下行腹腔镜胆囊切除术。高血压病史10年，自述睡觉打鼾。查体：体态较肥胖，下颌较小，气道Mallampati分级为Ⅲ级。麻醉选择了快诱导经口明视气管插管。注入肌松药后，面罩加压通气，胸廓起伏不佳。紧急用直喉镜行经口气管插管，仅可暴露会厌尖，插管未成功。再次面罩加压给氧，但通气效果较差，SpO_2有降低趋势，此时接到求助的上级医师赶到，插入喉罩后通气得以改善。待自主呼吸恢复、意识清楚后，在表面麻醉慢诱导下经口用硬纤维喉镜完成了气管插管。

1）麻醉诱导方法的选择和实施有何不妥？

2）急症气道出现的原因分析？

3）出现急症气道的应对措施是否妥当？有无其他替代的手段？

【病例2】

患者，女，25岁，163cm，50kg，因下颌骨脓肿急诊入院，拟在全身麻醉下行脓肿切开引流术。查见患者面部肿胀明显，张口受限（1～1.5横指），咽部黏膜红肿，口腔内可见脓液。

1）气管插管途径和方法的选择及注意事项是什么？

2）出现呼吸道梗阻的应对措施是什么？

【病例3】

患者，女，72岁，155cm，67kg。术前诊断为：甲状腺巨大肿物压迫气管伴呼吸困难，拟在全身麻醉下行甲状腺肿物切除术。患者48年前发现右颈部核桃大小肿物，未治疗，肿物逐渐增大并伴心悸、胸闷。近两月，患者胸闷、气促伴呼吸困难，不能平卧，

吸氧端坐呼吸，饮食睡眠差。肿物质韧，可移动。颈胸部MRI示：甲状腺左右叶弥漫性增大，形态不规则，病灶最大径达16cm×8cm，气管受压左移，自第二气管环水平至距隆突2cm处气管全部受压狭窄，最狭窄处直径约5mm。

1）麻醉诱导和气管插管的途径及方法如何选择？

2）人工气道建立过程中的注意事项是什么？

3）出现急症气道的应对措施是什么？

第二节　病例分析

【病例1】

1. 术前评估已发现患者存在数项困难气道的因素，如肥胖、小下颌、气道Mallampati分级为Ⅲ级、睡觉打鼾等，麻醉选择以慢诱导更为安全。即使实施快诱导气管插管，在全量麻醉诱导药物和肌松药给予之前，应进行通气试验。

2. 快诱导使用肌肉松弛剂后，上呼吸道肌肉（如颏舌肌等）失去张力，使得舌体及会厌后坠至咽后壁，造成上呼吸道的完全堵塞，而且向前提下颌也未能解除气道的梗阻。这是此例急症气道出现的主因。

3. 此例急症气道及时求助，使用喉罩实现通气，这些处理保证了患者未出现不良预后。其他可选择的处理手段包括：使用口咽通气道（可列为首选）；使用食管-气管联合导管，但应注意操作手法和技巧，以免造成其他损伤。上述声门上通气技术不能解决问题时，应及时采用经皮紧急通气技术，包括经环甲膜穿刺行高频喷射通气、环甲膜切开术和气管切开术。

【病例2】

1. 应选用表面麻醉下经鼻气管插管，即使使用镇静镇痛药物，也应严格掌握剂量，避免出现过度镇

静和呼吸抑制。可使用纤维支气管镜引导,也可行经鼻盲探插管。但使用盲探插管时,应注意手法,避免出血、分泌物增加造成呼吸道梗阻。术前应使用抗胆碱药物减少气道分泌物。由于口腔内见有脓液,插管成功前应避免正压通气。

2. 气管插管实施过程中,存在喉痉挛的危险,故在实施气管插管前,应备好环甲膜穿刺通气、环甲膜切开或气管切开的器具、物品及人员,最好先做好颈前部皮肤消毒,出现情况时,可即刻实施相应应急措施。

【病例3】

1. 应采用清醒表麻下纤维支气管镜引导(经口或经鼻)气管插管,口咽和气管内表麻可在口咽部神经阻滞及经纤维支气管镜的吸引孔道喷射局麻药来完成。

2. 术前仔细向患者解释操作步骤,以期在操作中获得患者的配合;可使用 β 受体阻滞剂等调控操作中的心血管反应;尽管气管最狭窄处的直径为5mm,但由于肿物的质地有一定弹性,故可选择粗于 5mm 的气管导管,如内径 6.5 或内径 6.0 的气管导管;应选用加强型气管导管,避免肿物压迫造成人工气道狭窄梗阻;导管尖端应越过气管狭窄处。

3. 建立人工气道过程中,存在出现急症气道的风险,特别是气管狭窄处由于各种原因(分泌物、出血、损伤等)导致气道梗阻时,常规的急症气道处理手段,包括环甲膜穿刺、环甲膜切开及气管切开等,均不能解决问题。对于此类特殊情况,是否可紧急使用体外膜肺以解决机体氧合?甚至在此类患者可否先建立连接体外膜肺,在其保证氧合的条件下,再开始实施气管插管操作?这些均是值得临床探讨研究的内容。

第三节　气道管理与困难气道概述

保证呼吸道通畅,维持正常的气体交换是接受麻醉患者、严重创伤患者、呼吸心搏骤停患者等危重患者抢救时必须首先解决的任务,是维持机体各器官功能状态的基本保证。迅捷、准确地建立人工气道,是保证呼吸道通畅的先决条件,特别是在困难通气或困难气管插管的患者,这一点就显得尤其重要。

一、人工气道与气道管理

人工气道指经口咽或鼻咽通气管(包括喉罩)、经鼻或经口气管内插管以及气管切开置管等方法建立的非生理性气道。人工气道是为保证气道通畅而在生理气道与氧气、空气或其他气源之间建立的有效连接,其目的在于改善通气、防止或纠正缺氧、保证气道通畅及有效清除呼吸道分泌物等,并为机械通气、治疗肺部疾病提供辅助条件。气道管理是通过人工气道的建立或通过对生理气道/人工气道合理有效的支持与维护,使机体在某些特殊病理生理条件下的呼吸交换功能得以实现和改善。

二、困　难　气　道

困难气道(difficult airway)是指具有五年以上临床麻醉经验的麻醉科医师在面罩通气时遇到了困难(上呼吸道梗阻),或气管插管时遇到了困难,或两者兼有的一种临床情况。根据困难气道发生的类型分为通气困难和插管困难。

(一)困难面罩通气

是指麻醉科医师在无他人帮助的情况下,不能维持患者正常的氧合和(或)合适的通气,使用面罩纯氧正压通气的患者 SpO_2 无法维持在 90% 以上。

困难面罩通气多由于面罩密封不好、过度漏气或气体出入的阻力过大(上呼吸道梗阻),难以通过面罩实现充分的通气。

面罩通气不足的体征主要包括:①看不到胸廓起伏或胸廓起伏不充分;②听不到呼吸音;③发绀、SpO_2 降低;④$ETCO_2$ 监测无波形显示或波形极低;⑤潮气量表监测不到呼出气流或呼出气流很弱;⑥胃胀气或胃扩张;⑦与缺氧和高二氧化碳相关的血流动力学改变(如高血压、心动过速、心律失常等)。

面罩通气困难的发生率为 0.0001% ~ 0.02%。

(二)困难气管内插管

1. 困难喉镜显露　用常规喉镜经过多次努力后仍不能看到声带的任何部分。发生率为 1% ~ 18%(喉镜观察分级Ⅱ~Ⅲ)。

2. 困难气管插管　无论存在或不存在气管病理改变,气管插管需要多次的努力。发生率为 1% ~ 4%(喉镜观察分级Ⅲ)。

3. 插管失败　在多次的插管努力后,未能插入气管内导管(喉镜观察分级Ⅲ~Ⅳ)。发生率为 0.05% ~ 0.35%。

(三)急症气道与非急症气道

根据患者是否存在通气困难,将其分为非急症气道与急症气道:

1. 非急症气道　患者能维持自主呼吸或在面罩辅助下能维持正常的通气和氧合,但气管插管困难。此种困难气道的处理比较从容,只要维持好通气,可选择其他的插管方法完成气管内插管。

2. 急症气道 气管插管困难同时面罩通气也很困难,此种情况十分危急,需要采取特别紧急的措施开放气道,实现通气。通气困难往往发生在麻醉诱导后。是否为急症气道是决定临床处理方法的选择及预后的关键因素。麻醉诱导在使用肌肉松弛剂之前应常规进行面罩通气测试。应高度重视面罩正压通气方法的正确实施,密切观察通气的体征和效果。

(四)预知的困难气道和未预知的困难气道

根据患者的颌面及口咽部的结构特征,利用现行的评估标准和手段,在术前评估中,某些患者已经确定或者预料为困难气道;而某些困难气道患者在术前评估中未能发现气道问题或未做充分的术前评估而行常规诱导,这是产生急症气道的常见原因。

三、困难气道形成原因

气管插管就是通过口、咽、喉将气管导管插到气管内,所以凡是影响这三轴成一条直线和操作空间的任何因素都可能成为困难气道的原因。大体可划分为医源性困难气道和客观性困难气道两大种类。

(一)医源性困难气道

是由麻醉实施者或医疗机构条件因素所导致的困难气道。麻醉实施者的临床操作技能和心理素质是成功建立人工气道,特别是直接喉镜下气管插管的重要因素。一般认为,大部分麻醉医师熟练掌握直接喉镜需要三年以上的临床实践经验。若操作者经验不足或操作者的心理素质较差时,操作中所导致的组织损伤、组织水肿、出血或分泌物增加等,均有可能使原本的非困难气道转变成困难气道;也可以使原本的困难气道成功气管插管的难度增加,甚至有可能转换成急症气道。所在医疗机构是否具备充分而先进的插管设备,如各类喉罩、特殊喉镜、硬纤维喉镜、纤维支气管镜等,可以在一定程度上影响困难气管插管的发生率。

(二)客观性困难气道

是由于气道解剖结构异常或由于机体特殊病理生理变化导致气道局部结构发生异常变化引起的困难气道,这是真正意义上困难气道的主因。

1. 解剖因素 包括先天性和后天形成上颌前突、小下颌、下颌畸形、小口、巨舌、喉部偏移等,这些因素均会影响口、咽、喉这三轴成一直线的实现,成为困难气道的因素。

2. 慢性病理状态 包括全身性因素或(和)局部性病理生理状态,这些因素可导致上呼吸道结构异常变化或声门暴露难度增加,如肥胖、鼾症、甲状腺功能减退、肢端肥大征、口咽部肿瘤、甲状腺肿大或肿瘤、颞下颌关节僵直或张口受限、颈椎强直等。

3. 急性病理状态 包括急性创伤和急性炎症等病理生理变化,如头面部创伤可能引起的口腔内血肿,口腔内炎症等可能造成操作空间变小,咽喉部炎症可致喉头水肿,颈椎损伤造成颈部活动度变小,面部大面积烧伤后形成的瘢痕挛缩使得张口受限等,这些都有可能成为困难气道的原因。

4. 其他因素 妊娠妇女、饱食的患者在进行插管的过程中可能会出现恶心、呕吐,一些呼吸功能失代偿的患者不能平卧等。这些因素均增加了气管插管和气道管理的难度。

参 考 文 献

1. Kheterpal S, Han R, Tremper KK, et al. Incidence and predictors of difficult and impossible mask ventilation. Anesthesiology,2006,105:885-891.
2. Rose DK, Cohen MM. The airway:Problems and predictions in 18,500 patients. Can J Anaesth,1994,41:372-383.

第四节 困难气道的评估和预测

一、手术前访视

手术前访视患者和阅读病史非常重要,是估计潜在性困难气道和避免发生严重意外的最佳方法。在手术前访视中,需重点了解患者既往有无困难气管插管等情况。如果患者曾有过困难气管插管的病史,应特别注意前次气管插管的困难程度及所采用的解决办法。

二、体 格 检 查

可根据对患者体形、头颈部的全面观察与检查获得极为有价值的资料,麻醉医师应认真地从前面和侧面观察患者的头颈部及口腔局部情况,同时注意观察患者的体形。经过良好训练的麻醉医师可在短时间的观察后较准确地评估气道状况。

(一)一般表现

有无肥胖、颈粗短、下颌短小、门齿前突及其他病理改变(如颈部肿物、瘢痕挛缩、气管移位)等。

（二）张口度

用力张口时，大多数患者上下牙齿之间应能容纳其中间的三个指头，宽度范围为 4～6cm，表明颞下颌关节活动正常。如果患者的张口度小于 3cm，示气管插管操作困难；小于 1.5cm 则无法用直接喉镜进行气管插管。

（三）下颌前伸幅度

大多数正常人能将其下门齿前伸超出上门齿之前，在进行此项检查时，下牙列可能有以下三种最终的位置：①下牙列可突出至上牙列之前；②下牙列与上牙列能够闭合，但不能前移超过上牙列；③下牙列达不到与上牙列闭合的位置。下颌前伸幅度越大，喉部显露就越容易。下颌前伸幅度越小，越易发生前位喉（喉头高）而致气管插管困难。如果患者存在上牙前突，常可使直接喉镜显露声门发生困难。

（四）牙列

重点检查牙齿是否有阻碍气管插管操作中各轴线重叠的潜在可能。如上切牙突出时，在直接喉镜显露和气管插管操作期间可影响口、咽、喉三轴线的相互重叠。

（五）舌咽部结构马氏分级

即 Mallampati 分级，分为四级：Ⅰ级：可见腭垂、腭弓和软腭；Ⅱ级：可见腭弓和软腭；Ⅲ级：仅可见软腭；Ⅳ级：软腭亦被舌体完全遮住，仅可见硬腭。

（六）头颈运动幅度

在气管插管操作时，寰枕关节的活动度是摆放特殊"嗅花位"（sniffing position）所需的一个极为重要的因素。"嗅花位"指头部在寰枕关节处伸展而颈部适度弯曲（25°～35°）可使口、咽、喉三条轴线几乎重叠在一条直线上。寰枕关节正常时，可以伸展 35°。可根据测量结果对患者枕寰关节的仰伸度进行分级：Ⅰ级：寰枕关节的伸展度无降低；Ⅱ级：寰枕关节的伸展度降低 1/3；Ⅲ级：寰枕关节的伸展度降低 2/3；Ⅳ级：寰枕关节的伸展度完全消失。

（七）喉镜显露分级

根据在直接喉镜下所观察到的喉部结构，将显露程度分为四级：Ⅰ级：声门完全显露，可见前后联合；Ⅱ级：声门部分显露，仅见声门后联合；Ⅲ级：仅见会厌尖端或会厌，但不能显露声门；Ⅳ级：声门及会厌均不能显露。

（八）下颌间隙的评估

下颌间隙的概念有助于解释在喉镜显露和气管插管操作时所遇到的许多困难。当此间隙较小时，舌体和喉必须挤在一起，以适应这个狭小的间隙。如果患者同时伴有舌体肥大，舌和喉可能更为拥挤。在此种情况下，由于喉轴和咽轴之间的夹角更小，需要增大寰枕关节的伸展度才可使两轴线相互重叠。

在临床上，测量喉前部的空间较为容易。使患者头部在寰枕关节处尽量伸展，用尺子测量甲-颏间距和（或）下颌骨水平支的长度。下颌间隙狭小提示寰枕关节伸展时喉轴不能与咽轴相互重叠。研究发现，甲-颏间距和下颌骨水平长度与上述的舌咽部结构分级具有良好的负相关性，并可以此间距来预测气管插管的困难程度。甲-颏间距大于 6.5cm，气管插管操作一般无困难；6～6.5cm，气管插管操作可能有困难；小于 6cm，气管插管多不成功。下颌骨的水平长度大于 9cm，气管插管操作多无困难；小于 9cm，则气管插管操作困难的发生率很高。正常人的胸-颏间距大于 12.5cm，如果手术前检查发现患者的胸-颏间距小于 12.5cm，一般提示气管插管操作存在困难。

（九）影像学检查

用 X 线检查来预测困难气管插管时，需拍摄颈部和胸廓出口的前后位和侧位 X 片。不仅能显示有无喉或呼吸道的偏移或狭窄，而且还能显示颈椎有无异常。为了评估寰枕关节的活动度，可拍摄头颈部的侧位 X 线片。

上述评估检查中，单纯应用某单一方法不能全面地对困难气道进行正确的评估，如联合应用多种评估方法，其敏感性和准确性都会得到很大提高。究竟哪几种方法的联合应用是对困难气道进行正确评估的最佳组合，仍需进一步探讨。

参 考 文 献

1. El-Ganzouri AR, McCarthy RJ, Tuman KJ, et al. Preoperative airway assessment: Predictive value of a multivariate risk index. *Anesth Analg*, 1996, 82:1197-1204.

2. Karkouti K, Rose DK, Wigglesworth D, et al. Predicting difficult intubation: A multivariable analysis. *Can J Anaesth*, 2000, 47:730-739.

3. Rosenstock C, Gillesberg I, Gatke MR, et al. Inter-observer agreement of tests used for prediction of difficult laryngoscopy/tracheal intubation. *Acta Anaesthesiol, Scand* 2005, 49:1057-1062.

4. Lee A, Fan LT, Gin T, et al. A systematic review (meta-analysis) of the accuracy of the Mallampati tests to predict the difficult airway. *Anesth Analg*, 2006, 102:1867-1878.

5. Randell T. Prediction of difficult intubation. *Acta Anaesthesiol Scand*, 1996, 40:1016-1023.

6. 中华医学会麻醉学分会. 困难气道管理专家共识. 临床麻醉学杂志, 2009, 25(3):200-203.

第五节 困难气道的处理

一、困难气道患者的准备

对于预计气管插管困难的患者,一般应在患者清醒或镇静遗忘状态下,保留自主呼吸的同时进行插管。原则上,无插管成功把握者不得轻易做全麻诱导。

(一)一般准备

患者的心理准备必不可少,以便患者术中尽量配合和理解;术前必须用抗胆碱类药物,以减少上呼吸道分泌物,也便于局麻药发挥最大效果。

(二)局部麻醉

表面麻醉是清醒插管的主要麻醉方法,常用$1\%\sim2\%$的丁卡因或$4\%\sim8\%$的利多卡因$5\sim10ml$喷雾舌根和咽喉后壁及梨状隐窝处,气管内表面麻醉可经环甲膜穿刺注入2%的丁卡因2ml,或用喉麻管经口实现气管内表麻。

(三)药物

包括镇静、镇痛药物,但用药的原则为:小剂量、短效、不抑制自主呼吸、能减少或消除患者的痛苦和顺行性遗忘等。如:咪达唑仑、氟哌利多、芬太尼、舒芬太尼等。肌松剂的应用原则:在熟练掌握了一定困难插管方法后,对于预计无面罩通气困难、喉头显露为Ⅱ级或Ⅲ级的患者,可以选用短效肌松剂,如氯琥珀胆碱(司可林)、米库氯铵(美维松)等,一旦试插失败,可很快恢复自主呼吸并清醒;对未完全掌握困难插管技巧的医师以及预测重度插管困难的患者(Ⅳ级喉头显露),麻醉诱导时需保留自主呼吸,不宜用肌松剂,停止麻醉后患者可很快清醒。

二、非急症困难气道技术和工具

(一)直接喉镜

标准弯喉镜在暴露声门不佳时,可由助手协助压迫环甲软骨使视野得到一定程度的改善;McCoy喉镜镜片顶端的小片可有$0°\sim70°$的活动范围,当镜片顶端进到会厌谷,控制杠杆使镜片小关节活动,直接作用于舌骨会厌韧带而抬起会厌,显露声门。

(二)各种可视喉镜

包括Glidescope、Truview、Airtraq等均为间接喉镜,通过显示器或目镜看到声门。其中,Airtraq设计的曲度更佳,加之配套设计的导管引导槽,使其用于困难气道时的气管插管更具有优势。

(三)经鼻气管盲探插管

选择患者通气较好的一侧鼻孔,用沾有麻黄碱、液状石蜡和丁卡因的棉签准备鼻道,气管导管尖端涂上润滑油或利多卡因凝胶。插管前先给予一定的镇静、镇痛药物,但必须保留患者的自主呼吸,以呼吸气流经过气管导管作为导管接近声门的引导标志。

(四)光杖

实质上是一根可发光、可弯曲的管芯。其前端装有灯泡,后端连接配有电池和开关的把柄。将气管导管套在光杖上,灯光刚突出导管口。插管时光杖经口向下朝着喉头进入,当透过环甲膜能清楚看到光杖前端的亮点时,光杖的前端正位于环甲膜后,此时保持光杖的位置不动推送气管导管进入气管内。

(五)逆行引导法

先经环甲膜穿刺做气管内表面麻醉,用17号勺状针穿刺,用导丝逆行引导气管插管。

(六)可视硬质管芯类

如视可尼(Shikani)硬纤维喉镜可引导气管插管,能通过目镜看到声门。使用这类器具时,可模仿光杖法结合目镜观察辅助插管;也可模仿纤维气管镜法辅助插管。其优点是结合了光杖和纤维气管镜的优势,快捷可视。

(七)纤维光导支气管镜

用纤维光导支气管镜(fiber optic bronchoscope,FOB)引导气管插管可以使一些特别困难的气管插管成为可能,但它是一项需要技巧及经验的技术。在纤维支气管镜引导下行气管插管具有迅速、可视、对鼻黏膜损伤小、插管过程平稳等优点。

(八)喉罩

喉罩(laryngeal mask airway,LMA)是被广泛接受的最主要的声门上人工气道工具,常用的有经典喉罩(LMA classical)、双管喉罩(LMA proseal)和一次性喉罩(LMA Supreme)等。喉罩操作简便,不需喉镜辅助,对患者刺激小,对患者体位要求低,置入成功率高,在困难气道处理中的地位逐步提高。插管型喉罩(LMA fastrach)已经塑形成弯型并自带辅助置入的手柄,便于迅速置入到位。优点是只要插管型喉罩置入成功就已建立了气道,即可开始通气,为进一步的气管插管提供了充分的时机。既可解决困难通气,也可解决困难插管。缺点是患者的张口度须大于 3cm 并且咽喉结构正常，插管成功率受到医师熟练程度的影响。目前新应用于临床的 Slipa 喉罩和 Igel 喉罩为免充气喉罩，也可在咽喉部达到较好的密封性，其密封压接近于传统充气喉罩的压力，可满足一般机械通气所需的密封压力。

三、急症困难气道工具和技术

（一）口咽或鼻咽通气道

麻醉诱导后出现通气困难，可采用放置口咽或鼻咽通气道的方法协助维持呼吸道通畅进行面罩给氧。口咽通气道主要用于昏迷患者或麻醉诱导达一定深度、有舌后坠等影响气道畅通时；鼻咽通气道对舌根刺激较小，在麻醉恢复时或患者半清醒状态下也可应用，但插入前应在鼻腔内滴入麻黄碱、润滑剂以防黏膜出血。

（二）喉罩

如前所述，喉罩是常用的声门上气道工具，既可以用于非急症气道，也可用于急症气道。训练有素的医师可以在几秒内置入喉罩建立气道。

（三）食管-气管联合导管（ETC）

是美国 FDA 在 1988 年批准使用的新型急症气道处理用具，ASA 推荐为在插管和通气均发生困难的紧急情况下可选用的方法之一。可通过食管或气管任一管腔进行通气。不需要辅助工具，可迅速将联合导管送入咽喉下方，无论进入食管或气管，经简单测试后都可进行通气。但如果病例选择不当或操作粗暴，可造成食管裂伤、皮下气肿、气胸等并发症。

（四）经皮紧急通气技术

包括经环甲膜穿刺行气管高频喷射通气、环甲膜切开术和气管切开术，为抢救赢得时间。环甲膜穿刺是经声门下开放气道的一种方法，用于声门上途径无法建立气道的紧急情况。在紧急情况下，环甲膜切开术比气管切开术更为简便、迅速，成功率可达 100%，且并发症少。但对于 12 岁以下的儿童，由于术后喉部狭窄发生率高，环甲膜穿刺应相对列为禁忌。

四、困难气道推车的装备和管理

每个麻醉科都应该准备一个或数个困难气道设备车或箱，内置上述急症和非急症气道工具，可以结合本科室的具体条件有所调整，但应当至少有一种急症气道工具。设备车内还应备好各种型号的气管导管、面罩、通气道以及简易呼吸器；另外还有牙垫、注射器、胶带、听诊器等辅助物品。设备车应由专人负责，定期检查并补充和更换设备，使各种器具处于备用状态并定位摆放。

随手可得的急症气道工具和训练有素的人员是许多特殊情况下成功建立通气通道的基础。麻醉科医师应当熟悉多种困难气道工具及每种工具的适应证和禁忌证。在处理困难气道时，应选择自己最熟悉和有经验的技术和方法。

困难插管是麻醉医师最富有挑战性的技术难关，作为麻醉医师，在日常工作中应该在专业技术上做好各种训练，并配备各种必要的器械设施，如装备好困难气道车等。一旦出现气管插管困难或通气困难，可以从容不迫，技术运用自如，采取各种必要手段，以保证患者生命安全，达到减少麻醉失误，提高治疗效率的最终目的。

参 考 文 献

1. American Society of Anesthesiologists Task Force on Management of the Difficult Airway: Practice guidelines for management of the difficult airway. *Anesthesiology*, 2003, 98: 1269-1277.
2. Donati F. Tracheal intubation: Unconsciousness, analgesia and muscle relaxation. *Can J Anaesth*, 2003, 50: 99-103.
3. Kundra P, Kutralam S, Ravishankar M. Local anaesthesia for awake fibreoptic nasotracheal intubation. *Acta Anaesthesiol Scand*, 2000, 44: 511-516.
4. Bein B, Carstensen S, Gleim M, et al. A comparison of the ProSeal laryngeal mask airway, the laryngeal tube S and the oesophageal-tracheal Combitube during routine surgical procedures. *Eur J Anaesthesiol*, 2005, 22: 341-346.
5. 中华医学会麻醉学分会. 困难气道管理专家共识. 临床麻醉学杂志, 2009, 25(3): 200-203.

第六节　中华医学会麻醉学分会推荐的困难气道处理流程

对于每个需要麻醉的患者，至少在实施麻醉前（手术室内）要对是否存在困难气道进行评估。根据是否预料为困难气道，将处理流程分为两类，以便明确目标，区别对待。

一、已预料的困难气道处理流程

麻醉前评估存在困难气道时，分析困难气道的性质，选择适当的技术，防止通气困难的发生。对已预料的困难气道患者，重要的是维持患者的自主呼吸，预防发生急症气道及实行微创原则。

麻醉医师应该在麻醉前确定建立气道的首选方案和至少一个备选方案,当首选方案失败时迅速采用备选方案。尽量采用操作者本人熟悉的技术和气道工具,首选微创方法。尽量选择清醒气管插管,保留自主呼吸,防止可预料的困难气道变成急症气道。或在轻度的镇静镇痛和充分的表面麻醉下(包括环甲膜穿刺气管内表面麻醉),面罩给氧并尝试喉镜显露。根据不同显露情况,采取不同的插管方法。在困难气道处理的整个过程中要确保通气和氧合。反复三次以上未能插管成功时,推迟或放弃麻醉和手术也是必要的处理方法,待总结经验并充分准备后再次处理。

二、未预料的困难气道处理流程

未预料的困难气道在全麻诱导后更具危险性,因此麻醉医师可以将快速诱导分成两步。首先是试验量的全麻药使患者意识消失,但保留自主呼吸。在主要的全麻诱导药物和肌松药给予之前,常规行通气试验,测试是否能够实施控制性通气,不能控制通气者,不要盲目给予肌松药和后续的全麻药物,应唤醒患者,行清醒插管,防止发生急症气道。对能通气但显露和插管困难的患者,选择上述非急症气道的工具,要充分通气和达到最佳氧合时才能插管。对于全麻诱导后遇到的困难通气,应立即寻求其他医师帮助。同时努力在最短时间内解决通气问题:首先是改善面罩通气,如采用口咽通气道、扣紧面罩、托起下颌、双人加压通气。有喉罩经验者立即置入喉罩,没有喉罩时,立即由现场相对有经验的麻醉医师用直接喉镜再试一次插管(不可反复试),不成功的继续采用上述急症气道的工具和方法。对未预料的困难气道患者,重要的是改善通气,及时挽救患者的生命。切忌惊慌失措,否则会延误处理时机,只要保持患者有效通气便不会有生命危险。若没有其他插管的方法,最理想的办法是辅助患者呼吸,直到患者自主呼吸恢复,再考虑清醒插管。插管操作应轻柔、准确,切忌使用暴力,同时避免长时间行气管插管。

参 考 文 献

中华医学会麻醉学分会. 困难气道管理专家共识. 临床麻醉学杂志,2009,25(3):200-203.

第七节 Key points

1. 充分评估患者气道状况,麻醉诱导前应作出基本决定:是表面麻醉下清醒气管插管,还是表面麻醉下遗忘镇痛慢诱导气管插管,还是行给予肌松药的快诱导麻醉。

2. 需要特别注意的患者状况包括:舌根部的损伤,最近出现的声音嘶哑,上呼吸道梗阻和睡眠呼吸暂停。出现困难气道时迅速求助,保持有效通气重要性高于插管,及时使用喉罩至关重要。

3. 困难气道评估的核心是张口度、下颌前伸幅度和头后仰伸展度。放射学研究证明头后仰伸展是维持咽部软组织之间足够空间的最佳单一动作。

4. 气管插管过程中防止并发症的四项主要原则:①首先保证充分的氧合:麻醉诱导前应该进行预氧合;在困难气道患者多次插管时,插管间隙应进行充分的面罩通气。②应尽量避免插管损伤:创造最佳条件(包括患者体位、预氧合和充分的物品准备)进行首次插管,尽量减少插管次数,不能超过四次。③在进行首次插管时应做到有后备计划和措施。当在非救命手术时碰到非预期的困难气道,而现有人员和器械又不能解决时,最安全的措施是停止插管,推迟手术。④遇到困难气管插管时应尽快寻求其他麻醉医师的帮助。

5. 迅速判断气管导管位置是否正确。仅用单一的测试方法进行判断并不可靠,应采用多种办法联合判断。$ETCO_2$监测连续出现波形,是肺部有气体交换患者判断插管成功最准确的方法之一;直视、纤维气管镜或视频喉镜下看见气管导管进入声门也是确定导管位置的有效手段。

6. 所有的麻醉医师应该掌握至少一种气管插管的替代方法,选择自己熟悉的方法非常重要,但应注意不要反复使用同一方法;且应掌握困难气道的处理流程,选择自己最熟悉的方法。

7. 如果非损伤技术不能维持患者氧合,环甲膜穿刺与切开是一种经皮的气道建立方法,而气管切开则需要较长时间。应根据低氧血症的程度和血氧下降的速度,及时决定开始实施环甲膜穿刺或切开。

(傅　强　米卫东)

第七章

休　克

第一节　围术期严重过敏反应

一、临床病例

【病例1】

患者,男,65 岁,诊断原发性肝癌,拟行右叶肝癌切除术,入手术室时生命体征平稳,给予咪达唑仑 4mg、芬太尼 0.15mg、维库溴铵 6mg 及丙泊酚 80mg 诱导插管后输入头孢哌酮钠 2g,约 5 分钟后血压降至 11.44/7.45kPa(86/56mmHg),心率 80 次/分。加快补液无效,血压快速下降至 4.66/3.33kPa(35/25mmHg),心率 86 次/分,气道压升至 3.82kPa(38cmH$_2$O),SpO$_2$ 下降至 65%。

1)出现什么问题?

2)怎样处理?

3)如何避免患者以后出现类似的问题?

【病例2】

患者,女,52 岁,诊断"额骨慢性骨髓炎伴窦道形成头皮感染",拟行病变头皮窦道切除,皮瓣转移植皮术。既往患有多年喉炎、盆腔炎、胆囊炎病史。自述"对阿尼利定(安痛定)、索米痛片、感冒冲剂过敏"。麻醉诱导平稳,术中生命体征平稳,给予聚明胶肽注射液静脉滴注,5 分钟后突然心率下降,低至 30 次/分,频发室性期前收缩,心电图显示 ST 段明显压低,气道压升高至 35~3.92kPa(40cmH$_2$O),无创血压未能测得。

1)该例患者是否能诊断为心搏骤停?

2)严重过敏反应中心肺复苏有什么特殊的地方?

【病例3】

患者,女,32 岁,诊断房间隔缺损,拟在体外循环下行房间隔缺损修补术。麻醉诱导平稳,顺利建立体外循环,体外循环中预充聚明胶肽注射液

1000ml、平衡液 500ml、甘露醇 250ml、地塞米松 20mg、呋塞米 5mg、碳酸氢钠 60ml 和硫酸镁 2.5g,体外循环开始时加入抑肽酶,阻断主动脉,灌注流量 60ml/(kg·min),平均动脉压 7.98kPa(60mmHg),灌注心脏停跳液 550ml,心脏停跳后切开右心房,此时灌注师提醒引流不畅、流量不能维持,由 60ml/(kg·min)减至 30ml/(kg·min),平均动脉压降至 2.66kPa(20mmHg),调整腔静脉插管,予多巴胺 0.2mg 静脉注射,增加液体 500ml,血压继续降至 1.60kPa(12mmHg),几乎停体外循环机。开放上下腔静脉,几乎未见有血流出右心房。

1)开放上下腔静脉时未见有血流出右心房说明什么问题?

2)是什么原因导致的?

【病例4】

患者,女,3 岁,诊断房间隔缺损,拟在体外循环下行房间隔缺损修补术。诱导平稳,术中间断给予芬太尼,异氟烷吸入维持麻醉,主动脉开放及停机均顺利(体外循环时间 50 分钟),给予鱼精蛋白 40mg 缓慢静脉注射,拔除主动脉插管,心率维持在 120 次/分,血压 10.64/6.65kPa(80/50mmHg),多巴胺 3μg/(kg·min),30 分钟后查 ACT 185 秒,再次给予鱼精蛋白 10mg,葡萄糖酸钙 0.5g 静脉推注,2 分钟后血压突降至 3.99/2.66kPa(30/20mmHg),气道压由 1.47kPa(15cmH$_2$O)上升至 2.74kPa(28cmH$_2$O),心率下降至 30 次/分,心脏直视右心室、肺动脉膨胀,立即胸内心脏按压,静脉推注肾上腺素 50μg,随之持续静脉输注多巴胺 8μg/(kg·min)、肾上腺素 0.05μg/(kg·min)。3 分钟后停止心脏按压,心率 130 次/分,血压逐渐恢复至 10.64/6.65kPa(80/50mmHg),气道压逐渐下降至 1.47kPa(15cmH$_2$O)。

1)你认为发生了什么问题?

2)处理是否正确?

二、严重过敏反应的定义及流行病学

以上 4 个病例均为术中发生严重过敏反应(an-aphylaxis),其致敏物有所不同,病例 1 为头孢哌酮(先锋必),病例 2 为聚明胶肽,病例 3 为抑肽酶,病例 4 为鱼精蛋白。尽管其变应原不同,但临床均表现为气道压的上升、缺氧及循环系统的衰竭。什么是严重过敏反应?尽管 Anaphylaxis 一词的提出已有 100 年的历史,但一直没有明确的定义及诊断标准。很多时候被理解为过敏性休克的同义词,以至于其诊断、治疗及流行病学的研究常难以规范。欧洲过敏和临床免疫协会(The European Academy of Allergy and Clinical Immunology, EAACI)于 2004 年将其定义为"严重的、危及生命的全身或系统性的超敏反应",即一般指严重的、速发性及全身性的过敏反应,可由多种原因诱发,也可在没有任何征兆的情况下突然发生,常有多系统症状表现,包括皮肤、呼吸、心血管以及消化道,严重的病例可以导致气道完全梗阻、心血管系统衰竭,甚至死亡。世界变态反应组织(World Allergy Organization, WAO)建议用"过敏引起的严重过敏反应"(allergic anaphylaxis)描述由 IgE、IgG 或免疫复合物导致的反应。对于 IgE 介导的严重过敏反应,存在系统性的肥大细胞及嗜碱性粒细胞释放介质。而对于非免疫机制引起的反应,WAO 建议用非过敏性的严重过敏反应(non-allergic anaphylaxis)表示。而过去曾使用的"类过敏反应"或"假过敏反应"(anaphylactoid or pseudoanaphylactic reactions)应避免使用。尽管两者的发病机制不同,但临床表现及处理是相同的,因此,均纳入了严重过敏反应的范畴。

据统计,在澳大利亚和法国,麻醉中严重过敏反应的发生率分别为 1/10 000 和 1/20 000。最近,法国的一项研究结果表明,严重过敏反应占麻醉相关死亡率的 3%。据英国医疗质量控制委员会报道,10% 的麻醉相关即刻超敏反应是致死性的。在我国还没有相关的报道。

参 考 文 献

1. Johansson SGO, Bieber T, Dahl R, et al. Revised nomen-clature for allergy for global use: Report of the Nomenclature Review Committee of the World Allergy Organization, October 2003. Journal of Allergy and Clinical Immunology, 2004, 113:832-836.
2. Fisher MM, Baldo BA. The incidence and clinical features of anaphylactic reactions during anesthesia in Austral-ia. Annales Francaises d'Anesthesie et de Reanimation, 1993, 12:97-104.
3. Laxenaire MC. Epidemiology of anesthetic anaphylactoid reactions. Fourth multicenter survey (July 1994-December 1996). Annales Francaises d'Anesthesie et de Reanimation, 1999, 18:796-809.
4. Lienhart A, Auroy Y, Pequignot F, et al. Survey of anes-thesia-related mortality in France. Anesthesiology, 2006, 105:1087-1097.
5. The Association of Anaesthetists of Great Britain and Ire-land and The British Society for Allergy and Clinical Im-munology: suspected anaphylactic reactions associated with aneathesia. 2003; Available from http://www.aag-bi.org/publications/guidelines/docs/anaphylaxis03.pdf.

三、严重过敏反应的发病机制

抗原物质进入人体后,刺激机体产生 IgE, IgE 借其 Fc 段与分布于皮肤、气管、血管壁上的肥大细胞、嗜碱性粒细胞的 Fc 段受体结合。当相同的变应原再次进入机体,可迅速与体内已经存在的抗原特异性的 IgE 结合,使肥大细胞、嗜碱性粒细胞释放大量的炎症介质,包括组胺、五羟色胺、白三烯、缓激肽、血小板活化因子、乙酰胆碱、过敏休克素等。这些炎症介质引起毛细血管通透性增加,渗出增多,血管壁张力下降,支气管痉挛。血管中 35% 的液体可在 10 分钟内迅速渗透到血管外组织中,引起皮肤水肿、喉头水肿、肺水肿、呼吸道梗阻。严重过敏反应致死的原因主要是急性呼吸道阻塞(59%),其次是循环系统衰竭(15%)。

急性呼吸道阻塞,可以是由于血管性水肿导致上呼吸道梗阻,也可以是伴随下呼吸道大量黏液栓的支气管痉挛,而后者往往发生于正在接受治疗的哮喘患者。

严重过敏反应对有效循环血量、心排出量及心肌均有明显影响。病例 4 中开放上下腔静脉时无血流出右心房,说明回心血量极度降低,心脏已无血可流。血管壁张力下降、极度扩张,毛细血管通透性的增加、渗出增多均是引起有效循环血量降低的主要原因。心排出量更是由于冠状动脉灌注压的下降进一步受损。同时局部释放的炎症介质可能导致冠状动脉痉挛、心肌缺血,心肌缺血在过敏性休克发生的数分钟内即可非常严重,引起急性左心衰或右心衰。严重时引起心搏骤停,值得注意的是严重过敏反应导致的心搏骤停往往表现为 PEA。病例 2 中患者发生心搏骤停时,即表现为 PEA。

严重过敏反应通常 2～8 小时内可以完全消除。除非是由于脑缺氧引起脑损害，或是凝血功能障碍引起的出血，一般不会残存后遗症。

参 考 文 献

1. Stephen FK, Lockey RF, Simons FER. Epinephrine：the drug of choice for anaphylaxis-A statement of the World Allergy Organization. WHO Journal, 2008, 6：S18-S26.
2. Webb LM, Lieberman P. Anaphylaxia：a review of 601 cases. Ann Allergy Asthma Immunol, 2006, 97：39-43.

四、围术期严重过敏反应的常见原因

药物是引起围术期严重过敏反应最常见诱因。

【肌肉松弛药】 肌肉松弛药引起的严重过敏反应占围术期严重过敏反应的 50%～70%。所有的肌肉松弛药均可引起严重过敏反应。美维库铵和阿曲库铵引起肥大细胞释放组胺导致非过敏性严重过敏反应的发生。顺阿曲库铵尽管由于结构的改变被认为不会引起组胺的释放，但在欧洲已有严重过敏反应病例的报道。氯琥珀胆碱是最可能引起过敏性严重过敏反应的肌肉松弛药，在法国罗库溴铵已报道的引起过敏性严重过敏反应的病例数几乎与氯琥珀胆碱相似。

肌肉松弛药的皮肤试验敏感性高于 95%，且可重复性强。皮肤试验结果证实肌肉松弛药之间交叉反应的关联性为 65%。如果某一患者对某一肌肉松弛药的皮肤针刺试验（skin prick test, SPT）结果为阳性，即应尽量避免暴露于所有的肌肉松弛药。如果在麻醉中必须使用肌肉松弛药的话，最好选用皮肤试验阴性的药物，但并不能保证不会发生严重过敏反应。

肌肉松弛药皮肤试验的特异性仍有争议。一些学者质疑皮肤试验能否预测严重过敏反应。这些研究认为患者皮肤试验出现的反应是肌松剂引起的组胺释放所致，其预测价值尚不明确。相反，若对围术期已出现严重过敏反应的患者进行皮肤试验，则有助于确定犯罪变应原，以避免过敏反应的再次发生。

【乳胶】 很多研究认为乳胶所致的严重过敏反应占麻醉相关严重过敏反应中的 20%。事实上，乳胶所引起的严重过敏反应发生率低于皮肤试验阳性率或 IgE 试验阳性率，可能由于乳胶过敏的报道很少，或是乳胶手套使用的减少。以下是发生乳胶过敏的高危因素：患遗传性过敏症的患者，进行多项外科手术的儿童（如脊柱裂），患有严重手部皮炎的患者，健康护理工作人员，对香蕉、栗子、鳄梨过敏的患者，以及长期接触乳胶的患者。

【抗生素】 近 15% 的围术期严重过敏反应是由抗生素所引起的，近年来有增加趋势。研究显示皮肤试验仅能预测 60% 的临床高敏反应。因此术前病史采集非常重要。β 内酰胺类抗生素，如青霉素类和头孢菌素类，占围术期抗生素所引起的严重过敏反应 70% 以上。第一代头孢菌素类和头孢孟多具有和青霉素、阿莫西林相同的侧链，对青霉素、阿莫西林过敏的患者可能对其也会发生过敏。β 内酰胺类药物皮肤试验的特异性为 97%～99%，而敏感性仅为 50%。体外试验定量测定青霉素及其衍生物特异性 IgE 的敏感性低于皮肤试验。IgE 介导的万古霉素严重过敏反应罕见。喹诺酮类药物由于可以引起组胺释放，其皮肤试验结果很难解释。

【局部麻醉药】 局麻药引起的严重过敏反应罕见。使用局麻药引起的反应，可能是保存液，如对羟基苯甲酸甲酯引起的，更可能是无意间局麻药静脉内注射或是肾上腺素全身吸收所导致的。

【阿片类药物】 阿片类药物引起麻醉相关严重过敏反应非常罕见。吗啡、哌替啶、可待因由于可以引起组胺释放而混淆诊断性皮肤试验。对阿片类药物的严重过敏反应的诊断依赖于仔细的病史采集和排除其他药物过敏的可能。

【镇静催眠药】 丙泊酚引起的严重过敏反应也是罕见的。曾经认为对鸡蛋和大豆过敏的患者应避免使用丙泊酚，但没有确切的证据支持。有个案病例报道对咪达唑仑发生过敏。

【非甾体抗炎药】 非甾体抗炎药（NSAIDs）对 PGE_2 通路的抑制导致过多白三烯的合成以及其他炎症介质的释放，引起皮疹或支气管痉挛。部分病例也可能是 IgE 介导的反应。有病例报道口服 NSAIDs 后发生致死性的严重过敏反应。

【卤代吸入麻醉药】 没有报道卤代吸入麻醉药引起严重过敏反应。

【胶体】 近 4% 的围术期严重过敏反应是由胶体引起的。一项研究结果显示 95% 的胶体引起的反应中是由明胶类引起的。而尿素联合明胶较改良液态明胶更易引起过敏反应。如患者既往有对含明胶的疫苗过敏病史，应避免输注明胶类胶体。对羟乙基淀粉过敏的少见。

【抗菌剂和消毒剂】 近年来，氯己定所引起的过敏反应越来越受到关注，症状由轻微的接触性皮炎到致死性的严重过敏反应均可能发生。当氯己定作为消毒剂，在皮肤消毒后没有完全干之前进行侵

入性操作应谨慎。聚维酮碘引起严重过敏反应少见。

【其他药物】 术中患者接触的很多药物都可以引起严重过敏反应,如抑肽酶、鱼精蛋白、肝素、造影剂、染料和缩宫素。

参 考 文 献

1. French Society of Anesthesiology and Intensive Care Medicine. Clinical practice guidelines:reducing the risk of anaphylaxis during anesthesia. Ann Fr Anesth Reanim,2002,21(Suppl 1):S7-S23.
2. Kroigaard M,Garvey LH,Gillberg L,et al. Scandinavian Clinical Practice guidelines on the diagnosis,management and follow-up of anaphylaxis during anesthesia. Acta Anaesthesiol Scand,2007,51:655-670.
3. Pichichero ME,Casey JR. Safe use of selected cephalosporins in penicillinallergic patients:a meta-analysis. Otolaryngology-Head and Neck Surgery,2007,136:340-347.

五、严重过敏反应的诊断

最初诊断围术期严重过敏反应依靠临床表现、可疑变应原与麻醉诱导时间的关系及对治疗的反应。

严重过敏反应的临床表现各不相同,严重程度也不相同(表 7-1),决定于变应原、使用的途径、患者是否是高敏体质、健康状态、合并的呼吸道及心血管疾病、复合使用的药物(如 β 受体抑制剂和ACEI)。

表 7-1 即刻高敏反应的临床严重程度分级

分级	临床表现
I	皮肤症状或轻度发热
II	可监测的并非危及生命的心血管反应(心动过速、低血压)、胃肠道功能障碍(恶心)、呼吸功能障碍
III	休克、危及生命的支气管痉挛
IV	心搏骤停

临床可表现为低血压、心动过缓或过速;皮肤潮红、皮疹或荨麻疹;支气管痉挛;低氧血症;血管性水肿;心搏骤停等。近 10% 的患者出现心动过缓,近 10% 的患者仅仅表现为低血压。绝大多数患者均伴随皮肤症状,如皮肤潮红或荨麻疹,但没有皮肤体征并不能排除过敏的发生。当术中不明原因的发生低血压或支气管痉挛,应高度怀疑严重过敏反应,除非存在非常明确的可能原因。

围术期严重过敏反应可发生在任何时间,最常见的是麻醉诱导之后,静脉注射致敏药物数秒或数分钟后出现,也可延迟到 1 小时后。乳胶、抗生素、胶体等所致的严重过敏反应通常表现迟滞,可在30～60 分钟内出现,但也可出现超敏反应。一般来说,发生反应的间隔时间越短,症状越严重。

参 考 文 献

Mertes PM,et al. Clinical features of allergic anaphylaxis and non-allergic anaphylaxis occurring during anaesthesia in France between 1st Jan 1999 and 31st Dec 2000. Anesthesiology,2003,99:536-545.

六、围术期严重过敏反应的处理

围术期发生严重过敏反应处理及时得当可有效降低其死亡率及病残率。

【立即处理】 严重过敏反应的临床表现及严重程度因人而异,其处理应有个体差异,但目前达成共识肾上腺素应尽可能早地给予。肾上腺素不仅是 α 受体激动剂,也是 β 受体激动剂,具有正性肌力作用和支气管扩张作用,同时减少进一步炎症介质的释放。但前提是必须排除其他可能导致低血压或通气不能的原因,如气管导管移位。其立即处理的原则如下:

1. 遵循 ABC(airway,breathing,circulation)原则。
2. 撤除一切可能的致敏因素(胶体、乳胶、氯己定)。
3. 寻求帮助,准确记录时间。
4. 保证气道,需要时行气管插管,吸入纯氧。
5. 低血压时,抬高患者下肢。
6. 静脉内使用肾上腺素。初始剂量 50μg(0.5ml,1:10 000 溶液)。如果存在严重的低血压或支气管痉挛,可反复使用。如果需要反复推注肾上腺素,可持续静脉内输注肾上腺素。
7. 超大容量补液,加压快速输注 0.9% 生理盐水或乳酸林格液(1～4L)。
8. 严重过敏反应中发生心搏骤停,其复苏遵循以下原则。
1)超大容量补液:致死性的严重过敏反应引起明显的血管扩张,需要超大容量补充。至少建立两个静脉通道,加压输入等张晶体液(4～8L)。
2)静脉推注大剂量肾上腺素:首剂 1mg,如需要 3 分钟后再次静脉推注 1mg,需要时可采用 4～10μg/min 持续静脉输注。
3)抗组胺药物:没有明确证据证实其价值,但也没有证据证实其害处。

4)类固醇激素:在心肺复苏时使用类固醇几乎没有效果,但可能对复苏后的治疗有益。

5)延长 CPR 时间,直到严重过敏反应完全消退。

【后续处理】 患者症状缓解后,后续处理的原则如下:

1. 静脉推注 10mg 氯苯那敏。

2. 静脉推注 200mg 氢化可的松。

3. 如使用了肾上腺素血压仍没有恢复,可根据麻醉医师自己的经验,选择其他的血管升压药,如间羟胺、血管加压素。

4. 如患者发生持续性支气管痉挛,静脉输注沙丁胺醇(舒喘灵),如条件允许,可通过麻醉机吸入支气管扩张剂。如果支气管痉挛仍然没有缓解,可考虑给予氨茶碱或硫酸镁。

5. 将患者转移至重症监护室。

6. 采集血液样本(5~10ml 抗凝血)检测肥大细胞类胰蛋白酶浓度。

1)在不延迟心肺复苏的前提下,心肺复苏一开始即立即抽取血液样本;

2)在症状出现后 1~2 小时再次抽取血液样本;

3)24 小时后抽取第三个血液样本;

4)每一个样本准确标注时间和日期。

发生严重过敏反应时儿童的药物使用剂量。

【肾上腺素】

肌内注射:

1)12 岁:500μg(0.5ml,稀释至 1:1000),如果小孩体重较轻,300μg(0.3ml,稀释至 1:1000)。

2)6~12 岁:300μg(0.3ml,稀释至 1:1000)。

3)<6 岁:150μg(0.15ml,稀释至 1:1000)。

静脉注射:因儿童对静脉内使用肾上腺素较敏感,需尽可能稀释肾上腺素,小心滴定,由 1μg/kg 开始,一般儿童对该剂量已反应较好。

【氢化可的松】

1)12 岁:200mg 肌注或缓慢静脉滴注。

2)6~12 岁:100mg 肌注或缓慢静脉滴注。

3)6 月到 6 岁:50mg 肌注或缓慢静脉滴注。

4)<6 月:25mg 肌注或缓慢静脉滴注。

【氯苯那敏】

1)12 岁:10mg 肌注或缓慢静脉滴注。

2)6~12 岁:5mg 肌注或缓慢静脉滴注。

3)6 月到 6 岁:2.5mg 肌注或缓慢静脉滴注。

4)<6 月:250μg/kg 肌注或缓慢静脉滴注。

参 考 文 献

1. Association of Anaesthetists of Great Britain and Ireland. Suspected anaphylactic reactions associated with anaesthesia. Anaesthesia,2009,64:199-211.

2. American Heart Association. 2005 Anaphylactic Guidelines for CPR&ECC. Circulation,2005,13:143-145.

3. Winbery SL,Lieberman PL. Histamine and antihistamines in anaphylaxis. Clin Allergy Immunol,2002,17:287-317.

七、围术期严重过敏反应的变态反应学评估

为避免患者再次暴露于同一变应原,再次出现严重过敏反应,对可疑严重过敏反应的患者都应进行变态反应检查,以明确诊断,查找"犯罪"变应原。变态反应学评估包括生化检查和皮肤试验。

【皮肤试验】 皮肤试验是诊断由 IgE 介导的皮肤肥大细胞对可疑变应原的筛查标准。严重过敏反应后肥大细胞耗尽,可能出现假阴性结果,因此应于出现严重过敏反应后 4~6 周内进行皮肤试验。同时试验前数天就应停用抗组胺药物,但不需要停用类固醇类药物。值得注意的是,没必要对所有手术患者常规进行术前皮肤试验筛查,因为皮肤试验阳性与围术期严重过敏反应的发生率之间的关系尚不明确。

皮肤试验分别使用生理盐水和 9%磷酸可待因提纯物与 10ng/ml 组胺混合液进行阴性对照和阳性对照。

SPT 试验在前臂皮肤注射等量变应原,15~20分钟后读取结果,若出现直径大于阴性对照风团,且达到阳性对照试验风团直径一半以上,则为阳性。

皮内试验(intradermal tests,IDT)一般在 SPT 试验阴性后采用,通过向患者背部或前臂注射 0.02~0.03ml 稀释至 1:10 000 的药液,注射皮丘直径约为 3mm,15~20 分钟如注射部位周围出现红斑丘疹且周围伴有红晕,直径至少为注射直径 2 倍,则为阳性。其敏感性较好,但特异性差,有可能引起全身反应。

皮肤试验对乳胶、鱼精蛋白、β 内酰胺类药物、肌松剂、镇静催眠药物及氯己定的过敏判断应用价值较高。皮肤试验一般不用于阿片类药物,因其假阳性率高,但对合成的阿片类药物,如芬太尼、瑞芬太尼有一定的提示作用。皮肤试验对 NSAIDs、造影剂的过敏反应判断没有帮助,因其严重过敏反应的机制不是由 IgE 介导的。

【生化检查】 体内生化检查：早期血浆组胺升高证实患者体内有组胺释放。当机体出现对某种药物过敏时，体内组胺浓度迅速达到高峰并随之下降，半衰期约为20分钟。妊娠期可出现假阴性，因血浆组胺可被胎盘分泌的二胺氧化酶降解。类胰蛋白酶在严重过敏反应发生后15分钟至1小时达峰，并缓慢下降，半衰期约90分钟。组胺浓度升高提示肥大细胞和(或)嗜碱性粒细胞激活，而类胰蛋白酶浓度升高则仅提示肥大细胞激活。一些学者认为测定组胺和类胰蛋白酶浓度有助于诊断麻醉中严重过敏反应，而另一些学者则认为仅测定类胰蛋白酶浓度即可。

体外生化检查：可通过放射性变应原吸附试验(RAST)证实IgE抗体存在。该试验用于证实患者对肌松剂过敏，适用于确诊犯罪变应原而无法做皮肤试验的患者。其结果与皮肤试验的符合率约为80%。目前测定特异性IgE仅限于肌松剂、硫喷妥钠和天然乳胶。

其他试验方法可间接检测某一麻醉药特异性IgE。肥大细胞组胺释放试验可准确测定肌松剂的严重过敏反应，其敏感性为40%～100%，特异性高达98%～100%。该技术适用于既往对肌松剂过敏者，需再次使用肌松前，测定肌松剂之间的交叉反应。

参 考 文 献

1. Fisher M, Baldo BA. Anaphylaxis during anaesthesia：current aspects of diagnosis and prevention. European Journal of Anaesthesiology, 1994, 11：263-284.
2. The Association of Anaesthetists of Great Britain and Ireland and The British Society for Allergy and Clinical Immunology：suspected anaphylactic reactions associated with aneathesia. 2003；Available from http：//www. aagbi. org/publications/guidelines/docs/anaphylaxis03. pdf.
3. Ebo DG, Fisher MM, Hagendorens MM, et al. Anaphylaxia during anesthesia：diagnostic approach. Allergy, 2007, 62：471-487.

八、Key points

1. 尽早发现、及时处理围术期发生的严重过敏反应，可避免围术期严重过敏反应导致的死亡或永久性残疾。

2. 麻醉中严重过敏反应的判断常常延迟，因为一些关键的体征如低血压、支气管痉挛常常有其他常见的原因。

3. 为了避免及尽早认识围术期严重过敏反应，小心谨慎准确地采集病史非常重要。

4. 严重过敏反应的立即处理应遵循ABC原则。肾上腺素是最有效的药物，应尽可能早使用。

5. 如果怀疑患者术中发生严重过敏反应，术后应进一步进行变态原试验，以明确即刻超敏反应的机制、"犯罪"变应原，以避免患者再次暴露于同一变应原。

血浆肥大细胞类胰蛋白酶浓度可帮助诊断严重过敏反应，但应保证正确采集血液样本。

第二节　低血容量性休克

一、临床病例

【病例1】

患者，男，28岁，60kg，因左胸刀刺伤15分钟由急诊室紧急送入手术室。查体发现患者嗜睡，表情淡漠，面色苍白，四肢厥冷，心率135次/分，血压11.31/7.98kPa(85/60mmHg)，呼吸30次/分，SpO$_2$ 93%。左胸两处刀伤：一处位于左腋前线10～11肋间隙，一处位于左侧锁骨中线第4～5肋间隙，纱布覆盖，均已被血液浸湿，左肺呼吸音差，右肺呼吸音清晰。剖胸后发现左侧胸腔积血约1500ml，左肺两处破口，并不断出血，外科医师立即钳夹破口止血，同时麻醉医师输入浓缩红细胞约8U，乳酸林格液2000ml，此时发现伤口创面渗血严重。

问题：

1. 患者是否可以诊断为失血性休克？

2. 大量失血(massive blood loss)的定义是什么？

3. 什么是大量输血(massive transfusion)？

【病例2】

患儿，女，12岁，因地震致双上肢挤压后肿痛5天入院。因手术当日更换伤口敷料时发现右前臂尺动脉破裂出血予以床旁行尺动脉缝扎止血后，急诊行双前臂大面积皮肤软组织缺损清创皮瓣转移修复术。入室查体：患儿精神萎靡，诉口渴，心率130次/分，血压11.57/7.58kPa(87/57mmHg)，呼吸21次/分，双前臂及右手的敷料被大量混浊液体浸透。拆除敷料后可见：左前臂近端软组织挫裂伤伴皮损，约8cm×4cm，左手明显肿胀，右前臂远端软组织严重撕裂，右手背皮肤大面积撕脱，肌腱外露，双手感觉明显减退,毛细血管充盈时间延长,左尺桡动脉搏动减弱。

问题:

1. 该患儿是否存在低血容量性休克?

2. 怎样对低血容量性休克进行早期诊断?

3. 对低血容量性休克的患者进行手术除常规监测外还应进行哪些监测?

【病例3】

患者,男,50 岁,因肝癌行左半肝切除,手术顺利,出血不多,生命体征平稳,术后带气管导管至ICU。术后 2 小时,患者出现心率增快达 135 次/分,血压 11.31/7.98kPa(85/60mmHg),加快输液效果不佳,腹部膨隆,腹腔穿刺抽出不凝血,考虑为术后出血,急诊行剖腹探查止血术。

问题:

1. 什么是 DCR(damage control resuscitation)?

2. DCR 适用于哪些患者?该患者是否适用DCR 原则?

二、低血容量性休克的病因及流行病学

低血容量性休克是指各种原因引起的循环容量丢失而导致有效循环血量与心排出量减少、组织灌注不足、细胞代谢紊乱和功能受损的病理生理过程。低血容量性休克的循环容量丢失包括显性丢失和非显性丢失。显性丢失是指循环容量丢失至体外,失血是典型的显性丢失,如第一例患者由于胸部刀刺伤造成大量失血,第三例患者外科大手术后的失血,还有消化道溃疡、食管静脉曲张破裂及产后大出血等疾病引起的急性大失血等。显性丢失也可以由呕吐、腹泻、脱水、利尿等原因所致。非显性容量丢失是指循环容量丢失到循环系统之外,主要为循环容量的血管外渗出或循环容量进入体腔内以及其他方式的不显性体外丢失,如第二例患儿虽然没有显性失血,但由于创面的大量渗出及低蛋白血症导致的血容量的转移,从而引起有效循环血量减少、组织灌注不足。

目前,低血容量休克缺乏较全面的流行病学资料。创伤失血是发生低血容量休克最常见的原因。据国外资料统计,创伤导致的失血性休克死亡者占创伤总死亡例数的 10%～40%。中国还缺乏相关资料。调查发现,在美国创伤是 1～40 岁患者第一位死因,每年有 90 000 人死于创伤。资料显示创伤所引起的死亡中 10%～20% 可以被预防,而其中16%～80% 是由于出血。因此,90 000 人中大概有1400～14 000 个由于创伤出血导致的死亡是可以避免的。因此如何早期诊断、正确处理低血容量休克是非常重要的,而且是非常有价值的。

参 考 文 献

1. Weil MH, Shubin H, Carlson R. Treatment of circulatory shock. Use of sympathominetic and related vasoactive agents. JAMA, 1975, 231(12):1280-1286.

2. DC. Deaths: nal data for 2004. US Department of Health and Human Services, CDC, National Center for Health Statistics. 2007.

3. Trauma facts. http://www. aast. org/TraumaFacts/dynamic. aspx? id=964, 2008[accessed].

4. Bellamy RF. The causes of death in conventional land warfare: implications for combat casualty care research. Mil Med, 1984, 149:55-62.

5. Holcomb JB, Caruso J, McMullin NR, et al. Causes of death in special operations forces on the modern battle eld:2001-2006. Ann Surg.

三、低血容量性休克的诊断

低血容量性休克的早期诊断对预后至关重要。传统的诊断主要依据为病史、症状、体征,包括精神状态改变、皮肤湿冷、收缩压下降(<11.97kPa 或较基础血压下降>5.32kPa)或脉压减少(<2.66kPa)、尿量<0.5ml/(kg · h)、心率>100 次/分、CVP<0.67kPa 或 PAWP<1.06kPa 等指标。如果血压尚能维持正常值范围,但有组织灌注不足的症状和体征,包括:皮肤湿冷、苍白、出汗,毛细血管充盈延缓,脉搏细弱,心率快,脉压降低,少尿,称休克处于代偿状态;如果血压值低于正常值范围,同时合并组织灌注不足的症状和体征,我们称之为低血压性休克,过去叫休克失代偿。

然而,人们逐渐已经充分认识到传统诊断标准的局限性,特别是休克代偿期的患者在早期诊断上缺乏特异性和敏感性。因此近年来,人们发现氧代谢与组织灌注指标对低血容量休克早期诊断有更重要参考价值。有研究证实血乳酸和碱缺失在低血容量休克的监测和预后判断中具有重要意义。此外,人们也指出在休克复苏中每搏量(SV)、心排出量(CO)、氧输送(DO_2)、氧消耗(VO_2)、胃黏膜 CO_2 张力($PgCO_2$)、混合静脉血氧饱和度(SvO_2)等指标也具有一定程度的临床意义,但尚需进一步循证医学证据支持。

低血容量性休克的发生与否及其程度,取决于机体血容量丢失的量和速度。以失血性休克为例估计血容量的丢失(表7-2),成人平均估计血容量占体重的7%(或7ml/kg),70kg体重的人约有5L的血液。血容量随着年龄和生理状况而改变,以占体重的百分比为参考指数时,高龄者的血容量较少(占体重的6%左右),儿童的血容量占体重的8%~9%,新生儿估计血容量占体重的9%~10%。可根据失血量等指标将失血分成四级。

大量失血定义为24小时内失血量达患者的估计血容量,或3小时内失血量超过估计血容量的一半或以150ml/min的速度失血。

表7-2 失血性休克的分级(以体重70kg为例)

分级	失血量(ml)	失血量占血容量比例(%)	心率(次/分)	血压	呼吸频率(次/分)	尿量(ml/h)	神经系统症状
I	<750	<15	≤100	正常	14~20	>30	轻度焦虑
II	750~1500	15~30	>100	下降	>20~30	>20~30	中度焦虑
III	>1500~2000	>30~40	>120	下降	>30~40	5~20	萎靡
IV	>2000	>40	>140	下降	>40	无尿	昏睡

参 考 文 献

1. Cottingham, CA. Resuscitation of Traumatic Shock: A Hemodynamic Review. AACN Advanced Critical Care, 2006, 17(3):317-326.
2. Singhal R, Coghill JE, Guy A, et al. Serum lactate and base deficit as predictors of mortality after reputured abdominal aortic aneurysm repair. Eur J Vasc Endovasc Sury, 2005, 30(3):263-266.
3. American College of Surgeons Committee on Trauma. Advanced Trauma Life Support for Doctors. Student course manual. 6th ed. Chicago: American College of Surgeons, 1997:103-112.

四、低血容量性休克的病理生理

低血容量性休克的主要病理生理改变是有效循环血容量急剧减少,导致组织低灌注、无氧代谢增加、乳酸性酸中毒、再灌注损伤以及内毒素易位,最终导致多器官衰竭。

低血容量休克时,有效循环血容量丢失触发机体各系统器官产生一系列病理生理反应,以保存体液,维持灌注压,保证心、脑等重要器官的血液灌流。

低血容量导致交感神经-肾上腺轴兴奋,儿茶酚胺类激素释放增加并选择性地收缩皮肤、肌肉及内脏血管。其中动脉系统收缩使外周血管总阻力升高以提升血压;毛细血管前括约肌收缩导致毛细血管内静水压降低,从而促进组织间液回流;静脉系统收缩使血液趋向中心循环,增加回心血量。儿茶酚胺类激素使心肌收缩力加强,心率增快,心排出量增加。

低血容量兴奋肾素-血管紧张素II-醛固酮系统,使醛固酮分泌增加,同时刺激压力感受器促使神经垂体分泌抗利尿激素,从而加强肾小管对钠和水的重吸收,减少尿液,保存体液。

上述代偿反应在维持循环系统功能相对稳定,保证心、脑等重要生命器官的血液灌注的同时,也具有潜在的风险。代偿机制使血压下降在休克病程中表现相对迟钝和不敏感,导致若以血压下降作为判定休克的标准,必然贻误对休克时组织灌注状态不良的早期认识和救治;同时,代偿机制对心、脑血供的保护是以牺牲其他脏器血供为代价的,持续的肾脏缺血可以导致急性肾功能损害,胃肠道黏膜缺血可以诱发细菌、毒素易位。内毒素血症与缺血-再灌注损伤可以诱发大量炎性介质释放入血,促使休克向不可逆发展。

机体对低血容量休克的反应还涉及代谢、免疫、凝血等系统,同样也存在对后续病程的不利影响。肾上腺皮质激素和前列腺素分泌增加与泌乳素分泌减少可以造成免疫功能抑制,患者易于受到感染侵袭。缺血缺氧、再灌注损伤等病理过程导致凝血功能紊乱并有可能发展为弥散性血管内凝血。

组织低灌注、细胞缺氧是休克的本质。休克时微循环严重障碍,组织低灌注和细胞缺氧,糖有氧氧化受阻,无氧酵解增强,三磷腺苷(ATP)生成显著减少,乳酸生成显著增多并蓄积,导致乳酸性酸中毒,同时炎症介质大量释放,进而造成组织细胞和重要生命器官发生不可逆性损伤,直至发生MODS。特别应当警惕低血容量性休克病程中生命体征正常状态下的组织细胞缺氧。

低血容量休克时,由于有效循环血容量下降,导致心排出量下降,因此 DO_2 降低。对失血性休克而言,DO_2 下降程度不仅取决于 CO,同时受血红蛋白下降程度影响。在低血容量性休克、DO_2 下降时,VO_2 是否下降尚没有明确结论。由于组织器官的氧摄取增加表现为氧摄取率(O_2ER)和动静脉氧分压差的增加,当 DO_2 维持在一定阈值之上,组织器官的 VO_2 能基本保持不变;DO_2 下降到一定阈值时,即使氧摄取明显增加,也不能满足组织氧耗。血红蛋白下降时,动脉血氧分压(PaO_2)对血氧含量的影响增加,进而影响 DO_2。因此,通过氧疗增加血氧分压应该对提高氧输送有效。

因此,低血容量性休克的最终结局自始至终与组织灌注、细胞缺氧相关。提高其救治成功率的关键在于,尽早去除休克病因,同时尽快恢复有效的组织灌注,以改善组织细胞的氧供,重建氧的供需平衡和恢复正常的细胞功能。

参考文献

1. Tintinail JE, Kelen GD, Stapczynski JS. Emergency Medicine-a Comprehensive Study Guide. Fifth Edition. Tianjin Science and Technologr Press, 2001:215-250.

2. Bongard FS, Sue DY. Current Critical Diagnosis Treatment. 2 ed. Beijing: People's Medical Publishing House, 2003:242-267.

3. Marzil L. Hemorrhagic Shock: update in pathophysiology and therapy. Acta Anaesthesiol Scand Suppl, 1997, 111: 42-44.

4. Heckbert SR, Vedder NB, Hoffman W, et al. Outcome after hemorrhagic shock in trauma patients. J Trauma, 1998, 45(3):545-49.

5. 邱海波,周韶霞. 多器官功能障碍综合征现代治疗. 北京: 人民军医出版社, 2001:35-72.

五、低血容量性休克的监测

对低血容量性休克患者,术中术后需进行有效的监测,方可正确、及时地评估和判断病情,从而指导和调整治疗计划,以改善预后。

常规监测包括皮温与色泽、心率、血压、尿量、体温和精神状态等监测指标,有一定的临床指导意义。然而,需提醒注意的是这些指标在休克早期阶段往往难以表现出明显的变化,且并不是低血容量休克的特异性症状,如果仅仅依据这些常规监测来判断病情指导治疗可能导致严重错误。心率加快通常是休克的早期诊断指标之一,但是心率不是判断失血

量多少的可靠指标,比如较年轻患者可以很容易地通过血管收缩来代偿中等量的失血,仅表现为轻度心率增快。血压的变化需要严密地动态监测,在休克代偿期血压可能保持或接近正常。值得注意的是:传统的无创血压测定方法必须要在外周灌注良好的情况下才准确,如果外周脉搏搏动已经不好,四肢冰冷,无创血压值也就不准确。尿量是反映肾灌注较好的指标,可以间接反映循环状态,作为抗休克治疗是否有效的较敏感指标,当液体复苏有效时,成人尿量 > 0.5ml/(kg·h),儿童(>1 岁)尿量 > 1ml/(kg·h),婴儿(<1 岁)尿量 > 2ml/(kg·h)。需注意临床上患者出现休克而无少尿的情况,如高血糖和造影剂等有渗透活性的物质造成的渗透性利尿。体温监测亦十分重要,研究显示低体温十分有害,可引起心肌功能障碍、心律失常,微循环障碍及严重的凝血功能障碍。

(一)有创血流动力学监测

1. 有创动脉血压(IBP) 较无创动脉血压(NIBP)高 0.67～2.66kPa(5～20mmHg)。持续低血压状态时,NIBP 测压难以准确反映实际大动脉压力,而 IBP 测压较为可靠,且可连续观察血压,并方便随时采取动脉血进行血气分析,因此,在低血容量性休克时应常规监测。

2. CVP 和 PAWP 监测 CVP 是最常用的、易于获得的监测指标,与 PAWP 意义相近,用于监测前负荷容量状态和指导补液,有助于了解机体对液体复苏的反应性,及时调整治疗方案。CVP 和 PAWP 监测有助于对已知或怀疑存在心功能不全的休克患者的液体治疗,防止输液过多导致的前负荷过度。但因 CVP 和 PAWP 受多种因素的影响,与心脏前负荷、循环容量的相关性不够密切,特别是心功能衰竭患者、瓣膜病变患者、外周血管极度收缩状态、正压通气、腹内压增高的患者等,因此仅仅作为参考,不能完全以此作为标准进行液体复苏。可能其值的动态变化更为重要。

3. CO 和 SV 监测 休克时,CO 和 SV 可有不同程度降低。连续监测 CO 和 SV,有助于动态判断容量复苏的临床效果与心功能状态。经典的方法是放置漂浮导管,热稀释法进行测量。但目前有很多其他的方法可以进行选择,如 PiCCO、心率变异性、超声等无创测量心排出量。以后在手术室或 ICU 可以常规监测 CO 和 SV。

4. 其他 目前的一些研究也显示,通过对失血性休克患者收缩压变化率(SPV)、每搏量变化率

（SVV）、脉压变化率（PPV）、血管外肺水（EVLW）、胸腔内总血容量（IBV）的监测进行液体管理，可能比传统方法更为可靠和有效。而对于正压通气的患者，应用 SPV、SVV 与 PPV 可能具有更好的容量状态评价作用。

应该强调的是，任何一种监测方法所得到的数值意义都是相对的，因为各种血流动力学指标经常受到许多因素的影响。单一指标的数值有时并不能正确反映血流动力学状态，必须重视血流动力学的综合评估。在实施综合评估时，应注意以下三点：结合症状、体征综合判断；分析数值的动态变化；多项指标的综合评估。

（二）氧代谢监测

休克的氧代谢障碍概念是对休克认识的重大进展，氧代谢的监测进展改变了对休克的评估方式，同时使休克的治疗由以往狭义的血流动力学指标调整转向氧代谢状态的调控。传统临床监测指标往往不能对组织氧合的改变具有敏感反应，此外，经过治疗干预后的心率、血压等临床指标的变化也可在组织灌注与氧合未改善前趋于稳定。因此，对低血容量休克的患者同时监测和评估一些全身灌注指标（DO_2、VO_2、血乳酸及 SvO_2 等）以及局部组织灌注指标如胃黏膜内 pH 值（pHi）与 $PgCO_2$ 等具有较大的临床意义。

1. **脉搏氧饱和度（SpO_2）** 主要反映氧合状态，可在一定程度上表现外周组织灌注状态。低血容量休克的患者常存在低血压、四肢远端灌注不足、氧输送能力下降或者给予血管活性药物的情况，外周组织灌注较差，不能正确测量 SpO_2，但同时也是反映外周组织灌注的一个指标。

2. **动脉血气分析** 根据动脉血气分析结果，可鉴别体液酸碱紊乱性质，及时纠正酸碱平衡，调节呼吸机参数。碱剩余（BE）可间接反映血乳酸的水平。当休克导致组织供血不足时 BE 下降，提示乳酸血症的存在。BE 与血乳酸结合是判断休克组织灌注较好的方法。需动态监测。

3. **DO_2、SvO_2 的监测** 可作为评估低血容量休克早期复苏效果的良好指标，动态监测有较大意义。但对低血容量休克液体复苏的指导价值缺少有力的循证医学证据。

4. **动脉血乳酸监测** 动脉血乳酸浓度是反映组织缺氧的高度敏感的指标之一，动脉血乳酸增高常较其他休克征象先出现。持续动态的动脉血乳酸以及乳酸清除率监测对休克的早期诊断、判定组织

缺氧情况、指导液体复苏及预后评估具有重要意义。但是，血乳酸浓度在一些特别情况下（如合并肝功能不全）难以充分反映组织的氧合状态。研究显示，在创伤后失血性休克的患者，血乳酸初始水平及高乳酸持续时间与器官功能障碍的程度及死亡率相关。

5. **胃黏膜内 pHi 与 $PgCO_2$ 的监测** 反映肠道组织的血流灌注情况和病理损害，同时能够反映出全身组织的氧合状态，对评估复苏效果和评价胃肠道黏膜内的氧代谢情况有一定的临床价值。

（三）实验室监测

1. **血常规监测** 动态观察红细胞计数、血红蛋白（血色素）及血细胞比容（红细胞压积）的数值变化，可了解血液有无浓缩或稀释，对诊断低血容量休克和判断是否存在继续失血有参考价值。有研究表明，血细胞比容在 4 小时下降 1% 提示有活动性出血。

2. **电解质监测与肾功能监测** 对了解病情变化和指导治疗十分重要。

3. **凝血功能监测** 在休克早期即进行凝血功能的监测对选择适当的容量复苏方案及液体种类有重要的临床意义。常规凝血功能监测包括血小板计数、凝血酶原时间（PT）、活化部分凝血活酶时间（APTT）、国际标准化比值（INR）和 D-二聚体。

近年来，认为血栓弹力图（TEG）在失血性休克患者中应用更优于传统的凝血功能监测指标。TEG 可迅速（10 分钟内）并定量获知整个凝血瀑布的状态，并可准确获知纤溶激活程度、血小板功能及 $rFVIIa$。而常规凝血功能监测仅可测量 PT/APTT、INR、血小板及纤维蛋白原，耗时需 30～60 分钟。PT、PTT 仅评估的是外源性凝血途径，并且使用血浆进行测量，因此凝血因子和血小板之间的交互作用很难估计。另外，血小板聚集不等于血小板功能，常规凝血功能监测不能获得血小板功能方面的指标。因此相比于标准的凝血功能检测，TEG 能更精确地测量凝血功能的各个方面，预测并指导使用血液制品及抗纤溶治疗。此外，即使是已经接受抗深静脉血栓治疗的患者，TEG 仍可以确认高凝状态，从而获知患者是否有发生血栓的风险，及时处理预防。

参 考 文 献

1. Childs EW, Udobi KF, Hunter FA. Hypothemia Reduces Microvascular Permeability and Reactive Oxygen Species Expression after Hemorrhagic Shock. J Trauma, 2005, 58

(2):271-277.

2. Tisherman SA. Hypothemia and injury. Curr Opin Crit Care,2004,10(6):512-519.

3. Burris D,Rhee P,Kaufman C,et al. Controlled resuscitation for unconrrolled hemorrhagic shock. J Trauma,1999,46:216-223.

4. Liu SQ,QiuHB,Yang Y,et al. Assessment of stroke volume variation and intrathoracic blood volume index on the responsiveness to volume loading in mechanically ventilated canine with hemorrhagic shock. Zhonghua Wai Ke Za Zhi,2006,44(17):1216-1219.

5. Sakka SG,Meier-Hellmann A. Extremely high values of intrathoracic blood volume in critically ill patients. Inten Care Med,2001,27(10):1677-1678.

6. Cassidy C,Marcher J. Base deficit:an indicator of tissue hypoperfusion. Int J Trauma Nurs,1995,10,1(4):108-112.

7. Englehart MS,Schreiber MA. Measurement of acid-base resuscitation endpoints:lactate,base deficit,bicarbonate or what? Curr Opin Crit Care,2006,12(6):569-574.

8. Hayes MA,Yau EH,et al. Response of critically ill patients to treatment aimed at achieving supranormal oxygen delivery and consumption. Relationship to outcomes. Chest,1993,103(3):663-664.

9. Pearse RM,Hinds CJ. Should we use central venous saturation to guide management in high-risk surgical patients? Crit Care,2006,10(6):181.

10. Mcnelis J,Marini CP,Jurkiewicz A,et al. Prolonged lactate clearance is associated with increased mortality in the surgical intensive care unit. Am J Surg,2001,481-485.

11. Nckinley BA,Parmley CI,Butler BD. Skeletal muscle PO_2,PCO_2,and PH in hemorrhage,shock,and resuscitation in dogs. J Trauma,1998,44:119-127.

12. Zehtabchi S,Sinert R,Goldman M,et al. Diagnostic performance of serial haematocrit measurements in indentifying major injury in aault trauma patients. Injury,2006,37(1):46-52.

13. MartiniWZ,Cortez DS,Dubick MA,et al. Thrombelastography is better than PT,aPTT,and activated clotting time in detecting clinically relevant clotting abnormalities after hypothermia,hemorrhagic shock and resuscitation in pigs. J Trauma,2008,65:535-43.

14. Hendriks HG,Meijer K,deWolf JT,et al. Effects of recombinant activated factor Ⅶ on coagulation measured by thromboelastography in liver transplantation. Blood Coagul Fibrinolysis,2002,13:309-313.

15. Park MS,Martini WZ,Dubick MA,et al. Thromboelastography is superior to PT/PTT for the assessment of hypercoagulability and brinolysis after injury in burned and nonburned trauma patients. J Trauma,2009,in press.

16. Van PY,Cho SD,Underwood SJ,et al. Thrombelastography versus anti-factor Xa levels in the assessment of prophylactic-dose enoxaparin in critically ill patients. J Trauma. 2009 Jun;66(6):1509-15

六、低血容量性休克的治疗

(一)病因治疗

休克所导致的组织器官损害的程度与容量丢失量和休克持续时间直接相关。如果休克持续存在,组织缺氧不能缓解,休克的病理生理状态将进一步加重,所以,尽快纠正引起容量丢失的病因是治疗低血容量休克的基本措施。创伤或失血性休克的相关研究较多,对于创伤后存在进行性失血需要急诊手术的患者,多项研究表明尽可能缩短创伤至接受决定性手术的时间能够改善预后,提高存活率。另有研究表明,对医师进行60分钟初诊急救时间限制的培训后,可以明显降低失血性休克患者病死率。大样本的回顾分析发现,在手术室死亡的创伤失血患者主要原因是延迟入室,并且应该能够避免。进一步研究提示对于出血部位明确的失血性休克患者,早期进行手术止血非常必要,一项包括27例的回顾对照研究提示,早期手术止血可以提高存活率。而对于存在失血性休克又无法确定出血部位的患者,进一步评估很重要。因为只有早期发现、早期诊断才能早期进行处理。目前的临床研究提示,对于多发创伤和以躯干损伤为主的失血性休克患者,床边超声可以早期明确出血部位从而早期提示手术的指征。另有研究证实CT检查比床边超声有更好的特异性和敏感性。

(二)液体复苏

液体复苏治疗时可以选择晶体溶液(如生理盐水和等张平衡盐溶液或高渗盐水)和胶体溶液(如白蛋白和人工胶体液)。由于5%葡萄糖溶液是无张力液体,输入后很快分布到细胞内间隙,因此不推荐用于液体复苏治疗。

1. **晶体液** 液体复苏治疗常用的晶体液为生理盐水和乳酸林格液。生理盐水虽然是等渗但含氯高,大量输注可引起高氯性代谢性酸中毒;与生理盐水相比,乳酸林格液钠离子和氯离子浓度较低,并含有接近正常生理状态的钙离子和钾离子,因此优先选择乳酸林格液。但乳酸林格液含有少量乳酸,一般情况下,其所含乳酸可在肝脏迅速代谢,大量输注乳酸林格液应该考虑到其对血乳酸水平的影响。一般情况下，输注晶体液后会迅速的进行血管内外再分布，约有25%存留在血管内，而其余75%则分布于血管外间隙。因此，低血容量休克时若以晶体液进行复苏，为了持续维持血容量，则必须反复输注，但可能引起血浆蛋白的稀释以及胶体渗透压的下降，出现组织水肿，特别是肺的水肿。

高张盐溶液的复苏方法起源于20世纪80年代。一般情况下高张盐溶液的钠含量为40~2 400mmol/L。近年来研究的高张盐溶液包括高渗盐右旋糖酐注射液（HSD，7.5% NaCl + 6% dextrn70）、高渗盐注射液（HS7.5%、5%或3.5% NaCl）及11.2%乳酸钠等高张溶液，以前两者为多见。研究显示高张盐溶液可有效扩张血容量，提高血压，可改善心肌收缩力和扩张毛细血管前小动脉，减少组织水肿，改善微循环增加组织灌注并有一定的抗感染作用。对存在颅脑损伤的患者，有多项研究表明，由于可以很快升高平均动脉压而不加剧脑水肿，因此高张盐溶液可能有很好的前景。但是，目前尚缺乏大规模的颅脑损伤高张盐溶液使用的循证医学证据。一般认为，高张盐溶液主要的危险在于医源性高渗状态及高钠血症，甚至因此而引起脱髓鞘病变，但在多项研究中此类并发症发生率很低。临床使用中每日最大剂量不超过4ml/kg（7.5% NaCl）。

2. 胶体液　目前有很多不同的胶体液可供选择，包括白蛋白、羟乙基淀粉、明胶、右旋糖酐和血浆。临床上在低血容量休克复苏治疗中应用的胶体液主要有羟乙基淀粉和白蛋白。

羟乙基淀粉（HES）是人工合成的胶体溶液，不同类型制剂的主要成分是不同分子质量的支链淀粉，最常用的为6% HES氯化钠溶液，其渗透压约为300mosm/L。天然淀粉会被内源性的淀粉酶快速水解，而羟乙基化可以减缓这一过程，使其扩容效应能维持较长时间。HES在体内主要经肾清除，分子质量越小，取代级越低，其肾清除越快。研究表明，HES平均分子质量越大，取代程度越高，在血管内的停留时间越长，扩容强度越高，但是其对肾功能及凝血系统的影响也就越大。有研究显示第三代HES，中分子量低取代级130/0.4，平均分子量130kDa，取代级0.4，C_2/C_6 9∶1，以万汶为代表，是目前最为常用的胶体。经改良后，降低分子量及取代级，缩短了半衰期，改进了药代动力学及药效动力学，输注30分钟内容量扩容效应为100%。机体清除率高，快速经肾脏清除，24小时内几乎完全排出体外。推荐使用剂量更大，每日最大用量50ml/kg，可连续给药数天。安全性高，对凝血功能、肾功能影响小，2004年1月在欧洲已被批准可以用于0~2岁儿童。目前临床应用的人工胶体还包括明胶和右旋糖酐，都可以达到容量复苏的目的。由于理化性质以及生理学特性不同，它们与HES的扩容强度和维持时间略有差距，而在应用安全性方面，关注点是一致的。

白蛋白是一种天然的血浆蛋白质，在正常人体构成了血浆胶体渗透压的60%~80%。目前，人血白蛋白制剂有4%、5%、10%、20%和25%几种浓度。作为天然胶体，白蛋白构成正常血浆中维持容量与胶体渗透压的主要成分，是影响凝血功能最低的胶体，且扩容效果较好，特别是25%浓度的人体白蛋白，扩容持续时间长，达24小时，因此在容量复苏过程中常被选择用于液体复苏，特别是凝血功能障碍的患者。但白蛋白价格昂贵，且供应有限，不可能作为常规治疗。

3. 复苏治疗时液体的选择　胶体溶液和晶体溶液的主要区别在于胶体溶液具有一定的胶体渗透压，胶体溶液和晶体溶液的体内分布也明显不同。但至今没有证据显示胶体对于创伤、烧伤和手术后的患者在改善病死率方面优于晶体液。研究表明，应用晶体液和胶体液滴定复苏达到同样水平的充盈压时，它们都可以同等程度地恢复组织灌注。尽管晶体液复苏所需的容量明显高于胶体液，两者在肺水肿发生率、住院时间和28天病死率方面差异均无显著性意义。但由于晶体液不会导致过敏反应，对肾功能、凝血功能没有影响，输注不会导致输血及血浆引起的细菌传播、血源传播疾病及免疫抑制等，因此，建议在最初的液体复苏治疗中，乳酸林格液应作为首选，生理盐水为次选，最初用量可达1~2L（成人）或20ml/kg（儿童）。

临床上对于白蛋白的争论和相关研究也从未间断过。20世纪末，一些研究认为应用白蛋白可以增加病死率。这之后的两项荟萃分析认为，应用白蛋白对于低白蛋白血症患者有益，可以降低病死率。研究又显示对于合并颅脑创伤的患者白蛋白组的病死率明显高于生理盐水组。与白蛋白相比，分子质量大的人工胶体溶液在血管内的停留时间长，扩容效应可能优于白蛋白，但目前尚缺乏人工胶体液与白蛋白或晶体液应用于低血容量休克复苏比较的大规模临床研究。

(三) 输血治疗

输血及输注血制品在低血容量休克中应用广泛。失血性休克时,丧失的主要是血液,但是,在补充血液、容量的同时,也应考虑到凝血因子的补充。同时,应该认识到,输血也可能带来的一些不良反应甚至严重并发症。

1. 浓缩红细胞 为保证组织的氧供,血红蛋白降至 70g/L 时应考虑输血。对于有活动性出血的患者、老年人以及有心肌梗死风险者,血红蛋白保持在较高水平更为合理。无活动性出血的患者每输注 1U 的红细胞,其血红蛋白升高约 10g/L,血细胞比容升高约 3%。输血可以带来一些不良反应如血源传播疾病、免疫抑制、红细胞脆性增加、残留的白细胞分泌促炎和细胞毒性介质等。资料显示,输血量的增加是预测患者不良预后的独立因素。目前,临床一般制订的输血指征为血红蛋白低于 70g/L,血红蛋白在 70~100g/L 时根据患者的年龄、并发症情况及有无活动性出血考虑输血,而血红蛋白大于 100g/L 时不应输血。

2. 血小板 血小板输注主要适用于血小板数量减少或功能异常伴有出血倾向的患者。血小板计数 $<5\times10^9/L$,或确定血小板功能低下,可考虑输注。对大量输血后并发凝血异常的患者联合输注血小板和冷沉淀可显著改善止血效果。

3. 新鲜冰冻血浆 输注新鲜冰冻血浆的目的是为了补充凝血因子的不足,新鲜冰冻血浆含有纤维蛋白原和其他凝血因子。有研究表明,多数失血性休克患者在抢救过程中纠正了酸中毒和低体温后,凝血功能仍难以得到纠正。因此,应在早期积极改善凝血功能。大量失血时输注红细胞的同时应注意使用新鲜冰冻血浆。

4. 冷沉淀 内含凝血因子 V、Ⅻ、Ⅷ、纤维蛋白原等,适用于特定凝血因子缺乏所引起的疾病、肝移植围术期以及肝硬化食管静脉曲张等出血。对大量输血后并发凝血异常的患者及时输注冷沉淀可提高血液循环中凝血因子及纤维蛋白原等凝血物质的含量,缩短凝血时间、纠正凝血异常。

(四) 血管活性药与正性肌力药

低血容量休克的患者一般不常规使用血管活性药,研究证实这些药物有进一步加重器官灌注不足和缺氧的风险。临床通常在积极进行容量复苏状况下,对于存在持续性低血压的低血容量休克患者,可选择使用血管活性药物。

1. 多巴胺 是一种中枢和外周神经递质,去甲肾上腺素的生物前体。它作用于三种受体:血管多巴胺受体、心脏 β_1 受体和血管 α 受体。$1\sim3\mu g/(kg\cdot min)$ 时主要作用于脑、肾和肠系膜血管,使血管扩张,增加尿量;$2\sim10\mu g/(kg\cdot min)$ 时主要作用于 β_1 受体,通过增强心肌收缩能力而增加心排出量,同时也增加心肌氧耗;$>10\mu g/(kg\cdot min)$ 时以血管 α 受体兴奋为主,收缩血管。

2. 多巴酚丁胺 作为 β_1、β_2 受体激动剂,可使心肌收缩力增强,同时产生血管扩张和减少后负荷。近期研究显示,在外科大手术后使用多巴酚丁胺可以减少术后并发症和缩短住院日。如果低血容量性休克患者进行充分液体复苏后仍然存在低心排出量,应使用多巴酚丁胺增加心排出量。若同时存在低血压可以考虑联合使用其他血管活性药。

3. 去甲肾上腺素、肾上腺素和去氧肾上腺素 仅用于难治性休克,其主要效应是增加外周阻力来提高血压,同时也不同程度地收缩冠状动脉,可能加重心肌缺血。

(五) 酸中毒

低血容量休克时的有效循环量减少可导致组织灌注不足,产生代谢性酸中毒,其严重程度与创伤的严重性及休克持续时间相关。一项前瞻性多中心的研究显示,碱缺失降低明显与低血压、凝血时间延长、高创伤评分相关。碱缺失的变化可以提示早期干预治疗的效果。有作者对 371 例创伤患者回顾性死亡因素进行分析发现,80% 的患者有碱缺失,$BE<-15mmol/L$,病死率达到 25%。研究乳酸水平与 MODS 及病死率的相关性发现,低血容量休克血乳酸水平 24~48 小时恢复正常者,病死率为 25%,48 小时未恢复正常者病死率可达 86%,早期持续高乳酸水平与创伤后发生 MODS 明显相关。

严重的代谢性酸中毒可严重加重凝血功能障碍,可能引起严重的低血压、心律失常和死亡。临床上使用碳酸氢钠能短暂改善休克时的酸中毒,但不主张常规使用。研究表明,代谢性酸中毒的处理应着眼于病因处理、容量复苏等治疗,在组织灌注恢复过程中酸中毒状态可逐步纠正,过度的血液碱化使氧解离曲线左移,不利于组织供氧。因此,在失血性休克的治疗中,碳酸氢盐的治疗只用于紧急情况或 $pH<7.2$。

(六) 低体温

严重低血容量休克常伴有顽固性低体温,严重酸中毒、凝血障碍及失血性休克合并低体温是病情严重的临床征象。回顾性研究显示,低体温往往伴随更多的血液丢失和更高的病死率。低体温(＜35℃)可影响血小板的功能、降低凝血因子的活性及影响纤维蛋白的形成。低体温增加创伤患者严重出血的危险性,是出血和病死率增加的独立危险因素。在失血性休克的患者中,特别是大量输注液体后应特别注意保温,防止体温过低。但是,在合并颅脑损伤的患者控制性降温和正常体温相比显示出一定的积极效果,荟萃研究显示,对颅脑损伤的患者可降低病死率,促进神经功能的恢复。另一个荟萃分析显示控制性降温不降低病死率,但对神经功能的恢复有益。入院时 GCS 评分 4～7 分的低血容量休克合并颅脑损伤患者能从控制性降温中获益,应在外伤后尽早开始实施,并予以维持。

(七)胃肠黏膜屏障功能的保护

失血性休克时,胃肠道黏膜低灌注、缺血缺氧发生得最早、最严重。胃肠黏膜屏障功能迅速减弱,肠腔内细菌或内毒素向肠腔外转移机会增加。此过程即细菌易位或内毒素易位,该过程在复苏后仍可持续存在。近年来,人们认为肠道是应激的中心器官,肠黏膜的缺血再灌注损伤是休克与创伤病理生理发展的不利因素。保护肠黏膜屏障功能,减少细菌与毒素易位,是低血容量休克治疗和研究工作的重要内容。

参考文献

1. Jackson MR, Olson DW, Beckett WC, et al. Abdominal vascular trauma: a review of 106 injuries. Am Surg, 1992, 58: 622-626.
2. Hoyt DB, Bulger EM, Knudson MM, et al. Death in the operating room: an analysis of a multi-center experience. J Ttrauma, 1994, 37: 426-432.
3. Johnson JW, Gracias VH, Schwab CW, et al. Evolution in damage control for exsanguinating penetrating abdominal injury. J Trauma, 2001, 51: 261-269.
4. Farahmand N, Sirlin CB, Brown MA, et al. Hypotensive patients with abdominal trauma: performance of secreening US. Radiology, 2005, 235: 436-443.
5. Liu M, Lee CH. Prospective comparison of diagnostic peritoneal lavage, computed tomographic scanning, and ultrasonography for the diagnosis of blunt abdominal trauma. J Trauma, 1993, 35: 267-270.
6. Scheingraber S, Rehm M, Sehmisch C. Rapid saline infusion produces hyperchloremic acidosis in patients undergoing gynecologic surgery. Anesthesiology, 1999, 90:

1247-1249.
7. Boldt J. Fluid choice for resuscitation of the trauma patient: a review of the physiological, pharmacological, and clinicalevidence. Can J Anaesth, 2004, 51: 500-513.
8. Velasco IT, Pontieri V, et al. Hyperosmotic NaCL and severe hemorrhagic shock. Am J Physiol, 1980, 239: 664-673.
9. Kien ND, Kramer GC. Cardiac performance following hypertonic saline. Braz J Med Biol Res, 1998, 22: 2245-2248.
10. Rizoli SB, Rhind SG, Shek PN, et al. The immunomodulatory effects of hypertonic saline resuscitation in patients sustaining traumatic hemorrhagic shock a randomized controlled double-blinded trial. Ann Surg, 2006, 243: 47-57.
11. Bubick MA, Zaucha GM, Korte DW, et al. Acute and subacute toxicity of 7.5% hypertonic saline-6% dextran-70 (HSD) in dogs. 2. Biochemical and behavioral response. J Appl Toxicol, 1993, 13: 49-55.
12. Treib J, Haass A, Pindur G, et al. All medium starches are not the same: influence of the degree of hydroxyethyl subset: tution of hydrorytethyl starch on plasma volume. Hemorrhagic conditions and coagulation. Transfusion, 1996, 36(5): 450-455.
13. Bulger EM, Jurkovich GJ, Nathens AB, Copass MK, et al. Hypertonic resuscitation of hypovolemic shock after blunt trauma: a randomized controlled trial. Arch Surg, 2008, 143: 139-149.
14. Choi PT, Vip G, Quinonez L, et al. Crystalloids versus colloids in fliud resuscitation: a systematic review. Crit Care Med, 1999, 27: 200-210.
15. Advanced Trauma of Life Support for Doctors Student Manual. American College of Surgeons, 2004. 7th ed.
16. Gutierrez G, Geines HD. Clinical review: hemorrhagic shock. Crit Care, 2004, 8(5): 373-381.
17. Malone DL, Dunne J, Tracy JK, et al. Blood transfusion, independent of shock severity, is associated with worse outcome in trauma. J Trauma, 2003, 54(5): 898.
18. 卫生部 2000 年《临床输血技术规范》
19. Gonzalez EA, Moore FA, Holcomb JB. Fresh frozen plasma should be given earlier to patients requiring massive transfusion. J Trauma, 2007, 62(1): 112-119.
20. Domsky ME. Hemodynamic resuscitation. Crit Care Clin, 1993, 10(4): 715-726.
21. Hilbernan M, MasJ, Stinson EB, et al. The diuretic properties of dopamine in patients after open-heart operations. Anesthesiology, 1984, 61: 489.
22. Rupert P. Early goal-directed therapy after major surgery reduces complications and duration of hospital stay: a randomised controlled trial. Critial Care, 2005, 687-693.

23. Miller's Anesthesia. 6th. 2006:1777-1807.
24. Eachempati SR, Barie PS, Reed RL. Serum bicarbonate as an endpoint of resuscitation in critically ill patients. Surg Inf,2003,4:193-197.
25. Bernabei AF, Levison MA, Bender JS. The effects of hypothermia and injury severity on blood loss during trauma laparotomy. J Trauma,1992,33:835-839.
26. Polderman KH. Application of therapeutic hypothermia in the intensive care unit. Opportunities and pitfalls of a promising treatment modality-part 2: Practical aspects and side effects. Intensive Care Med,2004,30:757-769.
27. 杨广林,龚圣济,王和贤. 早期复苏中高渗盐胶体对小肠黏膜形态学的影响. 中华急诊医学杂志,2005,14(11):922-926.

七、低血容量性休克的复苏终点和预后评估指标

（一）临床指标

对于低血容量休克的复苏治疗,以往人们经常把神志改善、心率减慢、血压升高和尿量增加作为复苏目标。然而,在机体应激反应和药物作用下,这些指标往往不能真实地反映休克时组织灌注的有效改善。有报道高达50%~85%的低血容量休克患者达到上述指标后,仍然存在组织低灌注,而这种状态的持续存在最终可能导致病死率增高。因此,在临床复苏过程中,传统指标对于指导低血容量休克治疗有一定的临床意义,但不能作为复苏的终点。

（二）氧输送与氧消耗

人们曾把心指数>4.5L/(min·m²)、氧输送>600ml/(min·m²)及氧消耗>170ml/(min·m²)作为包括低血容量性休克在内的创伤高危患者的复苏目标。然而有研究表明这些指标并不能够降低创伤患者的病死率,发现复苏后经过治疗达到超正常氧输送指标的患者存活率较未达标的患者无明显改善。也有研究认为,复苏早期已达到上述指标的患者,存活率明显上升。因此,严格地说,该指标可作为一个预测预后的指标,而非复苏终点目标。

（三）SvO₂

其变化可反映全身氧摄取,在理论上能反映氧供和氧摄取的平衡状态。River等以此作为感染性休克复苏的指标,使病死率明显下降。目前,缺乏SvO₂在低血容量休克中研究的证据,除此以外,还缺少SvO₂与乳酸、DO₂和pHi作为复苏终点的比较资料。

（四）血乳酸

血乳酸的水平、持续时间与低血容量休克患者的预后密切相关,持续高水平的血乳酸(>4mmol/L)预示患者的预后不佳。血乳酸清除率比单纯的血乳酸值能更好地反映患者的预后。以乳酸清除率正常化作为复苏终点优于MAP和尿量,也优于以DO₂、VO₂和CI。以达到血乳酸浓度正常(≤2mmol/L)为标准,复苏的第一个24小时血乳酸浓度恢复正常(≤2mmol/L)极为关键,在此时间内血乳酸降至正常的患者,在病因消除的情况下,患者的存活率明显增加。

（五）BE

BE可反映全身组织酸中毒的程度。BE可分为:轻度(-5~-2mmol/L),中度(-15~-5mmol/L),重度(<-15mmol/L)。BE水平与创伤后第1个24小时晶体液和血液补充量相关,BE加重与进行性出血大多有关。对于碱缺失增加而似乎病情平稳的患者须细心检查有否进行性出血。多项研究表明,碱缺失与患者的预后密切相关,其中包括一项前瞻性、多中心的研究发现,碱缺失的值越低,MODS发生率、病死率和凝血障碍的发生率越高,住院时间越长。因此,复苏时应动态监测。

（六）pHi 和 PgCO₂

反映内脏或局部组织的灌流状态,对休克具有早期预警意义,与低血容量休克患者的预后具有相关性。已有研究证实PgCO₂比pHi更可靠。当胃黏膜膜缺血时,$PgCO_2 > PaCO_2$,其差别大小与缺血程度有关。PgCO₂正常值<6.5kPa(48.75mmHg),P(g-a)CO₂正常值<1.5kPa(11.25mmHg),PgCO₂、P(g-a)CO₂值越大,表示缺血越严重。pHi复苏到>7.3作为终点,并且达到这一终点的时间小于24小时与超正常氧输送为终点的复苏效果类似,但是比氧输送能更早、更精确地预测患者的死亡和MODS的发生。然而,最近一项前瞻性、多中心的研究比较胃黏膜张力计指导下的常规治疗和在胃黏膜张力计指导下的最大限度改善低灌注和再灌注损伤的治疗,结果发现患者的病死率、MODS发生率、机械通气时间和住院天数的差异并没有显著性意义。

（七）其他

皮肤、皮下组织和肌肉血管床可用来更直接地测定局部细胞水平的灌注。经皮或皮下氧张力测定、近红外线光谱分析及应用光导纤维测定氧张力测定等新技术已将复苏终点推进到细胞和亚细胞水平。但是,缺乏上述技术快速准确的评价结果及大规模的临床验证。

参 考 文 献

1. Scalea TM,Maltz S,Yelon J,et al. Resusciatation of multiple trauma and heart injury:role of crystalloid fluids and inotropes. Crit Care Med,1994,20:1610-1615.

2. Velmahos GC,Demetriades D,Shoemaker WC,et al. Endpoints of resustation of critically injured patients:normal or supra-normal? A prospective randomized trail. Ann Surg,2000,232:409-418.

3. Blow O,Magliore L,Claridge JA,et al. The golden hour and the silver day:detection and correction of occult hypoperfusion within 24 hours improves outcome from major trauma. J Trauma,1999,47(5):964-969.

4. Rixen D. Base deficit development and its prognostic signicance in post trauma critical illness:an analysis by the trauma registry of the deutsche Gesellschaft unfallchirurgie. Shock,2001,15:83-89.

5. Mesdner FG,Habler OP,Keming GI. Changes in p(i)CO2 reflect splanchnic mucosal ischaemia more reliably than changes in PH(i) during haemorrhagic shock. Langenbecks Arch Surg,2001,386(5):333-338.

6. Salzman AL,Strong KE,Wang H,et al. Intralnuminal "ballonless" a tonometry:A new method for determination of gastrointestinal mucosal carbondioxide tension. Crit Care Med,1994,22:126.

7. Miami Trauma Clinical Trails Group. Splanchnic hypoperfusion directed therapies in traum:a prospective,randomized trail. Am Surg,2005,71(3):252-260.

八、大量输血和损伤控制性复苏

(一)大量输血

大量输血(massive transfusion,MT)指在 24 小时以内输血量达到患者总血量,或 4 小时以内输血量超过患者血量的 1/2。MT 作为抢救失血性休克患者必要的措施,也带来了很多并发症,甚至是致命的并发症(表 7-3)。在未控制的活动性出血的患者大量输血后往往合并酸中毒、低温及凝血功能障碍,其中任何一项均会加重其他两项,导致恶性循环,被称为"bloody vicious hemorrhage"。电解质紊乱,包括高钾血症、低钾血症、低钙血症等。输血相关的并发症,包括免疫抑制、血液传播疾病、输血相关肺损伤(TRALI)、输血相关心脏超负荷(TACO)、ARDS、过敏反应、感染、DVT、多器官功能衰竭等。多项研究证实输血是创伤、外科手术及危重患者发生 MODS、SIRS、感染、死亡的独立危险因素,因此一旦确认控制出血的时候,应限制输血以最大限度减少并发症。

表 7-3 大量输血的并发症

急性
急性溶血性输血反应
发热性非溶血性输血反应
输血相关急性肺损伤
输血相关循环超负荷
免疫反应
细菌性败血症
低钙血症
高钾血症
酸中毒
低体温
稀释性凝血功能障碍
稀释性血小板减少症
延迟
延迟性溶血性输血反应
输血相关免疫障碍
输血相关性疾病
输血后紫癜
输血后移植物抗宿主病

(二)损伤控制性复苏(DCR)

基于 MT 并发症及对存活率、死亡率影响的研究,同时结合近年来来源于战斗伤员失血性休克治疗的资料,促使一项关于失血性休克复苏方法的革新,即 DCR(表 7-4)。包括允许性低血压;迅速控制外科出血;防止酸中毒、低钙血症及低温;限制过多晶体液输注,减少血液稀释;红细胞、血小板、血浆按 1:1:1 输注,从而防止引起或进一步加重凝血功能障碍。

1. 尽早确认可能 MT,从而尽早实施 DCR。早期预计可能会大量输血,尤其对那些尚处于休克代偿期的患者,尽早实施 DCR,从而提高患者的生存率,减少并发症。预测 MT 的相关因素:血压 <11.97kPa、心率>120 次/分、外伤机制、INR、血红蛋白及超声评估。

2. 允许性低血压。在保证重要器官足够灌注的前提下,控制血压轻微低于正常,防止形成的血栓掉落,减少创面渗血。

3. 尽早外科或介入控制出血。

表 7-4 DCR 实施方案

迅速认识到可能发生创伤导致凝血障碍高危险因素（预测大量输血）

允许性低血压

迅速外科介入控制出血

防止或治疗低体温、酸中毒和低钙血症

最小程度地使用晶体液避免血液稀释

早期按 1∶1∶1 输入红细胞、血浆和血小板

可能的话使用新鲜冰冻血浆和新鲜全血

适当使用促凝因子（重组Ⅶ因子，rFⅦa）和富含纤维蛋白原产品（纤维蛋白原，冷沉淀）

使用新鲜红细胞（<14 天）

尽可能地使用血栓弹力图指导血制品和止血剂的使用

4. 避免血液稀释。失血性休克的患者大量输注后，恶化凝血功能，增加死亡率。最新研究显示，对危重患者过度输入晶体液可导致不良临床事件，如血液稀释、促炎性反应；过多输入红细胞，进一步稀释血液、血浆蛋白，加剧炎性反应和促成免疫缺乏状态，特别是输入库存时间较长的红细胞。因此，为了避免血液稀释，DCR 原则是最少输入晶体液，而新鲜冰冻血浆、RBC、血小板按 1∶1∶1 比例输入。

5. 新鲜冰冻血浆、红细胞、血小板按 1∶1∶1 比例输入或输入新鲜全血。对于大量输注的患者应按 1∶1∶1 比例输入新鲜冰冻血浆、红细胞、血小板（重组全血），补充凝血因子和血小板，纠正凝血功能。一项研究回顾性的比较创伤后大量输血的存活患者和死亡患者，血小板/PRBC 分别是 0.79、0.48。美国血库协会（The American association of blood banks，AABB）循证医学证据显示大量输血患者给予血浆尽管增加急性肺损伤的发生，但可有效降低死亡和多器官功能衰竭的发生率。

新鲜全血定义为室温下保存不超过 24 小时，4℃保存不超过 48 小时的全血。相比较于 1∶1∶1 重组全血，新鲜全血更浓缩和效果更好。2 个前瞻性随机对照研究显示，小儿心脏术后使用新鲜全血较成分输血可以提高预后。但目前很难获得新鲜全血。

6. 解冻血浆 解冻血浆是新鲜冰冻血浆解冻后在 1～6℃保存不超过 5 天，需要时可立即获取，使得 1∶1∶1 重组全血原则可迅速实施。在国外很多大型创伤中心，保存解冻血浆已成为常规。

7. 红细胞 FDA 允许红细胞保存 42 天。大量输注保存时间达 14～28 天的红细胞可增加深静脉血栓、感染、多器官衰竭及死亡的发生率。为避免浪费，可通过协调管理，尽量在需要大量输注的患者中使用不超过 14 天的新鲜红细胞。

8. 纠正酸中毒和低钙血症 尽管纠正酸中毒和低钙血症很重要，但目前尚没有证据支持纠正酸中毒和低钙血症可以提高预后。实际上有一些研究显示纠正酸中毒并不能改善凝血状态。尽管如此，可适当使用碱性液体如碳酸氢钠和钙剂。

9. 重组Ⅶa 因子 对于是否使用及何时使用重组Ⅶa 因子还存在争议。2 个随机前瞻性试验发现在成人创伤患者中使用Ⅶa 因子可减少使用红细胞的用量但增加 ARDS。最近一个多国家的Ⅲ期临床试验在创伤患者中使用Ⅶa 因子，因为没有发现对死亡率的影响而终止。一项回顾性的研究在美国严重创伤大量输血的成人患者使用重组Ⅶa 因子，提高生存时间 30 天，虽然病例数较少，但提示是否早期使用重组Ⅶa 因子（创伤后 2 小时）可提高生存率。目前认为在血栓弹力图的指导下可早期、合理使用重组Ⅶa 因子。尚无关于重组Ⅶa 因子增加深静脉血栓发生率的报道。

10. 纤维蛋白原 动物实验显示创伤早期纤维蛋白原即已下降，一些研究提示输入纤维蛋白原可改善凝血功能。虽没有明确研究证据，但共识认为当纤维蛋白原低于 100mg/dl，可输入纤维蛋白原。

11. DCR 的使用指针 上诉的 DCR 实施方案仅仅适用于那些进行性出血合并失血性休克的患者，不能过度使用或误用于其他患者。因此，在病例 3 中，患者明显可能会大量输血，应尽早实施 DCR。

参 考 文 献

1. Napolitano L. Cumulative risks of early red blood cell transfusion. J Trauma,2006,60(suppl6):S26-S34.
2. Gould S,Cimino MJ,Gerber DR. Packed red blood cell transfusion in the intensive care unit:limitations and consequences. Am J Crit Care,2007,16(1):39-48.
3. Perkins JG,Cap AP,Weiss BM,Reid TJ,et al. Massive transfusion and nonsurgical hemostatic agents. Crit Care Med,2008,36(suppl7):S325S-339.
4. Ferrara A,MacArthur JD,Wright HK,Modlin IM,et al. Hypothermia and acidosis worsen coagulopathy in the patient requiring massive transfusion. Am J Surg,1999,160(5):515-518.
5. Moore EE,Thomas G,Thomas G. Orr Memorial Lecture. Staged laparotomy for the hypothermia,acidosis and coagulopathy syndrome. Am J Surg,1996,172(5):405-410.

6. McKinley BA, Gonzalez EA, Balldin BC, et al. Revisiting the "Bloody Vicious Cycle". Shock, 2004, 21 (suppl 2):S47.

7. Hess JR, Holcomb JB, Hoyt DB. Damage control resuscitation: the need for specific blood products to treat the coagulopathy of trauma. Transfusion, 2006, 46:685-686.

8. Holcomb JB, Jenkins D, Rhee P, et al. Damage control resuscitation: directly addressing the early coagulopathy of trauma. J Trauma, 2007, 62:307-310.

9. Beekley AC. Damage control resuscitation: a sensible approach to the exsanguinating surgical patient. Crit Care Med, 2008, 36:S267-S274.

10. Zimrin AB, Hess JR. Current issues relating to the transfusion of stored red blood cells. Vox Sang, 2009, 96:93-103.

11. Holcomb JB. Fluid resuscitation in modern combat casualty care: lessons learned from Somalia. J Trauma, 2003, 54:S46-S51.

12. Balogh Z, McKinley BA, Holcomb JB, et al. Both primary and secondary abdominal compartment syndrome can be predicted early and are harbingers of multiple organ failure. J Trauma, 2003, 54:848-59. discussion 59-61.

13. Brandstrup B, Tonnesen H, Beier-Holgersen R, et al. Effects of intravenous fluid restriction on postoperative complications: comparison of two perioperative fluid regimens: a randomized assessor-blinded multicenter trial. Ann Surg, 2003, 238:641-648.

14. Raghavan M, Marik PE. Anemia, allogenic blood transfusion, and immunomodulation in the critically ill. Chest, 2005, 127:295-307.

15. Cosgriff N, Moore EE, Sauaia A, et al. Predicting life-threatening coagulopathy in the massively transfused trauma patient: hypothermia and acidoses revisited. J Trauma, 1997, 42:857-861.

16. Gruenwald CE, McCrindle BW, Crawford-Lean L, et al. Reconstituted fresh whole blood improves clinical outcomes compared with stored component blood therapy for neonates undergoing cardiopulmonary bypass for cardiac surgery: a randomized controlled trial. J Thorac Cardiovasc Surg, 2008, 136:1442-1449.

17. Manno CS, Hedberg KW, KimHC, et al. Comparison of the hemostatic effects of fresh whole blood, stored whole blood, and components after open heart surgery in children. Blood, 1991, 77:930-936.

18. Napolitano LM, Corwin HL. Efficacy of red blood cell transfusion in the critically ill. Crit Care Clin, 2004, 20:255-268.

19. McIntyre LA, Hebert PC. Can we safely restrict transfusion in trauma patients? Curr Opin Crit Care, 2006, 12:575-583.

20. Tinmouth A, Fergusson D, Yee IC, et al. Clinical consequences of red cell storage in the critically ill. Transfusion, 2006, 46:2014-2027.

21. Boffard KD, Riou B, Warren B, et al. Recombinant factor VIIa as adjunctive therapy for bleeding control in severely injured trauma patients: two parallel randomized, placebo-controlled, double-blind clinical trials. J Trauma, 2005, 59:8-15. discussion-8.

22. Spinella PC, Perkins JG, McLaughlin DF, et al. The effect of recombinant activated factor VII on mortality in combat-related casualties with severe trauma and massive transfusion. J Trauma, 2008, 64:286-293. discussion 293-294.

23. Stinger HK, Spinella PC, Perkins JG, et al. The ratio of fibrinogen to red cells transfused affects survival in casualties receiving massive transfusions at an army combat support hospital. J Trauma, 2008, 64:S79-S85.

24. Perkins JG, Cap AP, Spinella PC, et al. An evaluation of the impact of platelets used in the setting of massively transfused trauma patients. J Trauma, 2009, 66 (Suppl 4):S77-S84.

九、Key points

1. 低血容量性休克本质上是组织低灌注、细胞缺氧。

2. 早期诊断对于低血容量性休克的预后至关重要。

3. 仅仅依据传统的监测指标来指导治疗并判断病情，甚至作为复苏终点可能导致严重错误。

4. 低血容量性休克的治疗包括多方面，救治成功的关键在于尽早去除休克病因，尽快恢复有效的组织灌注，改善组织细胞的氧供，重建氧的供需平衡和恢复正常的细胞功能。

5. 对于出血性休克或可能大量输注的患者，应尽早实施 DCR，可降低感染、MODS 等严重并发症的发生率及死亡率。

第三节 感染性休克

一、临床病例

【病例1】

患者，女，因反复上腹疼痛 20 年，复发加重伴呕血 3 天，高热伴神志不清 1 天入院。查体：体温 38℃，心率 150 次/分，呼吸 21 次/分，血压 10.77/

5.59kPa(81/42mmHg),神志模糊,皮肤巩膜中度黄染,双肺(一),腹平,中上腹明显压痛,腹肌紧张。腹部 B 超示胆囊实变伴结石,肝内外胆管扩张。血常规:血红蛋白 53g/L,血细胞比容 17%,血小板 22×10⁹/L,白细胞 12.350×10⁹/L,N80%。凝血功能:PT 21.7 秒,APTT 61.2 秒,FIB 1.45g/L。考虑诊断为急性梗阻性化脓性胆管炎。

问题:

1. 该患者是否可以诊断为感染性休克?感染性休克的定义是什么?

2. 该患者是否有手术指征?

3. 如该患者行手术,麻醉诱导能否使用依托咪酯?

4. 该患者是否需要输血、新鲜冰冻血浆及血小板?

【病例 2】

患者,男,75 岁,因腹痛、腹胀、肛门停止排气排便一周,高热伴神志不清 1 天入院。查体:体温 39℃,心率 100 次/分,呼吸 21 次/分,血压 10.64/5.59kPa(80/42mmHg),SpO₂ 85%(不吸氧),烦躁不安,双肺可闻及湿啰音,腹部膨隆,张力高,压痛、反跳痛阳性,下肢不肿。考虑诊断为急性肠梗阻。拟急诊行剖腹探查术。

问题:

1. 该患者是否能诊断为感染性休克?

2. 该患者应怎样进行液体复苏治疗?

3. 该患者有低氧血症,请问怎样选择机械通气的方案?

二、感染性休克的定义及流行病学

感染性休克是由于病原体及其释放的毒性物质刺激机体免疫系统引起炎性反应和炎性介质或者细胞因子的释放,导致血管扩张和毛细血管通透性增加,血流重新分布,低血容量和低血压,致使组织灌注不足。感染性休克为分布性休克的最常见类型。由于后负荷的降低和代偿性心动过速,心排出量可能降低、正常或者增加。在某些类型的感染性休克,炎性介质可能直接引起心功能紊乱,进而导致低心排出量。如果炎性反应未及时控制,最终将导致器官衰竭,尤其是呼吸、循环衰竭和肾上腺功能紊乱。严重感染和感染性休克近年来发病率呈不断增长趋势,在过去的十年中严重感染的发生率升高了 91.3%。虽然经过多年的研究探索,但严重感染和感染性休克的病死率仍然居高不下,高达 50%。在

美国,每年至少有 750 000 人发生严重感染。严重感染是第 10 位的致死原因,是重症加强治疗病房(ICU)患者的致死原因。每小时有 25 名患者死于严重感染或感染性休克,其死亡人数超过乳腺癌、直肠癌、结肠癌、胰腺癌和前列腺癌致死人数总和。因此,如何正确处理及治疗感染性休克,及术中如何麻醉感染性休克的患者是关乎其预后重要的因素。

参 考 文 献

1. Angus DC,Linde-Zwirble WT,Lidicker J,et al. Epidemiology of severe sepsis in the United States:analysis of incidence,outcome,and associated costs of care. Crit Care Med,29:1303-1310.
2. Dellinger RP. Cardiovascular management of septic shock. Crit Care Med,31:946-955.
3. Martin GS,Mannino DM,Eaton S,et al. The Epidemiology of Sepsis in the United States from 1979 through 2000. N Engl J Med,348:1546-1554.
4. Linde-Zwirble WT,Angus DC. Severe sepsis epidemiology:sampling,selection,and society. Crit Care,8:222-226.
5. Dombrovskiy VY,Martin AA,Sunderram J,et al. Rapid increase in hospitalization and mortality rates for severe sepsis in the United States:a trend analysis from 1993 to 2003. Crit Care Med,35:1414-1141.

三、感染性休克的病理生理改变

败血症的进展可分为全身炎症反应(SIRS)、脓毒症(sepsis)、严重脓毒症(severe sepsis)及感染性休克四个阶段。

下列四项指标中存在 2 项以上可以诊断为 SIRS,但是其中一项必须是温度异常或者白细胞异常:中心温度>38℃或者<36℃;心动过速:在没有外界刺激、疼痛和药物影响的情况下,HR>90 次/分或超过同年龄小儿 2 倍标准差以上;平均呼吸频率高于同龄儿 2 倍标准差或者 PaO₂<4.26kPa(32mmHg);白细胞>12×10⁹/L 或<4×10⁹/L,或者不成熟中性粒细胞占 10%以上。

脓毒症是指感染合并全身炎症反应。严重脓毒症是指脓毒症合并脓毒症诱导的器官功能障碍或组织低灌注。感染性休克是在充分液体复苏后,仍表现为持续低血压及组织低灌注、缺氧。器官功能障碍在不同的研究中标准不同。脓毒症导致的低血压标准为收缩压<11.97kPa(90mmHg)或平均动脉压<9.31kPa(70mmHg)或收缩压下降>5.32kPa(40mmHg)或在缺乏其他低灌注原因下按年龄下降>2 个标准差。脓毒症诱导的组织低灌注可表现为

乳酸增高（血乳酸浓度≥4mmol/L）、少尿、发热、心动过速及神志改变。因此，上述两个病例均有全身感染合并低血压及组织低灌注的表现，因此均可诊断为感染性休克。

感染性休克可以表现为"暖休克"或"冷休克"。"暖休克"，又称为"高动力性休克"，血液分布异常，内脏器官灌注不足，而皮肤、肌肉等可能过度灌注，因为外周血管阻力降低而表现为四肢温暖。"冷休克"，又称为"低动力性休克"，外周血管收缩，内毒素、炎性介质或者细胞因子直接抑制心肌，心功能障碍，心排出量下降，同时血管通透性明显增加，低血容量及低血压。总之感染性休克时由于各种炎性介质或者细胞因子的释放，导致血管扩张和毛细血管通透性增加，血流重新分布，微循环紊乱，低血容量和低血压，致使组织灌注不足，细胞水平氧利用缺陷。与低血容量和心源性休克不同的是，感染性休克时 SvO_2 往往正常甚至增加，心排出量可以正常或增加或降低，可表现为脉压增大（低血管阻力），低血压为早期表现，体表组织血流过剩而内脏组织灌注不足，炎性介质和血管活性物质释放，补体活化，微循环栓塞，毛细血管外漏致容量大量丢失，灌注不良，组织乳酸堆积。

参 考 文 献

Dellinger RP, Carlet JM, Masur H, et al. Surviving Sepsis Campaign: Management Guidelines for management of severe sepsis and septic shock. Crit Care Med, 2008, 36(1): 296-327.

四、感染性休克的早期治疗（＜6 小时）目标

早期识别和治疗是决定预后的关键。当确定患者存在由于脓毒症导致的组织低灌注后，应立即进行积极的复苏治疗而不是延迟到患者入住 ICU 后再进行，其及时的程度及采取的措施影响到患者的预后。最初 6 小时内的复苏我们称之为早期复苏，这是抢救患者生命至关重要的黄金时间。这已达成共识，早期目标指导的复苏可以提高生存率及降低 28 天死亡率。

这个时期的复苏措施以目标为引导，包括：①CVP 1.06～1.60kPa（8～12mmHg）；②MAP≥8.65kPa（65mmHg）；③尿量≥0.5ml/(kg·h)；④中心静脉（上腔静脉）($S_{cv}O_2$) 或者 SvO_2 分别≥70%或者≥65%。尽管 CVP 对心室充盈压的估计有一定局限性，但是最容易获得的指标，因此目前仍然得到广泛使用。需注意的是在机械通气及伴有心室顺应性下降的患者、腹内压增高的患者、心室舒张功能障碍的患者、合并肺动脉高压的患者 CVP 可达到 1.60～2.00kPa（12～15mmHg），甚至更高的水平。血乳酸不是一个非常精确的监测组织代谢的指标，但动态观察其值的变化可以提示复苏措施的效果，从而指导治疗。心率是否下降也可以作为液体复苏的是否有效的一个观察指标。

如果静脉血氧饱和度未达到上述目标，则继续补液；必要时输注红细胞使血细胞比容≥30%；和（或）给予多巴胺静脉输注，最大剂量为 20μg/(kg·min)。

参 考 文 献

1. Rivers E, Nguyen B, Havstad S, Ressler J, et al. Early goal directed therapy in the treatment of severe sepsis and septic shock. N Engl J Med, 2001, 345: 1368-1377.

2. Dellinger RP, Carlet JM, Masur H, et al. Surviving Sepsis Campaign: Management Guidelines for management of severe sepsis and septic shock: 2008. Crit Care Med, 36(1): 296-327.

3. Vincent JL, Weil MH. Fluid challenge revisited. Crit Care Med, 2006, 34: 1333-1337.

4. Trzeciak S, Dellinger RP, Parrillo JE, et al. Early microcirculatory perfusion derangements in patients with severe sepsis and septic shock: Relationship to hemodynamics, oxygen transport, and survival. Ann Emerg Med, 2007, 49: 88-98.

5. Bendjelid K, Romand JA. Fluid responsiveness in mechanically ventilated patients: A review of indices used in intensive care. Intensive Care Med, 2003, 29: 352-360.

6. Malbrain ML, Deeren D, De Potter TJ. Intra-abdominal hypertension in the critically ill: It is time to pay attention. Curr Opin Crit Care, 2005, 11: 156-171.

五、感染性休克的治疗

1. 诊断 对于感染性休克，应在不延误抗生素应用的前提下，应用抗生素前进行微生物培养，对确定感染、致病的病原体及指导抗生素的应用都是非常有价值的。包括：至少要做 2 次血培养（血标本需大于 10ml）；至少有 1 次血培养经皮肤取标本；＞48 小时的静脉输液导管部位取 1 次血培养；静脉输液导管的定量培养；临床提示可能存在感染的其他部位（如小便、脑脊液、呼吸道分泌物或其他体液）的培养。获得标本后应立即送至实验室，否则冰冻保存。

在确保患者安全的情况下，为了查找感染源或

方便在感染部位取标本应及时行影像学检查。但如果患者不能耐受有创检查或移出 ICU 很危险,则需要小心评判权衡。此时,床旁的检查如超声就很有用。

2. 抗生素应用 在诊断严重脓毒症和脓毒症休克的 1 小时以内,尽早开始静脉应用抗生素。研究显示每延迟 1 小时给予抗生素,死亡率相应增加。选择广谱抗生素,一种或多种对可能的细菌或真菌有效且能够渗透到感染部位的抗生素。每天评估抗生素治疗效果,以达到理想的抗菌效果,防止耐药、减少毒性反应和降低费用。对假单胞菌属的感染考虑联合用药。中性粒细胞减少的患者经验性选择联合用药。联合治疗不超过 3～5 天,然后根据细菌敏感情况降阶梯使用抗生素。抗生素使用时间一般为 7～10 天,如临床效果不佳、感染灶未清除或免疫缺陷患者可适当延长。如确定是非感染性病因,应停止使用抗生素以减少患者可能被抗生素耐药细菌引起感染和与药物相关的副作用风险。

3. 病源学治疗 对一些需要紧急处理的特定解剖学感染要及时做出诊断,例如坏死性胰腺炎、弥漫性腹膜炎、胆管炎和肠梗阻,尽可能快地寻找病因并诊断或者排除诊断,并且要在症状出现的 6 小时以内,上述两例患者一例为急性胆管炎,一例为肠梗阻,因此必须尽快进行手术,清除感染源。所有表现为脓毒症的患者,我们要对其感染灶的病原学控制情况做出评估,尤其是当患者有脓肿引流或者有局部感染灶。行感染后坏死组织清创,摘除可引起感染的医疗工具,或者对已经发生的微生物感染的处理。当确定胰腺周围坏死并可能成为潜在的感染灶时,最好等到我们能够明确划分有活力的组织和坏死组织之后,再进行干预措施。在需要进行病源学治疗时,选择最大临床效果、最小生理紊乱的有效干预措施,例如对脓肿进行经皮引流而不是外科引流。在建立其他的血管通路后要立即去除那些可能成为严重脓毒症或脓毒症休克感染灶的血管内导管。

4. 液体治疗 感染性休克时由于外周血管(包括动静脉)大量扩张,血流异常分布,毛细血管渗漏,使得血容量严重不足,因此在感染性休克时应进行液体冲击疗法,入量可以远远大于出量,输入液体甚至可以超过血容量,此时不应根据出入量比来判断容量是否足够,这是治疗感染性休克的最基本最重要的措施。可以首先选用 1000ml 晶体液或 300～500ml 胶体液在 30 分钟内输注,之后再根据情况进行更快、更大量的补液。

可选择晶体液、胶体液或白蛋白。与失血性休克相同,目前没有研究证实任何一种液体优于其他液体,晶体具有价格便宜、无过敏、对凝血功能肾功能影响小等优点,故得到广泛应用,尽管如果达到相同扩容效果,晶体液需更大的容量,可能导致组织水肿。

液体复苏以 CVP 为目标,早期治疗中(<6 小时)需使 CVP≥1.06kPa(8mmHg),在机械通气时或存在心肺疾病或腹内压升高的情况下 CVP≥1.60kPa(12mmHg)。之后仍然需要进一步的液体复苏,直到血流动力学改善(包括血压、心率及尿量等),同时可以辅助监测血乳酸、$S_{cv}O_2$ 来判断全身氧供需平衡是否改善。

值得注意的是补液应该是在严密监测患者的生命体征、仔细评估患者对补液的反应来进行,以避免肺水肿。如果心室充盈压或 CVP 已升高,而同时血流动力学状况未改善,应减缓补液速度。

5. 血液制品 当血红蛋白低于 70g/L,需输血维持血红蛋白在 70～90g/L。但通过静脉补液无法达到复苏目标时,成人组织低灌注难以减轻,如心肌缺血、严重低氧血症、急性出血、发绀型心脏病或乳酸酸中毒,为增加组织氧供,可使血红蛋白维持更高水平。但何为最佳的血红蛋白至今没有定论,有研究提示维持血红蛋白 70～90g/L 与 100～120g/L 相比,对死亡率、生存率无影响。

在没有出血或有计划地侵入性操作时,如果凝血试验正常,不建议用新鲜冷冻血浆。而且至今没有研究证实对于严重的凝血功能异常但没有出血或是没有进行侵入性操作的患者,使用新鲜冰冻血浆有益。只有当证实有凝血因子缺乏(凝血酶原时间、国际标准化比率或部分凝血活酶时间延长)、活动性出血或外科手术或侵入性操作前,2005 年指南推荐应用新鲜冷冻血浆。对于伴有轻度凝血酶原时间异常的无出血患者,输注新鲜冰冻血浆通常不能纠正凝血酶原时间。

在严重脓毒症和脓毒症休克治疗时,不推荐使用抗凝血酶。对于严重脓毒症和脓毒症休克患者 28 天死亡率来说,高剂量抗凝血酶Ⅲ期临床试验没有证明有任何益处。当与肝素联合应用时,高剂量抗凝血酶与出血危险增加有关。

严重脓毒症患者,当血小板<5×10⁹/L,无论是否有出血,都应输注血小板。当血小板 5×10⁹～30×10⁹/L 并且有明显出血危险时,可以考虑输血小板。当需要进行外科手术或侵入性操作时,需保

持血小板在更高的水平(≥50×10⁹/L)。

因此,对第1例患者贫血、PT和APTT延长,尽管没有明确的出血倾向,血小板数也在5×10⁹/L上,但因需进行外科手术,故应该输血、血小板及新鲜冰冻血浆。

6. 血管升压药　休克时,如低血容量还没有得到纠正但低血压持续存在,此时需使用血管加压类药物以保证低血压时的重要器官的血流灌注。当血压低到一定程度时,血管床的自身调节能力丧失,灌注与血压呈直线相关。因此,需要将血压维持在一个阈值之上,以保证重要器官的灌注和功能。研究证实静脉泵注去甲肾上腺素将血压保持在 ≥ 8.65kPa(65mmHg)即可保持器官的灌注。但此阈值随患者之前存在的并发症及年龄等而不同,对未控制高血压的患者阈值需高于 8.65kPa(65mmHg),而年轻无并发症患者阈值可以低于 8.65kPa(65mmHg)。如果同时监测血乳酸浓度、尿量可以辅助判断全身组织灌注情况来调整用药。需提醒的是液体复苏才是血流动力学平稳的根本措施,使用血管加压药是应对措施,因此一旦条件允许,应努力通过液体复苏来撤掉血管加压药。

尽管目前没有高质量的临床研究证实任何一种血管加压素优于其他的药物。但有人体和动物实验结果显示去甲肾上腺素或多巴胺优于肾上腺素(引起心动过速、对内脏循环的不良影响及高乳酸血症)和去氧肾上腺素(降低每搏量)。因此将去甲肾上腺素或多巴胺作为纠正脓毒症休克时低血压的首选血管加压药物(尽可能通过中心静脉通路给药)。尤其是去甲肾上腺素在提高血压方面较多巴胺更显著,而多巴胺对心脏收缩功能受损的患者更加合适,但多巴胺可能导致心动过速及心律失常,需小心谨慎。肾上腺素、去氧肾上腺素或血管加压素不作为首选。大样本随机对照研究证实 0.03U/min 的抗利尿激素联合去甲肾上腺素使用等同于单独使用去甲肾上腺素。如果去甲肾上腺素或多巴胺效果不明显时可以将肾上腺素作为首选的药物。

一项大型的随机临床试验和 Meta 分析在比较低剂量多巴胺和安慰剂的作用时,均没有发现差异。因此,目前尚无可用数据支持低剂量多巴胺可以维持肾功能。

由于休克状态时,无创血压不准确,动脉导管直接测血压更准确连续,数据可重复分析,且允许反复抽取动脉血压进行血气分析,因此所有需要血管升压药物的患者在条件允许情况下尽可能快的建立动脉通路。

7. 促心肌收缩药　因感染性休克的患者持续低血压时,心排出量可以正常、降低或升高,因此如果没有监测心排出量,使用促心肌收缩药应联合使用一种血管加压药,如去甲肾上腺素或多巴胺。在能够监测心排出量时,只有当心脏充盈压升高(临床判断充分的液体复苏)、心排出量降低、心肌功能障碍,可考虑使用促心肌收缩药物,首选多巴酚丁胺。两个有关 ICU 重症患者的大型前瞻性临床试验研究发现使用多巴酚丁胺将严重脓毒症患者的氧输送提高到超常水平并没有益处,因此不要使用增加心指数达超常水平的疗法。

8. 糖皮质激素　由于类固醇广泛应用具有很多副作用,因此对于成人脓毒性休克患者是否静脉给予肾上腺皮质激素还存在广泛的争议。法国的一项多中心、随机对照试验显示肾上腺功能不全患者在血管加压药治疗不敏感的脓毒性休克时可以明显逆转休克,降低死亡率,而欧洲多中心试验(CORTICUS)对甾类激素治疗则未发现可降低死亡。因为法国试验登记的是血压对于加压药治疗不敏感的患者,而 CORTICUS 试验则不考虑血压对于加压药治疗的反应。因此目前一般仅在当血压对于液体复苏和血管加压药治疗无效时应用,而对液体复苏和血管加压药治疗敏感的患者倾向于不用。

首选氢化可的松,由于地塞米松能够导致即刻和之后的下丘脑-垂体-肾上腺皮质轴抑制,因此不建议使用地塞米松。随机、前瞻临床试验和荟萃分析发现严重脓毒症或脓毒症休克,高剂量类皮质甾酮是无效或有害的,每日类固醇用量不大于 300mg。

对感染性休克的患者进行诱导插管时不要使用依托咪酯,因其对下丘脑-垂体-肾上腺皮质轴产生抑制作用[25]。

9. 脓毒症诱导的急性肺损伤(ALI)/急性呼吸窘迫综合征(ARDS)的机械通气　ALI/ARDS 的患者进行机械通气时应该避免高平台压、高潮气量的通气。综合考虑平台压、PEEP 值、胸腹腔的顺应性几个因素后,一般将潮气量设定为按预测体重 6ml/kg,平台压高限设置为小于等于 2.94kPa(30cmH₂O),如果即使潮气量为 6ml/kg 平台压仍然高于 2.94kPa(30cmH₂O),那么就把潮气量降低到 4ml/kg。在遵循肺保护原则下,没有哪种通气方法(压力控制、容量控制、压力释放通气或高频通气)

是绝对好于另一种通气方法的。大样本随机对照试验证明与潮气量 12ml/kg 相比,应用低潮气量 (6ml/kg)来限制平台压在 2.94kPa(30cmH₂O) 以下可以降低 ALI/ARDS 患者死亡率 9%。

患者如需要低平台压和小潮气量,他们可以被允许存在高碳酸血症(允许 $PaCO_2$ 高于正常,即所谓允许高碳酸血症)。$PaCO_2$ 的升高会引起一些生理学改变如增加心率、血压以及心排出量。一些小的非随机的试验已经证明,为了降低潮气量和平台压而导致的高碳酸血症是安全的。大型试验也证明了限制潮气量和平台压可以改善结果,但并没有把允许的高碳酸血症考虑在试验目标内。潜在代谢性酸中毒的患者限制允许性高碳酸血症,颅压高的患者应禁止。

应建立一定的 PEEP,以防止呼气末肺泡萎陷。ALI/ARDS 患者升高 PEEP 可以防止呼吸末肺泡萎陷有利于氧气交换。无论气管插管还是无创通气 PEEP 都有利于增加氧分压。PEEP 值的设定取决于两个因素,一是胸廓、肺的顺应性;另一个是缺氧程度和维持充分氧供应时的 FiO_2。PEEP $>$ 0.49kPa(5cmH₂O)是防止肺泡萎陷的下限。

如无禁忌证,机械通气的患者应保持半卧位,以防止误吸和呼吸机相关肺炎的发生。建议床头抬高 $30°\sim45°$,任何时候最好不要把床头降为 0°。

ALI/ARDS 患者不应常规应用肺动脉导管。通过肺动脉置管可以提供有用的信息如患者的循环容量以及心功能,但是这些潜在的好处被可能的弊端所掩盖,比如缺乏肺动脉阻塞和临床反应的关系,也没有研究可以证明该置管能够改善预后。

病情稳定且没有证据表明存在组织低灌注的急性肺损伤患者,应用保守的补液策略可以减少患者机械通气和 ICU 停留天数。急性肺损伤的患者肺水肿的机制是毛细血管通透性增加、静水压增加和胶体渗透压降低。通过保守的补液策略减少补液量可减少急性肺损伤患者机械通气的时间和 ICU 停留天数,但对死亡率和肾衰竭发生率没有明显改善。当然这些研究只是针对仅仅是急性肺损伤的患者,其中少数人以前出现过休克。保守性补液策略只能用于非休克患者。

10. 血糖控制 通过调整胰岛素剂量,使血糖控制在 150mg/dl,每 1~2 个小时监测一次血糖,直到血糖和胰岛素用量稳定后可每 4 小时监测一次。但需注意的是几个因素可能会影响床旁快速

检验方法监测末梢血糖水平的准确度和可重复性,包括所有仪器的类型和型号、使用者的经验及患者因素,如血细胞比容(贫血时假性升高)、动脉血氧分压及药物,因此用床旁快速检验方法监测末梢血糖水平时,如果血糖值较低,应当谨慎处理,因为动脉或血浆的血糖值可能比检测到的数值更低。

参 考 文 献

1. Dellinger RP, Carlet JM, Masur H, et al. Surviving Sepsis Campaign: Management Guidelines for management of severe sepsis and septic shock. . Crit Care Med, 2008, 36 (1):296-327.

2. Blot F, Schmidt E, Nitenberg G, et al. Earlier positivity of central venous versus peripheral blood cultures is highly predictive of catheter-related sepsis. J Clin Microbiol, 1998, 36:105-109.

3. Kumar A, Roberts D, Wood KE, et al. Duration of hypotension prior to initiation of effective antimicrobial therapy is the critical determinant of survival in human septic shock. Crit Care Med, 2006, 34:1589-1596.

4. McCabe WR, Jackson GG. Gram negative bacteremia. Arch Intern Med, 1962, 110:92-100.

5. Kreger BE, Craven DE McCabe WR. Gram-negative bacteremia. IV. Re-evaluation of clinical features and treatment in 612 patients. Am J Med, 1980, 68:344-355.

6. Jimenez MF, Marshall JC. Source control in the management of sepsis. Intensive Care Med, 2001, 27:S49-S62.

7. Moss RL, Musemeche CA, Kosloske AM. Necrotizing fasciitis in children: prompt recognition and aggressive therapy improve survival. J Pediatr Surg, 1996, 31:1142-1146.

8. Evans A, Winslow BH. Oxygen saturation and hemodynamic response in critically ill mechanically ventilated adults during intrahospital transport. Am J Crit Car, 1995, 4:106-111.

9. Choi PTL, Yip G, Quinonez LG, et al. Crystalloids vs. colloids in fluid resuscitation: A systematic review. Crit Care Med, 1999, 27:200-210.

10. Cook D, Guyatt G. Colloid use for fluid resuscitation: Evidence and spin. Ann Intern Med, 2001, 135:205-208

11. Schierhout G, Roberts I. Fluid resuscitation with colloid or crystalloid solutions in critically ill patients: A systematic review of randomized trials. BMJ, 1998, 316:961-964.

12. Hebert PC, Wells G, Blajchman MA, et al. A multicenter, randomized, controlled clinical trial of transfusion in critical care. N Engl J Med, 1999, 340:409-417.

13. Abdel-Wahab OI, Healy B, Dzik WH. Effect of fresh-fro-

zen plasma transfusion on prothrombin time and bleeding in patients with mild coagulation abnormalities. Transfusion,2006,46:1279-1285.

14. Wiedermann CJ,Hoffmann JN,Juers M,et al. High-dose antithrombin Ⅲ in the treatment of severe sepsis in patients with a high risk of death:Efficacy and safety. Crit Care Med,2006,34:285-292.

15. LeDoux D,Astiz ME,Carpati CM,et al. Effects of perfusion pressure on tissue perfusion in septic shock. Crit Care Med,2000,28:2729-2732.

16. Regnier B,Rapin M,Gory G,et al. Haemodynamic effects of dopamine in septic shock. Intensive Care Med,1997,3:47-45.

17. James AR,Keith R,Joel S,et al. Vasopressin versus Norepinephrine Infusion in Patients with Septic Shock. N Engl J Med,2008,358(9):877-887.

18. Bellomo R,Chapman M,Finfer S,et al. Low-dose dopamine in patients with early renal dysfunction:a placebo-controlled randomised trial. Australian and New Zealand Intensive Care Society(ANZICS) Clinical Trials Group. Lancet,2000,356:2139-2143.

19. Kellum J,Decker J. Use of dopamine in acute renal failure:a meta-analysis. Crit Care Med,2001,29:1526-1531.

20. Gattinoni L,Brazzi L,Pelosi P,et al. A trial of goal-oriented hemodynamic therapy in critically ill patients. N Engl JMed,1995,333:1025-1032.

21. Hayes MA,Timmins AC,Yau EH,et al. Elevation of systemic oxygen delivery in the treatment of critically ill patients. N Engl JMed,1994,330:1717-1722.

22. Annane D,Sebille V,Charpentier C,et al. Effect of treatment with low doses of hydrocortisone and fludrocortisone on mortality in patients with septic shock. JAMA,2002,288:862-871.

23. Sprung CL,Annane D,Briegel J,et al. Corticosteroid therapy of septic shock(CORTI-CUS)(abstract). Am Rev Resp Crit Care Med,2009,175:A507.

24. Allolio B,Dorr H,Stuttmann R,et al. Effect of a single bolus of etomidate upon eight major corticosteroid hormone and plasma ACTH. Clin Ednocrinol(oxf),1985,22:281-286.

25. The Acute Respiratory Distress Syndrome Network. Ventilation with lower tidal volumes as compared with traditional tidal volumes for acute lung injury and the acute respiratory distress syndrome. N Engl J Med,2000,342:1301-1308.

26. Hickling KG,Henderson S,Jackson R. Low mortality rate in adult respiratory distress syndrome using low-volume,pressure-limited ventilation with permissive hypercapnia:a prospective study. Crit Care Med,1994,22:1568-1578.

27. Bidani A,Tzouanakis AE,Cardenas VJ,et al. Permissive hypercapnia in acute respiratory failure. JAMA,1994,272:957-962.

28. The National Heart,Lung,and Blood Institute ARDS Clinical Trials Network. Higher versus lower positive end-expiratory pressures in patients with the acute respiratory distress syndrome. N Engl J Med,2004,351:327-336.

29. Osman D,Ridel C,Ray P,et al. Cardiac filling pressures are not appropriate to predict hemodynamic response to volume challenge. Crit Care Med 2007,35:64-68.

30. Gattinoni L,Brazzi L,Pelosi P,et al. A trial of goal-oriented hemodynamic therapy in critically ill patients:SvO2 collaborative group. N Engl J Med,1995,333:1025-1032.

31. Wiedemann HP,Wheeler AP,Bernard GR,et al. Comparison of two fluid-management strategies in acute lung injury. N Engl J Med,2006,354:2564-2575.

六、Key points

1. 感染性休克定义是严重脓毒血症患者在充分液体复苏后,仍表现为持续低血压及组织低灌注、缺氧。

2. 感染性休克是分布型休克最常见的一种类型,由于各种炎性介质或者细胞因子的释放,导致血管扩张和毛细血管通透性增加,血流重新分布,微循环紊乱,低血容量和低血压,致使组织灌注不足,细胞水平氧利用缺陷。

3. 以目标为引导的早期治疗(<6 小时)可提高感染性休克患者生存率及降低 28 天死亡率。

4. 液体复苏是治疗感染性休克最基本最主要的措施。

5. 休克时如低血容量还没有得到纠正,但低血压持续存在,此时需使用血管加压类药物以保证低血压时的重要器官的血流灌注,首选去甲肾上腺素,其次多巴胺。

6. 仅在当感染性休克患者血压对于液体复苏和血管加压药治疗无效时应用糖皮质激素,首选氢化可的松,一日剂量不超过 300mg。

7. ALI/ARDS 的患者进行机械通气时应该避免高平台压,高潮气量的通气。

(周 棱 左云霞)

第八章

恶性高热

一、临床病例

【病例1】

患者女性,13岁,体重33kg,术前诊断"左侧髋臼发育不良",拟在全麻下行"左侧髋臼周围截骨矫形术"。术前一般情况良好,血常规、电解质检查正常,心肺检查无异常,否认家族遗传病史及其他病史。患者入室生命体征:心率116次/分,血压15.16/8.78kPa(114/66mmHg),SpO₂95%。常规麻醉诱导,静脉注射东莨菪碱0.15mg、咪达唑仑1mg、维库溴铵4mg、芬太尼0.06mg、丙泊酚60mg,行气管插管、颈内深静脉置管和桡动脉穿刺,间断测中心静脉压(CVP 0.80kPa)。手术开始时 $P_{ET}CO_2$ 3.46kPa(26mmHg)、SpO₂98%～100%,术中平衡盐溶液和万汶进行扩容治疗,异氟烷持续吸入和间断注射芬太尼维持麻醉。20分钟后出现 $P_{ET}CO_2$ 持续上升,由术前的3.46kPa(26mmHg)上升至5.32kPa(40mmHg),怀疑通气不足,增加潮气量和呼吸频率继续观察。$P_{ET}CO_2$ 继续上升合并体温升高、心率增快。

1)可能出现了什么问题?

2)可能继发什么?

3)应如何处理?

【病例2】

患者男性,43岁,77kg,因患"慢性中耳炎",拟在全麻下行"右耳改良乳突根治、鼓室成形术"。入室生命体征平稳,各项化验检查无异常,一般情况良好。使用咪达唑仑、芬太尼、顺阿曲库铵及丙泊酚诱导插管,并使用瑞芬太尼和异氟烷维持麻醉,手术进行70分钟后患者心率由75次/分增快至125次/分,血压先升高后呈进行性下降,同时伴有全身肌肉僵直,$P_{ET}CO_2$ 迅速升高,虽增加了一倍的分钟通气量,但仍高达15.30kPa(115mmHg),体温42.1℃。急查血气分析,pH 6.89,$PaCO_2$ 15.51kPa

(116.6mmHg),PaO_2 11.88kPa(89.3mmHg)。

1)此时 CO_2 升高考虑什么原因?

2)可能的诱发因素有哪些?

3)应如何应对?

【病例3】

患者男性,56岁,诊断为"胃癌",拟在全麻下行"根治性全胃切除术",术前一般情况良好,术前化验检查未见异常,辅助检查无异常,咪达唑仑、芬太尼、氯化琥珀胆碱及丙泊酚诱导插管,异氟烷维持。诱导后2小时心电图ST压低,SpO₂进行性下降,$P_{ET}CO_2$ 至10.64kPa(80mmHg),心跳加快,血压下降,体温41℃。家属诉家族中曾有亲属接受全麻手术时发生麻醉意外死亡。

1)恶性高热发病的病因学及流行病学特点有哪些?

2)可能诱发恶性高热的因素有哪些?

3)恶性高热易感者的麻醉准备与实施措施有哪些?

二、恶性高热的定义及流行病学

以上三个病例均并发一种严重的麻醉并发症——恶性高热。恶性高热(malignant hyperthermia,MH)于1960年由Denborough等首次报道,是一种罕见的麻醉相关严重并发症,表现为机体接触触发剂后骨骼肌发生激烈而失控的高代谢反应,机体的氧耗及 CO_2 产生量急剧增加并超出机体的氧供及 CO_2 排出能力,从而导致机体缺氧、CO_2 蓄积、高钾血症、酸中毒等内环境紊乱,处理不及时可能导致循环、呼吸等多脏器功能衰竭,并在短时间内死亡。临床特点:患者应用麻醉药物前无任何异常表现,除非进行特殊的诊断试验,否则无法对该并发症做出预测。可能诱发恶性高热的药物包括:吸入性麻醉药(几乎所有的吸入性麻醉药),去极化的肌松药——氯化琥珀胆碱等,有报道显示,极少数人可能因剧烈运动或发热而诱发。

据各国文献报道，麻醉后恶性高热的发生率介于1:(5000～100 000)之间，呈世界性分布，无种族特异性，多发于儿童及青少年，从现有报道分析，平均发生年龄为18.3岁，男性多于女性，比例约为2:1。以罹患先天性疾病的患者中多见，如特发性脊柱侧弯、斜视、上睑下垂、脐疝、腹股沟疝等，其他外科疾病中也有散在报道。恶性高热也可发生于其他物种，如猪、马、狗等，尤其是猪，在人类对恶性高热的研究中作出了重要贡献。

参 考 文 献

1. Denborough MA，Forster JF，Lovell RR，et al. Anaesthetic deaths in a family. *British Journal of Anaesthesia*. 1962，34：395-396.
2. Denborough MA. Malignant hyperthermia *Anesthesiology*，108(1)：156-157.
3. Chamley D，Pollock AN，K. M. S，et al. Malignant Hyperthermia in Infancy and Identification of a novel RYR1 mutation. British journal of Anaesthesia，2000，84：500-504.
4. Britt BA. Malignant hyperthermia. Can Anaesth Soc J，1985，32(6)：666-678.

三、恶性高热的病因、诱因和发病机制

恶性高热是一种具有混合外显特性的常染色体显性遗传病，但也有呈常染色体隐性遗传形式者，然而不是所有的有此基因异常的患者在第一次接受触发药物均会发病，有些易感者在反复接触触发剂后才发生症状。在易感家族中，其编码肌浆网上钙离子通道（这种钙离子通道被称为 ryanodine 受体（RYR））的基因发生多位点突变导致 ryanodine 受体发生缺失或缺陷（易感者的子女或其同胞出现的几率是50％），RYR 可分3种类型：RYR1、RYR2、RYR3，其中与恶性高热有关的是 RYR1。主要分布于骨骼肌细胞的肌质网终末池、外周血中的 B 淋巴细胞和 T 淋巴细胞。约50％MH 是由 RYR1 基因突变所致，其他部位的基因异常主要起调节作用。

自1990年 McCarthy 等报道 RYR1 为恶性高热致病基因以来，目前已经发现90多种 RYR1 突变，其中至少有30种与恶性高热直接相关，现在最新的研究发现恶性高热的 RYR1 突变点可分布于基因的全长。研究显示，最常见的突变点为 R614C、G2434R、G314R，约占恶性高热病例的10％。其中，R614C、G314R 常见于欧洲大陆，

G2434R 常见于北美洲。日本报道的大多突变为 R1667C、P1773S、Q3756E、P1763S。我国目前仅有1例恶性高热基因突变报道，其突变点为 C6724T。

已知 RYR1 基因是 MH 的主要候选基因，由于 Ryanodine 受体异常，导致骨骼肌细胞内肌浆网中钙离子释放的失控，细胞内钙离子浓度的增加引起持续、强力的肌肉收缩，肌肉有氧代谢和无氧代谢均急剧增加，机体氧耗及 CO_2 代谢产物均增加，ATP 大量分解导致能量的耗竭，降低的 ATP 不足以维持细胞膜的稳定性，最终肌细胞膜的完整性丧失，细胞内的 K^+ 和肌酸激酶成分释放入血。但是引起恶性高热的确切细胞机制还不清楚。另外也有一些病例的发生与此基因无关，而涉及其他基因位点如钠通道相关基因，编码 dihydropyrodine 受体主要亚基的 CACNL1A3 基因等。

有部分研究证明还显示，细胞膜上的钠离子通道结构的改变与脂肪酸都可能参与了恶性高热的发生。脂肪酸通过作用于骨骼肌细胞膜上钠离子通道，使得膜两侧的电生理改变，间接导致骨骼肌细胞膜钙离子通道改变，从而参与恶性高热的发生。另外，脂肪酸还可明显降低高体温下氟烷诱导钙离子释放阈值。

可能激发 MH 的麻醉药物包括：除了氧化亚氮（N_2O）之外的所有强效吸入性麻醉药物及去极化肌松药氯化琥珀胆碱均是 MH 的诱发因素，而其他的麻醉药物均不是诱发因素，酰胺类局麻药曾被列入，但现在已经不认为其可诱发 MH。丙泊酚和氯胺酮也可安全使用，其他如儿茶酚胺类药物，非去极化肌松药，洋地黄类药物也不会诱发 MH。非去极化肌松药能阻滞氯化琥珀胆碱激发 MH 的效应，亦可减弱挥发性麻醉药的激发作用，而且其神经肌肉阻滞的拮抗不会激发 MH 的发作。另外，机体处于应激状态时，如运动、热应激、缺氧、恐惧和兴奋时亦可能激发 MH。影响 MH 发作的因素有许多，包括年龄、麻醉药物的类型、环境温度、合并用药如减肥药、应激程度等。

参 考 文 献

1. Henry Rosenberg，Mark Davis，Danielle James，et al. Malignant hyperthermia. OrpHanet Journal of Rare Diseases，2007，2：21.
2. Sambuughin N，Holley H，Muldoon S，et al. Screening of the entire ryanodine receptor type 1 coding region for sequence variants associated with malignant hyperthermia susceptibility in the north american population. Anesthesi-

ology,2005,102(3):515-521.

3. Girard T, Treves S, Voronkov E, et al. Molecular genetic testing for malignant hyperthermia susceptibility. Anaesthesiology,2004,100(5):1076-1080

4. Marchant CL, Ellis FR, Halsall PJ, et al. Mutation analysis of two patients with hypokalemic periodic paralysis and suspected malignant hyperthermia. Muscle Nerve, 2004,30(1):114-117.

5. Vita GM, Olckers A, Jedlicka AE, et al. Masseter muscle rigidity associated with glycine1306-to-alanine mutation in the adult muscle sodium channel alpHa-subunit gene. Anesthesiology,1995,82(5):1097-1103.

6. Monnier N Procaccio, V. Stieglitz, Lunardi, et al. Malignant Hyperthermia Sus-ceptibility is Associated with a Mutation of the a1-Subunit of the Human Dihydropyridine-Sensitive L-Type Voltage-Dependent Calcium-Channel Receptor in Skeletal Muscle. American Journal of Human Genetics,1997,60:1316-1325.

7. McCart hy TV, Healy JM, Heff rom JJ, et al. Localization of the malignant hyperthermia susceptibility locus to human chromosome 19q12-13. 2. Nature,1990,343:562-564.

8. Xu Zhong-huang, Luo Ai-lun, Guo Xiang-yang, et al. Malignant hyperthermia in China. Int Anesth Res Society, 2006,4:983-985.

9. Wieland SJ, Fletcher J E, Cong QH. Differential modulation of a sodium conductance in skeletal muscle by intracellular and extracellular fatty acids. Am J PHysiol,1992, 263:C308-C312.

四、恶性高热的诊断及鉴别诊断

恶性高热可发生于麻醉的任何时期甚至术后的早期，多为骤然发病，症状进展很快，尤其是使用了氯化琥珀胆碱后诱发的症状，也有发作较慢且数小时内症状不典型的。

【症状和体征】

1. 典型的表现为患者接触触发剂后，骨骼肌代谢急剧增加，出现骨骼肌强直，由颌面部开始，致气管插管困难，继而扩展至全身骨骼肌、腹肌，晚期因肌肉强直而呈角弓反张。

2. 体温急剧升高，每5分钟可升高1~2℃，晚期可达到44℃。

3. 呼吸深快，$P_{ET}CO_2$ 显著升高，呼出气中大量的 CO_2 使碱石灰迅速消耗而失效，可能是急性发作最早的体征。$P_{ET}CO_2$ 骤升是早期发现 MH 的指标，但也可见到呈逐渐升高的现象，增加分钟通气量可能延误诊断。

4. 低氧血症表现，皮肤呈斑状潮红并迅速转为

发绀，术野血色暗红，随着 MH 的进展，凝血功能异常，术野呈出血、渗血倾向。

5. 早期表现为交感活性增加，心动过速、大汗和血压升高或波动明显。MH 进展迅速，治疗不及时可能导致心律失常或心搏骤停。

6. 可继发代谢性或(和)呼吸性酸中毒、低氧血症、高钾血症等。

7. 随着代谢衰竭的出现，细胞渗透性增加，出现全身性水肿，包括肌肉水肿、肺水肿、脑水肿等，随后继发 DIC，最终发展为多器官功能衰竭。

8. 急性危象后的表现　肌肉疼痛可持续数天至数周，并有肌肉肿胀；中枢神经系统损害，四肢麻痹、失明、耳聋等，肾功能障碍。急性危象期后有可能复发而致死亡。

【实验室检查】

1. 动脉血气分析　低氧血症，高碳酸血症（$PaCO_2$ 可超过 100mmHg），混合型酸中毒（动脉血 pH 值可低于 7.0）。

2. 电解质紊乱　早期呈高钾、高钠、高钙、高磷血症；随后血钾、血钙呈下降趋势，甚至低于正常水平。

3. 肌酸激酶(CK)异常升高(＞2000U/L)　发病后 12~24 小时内达峰值，主要以 CK-BB 同工酶升高为主。

4. 血小板减少　可出现弥散性血管内凝血(DIC)。

5. 血中肌红蛋白升高　尿液中可检出肌红蛋白。

6. 肌肉收缩试验　对疑似病例进行骨骼肌活检，以进行肌挛缩检测。

7. 其他检查　目前有应用 31p 磁共振分光镜以监测肌肉代谢的异常。

典型的 MH 可根据接触触发剂后出现上述典型症状、体征，结合实验室检查，较易诊断。若患者仅出现某些征象，且病情发展缓慢，则会给及时正确诊断带来困难。混合静脉血与动脉血 CO_2 张力差异可明显证实 MH 的诊断。MH 的简便血液检测诊断方法还在研究之中，基因测试可发现 50％ 已知的家族性遗传突变的 MH 病例，骨骼肌组织活检仍然是诊断 MH 的"金标准"，MH 患者近亲血清 CK 增高，可使 70％ ~ 80％ 的病例得到诊断，但血清 CPK 正常并不能排除 MH 诊断。

目前国际上确诊 MH 的金标准为咖啡因-氟烷骨骼机体外收缩试验(caffeine and halothane contracture test,CHCT),这种方法可以使 MH 在术前及术中得到早期确诊、早期处理和预防。但是由于全球各试验中心并未采用统一标准化的咖啡因-氟烷挛缩试验,因此可能出现假阳性结果,假阴性结果则较少发生。

【鉴别诊断】

1. 甲状腺功能亢进危象　患者无甲状腺功能亢进病史及症状体征,T_3、T_4 等甲状腺功能检查正常,即可排除。

2. 感染　患者有引起感染的病因,实验室检查血象高。

3. 严重脑缺氧　患者术前、术中无引起缺氧诱因且无明显缺氧症状体征,术后患者意识能够完全恢复。

4. 嗜铬细胞瘤　患者术前术后无明显血压异常如:骤起骤落波动,在高热期间亦无明显升高,结合辅助影像检查诊断,可以明确诊断。

5. 神经安定恶性综合征(NMS)　由氟哌啶醇、吩噻嗪类等神经安定药激发的类似 MH 的综合征。若患者无使用此类药物病史,即可排除。

参 考 文 献

1. Henry Rosenberg, Mark Davis, Danielle James, et al. Malignant hyperthermia. Orphanet Journal of Rare Diseases, 2007,2:21.

2. Hopkins PM. Malignant hyperthermia:advances in clinical management and diagnosis. Br J Anaesth, 2000,85(1):118-128.

3. Larach MG, Landis JR, Bunn JS, et al. Prediction of malignant hyperthermia susceptibility in low-risk subjects. An epidemiologic investigation of caffeine halothane contracture responses. The North American Malignant Hyperthermia Registry. Anesthesiology,1992,76(1):16-27.

4. Ording H, Bendixen D. Sources of variability in halothane and caffeine contracture tests for susceptibility to malignant hyperthermia. Eur J Anaesthesiology, 1992,9(5):367-376.

五、恶性高热的救治

【急性期的救治】

1. 停用所有的麻醉药物,换用"清洁"麻醉机,纯氧过度通气,以纠正高碳酸血症和低氧血症。

2. 使用丹曲林。初始剂量 2.5mg/kg 静脉快速输注;每 5 分钟的总量为 10mg/kg,必要时总量可达 29mg/kg。丹曲林是一种细胞内肌肉松弛剂,其逆转 MH 的主要作用位点为特异性的 ryanodine

蛋白位点。通过降低细胞内钙离子浓度发挥作用,可抑制肌浆网钙离子释放和(或)兴奋收缩偶联,是治疗 MH 的唯一特效药,不良反应包括肌无力,恶心,肝毒性和静脉炎等。

3. 在动脉血气分析指导下,给予碳酸氢钠(2～4mEq/kg),对抗因高代谢所致的酸中毒,同时还可碱化尿液,预防肌红蛋白在肾小管内沉积。

4. 物理降温,全身体表降温或 4℃ 晶体液 500～1000ml 快速静脉输注。当体温降至 38～39℃ 时,可停止使用降温措施,以防止出现体温过低。

5. 监测尿量,维持肾血流量,碱化尿液,使用利尿药维持尿量,使每小时尿量>2 ml/kg,并检测尿中肌红蛋白含量。

6. 监测血气分析、电解质及凝血功能检测,评估病情指导治疗,保护各脏器功能。

7. 严密监测血钾水平,降低钾血症水平最有效的方法是应用有效剂量的丹曲林逆转 MH。只有当出现心律失常或心功能较差时,才有使用钙剂的指征。当有用药指征时,钙剂和强心苷的使用是安全的,对于持续性高钾血症,钙剂和强心苷是抢救药。

8. 钙离子拮抗剂和交感神经拮抗剂的使用属无效的辅助治疗。禁止使用钙通道阻滞剂,因其与丹曲林相互作用产生高钾血症,可能导致 MH 的再度激发或心肌抑制。

9. 急性期缓解后将患者送入 ICU 观察至少 36 小时。

10. 为患者及其家属联系 MH 试验中心,进行挛缩试验或 DNA 测试。

参 考 文 献

1. Henry Rosenberg, Mark Davis, Danielle James, et al. Malignant hyperthermia. OrpHanet Journal of Rare Diseases, 2007,2:21.

2. Ali SZ, Taguchi A, Rosenberg H. Malignant hyperthermia. Best Pract Res Clin Anaesthesiol,2003,17:519-533.

六、MH 易感者的麻醉

易感性的评价:主要为病史的采集,应重视有家族相关病史的患者,而合并有 King-Denborough 综合征、Denborough 肌营养不良等疾病的患者,其发生 MH 的危险性增加,应按照 MH 易感者对待。在静息、空腹、新近没有发生创伤时,血 CK 值可反映肌细胞膜的稳定性。MH 易感性评价的相关检查包括氟烷或咖啡因激发的骨骼肌活检标本挛缩反应,另外 DNA 的分析可帮助鉴定突变类型。

易感者的麻醉:由于焦虑可能诱发 MH,故术前可使用抗焦虑药,如苯二氮䓬类药物等。麻醉前使用高流量的纯氧将麻醉机中的强效挥发性麻醉药冲洗 20 分钟以上,准备冰盐水和丹曲林,避免使用诱发 MH 的药物。区域麻醉优于全身麻醉,非去极化肌松药可用于气管插管及手术需要的肌肉松弛,胆碱酯酶抑制剂和抗胆碱酯酶药可以用来拮抗肌松且不会诱发 MH;术中可采用全凭静脉麻醉或联合吸入氧化亚氮维持麻醉。不需要预防性使用丹曲林,且由于其可通过胎盘,故如有需要,最好在钳夹脐带后给药以免影响胎儿肌张力。

参考文献

Henry Rosenberg, Mark Davis, Danielle James, et al. Malignant hyperthermia. OrpHanet Journal of Rare Diseases, 2007,2:21.

七、Key point

1. 术前详细询问病史,尤其是家族异常麻醉史。

2. 术中尽量完善监测,尤其是体温和呼气末 CO_2 的监测。

3. 对于易感者应完善针对恶性高热的预防性措施,并避免一切可能诱发恶性高热的因素,准备冰盐水及丹曲林。

4. 一旦怀疑发生恶性高热,应立即停用一切可能的诱发药物,完善监测,对症处理,尽可能的维持内环境的稳定,保护脏器功能。

5. 急性期后将患者送入 ICU 持续监护 36 小时以上。

6. 应对患者亲属进行基因检测及必要时进行肌肉活检。

(陈绍洋 曾 毅)

第九章

高血压患者的麻醉

第一节 临床病例

【病例1】

男性患者,66岁,身高174cm,体重70kg。拟在椎管内麻醉下行膀胱镜及左侧输尿管镜检查术。

现病史:3年前无明显诱因出现尿液中带少量血块,伴有尿道疼痛、下腹坠胀不适感。自行口服抗生素治疗,症状未见缓解。1年前,在外院行泌尿系MRI检查,结果提示:未发现明显占位及结石。3个月前,无明显诱因出现全程无痛性肉眼血尿,伴尿道疼痛及下腹坠胀感。2个月前于我院查泌尿系B超检查,结果提示:左肾积水,左输尿管扩张。以"血尿待查"收入院。

既往史:高血压病史10年,最高血压22.61~23.94/14.63 ～ 15.96kPa (170 ～ 180/110 ～ 120mmHg),不规律口服美托洛尔,血压控制基本在正常范围。糖尿病病史1年余,口服二甲双胍0.25mg,空腹血糖控制在7mmol/L,餐后血糖8~9mmol/L。心绞痛病史15年,偶有心前区疼痛,1年前行冠状动脉造影,提示所有冠状动脉狭窄均<75%,未手术治疗。现规律服用拜阿司匹林肠溶片100mg,qd。

体格检查:体温36.5℃,呼吸18次/分,脉搏80次/分,血压17.29/9.98kPa(130/75mmHg)。发育正常,神志清楚、合作。双侧瞳孔等大同圆,对光反射灵敏。伸舌居中,颈阻(一)。气管居中,颈静脉无怒张。双侧呼吸运动对称,听诊双肺呼吸音清。心前区无隆起,心界不大,律齐,未闻及病理性杂音及心包摩擦音。腹部检查未见异常。脊柱未见畸形。

1)慢性高血压患者术前应进行哪些必要的检查?

2)慢性高血压患者术前应将血压控制到何种程度?

【病例2】

女性患者,77岁,因双膝间断疼痛20多年,以"膝骨性关节炎并内翻畸形"收入院,拟行"膝关节置换术"。

既往史:患者既往有糖尿病病史12年,皮下注射诺和灵30R,血糖控制在11.3mmol/l左右。高血压病史12年,口服氢氯噻嗪治疗,血压控制尚好。否认有冠心病、心律失常,脑血管病及胃溃疡病史。1970年因子宫肌瘤行子宫切除术,1987年因胆囊炎行胆囊切除术,无外伤史,有3次血制品输注史,无过敏史,有预防接种史。

体格检查:体温36.3℃,呼吸18次/分,脉搏76次/分,血压 19.95/10.64kPa(150/80mmHg)。ECG显示:左室肥厚劳损,ST改变。超声心动图显示:室壁运动轻度异常;各项生化检查正常。患者发育正常,神志清楚。双侧瞳孔等大同圆,对光反射灵敏。气管位置居中,甲状腺正常。胸廓无畸形,肺部呼吸运动度对称,双肺呼吸音清,无啰音。心前区无隆起,无震颤,心律齐。腹部检查未见异常。脊柱未见畸形。

手术当日,患者血压31.92/13.30kPa(240/100mmHg),心电图见ST段明显压低。考虑患者血压过高,手术风险性太大,为了保护患者安全,手术暂停。3天后在全身麻醉下行"双膝关节置换术"。手术顺利,术后转入外科重症医学科(SICU),气管插管,呼吸机辅助呼吸。次日,患者仍未清醒,呼吸机辅助呼吸,SpO₂为98%~100%,血压控制在15.96~21.28/7.32~7.98kPa(120~160/55~60mmHg),心率在76~96次/分。神内科会诊:患者无神经定位体征,神志处于浅昏迷状态,呼之无反应,疼痛刺激肢体有躲避反应,但未睁眼,双瞳孔直径1.5mm,对光反射存在。后行头颅CT检查,提示:大脑中动脉供血区大面积梗死灶,中线未见明显移位。后因病情进一步恶化,治疗无效死亡。

1)合并高血压患者,术前又未进行系统抗血压治疗,是否应延期手术?

2)围术期进行紧急性降压有什么危险?

3)慢性高血压患者为何容易发生脑梗死?如何预防?

4)高血压患者麻醉期间应进行哪些监测?

【病例3】

男性患者,59 岁,身高 180cm,体重 105kg。因"左下肺结节"入院拟行"胸腔镜肺叶切除术"。

既往史:高血压病史 10 余年,最高血压 30.59/17.29kPa(230/130mmHg),近 2 月来服用抗高血压药降压药 0 号、美托洛尔及卡托普利,血压控制在 22.61/13.30kPa(170/100mmHg)左右。住院期间,连续监测 5 天的血压,上午为 18.00~18.62/10.64~11.97kPa(135~140/80~90mmHg),下午为 18.62~19.95/11.97~12.64kPa(140~150/90~95mmHg)。否认有心脏病、脑血管病、糖尿病和肾脏病史。有吸烟、饮酒史。

检查:体温 37℃,呼吸 18 次/分,脉搏 76 次/分,血压 22.61/13.30kPa(170/100mmHg)。ECG和超声心动图均未见异常。各项生化检查无异常。神志清楚,发育良好。双侧瞳孔等大同圆,对光反射灵敏,伸舌居中,颈无抵抗。气管居中,未见颈静脉怒张。双侧呼吸运动对称,听诊双肺呼吸音清。心前区未见异常隆起,心界不大,窦性心律,未闻及病理性杂音及心包摩擦音,未见异常血管征。

手术当日,入室血压为 30.59/15.96kPa(230/120mmHg),心率 100 次/分,窦性心律,ECG 未见异常。开放静脉通路,给予咪达唑仑 2mg,继以面罩吸氧。5 分钟后,血压为 24.61/11.31kPa(185/85mmHg),观察 10 分钟,血压未变化。

1)该病例是否需要推迟手术?

2)如果因病情原因不能推迟手术,麻醉处理应注意什么?

3)全麻诱导插管时,应注意哪些问题?

第二节 高血压的定义、诊断标准及严重程度分级

生理血压值,在整个人群中变异很大,同时收缩压随年龄增加而升高,而舒张压在 50 岁以后逐渐降低。因此,脉压随年龄而增大。研究表明,收缩压和脉压对于预测发病率、死亡率较舒张压更具有指导意义。

各地区对高血压的界定因地域或人群的不同而有差异。我国目前执行的是 2005 年制定的《中国高血压指南》。在该指南中规定,收缩压≥18.62kPa(140mmHg)和(或)舒张压≥11.97kPa(90mmHg)可诊断为高血压;患者既往有高血压病史,目前虽然用抗高血压药将血压控制在 18.62/11.97kPa(140/90mmHg)以下,仍应诊断为高血压。

根据血压高低可分为正常、正常高值血压和 1、2、3 级高血压,以及单纯收缩期高血压(表 9-1)。

表 9-1 2005 年中国高血压指南血压水平的定义和分类

类别	收缩压(mmHg)	舒张压(mmHg)
正常血压	<120	<80
正常高值	120~139	80~89
高血压	≥140	≥90
1 级高血压(轻度)	140~159	90~99
2 级高血压(中度)	160~179	100~109
3 级高血压(重度)	≥180	≥110
单纯收缩期高血压	≥140	<90

*若患者的收缩压与舒张压分属不同的级别时,则以较高的分级为准。单纯收缩期高血压也可按照收缩压水平分为 1、2、3 级,1mmHg=0.133kPa

WHO/ISH 高血压防治指南是面向全球的,成为国家或地区指南的样板。1999 年该指南将高血压定义为收缩压≥18.62kPa(140mmHg)和(或)舒张压≥11.97kPa(90mmHg),而将正常血压定义<17.29/11.31kPa(130/85mmHg),理想血压为<15.96/10.64kPa(120/80mmHg)(表 9-2)。

表 9-2 WHO/ISH 高血压的定义及分类

血压分级	收缩压(mmHg)	舒张压(mmHg)
理想血压	<120	<80
正常血压	<130	<85
正常高压	130~139	85~89
1 级高血压(轻度)	140~159	90~99
亚组:临界高血压	140~149	90~94
2 级高血压(中度)	160~179	100~109
3 级高血压(重度)	≥180	≥110
单纯收缩期高血压	≥140	<90
亚组:临界高血压	140~149	<90

*当收缩压与舒张压属不同级别时,应该取较高的级别分类,1mmHg=0.133kPa

【老年高血压】　随着寿命的延长,需要手术治疗相关疾病的老年患者群也不断增加。因此,围术期老年高血压值得重视。老年高血压指年龄≥60岁,通过3次不同日血压测量,收缩压≥18.62kPa（140mmHg）,和（或）舒张压≥11.97kPa（90mmHg）者,若收缩压≥18.62kPa（140mmHg）,而舒张压＜11.97kPa（90mmHg）,称为单纯收缩期高血压。其特点为:单纯收缩期高血压多见,脉压增大,血压波动大,"白大衣高血压"（指患者在诊室测血压时高,而在诊室外测血压正常）较多见。可能与老年人血管壁顺应性下降有关,紧张等应激反应即可引起收缩压升高。

参 考 文 献

1. 中国高血压防治指南修订委员会. 2004 年中国高血压防治指南（实用本）. 高血压杂志,2004,12:483-486.
2. Guidelines sub-committee of the World Health Organization. 1999 World Health Organization-International Society of Hypertension Guidelines for the management of hypertension. Clin Exp Hypertens, 1999, 21 (5-6): 1009-1960.

一、高血压的流行病学

高血压可影响重要脏器,如心、脑、肾的结构与功能,导致这些器官的功能衰竭,因此成为心、脑、血管疾病的重要病因及危险因素。2004 年全国营养与健康综合调查结果显示:我国 18 岁及以上人群高血压患病率为 18.8%,估计全国患病人数为 1.6 亿多。但公众知晓率只有 30.2%,治疗率与控制率分别为 24.7% 和 6.1%。

大量流行病学研究表明,心血管疾病的发生及死亡危险与血压高低呈正相关。Lewington 等分析了 61 项关于血压与死亡率的研究,结果显示:958 074 例研究对象中,因脑卒中死亡 11 960 例,缺血性心脏病死亡 32 283 例,其他心血管疾病死亡 10 092 例,非心血管病死亡 60 797 例;从 40～69 岁,收缩压每升高 2.66kPa（20mmHg）或舒张压每升高 1.33kPa（10mmHg）,缺血性心脏病死亡率增加 2 倍,脑卒中死亡率增加 2 倍以上。

参 考 文 献

中华人民共和国卫生部,科学技术部,国家统计局. 中国居民营养与健康现状. 2004.

二、原发性高血压的病理生理和对器官功能的影响

（一）病理生理

高血压发病机制及病理过程至今尚未完全阐明。近年来,认为内皮细胞功能异常在其发病中起到重要作用。血管壁增厚和血管内皮细胞受损导致血管硬化及周围血管阻力增高,成为高血压发生、发展的重要原因。高血压时血管平滑肌细胞（VSMC）向内膜下迁移,导致血管腔变窄、管壁变厚、外周阻力增高。血管内皮细胞损伤、功能紊乱时,生长因子、血管紧张素Ⅱ（AngⅡ）、内皮素（ET）等内皮因子生成和释放失衡,促使 VSMC 分裂和增生活跃,与高血压的发生发展有密切关系。

高血压是以外周血管阻力增高为特征的心血管疾病。高血压时血管功能改变主要表现为血管舒缩物质、促生长因子产生异常,血管反应性异常及血管舒缩机制失衡,难以维持血管基础张力和血压稳定。在维持基础血管张力和血压方面,NO 和 ET-1 起到重要作用。内皮素是一种强烈、长效的缩血管物质,同时具有促进平滑肌增殖及增加细胞内游离钙的作用。内皮素直接缩血管,外周血管阻力增加,导致血压升高。这与 ET-1 水平增加及血管平滑肌对 ET-1 反应性增高有关。而 ET-1 水平增高与其合成增加则与肾脏清除障碍有关;原发性高血压患者血管对 ET-1 的敏感性是增高的,而血中 ET-1 水平并不高。

（二）对器官功能的影响

血压是心脏及血管结构和功能的反映。高血压引起心、脑血管疾病前,往往已经有亚临床血管病变,即血管损害和结构改变,包括大动脉粥样硬化、小动脉硬化和微循环障碍,静脉床顺应性减退。大动脉病变主要是粥样硬化与纤维性硬化,导致动脉顺应性降低,进而收缩压升高、舒张压降低,脉压增大;左心室收缩期张力增加与肥厚。上述变化最终加重心、脑、肾等重要器官的灌注不足。高血压对小动脉的影响主要是引起小动脉重构,使血管壁/腔比值增加和管腔内径缩小,导致血管对血管活性物质的收缩反应增强,舒张功能减退。阻力小动脉重构是导致血压持续升高和在应激情况下引起血压急剧升高的病理基础,也是导致重要靶器官如心、脑、肾缺血的原因。

1. 心脏　是高血压损害的靶器官之一。高血压是冠心病的一个独立的危险因素,其发病率和死

亡率随血压水平升高而增加。冠心病是以动脉粥样硬化病变为基础，因血栓形成而加剧，并导致一系列组织病理和功能损害的疾病。高血压导致动脉粥样硬化的机制主要是由于长期持续的动脉内压力升高，使冠状动脉灌注压升高，血管壁张力增加，并在儿茶酚胺、血管紧张素Ⅱ、血栓素、内皮素等血管活性物质的共同作用下使血管内膜受损，脂质沉积，动脉粥样硬化斑块形成，导致冠心病的发生。长期血压升高还可导致左心室肥厚和心肌纤维化，心肌组织中阻力小动脉及微动脉再生不足，冠状动脉血流减少，心肌供血不足。

2. 脑　高血压是最重要的和独立的脑卒中危险因素。无论收缩压和（或）舒张压增高都会增加脑卒中的发病率，血压与脑出血或脑梗死的发病危险性均呈正相关，控制高血压可显著降低脑卒中的发病率。脑梗死是由于脑局部供血障碍导致的脑组织缺血、缺氧引起的脑组织坏死软化。脑动脉管壁的病变是血栓形成的基础，管壁粥样硬化斑块变性溃疡或炎性改变可使动脉内膜粗糙、管腔狭窄。血液中的有形成分极易黏附在内膜病变部位，并可加速血小板的聚集，促进动脉壁血栓形成，进而发生脑梗死。大动脉粥样硬化斑块的脱落也可造成脑梗死，占15%～20%。而脑出血可能与受累血管壁因高血压和动脉粥样硬化而变得脆弱相关。

3. 肾脏　在高血压早期仅有肾小动脉痉挛，无明显症状和体征。肾小动脉硬化阶段，引起肾实质缺血、萎缩和纤维化，表现为肾功能不全。肾缺血又可增加肾素释放，激活肾素-血管紧张素-醛固酮系统，使血压升高加剧，形成恶性循环。

参 考 文 献

1. 孙宁玲. 高血压治疗学. 北京：人民卫生出版社，2009.
2. Lind L. Systolic and diastolic hypertension impair endothelial vasodilatory function in different types of vessels in the elderly: the Prospective Investigation of the Vasculature in Uppsala Seniors (PIVUS) study. J Hypertens, 2006, 24:1319-1327.
3. Ashraf Fayad, Homer Yang. Is Peri-Operative Isolated Systolic Hypertension(ISH) a Cardiac Risk Factor? Current Cardiology Reviews, 2008, 4:22-33.
4. Bountioukos M, Schinkel AF, Bax JJ, et al. The impact of hypertension on systolic and diastolic left ventricular function. A tissue Doppler echocardiograpHic study. Am Heart J, 2006, 151:1323-1312.

三、慢性高血压患者的术前评估

术前评估除了常规检查和询问病史外，应特别注意高血压的病因，慢性高血压对主要器官功能的损害程度，以及目前治疗情况。心、脑、肾是慢性高血压主要损害的靶器官，但往往只有到显著损害的程度时才能检查出来或有临床症状。

（一）基本评估

1. 收缩压持续高于23.94kPa（180mmHg）者，围术期脑出血的发生率比血压正常者高3.4倍。

2. 收缩压低于23.94kPa（180mmHg）或（和）舒张压低于14.63kPa（110mmHg）者，不应成为手术麻醉的禁忌证。而舒张压高于14.63kPa（110mmHg）者，进行系统内科治疗后再手术较为安全。

3. 合并器官功能损害者　充血性心衰史或体征者，术中易发生心衰或急性肺水肿；冠心病或ECG显示心肌缺血者，围术期有发生心肌梗死的危险；有心肌梗死史者，6个月内不宜行择期手术。近期内（3个月）有脑血管意外者，应避免择期手术。

（二）根据高血压的发病阶段来估计

1. 1级高血压病患者的麻醉危险性与血压正常人无明显区别。但术中易发生血压波动。

2. 2级高血压病患者的麻醉危险性增加，但与术前血压控制程度有关。对药物治疗的反应较好，一般来说，麻醉处理多无太大困难。

3. 3级高血压病患者的麻醉危险性大，但与术前器官功能受损程度有关。因此，择期手术前，应进行系统的药物治疗，以稳定血压及改善器官功能。

4. 有高血压危象者，若未能及时控制，容易发生脑血管意外，充血性心衰或心肌梗死，肾衰竭等，麻醉的危险性很大，不宜行择期手术。

（三）评价器官功能损害

1. 心　应常规检查ECG、胸部X片及超声心动图。ECG可发现是否存在心肌缺血、左室肥厚及心律失常等。超声心动图可显示左房径、左室肥厚、颈动脉斑块和增厚等，这均提示心脏危险性增加。

2. 脑　主要关注脑血管疾病病史，如脑梗死、脑出血等，是否有短暂性脑缺血发作史，是否因高血压引起视网膜病变等。

3. 肾脏　血肌酐，肾小球滤过率。血肌酐即使有轻微升高（＞1.4mg/dl）也会明显增加心血管并发症的发生率。另外，GFR＜60ml/min和肌酐清除率降低者,发生心血管并发症的危险性也明显增加。在糖尿病患者和普通人群中,微白蛋白尿可预测肾脏预后和心血管事件的发生,应常规检测。

参 考 文 献

1. Psaty BM, Furberg CD, Kuller LH, et al. Association between blood pressure level and the risk of myocardial infarction, stroke, and total mortality: the cardiovascular health study. Arch Intern Med,2001,161:1183-1192.
2. Kannel WB. Historic perspectives on the relative contributions of diastolic and systolic blood pressure elevation to cardiovascular risk profile. Am Heart J,1999,138:205-210.
3. Fleisher LA. Preoperative evaluation of the patient with hypertension. JAMA,2002,287:2043-2046.

四、术前应该控制血压到何种程度? 术前是否停用抗高血压药物

以药物控制高血压可以有效降低心血管疾病的发病率和死亡率,防止脑卒中、冠心病、心力衰竭和肾病的发生和发展。抗高血压药物的共同作用是降低血压,但不同类别的降压药还对其他生理功能有不同程度的影响。因此,在选择药物时应综合考虑,建议联合治疗,以目标血压为准。治疗目的不仅是预防心血管事件的发生,也是预防器官功能损害的恶化。根据作用机制,抗高血压药物可分为两大类别:第一类药物为抑制交感神经和肾素-血管紧张素系统的药物,包括血管紧张素转换酶抑制剂(ACEI)、β受体阻滞剂、血管紧张素Ⅱ受体阻滞剂(ARB);第二类药物为利尿药和血管扩张剂,包括利尿药和钙离子通道阻滞剂(CCB)。联合应用两类药物具有较明显的协同作用。

一般来说,降压治疗的目标是控制血压在18.62/11.97kPa(140/90mmHg)以下。然而,对于高危人群,如糖尿病、肾病、心血管疾病等患者,血压应更严格控制,目标血压应为<17.29/10.64kPa(130/80mmHg)。根据ESH-ESH2007高血压治疗指南,在高危患者治疗目标是使血压<17.29/10.64kPa(130/80mmHg)130/80mmHg。高血压开始治疗的阈值:低危者>18.62/11.97kPa(140/90mmHg),高危者<18.62/11.97kPa(140/90mmHg)。

在ACC/AHA 2007指南中,多数学者建议:术前已应用抗高血压药物治疗者应将继续服药直到手术当日早上,尤其是β受体阻滞剂。一旦术前停用抗高血压药治疗,很可能会引起血压的再度升高,并引起心肌缺血或心血管事件的发生。对于术前应用血管紧张素转换酶抑制剂和血管紧张素受体拮抗剂治疗者,手术当天停用,术后应尽早服药,这样可降低围术期发生肾功能不全的危险。

参 考 文 献

1. ACC/AHA 2007 Guidelines on Perioperative Cardiovascular Evaluation and Care for Noncardiac Surgery:Executive Summary. J Am Coll Cardiol,2007,50:1707-1732.
2. 孙宁玲. 高血压治疗学. 北京:人民卫生出版社,2009.

五、术前血压升高是否应该推迟手术

目前还没有证据显示轻、中度高血压会对围术期的发病率及死亡率产生明显影响。因此,ACC/AHA2007指南并未将轻、中度高血压列为围术期心血管事件的独立危险因素。然而,考虑到高血压与心血管疾病的高度相关性,术前高血压者必须评估靶器官功能及损害程度,如冠心病、肾功能、脑卒中和外周血管病等。已诊断的高血压患者,术前应检查ECG以评估是否存在心肌缺血、左心室肥厚或陈旧心肌梗死等,必要时应检查超声心动图;尿液分析和血肌酐测定评价肾功能;询问病史和体格检查评估脑功能;已用抗高血压药治疗者应测定血浆电解质浓度。

对于重度高血压者,收缩压≥23.94kPa(180mmHg)或(和)舒张压≥14.63kPa(110mmHg),临床上面临是否推迟手术问题。很明显,血压控制不满意者,在围术期往往会发生血压的剧烈波动,包括高血压、一过性高血压,容易发生心肌缺血性改变而导致术后发生不稳定型心绞痛、心肌梗死甚至心源性死亡。同时,高血压是冠心病、充血性心力衰竭、肾脑血管疾病的主要危险因素。虽然择期手术不会增加尚未合并靶器官损害的轻、中度高血压患者的心脏并发症的风险,但对于合并器官功能损害的中度高血压患者和重度高血压患者,如果行择期手术,则建议推迟手术进行抗高血压治疗。Sear主张,合并靶器官功能损害的2级高血压者,或3级高血压(≥180/110mmHg)者,术前应进行系统抗高血压治疗。血压应控制在180/110mmHg以下,如果时间允许的话,血压最好应降到18.62/11.97kPa(140/90mmHg)以下。但对于合并严重高血压的择期手术患者,不主张在术前数小时内进行快速降压,这将会增加脑、心、肾等器官缺血性损伤的风险。

ACC/AHA2007 指南建议，收缩压≥23.94kPa（180mmHg），舒张压≥14.63kPa（110mmHg）的患者，术前应权衡推迟手术的利弊，即在继续抗高血压治疗的益处和推迟手术所带来的危害之间权衡。一项随机研究表明，对于长期接受抗高血压治疗的非心脏手术患者，舒张压为 14.63～17.29kPa（110～130mmHg），如果既往无心肌梗死、无不稳定型或严重心绞痛、肾衰竭、妊娠高血压史、左室肥厚、冠状动脉重建术史、主动脉狭窄、心律失常史、传导阻滞或脑卒中史，推迟手术并无益处。

Howell 等进行一项回顾性多中心研究，评价高血压与围术期并发症的相关性，结果显示：优势比仅为 1.31，95%的可信区为 1.13～1.51，提示术前高血压者围术期心血管并发症发生率的危险性仅轻度升高，意味着围术期并发症的风险并未显著升高，术前高血压与心脏危险性之间没有显著相关。即使是重度高血压患者在围术期容易发生循环波动、心肌缺血和心律失常，但推迟手术来控制血压也未必能改善总体预后。因此 Howell 等认为，没有必要推迟手术。但在围术期需要评估靶器官损害程度，如心、脑、肾等，术中血压波动不超过术前的±20%。冠心病者应常规使用 β 受体阻滞剂，术中应监测有创动脉压。但 Hanada 认为，对于严重高血压合并靶器官损伤者，如果推迟手术可以改善器官功能，或需要进一步评估器官功能，推迟手术是有意义的。

参 考 文 献

1. Fleisher LA. Preoperative evaluation of the patient with hypertasion. JAMA,2002,287:2043-2046.
2. Spahn DR, Priebe HJ. Preoperative hypertension:remain wary? 'Yes'—cancel surgery? 'No'. British Journal of Anaesthesia,2004,92:4461-4464.
3. Sear JW. Perioperative control of hypertension:when will it adversely affect perioperative outcome? Curr Hypertens Rep,2008,10(6):480-487.
4. Howell SJ, Sear JW, Foëx P. Hypertension, hypertensive heart disease and perioperative cardiac risk. Br J Anaesth, 2004,92:570-583.
5. Hanada S,Kawakami H,Goto T,et al. Hypertension and anesthesia. Curr Opin Anaesthesiol, 2006, 19(3):315-319.

六、未进行系统治疗的严重高血压，术前进行紧急降压后手术有什么危险

原发性高血压与心血管病的发生率、死亡率直接相关。WHO 指出，高血压是全球八大致死原因疾病之一，死亡率位居第三位。事实上，高血压已成为导致心肌梗死、脑血管意外、外周血管疾病、慢性心功能衰竭、肾衰竭以及夹层动脉瘤等疾病的独立的、可控的危险因素。研究表明，系统、有效治疗高血压可将脑卒中发病率减少 35%～40%，慢性心功能不全的发病率降低 50%，心肌梗死减少 25%。

因高血压引起全身血管的病理改变是一个慢性过程。在这种慢性改变过程中，各器官对血管病理性改变也有一个相互适应过程。比如，当健康人的平均动脉压（MAP）在 6.65～19.95kPa（50～150mmHg）时，可通过调节脑血管阻力（CVR）使脑血流量（CBF）维持在一稳定水平，称为脑血管自动调节机制，但当 MAP 超出一定界限时，CBF 则直接受血压的影响。慢性高血压病患者的自动调节曲线右移，要维持适当的 CBF 所需要的最低压力要高于正常者，而以抗高血压药治疗后，自动调节曲线有可能恢复正常。目前，还不能测定高血压患者可耐受的最低血压，如果将血压过度降低，导致大脑处于低灌注状态，脑血流速度也降低，容易诱发脑灌注不足或脑梗死。因此，未进行系统内科治疗的严重高血压者，一般不主张术前采取紧急降压的方法，以避免发生重要器官的功能损害。对于急诊手术，病情不允许进行充分准备，则应在严密监测下手术，将血压控制在适当范围以保证重要器官的灌注，但发生重要器官功能障碍的风险性显著增加。

参 考 文 献

1. Fleisher LA. Preoperative evaluation of the patient with hypertension. JAMA,2002,287:2043-2046.
2. Sear JW. Perioperative control of hypertension:when will it adversely affect perioperative outcome? Curr Hypertens Rep,2008,10(6):480-487.

七、全麻气管内插管时如何预防气管插管应激反应

在气管内插管过程中，发生血压剧烈升高、心率明显增快或心动过缓，称为气管插管应激反应。该过程持续时间短暂，并不会明显影响心血管功能正常者，但对于并存心血管疾患者，则构成威胁，易发生心肌缺血、心律失常、脑卒中等。气管插管应激反应主要是对会厌、声带及气管黏膜内感受器的机械刺激，激活交感-肾上腺能系统和肾素-血管紧张素系统，导致交感或副交感神经系统兴奋和反射的结

果。因此,预防气管插管应激反应是十分必要的,但目前还没有统一、规范的方法。临床常采用的措施如下:

1. 局麻药　通过局麻药,如4%利多卡因、2%丁卡因等,对喉头周围进行表面麻醉以阻断交感或副交感神经系统兴奋和反射。在气管插管前1~3分钟,静脉给予利多卡因1~1.5mg/kg可以减轻置入喉镜和气管插管引起的心血管反应。

2. 麻醉性镇痛药　芬太尼是特异性 μ 受体激动剂,与 μ 受体亲和力强,可降低下丘脑的兴奋性,抑制肾上腺髓质释放儿茶酚胺,减轻气管插管诱发的心血管反应。常用量为 3~5μg/kg。研究表明,以七氟烷诱导时,以 0.5μg/(kg·min)的速度静脉输注瑞芬太尼3~4分钟,可以抑制50%的气管插管反应。

3. 超短效 β_1 受体阻滞剂　在气管插管前2分钟静脉注射艾司洛尔 0.5~1mg/kg,可有效控制插管时的心率、血压及心率与收缩压的乘积(RPP)。艾司洛尔是超短效选择性 β_1 肾上腺素能受体阻滞剂,能降低窦房结自律性,延长窦房结恢复时间和房室结传导,预防心动过速,同时可抑制机体对肾上腺素能刺激的反应,芬太尼复合艾司洛尔可有效地预防气管插管时的心血管反应。Ugur 等比较了静脉注射艾司洛尔、芬太尼、利多卡因在控制气管插管应激反应的效果,结果表明,插管前2分钟静脉给予 1.5mg/kg艾司洛尔优于1μg/kg芬太尼及1.5mg/kg利多卡因。

参 考 文 献

1. Nakagaki T, Kakinohana M, Sugahara K. Blocking effect of remifentanil on sympathetic response to tracheal intubation during sevoflurane anesthesia Masui, 2009, 58(6): 713-718.

2. Ugur B, Ogurlu M, Gezer E, et al. Effects of esmolol, lidocaine and fentanyl on haemodynamic responses to endotracheal intubation: a comparative study. Clin Drug Investig. 2007, 27(4): 269-277.

3. Hussain AM, Sultan ST. Eficacy of fentanyl and esmolol in the prevention of haemodynamic response to laryngoscopy and endotracheal intubation. J Coil PHysicians Surg Pak, 2005, 15: 454-457.

八、高血压患者手术麻醉期间的管理目标及监测措施

如何让高血压患者安全地度过麻醉和手术,除了详细地进行术前评估外,更应注重围术期的管理。研究表明,轻度到中度高血压患者并不明显增加围术期心脏并发症的发生率。但对于严重高血压患者,无论是否经过内科系统治疗,在手术麻醉期间避免血压剧烈波动是十分重要的。血压的剧烈波动及心率增快明显增加心脏做功及心肌氧耗量,导致心肌的氧供-需失衡,尤其是已并存冠状动脉损害的高血压患者。血压过高,引起心肌缺血和脑出血;血压过低,尤其舒张压过低,引起心、脑、肾低灌注而导致功能损害。因此,维持血压的稳定是防止围术期发生各种并发症的重要环节。一般认为,围术期合理应用 β 受体阻滞剂可维持循环稳定。建议术中血压波动不超过术前的±20%为佳。

麻醉期间应采取严密监测措施,实时观察患者的生理功能变化。对异常临床表现做到早发现,早处理,真正做到及时准确调控患者的生理功能。麻醉手术期间选用的监测措施,高危患者、高危手术与低危患者、低危手术是不同的。单纯高血压患者行一般低危手术,仅需要常规监测,包括 ECG、血压、SpO_2、$ETCO_2$ 和体温。而高危患者或(和)高危手术,围术期应根据具体情况和条件,进行有创性监测,如直接动脉测压、CVP,甚至放置 Swan-Ganz 漂浮导管。

参 考 文 献

Hanada S, Kawakami H, Goto T, et al. Hypertension and anesthesia. Curr Opin Anaesthesiol, 2006, 19(3): 315-319.

九、Key points

1. 指南规定,收缩压≥18.62kPa(140mmHg)和(或)舒张压≥11.97kPa(90mmHg)可诊断为高血压;根据血压高低可分为正常、正常高值血压和1、2、3级高血压,以及单纯收缩期高血压。

2. 术前应评估血压的高低、对靶器官功能的损害程度。心、脑、肾是慢性高血压主要损害的靶器官,是高血压长期控制不佳的结果。

3. 降压治疗的目标血压是<18.62/11.97kPa(140/90mmHg);对于高危人群,如糖尿病、肾病、心血管疾病等患者,目标血压应<17.29/10.64kPa(130/80mmHg)。术前已应用抗高血压药物治疗者应继续服药至手术当日。

4. 中度高血压合并器官功能损害和重度高血压[≥23.94/14.63kPa(180/110mmHg)]行择期手术者,应该推迟手术进行抗高血压治疗。血压应控

制在 23.94/14.63kPa(180/110mmHg)以下。

5. 未进行系统治疗的严重高血压者,不主张紧急降压后手术,容易发生重要器官的功能损害。急诊病例应在严密监测下将血压控制在基础血压±20%,以保证循环稳定和重要器官的灌注,但发生器官功能损害的风险性显著增加。

6. 手术麻醉期间避免血压发生剧烈波动,血压波动不超过术前的±20%为佳。

(杨拔贤)

第十章

心脏病患者非心脏手术麻醉

第一节　先天性心脏病成年患者非心脏手术的麻醉

一、临床病例

【病例1】

患者女,22岁,诊断"妊娠36周,重度先兆子痫,巨大房缺,肺动脉高压,Eisenmenger综合征,心功能Ⅲ级",拟行"子宫下段剖宫术"。发育尚可,口唇及指端明显发绀,杵状指,颈静脉轻度怒张,听诊双肺呼吸音粗。血压17.96/12.64kPa（135/95mmHg）,心率81次/分,呼吸24次/分,SpO_2 80％。

1）选择何种麻醉方法最为适宜?

2）术中麻醉管理的目标是什么?

3）术中可能会出现哪些突发事件?

【病例2】

患者男,27岁,诊断"左心室双入口,大动脉错位,肺动脉瓣闭锁,缓解性主肺动脉分流术后（婴儿期）,心功能Ⅲ级",拟行"硬支气管镜气管异物取出术"。血压15.16/8.25kPa（114/62mmHg）,心率97次/分,呼吸18次/分,SpO_2 80％。血红蛋白20.8g/L。超声心动图除发现上述解剖异常外,测定左肺动脉压为4.79/3.33kPa（36/25mmHg）。依托咪酯与七氟烷麻醉诱导后,持续输入低剂量异丙酚和瑞芬太尼维持麻醉。术中保留自主呼吸,持续吸氧,SpO_2维持于75％～85％。当术者移动支气管硬镜时患者突然呛咳,SpO_2急剧下降,与此同时动脉血压降低、心率减慢。

1）患者发生了什么问题?

2）应如何处理上述问题?

【病例3】

患者男,50岁,诊断"急性胆囊炎,胆囊结石,室间隔缺损,心功能Ⅱ级",拟行"胆囊切除术"。术前血压19.95/12.64kPa（150/95mmHg）,心率100次/分,呼吸30次/分,SpO_2 95％。术前超声心动图:室间隔膜部1cm缺损,左向右分流,心脏扩大,射血分数50％。入室吸氧SpO_2可达100％,快速诱导后,由于患者合并困难气道,反复尝试插管,期间血压波动14.63～26.60/5.32～13.30kPa（110～200/40～100mmHg）。伴随插管次数增多,面罩通气难以维持SpO_2为100％,至末次插管成功时SpO_2 85％,听诊双肺满布湿啰音。

1）患者发生了什么问题?

2）应如何处理上述问题?

二、先天性心脏病流行病学及病理生理特点

先天性心脏病（CHD）是新生儿最常见的先天性缺陷。除了主动脉瓣畸形,大部分未予治疗的先天性心脏病患儿在婴儿期或儿童期死亡,仅15％～25％存活到成人阶段。而接受过手术或导管介入治疗者90％可以存活到成年。

功能上,CHD可分为左向右分流（非发绀）和右向左分流（发绀）两型。左向右分流型为氧合血从左房、左室或主动脉到达右房、右室或肺动脉。因此,所有体循环静脉回流的非氧合血和通过缺损分流的氧合血均进入肺。如果缺损面积很大且并非局限性,使肺血管床血流增加,同时也受到接近体循环压力血流的冲击,于是逐渐出现不可逆性肺血管床改变,导致肺血管阻力增加和肺动脉高压。肺动脉压力达体循环水平后,缺损处即可出现反向或双向分流（Eisenmenger综合征）。左向右分流型CHD以房间隔缺损和室间隔缺损最为多见,占25％[2]。其他还包括主动脉缩窄、先天性主动脉异常伴狭窄和（或）反流、主动脉瓣下狭窄、先天性二尖瓣异常致狭窄和（或）反流、先天矫正型大动脉转位和三尖瓣

Ebstein 畸形等。右向左分流型 CHD 不同于非发绀型,大部分患者在成年前至少接受过一次手术干预。此型 CHD 肺血流减少,氧合血与非氧合血混合,动脉血氧含量下降出现发绀。门诊最常见为法洛四联症、完全性大动脉转位以及各种形式的单心室[3]。其他还包括完全性肺静脉异位引流、永存动脉干和右室双出口等。

参 考 文 献

1. Mitchell SC, Korones SB, Berendes HW. Congenital heart disease in 56,109 births. Incidence and natural history. Circulation,1971,43:323-332.

2. Marelli AJ, Mackie AS, Ionescu-Ittu R, et al. Congenital heart disease in the general population:Changing prevalence and age distribution. Circulation,2007,115:163-172.

3. Khairy P, Poirier N, Mercier LA. Univentricular heart. Circulation,2007,115:800-812.

三、CHD 远期并发症及其对麻醉的影响

CHD 均存在远期并发症。CHD 患者的远期心脏并发症,包括肺动脉高压、心功能不全、心律失常/传导异常、残余分流、瓣膜病变(反流/狭窄)、高血压和动脉瘤。远期非心脏并发症包括继发性红细胞增多、胆石症、肾结石、发育异常、中枢神经系统异常(既往脑血管意外)、听力/视力丧失及限制/阻塞性肺病。所有成年期 CHD 均应被视为伴随多器官功能异常的全身性疾病[2]。CHD 成年患者复杂的解剖生理使其围术期并发症及死亡率显著升高,尤其是心功能差、充血性心衰、肺动脉高压和发绀患者。CHD 患者围术期主要并发症如下,病例 1 在术中需要高度警惕这些突发事件的出现。

1. 肺动脉高压 肺动脉高压主要由于心脏长期存在大面积非局限性缺损所致。这使得肺血流增加,同时接近体循环水平的压力不断冲击肺血管床,于是逐渐由可逆性肺血管阻力升高发展为不可逆性改变。血管病变表现为中小动脉肌层增厚、血管内皮细胞增生、进行性纤维化及中小动脉闭塞。

Eisenmenger 综合征由于长期左向右分流可继发肺动脉高压。此类患者围术期并发症及死亡率极高,仅当绝对必需时才可行非心脏手术。围术期死亡的预测因素包括晕厥史、心功能差、室上性心律失常、右房压升高、SpO_2 低(<85%)、肾功能不全、严重右室功能不全和 21-三体综合征。

肺动脉高压患者麻醉处理的主要目标是尽可能减少肺动脉阻力的增加以及维持体循环血管阻力。

病例 2 则是由于术中呛咳出现了肺动脉高压危象。肺血管阻力的快速增加导致心内分流患者出现急性右心衰并降低心排出量,进而发展到严重心动过缓甚至停跳。

肺动脉高压危象的预防及处理包括过度通气(纯氧)、纠正酸中毒、避免交感神经刺激、维持生理体温、降低胸内压及应用正性肌力药。一氧化氮吸入可用于治疗急性肺血管阻力增加。可以采用区域阻滞麻醉,但对于大面积心内分流患者,腰麻和硬膜外麻醉过度降低全身血管阻力,可能导致或加重右向左分流。全麻可以满意地控制通气,对于接受高危手术的患者更为适宜。因此病例 1 应首选全身麻醉。

2. 出血和血栓形成 多数 Eisenmenger 综合征患者严重发绀,SpO_2 不超过 85%。发绀患者血小板数量和功能以及凝血系统的复杂异常使其成为围术期出血和血栓形成的高危人群。血小板减少系由于外周消耗使血小板存活时间缩短所致。严重发绀时患者血中维生素 K 依赖凝血因子、V 因子和 von Willebrand 因子水平降低使 INR 升高、APTT 延长。但由于血液黏度增加及血流减少,出血时间并未延长。易于出血的另一原因在于组织内小动脉扩张和血管增生,继发于血液黏度增加、血管内壁切应力增强所致的内皮源性一氧化氮和前列腺素释放增多。

虽然发绀患者的出血危险性增加,但并未对血栓危险形成保护。对慢性缺氧的代偿使机体过度产生促红细胞生成素导致继发性红细胞增多。红细胞数量增长及血浆容量降低增加了全血黏度,最终使小动脉和毛细血管血流减少,尤其是在缺铁和脱水情况下。缺铁是 Eisenmenger 综合征患者血栓形成的重要预测因素之一,主要由于缺铁时红细胞变形性显著下降。

术前禁食可能进一步提高血液黏度,增加脑血栓的危险。对于此类患者必须予以静脉输液进行适当血液稀释,尤其是禁食者。血细胞比容(Hct)>65% 时,术前等容放血有助于改善术中凝血功能。

术前仔细评估凝血系统十分重要。中、大手术者需要补充血小板和凝血因子。非紧急手术时术前需纠正缺铁。需要注意的是,继发性红细胞增多及血浆容量减少时,INR 和 APTT 标准测定方法可靠性降低,采血管中枸橼酸盐的浓度也应加以调整。

3. 心力衰竭 CHD 成年患者右心衰和左心衰都很常见。病例 3 中患者即可能出现了急性左心衰

竭（也可能存在误吸）。未成年时期接受手术矫正的CHD成年患者，即使没有任何心功能不全症状，其体内ANP、肾素、醛固酮和去甲肾上腺素水平仍有不同程度的升高。心脏自主神经系统调节异常和血流动力学紊乱是发生心衰的主要原因。左心衰的处理类似于其他后天原因所致的心衰（利尿药、洋地黄制剂、血管紧张素转换酶抑制剂和β受体阻滞剂）。围术期应尽可能使心功能达最佳状态。

4. 心律失常　房性和室性心律失常均多见。接受过矫正或缓解手术的患者出现心律失常可由基础先天性缺损或手术修复所致[5]。右房折返性心动过速是最常见的快速心律失常。房性心动过速通常对药物治疗并不敏感并导致血流动力学紊乱，室性心律失常常见于心室功能显著恶化者。其他相关危险因素包括既往心室切开术、早期术式以及初次手术时年龄较大。推迟修复手术的患者，因发绀、容量及压力过负荷的时间较长，心肌纤维化及传导减慢更为显著，心律失常危险性相应增加。由于肥厚心肌心内膜下的心肌灌注已经受损，急性缺氧极易引发室性心律失常。部分患者术后出现房室传导阻滞引起的心动过缓，需要置入永久起搏器。

参 考 文 献

1. Earing MG, Connolly HM, Dearani JA, et al. Long-term follow-up of patients after surgical treatment for isolated pulmonary valve stenosis. Mayo Clin Proc, 2005, 80: 871-876.

2. Khairy P, Landzberg MJ. Adult congenital heart disease: Toward prospective risk assessment of a multisystemic condition. Circulation, 2008, 117: 2311-1312.

3. Heath D, Edwards JE. The pathology of hypertensive pulmonary vascular disease: A description of six grades of structural changes in the pulmonary arteries with special reference to congenital cardiac septal defects. Circulation, 1958, 18: 533-547.

4. Ammash N, Warnes CA. Cerebrovascular events in adult patients with cyanotic congenital heart disease. J Am Coll Cardiol, 1996, 28: 768-772.

5. Triedman JK. Arrhythmias in adults with congenital heart disease. Heart, 2002, 87: 383-389.

四、先天性心脏病患者行
非心脏手术的麻醉处理

（一）术前

1. 术前评估　CHD成年患者术前需要多学科专业医师的会诊及评估，包括麻醉医师、内科医师、重症监护医师和外科医师。麻醉医师应根据超声心动图及心导管检查结果熟悉患者的特殊解剖生理改变，预测术中可能显著影响心内或体肺分流的程度或方向的事件，如单肺通气或体位改变。

2. 术前用药　患者的心理准备十分必要，但应谨慎服用抗焦虑药及催眠药。通气不足致缺氧和二氧化碳潴留可能增加肺血管阻力，对肺动脉高压或体肺分流患者尤为不利。

3. 预防心内膜炎　以下患者应在术前使用抗生素预防心内膜炎：既往曾患心内膜炎，未修复的发绀型CHD（包括缓解手术在内），植入补片/假体完全修复CHD后6个月内（包括手术和介入），CHD修复后补片/假体处或邻近有残余缺损（抑制内皮化）。

（二）术中

对于解剖上完全修复且无心功能不全表现的CHD患者，可以采用常规麻醉方法。复杂CHD或行中、大手术时需要特别谨慎，个体化应对。

1. 监测　常规标准监测（ECG、血压、SpO₂、P_{ET}CO₂和体温）适用于所有CHD患者。监测SpO₂有重要的指导意义：SpO₂下降提示肺血管阻力升高、右向左分流增加或体循环到肺循环的分流减少使肺血流量降低，但SpO₂难以发现左向右分流的增加，即使心排出量严重受损，SpO₂仍无显著降低。右向左分流时P_{ET}CO₂会低估实际的动脉血二氧化碳（PaCO₂）。Eisenmenger综合征、心内或体肺分流患者对前负荷及体肺血管阻力的骤然变化非常敏感，进行大手术时应监测有创动脉压。经食管超声心动图有助于发现血管内容量及心室功能改变。

了解CHD患者术式及术后的解剖生理改变，有助于合理选择监测手段。例如，肺血流减少性CHD（如肺动脉瓣闭锁或单心室）用体肺分流术缓解，接受传统Blalock-Taussig分流术（锁骨下动脉与肺动脉端侧吻合）的患者，动脉压和SpO₂不能置于吻合同侧。Glenn分流或双向腔肺吻合术将上腔静脉与肺动脉行端侧吻合，全腔静脉肺动脉连接术（Fontan循环）通过将所有体循环静脉直接连接到肺动脉使肺循环与体循环完全隔离。这些患者心脏解剖的改变增加中心静脉置管难度，同时需要结合相关解剖改变合理解释监测结果：例如，Fontan循环患者的中心静脉压反映了平均肺动脉压。有心房内补片（如Mustard或Senning手术）的患者很难甚至不可能置入肺动脉导管。

2. 麻醉管理　术中管理的主要目标是保证动

脉氧合、维持体肺循环血流平衡及最佳血细胞比容（Hct）以增加组织氧供。病例 1 应严格遵循此管理目标实施麻醉。

3. 麻醉药物 多数静脉麻醉药可抑制心肌收缩力，降低体循环血管阻力，不利于组织供氧。与其他心功能受损情况相似，CHD 时依托咪酯有助于稳定血流动力学。氯胺酮可以增加正常成人的肺血管阻力，其在 CHD 患者中的应用研究尚未深入。但伴严重肺动脉高压的 CHD 患儿行七氟烷麻醉时，氯胺酮可以维持体循环血管阻力及心室功能而不增加肺血管阻力。吸入麻醉药的选择也应基于患者的生理变化并以维持体肺循环血流平衡为管理目标。

4. 心内和体肺分流 对于存在心内分流的 CHD 患者，所有静脉输液必须被谨慎地去除空气以降低体循环空气栓塞的危险。为肺循环和体循环血流维持最佳平衡状态，必须考虑通气方式、体位、药物及失血对血流动力学的影响。气道压过高影响发绀型 CHD 患者的静脉回流，增加肺血管阻力，加重右向左分流。麻醉过浅以及交感神经系统兴奋可能提高大面积房缺患者的体循环血管阻力，加重左向右分流，降低心排出量。Trendelenburg 体位使 Glenn 分流或 Fontan 循环患者 CVP 升高，脑灌注降低。体肺动脉分流（Blalock-taussig 或中心分流术）患者体循环低血压也使肺血流减少，随之动脉氧合下降。

5. 单心室 Fontan 及其改良手术是目前单心室常用的术式。这一手术绕过右心室，使非搏动性上下腔静脉血被动流入肺动脉。任何增加肺血管阻力的因素都会降低肺血流，导致动脉氧合下降。Fontan 循环患者经常伴有心脏及非心脏并发症，如室上性心律失常、限制性肺病、血栓栓塞及肝功能异常等。由于并发肝功能异常和（或）蛋白丢失性肠病，Fontan 循环患者体内同时存在多种促凝与抗凝因素，显著增加了术中出血的危险。此类患者应维持 SpO_2 在 90%～95% 以上，低于 90% 时应进一步评价是否存在静脉-静脉侧支、动-静脉畸形或残余分流。

（三）术后

严重 CHD 或（和）行高危手术患者术后应进入 ICU。术后的主要危险包括肺动脉高压、心律失常、出血和血栓栓塞等。口服血管扩张药如西地那非（sildenafil）及吸入一氧化氮有助于缓解术后肺动脉高压。

参 考 文 献

1. Wilson W, Taubert KA, Gewitz M, et al. Prevention of infective endocarditis: Guidelines from the American Heart Association: A guideline from the American Heart Association Rheumatic Fever, Endocarditis, and Kawasaki Disease Committee, Council on Cardiovascular Disease in the Young, and the Council on Clinical Cardiology, Council on Cardiovascular Surgery and Anesthesia, and the Quality of Care and Outcomes Research Interdisciplinary Working Group. Circulation, 2007, 116: 1736-1754.

2. Williams GD, PHilip BM, Chu LF, et al. Ketamine does not increase pulmonary vascular resistance in children with pulmonary hypertension undergoing sevoflurane anesthesia and spontaneous ventilation. Anesth Analg, 2007, 105: 1578-1584.

3. van Nieuwenhuizen RC, Peters M, Lubbers LJ, et al. Abnormalities in liver function and coagulation profile following the Fontan procedure. Heart, 1999, 82: 40-46.

五、各种 CHD 的特点及麻醉处理要点（表 10-1）

六、Key points

1. 功能上先天性心脏病（CHD）可分为左向右分流（非发绀）和右向左分流（发绀）两型。

2. 所有成年期 CHD 均应被视为伴随多器官功能异常的全身性疾病。围术期主要并发症包括肺动脉高压、出血和血栓形成、心功能不全、心律失常。

表 10-1 各种 CHD 特点及麻醉处理要点

CHD	解剖生理	特点	麻醉处理要点
房间隔缺损	分流	小到中等面积缺损可耐受 房颤（40 岁后修复者危险性增加） 反常栓塞危险 大面积缺损致心律失常、运动耐力下降及肺动脉高压（PHT）（见于<5%患者）	静脉输液去除空气

CHD	解剖生理	特点	麻醉处理要点
室间隔缺损	分流 可能伴有其他缺损	未修复： 　大面积缺损者 PHT 危险（2 岁时 50%） 　小到中等面积缺损者心内膜炎危险、肺动脉瓣下狭窄、主动脉瓣下狭窄和 AR 　右心衰 修复： 　完全性房室传导阻滞（罕见） 　持续 PHT 　心律失常	控制分流 R-L 分流时维持肺血流 术后肺部感染危险 起搏器管理
主动脉缩窄	LV 压力过负荷、肥厚 主动脉分支间形成侧支循环伴有主动脉瓣（50%～80%） 血管内皮功能障碍（弥漫性主动脉病）	上下肢存在压力梯度 胸部手术时出血危险 LV 肥厚、舒张功能障碍 高血压病 升/降主动脉瘤 早发冠心病 颅内动脉瘤（10%）	既往行锁骨下动脉瓣主动脉成形术者左臂血压测定不准确 术后高血压 避免心动过速、低血压
主动脉瓣狭窄	LV 压力过负荷、肥厚	未修复： 　肺水肿 　PHT 　心肌缺血 　晕厥 　狭窄后扩张 修复： 　AR 　LV 舒张功能障碍	避免心动过速、低血压 避免增加心肌氧耗因素
L-（先天矫正型）大动脉转位	LV 为肺循环心室 RV 为体循环心室	未修复： 　完全性房室传导阻滞 　心律失常（房性、室性） 　解剖右室衰竭 　三尖瓣反流 修复：同上	起搏器管理 可以实现体外起搏 处理心律失常 处理心衰
Fallot 四联症	肺动脉瓣狭窄〔瓣膜、瓣膜下和（或）瓣膜上〕 RV 肥厚 主动脉根部骑跨 室缺 发绀	未修复：罕见，平均死亡年龄 25 岁 　R-L 分流 　发绀 缓解：Blalock-Taussig 分流 　慢性 LV 容量过负荷 　分流过少时发绀 　PHT 修复： 　窦房结、房室结功能障碍 　心律失常：房性、室性 　升主动脉瘤 　肺动脉瓣残余反流或狭窄 　残余室缺 　LV 功能障碍 　既往分流术致持续 PHT 　长期肺动脉瓣关闭不全致 RV 衰竭	避免心动过速、低血容量、心肌收缩力增强 维持肺血流 维持体循环血压 发现并处理心律失常 起搏器管理 可以实现体外起搏

续表

CHD	解剖生理	特点	麻醉处理要点
D-大动脉转位	肺动脉起自 LV 主动脉起自 RV 可能伴有室缺、房缺、动脉导 管未闭、肺动脉 瓣狭窄、 主动脉缩窄 冠状动脉解剖异常	未修复:伴有室缺、房缺或动脉导管未闭 修复:Senning 或 Mustard 术 　房性心律失常 　窦房结功能障碍(40 岁时 50%置入起搏器) 　体循环心室功能不全 　心房或心室残余分流 修复:动脉调转术 　心肌缺血(冠状动脉狭窄/阻塞,血管内皮功能障碍) 　升主动脉瘤	维持肺血流 处理心律失常 处理心衰 术前细致评估心室功能及冠状动脉
单心室	双入口房室连接 一侧房室连接缺 如单一发育完全 的心室	未修复:罕见 　心律失常 　充血性心衰 　双向分流 　发绀 　PHT 修复:Blalock-Taussig 分流、Glenn 分流或 Fontan 术 　心律失常 　心衰 　肝功能障碍 　血栓栓塞 　限制性肺病	处理心律失常 维持肺动脉血流 处理心律失常 维持低水平肺血管阻力 维持足够前负荷 补充凝血因子

L:左,R:右,PHT:肺动脉高压,AR:主动脉瓣反流,LV:左室,RV:右室

3. CHD 成年患者复杂的解剖生理使其围术期并发症及死亡率显著升高,尤其心功能差、充血性心衰、肺动脉高压和发绀患者。因此,术前需要多学科专业医师对这些患者进行会诊和评估,包括麻醉医师、心内科医师、重症医学科医师和外科医师。

4. 了解各种 CHD 术式及术后的解剖生理改变,有助于合理选择监测手段。

5. 术中管理的主要目标是保证动脉氧合、维持体肺循环血流平衡及最佳血细胞比容以增加组织氧供。

（宋琳琳　王东信）

第二节　冠心病患者非心脏手术的麻醉

一、临床病例

【病例 1】

患者男,73 岁,诊断"头皮鳞状细胞癌",拟行"病灶切除、皮瓣转移植皮术"。既往患有高血压、冠心病,目前口服药物控制血压 18.22/10.37kPa(137/78mmHg),心率 65 次/分,近两年内无心绞痛发作,日常生活不受限。全身麻醉诱导平顺,术中生命体征平稳,心电监测未见异常。皮瓣转移植皮术进行至 2/3 时,心电监测显示 ST 段压低,血压较前期降低,维持 12.64/8.11kPa(95/61mmHg),心率加快至 97 次/分,脉搏血氧饱和度(SpO$_2$)未见改变。

1)该患者出现了什么问题?

2)如何处理上述问题?

【病例 2】

患者男,86 岁,诊断"右股骨粗隆间骨折",拟行"切开复位内固定术"。既往患有高血压、糖尿病、冠心病、帕金森综合征,口服药物控制血压 16.63/8.65kPa(125/65mmHg),因摔倒致伤后疼痛导致血压升至 20.08/11.97kPa(151/90mmHg),心率 89 次/分,平时因帕金森综合征活动受限,近十年无心绞痛发作。入室,生命体征平稳,腰硬联合麻醉操作顺利,蛛网膜下腔内给予 0.5%重比重布比卡因

1.8ml,麻醉平面固定于胸 10 水平。术中因患者主诉手术部位疼痛,经硬膜外导管给予 2%利多卡因 4ml,20 分钟后患者疼痛未缓解,再次给予 2%利多卡因 8ml。15 分钟后主诉心前区不适伴憋气,血压降至 12.10/6.65kPa(91/50mmHg),心率 109 次/分,心电监测可见多个室性期前收缩。

1)该患者是否发生了心肌缺血?

2)如何避免心肌缺血?

【病例 3】

患者女,78 岁,诊断"右肾盂肿物",拟行"钬激光右肾盂肿物切除术"。既往患有冠心病,三年前因"左输尿管癌"行"左肾输尿管全长切除术",日常生活不受限,半年内无胸闷发作。入室时,生命体征平稳,血压 17.29/10.64kPa(130/80mmHg),心率 76 次/分,腰硬联合麻醉顺利,镇痛效果好,手术进行至 85 分钟时,患者主诉憋气,呼吸浅促,口唇青紫,ECG 显示 ST 段压低,听诊双肺弥漫性水泡音,脉搏氧饱和度降低至 85%,心电图出现短阵室性心律失常。此时术中经输尿管镜已应用 7000ml 蒸馏水进行冲洗,冲洗压力最高时达到 5.88kPa(60cmH$_2$O)。

1)针对上述情况,术中、术后如何治疗?

2)术后如何监护?

二、围术期心脏事件的发生情况

随着经济发展及生活条件改善,社会老龄化问题日益严重。冠心病(coronary heart disease, CHD)的发病率随年龄增加而明显增加。据统计,约 2/3 的 65 岁以上者患有冠心病。据 Mangano 统计,患者群中患有冠心病的比例约为 80.2%。因此,冠心病患者行非心脏手术的人数越来越多,所涉及的手术种类越来越广,围术期心脏事件的发生率也越来越高。在无症状性冠心病发病率尤为高的 50 岁以上男性人群中,行普外手术后心肌梗死的发生率为 0.7%,而血管手术后则高达 3.1%。严重冠心病患者围术期的发病率及死亡率显著增加。冠心病患者行非心脏手术死亡率为一般患者的 2~3 倍,最常见的原因为围术期心肌梗死,其次是严重的心律失常及心力衰竭。其中围术期心肌梗死是影响非心脏手术后短期及长期转归与死亡率的最重要的因素之一。

参 考 文 献

1. Khuri SF,Daley J,Henderson W,et al. The National Vet-erans Administration Surgical Risk Study:risk adjustment for the comparative assessment of the quality of surgical care. J Am Coll Surg,1995,180:519-531(Level Ⅲ).

2. Ambrogi V,Pompeo E,Elia S,et al. The impact of cardio-vascular comorbidity on the outcome of surgery for stage Ⅰ and Ⅱ non-small-cell lung cancer. Eur J Cardiothorac Surg,2003,23:811-817.

3. Licker M,De Perrot M,Hohn L,et al. Perioperative mor-tality and major cardio-pulmonary complications after lung surgery for non-small cell carcinoma. Eur J Cardio-thorac Surg,1999,15:314-319.

4. Landesberg G. The pathopHysiology of perioperative my-ocardial infarction:facts and perspectives. J Cardiothorac Vasc Anesth,2003,17:90-100.

5. Mangano DT. Adverse outcomes after surgery in the year 2001—a continuing odyssey(Editorial). Anesthesiology 1998;88:561-564.

6. Priebe HJ. Triggers of perioperative myocardial ischaemia and infarction. Br J Anaesth,2004,93:9-20.

三、术前评估与准备

术前评估目的:采用最小花费的术前检查,降低围术期的发病率与病死率,筛选出适用于高危患者的特定检查以指导围术期管理及改善预后。

根据纽约心脏病协会(New York Heart Asso-ciation,NYHA)的四级分类法,将心脏病患者的心功能分为四级:Ⅰ 级为无症状,日常活动不引起疲乏、心悸和呼吸困难等;Ⅱ 级为日常活动轻度受限,且可出现疲劳、心悸、呼吸困难或心绞痛,但休息后可缓解;Ⅲ 级为体力活动显著受限,轻度活动即出现症状,但休息后尚可缓解;Ⅳ 级为休息时也出现心功能不全的症状或心绞痛,任何体力活动将会增加不适感。心功能为 Ⅰ~Ⅱ 级患者进行一般麻醉与手术尚为安全,心功能 Ⅳ 级则属高危患者,麻醉和手术的危险性很大,心功能 Ⅲ 级患者必须经充分术前准备及积极治疗改善心功能后方可手术。对于已患有冠心病或存在患冠心病风险的患者,基于以下三项基本要素进行风险评估:①患者自身的风险因素;②患者的功能状态;③手术存在的风险因素。

患者存在的风险因素可分为高、中、低三类。高危风险因素包括新发的心肌梗死(<6 周),不稳定性或严重的心绞痛(Ⅲ~Ⅳ 级),心肌梗死后仍存在的心肌缺血,缺血性及充血性心衰,恶性心律失常,近 40 天内接受了冠状动脉再血管化[2]。高危患者只适合急诊或生死攸关的手术。中危风险因素包括近期发生心肌梗死(>6 周且<3 个月)后未遗留后

遗症或未遗留仍处于危险状态的心肌,优化药物治疗下的稳定型心绞痛(Ⅰ~Ⅱ级),既往发生过围术期缺血性事件,糖尿病,低射血分数(EF<0.35),心衰代偿期。低危风险因素包括年龄超过 70 岁,高血压,左心室肥厚,6 年内行过 CABG 术或 PTCA 术且无残留心肌缺血症状。

运动耐量试验是评估患者围术期风险的一个重要决定因素。蹬车运动试验中,低水平运动(心率<100 次/分钟)即产生缺血为高危患者,大运动量时(心率>130 次/分钟)仍无缺血表现则为低危患者。89%发生心肺并发症的患者不能上两层楼梯。当不存在瓣膜病变时,左室射血分数可作为衡量心肌功能储备的指标。

患者所承受的风险因素因手术大小而异。小手术(包括内镜手术,乳腺及浅表手术,非卧床性手术,眼科手术,整形及重建性手术),心脏并发症发生率<1%。中等手术(包括颈动脉内膜剥脱术在内的小血管手术,腹部及胸科手术,神经外科手术,耳鼻喉科手术,矫形外科手术,前列腺切除术),此类手术心脏并发症发生率 1%~5%。大手术(包括急诊的中等或大手术,主动脉及大血管手术,伴有大量液体出入或失血的长时间外科手术,患者血流动力学处于不稳定状态),心脏并发症发生率>5%。

冠心病患者术前需常规行 ECG 检查。静息状态时,至少有 15%的冠心病患者常规 ECG 检查未见异常。但大多数患者均存在不同程度的异常 ECG 表现,如心律失常(房性期前收缩、室性期前收缩或心房颤动)、房室传导阻滞及心肌缺血的表现(T 波低平或倒置、ST 段压低)等,这些不仅可作为术前准备与治疗的依据,而且有助于在术中、术后期间与因代谢、电解质紊乱及其他系统疾病引起的 ECG 改变鉴别。另外,术前了解患者缺血表现最明显的导联有助于术中监测,及时发现异常并处理。行动态心电图监测(Holter)检查发现冠心病患者行非心脏手术前的心肌缺血发作多不伴有(>75%)临床症状。但术前有心肌缺血发作者发生术后心脏事件的比例明显高于无缺血发作者。运动试验有助于评估冠心病的严重程度。运动试验提供的最高峰值心率和峰值运动耐量,可作为对麻醉手术应激耐受能力的参考。在平板运动试验中,若患者未达到最大预计心率的 85%即出现明显 ST 段压低,则围术期心脏并发症发生率高达 24.3%。如果患者运动达到了预计的最快心率,且心电图无 ST 段改变者,围术期心脏并发症的发生率仅为 6.6%。运动试验

时如心电图出现 ST 段压低,则表明心内膜下心肌缺血,而 ST 段升高则提示发生了跨壁心肌缺血或原心肌梗死区的室壁运动异常。如果运动过程中出现血压下降,则表示存在严重心脏疾病,应立即停止试验。运动试验阳性表现为心电图 ST 段压低大于 1mm 且伴随典型的心前区疼痛或 ST 段压低大于 2mm。上述表现有助于临床诊断冠心病。但运动试验阴性并不能完全排除冠心病,尤其对于存在典型冠心病病史者。如果患者存在左心室肥厚、二尖瓣脱垂、预激综合征或服用洋地黄类药物时会出现假阳性。当患者运动耐量差或服用 β 受体阻滞剂时,则会出现假阴性。

超声心动图检查可了解心室壁厚度及运动情况、心肌收缩性、有无室壁瘤和反常收缩、瓣膜功能、跨瓣压差及左心室射血分数(LVEF)等。若 LVEF 小于 35%则提示患者心功能差,发生围术期心肌梗死及充血性心衰的几率相对增加。

冠状动脉造影是判断冠状动脉病变的金标准,可观察到冠状动脉粥样硬化的部位与程度。左冠状动脉主干狭窄的患者麻醉风险最大,对麻醉诱导期的心动过速及低血压极为敏感,一旦发生心肌缺血易猝死,且复苏困难。左心室造影检查可了解左心室收缩功能、射血分数和左心室舒张末期充盈压,可发现左心室低动力区及矛盾运动。进行冠状动脉造影的适应证如下:①药物难以控制的心绞痛或休息时也有严重心绞痛发作;②近期心绞痛症状加重;③运动试验阳性;④双嘧达莫-铊闪烁照相存在可逆性缺损;⑤超声心动图应激试验提示缺血。

术前,患者心功能可通过药物治疗、有创操作(经皮冠状动脉腔内成形术、支架植入、冠状动脉旁路移植术)获得改善。术前的有创操作仅推荐用于患者获益大于风险的情况下。

ACC/AHA 最新指南关于围术期心血管系统评估中明确指出,非心脏手术前行 CABG 手术的适应证与通用的冠状动脉旁路移植术适应证相同(表10-2)。

表 10-2　CABG 手术适应证

无症状或轻微心绞痛:
严重的左主冠状动脉狭窄
近端左前降支动脉及近端回旋支动脉狭窄,相当于左主冠状动脉狭窄>70%
三支病变(左室功能异常)

续表

稳定型心绞痛

　严重的左主冠状动脉狭窄

　等同于左主冠状动脉病变

　三支病变；

　两支血管病变伴有严重的近端左前降支动脉狭窄及EF<0.5或有缺血性表现

　一支或两支血管病变伴有严重的近端左前降支动脉狭窄，但是存在大面积的存活心肌

　尽管给予最大限度地无创性治疗，心绞痛仍不缓解

不稳定型心绞痛/非Q波心肌梗死

　严重的左主冠状动脉狭窄

　等同于左主冠状动脉病变

　对于最大限度药物治疗无反应的缺血状况

　　ACC/AHA 指南关于非心脏手术前行 PTCA 术的适应证与通用的 PTCA 术适应证相同：Ⅰ级心绞痛患者（不伴有需治疗的糖尿病）伴有无症状性缺血或一支/两支冠状动脉存在一个/多个严重病变的轻度心绞痛患者适于行 PTCA 术，成功率高并且发病率及死亡率低；Ⅱ～Ⅳ级心绞痛，进行药物治疗的单支或多支冠状血管病变不稳定型心绞痛或非 ST 抬高性心肌梗死患者，PTCA 术后应当至少一周后方可进行外科手术，择期手术则应推迟至四周后。

　　通常不推荐术前放置支架来增加围术期的安全性。行非心脏大手术的冠心病患者处于围术期支架栓塞或出血的风险中，只要应用抗血小板药物，就存在出血的风险。如果需行急诊手术，近期放置了支架患者应当被归于高危组，需要密切监测心肌缺血及凝血状况。

　　通过总结已有临床研究结果，发现：临床状况稳定患者进行低危及中危手术时，将不会从过度的术前检查及再血管化手术中获益；严重的冠心病患者只有在进行高危手术时，才有可能从中获益。

　　术前应了解冠心病患者的日常用药情况，β受体阻滞剂、钙离子通道阻滞剂及硝酸盐类药物应持续用至术日，避免因突然停药引起心动过速、异常高血压及冠状动脉痉挛。应详细了解术前服用洋地黄类药物患者的用药情况及血钾情况，尤其是使用利尿药者，应维持血钾在 3.5mmol/L 以上。常规服用阿司匹林类血小板抑制剂者，因该药影响凝血但不延长 PT、PTT，一般无麻醉禁忌。冠心病患者维持

日常用药，可改善心肌缺血和心律失常。窦房结功能障碍并伴有症状者，术前应考虑安装起搏器。急诊手术患者应进行 ECG、动脉血气及电解质检查，对症处理心律失常或心力衰竭，改善心功能及纠正水和电解质紊乱，特别应纠正低钾血症，控制血压在 23.94/14.63kPa（180/110mmHg）以下，方可进行手术。

参 考 文 献

1. Eagle KA, Berger PB, Calkins H, et al. ACC/AHA guideline update for perioperative cardiovascular evaluation for noncardiac surgery Ðexecutive summary. A report of the American College of Cardiology/American Heart Association Task Force on practice guidelines(Committee to update 1996 guidelines on perioperative cardiovascular evaluation for noncardiac surgery). Circulation, 2002, 105：1257-1267.

2. VanBelle E, Lablanche JM, Bauters C. Coronary angioscopic findings in the infarcted-related vessel within 1 month of acute myocardial infarction. Natural history and the effect of thrombolysis. Circulation, 1998, 97：26-33 (Level Ⅳ).

3. Lee TH, Marcantonio ER, Mangione CM, et al. Derivation and prospective validation of a simple index for prediction of cardiac risk of major noncardiac surgery. Circulation, 1999, 100：1043-1049(Level Ⅰ).

4. Weiner D, Ryan TJ, McCabe CH, Chaitman BR, Shef®eld LT, Fisher LD. Prognostic importance of a clinical profile and exercise test in medically treated patients with coronary artery disease. J Am Coll Cardiol, 1984, 3：772-779 (Level Ⅲ).

5. Girish M, Trayner E, Dammann O, Pinto-Plata V, Celli B. Symptom-limited stair climbing as a predictor of postoperative cardiopulmonary complications after high-risk surgery. Chest, 2001, 120：1147-1151(Level Ⅲ).

6. Robotham JL, Takata M, Berman M. Ejection fraction revisited. Anesthesiology, 1991, 74：172-183.

7. Smith SC Jr, Dove JT, Jacobs AK, et al. ACC/AHA guideline for percutaneous coronary intervention：executive summary and recommendations：a report of the American College of Cardiology/American Heart Association Task Force on Practice Guidelines(Committee to Revise the 1993 Guidelines for Percutaneous Transluminal Coronary Angioplasty). J Am Coll Cardiol, 2001, 37：2215-2238.

8. Metzler H. Preoperative interventional cardiology in noncardiac surgery：benefit or risk? Current Opinion in Anaesthesiology, 2001, 14：1-2.

9. Mason JJ, Owens DK, Harris RA. The role of coronary

angiograpHy and coronary revascularization before non-cardiac vascular surgery. JAMA,1995,273:1919-1925.

四、麻醉方法及药物选择

冠心病患者行非心脏手术时,对于手术范围局限、心功能好、配合良好者可选用椎管内麻醉或神经阻滞麻醉。术中给予充分镇痛及适当镇静,并避免不良刺激。椎管内麻醉具有对生理状态影响小,患者可基本保持清醒,高血压发生率低,对肺功能影响较小,术中出血少,血栓形成少,术后可保留硬膜外导管进行术后镇痛等优点。缺点是患者血压的波动较大,当麻醉平面过高时抑制呼吸,牵拉反射阻断不全及有可能出现镇痛不全。因交感神经阻滞,蛛网膜下腔阻滞和硬膜外阻滞期间可出现低血压,增加围术期心肌缺血的风险,应密切监测血流动力学的变化,及时补充血容量,必要时给予去氧肾上腺素治疗低血压,应用艾司洛尔处理反射性心动过速。骶管麻醉对血流动力学无显著影响,若阻滞完全可用于肛门、会阴区手术及膀胱镜检查等。蛛网膜下腔阻滞用药量小且作用完全是其优点,但如阻滞平面控制欠佳,则会引起严重低血压,故对于冠心病患者阻滞平面应控制在胸 10 水平,仅适用于下肢、肛门及会阴的手术。连续硬膜外阻滞可经硬膜外导管小量、多次注入局麻药液,阻滞范围可控,对血压影响也较小,术后尚可保留硬膜外导管进行镇痛,利于减少术后心、肺并发症。

对于行上腹部以上部位的手术、手术时间长、手术复杂、预计术中失血量较大、心功能差、病情严重或精神高度紧张的患者宜采用全身麻醉,便于维持呼吸道通畅,保证通气和氧供。全身麻醉诱导可选用小剂量咪达唑仑、依托咪酯、丙泊酚、芬太尼或舒芬太尼、维库溴铵、罗库溴铵,缓慢给药,小心加量,避免出现血压意外下降。理想的全麻诱导应该是迅速、平稳,抑制了交感神经系统及副交感神经系统的反射,减小对血流动力学的影响。主要用药原则是避免麻醉药物引起患者心肌抑制:①吸入麻醉药浓度过高,可降低心肌收缩力,减慢心率,减少心排出量;②静脉麻醉药如丙泊酚可使血管外周阻力降低,心肌收缩力减弱。咪达唑仑使血管外周阻力降低,导致血压降低。氯胺酮通过兴奋交感神经系统,使血压升高、心率增快,氧耗增加。依托咪酯对血流动力学的影响不明显;③肌松药中氯化琥珀胆碱可导致心律失常,泮库溴铵和较大剂量的阿曲库铵可使心率增快,而维库溴铵或顺阿曲库铵则对心率无明

显影响。浅麻醉下行气管内插管易引发高血压、心动过速及心律失常,可以在插管前辅用表面麻醉药,进行气管内插管时,可加用芬太尼 2～5μg/kg 以减轻应激反应,或给予艾司洛尔 0.25～0.5mg/kg 或拉贝洛尔 5mg 来处理心率增快和血压升高。麻醉诱导的应激反应之后常常出现血压下降,尤其易发生于术前血容量不足的患者,应及时调节麻醉深度并适当补充液体。浅麻醉状态下的手术刺激则使患者血压升高、心率加快,应加深麻醉深度、充分镇痛。因冠心病患者对血管活性药物比较敏感,手术刺激强度也经常改变,应及时根据手术操作、患者失血及失液情况及时调整用药及补充有效循环血量,防止低血压的发生。麻醉维持可采用静吸复合麻醉,调节适当的麻醉深度,避免发生心肌抑制,又可维持血流动力学稳定。冠心病患者行胸腹部手术时,采用硬膜外-全身复合麻醉的方法最佳,可以减小应激反应,维持血流动力学平稳,术后苏醒快,苏醒期镇痛效果好。胸段硬膜外阻滞可使冠状动脉阻力下降,明显改善冠状动脉血流,减少冠心病患者非心脏手术后心血管意外的发生。应注意硬膜外用药的浓度和用量,避免患者在麻醉诱导期发生低血压,如麻醉前已有低血容量则会使前负荷降低,全麻后易出现明显的低血压,术中低血压持续时间过长则增加围术期心脏事件的发生。接受抗凝治疗的患者应确认是否存在硬膜外麻醉的禁忌证。

围术期患者体温过低可增加严重心脏事件的发生,应尽力保温使患者核心温度达到 35.5℃ 以上。血细胞比容(Hct)低可增加冠心病患者心肌缺血的发生率,应使 Hct 大于 28%。围术期应使冠心病患者的血糖维持在 4.4～7.0mmol/L,同时患有糖尿病者术前血糖不宜超过 11mmol/L,积极控制血糖,必要时静脉输注胰岛素。术中应注意压迫眼球、按压颈动脉、牵拉胆囊等操作对心脏的影响。

参 考 文 献

1. Beattie Ws, Badner NH, Choi P. Epidural analgesia reduces postoperative myocardial infarction: a meta-analysis. Anesth Analg,2001,93:853-858.
2. Fleisher LA, Eagle KA. Lowering cardiac risk in noncardiac surgery. N Engl J Med,2001,345:1677-1682.

五、术中监测及血流动力学管理

全面、良好的监测便于早期发现冠心病患者的病情变化并尽早处理。除常规进行 ECG、无创血压、脉搏氧饱和度及体温监测外,还应注意:①所有

冠心病患者应常规监测心前区导联，或选取术前缺血表现最明显的导联进行监测；②通过监测有创动脉压连续观察血压波动，及时发现异常并迅速处理。一般采用桡动脉测压；③放置中心静脉内导管监测中心静脉压，同时作为给药途径。常选择颈内静脉、锁骨下静脉。

心率过快将增加心肌氧耗，而且缩短冠状动脉灌注时间进而明显减少心肌的氧供，因此，冠心病患者避免术中心率过快。导致心率过快的原因包括：焦虑、低氧血症、麻醉过浅、镇痛不完全、气管内插管、血容量不足、快速失血、充血性心衰。心率过快持续时间越长引起心肌损伤的程度越重，因此要及时纠正基本病因，并对症处理及时减慢心率。参照术前心率水平进行术中心率管理，超短效 β 受体阻滞剂可有效预防各种应激因素引起的心率过快[1]。当心率过快并导致心肌缺血时，应缓慢给予艾司洛尔并随时监测心电图及动脉血压的变化。预防性静脉输注硝酸甘油可减少冠心病患者围术期心肌缺血的发生。

当低血压和心率过快同时发生时，极易造成心肌缺血，常发生于低血容量状态下，应及时补充血容量并给予去氧肾上腺素升高血压。而当高血压合并心率过快时，应改善患者的通气、氧供，并适当加深麻醉，必要时给予 β 受体阻滞剂。

参 考 文 献

1. Eichhorn E, Domanski M, Krause-Steinrauf H, et al. The Betablocker Evaluation of Survival Trial (BEST). A trial of the betablocker bucindolol in patients with advanced chronic heart failure. N Engl J Med, 2001, 344:1659-1667.
2. Priebe HJ. The aged cardiovascular risk patient. Br J Anaesth, 2000, 85:763-778.

六、术中心脏事件的发生及预防

术中心脏事件主要包括心肌缺血、心肌梗死、充血性心衰及心律失常，主要源自心肌氧供需失衡。当心肌氧耗增加时，冠心病患者不能通过增加冠状动脉血流而增加心肌氧供。静息状态下，心肌组织对冠状动脉血流的氧摄取已接近最大，而手术的应激与创伤使得心脏负荷进一步加重，同时，阻塞或狭窄的冠状动脉循环又不能相应增加血流量，进而导致心肌缺血。

防治原则为：建立良好的通气，保证充分的氧供；改善血流动力学，保持充足的血容量；预防性应用硝酸甘油，因其可扩张静脉、降低心脏前负荷，又

很少引起舒张压降低，便于冠状动脉灌注。

充血性心衰的治疗采用强心、利尿和改善心脏负荷等方法。多巴胺可增加心肌收缩力及心率，采用小剂量 $2\sim4\mu g/(kg \cdot min)$ 时可使肾血管阻力降低，外周血管阻力降低或不变，当用量超过 $10\mu g/(kg \cdot min)$ 时因外周 α 受体主要增强，可引起外周和肺血管阻力增高；肾上腺素也可增加心肌收缩力和心率，小剂量时通过作用于 β 受体使外周血管扩张，较大剂量时则表现为 α 作用使血管收缩，适用于血压低、心排出量不足的患者；呋塞米 $10\sim20mg$ 可用于因容量过多导致肺水肿患者；硝普钠扩张动脉及静脉血管，从而减轻心脏的前、后负荷，使用时应根据血流动力学改变调节用量，避免发生血压明显降低；对于合并快速房颤患者，可用毛花苷丙 $0.5mg$ 静脉注射，并注意纠正低血容量。

心律失常是常见并发症。窦性心动过速的处理见"术中监测及血流动力学管理"中心率过快的治疗部分；窦性心动过缓时，如血压正常且心率在 50 次/分以上可暂不必处理，如血压下降时可给予静注阿托品 $0.2\sim0.3mg$ 及麻黄碱 $5\sim6mg$ 或单独给予静注多巴胺 $0.5\sim1.0mg$；室上性心动过速可通过刺激迷走神经终止，也可静注去氧肾上腺素 $0.1\sim0.2mg$ 或洋地黄类药物、钙通道阻滞剂等处理。若上述药物作用欠佳时，可采用电复律或超速心脏起搏。偶发性室性期前收缩，不必处理，室性期前收缩多于 $4\sim5$ 次/分，或出现多源性、连续 3 次以上室性期前收缩，或出现 R on T 现象时，则应积极处理，首选利多卡因 $50\sim75mg$ 静注，每 20 分钟重复一次，持续静脉输注 $1\sim4mg/min$ 维持至控制室性期前收缩或总量达到 $15mg/kg$，β 受体阻滞剂艾司洛尔对于交感神经系统兴奋引起的室性期前收缩有效。室性期前收缩患者还应注意是否存在低镁血症。

参 考 文 献

1. Tuman KJ. Perioperative cardiovascular risk: assessment and management. Anesth Analg, 2001, 92:S106-S112.
2. Alpert JS, Thygesen K, Antman E, et al. Myocardial infarction redefined-a consensus document of the Joint European Society of Cardiology/American College of Cardiology Committee for the redefinition of myocardial infarction. J Am Coll Cardiol, 2000, 36:959-969.

七、术 后 管 理

术后应加强气道管理，保持呼吸道通畅，防止低氧血症；补充血容量，维持水、电解质平衡，维持血流

动力学稳定,防止血压波动,无论是低血压还是高血压均会加重心肌缺血;应及时应用硝酸甘油、抗高血压药物或β受体阻滞剂;保持生理体温;进行有效的术后镇痛,同时避免过量使用镇痛药、镇静剂。

大多数心肌缺血事件发生于术毕及麻醉苏醒期间。此时,心率、动脉压、交感张力、促凝血活力均增加。交感张力的增加导致动脉压、心率、收缩力、冠状动脉血管收缩张力及冠状动脉血管剪切力增加,可触发冠状动脉血管痉挛、斑块裂解、冠状动脉栓塞。由于冠心病使得冠状动脉血管扩张储备受限或缺乏,动脉压、心率及心肌收缩力增加时由于增加心肌氧耗而导致心内膜下缺血。手术诱发的促凝血及抗纤溶作用可触发稳定性冠心病患者在低灌注条件下的冠状动脉栓塞。

多数(>80%)围术期心肌梗死发生在术后早期,缺血性事件发生前常常出现心率加快,缺血发生期间 ST 段压低比抬高更多见。长时间(单次持续时间>20~30分钟或累积持续时间>1~2小时)而并非仅在术后出现 ST 段压低是与心脏预后不良的重要相关因素。应在术后继续心电监测,监测心肌酶的变化,尤其是特异性的肌钙蛋白 CTnI 或 T 的变化。

参 考 文 献

1. Landesberg G, Mosseri M, Zahger D, et al. Myocardial infarction following vascular surgery: the role of prolonged, stress-induced, ST-depression-type ischemia. J Am Coll Cardiol, 2001, 37: 1858-1863.

2. Breslow MJ, Parker SD, Frank SM, et al. Determinants of catecholamine and cortisol responses to lower extremity revascularization: the PIRAT study group. Anesthesiology, 1993, 79: 1202-1209.

3. Landesberg G, Mosseri M, Wolf Y, et al. Perioperative myocardial ischemia and infarction. Identification by continuous 12-lead electrocardiogram with online ST-segment monitoring. Anesthesiology, 2002, 96: 262-270.

4. Lopez-Jimenez F, Goldman L, Sacks DB, et al. Prognostic value of cardiac troponin T after noncardiac surgery: 6-month follow-up data. J Am Coll Cardiol, 1997, 29: 1241-1245.

5. Landesberg G, Mosseri M, Shatz V, et al. Cardiac troponin after major vascular surgery. The role of perioperative ischemia, preoperative thallium scanning, and coronary revascularization. J Am Coll Cardiol, 2004, 44: 569-575.

八、Key points

1. 严重冠心病患者围术期的发病率及死亡率

显著增加,最常见的原因是围术期心肌梗死,其次是严重的心律失常及心力衰竭。

2. 运动试验有助于评估冠心病的严重程度,可作为对麻醉、手术应激耐受能力的参考。

3. 冠状动脉造影是判断冠状动脉病变的"金标准",左冠状动脉主干狭窄者麻醉风险最大,对麻醉诱导期的心动过速及低血压极为敏感,一旦发生心肌缺血易猝死,且复苏困难。

4. 冠心病患者行胸腹部手术时,采用硬膜外-全身复合麻醉方法最佳,可以减小应激反应,稳定血流动力学,术后苏醒快,镇痛效果好,并明显改善冠状动脉血流,减少冠心病患者非心脏手术后心血管意外的发生。

5. 预防性静脉输注硝酸甘油可降低冠心病患者围术期心肌缺血的发生。

6. 术中心脏事件主要源自心肌的氧供需失衡。防治原则为建立良好的通气,保证充分的氧供;改善血流动力学,保持充足的血容量,预防性应用硝酸甘油。

7. 术后行连续心电监测、心肌酶变化,尤其是特异性的肌钙蛋白 CTnI 或 T 的变化。

(关婷婷 王东信)

第三节 心脏瓣膜病患者非心脏手术的麻醉

一、临 床 病 例

【病例1】

患者女,77岁,因"发现直肠息肉4年,乙状结肠肿物3天"入院。肠镜检查发现:乙状结肠肿物,病理为中分化腺癌,拟行"Dixon"手术。既往高血压病史10年,现口服缬沙坦80mg 每日1次,血压控制稳定(18.62/11.97kPa);冠心病史2年,未经药物治疗,偶尔胸闷、背部发紧;能步行上3层楼。术前肝肾功能和电解质检查未见异常。ECG 显示:窦性心律,63次/分,ST-T 改变。超声心动结果:左房扩大,室间隔增厚;左室射血分数正常(Teich 法83%);主动脉瓣轻、中度反流;二尖瓣轻度反流;三尖瓣轻度反流。

1)该患者心脏瓣膜病变的严重程度如何?

2)围术期处理有何特殊?

【病例2】

患者女,75岁,因"乏力、活动后气短伴双下肢水肿半月"入院。患者近半月来上一层楼即感乏力，检查发现：横结肠中分化腺癌。既往房颤 20 余年，口服地高辛 0.125mg 每日 1 次，美托洛尔 6.25mg 每日 2 次。超声心动图结果：左房、右房扩大；左室 EF64%；二尖瓣叶增厚，开放活动可，重度反流；主动脉瓣叶略增厚，回声增强；估测肺动脉压 7.58kPa（57mmHg）。术前血常规显示贫血（血红蛋白 89g/L），其他实验室检查未见明显异常。拟行"结肠癌根治术"。

　　1）该患者的术前乏力、活动后气短及双下肢水肿的原因是什么？

　　2）麻醉及围术期处理应注意哪些事项？

【病例 3】

　　患者女，72 岁，因"乏力消瘦 5 月，加重 1 月"入院。5 月前起自感乏力，近 1 月来上 2 层楼或步行 100m 即感气促、乏力、头晕，体重下降 5kg，检查发现贫血（血红蛋白 56g/L）、结肠癌、双侧结节性甲状腺肿（胸骨后甲状腺，气管受压变窄，最窄处 7mm）。既往高血压病史多年，最高 21.28/10.64kPa（160/80mmHg），口服氨氯地平缓释片控制血压（18.62/11.97kPa）；发现"主动脉瓣狭窄" 7 年，常觉胸闷；2 年前外院行冠状动脉造影后，心外科建议行换瓣手术，患者拒绝，现口服阿司匹林、硝苯地平和美托洛尔（12.5mg，每日 2 次）治疗。入院后超声心动检查左房扩大，左室壁增厚、LVEF 59%，主动脉瓣叶增厚、粘连，瓣口面积 1.2cm²，左室舒张功能减退。经多学科会诊，决定同时行"胸骨后甲状腺切除术＋结肠癌根治术"。

　　1）针对该患者，术前准备有何特殊？

　　2）麻醉及围术期处理时应注意什么问题？

二、心脏瓣膜病的流行病学特点

　　瓣膜性心脏病是心血管系统的常见疾病。获得性心脏瓣膜病以主动脉瓣和二尖瓣受累最常见，可以是单瓣受累，也可以是双瓣受累（联合瓣膜病）；根据瓣膜病变引起的血动力学改变分为瓣膜狭窄及关闭不全（反流）。肺动脉瓣病变多数与先天异常有关。

　　主动脉瓣狭窄（aortic stenosis，AS）是目前西方国家最常见的心脏瓣膜病。风湿热引起的风湿性 AS 越来越少见，而瓣膜硬化导致 AS，在 65 岁以上人群中发病率可达 2%～9%，多数 AS 患者都超过 70 岁，并且多数为无症状偶然发现。在北美约 1/4 的 65 岁以上老人有主动脉瓣硬化，其中约有 1/6 的

主动脉瓣硬化会发展为主动脉瓣狭窄，75 岁以上老人中超过 4% 有主动脉瓣狭窄。

　　主动脉瓣关闭不全在人群中占 10%，但中重度 AR 比 AS 少见得多，不超过 0.5%。常见的原因包括大动脉炎后瓣环扩张或不同类型的二叶主动脉瓣。细菌性心内膜炎及风湿热引起的瓣膜改变导致主动脉瓣关闭不全相对少见。

　　二尖瓣狭窄（mitral stenosis，MS）主要由风湿热引起，未诊断的风湿热及治疗不充分的风湿热导致的 MS 约占 MS 病例的 40%。在发展中国家超声心动检查发现的 MS 为 0.02%～0.2%。

　　二尖瓣关闭不全是最常见的心脏瓣膜病变，少量或轻度二尖瓣关闭不全在健康人中也经常遇到。临床上中重度二尖瓣关闭不全发病率约 1.7%，随年龄增加发病率增加，在 75 岁以上人群可高达 9.3%。主要原因是退行性改变（约占手术治疗二尖瓣关闭不全患者的 60%）、左室壁因缺血运动异常（即冠心病引起）及扩张性心肌病致左室扩张。心内膜炎及风湿热相对很少导致二尖瓣关闭不全，但是某些药物可以引起。

　　三尖瓣狭窄（tricuspid stenosis，TS）十分罕见，多是由风湿热引起，三尖瓣病变常伴有其他瓣膜病变。临床上三尖瓣关闭不全比狭窄常见，可以由瓣膜自身形态改变引起，也可以源自右心扩大。

　　自 20 世纪初发现心脏瓣膜病，风湿热引起的心脏瓣膜病曾经是 20 世纪前 50 年最常见的心脏瓣膜病。经过一个多世纪的医学发展，现在这一状况已经发生根本改变。临床上把没有明确的心脏疾病史和病因，随着年龄增长而出现心脏瓣膜增厚、钙化称为退行性心脏瓣膜病，主要累及主动脉瓣和二尖瓣。退行性心脏瓣膜病是心脏瓣膜病患者高龄化的主要原因。

　　主动脉瓣狭窄与动脉粥样硬化有很多相似之处，独立危险因素包括：年龄（年龄每增长 10 岁危险增长 2 倍）、性别（男性为女性的 2 倍）、吸烟（吸烟者危险增加 35%）和高血压（有高血压病史者危险增加 20%）。病理检查发现 AS 瓣膜中纤维结构为非炎性、慢性退行性改变，而 MR 则主要是黏液瘤样瓣膜重塑引起二尖瓣关闭不全。

参考文献

1. GelBler HJ，Schlensak C，Südkamp M，et al. Heart valve surgery today. Dtsch Arztebl Int，2009，106(13)：224-234.
2. Connolly HM，Crary JL，McGoon MD，et al. Valvular

heart disease associated with fenfluramine-pHentermine. N Eng J Med,1997,337:581-588.

3. Dal-Bianco JP, Khandheria BK, Mookadam F, et al. Management of asymptomatic severe aortic stenosis. J Am Coll Cardiol,2008,52(16):1279-1292.

4. Sharma S, Mehra A, Rahimtoola SH. Valvular heart disease:a century of progress. Am J Med,2008,121:664-673.

三、心脏瓣膜病的病理生理改变

正常主动脉瓣口面积为 $2\sim4cm^2$，重度主动脉瓣狭窄的定义为瓣口面积小于 $0.75\sim1cm^2$，或小于 $0.6cm^2$，或跨瓣压差大于 $6.65kPa(50mmHg)$（有的定义为 $5.32kPa$）。由于瓣口面积逐渐减小，左室射血阻力增加，压力负荷增加，导致左室向心性肥厚，使左室舒张功能受损。

主动脉瓣关闭不全引起左室舒张期容量过大，导致左室非向心性肥大。左室增大使左室壁压力增高，也会发生一定程度的向心性肥大。主动脉瓣关闭不全患者主动脉舒张压低，心搏量和射血分数至疾病晚期才下降。

正常二尖瓣瓣口面积为 $4\sim6cm^2$，二尖瓣狭窄时左室舒张充盈时发生机械性梗阻，左室舒张期负荷不足，左房室间跨瓣压差增大，左房压升高以维持左室充盈。二尖瓣瓣口面积缩小到 $1.5cm^2$ 以下时出现临床症状（呼吸困难、心悸、晕厥）。随着左房压不断升高，左房扩大，患者可出现室上性心律失常（房颤），增加血栓形成危险，另外也使左室依赖左房收缩而充盈的容量进一步减少。左房压力的升高导致肺动脉压升高，并从可逆性肺动脉高压逐渐变成不可逆性肺动脉高压，导致右心功能不全。一般二尖瓣狭窄患者左室收缩功能还可维持，但严重二尖瓣狭窄患者可出现左室"失用性萎缩"。

慢性二尖瓣关闭不全患者左室收缩容量负荷过重，心肌代偿性肥厚、容积扩大、心肌相对变薄以维持舒张顺应性。初始，左室收缩功能维持正常，随着关闭不全加重左室收缩功能进行性下降。二尖瓣关闭不全时测定的 EF 值常偏高，当体循环阻力正常而 EF<50% 时即提示左室收缩功能重度下降。二尖瓣关闭不全的严重程度测定有一定困难，即使用经食管超声检查结果也未必准确。

参 考 文 献

1. GelBler HJ, Schlensak C, Südkamp M, et al. Heart valve surgery today. Dtsch Arztebl Int,2009,106(13):224-234.

2. Frogel F and Galusca D. Anesthetic Considerations for Patients with Advanced Valvular Heart Disease Undergoing Noncardiac Surgery. Anesthesiology Clin, 2010, 28:67-85.

四、心脏瓣膜病的临床表现

$1/3\sim1/2$ 的重度主动脉瓣狭窄患者没有临床症状，超声心动检查以向心性左心肥厚和心脏舒张功能不全为典型表现。重度主动脉瓣狭窄常见症状是心绞痛、晕厥和心衰，甚至猝死。重度主动脉瓣狭窄患者首次出现晕厥、心绞痛及心衰后平均生活年限分别为 5 年、3 年和 2 年。

主动脉瓣关闭不全的临床表现多样，其表现与主动脉瓣反流引起左室容量过负荷的速度有关。慢性主动脉瓣关闭不全很长时间没有症状，虚弱和呼吸困难是主动脉瓣关闭不全导致左室收缩功能受损的表现，还可表现为劳力性心绞痛、心动过速、心悸。急性主动脉瓣关闭不全可很快出现充血性心力衰竭。

二尖瓣狭窄的主要表现为肺充血和房颤。慢性二尖瓣关闭不全晚期主要表现为劳力性呼吸困难和房颤，还可出现夜间阵发性呼吸困难。急性二尖瓣关闭不全则表现为严重的肺充血和充血性心力衰竭。

参 考 文 献

1. Stewart BF, Siscovick D, Lind BK, et al. Clinical factors associated with calcific aortic valve disease. Cardiovascular Health Study. J Am Coll Cardiol,1997,29:630-634.

2. GelBler HJ, Schlensak C, Südkamp M, et al. Heart valve surgery today. Dtsch Arztebl Int,2009,106(13):224-234.

五、心脏瓣膜病患者的麻醉处理原则

心脏瓣膜病特别是退行性心脏瓣膜病起病隐匿、发展缓慢，瓣膜狭窄或关闭不全程度不严重时对血流动力学的影响较小，无明显症状，麻醉耐受性良好。在术前评估时可以按普通老年患者对待。但有少部分老年人退行性瓣膜病变严重，按照 ACC 和 AHA 对心脏患者行非心脏手术的临床指南（2007）的意见，严重瓣膜病（定义为重度主动脉瓣狭窄和有症状的二尖瓣狭窄）属于术前需要干预的 4 种高危情况之一。患者独立危险因素包括高危手术（腹腔手术、开胸手术、腹股沟以上的血管手术）、缺血性心脏病、充血性心衰病史、脑血管病史、需要胰岛素治疗的糖尿病，以及术前肌酐水平超过 2.0mg/dl（修

正心脏风险评估还包括 2 型糖尿病）。另外患者活动耐量也是风险评估的重要决定因素，不能步行 4 个街区或上 2 层楼说明运动耐量很低，围术期心脏事件发生率高，属于高危组。

高危心脏瓣膜病患者行非心脏手术时应制订周密的麻醉计划，根据手术选择适当的麻醉方法（如椎管内阻滞或全身麻醉）及麻醉药物。一般来讲，维持心血管稳定的药物都要服用至术日早晨。麻醉处理原则是从心脏前负荷、后负荷、心肌收缩力、氧供需平衡、心率和心律 6 个方面考虑，增加有效心排出量，维持血流动力学平稳。

是否进行有创血流动力学监测［动脉内置管测压、中心静脉测压和（或）肺动脉导管监测］可根据患者危险因素、手术的风险等级、术中可能的容量改变（输血输液）等因素决定。对于高危患者，有时需要在麻醉前建立有创监测，以便维持麻醉诱导时的血流动力学稳定。对于已经存在肺动脉高压的心脏瓣膜病患者，应用中心静脉压的趋势变化来调整血容量比压力绝对值更有意义。虽然没有足够的证据表明肺动脉导管监测可以改善预后，但肺动脉导管监测对存在肺动脉高压、右心功能不全等的高危患者调控容量、前后负荷可以提供更多的监测数据。

主动脉瓣狭窄患者如果没有症状，只要围术期准备充分，即使重度狭窄，进行中低危非心脏手术也是安全的，围术期心脏风险是可以接受的。要保证主动脉瓣狭窄患者足够的有效循环容量，必要时可以置入肺动脉导管进行监测，以维持一定的后负荷和动脉血压，避免各种原因导致的低血压和心动过速，保障心脑供血稳定。此类患者维持稳定心率尤为重要，心率过快会使心肌氧耗增加，心率过慢（如低于 40 次/分）则心排出量和血压下降。麻醉前用药要避免因呼吸抑制而引起缺氧，后者可引起心肌缺血发作。麻醉时要谨慎使用可能引起循环抑制、血压下降的麻醉药，并备好升压药如去氧肾上腺素，宜采用动脉内直接测压。对刺激强的操作（如气管插管）或手术步骤（如切皮）要避免麻醉过浅而出现心动过速和血压的变化。

对中重度或有症状的主动脉瓣关闭不全者，血流动力学管理的目标是减少反流，增加有效前向血流和有效心排出量，为此需要维持一定的前负荷，而后负荷不能太高，要防止突然的血压升高，特别是在全麻诱导后进行气管插管、切皮或手术探查时要注意适当加深麻醉；维持适当的心肌收缩力，必要时应用多巴胺、多巴酚丁胺增强心肌收缩力，尽量避免使用抑制心肌收缩力的药物；避免心动过缓，维持正常稍快的心率（80～90 次/分）有助于减少反流。

二尖瓣狭窄患者血流动力学管理的目标是维持左室舒张期充盈，保证左室前负荷，维护右心功能。维持窦性心律可以通过心房的收缩来增加左室充盈，但约 50% 的患者有慢性房颤，使左房容量负荷增加、左房血栓的危险增加。此类患者维持相对缓慢的心率可以增加左室充盈，相反心动过速则使左房压和肺动脉压升高，可导致肺水肿和右心衰竭。二尖瓣狭窄患者的容量调控应谨慎，维持较高的左房压有利于左室充盈，但容量过负荷又会导致肺水肿，同样外周血管阻力和容量的调控也面临过低会减少每搏量，过高则引起肺水肿的矛盾。因此应尽量在麻醉前将患者的容量（如利尿药）、心率（如 β 受体阻滞剂、钙拮抗剂）和心律调控在最佳状态，麻醉诱导时选择对容量和心率影响小的药物（如依托咪酯），避免低血压和心动过速；同时，维持适当的麻醉深度，避免浅麻醉时手术刺激引起的心动过速和过深麻醉引起的血管扩张和心肌抑制。麻醉和手术过程中如果窦性心律变成房颤可以选择同步电复律来保证左室充盈。

二尖瓣关闭不全患者的血动力学管理目标是增加左室有效心排出量（血液射入主动脉的量）、减少向左房的反流量。对没有合并缺血性心脏病患者来说，适当降低后负荷和稍快的心率（80～90 次/分）有助于实现上述目标，并且这对存在肺动脉高压和右心功能不全的患者也是有利的。实际上，多数静脉及吸入麻醉药都有降低后负荷的作用，因此二尖瓣关闭不全患者可以较好耐受麻醉。但如果合并冠心病，则应按冠心病的原则处理，维持正常后负荷和较低心率，因为降低后负荷和增快心率会打破心肌氧供需平衡，加剧心肌缺血，进而使左室收缩力下降，有效心排出量降低。对已经存在肺动脉高压的患者，术前用药应防止呼吸抑制而加剧肺动脉高压。存在右心功能不全时，患者对前负荷较为敏感，避免使前负荷突然降低的药物，如硫喷妥钠等。

病例 1 中虽然 UCG 显示有左房扩大、室间隔增厚、二尖瓣和主动脉瓣有轻度或轻、中度反流，但患者左心收缩功能未受损，对血流动力学影响轻，体力较好。可以按普通老年人麻醉处理。

病例 2 有二尖瓣重度反流，已有房颤和肺动脉高压。虽然左室 EF 值在正常范围，但患者有活动后气短，运动耐量差，而且双下肢有水肿，心功能为 Ⅱ～Ⅲ 级，属于高危组。

病例 3 中，患者有明显的左心肥厚，虽然瓣口面积为 1.2cm²，但主动脉瓣前后压差 7.45kPa（56mmHg），同时患者主诉有胸闷、憋气的症状（胸闷憋气既可能是严重二尖瓣狭窄引起，也可能是气管受压变窄引起）。该例患者为重度主动脉瓣狭窄，有进行心脏瓣膜置换（或修复）的指征，由于患者拒绝心脏瓣膜手术，此次拟同时行"胸骨后甲状腺肿切除术和结肠癌根治术"，属于高危组。

以上 3 个病例均行开腹手术（第 3 例还包括颈部手术），在手术危险等级划分中定为中危手术，围术期心脏相关死亡率 1‰～5‰，但手术的危险等级还与外科医师水平有很大关系。

参考文献

1. Freeman WK, Gibbons RJ. Perioperative cardiovascular assessment of patients undergoing noncardiac surgery. Mayo Clin Proc,2009,84(1):79-90.

2. Lee A Fleisher. Cardiac risk stratification for noncardiac surgery:update from the American College of Cardiology/American Heart Association 2007 guildlines. Clev Clin J Med,2009,76(supple):S9-S15.

3. Torsher LC, Shub C, Rettle SR,et al. Risk of patients with severe aortic stenosis undergoing noncardiac surgery. Am J Cardiol,1998,81:448-452.

4. Calleja AM, Dommaraju S, Gaddam R, et al. Cardiac Risk in patients aged > 75 years with asymptomatic, severe aortic stenosis undergoing noncardiac surgery. Am J Cardiol,2010,105:1159-1163.

5. Dal-Bianco JP, Khandheria BK, Mookadam F, et al. Management of asymptomatic severe aortic stenosis. J Am Coll Cardiol,2008,52(16):1279-1292.

6. Frogel F, Galusca D. Anesthetic Considerations for Patients with Advanced Valvular Heart Disease Undergoing Noncardiac Surgery. Anesthesiology Clin,2010,28:67-85.

六、Key points

1. 老年心脏瓣膜病逐步增加，一般起病隐匿，病变轻微，对血流动力学影响较小时，麻醉耐受性好。

2. 心脏瓣膜病患者的麻醉处理原则是增加有效心排出量，维持血流动力学平稳。

3. 应根据心脏瓣膜病变所导致的病生理改变考虑瓣膜病患者的麻醉管理。

（秦　翔　王东信）

第四节　肥厚性梗阻性心肌病的麻醉管理

一、临床病例

【病例 1】

患者，男，60 岁，因"前列腺增生"拟行"经尿道前列腺电切术（TUR-P）"入院。既往诊断肥厚性梗阻性心肌病（hypertrophHic obstructive cardiomyopathy,HOCM）12 年，伴有劳力性呼吸困难，心功能 Ⅱ级（NYHA Ⅱ级）；10 年前置入永久性双腔起搏器。ECG 示正常窦性心律，UCG 示室间隔厚度 23mm，左室流出道压力梯度峰值达到 12.50kPa（94mmHg），轻度二尖瓣反流，LVEF 69%。血管造影显示冠状动脉正常。术前检测起搏器功能正常，设置起搏心率 50 次/分。术日晨口服咪达唑仑 5mg，美托洛尔 25mg。入室后常规监测心电图、脉搏氧饱和度、无创血压，基础血压 18.62/11.97kPa（140/90mmHg），心率 50 次/分（起搏心率）。静脉给予芬太尼 50μg，置入桡动脉导管直接测压，经颈内静脉置入中心静脉导管。静脉给予芬太尼 50μg，丙泊酚 100mg，罗库溴铵 35mg 进行全麻诱导，置入喉罩。麻醉维持采用氧气与氧化亚氮（1：1）和七氟烷，MAC 值在 0.8～1.0 之间。术中 CVP 维持在 1.60～1.86kPa（12～14mmHg）；间断给予艾司洛尔，控制心率为 50 次/分左右；必要时给予去氧肾上腺素 50μg，维持血压波动在基础值 10% 以内。手术持续 45 分钟。术毕给予肌松拮抗肌松，意识、呼吸恢复后拔出喉罩，送入 SICU。

【病例 2】

患者女，61 岁，诊断"右侧乳癌"，拟行"乳癌改良根治术"。既往肥厚性梗阻性心肌病 17 年，高血压 6 年，糖尿病 6 年，1 年前由于室性心动过速置入起搏和心律转复除颤器（ICD）。口服阿替洛尔、氨氯地平、阿司匹林，皮下注射胰岛素。主诉爬一层楼时有呼吸困难。UCG 示左室肥厚、舒张功能异常；二尖瓣前叶在收缩期前向运动导致严重的左室流出道梗阻，压力梯度峰值 15.96kPa（120mmHg）；并存二尖瓣反流。术前口服 7.5mg 咪达唑仑，起搏器设置起搏心率 70 次/分，关闭心律转复除颤功能。入室后连接除颤器的 ECG 监护，桡动脉置管行有创动脉压监测，以及常规监护。静脉注射芬太尼、依托咪酯和罗库溴铵麻醉诱导后行气管插管。诱导后曾出现低血压，经快速输注乳酸林格液200ml、静脉注射去氧肾上腺素100μg，约10分钟后血压恢复并稳定。术中以氧化亚氮和七氟烷吸入、间断静脉注射芬太尼和罗库溴铵维持麻醉，CVP维持在1.60～1.86kPa（12～14mmHg）。手术持续2个小时。术后给予肌松拮抗，拔管后送至SICU。此时重新打开ICD功能，把起搏器调整到术前设置。患者在SICU期间发作过一次室上性心动过速，被ICD成功逆转。

二、肥厚性梗阻性心肌病的定义及流行病学

肥厚性心肌病是以心肌的非对称性肥厚、心室腔变小为特征，以左心室血液充盈受阻、舒张期顺应性下降及不同程度的心室排空受阻为基本病态的心肌病变。根据左心室流出道有无梗阻现象可将其分为梗阻性和非梗阻性两型。该病人群发病率0.02%～0.2%，好发年龄30～40岁，平均发病年龄38(±15)岁，为青年猝死的常见原因。男性较女性多见，男女比例2：1，但女性发病年龄更年轻。有家族史者占50%。

三、肥厚性梗阻性心肌病的常见原因

目前认为遗传因素是主要病因，其依据是本病有明显的家族性发病倾向，常合并其他先天性心血管畸形，有些患者可见到HLA抗原的遗传基因型。家族性病例以常染色体显性遗传形式传递，可表现为无症状的心肌不对称性肥厚，也可有典型的梗阻症状。无家族史患者的病因不详。

四、肥厚性梗阻性心肌病的发病机制

肥厚性梗阻性心肌病的发病机制尚不明确。遗传缺陷引起发病的机制有以下设想：①儿茶酚胺与交感神经系统异常；②胎儿期室间隔不成比例的增厚与心肌纤维排列不齐，在出生后未正常退缩；③房室传导过速导致室间隔与左室游离壁不同步激动和收缩；④原发性胶原异常引起异常的心脏纤维支架，使心肌纤维排列紊乱；⑤心肌蛋白合成异常；⑥小冠状动脉异常，引起缺血，纤维化和代偿性心肌肥厚；⑦室间隔在横面向左凸而在心尖心底轴向右凸（正常时均向左凹），收缩时不等长，引起心肌纤维排列紊乱和局部肥厚。至于无家族或遗传证据的散发型病例，其发病机制尚不清楚。

五、肥厚性梗阻性心肌病的诊断

主要依靠二维超声心动图来确诊，特点是室间隔不匀称肥厚，收缩期二尖瓣向前移动等。肥厚的心室顺应性降低，致使心室充盈阻力增加。但临床主要表现为不同程度的心室排空受阻而非充盈受限。右心室流出道或两心室流出道均受阻者少见。常导致猝死，亦可并发感染性心内膜炎。区分梗阻型与非梗阻型心肌病在临床上十分重要。肥厚性梗阻性心肌病（HOCM）也叫主动脉瓣下肌性梗阻、特发性梗阻性心肌病。临床症状主要有呼吸困难、心前区疼痛、心悸、乏力、心功能衰竭。由于左心室流出道压力梯度的存在，临床表现上唯一有鉴别意义的体征就是听诊时胸骨左缘第3、4肋间或者心尖部有响亮的收缩期喷射性杂音，多数患者检查可以发现室间隔基底部肥厚，流出道狭窄，以及二尖瓣瓣膜增大、增长。梗阻的部位可以是主动脉瓣下，也可以是在心室腔内。主动脉瓣下梗阻主要是收缩期二尖瓣瓣叶前向运动和收缩中期室间隔的收缩引起的。可能同时会引起二尖瓣关闭不全。尽管存在争议，但现在普遍认为如果压力梯度高于3.99kPa（30mmHg）以及心室腔内压力升高，即反映流出道有实质性机械性梗阻，对于肥厚性心肌病患者来说具有重要的警示意义。在诊断上需要与室间隔缺损、主动脉瓣狭窄、心绞痛等疾病相鉴别。

六、肥厚性梗阻性心肌病患者的治疗

治疗原则是延缓心肌继续肥厚，改善左心室的顺应性，减轻左室流出道梗阻，控制心律失常，防治心力衰竭和猝死。一般治疗包括避免剧烈体力活动和情绪激动及屏气，根据病情适当锻炼，避免用洋地黄和硝酸酯类药物。药物治疗包括：β受体阻滞剂可以控制心率；钙拮抗剂可以减弱心肌收缩，改善心肌顺应性而有利于舒张功能；抗心律失常药用于控制快速室性心律失常与心房颤动，常用胺碘酮；晚期心衰患者首选ACEI，可合用利尿药、强心剂。对于压力阶差＞7.98kPa（60mmHg）、药物治疗无效者，也可行手术治疗，切除肥厚心肌；合并二尖瓣关闭不全者，可行二尖瓣置换手术。

七、肥厚性梗阻性心肌病患者的麻醉处理

麻醉方法的选择：由于椎管内阻滞可以降低外周血管阻力、增加血管容量，从而降低前负荷、增加心肌收缩力，应当做为相对禁忌。因此不建议椎管内麻醉作为首选麻醉方法。首选的麻醉方法为全身麻醉。

围术期麻醉管理：围术期必须把患者的血流动

力学参数维持在必要的范围内,以及处理相关的并发症,包括低血压、心律失常和充血性心力衰竭。对于肥厚性梗阻型心肌病患者,维持窦性心律非常重要,因为左室前负荷依赖于心房的收缩。置入起搏器诱发起搏心律是个有效的治疗手段。起搏心律可以有效地降低左心室和主动脉之间的压力阶差。需要注意的是如果有体内心脏复律除颤器,术中需要关闭复律除颤功能以防使用电刀造成的干扰。同样重要的是,手术以后需要再次开启复律除颤功能。

术前应当给予适当的镇静药物以缓解紧张。麻醉诱导应采用对循环抑制轻的药物,可选择依托咪酯或者丙泊酚,复合使用阿片类镇痛药和非去极化肌松剂。麻醉维持应当选择对心血管抑制最轻的药物,宜用氧化亚氮和七氟烷等挥发性吸入麻醉剂。需要注意的是肌松药泮库溴铵可增加心率和心肌收缩力,应避免使用。围术期应持续使用β受体阻滞剂和钙通道拮抗剂等负性肌力药物,以降低左室流出道的梗阻程度。而血管扩张药物和可以增加心肌收缩力的药物应当避免使用。如果发生低血压,可以采用扩容治疗和(或)使用去甲肾上腺素或去氧肾上腺素等血管收缩药物。应监测CVP并将其维持在较高水平(1.60~1.86kPa),以保证合适的前负荷,这样即确保合理的心排出量,又能避免低血容量引起的心肌收缩力增强。考虑到左心室顺应性异常,CVP不能准确地反映心室的充盈压,必要时也可考虑放置肺动脉导管。

八、Key points

1. 肥厚性梗阻型心肌病是麻醉医师较为少见的病例,具有一定的挑战性。

2. 充分掌握该疾病的病理生理特点是做好围术期管理的前提。

3. 麻醉管理中最重要的就是维持合适的前负荷和后负荷、预防心律失常和降低流出道梗阻程度。

参考文献

1. Maron BJ. HypertropHic cardiomyopathy. A systematic review. JAMA,2002,287:1308-1320.
2. Wigle ED. Cardiomyopathy. The diagnosis of hypertropHic cardiomyopathy. Heart,2001,86:709-714.
3. Qin JX,Shiota T,Lever HM,et al. Impact of left ventricular outflow tract area on systolic outflow velocity in hypertropHic cardiomyopathy. A real-time three-dimensional echocardiograpHic study. J Am Coll Cardiol,2002,39: 308-314.
4. Pollick C,Rakowski H,Wigle ED. Muscular subaortic stenosis. The quantitative relationship between systolic anterior motion and the pressure gradient. Circulation 1984, 69:43-49.
5. Sherrid MV,Gunsburg DZ,Moldenhauer S,et al. Systolic anterior motion begins at low left ventricular outflow tract velocity in obstructive hypertropHic cardiomyopathy. J Am Coll Cardiol,2000,36:1344-1354.
6. Maron MS,Olivotto I,Betocchi S,et al. Effect of left ventricular outflow tract obstruction on clinical outcome in hypertropHic cardiomyopathy. N Engl J Med,2003,348: 295-303.
7. Kofflard MJ,Ten Cate FJ,van der Lee C,et al. HypertropHic cardiomyopathy in a large community-based population. Clinical outcome and identification of risk factors for sudden cardiac death and clinical deterioration. J Am Coll Cardiol,2003,41:987-993.
8. Hreybe H,Zahid M,Sonel A,et al. Noncardiac surgery and the risk of death and other cardiovascular events in patients with hypertropHic cardiomyopathy. Clin Cardiol, 2006,29(2):65-68.
9. Hoshikawa T,Otaki K,Suzuki C,et al. Anesthetic management of a patient with mid-ventricular obstructive hypertropHic cardiomyopathy treated with dual-chamber pacing. Masui,2008,57(2):216-218.
10. Agarwal NK,Kapoor PM,Chaudhary S,et al. Anaesthetic management of a patient with hypertropHic obstructive cardiomyopathy undergoing Morrow's septal myectomy. Indian J Anaesth,2007,51(2):134-136.

(应舜伟 王东信)

第五节 心功能不全患者 非心脏手术的麻醉

一、临床病例

【病例】

患者,男,68岁,因便血一周以"上消化道出血"入院。患者1年前因喘憋发现冠心病、陈旧性心肌梗死,此后间断有心前区疼痛发作,服用硝酸甘油后症状可缓解。无高血压、糖尿病病史,否认肝炎、结核等传染病史。查体:神清,贫血貌;颈静脉怒张,双肺底可及少量细湿啰音,心音低钝;双下肢轻度水肿。血常规血红蛋白69g/L。血液生化:B型钠尿肽前体(Pro-BNP)16 982pg/ml,ALB 24.6g/L,心肌肌钙蛋白Ⅰ(CTNI)0.9ng/ml。凝血功能 PT

14.92 秒,INR 1.53。ECG:陈旧性前侧壁心肌梗死。胃镜证实上消化道出血。B 超示左上腹巨大实性占位病变,来源于胃底体后壁大弯侧;充血性肝大。超声心动检查示:左房(横径 41.5mm)、左室(72.9~63.7mm)扩大,二尖瓣中度反流;左室壁节段性运动减弱(前壁、后壁及下壁),左室射血分数降低 24%;肺动脉压 4.39kPa(33mmHg);主动脉瓣轻度反流;三尖瓣轻度反流。诊断考虑:上消化道出血(消化道溃疡可能性大);冠状动脉粥样硬化性心脏病,不稳定心绞痛,陈旧前壁心肌梗死,心脏扩大,心功能Ⅳ级(纽约心功能分级 NYHA 分级)。拟行"开腹探查手术"。

1. 如何对该患者进行术前评估?
2. 该患者的术前准备有哪些?
3. 麻醉处理的要点是什么?
4. 术后有哪些注意事项?

二、心功能不全的定义及流行病学

心功能不全(cardiac insufficiency)是由不同病因引起的心脏舒缩功能障碍,发展到使心排出量在循环血量与血管舒缩功能正常时不能满足全身代谢对血流的需要,从而导致具有血流动力异常和神经激素系统激活两方面特征的临床综合征。主要引起肺/体静脉淤血、活动耐量下降、预期寿命缩短。

心功能不全的发生率随人群年龄增加而升高。NHLBI 的 FHS1 数据显示,年新发心衰事件在 65~74 岁白人男性中为 15.2‰,75~84 岁为 31.7‰,85 岁以上的为 65.2‰。各相同年龄组的白人女性分别为 8.2‰、19.8‰、45.6‰,黑人男性分别为 16.9‰、25.5‰、50.6‰,黑人女性分别为 14.2‰、25.5‰、44.0‰。65 岁以上人群中心功能不全发病率为 10‰,其中合并高血压者的心衰占 75%;血压>21.28/11.97kPa(160/90mmHg)者死亡风险是血压<18.62/11.97kPa(140/90mmHg)者的 2 倍。以往的 20 年间心衰发病率未降低,但总的存活率有明显改善。

心功能不全可以急性发病也可以慢性起病、逐渐进展,是许多心血管疾病发展到最后的共同通路。冠心病和高血压是老年患者发生心功能不全的两个主要的危险因素。其他常见病因包括糖尿病、心脏瓣膜病(特别是主动脉狭窄和二尖瓣反流),以及非缺血性心肌病。心功能不全的发病通常是多因素的,但特异的独立危险因素包括男性、高血压、冠状动脉粥样硬化性心脏病、糖尿病和高龄。当前,终末期心功能不全唯一的治愈手段是心脏移植。

心功能不全根据心肌病变的力学特性差异,临床分为收缩型心功能不全和舒张型心功能不全。前者常见,主要由于心肌不能形成足够的收缩力进行射血,通常左室射血分数在 40% 以下,同时影响两个心室,但是左室衰竭更常见;后者主要由于心室舒张受限,导致舒张末充盈不足所致,通常左室射血分数在 40% 以上,主要影响左室。

本文患者术前主要的内科并发症为冠心病、陈旧心肌梗死、严重心功能不全。

参 考 文 献

1. Rosamond W,Flegal K,Furie K,et al. Heart disease and stroke statistics—2008 update:a report from the American Heart Association Statistics Committee and Stroke Statistics Subcommittee. Circulation,2008,117:e25-146.

2. Jessup M,Abraham WT,Casey DE,et al. 2009 focused update:ACCF/AHA Guidelines for the Diagnosis and Management of Heart Failure in Adults:a report of the American College of Cardiology Foundation/American Heart Association Task Force on Practice Guidelines:developed in collaboration with the International Society for Heart and Lung Transplantation. Circulation,2009,119:1977-2016.

3. Aronow WS,Ahn C,Kronzon I. Comparison of incidences of congestive heart failure in older African-Americans,Hispanics and whites. Am J Cardiol,1999,84:611-612.

4. Aronow WS,Ahn C,Kronzon I,et al. Congestive heart failure,coronary events and atherothrombotic brain infarction in elderly blacks and whites with systemic hypertension and with and without echocardiograpHic and electrocardiograpHic evidence of left ventricular hypertropHy. Am J Cardiol,1991,67:295-299.

三、心功能不全的病理生理

心肌损伤后残存心肌细胞及细胞外基质发生的适应性改变导致左室的病理性重构,出现扩张及收缩力下降。若不加干预,这些改变会随着时间延长而加重,在其他损伤(如心肌梗死)及左室收缩功能障碍所引发的全身反应(激活交感神经系统和肾素—血管紧张素—醛固酮系统)作用下恶化。上述反映均影响机体功能,导致了心功能不全综合征。临床表现为症状的出现及恶化、活动耐量下降、失代偿事件。心脏功能失代偿可导致住院、心肌电不稳定以及早死,后者通常是由于泵衰竭或室性心律失常。由于收缩型或舒张型心功能不全患者都依赖心房的收缩和左室的同步收缩,影响这些功能的事件（如出现房颤或左束支传导阻滞）或增加额外的血流动力学负担（如贫血）都能导致心功能急剧恶化。因而,阻断左室重构及其全身性反应是有效治疗心功能不全的基础。

参 考 文 献

McMurray J. Systolic heart failure. NEJM, 2010, 362: 228-238.

四、心功能不全的治疗进展

目前,心功能不全的治疗是基于 2001 年 AHA/ACC 对心功能不全的分级而进行的。分为四级:A 级,只有心功能不全的危险因素,无心脏结构和功能的改变,也未出现过心功能不全症状;B 级有心脏结构和功能的改变,但未出现过心功能不全症状;C 级为有心脏结构和功能的改变,也出现过心功能不全;D 级是指终末期心脏病,尽管给予最佳内科治疗,症状也不缓解。这一分级系统与我们常用的心功能分级（NYHA 分级）的最大区别在于,此分级系统参照了肿瘤 TNM 分期,代表了心脏疾病本身的严重程度,而心功能分级仅注重功能分级,忽视了疾病本身的严重程度,即心功能可以时好时坏,但疾病本身只能越来越重,很难逆转。据此,A 级患者适合减少危险因素、健康教育;B 级患者应用血管紧张素转换酶抑制剂（ACEI）或血管紧张素受体拮抗剂（ARBs）,部分患者用 β 受体阻滞剂治疗。C 级包括了 ACEI 和 β 受体阻滞剂,低钠饮食,利尿、强心,若存在左束支传导阻滞,可行心脏再同步治疗等,考虑多学科合作。D 级患者应用正性肌力药物,心室辅助装置,等待移植。

参 考 文 献

1. Hunt SA, Baker DW, Chin MH, et al. ACC/AHA Guidelines for the Evaluation and Management of Chronic Heart Failure in the Adult: Executive Summary A Report of the American College of Cardiology/American Heart Association Task Force on Practice Guidelines(Committee to Revise the 1995 Guidelines for the Evaluation and Management of Heart Failure): Developed in Collaboration With the International Society for Heart and Lung Transplantation; Endorsed by the Heart Failure Society of America. Circulation, 2001, 104: 2996-3007.
2. Jessup M, et al. Medical progress in heart failure. NEJM, 2003, 348: 2007-2018.

五、心功能不全患者的术前评估和准备

心功能不全患者的术前评估和准备,参照 AHA/ACC 的 2007 版关于心脏患者非心脏手术围术期评估和治疗指南。以下几个方面值得注意:①失代偿性心功能不全是不稳定心脏状态,不应进行择期非心脏手术;②代偿性心功能不全是临床危险因素;③活动耐量差且并存临床危险因素拟行高危手术的患者,或存在不稳定心脏状态的患者,应当考虑心内科医师会诊并考虑术前或术中同期冠状动脉再血管化或心脏手术。

结合本病例,患者拟行急诊手术,即使围术期心脏风险（心源性猝死、心肌梗死、心功能不全）很大,但由于不做急诊手术很可能直接致命,所以对于急诊手术的评估,指南强调只能做术中及术后危险因素的预防和干预。因此,急诊手术的评估简化,但是术中处理会更加复杂而具有挑战性。如果此患者择期手术,我们则应当根据是否存在不稳定心脏状态（急性心肌梗死、严重心绞痛、失代偿心功能不全、严重瓣膜病和严重心律失常）、手术类型、活动耐量以及进一步检查是否影响处理方式等方面来做进一步评估。

参 考 文 献

Fleisher LA, Beckman JA, Brown KA, et al. ACC/AHA 2007 guidelines on perioperative cardiovascular evaluation and care for noncardiac surgery: executive summary: a report of the American College of Cardiology/American Heart Association Task Force on Practice Guidelines. J Am Coll Cardiol, 2007, 50: 1707-1732.

六、心功能不全患者的麻醉选择

至今,尚无研究能证实对于心功能不全的患者何种麻醉更具优势。但是,对于胸腹部手术,通常我们还是会选择硬膜外-全身复合麻醉,优势在于能提供良好的术后镇痛,同时减轻心脏前后负荷。但是,对于一些后负荷敏感型心脏病变（如严重二尖瓣狭窄和主动脉瓣狭窄）,应当谨慎。

结合本病例,由于患者术前凝血功能提示 INR ＞1.5,为硬膜外阻滞禁忌,所以只能选择全身麻醉。

参 考 文 献

Cohen MC, Pierce ET, Bode RH, et al. Types of anesthesia and cardiovascular outcomes in patients with congestive heart failure undergoing vascular surgery. Cong Heart Failure,

1999,5:248-253.

七、心功能不全患者的术前准备及术中监测

心功能不全患者的术前准备应当考虑以下方面：①控制并纠正诱因：包括贫血、感染、心律失常、低氧血症、甲状腺疾病、肾功能不全；②维持抗心功能不全、抗高血压及抗冠心病治疗；③维持水、电解质及酸碱平衡、血糖等内环境稳定。

结合本病例，我们认为该患者严重贫血（血红蛋白 69g/L）可能是心功能由代偿期转变为失代偿期的关键一环。所以，术前准备中要求积极备血输血，纠正诱因。同时由于射血分数低至 24%，要求心外科医师会诊并协助放置主动脉内球囊反搏事宜。

关于术中监测，除了常规监测以外，此类患者由于心功能很差，需要有创监测来指导围术期液体治疗及心功能维持。因此，在术中放置肺动脉导管，实时监测肺动脉压及心排出量，间断监测肺毛细血管楔压。

在麻醉诱导药物选择上，阿片类、苯二氮䓬类、依托咪酯及氯胺酮都是合适的选择，由于丙泊酚强大的循环抑制效应，严重心功能不全患者可能难以耐受。心功能不全患者，由于心排出量低，摄取少，所以肺泡吸入麻醉药浓度上升会增快，七氟烷对心肌抑制较小，但应用时也应当随时调整吸入浓度，严密监测患者反应。静脉诱导时，由于患者循环时间延长，所以药物起效变慢，一定要有足够耐心，滴定式给药。同时心功能不全患者对心房收缩依赖程度大，一定要注意稳定窦性心律。

在药物的相互作用方面也需注意，ACEI 和螺内酯合用的患者易出现高钾血症，应当警惕。长期服用洋地黄的患者若肾功能不全，容易引发其中毒，需要关注。

参 考 文 献

1. ChristopHer S, et al. Anesthesia and congestive heart failure: pathology, medical, and surgical management. M. E. J. Anesth,2006,18(5):825-851.
2. David S, et al. Diastolic dysfunction, cardiovascular aging, and the anesthesiolgists. Anesthesiology clin, 2009, 27:497-517.

八、心功能不全患者的麻醉管理目标

着重做好以下两点：①维持心排出量。前负荷、后负荷和心肌收缩力是心排出量的决定因素。由于心室顺应性差，必须在舒张期充分充盈，因此需要高于正常的中心静脉压，避免心动过速（可缩短舒张期）和积极治疗心律失常。如前述，衰竭的心室左室舒张末容积严重依赖于心房收缩。如果心房收缩消失（如房颤时），前负荷减少将降低心排出量。后负荷增加，特别是急性的增加，可以导致心排出量急剧下降。心功能不全患者可能依赖交感张力来维持心排出量，因此如果麻醉诱导后丧失交感张力，将会导致循环虚脱。尽管用缩血管药物需要谨慎，但是麻黄碱等药物必须随手可得。正性肌力药物如多巴酚丁胺或磷酸二酯酶抑制剂对于围术期失代偿患者可能有用。②维持心肌氧供需平衡。心动过速增加心肌耗氧量，应当避免。插管、手术刺激、低血容量、贫血、缺氧、高二氧化碳、术后疼痛、恶心和呕吐等因素可以诱发心动过速。舒芬太尼等阿片类药物可以减弱插管反应。有效镇痛非常重要。扩张血管降低后负荷可大大降低心肌氧耗。但是，注意不能损害压力依赖型自主调节器官的血流（脑、肾和心）。

针对本例患者，在术中应用多巴胺及肾上腺素维持后负荷及心肌收缩力，从而稳定了心排出量；同时应用硝酸酯类扩张冠状动脉，积极输血增加血液携氧能力，维持足够深度的麻醉，从而来匹配心肌氧供需状态。

参 考 文 献

1. Magner JJ,Royston D. Heart failure. Br J Anaesth,2004, 93:74-85.
2. Groban L, Butterworth J. Perioperative management of chronic heart failure. Anesth Analg,2006,103:557-575.
3. Sanders D, Dudley M, Groban L. Diastolic dysfunction, cardiovascular aging, and the anesthesiologist. Anesthesiology Clin,2009,27:497-517.

九、心功能不全患者的术后处理

术后处理包括两个要点：①有效镇痛。由于疼痛可以增加心肌需氧量，加重供需失衡于，有效的镇痛对心功能不全患者尤其重要。②合理调控容量负荷。前负荷的改变对于衰竭心脏是十分危险的，因此要警惕麻醉药物作用消失后形成的容量相对过多，临床中可应用静脉硝酸酯类药物降低前负荷。

本例患者，术后应用静脉患者自控镇痛持续镇痛，小剂量硝酸酯类静注降低前负荷，依靠肺动脉导管提供的信息调节容量状态及心肌氧供需平衡，从而使得患者术后无外科并发症，顺利出院。

参 考 文 献

1. Magner JJ,Royston D. Heart failure. Br J Anaesth,2004,

93:74-85.

2. Groban L, Butterworth J. Perioperative management of chronic heart failure. Anesth Analg, 2006, 103:557-575.

3. Sanders D, Dudley M, Groban L. Diastolic dysfunction, cardiovascular aging, and the anesthesiologist. Anesthesiology Clin, 2009, 27:497-517.

十、Key points

1. 心功能不全患者行非心脏手术的术前评估 失代偿性心功能不全是不稳定心脏状态,不应进行 择期非心脏手术;代偿性心功能不全是临床危险因 素;活动耐量差且并存临床危险因素拟行高危手术 的患者,或存在不稳定心脏状态的患者,应当考虑心 内科医师会诊并考虑术前或术中同期冠状动脉再血 管化或心脏手术。

2. 心功能不全患者术前注意控制并纠正诱因 贫血、感染、心律失常、低氧血症、甲状腺疾病、肾功 能不全;维持抗心功能不全、抗高血压及抗冠心病治 疗;维持水、电解质及酸碱平衡、血糖等内环境稳定。

3. 术中麻醉管理目标 维持心排出量及心肌 氧供需平衡。

4. 术后管理目标 有效镇痛,合理调控容量 负荷。

(张 鸿 王东信)

第十一章

糖尿病患者的麻醉

一、临床病例

【病例1】

45 岁某女性患者，糖尿病病史 30 年，控制血糖的方法为：早餐前中效胰岛素（NPH）32U 和常规胰岛素（R）16U；晚餐前 NPH 12U 和 RI 12U。急诊拟行输卵管卵巢脓肿手术。血糖值为 350mg/dl。

1）糖尿病的分类与流行病学？术前风险因素是什么？

2）术前是否需要控制血糖？控制血糖的标准是什么？

3）如何给予胰岛素治疗？如何防治低血糖？

4）糖尿病患者围术期易发生哪些并发症？

【病例2】

一例 70 岁合并 2 型糖尿病妇女，拟行结肠切除术。平素常规服用二甲双胍和罗格列酮，在术前准备间时血糖水平为 185mg/dl。

1）常用口服降糖药物的分类和降糖机制是什么？

2）术前是否需停用口服降糖药物？如何控制术中、术后高血糖？

3）术前需行哪些检查和评估？如何评判糖尿病的控制情况？

4）此时是否应给予补液治疗？如何进行？

【病例3】

患者，男，35 岁。体重 115kg。因车祸致创伤性休克，左下肢严重挤挫伤，右肋骨骨折。既往糖尿病病史 1 年，血糖控制不佳，急诊行左下肢清创再植术。入室患者轻度昏迷，血压 14.63/6.65kPa（110/50mmHg），心率 135 次/分、脉搏氧饱和度（SpO$_2$）94%。采用静吸复合全身麻醉。手术历时 350 分钟，术中输红细胞 12U、晶体液 7000ml、胶体液 1500ml、碳酸氢钠 150ml、葡萄糖 100g 加胰岛素 24U，术毕清醒拔除气管插管送至病房。术后患者

烦躁，血压 15.96/8.65kPa（120/65mmHg），血气分析示 pH 7.08，PO$_2$ 0.97kPa（7.33mmHg），血糖 24.6mmol/L，尿酮体（＋＋）～（＋＋＋），血红蛋白（Hb）66g/L，即给予 0.9% 生理盐水 500ml＋胰岛素 16U，2 小时内静滴。监测血糖，持续应用胰岛素，抗感染、补液治疗。21 小时后，血糖降至 16.1mmol/L。32 小时后，因患者左小腿广泛缺血坏死，体温 39～40℃，神志模糊、烦躁，急诊行左下肢截肢术。入室患者呈昏迷状态，血压 11.97/7.32kPa（90/55mmHg），心率 137 次/分，SpO$_2$ 92%。全麻下监测中心静脉压、有创动脉压、血糖、电解质，手术历时 175 分钟，术毕带气管导管返回病房。3 天后气管切开，经胰岛素治疗酮症酸中毒、控制血糖、抗感染及支持治疗等，术后 74 天痊愈出院。

1）此例糖尿病患者术前准备有何欠缺？

2）术中管理和监测有何不足？

3）术毕发生了什么危象？如何治疗？

4）为何术后再度昏迷？

【病例4】

患者，男，46 岁，身高 1.78m，体重 86kg，诊断右下肢静脉曲张，拟行高位结扎剥脱术收入院。患者自诉既往健康，入院检查三大常规、胸透、心电图等均在正常范围。次日上午择期手术：入室血压 17.29/10.64kPa（130/80mmHg），HR 89 次/分，SpO$_2$ 94%。于 L$_{2-3}$ 间隙硬膜外穿刺，头向置管 3cm，平卧位后分别给予 1% 利多卡因与 0.375% 布比卡因合剂 3ml、5ml、8ml。20 分钟后麻醉平面为 T$_{10}$ 至 S$_3$，血压 14.63/7.98kPa（110/60mmHg），HR 63 次/分，手术顺利进行。术中输液为 0.9% 氯化钠液 500ml；10% 葡萄糖液 1000ml，手术开始 50 分钟时发现尿量达 1500ml，血压下降至 11.97/6.65kPa（90/50mmHg），给予多巴胺 40mg 持续静滴，血压可维持到 15.96/10.64kPa（120/

80mmHg)，心率增加至 130 次/分。手术 90 分钟结束时患者呼吸深、快，诉口渴、头晕等不适，考虑升压药的原因而停用。送患者回病房，搬放于病床后患者意识不清，呼吸深大，血压 10.64/5.32kPa（80/40mmHg）、HR 140 次/分，紧急会诊，考虑高血糖，急查末梢指血糖 26mmol/L，并送血、尿检查，于 5% 葡萄糖 500ml 加 40U 胰岛素缓慢静脉滴注（20 滴/min），随后化验室报告血糖 33.8mmol/L，尿糖（＋＋＋），尿酮体（＋＋），按急性糖尿病酮症酸中毒急诊抢救 4 小时患者清醒，血糖控制至 12mmol/L 左右，循环呼吸恢复正常。

1）此例患者病史了解是否详细？

2）麻醉方法选用是否恰当？

3）术中尿量增多和血压下降的原因？

4）术毕意识模糊时如何鉴别诊断？

糖尿病的定义、分类和流行病学？

糖尿病是因胰岛素绝对或相对缺乏，导致以高血糖为特征的机体代谢紊乱，病变累及大小血管及相应生命器官和神经末梢等的一种慢性疾病。

根据最新糖尿病指南，主要分为以下四型：

1. 1 型糖尿病　由于自身免疫或遗传因素致胰岛中 B 细胞损伤而引起的胰岛素绝对缺乏。可发生于任何年龄，多见于 25 岁以下青少年。通常症状明显，表现为中度至重度的临床症状，包括体重下降、多尿、烦渴、多饮、体形消瘦、酮尿或酮症酸中毒等。对小剂量胰岛素十分敏感，易发生酮症，多数需终身依赖胰岛素治疗。包括免疫介导性（1A 型）和特发性（1B 型）两种类型。例 1 患者年龄 45 岁，糖尿病病史 30 年，用胰岛素控制血糖，可判断属于 1 型糖尿病。

2. 2 型糖尿病　最多见，占糖尿病患者中的 90% 左右。病因尚不明确，与基因多态性，免疫改变致外周组织对胰岛素抵抗有关。胰岛素抵抗和 B 细胞功能衰竭是其发病机制的主要环节。中、老年起病，但近来年轻人亦开始多见。肥胖者多见，常伴血脂紊乱及高血压。多数起病缓慢，半数无任何症状，常在体检、术前筛查中发现。发病初大多数患者不需要用胰岛素治疗，一般情况下可口服降糖药控制血糖，例 2 即属于 2 性糖尿病患者。此类患者一般不发生酮症，老人在应激状态下可出现高渗性非酮症昏迷。

3. 继发性糖尿病　即由其他原因致 β 细胞功能，或胰岛素作用的遗传性缺陷，胰腺外分泌病变（如胰腺炎、创伤/胰腺切除术后、胰腺肿瘤、胰腺

囊性纤维化等），内分泌疾病（如肢端肥大症、库欣综合征、嗜铬细胞瘤、甲亢等）以及药物（如糖皮质激素、甲状腺激素、噻嗪类利尿药、苯妥英钠等）或化学原因引起的（如治疗 AIDS 或器官移植后）拮抗胰岛素作用的激素增多，胰岛细胞数量减少而继发的外周组织糖利用障碍而引起糖尿病，共有 8 个亚型。

4. 妊娠期糖尿病　妊娠期间内环境改变引起糖利用障碍，血糖升高，诊断为妊娠期糖尿病。

随着现代社会生活节奏的加快，膳食结构的改变、环境的变化和体力活动的减少，糖尿病的发病率逐渐攀升。据估计，在美国大约总人口的 10% 为糖尿病患者，其中 1/3 的患者将接受心脏手术。他们所伴随的各种慢性并发症使其手术几率远高于普通人。Clement 等曾指出管理糖尿病患者的重要性就在于约有 1/5 的手术患者是糖尿病患者，并且约有 1/2 的糖尿病患者一生中将经历手术的风险。

参 考 文 献

1. American Diabetes Association. Standards of medical care in diabetes—2010. Diabetes Care,2010,33(Suppl. 1)：S11-S61.

2. Brown DR. Perioperative management of the diabetic patient. ASA refresher courses in anesthesiology. 2009，New Orleans，USA. 209：1-7.

3. Clement S,Braithwaite SS,Magee MF,et al. Management of diabetes and hyperglycemia in hospitals. Diabetes Care, 2004,27(2)：553-591.

二、糖尿病的临床表现和诊断

糖尿病的常见临床表现为"三多一少"。

【多尿】　系由于血糖升高，超过肾糖阈（血糖 180mg/dl）时，出现的渗透性利尿作用。多饮：系由于体内水分丢失，产生口渴，多饮，如在应激情况下，不能及时补充水分，会产生高渗状态，甚至昏迷。多食：血糖虽然升高，但不能被外周组织和细胞所利用，产生"细胞内饥饿"现象；患者食欲增强，进食量增多。体重减轻：系胰岛素不能促使细胞有效利用葡萄糖供能，造成细胞转向从脂肪、蛋白质分解产物中获取能量，导致患者体重减轻。此情况多见于 1 型糖尿病患者，2 型糖尿病患者早期进食量增多，运动量减少，可处于肥胖，超重、高血压状态。

【糖尿病的诊断】　有明确的糖尿病表现，符合下列标准之一，即可诊断。

①糖化血红蛋白（HbA1c）≥6.5%；②空腹血糖≥126mg/dl（7.0mmol/L）；③OGTT 试验 2 小时后血糖≥200mg/dl（11.1mmol/L）★；④凡有典型的糖尿病症状或高血糖危象，随机血糖水平≥200mg/dl（11.1mmol/L）。

★注：如果患者缺乏明确的糖尿病表现时，对 1～3 项标准须重复测试加以确认。

HbA1c 是血红蛋白球蛋白上的游离氨基与葡萄糖非酶促的共价反应产物，其可重复性好、变异性小、不受空腹血糖的影响、成为反映较长（2 个月）时间血糖水平变化的稳定指标，故 2010 年初美国糖尿病协会（ADA）新增 HbA1c 为糖尿病的诊断标准和血糖监控指标。也有人曾建议 HbA1c≥6.3% 为中国人的糖尿病诊断标准。

参 考 文 献

1. American Diabetes Association. Standards of medical care in diabetes-2010. Diabetes Care, 2010, 33 (Suppl. 1): S11-S61.
2. Bao Y, Ma X, Li H, et al. Glycated haemoglobin A1c for diagnosing diabetes in Chinese population: cross sectional epidemiological survey. BMJ, 2010, 340: c2262.

三、糖尿病患者麻醉的风险因素

糖尿病本身对围术期的影响不大，但其靶器官的终末病变则使麻醉和手术的风险增大。因此慢性血糖增高所引起糖尿病的远期并发症—靶器官的终末病变值得重视。

在美国，糖尿病肾病是导致终末期肾病（ESRD）的首位病因，糖尿病患者发病率可高达 44%。一旦确诊为糖尿病肾病，应行严格的血糖和血压控制。血管紧张素转化酶抑制剂（ACEI），可以减缓肾功能的衰退。心血管的改变包括不典型的冠状动脉缺血表现、无痛性心肌缺血、高血压、心脏自主神经病变以及糖尿病性心肌病。心肌梗死是老年糖尿病患者最常见的死亡原因。美国心脏病协会新近指出：糖尿病与吸烟、高血压和高血脂一样，是心血管疾病的一个主要危险因素。冠状动脉疾病在 18～44 岁患者中的发病率为 3%，在 45～64 岁患者中为 14.3%，在 65 岁以上患者为 20%。虽然女性和男性的发病率一致，但女性由于表现不典型，导致死亡率较高。糖尿病的脑血管病变中最常见的是卒中。它在 18～44 岁患者中的发病率为 2%，在 45～64 岁患者为 8.4%，65 岁以上患者为 12.7%。因此糖尿病患者的心脑血管疾病发病率远高于常人。长

时间的糖尿病还会造成肺功能减退，患者术后需要呼吸支持。

在糖尿病患者中下肢动脉供血不足超过 10%，末梢多个神经病变超过 50%。胶原组织的糖化导致关节强直，如果病变侵袭颞下颌关节、寰枕关节或者颈椎，患者头颈活动度受限可导致气管插管困难。此外妊娠期糖尿病的风险还包括妊娠末期胎儿宫内死亡、创伤性产伤、头盆不称、新生儿低血糖、新生儿呼吸窘迫综合征和产后母体低血糖等。

除上述慢性并发症给麻醉和手术增添了风险外，手术相关因素也会加重糖代谢紊乱。患者术前的焦虑情绪、手术创伤、麻醉及术后疼痛等应激情况可造成胰岛素拮抗激素（如儿茶酚胺、皮质醇、胰高血糖素、生长激素等）分泌增加，加重胰岛素分泌障碍和胰岛素抵抗。同时，炎症因子（如白介素 1、肿瘤坏死因子等）过度释放和血管加压素、泌乳素等水平升高，导致糖原分解增多、肝糖输出增加及糖异生作用增强，进一步加重糖代谢紊乱。围术期禁食、手术创伤及术后分解代谢增加，导致蛋白质、脂肪迅速动员并分解利用，使患者酮症酸中毒危险增加。如例 3 患者原有糖尿病病史，在经历创伤、手术应激后，代谢紊乱，发生酮症酸中毒。另外，麻醉使患者对低血糖的反应性降低，禁食、术前严格控制血糖、胰岛素剂量调整不当等均可导致糖尿病患者低血糖发生率升高。

因此糖尿病患者由于血糖控制不良，加之上述原因，围术期可发生低血糖、高血糖、酮症酸中毒和高渗性非酮症昏迷等急性并发症，这些常常是致命的。在急诊或术前病史不详和缺乏糖尿病患者的麻醉管理知识时，麻醉后病情会发生急剧恶化，如例 4 患者的处置不当与此有关。有资料显示 1 型糖尿病的死亡率是普通人群的 5 倍，2 型糖尿病则是普通人群的 2 倍。

参 考 文 献

1. Brown DR. Perioperative management of the diabetic patient. ASA refresher courses in anesthesiology. New Orleans, USA. 2009, 209: 1-7.
2. Yao FSF, Malhotra V and Fonties VL. Yao & Artusio's Anesthesiology. 6th ed. Lippincott Philadelphia: Williams & Wilkins, 2008: 782-795.
3. Kaparianos A, Argyropoulou E, Sampsonas F, et al. Pulmonary complications in diabetes mellitus. Chron Respir Dis, 2008, 5(2): 101-108.

四、糖尿病的药物治疗与病情监控

1型糖尿病终生需要胰岛素来控制血糖和预防糖尿病酮症酸中毒的发生,如例1患者。常用的胰岛素制剂和皮下注射后的起效和维持时间见表11-1。健康人静脉使用常规胰岛素(RI)15 分钟内起效,皮下给药30分钟内起效,作用高峰出现在2小时,维持6~8小时。

表11-1　皮下注射不同胰岛素后的起效和维持时间表

类型	起效时间	作用峰时	维持时间
速效(赖脯胰岛素;优泌乐/诺和锐;门冬胰岛素)	15~30min	30~90min	3~4h
短效(常规胰岛素,RI)	30~60min	2~4h	6~10h
中效(NPH 胰岛素锌混悬液)	1~4h	4~12h	12~24h
长效胰岛素	1~2h	8~20h	24~30h
甘精胰岛素	1h	3~20h	24h

2型糖尿病患者大多肥胖,其治疗方案围绕减肥和饮食控制。血糖控制欠佳的患者需要加以药物治疗。有4种广谱的口服降血糖药物:①胰岛素促分泌剂:比如磺脲类药物,通过刺激胰岛素分泌,影响β细胞上腺苷三磷酸敏感的钾通道;②双胍类:比如二甲双胍,减少肝糖原生成,改善外周糖利用;③α葡萄糖苷酶抑制剂:例如米格列醇,通过减缓糖吸收而降低餐后高血糖;④噻唑烷二酮类:如吡格列酮,结合到脂细胞核上受体而减少胰岛素抵抗。

新一代以肠促胰素为基础的降血糖药物,人胰高血糖素样肽-1(GLP-1)类似物-利拉鲁肽(liraglutide),2010 年 1 月分别在欧盟、日本和美国上市。其机制为葡萄糖依赖性的促进 B 细胞分泌胰岛素,抑制 A 细胞分泌胰高血糖素,达到降糖作用,避免低血糖的发生。

口服降糖药物自身并不足以降低血糖至正常范围时,一些 2 型糖尿病患者需要加用胰岛素。复合使用不同种类的口服降糖药可以提高非胰岛素类药物治疗的成功率。例2患者就复合使用了二甲双胍和罗格列酮控制血糖。新型的磺脲类药物药效长,较少并发低血糖。然而一旦发生了低血糖,就会很严重,并且持续时间长,故临床降糖措施必须衡量发生低血糖的风险。口服降糖药物的起效和维持时间见表11-2。

表11-2　口服降糖药物的起效和维持时间表

药物	名称	起效	维持
第一代磺脲类	甲苯磺丁脲	1h	12h
	醋酸己脲	3h	24h
	妥拉磺脲	4h	16h
	氯磺丙脲	2h	24h
第二代磺脲类	格列本脲	30min	24h
	格列吡嗪 速效	30min	24h
	格列吡嗪 缓释	2~4 h	24h
	格列美脲	2~3 h	24h
双胍类	二甲双胍	1~3 h	17h
α葡萄糖苷酶抑制剂	阿卡波糖	2h	4h
	米格列醇	2~3 h	尚不明确
噻唑烷二酮类	吡格列酮	2h	尚不明确

轻症的糖尿病患者以及控制良好的糖尿病患者,通常可每日自行尿检或行末梢血糖检测以调整饮食和药物剂量。对于需要紧急处理的高血糖或是胰岛素需要量发生变化,如上述各例患者,最有效的治疗方法是使用 RI 并监测血糖,调整 RI 的使用剂量或输注速率,使血糖控制在目标范围内。

糖尿病终末器官的并发症源于慢性高血糖,因此,治疗监控的目标是维持血糖水平接近正常。大多数的患者自我使用袖珍式血糖仪监测血糖。如上所述 HbA1c 反映了过去 2 个月的血糖控制情况,它与平均血糖水平有很好的相关性,故提倡监测 HbA1c 水平以了解糖尿病患者血糖的长期控制情况。血糖控制不好的患者 HbA1c 会升高,控制不良者其值可高达 20%。HbA1c 作为术前评估糖尿病患者术后转归的一个重要参考指标也正在吸引人们的关注。

参 考 文 献

1. Yao FSF, Malhotra V, Fonties VL. Yao & Artusio's Anesthesiology. 6th ed. PHiladelphia: Lippincott Williams & Wilkins, 2008: 782-795.

2. Nathan DM, Kuenen J and Zheng H, et al. A1c-Derived Average Glucose Study Group. Translating the A1C assay into estimated average glucose values. Diabetes Care, 2008, 31: 1473-1478.

3. Halkos ME, Puskas JD, Lattouf OM, et al. Elevated preoperative hemoglobin A1c level is predictive of adverse

events after coronary artery bypass surgery. J Thorac Cardiovas Surg,2008,136:631-640.

4. Gustafsson UO, Thorell A, Soop M, et al. Haemoglobin A1c as a predictor of postoperative hyperglycaemia and complications after major colorectal surgery. Br J Surg, 2009,96(11):1358-1364.

五、糖尿病患者麻醉前准备

1. 术前如何正确评估糖尿病患者？术前正确评估手术患者是保障患者安全的首要环节。目前我国糖尿病的发病率在增高，而患者的知晓率低，因此在术前发现未诊断的糖尿病患者具有重要意义。

研究表明，对于接受手术治疗的患者，伴有糖尿病但未经诊断者的死亡率是非糖尿病者的18倍，是已确诊糖尿病患者的3倍。糖尿病的漏诊和漏治使患者手术风险大大增加，甚至危及生命。例4即是一个典型的病例，仅凭患者的自诉，术前未能意识到患者有高血糖倾向，术中盲目输入大量含糖溶液，致术中、术后生命体征急剧变化，危及生命。因此，对所有接受手术治疗者行术前评估时，应包含糖尿病症状及病史和家族史的询问，必要时行糖代谢水平的检测。以下从病史采集、体格检查及相应的实验室检查等方面予以简述。

（1）病史采集：基础血糖控制水平是评估术后并发症的预测因素。对血糖升高的患者要详细询问病史，包括相关器官功能状态及饮食控制情况、是否有心、脑血管和周围血管的病变。麻醉医师应特别关注糖尿病患者心肌缺血的症状和其他心血管高危因素，如外周血管疾病、吸烟、高血压、高脂血症、肥胖症和家族史；以及与糖尿病相关的自主神经病变症状，如体立性低血压、膀胱痉挛、胃软瘫等。是否有酮症酸中毒，高渗性昏迷的发作；以及高、低血糖发生的频率、症状和严重程度；尤其是低血糖昏迷使术后并发症增加。

最后一次进食的时间和最后一次胰岛素的剂量须特别关注。恶心呕吐和创伤出血会对患者的血容量，酸碱平衡状态和电解质平衡有显著影响。例3患者在急诊情况下，未重视此情况的详细了解，为术前评估的失误之处，故未能为后续血糖管理的个性化奠定基础。

（2）体格检查：除身高、体重等基本的生命体征外，体立性低血压、心率随呼吸的改变均提示自主神经功能紊乱。有外周血管病变的患者应比较双侧上肢所测血压。检查外周脉搏搏动情况，有助于了解血管病理学改变并提示是否要进一步做介入性造影。肥胖患者外周血管的置管部位和神经阻滞的解剖标志常难以确定，必须特别注意。糖尿病患者常有皮肤感染或缺血性损害，影响局部麻醉或区域阻滞的实施。另外，确定感觉缺失的状况有助于局部麻醉或区域阻滞方案的实施。应检查关节僵硬症状，祈祷手势是关节僵硬的典型特征，指的是当患者两手并拢时，几乎不能将两手指及手掌并在一起，预示有困难气道存在的可能。

（3）实验室检查：一般的检查包括ECG、血糖、血电解质、血尿常规。术前ECG检查可提示心肌缺血和血流动力学方面的并发症。生化检查可提供血容量、酸碱平衡、血糖控制、肾功能等生命信息。尿检以发现葡萄糖和酮体；随着糖尿病肾病的发展，尿蛋白的出现早于肌酐水平的上升。HbA1c对近2个月来血糖控制的情况评价极有价值，升高则不仅需要警惕并发症，而且要调整治疗药物。

2. 糖尿病患者的麻醉和手术前准备如何进行？

（1）术前糖尿病患者血糖管理的个体化：①择期手术者空腹血糖应控制在126～180mg/dl（7～10mmol/L）。HbA1c水平<7.2%，表明血糖控制良好。急诊手术者随机血糖应<252mg/dl（14mmol/L）。如空腹血糖>180mg/dl（10mmol/L）、随机血糖≥252mg/dl（14mmol/L）或HbA1c水平>9%，择期手术宜推迟。对于通过饮食或口服降糖药可良好控制血糖、无糖尿病急慢性并发症的择期手术者。小型手术（手术时间<1小时，局部麻醉且不需要禁食）：可维持原治疗方案，仅在手术前后监测血糖。大、中型手术（手术时间>1小时）：应在术前3天停用长效口服降糖药，改用短效或中效口服降糖药，或于手术当日清晨停用短效降糖药，改为RI或胰岛素制剂进行术前血糖准备。对于原来应用胰岛素治疗者，应于手术当日将餐前胰岛素用量减少1/3～1/2。②对于血糖控制不佳、病程较长或合并急慢性并发症的糖尿病患者。术前3天改为胰岛素治疗，方案可为三餐前RI＋睡前中长效胰岛素，或预混胰岛素注射治疗2次/日，根据监测的空腹、三餐后2小时及睡前血糖水平调整胰岛素剂量。禁食期间停止应用餐前胰岛素。③对于接受急诊手术的糖尿病患者。应同时检测血糖和酮体水平。如患者随机血糖≥14mmol/L，可予生理盐水＋小剂量RI 0.1～0.15U/(kg·h)持续静脉滴注，密切监测血糖（1次/小时），保持血糖以4～6mmol/(L·h)的速度平稳降至理想范围。例1患者血糖高达350mg/dl，可采用此方法控制术前血糖；例3患者

术前缺乏相应的血糖值,未注意到创伤应激下高血糖反应,错过了术前用胰岛素纠正高血糖的机会;

合并酮症酸中毒或高渗性昏迷者,禁忌手术;应先纠正代谢紊乱,至血糖<14mmol/L、酮体消失、渗透压和 pH 值恢复正常后方可手术。

(2)术前补液纠正脱水:由于术前禁食,会造成糖尿病患者不同程度脱水,在长时间等待接台时和对老年患者格外要注意血糖的升高,引起渗透性利尿。例 1 患者尚有腹部疼痛和不适引起的进水不足,伴随的呕吐和糖尿病引起的渗透性利尿更会导致此患者脱水,使她的血糖水平显著升高。因此,应该尽快补液纠正存在的任何类型脱水;此时生理盐水或 0.45% 的盐水是较好的静脉输液。例 2 患者为老年人,禁食和肠道准备引起脱水,致血糖水平达185mg/dl,也应及时补液纠正。

(3)口服糖尿病治疗药物的调整:特别应注意:一些口服降糖药(表 11-2)应在术前停用。磺脲类药物除因作用时间长,在禁食期间易诱发低血糖反应外,还可使术中心肌缺血发生率升高。双胍类药物会使肾功能下降患者的乳酸堆积应及时停用,以减少患者乳酸酸中毒风险。噻唑烷二酮类,如罗格列酮和吡格列酮(rosiglitazone,pioglitazone)会导致术后水潴留,术前数天宜停用。因此例 2 患者口服的两种降糖药在术前均应停用。

一些新的降血糖药物,如阿卡波糖(拜糖平,acarbase,glucobay),为 α 葡萄糖苷酶抑制剂,具有竞争性和可逆性抑制小肠中糖类的分解,延缓葡萄糖的吸收速度,从而起到降血糖的作用。利拉鲁肽(liraglutide)是一种 GLP-1 类似物;西格列汀(Sitagliptin)是 GLP-1 降解酶二肽基肽酶-4(DPP-4)的抑制剂。上述药物不会因禁食引起低血糖,也不需要在术前调整剂量。但后两种药物会引起术后肠道功能恢复延长,建议术前停用。

对已用口服降糖药物治疗者,血糖控制不理想,拟行中、大手术,主张术前 48 小时改用 RI 治疗。已用胰岛素控制血糖的患者管理复杂。对入院准备手术的禁食患者,一般的做法是先建立静脉通路给予葡萄糖的同时按以前早晨剂量的 1/3～1/2 给中、长效胰岛素,如中效低精蛋白胰岛素(NPH)或鱼精蛋白锌胰岛素(PZI)。但应该提倡使用 RI,可通过手指血糖检查进一步调整剂量。血糖过低是较为严重的并发症(常被忽视),应注意低血糖症状可被同时应用的 β 受体阻滞剂所掩盖,有时延迟数月才被发现。

其他用药的调整:如高血压、心绞痛要正常服药治疗到术前。胃软瘫的患者应给予甲氧氯普胺(胃复安)或 H_2 受体阻滞剂,不能口服的可胃肠外给药。已证明甲氧氯普胺促进胃排空,可以减少反流、误吸、恶心和呕吐的发生,对于有胃软瘫患者非常有效。

3. 择期手术时,如何估算手术当日的胰岛素以及葡萄糖的需求量?正常人体每天需 100～125g 外源性葡萄糖作为能量支持。例 4 患者在 2 小时内输入 100g 葡萄糖,造成外源性葡萄糖输入过多,大大超过该患者机体的承受能力。大多数的外科手术中可避免输注含糖的液体。因为乳酸可以转变成葡萄糖,所以乳酸林格液有导致高血糖症的倾向。如何掌握糖尿病患者围术期胰岛素和糖的需求量,已有许多报道。但糖尿病患者应用胰岛素的问题比较复杂,没有一种方案能够给出完全的答案。经常测定血糖是决定胰岛素治疗方案的关键。建议术日晨应该测定血糖,血糖>140mg/dl 时,参考表 3 方案输注胰岛素和葡萄糖。手术前禁食的患者在术前口服液体糖类已证明可减少术后的胰岛素抵抗。但进食应权衡误吸风险的增加。

4. 采用哪些麻醉和监测方法?椎管内麻醉由于可抑制交感神经兴奋,阻滞痛信号的上传,能有效控制下肢和下腹部的手术应激反应,可用于病情控制较好的糖尿病患者下肢和下腹部的手术;但仍需密切观察病情,例 4 术中病情的变化,除术前未仔细询问有关糖尿病的症状与病史并给予相应检查外,还与术中管理者缺乏糖尿病知识,给予大量葡萄糖溶液,未能从术中病情变化中意识到此时高血糖引起的危象,直到术后患者昏迷,方醒悟问题严重。这一病例在说明麻醉方法的选择有其重要性的同时,更说明了麻醉医师的基础知识和临床思维判断能力的重要性。

近来神经阻滞在神经刺激器和超声扫描引导下,成功率有了明显提高,为糖尿病患者肢体病变的手术提供了麻醉保障。

全麻气管插管可以保证气道的安全,充分供氧,适合中、大手术和血糖控制不良、并发症重的患者采用。糖尿病患者急诊手术时,适当的预吸氧,快诱导/插管辅以环状软骨加压以预防误吸的发生。就常用的几种全麻药物而言,对糖尿病的控制没有明显差异。严密的术中监测以保证循环功能的稳定和对血糖与内稳态的良好调控。

术中除了持续地监测 SpO_2,ECG,血压,

ETCO₂和体温外,还应经常测量血糖和尿糖,从而进一步调整胰岛素的用量;必要时行血气和电解质检查。

参 考 文 献

1. Jr. DP,Sherwin RS and Baron A. Ellenberg & Rifkin's Diabetes Mellitus. 6th ed. New York:McGraw-Hill,2003: 611-618.
2. Yao FSF,Malhotra V,Fonties VL. Yao & Artusio's Anesthesiology. 6th ed. PHiladelpHia:Lippincott Williams & Wilkins,2008:782-795.
3. Turner HE,Wass JAH. OXFORD HANDBOOK of Endocrinology and Diadetes. 2nd ed. London:Oxford University Press,2009:802-804.
4. Meneghini LF. Perioperative manangement of diabetes: Translating evidence into practice. C C J M,2009,76 (Suppl. 4):S53-S59.

六、糖尿病患者术中血糖管理

术中血糖的管理可依手术类型大小的不同而区别处理。①小型手术:一般不需要特殊处理,术中避免静注葡萄糖,必要时按每2~4g葡萄糖加入1U胰岛素,即(2~4):1的比例给予RI。②大、中型手术:因外科疾病、感染、疼痛使患者基础代谢率升高,术前的常规禁食导致葡萄糖摄入不足、能量消耗增加,故术中应常规补充葡萄糖。输注葡萄糖的速率:成年人为2~4mg/(kg·min),儿童为5mg/(kg·min),可参照上述比例静脉给予RI,将血糖控制在7~10mmol/L。

目前多采用双通道方法,即一个通道给予生理盐水+RI持续静脉输入(或泵入),另一个通道给予静脉葡萄糖营养支持。也可以极化液方式给予,即5%葡萄糖+RI+氯化钾。

低血糖:麻醉可使患者对低血糖的反应性降低,患者出现交感神经异常兴奋和皮肤出汗时,须警惕低血糖的发生,及时监测血糖,使患者术中血糖不低于6.5mmol/L。

当术中高血糖(血糖水平>250mg/dl)时可单次静脉注射小剂量RI(可达10U),再持续静脉输入RI治疗。一条经验是成人每注射1U RI可降低血糖30mg/dl。

目前有各种不同的输注RI治疗高血糖的方案在使用,例如:Markovitz法、Stockton法、Yale法等。如上所述,没有一种方案可完全解决临床所有问题。但是,围术期糖尿病患者血糖水平管理应遵循的要点。

(一)血糖管理目标

1. 避免临床出现明显的高血糖或低血糖。
2. 防治酮症酸中毒。
3. 明确特定的靶控血糖范围:重危患者<180mg/dl;普通患者<140mg/dl。

(二)任何方案均要严密监测血糖水平的波动情况

情况需要时每30分钟1次、一般术中每1小时1次、情况稳定时可每2小时1次测血糖;从而及时调整胰岛素用量。例3的病例描述中,术中使用了100g葡萄糖和24U胰岛素,但遗憾的是未能提供及时监测血糖的信息,因此也就无法达到调整胰岛素用量,抑制术中的高血糖反应的目的。

以下介绍两种简便的胰岛素输注方案:

1. 用50ml生理盐水溶解稀释50U RI,放入50ml注射器内,用注射泵从静脉泵入体内,速率由测得血糖值按表11-3方案调节。建议为避免低血糖发生,输注同时以每小时100ml速率输入含5mmol钾的5%葡萄糖。每小时监测1次血糖。

表 11-3　胰岛素输注方案

血糖浓度(mmol/L)	胰岛素输注速率(U/h 或 ml/h)
0~4.0	0.5(⁺每30分钟监测血糖)
4.1~7.0	1.0
7.1~11.0	2.0
11.1~17.0	4.0
>17.1	6.0~8.0(⁺检查输注方案)

2. 摩根临床麻醉学中推荐的另一简便输注胰岛素控制高血糖的方法。用250ml生理盐水稀释250U RI,起始输注速度0.1U/(kg·h),随着监测血糖的变化,RI的输注速率可依下列公式调节:

每小时RI单位数=血糖(mg/dl)/150。

参 考 文 献

1. Jr. DP,Sherwin RS and Baron A. Ellenberg & Rifkin's Diabetes Mellitus. 6th ed. New York:McGraw-Hill,2003: 611-618.
2. Miller Rd,ed. Miller's Anesthesia. 7th ed. PHiladelpHia: Churchill Livingstone,2010:1321-1335.
3. Turner HE,Wass JAH. OXFORD HANDBOOK of Endocrinology and Diadetes. 2nd ed. London:Oxford Univer-

sity Press,2009:802-804.

4. Markovitz LJ,Wiechmann RJ,Harris N,et al. Description and evaluation of a glycemic management protocol for patients with diabetes undergoing heart surgery. Endocr Pract,2002,8:10-18.

5. Stockton L,Baird M,Cook CB,et al. Development and implementation of evidence-based guidelines for IV insulin:a statewide collaborative approach. Insulin,2008,3:67-77.

6. Goldberg PA,Siegel MD,Sherwin RS,et al. Implementation of a safe and effective insulin infusion protocol in a medical intensive care unit. Diabetes Care, 2004, 27, 461-467.

7. Meneghini LF. Perioperative manangement of diabetes: Translating evidence into practice. C C J M, 2009, 76 (Suppl 4):S53-S59.

8. Morgan GE, Mikhail MS, Murray MJ. Morgan's Clinic Anesthesiology. 4th ed. New York:McGraw-Hill, 2006: 673-676.

七、糖尿病患者术后注意事项

1. 糖尿病患者术后常见的并发症 除了一般的术后并发症外,糖尿病患者常见的问题包括血糖控制不佳和感染,伤口愈合延迟,淋巴细胞功能降低。高血糖会致呼吸循环骤停患者的脑损伤加重,心脑血管事件增多,肾衰竭及自主神经病变更有可能发生。总的发病率和死亡率增多,因此术后仍需注意监护治疗,及时处理病情的变化。如例3患者术后肢体坏死,再度引起病情恶化;经再次急诊手术后,方保住了生命。

2. 术后昏迷的鉴别诊断与治疗 部分糖尿病患者,特别是在急诊手术后会发生昏迷,例如:例3和例4。糖尿病患者常见的术后昏迷原因有低血糖、酮症酸中毒、高渗性昏迷等,鉴别诊断可参考表11-4。以下分别简述治疗措施。

表 11-4 糖尿病患者常见的术后昏迷原因的鉴别诊断

	尿		血		
	葡萄糖	丙酮	葡萄糖	HCO_3^-	丙酮
低血糖	0	0~±	<2.8mmol/L	正常	0
糖尿病酮症酸中毒	++++	++++	16.7~33.3mmol/L	↓	++++
非酮症高渗性昏迷	++++	0	多>33.3mmol/L	正常或↓	0
乳酸中毒	0~+	0~±	正常或↑	↓	0~±

【酮症酸中毒(DKA)】 1型糖尿病患者易发生,常见于感染、创伤、心肌梗死等应激情况时,机体未能得到足够的胰岛素补充治疗,以高血糖、高渗、脱水及酮体过多(血中酮体总水平可超过 7mmol/L)、代谢性酸中毒(pH 值可下降到 7.25 以下)和电解质失衡为特征。

临床表现为全身无力、高热、脱水、精神症状、库氏呼吸,呼出气中有"苹果味";消化道症状为恶心、呕吐、腹痛。鉴于发生 DKA 的患者中约 20% 在以往未被诊断为糖尿病,例如例4患者,故遇有高血糖和代谢性酸中毒患者都应考虑到 DKA 发生的可能性。

高血糖引起的渗透性利尿,及水分摄入不足和呕吐及过度通气等,在 DKA 症状开始出现时,就可造成 3~5L 的容量丢失,且水的丢失大于盐的丢失。脱水到一定程度可致肾前性氮质血症、急性肾小管坏死、低血压和休克。因此,抢救时补液尤为重要,低渗盐溶液(0.45% 的氯化钠)被认为是最适宜的。

处理原则主要是补液,应用胰岛素,纠正酸中毒,补钾。DKA 的治疗措施及流程见表11-5。脑水肿是 DKA 处理中可能发生的严重并发症,多在第 1个 24 小时内发生。脑水肿与液体输入速度过快及输入量过多有关,故治疗中要注意监测容量和电解质等,勿过度治疗。

表 11-5 DKA 处理措施

常规监测包括 CVP 和血流动力学监测,行液体复苏

用 10~20ml/kg 生理盐水一次大剂量输入治疗低血压/休克

第 1 小时生理盐水输入总量 1~2L,然后每小时 250~500ml(通常要持续输入数小时),依血钠水平,适时给予0.45% 的氯化钠

续表

一旦症状、体征缓解,尿量正常,血糖及酸血症改善,改用静脉输注维持量

胰岛素 $0.1\mu/(kg \cdot h)$,降糖速度以每小时 $3.9 \sim 5.6mmol/L$ 为宜

一旦有尿,应用 KCl、K_2PO_4 来补 K^+ 及 PO_4^{2-},必要时补镁

经常监测血糖、电解质、阴离子间隙、渗透压、酮体水平

一旦血糖降到 $14mmol/L(250mg/dl)$,为防止低血糖,开始输入 5% 葡萄糖

持续胰岛素输注直到酮体消失及酸血症纠正

如果神经系统恶化(如脑水肿),使用甘露醇 $0.25 \sim 1mg/kg$,过度换气,减慢补液速度

明确、处理诱发 DKA 的原因

【非酮症高渗性昏迷(NKHS)】 围术期糖尿病患者,尤其是老年患者发生 NKHS 的危险性增高,其诱因包括:感染、静脉过度营养、利尿药、出汗及补液不足等。NKHS 可导致严重脱水、高渗和高血糖,通常脱水 $7 \sim 10L$,渗透压高于 $325mOsm/L$,血糖超过 $33.3mmol/L$,血钠大于 $145mmol/L$。严重的 NKHS(血清渗透压 $>340 \sim 350mOsm/L$)可导致意识障碍及昏迷,出现的乳酸性酸中毒与严重脱水及组织灌注不足。故 NKHS 患者无库氏呼吸,呼出气中无"苹果味"。

NKHS 的处理措施与 DKA 相似(表 11-5),但以液体治疗为其主要手段,补液扩容,降低高渗状态。血压低者应以生理盐水开始,直到低血压纠正,尿量增多,继之用 0.45% 盐水来补充水分的丢失;血压正常者,用 0.45% 盐水;血钠过高时,亦可用 5% 葡萄糖加小剂量 RI。有关 NKHS 处理过程中使用胰岛素存在分歧,由于 NKHS 患者对胰岛素非常敏感,故多建议使用剂量为治疗 DKA 的一半。

治疗 NKHS 中,患者脑水肿的发生率高于 DKA 患者,故建议平缓地降低高血糖和高渗状态,第 1 个 24 小时血糖不应低于 $14mmol/L(250mg/dl)$。

【低血糖昏迷】 临床有时难以将术中、或术后发生的低血糖休克与其他类型的休克区分开来,因此严密监测血糖值就显得非常重要,一旦测得血糖值 $<2.8mmol/L$ 即可作出诊断。治疗措施为输注

葡萄糖。可用 50% 的葡萄糖,继续以 10% 的葡萄糖-胰岛素。70kg 的成人,每 7.5g 葡萄糖可使血糖上升大概 30mg/dl。

3. 术后控制血糖 患者术后处于高分解状态,常规禁食和较不稳定的血糖水平直接影响患者的营养代谢和术后恢复情况,加强围术期营养支持尤为重要。一般将总热量供给维持在 $20 \sim 30kcal/(kg \cdot d)$。

(1)小型手术:继续术前降糖方案,通过调整口服降糖药的剂量和种类,将空腹血糖控制在 $6 \sim 7mmol/L$,餐后 2 小时血糖控制在 $<10mmol/L$,必要时加用胰岛素。

(2)大、中型手术:接受大中型手术者术后肝肾储备功能较差,胰岛素拮抗激素分泌增加,糖异生增加,胰岛素分泌相对不足,加之术后禁食、禁水引起血液浓缩,更易发生酮症酸中毒、高渗性脱水甚至昏迷。须持续静注葡萄糖+RI,保证葡萄糖输入量 $\geq 150g/d$,以保障中枢神经细胞、红细胞等仅依赖葡萄糖供能组织的能量供给。术后常规每 $3 \sim 4$ 小时监测 1 次血糖,根据血糖水平调整胰岛素剂量,将血糖控制在 $7 \sim 10mmol/L$。密切监测肝肾功能、酮体和电解质水平。

(3)患者恢复进食后:将胰岛素改为皮下注射,以静脉胰岛素用量的 80% 作为初始总剂量,各 1/2 分别用于基础和餐前胰岛素量,一般采用三餐前 RI+睡前长效胰岛素的治疗方案。待患者伤口愈合后,可根据血糖情况决定继续使用胰岛素还是改为口服降糖药治疗。

4. 糖尿病会增加术后发生并发症的风险吗?围术期有必要严格控制血糖吗?

对于围术期预后的影响,糖尿病自身可能并不如其靶器官效应那样重要。糖尿病患者及非糖尿病患者在手术类型、年龄、性别、体重和并发症方面皆相似。然而,糖尿病患者比非糖尿病患者更易发生并发症,特别是肥胖患者。因此,平均算下来,糖尿病患者比非糖尿病患者围术期风险更大。败血症和并发动脉硬化是这些患者的主要死因。其他改变,比如肾病和自主神经病变(如尿潴留,胃轻瘫及无痛性心肌缺血)导致死亡率增加。在健康人群中碰不到的高血糖、低血糖和糖尿病酮症酸中毒,可导致糖尿病患者围术期死亡率高于正常。

血糖控制,特别是使用胰岛素的患者,是决定围术期预后的重要因素。合并糖尿病的外科手术患者,常因术前血糖控制欠佳,合并血管、神经病变,手术创伤,麻醉药物等的影响,导致患者血糖进一步升

高,甚至诱发高渗性非酮症昏迷和酮症酸中毒。反之,胰岛素或胰岛素样物质(如 IGF-1 或 IGF-2)过多、抗胰岛素激素分泌不足、迷走神经过度兴奋、糖摄入不足和(或)吸收不足,以及葡萄糖异生或糖原分解障碍、组织消耗能量过多等因素单独或联合存在时,均可导致患者发生低血糖。

近年来糖尿病、危重病和麻醉学者对采用胰岛素行强化血糖控制(80～120mg/dl)进行了反思,认为制订恰当的血糖控制靶目标,避免糖尿病患者高血糖或低血糖的发生,才具有十分重要的意义。

耶鲁的麻醉专家近期发表述评时指出:血糖水平<110mg/dl 的强化血糖控制增加了低血糖的发生率,对危重患者不利;在围术期应谨慎地将血糖控制在<180mg/dl。Cleveland 心血管麻醉和转归研究中心的研究者也同时发表了对 4 302 例心脏手术患者血糖水平与转归的调查报告。他们将心脏手术患者以血糖水平分为>200mg/dl、171～200mg/dl、141～170mg/dl 和≤140mg/dl 4 个层面。经多元相关分析,其结果表明:术中和术后血糖>200mg/dl 者预后不好。然而,过度降低术中已升高的血糖水平,并没有明显降低风险。血糖≤140mg/dl 者,若将其与严重的高血糖相比,除出现较高的低血糖发生率之外,并没有明显改善预后。因此他们认为围术期血糖浓度和血糖变异性是影响心脏手术预后的一个重要因素;然而,术中将血糖大幅降低,并不能取得与降低风险一致的效应;术中血糖严控在正常水平时,除有低血糖事件发生外,伴随的则是较差的预后。

为此,2009 年美国内分泌临床医师学会(AACE)和 ADA 一致推荐血糖控制目标为:①危重患者的血糖水平如果持续超过 180mg/dl 就应该开始胰岛素治疗。对于绝大多数的重危患者,胰岛素治疗时血糖目标建议控制于 140～180mg/dl。②对于非危重患者,如果应用胰岛素治疗,建议血糖控制于<140mg/dl。既往血糖控制较好病情稳定的患者可以采用较严格的目标,而合并有严重并发症的患者血糖控制不宜太严。

参 考 文 献

1. Brown DR. Perioperative management of the diabetic patient. ASA Refresher Courses in Anesthesiology. 2009;
Oct. 17-21. New Orleans,USA. 209;1-7.

2. Meneghini LF. Perioperative manangement of diabetes: Translating evidence into practice. C C J M, 2009, 76 (Suppl 4):S53-S59.

3. Gandhi GY, Murad MH, Flynn DN, et al. Effect of perioperative insulin infusion on surgical morbidity and mortality: systematic review and meta-analysis of randomized trials. Mayo Clin Proc, 2008, 83(4):418-430.

4. Cryer PE, Davis SN, Shamoon H. Hypoglycemia in diabetes. Diabetes Care, 2003, 26(6):1902-1912.

5. Akhtar S, Barash PG, Inzucchi SE. Scientific principles and clinical implications of perioperative glucose regulation and control. Anesth Analg, 2010, 110(2):478-497.

6. Duncan AE, Abd-Elsayed A, Maheshwari A, et al. Role of intraoperative and postoperative blood glucose concentrations in predicting outcomes after cardiac surge. Anesthesiology, 2010, 112(4):860-871.

7. Moghissi ES, Korytkowski MT, DiNardo M, et al. American Association of Clinical Endocrinologists; American Diabetes Association. American Association of Clinical Endocrinologists and American Diabetes Association consensus statement on inpatient glycemic control. Diabetes Care, 2009, 32(6):1119-1131.

八、Key Points

1. 糖尿病的发病率在增加,但知晓率低;围术期管理有其特殊性,麻醉医师应熟知与糖尿病相关的麻醉和管理知识。

2. HbA1c 对监控糖尿病患者的病情有重要意义。

3. 围术期调控好糖尿病患者的血糖水平是关键环节。使用胰岛素治疗时要明确靶控目标,勤测血糖,避免高或低血糖的发生。

4. 围术期重视糖尿病的并发症发生,积极防治酮症酸中毒、高渗性昏迷、低血糖等严重并发症。

5. 糖尿病患者的自主神经病变使患者处于心血管系统不稳定状态。

6. 术前须常规检查糖尿病患者颞下颌关节和颈椎的活动度以判断是否为困难气道。

7. 磺脲类和二甲双胍的半衰期长,手术前 24～48 小时应停用。

（顾海军　钱燕宁）

第十二章

肥胖患者的麻醉

一、临 床 病 例

【病例1】

患者,男,52岁,体重110kg,身高178cm,诊断腹壁巨大切口疝,拟行切口疝修补术,术前气道评估Mallampati分级为Ⅲ级,入室生命体征平稳,全麻诱导平稳,喉镜暴露分级为Ⅱ级,气管插管顺利。

1)肥胖患者麻醉方法的选择?

2)何为困难气道及其处理方法?

3)病态肥胖症对功能残气量(FRC)的影响有哪些?

【病例2】

患者,女,35岁,体重125kg,身高165cm,拟行肥胖症治疗手术。该患者有糖尿病、高血压及梗阻性睡眠呼吸暂停病史。

1)梗阻性睡眠呼吸暂停的诊断及病理生理表现是什么?

2)麻醉医师为肥胖症治疗手术的肥胖患者实施麻醉需要哪些特殊设备?

3)肥胖症治疗手术可以设计什么样的麻醉方案?

二、肥胖及过度肥胖的定义

通常根据体重指数(BMI)来定义肥胖及过度肥胖。BMI的计算方法:BMI=体重(kg)/身高^2(m^2)。病例1患者的体重指数计算如下:BMI=110kg/(1.78m)^2=33.1;病例2患者的体重指数计算如下:BMI=125kg/(1.65m)^2=45.9。

体重指数的分级如下:

- 正常——BMI为18.5~24.9
- 超重——BMI为25.0~29.9
- Ⅰ度肥胖症——BMI为30.0~34.9
- Ⅱ度肥胖症——BMI为35.0~39.9
- Ⅲ度肥胖症——BMI为40.0或更高

此两例患者均为过度肥胖患者,麻醉时需谨慎处理。

三、肥胖对生理的影响

(一)呼吸系统

肥胖患者胸腹部堆积大量脂肪,胸部顺应性降低,膈肌升高,功能残气量(FRC)、肺活量(VC)及肺总量(TLC)减少。FRC减少主要是由于补呼气量(ERV)减少的结果,而余气量(RV)并未改变,这对功能残气量和闭合容量(CC)之间的关系产生不利的影响。闭合容量是小气道开始关闭时的肺容量,肥胖患者的闭合容量并未发生改变。当远端无通气肺泡仍有灌注时,便产生通气/灌注(V/Q)失调,静脉血掺杂增加,氧分压降低。体位改变对肥胖患者肺容量的影响非常明显。直立位时,补呼气量和功能余气量都减少,可能诱发低氧血症。仰卧位时,功能余气量进一步减少,加重肺顺应性低下及通气/灌注比例失衡。

通常情况下,呼吸由膈肌和肋间肌的收缩启动,借此使胸廓扩大。由此产生的胸膜腔负压经下气道传至咽喉部。咽喉由黏膜和缺乏骨性支持的软组织构成,容易移动。咽喉部的负压使这些组织伸入咽腔,好像咽喉向内爆裂一样。如果不及时处置,会导致上气道梗阻。这种软组织移位会被上气道扩张肌收缩所补偿,从而保持上气道开放。上气道扩张肌包括使软腭离开鼻咽壁的腭张肌以及使会厌离开咽喉壁的舌骨肌。过度肥胖患者在睡眠中失去对上气道扩张肌的控制,从而导致上气道梗阻,发生梗阻性睡眠呼吸暂停。梗阻性睡眠呼吸暂停综合征(OS-AHS)患者常在睡眠开始后即出现舌后坠致上呼吸道梗阻,继后因缺氧及CO_2蓄积迫使患者苏醒而恢复呼吸,入睡后又再发生舌后坠,周期性发作呼吸暂停,使患者不得安眠,白天嗜睡为其特殊表现,有研究表明体重指数(BMI)显著影响了OSAHS的严重程度。确切的诊断则需要通过对呼吸暂停和呼吸不足的监测而确定。诊断标准通常为 5 次以上持续 10 秒或更长时间的呼吸暂停，伴脉搏血氧饱和度（SpO_2）下降 4%。另一诊断标准为呼吸暂停 15 次以上，气流至少减少 50%，持续 10 秒或更长，并伴随 SpO_2 下降 4%。

梗阻性睡眠呼吸暂停综合征（OSAHS）患者的病理生理表现如下所述：通常情况下，呼吸由膈肌和肋间肌的收缩启动，借此使胸廓扩大。由此产生的胸膜腔负压经下气道传至咽喉部。咽喉由黏膜和缺乏骨性支持的软组织构成，容易移动。咽喉部的负压使这些组织伸入咽腔，好像咽喉向内爆裂一样。如果不及时处置，会导致上气道梗阻。这种软组织移位会被上气道扩张肌收缩所补偿，从而保持上气道开放。上气道扩张肌包括使软腭离开鼻咽壁的腭张肌以及使会厌离开咽喉壁的舌骨肌。过度肥胖患者在睡眠中失去对上气道扩张肌的控制，从而导致上气道梗阻。

（二）心血管系统

不同解剖部位的脂肪组织可以引起不同的生理和病理生理的改变。男性肥胖患者的脂肪主要分布于躯干部位，这种肥胖可增加氧耗和心血管疾病发生率。而女性肥胖患者的脂肪主要分布于臀部和股部，这些脂肪的代谢活性较低，与心血管疾病的关系不大。肥胖患者的循环血量、血浆容量和心排出量随着体重和氧耗量的增加而增加。脉搏常在正常范围，但由于血容量和静脉回心血量增加，使每搏量和心排出量随之增加。肥胖患者患高血压的风险是正常体重人的 10 倍，病态肥胖者的动脉压通常较高，据研究，严重高血压及中度以上高血压分别占肥胖人群 5% 和 50%。大多数肥胖患者的肺动脉压增高，肺血容量增加、左室舒张末压增高、慢性低氧性肺血管收缩、肺容量减少及横膈抬高等都是肺动脉压增高的可能原因。肺动脉压增高可致右室功能不全，这给临床麻醉处理带来极大的困难。

（三）内分泌和胃肠道系统

虽然肥胖患者的胰岛细胞增生，血浆胰岛素含量高于正常，但其糖耐量降低，常并发非胰岛素依赖性糖尿病。肥胖患者甘油三酯增高，缺血性心脏病的发生率增加。加之高血压、血管硬化尤其是重要器官的小动脉硬化，血供减少，加速了重要器官功能不全的发生和疾病的发展。

禁食状态下的肥胖患者仍有高容量和高酸性的胃液。有研究发现麻醉诱导期间 90% 已禁食的过度肥胖患者，其胃液量大于 25ml，胃液 pH 低于 2.5。

（四）肝脏

过度肥胖患者 90% 有肝内脂肪浸润，肝内脂肪浸润量与肥胖持续时间的关系要比肥胖的程度更为密切。肥胖患者肝脏的其他病理组织学变化有炎性改变、局灶性坏死、肝纤维化。

（五）肾脏

肥胖患者并发肾脏疾病时，多出现蛋白尿。没有临床症状的严重肥胖患者肾活体检查时，多数有局限性肾小球硬化和（或）糖尿病性肾病。高血压、肾血流增多、糖耐量异常可能是引起这些病理组织学改变的因素。

参 考 文 献

1. Knorst MM, Souza FJ, Martinez D. Obstructive sleep apnea-hypopnea syndrome: association with gender, obesity and sleepiness-related factors. J Bras Pneumol, 2008, 34 (7): 490-496.
2. Fujita S. Obstructive sleep apnea syndrome: pathopHysiology, upper airway evaluation and surgical treatment. Ear Nose Throat J, 1993, 72(1): 67-72, 75-76.
3. 庄心良, 曾因明, 陈伯銮. 现代麻醉学. 第 3 版. 北京: 人民卫生出版社, 2006: 1632-1633.

四、肥胖患者围术期麻醉实施与管理

（一）麻醉前病情评估

1. 呼吸系统 应注意呼吸道通畅程度，询问与麻醉和手术有关的上呼吸道梗阻、气道暴露困难史及睡眠时有无气道阻塞的症状，这些可提示患者在麻醉诱导时，是否可能发生机械性气道梗阻或难以处理的气道暴露困难。病例 1 中该患者术前 Mallampati 分级评为 Ⅲ 级，此级提示可能出现插管困难。所谓困难气道是指经过正规训练的麻醉医师在行面罩通气和（或）气管插管时遇到了困难；面罩通气困难即一个麻醉医师在无他人帮助的情况下不能维持正常的氧合和（或）合适的通气，致使麻醉前 SpO_2 小于 90% 的患者无法维持 SpO_2 大于 90%；喉镜暴露困难是在常规喉镜暴露下无法看到声门的任一部分；气管插管困难即一个经过正规训练的麻醉医师使用常规喉镜正确地进行气管插管时，常规喉镜下插管时间超过 10 分钟或经三次尝试仍不能成功。对于此类患者麻醉医师在进行气管插管时可选择的方法有普通喉镜清醒插管、纤维光导气管镜或纤维光导喉镜清醒插管、纤维光导可塑芯喉镜清醒插管、逆行引导清醒插管、光束引导管插管、经鼻或经口盲探气管插管、气管切开插管、硬质支气管镜明视引导插管及手术干预插管等。

2. 心血管系统　应详细了解患者的活动度及对体位改变的适应能力。是否有左、右室肥厚、P 波高尖或冠状动脉缺血等改变；是否有肺动脉高压、高血压及左、右心室功能不全的症状。

3. 其他　必须了解空腹血糖、糖耐量，还应询问是否有食管反流症状。

（二）麻醉前用药

麻醉前忌用阿片类药物，可用少量镇静药静脉注射或口服，不宜采用肌注。麻醉诱导前应给阿托品，以减少气道分泌物。肥胖患者发生误吸的风险较高，麻醉前应给制酸药。

（三）术中监测

肥胖患者一般提倡有创血压监测，也便于术中采动脉血做血气分析。所有手术患者都应监测 V_5 导联，对伴有左心功能损害或肺动脉高压的患者，必要时放置肺动脉导管监测。

低氧血症是肥胖患者围术期的主要危险，因此术中必须监测脉搏血氧饱和度和动脉血气以了解患者的氧合情况；此外，呼气末二氧化碳监测对机械通气患者也是非常重要的。

（四）肥胖患者麻醉方法的选择

1. 区域阻滞　肥胖患者因大量脂肪堆积和骨性标志不明显，使得区域阻滞技术的实施非常困难。近年来由于采用了超声以及周围神经刺激仪辅助定位的方法，大大提高了阻滞成功率和麻醉效果。

2. 椎管内麻醉

（1）蛛网膜下腔阻滞：肥胖患者操作比正常人困难得多，但肥胖患者腰部脊柱中线的脂肪要比两侧的相对少和薄一些，故取坐位穿刺更容易成功。局麻药用药量是正常人的 2/3。

（2）硬膜外间隙阻滞：在肥胖患者中更广泛，但其穿刺操作比蛛网膜下腔更困难，穿刺时易致硬膜外腔出血，用药量也仅为常用剂量的 2/3。

3. 全身麻醉　病例 1 和 2 根据手术需要均应在全身麻醉下行手术治疗。

（1）麻醉诱导及气管插管：气管插管的主要困难在于喉镜不能显露声门，故麻醉诱导前必须详细评估气管插管困难的程度及风险，应备好困难气管插管所需的用具。清醒插管还是诱导后插管应慎重考虑后作出选择，主要取决于事先估计的困难程度及麻醉医师的技术水平。病例 1 根据术前气道评估最终选择诱导后插管。如果选择全麻诱导下插管，诱导期至少应有两人协助托下颌、压紧面罩、挤压呼吸囊及压迫环状软骨，以保持气道通畅，防止误吸。

正如病例 2 中提到的，对于肥胖患者全麻诱导前多需做一些特殊准备，具体有以下几点：①多数手术室手术台承重规定为 115kg，将超过这一体重的患者放到手术台上，可能会造成手术台坍塌并导致患者损伤。因此，推荐使用可承受更重患者而特殊设计的手术台。②体位垫的放置可使肥胖患者获取最佳通气体位。③以前对于过度肥胖患者推荐使用宽大的袖带测量血压，最近有人将正常尺寸的袖带用于肥胖患者时，发现测得的数值与动脉置管测定的数值相近。④神经肌肉阻滞监护仪可指导肌松药用量，并确定手术结束时的拔管标准。⑤手术结束时患者无法自行移到运输床上，需要几个人一起合作，如使用充气的气垫则易于完成。

（2）全麻药物选择及通气维持：肥胖患者在吸入低浓度麻醉药的同时加用异丙酚 6mg/（kg·h），可产生满意的麻醉效果。

肥胖患者用呼气末正压通气（PEEP）并不能改善动脉血氧分压，相反可使心排出量下降而引起氧含量下降，另外，吸气时的高气道压可能阻碍肺小血管血流流入上部肺叶，使无通气肺泡的血流灌注进一步增加，从而导致无效腔量及 $PaCO_2$ 增加，所以肥胖患者不宜应用 PEEP。肥胖患者取俯卧位及头低位时，胸壁顺应性及氧合可进一步降低出现低氧血症，甚至心搏骤停。因此，围术期持续监测脉搏血氧饱和度或血气分析具有十分重要意义。

（3）气管拔管指征：有以下几点：①患者完全清醒；②肌松药及阿片类药物残余作用已完全消失；③吸入 40% 氧时，pH 7.35～7.45，$PaO_2 > 10.64kPa$（80mmHg）或 $SpO_2 > 96\%$，$PaCO_2 < 6.65kPa$（50mmHg）；④呼吸机显示的最大吸气力至少达 2.45～2.94kPa（25～30cmH₂O），潮气量 > 5ml/kg；⑤循环功能稳定。

以上所提到的全身麻醉的具体实施及术中管理均适用于病例 2 肥胖症治疗手术的进行。

参考文献

1. 徐启明. 临床麻醉学. 第 3 版. 北京：人民卫生出版社，2008：45-50.
2. Brodsky JB, Lemmens HJ, Brock-Utne JG, et al. Morbid obesity and tracheal intubation. Anesth Analg, 2002, 94 (3)：732-736.

3. Donati F. Tracheal intubation: unconsciousness, analgesia and muscle relaxation. Can J Anaesth, 2003, 50（2）: 99-103.
4. Reinius H, Jonsson L, Gustafsson S, et al. Prevention of atelectasis in morbidly obese patients during general anesthesia and paralysis: a computerized tomograpHy study. Anesthesiology, 2009, 111(5): 979-987.

五、肥胖患者的术后并发症及处理策略

（一）低氧血症

肥胖患者功能余气量减少，取仰卧位后则更减少，全麻诱导后功能余气量进一步下降。术后肠胀气、气腹、因疼痛引起的腹肌痉挛、横膈太高等加重术后肺功能不全，以致肥胖患者术后易发生低氧血症。有研究表明：与头高位和平卧位相比，肥胖患者术后采用沙滩椅体位，更有利于通气。术后4~5天内应持续氧疗，并进行 SpO_2 监测。

（二）肺部并发症

过去有呼吸系统疾病的肥胖患者；伴梗阻性睡眠呼吸暂停的患者；以及施行上腹部和胸部手术的肥胖患者，术后易发生呼吸系统并发症。这些患者术后最好到ICU病房。

（三）深静脉血栓及肺栓塞

肥胖患者术后肺栓塞发生率比正常人高2倍，这可能与肥胖患者多患有红细胞增多症、下腔静脉受腹部脂肪压迫及活动量减少致使术后深静脉血栓发生率增加有关。应积极采取预防深静脉血栓形成的措施，通常自手术日开始的4天内，每天静脉滴注低分子右旋糖酐500ml，必要时术后每天2次静脉注射肝素5000U或早期腿部理疗。此外，也可在手术中即开始用弹力绷带包扎双下肢1周，术后应早期离床活动。

（四）切口感染

切口感染是肥胖患者术后常见的并发症，这可能与肥胖患者并存糖尿病、机体免疫力降低、皮下厚积脂肪抗感染能力弱、再加上术中用力牵拉致机械损伤等因素有关。故应严格无菌操作及创口皮下彻底冲洗等预防措施。

（五）术后镇痛

术后镇痛有利于患者咳嗽及深呼吸，可有效地纠正低氧血症，预防肺部并发症，这对肥胖患者尤为重要。如用阿片类药物，宜采用PCA经静脉给药，通常是安全有效的，如手术前已放置硬膜外导管，可经硬膜外导管单纯使用局部麻醉药或使用局麻药与麻醉性镇痛药混合液，无论哪种给药方式，都应严密监测患者呼吸功能。

参 考 文 献

1. Valenza F, Vagginelli F, Tiby A, et al. Effects of the beach chair position, positive end-expiratory pressure, and pneumoperitoneum on respiratory function in morbidly obese patients during anesthesia and paralysis. Anesthesiology, 2007, 107(5): 725-732.
2. Benumof JL. Obstructive sleep apnea in the adult obese patient: implications of airway management. J Clin Anesth, 2001, 13(2): 144-156.
3. Zurawska U, Parasuraman S, Goldhaber SZ. Prevention of pulmonary embolism in general surgery patients. Circulation, 2007, 6; 115(9): e302-307.

六、Key points

1. 体重指数与OSAHS的严重程度密切相关，因此，OSAHS患者术前应明确诊断，且在麻醉前做好充分准备。

2. 肥胖患者易诱发低氧血症，且大多数合并有肺动脉压增高，给临床麻醉处理带来极大的困难。

3. 肥胖患者麻醉前应仔细进行呼吸道评估，以排除困难气道。

4. 肥胖患者麻醉方法选择应慎重，全麻诱导前需做特殊准备，全麻维持期间需注意避免低氧血症的发生。

5. 肥胖患者应尽可能避免低氧血症、肺栓塞和切口感染等并发症的发生，一旦出现应及时对症处理，以免耽误治疗时机。

（郑　宏）

第十三章

老年患者的麻醉

一、临 床 病 例

【病例1】

患者,男,79岁,诊断为"肠梗阻"拟急诊行剖腹探查。患者腹胀,不能进食2日。既往有冠心病变异型心绞痛;高血压10余年,口服美托洛尔,血压控制于19.95/11.97kPa(150/90mmHg);有糖尿病,控制不佳,入院血糖12mmol/L;行动迟缓,反应较差。

1)如何评估该老年患者的麻醉手术风险?

2)老年患者术中管理要注意些什么?

3)为什么老年患者术后易于发生认知功能障碍?

4)为什么老年患者术后易于发生苏醒延迟?

5)老年患者术后镇痛应注意些什么?

6)这个患者如何选择术前用药?

7)术中须进行哪些监测?

8)该患者在麻醉诱导期气管内插管和苏醒期拔除气管导管需注意什么?

【病例2】

患者,女,73岁,诊断为"胃癌"拟行胃癌根治术。患者有高血压10余年,长期口服依那普利,血压控制于19.95/10.64kPa(150/80mmHg)。心电图示:左室肥大,部分导联T波低平且呈双向。超声心动图示:中度主动脉狭窄、关闭不全;轻度二尖瓣关闭不全。

1)该患者诱导和维持期间应如何选择麻醉药物及剂量?

2)该患者在术中如何维持循环稳定?

3)用何种方法进行术后疼痛治疗?

2009年中国60岁以上的老年人口总数已达1.49亿,占全球老年人口的21.4%,居世界首位,约相当于整个欧洲60岁以上老年人口的总和,并且还在以年均3.2%的速度递增。他们中相当一部分需

要手术,且死亡率是年轻人的3倍。急诊手术、手术部位以及患者身体的一般情况都增加麻醉风险。理想的老年患者麻醉方案是建立在对患者器官衰老程度、储备功能、病理改变及由此产生的药理学反应的了解基础上。因此,术前评估至关重要。

二、老年患者的生理学改变及药理学

生理改变也就是各器官的衰老和储备功能的衰退,其程度有显著的个体差异。虽划分老年人尚无统一的界限,多数以65岁为界,但不能靠年龄判断衰老的程度。各器官储备功能的多少反映器官基本功能要求和最大功能的差值,在麻醉手术期间,对器官功能要求增高,达不到这一要求,就表现为器官功能失代偿。

(一)神经系统

1. 中枢神经系统　脑实质萎缩,神经元进行性减少,功能性神经元的数量减少和功能下降,使得多巴胺、去甲肾上腺素、酪氨酸、5-羟色胺等递质的生成普遍减少。加之老年人易于合并有高血压、糖尿病、动脉粥样硬化、高脂血症等代谢性疾病,脑血管阻力增加,脑血流量减少,下降幅度与衰老所致的神经元密度改变成比例下降,亦即对单位脑组织的血流供应无明显改变。其脑电活动、脑代谢率与脑血流的相关性保持完好,但仍不可避免脑功能储备的下降,令老年患者记忆力衰退、日常功能活动减少、对麻醉药物的敏感性增加、术后发生谵妄及认知功能障碍(POCD)的风险增加。脊髓同样经历着神经元减少的退行性改变。

2. 外周神经系统　脊髓、周围神经系统与多种感觉器官功能的退行性改变使老人的各种感觉阈值均增高。老年患者对于局麻药的需要量明显降低。神经肌接头发生明显改变,出现弥散性神经源性肌萎缩的现象。但胆碱能受体的增加代偿了运动终板的退行性改变,故对非去极化肌松剂的敏感性不受

年龄影响。而某些老年人对氯化琥珀胆碱的敏感性增加，则是由于血浆胆碱酯酶浓度降低而非由于神经肌接头的改变。

3. 自主神经系统　老年人的血浆儿茶酚胺水平尤其是去甲肾上腺素的水平，无论在静息或应激时均比年轻人高 2～4 倍，同时年龄增加使自主神经系统的神经元丧失、神经纤维数量减少，传导减慢，受体和神经递质在数量和功能方面发生退行性改变，导致终末靶器官、组织、细胞的应答性降低，故如此的高儿茶酚胺水平在临床上没有相应表现。衰老所致的内源性 β 肾上腺素受体阻滞的机制，使得老年人 β 受体对激动剂和拮抗剂的亲和力均降低。异丙肾上腺素等 β 受体激动剂加强心肌收缩力和收缩速率的作用，以及经 β 受体介导的血管扩张作用均显著减弱。

老年人自主神经系统的自我调控能力差，其压力反射反应、冷刺激的血管收缩反应和体位改变后的心率反应均启动慢，反应幅度小，不能有效地稳定血压。如使用能降低血浆儿茶酚胺水平或有损终末靶器官功能的麻醉药，或者采用迅速阻滞交感神经的麻醉技术如蛛网膜下腔阻滞或较大容量快速给药的硬脊膜外腔阻滞，都很可能导致低血压。

（二）心血管系统

1. 血管　随着衰老，血管的僵硬度增加。弹性蛋白和胶原蛋白的断裂导致血管壁基质改变，使管壁中膜和内膜肥厚。弹性大血管的直径增大、僵硬度增加，使得心脏射血的阻抗增加，于是主动脉舒张压提高、平均动脉压升高、脉压增加。静脉管壁的弹性下降，使血液淤积。冠状动脉的硬化与梗死的发病率随年龄增长而增加，冠状动脉造影可确定病变的血管支和了解梗阻程度。

2. 心脏　随年龄的增长，心脏呈退行性改变。主要表现为心肌细胞数量减少、左心室壁肥厚、传导纤维的密度和窦房结细胞数量的降低。因血管僵硬而逐渐增加的后负荷，使得左室肥厚，顺应性下降，且代偿性的心肌收缩期延长，舒张早期充盈时间缩短。于是，静脉容量（前负荷）与心房的收缩对于心室充盈及维持稳定的循环至关重要。所以，老年人对于容量负荷改变的耐受范围较窄，除了窦性节律外常不能耐受心脏节律的改变，容易心力衰竭。而心脏传导系统的纤维化和窦房结细胞数量的减少则会增加心律失常，特别是房颤与房扑的发生率。迷走神经张力的提高和肾上腺素能受体的敏感性降低导致心率进行性减慢，故老年人往往没有能力用提

高心率的方式，对低血容量、低血压和低氧做出反应。

老年患者由于心脏储备减少，全麻诱导易导致血压的急剧下降，故诱导期间须减少用药剂量、减慢给药速度，并适时给予去氧肾上腺素、麻黄碱等血管活性药物以维持循环的相对稳定。老年患者循环时间延长会导致静脉药物的起效时间延长，所以给药后，尤其是给予血管活性药物，必须观察一段时间再决定是否需要追加剂量。而另一方面，在老年患者，吸入麻药的诱导时间缩短。

老年人的心血管功能除受衰老进程的影响外，还常受到各种疾病的损害，其中 50%～65% 有心血管疾病，包括高血压、冠心病、主动脉硬化、瓣膜退行性改变、心律失常、传导阻滞等，由此服用各种抗高血压药、放置心脏起搏器、安装冠状动脉支架，使用抗凝药物等，故在评估其心血管功能状态时要重视其心脏的状态及其治疗，以便于做出正确及时的处理。

（三）呼吸系统

随着年龄的增长，呼吸中枢、肺结构、胸廓结构、机械力学和肺血流的改变，导致呼吸功能的减退，使得围术期肺部并发症的危险增加。

呼吸中枢的活性降低，使老年人对高二氧化碳和低氧的通气反应均降低，表现为潮气量增加不足，而通气频率仍维持原水平，致每分通气量无明显增加，易造成低氧血症。加之应用阿片类等有明显呼吸抑制的麻醉药物，使老年人术后对缺氧的保护性反应明显下降。

衰老改变了肺表面活性物质的生成，引起胶原纤维和弹力纤维重组后肺弹性回缩力的减退。呼吸性细支气管和肺泡管逐渐扩大，使得呼气时小气道过早萎陷；肺泡隔的破坏，使肺泡表面积进行性丧失。无效腔和闭合气量的进行性增加，气体弥散能力下降，导致老年人通气/血流比值进行性失调，影响氧合及二氧化碳的排出效率。

脊柱、肋骨及其关节的纤维化、钙化，导致胸壁的僵硬程度逐渐增加，胸廓顺应性下降。加之呼吸肌群的进行性萎缩，膈肌低平，使呼吸机械动力明显降低，1 秒用力呼气量（$FEV_{1.0}$）的逐渐下降更加速了闭合容积的增加。老年人可能不能进行有效的咳嗽排痰，膈肌易于疲劳，任何增加呼吸肌负担或降低其能量供应的因素均可使老年人受到呼吸衰竭的威胁。

衰老引起肺毛细血管床横截面积减少，导致肺

血管阻力和肺动脉压增加。老年患者对缺氧性肺血管收缩反应迟钝，单肺通气与肺不张极易造成缺氧。

正常人，44 岁仰卧位和 66 岁立位时的闭合容积等于功能余气量。当老年人的闭合容积逐渐超过功能余气量时，动-静脉分流增加，动脉血氧和下降，肺泡动脉血氧分压差增大。静息动脉血氧张力进行性下降，平均每年降低 0.05kPa(0.35mmHg)，导致预先氧合障碍。故麻醉诱导前应增加吸氧时间和浓度，并于机械通气时，少量增加呼气末正压通气和肺换气。

老年人保护性喉反射减弱，加之胃排空能力下降，急诊或胃肠手术常引起致命性的吸入性肺炎。因此，该类手术患者需要先行植入胃管，按压环状软骨下快诱导插入气管导管，术后保留气管导管时间较长。

（四）消化系统

衰老引起胃肠道血流量降低，胃黏膜萎缩，唾液及胃液分泌减少，胃酸 pH 值增高，胃容量缩减，胃排空时间延长，肠蠕动减弱。急诊手术多以饱胃处理。

随着年龄的增加，肝脏重量减轻，肝细胞数量减少，肝血流也相应降低。肝合成蛋白质的能力降低，血浆蛋白减少。虽然有研究表明，老年人男性常有血浆胆碱酯酶活性的降低，但在无疾病时年龄增加对肝细胞酶的功能没有明显的改变。功能性肝组织的减少以及肝血流灌注量的降低，最终导致阿片类、巴比妥类、苯二氮䓬类、丙泊酚、依托咪酯、大多数非去极化肌松药等需经肝脏进行生物转化的药物血浆清除率的降低。用药时需减量。

老年人牙齿疏松，易于损伤脱落，多有缺齿和义齿。气管插管时需多加小心，事先取出可取的义齿，并注意避免脱落物坠入气道。没有牙的患者面罩通气会更加困难，可以在凹陷的两颊填塞棉球或纱布。上颌牙齿的缺失可导致声门暴露困难，僵直的颞下颌关节和颈椎更是气管插管面临挑战，此时需做好充分准备，使包括纤支镜、光索、喉罩等器具伸手可及，必要时可施行清醒插管。

（五）代谢与内分泌系统

衰老使下丘脑体温调控区神经元减少，下丘脑中多巴胺和去甲肾上腺素含量减少，对于葡萄糖和肾上腺皮质激素的敏感性下降，负反馈减弱。

老年人的神经垂体重量增加，ADH 释放较多，对渗透性刺激的敏感性高。另一方面，腺垂体却逐渐萎缩，虽能维持血浆激素水平正常，但激素的分泌及降解速率均降低，负反馈亦减弱。靶器官的敏感性也发生改变。

肾上腺的重量随年龄增加而进行性减少，但一般健康的老人仍能正常地增加 ACTH 和皮质醇的分泌以耐受中等程度的应激。

由于胰岛素拮抗或胰岛素功能不全，以及肌肉等可储存糖类的场所减少，所有老年人糖耐量均降低。所以需要严格控制老年患者围术期含糖液体的静脉输入。老年人体液总量减少，特别是细胞内液明显减少，而健康的老人仍能维持较好的血浆容量。30 岁以后基础代谢率随年龄增加而下降，使体热产生逐渐减少，加之体温中枢调节能力降低，外周血管的收缩反应和寒战反应减弱，极易发生低体温，手术期间须注意保暖。另一方面，外周血管对于温热的扩张反应也减弱，高温环境或射频消融等增加体温的手术也需及时辅助调节体温。

（六）肾脏与容量调节

老年人肾组织萎缩、重量减轻，肾单位数量与肾血流进行性下降。由于肌肉组织随衰老而减少，虽然肌酐清除率逐渐降低，但血肌酐却相对稳定。因此，对于老年人血肌酐不是判断肾功能的良好指标。

老年患者肾储备功能有限。肾脏保钠的能力较差，肾素-血管紧张素-醛固酮系统反应迟钝，易于出现低钠血症。另一方面，由于老年人肾浓缩功能降低，保留水的能力下降，加之渴感反应减弱，如遇水分摄入不足，极易出现脱水和高钠。而肾稀释功能的降低，以及应激反应所致 ADH 过度分泌或某些药物影响水的排出，也使老年人有发生水中毒的危险。老年人肾素-醛固酮反应迟钝，GFR 又明显下降，存在发生高钾血症的潜在危险；但另一方面，由于无脂肪组织的减少降低了全身可交换钾的储备，又易于出现医源性低钾血症。

肾单位、肾血流的减少，以及原有的肾脏疾患，使得老年人在围术期发生急性肾衰竭的风险增加，也影响许多需经肾清除药物及其代谢产物的麻醉药和辅助药的作用时限。因此，对维持老年人的水、电解质和酸碱平衡要进行适当的监测，精确的计算和调节；对经肾排泄的药物要注意调整剂量；尽可能避免增加肾脏过多的负担，避免使用有肾毒性的药物。

（七）药理学

衰老必然对药代动力学和药效动力学产生影响。老年人在药代动力学方面的改变主要是药物在体内的分布和消除速率，而这两者又主要取决于机体的构成成分和肝、肾功能情况。

老年人的机体构成的变化主要表现在：脂肪组织增加、无脂肪组织减少（肌肉量减少）、体液总量减少。而麻醉药和辅助用药大多是脂溶性的，脂肪的增加和体液的减少直接导致其表观分布容积的增大，药物消除时间的延长。老年人肝肾功能减退，也使得多数麻醉药物的清除率应明显降低。另一方面，老年人血浆蛋白的减少，导致游离型的有药理活性的药物浓度增高，药效增强或易出现不良反应。

临床上，由于靶器官对药物敏感性的改变，老年人对麻醉药更加敏感。总之，少量的麻醉药物就可获得满意的临床效果，且作用时间往往延长，但也容易干扰血流动力学的稳定，导致严重后果。所以，老年人用药需酌情减量，加强监护。

大多数吸入麻醉药的肺泡最低有效浓度（MAC）是进行性减少的。硫喷妥钠和依托咪酯因清除率和首次分布容积减少而需要量降低。丙泊酚和咪达唑仑则是因为老年人大脑对其镇静作用的敏感性增加，而减少用量。阿片类药物的减量，兼有前述两方面的原因，80岁以上老人片类药物的用量通常仅为普通青壮年的1/3，但超短效阿片类镇痛药瑞芬太尼可被血液和组织中的非特异性酯键迅速水解，这种特殊的代谢方式使其具有作用时间短、恢复迅速、无蓄积作用等优点。同时瑞芬太尼复合丙泊酚静脉麻醉可以减少丙泊酚用量，因此可安全应用于老年人，减少苏醒延迟的发生。

年龄对肌松药的药效动力学影响不大。主要是肝肾功能减退和血浆清除率的下降，延长了维库溴铵、泮库溴铵的作用时间。而对于依赖Hofmann清除和酶水解途径的阿曲库铵，几乎没有影响。

腰麻时年龄与布比卡因的运动阻滞时间无关，但影响其镇痛时间；0.75%罗哌卡因的外周神经阻滞时间受年龄影响。

三、老年患者的风险评估

决定麻醉与手术风险的因素主要包括：年龄；生理状况和并发症，也就是ASA分级；急诊还是择期手术；外科手术的类型。

相关数据表明，年龄虽是预测围术期风险的一项独立危险因素，但其对死亡率的影响远不及患者的一般情况、各种并发症及其严重程度。

就老年患者而言，生理状态差和术前准备不充分的急诊手术对预后影响较大。选择开腹还是腔镜下的微创手术，因方式不同，患者死亡率的差异也很大。

四、术前评估及术前检查

【术前评估】　对于老年人，术前评估必须首先重视心肺功能。针对老年患者常有的高血压、冠心病、慢阻肺等疾病进行特殊的检查与诊断，详细了解其治疗方法、控制情况及疾病进展。对控制较差的择期手术患者，可请专科医师适度调整后再行手术，以降低围术期风险。另一方面，根据体格检查、功能指标测定、血常规等实验室检查结果，尽量充分的评估患者各器官系统的储备情况。

一些认知和感觉障碍的老年患者，必须与其亲属沟通、知情同意，针对患者情况作出治疗决策。尤其在患者一般情况差、手术复杂，预计麻醉手术风险较大时，更应于术前详细交代病情，强调风险，充分做到知情同意。

【术前用药】　因老年人对于镇静、催眠及镇痛药物敏感，容易导致呼吸循环抑制，故术前需避免使用或减量1/3～1/2使用。老年人迷走神经张力明显增强，麻醉前给予阿托品有利于麻醉的实施和调整心率。但对于心脏储备差、心率增快、冠心病或有明显心肌缺血的患者避免使用。中枢胆碱能系统被认为是引起术后认知功能障碍的一个可能的作用和损害位点，一些术前有一定程度认知功能受损的患者应用阿托品后病情恶化。与阿托品相比，东莨菪碱对中枢作用更加明显，可引起兴奋谵妄。格隆溴铵（胃长宁）不透过血-脑屏障，适合老年人术前术中抗胆碱用药。

五、麻醉方法的选择与实施

对于老年患者，选择什么样的麻醉方法需就多方面因素综合考虑。一方面，老年人对中枢性抑制药如全麻药、镇静催眠药及阿片类镇痛药均很敏感；另一方面，老年人一般反应迟钝，应激能力较差，对于手术创伤带来的强烈刺激不能承受，其自主神经的自控能力不能有效的稳定血压，很易诱发致命性的心脑血管意外。因此，麻醉方法的选择首先应选用对生理干扰较少，停止麻醉后能迅速恢复生理功能的药物和方法。在麻醉、手术实施过程中麻醉医师需有效地维持和调控机体处于生理或接近生理状态（包括呼吸、循环和内环境的稳定），并能满足手术操作的需要。

常用的麻醉方法有：

1. 局部麻醉与神经阻滞　对于一些手术范围局限的短小手术，老年人最好实行局部浸润麻醉或臂丛、腰丛等神经阻滞。既能保持意识清醒，减少对全身生理功能的干扰，又能在术后使机体功能恢复迅速。但需熟练穿刺，注药准确，减少局麻药用量，避免中毒。

2. 椎管内麻醉　椎管内麻醉对循环和呼吸容易产生抑制，而老年人的代偿调节能力差，特别是高平面和广范围的阻滞，容易出现明显的低血压，因此阻滞的平面最好控制在胸8以下。

(1)硬膜外阻滞：老年人的硬膜外间隙随衰老而变窄，容积减少；椎间孔闭缩，局麻药向椎旁间隙扩散减少。因而老年人对局麻药的需要量普遍减少，其实际需要量与患者的体格、年龄、手术部位、阻滞范围密切相关。对体格状况及心肺功能较好的老年患者，盆腔、下腹部、会阴及下肢手术施行较低位连续硬膜外麻醉，一般认为是安全的。注药前必须先开放静脉输液，待阿托品、麻黄碱、肾上腺素等急救药品准备好后再行穿刺。注入2ml试验剂量后置管，观察无异常后酌情分次小量追加(建议每次3～5ml)，直至获得所需的阻滞平面。老年人脊椎钙化和纤维性退变，常使硬膜外穿刺、置管操作困难，遇棘上韧带钙化直入法难以成功时，改用旁入法往往顺利达到目的。当遇下腹、会阴部同时操作，如经尿道膀胱手术等，可于置管前向尾端注入5～10ml局麻药以满足手术要求。

(2)蛛网膜下腔阻滞(腰麻)：腰麻虽然阻滞效果确切完善，低位腰麻(胸12以下)对循环、呼吸影响较轻，但由于老年人对脊麻敏感性增高，麻醉作用起效快，阻滞平面扩散广，麻醉作用时间延长，一般不推荐使用。近年来引进的连续腰麻，可小剂量分次注药，提高了安全性，降低了腰麻后头痛等并发症，可以用于老年人胸8以下手术。用药剂量应酌减1/3～1/2。

(3)腰麻-硬膜外联合麻醉：具有起效快，作用完全，在作用时间和阻滞范围均较脊麻或硬膜外阻滞单独应用者优先。可用于老年人腹、会阴联合手术，髋关节及下肢手术。

3. 全身麻醉　所有手术均可采用全身麻醉，特别是全身情况差、心肺功能受损、实施创伤大或较复杂的手术时，须在严密的监测下进行全麻。上腹部手术一般采用全身麻醉，采用全身麻醉与神经阻滞或硬膜外阻滞联合应用，通常更为平稳。

(1)全麻诱导：

1)准备好各种急救药品，随时可用，精细调节。

2)在有创血压实时监测诱导，随时根据血压的波动情况，给予治疗。

3)输液：避免脱水，在诱导开始前适当的容量负荷，特别是胶体可以减少麻醉诱导后血压下降的机会，或许减少麻醉期间栓塞、卒中。

4)诱导用药：为减轻气管插管时的心血管反应，插管前3～5分钟给予芬太尼2～5μg/kg，或者插管前1分钟给予0.4～0.5μg/kg的瑞芬太尼。酌情减少丙泊酚用量至1～1.5mg/kg或用0.2～0.3mg/kg依托咪酯代替丙泊酚，咪达唑仑酌减1/3～1/2，非去极化肌松剂首次负荷剂量正常。老年人需要麻醉到达一定深度方可插管，否则气管插管后会血压剧升，心动过速。为避免血压剧烈波动，插管前需要更大剂量的瑞芬太尼，同时可预先给予30～50μg的去氧肾上腺素或3～5mg麻黄碱以抵消其血压下降。

5)气管插管：老年人全身脱钙，易于发生骨折，不宜过度扭曲头颈。老年人牙齿松动，易于发生损伤，需要小心在意，避免气管异物。老年人胃肠排空减慢，注意防止误吸。

(2)全麻维持：由于老年人各项器官功能贮备下降，只能在较狭小的范围内波动。

1)循环：脉压变大，高血压的比例增多，特别要注意平均动脉压的波动。血压应维持在术前基础水平上下较狭窄的范围波动，心率尽可能控制在生理范围内，容量不足加剧血压的波动。血压过低会引起组织缺血、缺氧，中枢神经系统供血不足，术后苏醒延迟或脑梗死；心脏缺血缺氧引起心律失常、心肌梗死；肾供血不足，产尿异常、术后肾功能受损等。容量不足加重上述的组织灌注不足。心率过快或过慢引起心排出量改变，心脏负荷过重、心肌供需氧不平衡。老年人易于心律失常，需要注意内环境及心肌的供需氧平衡。

2)呼吸：老年人合并慢性支气管炎的比例增加，氧分压下降，易于发生呼吸功能不全。特别要注意及时清除呼吸道分泌物、膨肺，以减少术后肺不张的机会。

3)内环境：老年人自我调节，发现问题应及时纠正，恢复正常。

4)体温：老年人皮下脂肪少，体温调节能力下，低体温会引发一系列的问题包括出血、感染、术后苏醒延迟，应注意保暖，尽可能将核心温度控制在36℃以上。低体温会引起术后寒战、心律失常、伤口开裂等。

5)输血输液：老年人血容量不足，会引起循环、内环境问题；输液过多会引起心脏负荷过重。贫血会引起心动过速、组织缺氧，故老年人术中血红蛋白（Hb）应维持在 100～120g/L 水平。

6）麻醉用药：老年人所需镇静、镇痛药较青壮年人减少，应尽可能先用短效的麻醉药物，以减少术后苏醒延迟的机会。即使是丙泊酚，高龄患者长时间大剂量使用后也可能产生苏醒延迟，最好有脑电双频谱指数（BIS）指导用药。阿片类药物可以使用瑞芬太尼，但术后要注意及时镇痛。肌松药尽可能选用顺阿曲库铵，无论是维库溴铵还是罗库溴铵，如长时间使用，最好有肌松监测，以避免过量。

（3）全麻苏醒：老年人由于对麻醉药物的敏感性增高、代谢降低，术毕苏醒延迟或呼吸恢复不满意者较多见，应该进入恢复室继续观察和呼吸支持，待其自然恢复，不可强行拮抗催醒，特别是纳洛酮、呼吸兴奋剂一类药物。尤其是并存高血压、冠心病等心血管疾病者和肺功能不全者。在患者拔除气管导管前的部分苏醒期间，可因气管导管的刺激，产生高血压、心动过速，可以 20～80μg 瑞芬太尼静脉间断推注，以提高患者对气管导管的耐受性并维持循环稳定，静待患者肌松充分恢复。患有闭角型青光眼、哮喘，尤其是患有严重冠心病、心肌缺血、瓣膜病、窦性心动过缓、房室传导阻滞、房颤及严重心律失常的老年人，禁忌使用新斯的明等抗胆碱酯酶药拮抗非去极化肌松剂。可以使用胆碱酯酶抑制剂的患者，其时机不适过早。拔除气管导管后，需要在恢复室较长时间观察，以确认患者安全。此时，怀疑有咪达唑仑残留的患者，可以使用氟马西尼拮抗，以帮助患者恢复自我保护的能力。如预计短期内呼吸功能恢复及循环稳定困难，需及时送至监护病房继续呼吸循环支持。苏醒期，还应注意防治呕吐、误吸，以及谵妄、躁动等精神症状。

4. 静脉麻醉 对于部分仰卧位下的微创短小手术，老年人可选择操作简便，苏醒迅速，对呼吸循环影响小的静脉麻醉。为提高该麻醉的安全性，可置入喉罩，辅助机械通气。完全使用超短效镇静、镇痛药丙泊酚和瑞芬太尼维持。术中注意监测气道压力和呼气末 CO_2 波形，保证喉罩位置恰当，并维持循环稳定。

六、术中监护及麻醉管理

老年患者各个系统都有与年龄有关的衰老的改变，又有疾病所引起的病理生理变化，各脏器功能之间的平衡非常脆弱。因此，除常用的基本监测项目

外，应根据老年人的特点有所侧重或加强，有助于及早发现问题、及早调节处理以维持脏器功能之间的均势。例如，老年患者有冠心病和高血压，心电图电极的安放应能适时显示 ST 段的变化，以便能及时处理可能出现的心肌缺血；呼气末二氧化碳张力或浓度的监测，有助于及时发现、避免低二氧化碳血症以防冠状动脉的收缩和痉挛。对于有阻塞性和（或）限制性通气功能障碍的老年患者，除监测一般的通气功能指标、血氧饱和度、呼气末二氧化碳张力之外，可能需要定时进行血气分析、连续监测呼吸系统顺应性的动态变化，以指导呼吸管理。老年患者除需上述维持呼吸循环及内环境稳定外，保持体温亦非常重要。高龄的全麻患者常体温过低。历时较长的复杂手术中，不自觉的体温降低可引起术后早期心肌缺血、心绞痛和低氧血症。有心脏危险因素的患者在接受非心脏手术时，保持围术期体温正常可减少心脏不良事件和室性心动过速的发生。另外，还应注意防范一些在老年人比较容易出现的并发症，如皮肤、软组织易出现受压所致的缺血性损伤；由于骨质疏松，搬动体位不当可致医源性损伤；泪腺分泌减少，保护眼睛更为重要等。

围术期的监护与麻醉管理应针对术前并发症和手术的需要。全麻多采用短效和可控性较强的药物，适时调整剂量和输注速度。建立外周动脉血压的有创监测，对维持循环稳定至关重要。

七、术后监护、并发症处理及术后镇痛

（一）术后监护

尤其是术后早期，一些必要的监测仍应继续进行。呼吸功能不全和低氧血症是老年患者术后早期死亡的重要原因，因此对于术后估计需进行呼吸功能支持的患者，应给予一段时间的机械通气支持，不要急于拔管，应在达到前述拔管标准后才能予以拔除。对于在拔管后出现严重呼吸抑制者，应注意及早重新气管内插管（或置入喉罩、气管-食管联合导管）辅助呼吸，切勿丧失抢救时机。一般老年患者术后吸氧的时间不应<24 小时。维持适合的血容量，支持心功能，保持内环境，避免心肌氧供需失衡，引起心肌缺血，避免血压过高导致脑血管意外。

（二）并发症处理

呼吸抑制和呼吸道梗阻均可导致通气量不足和缺氧。椎管内阻滞平面过高，全麻药物残留，皆可引起呼吸抑制，面罩给氧或辅助通气，必要时气管插管。舌后坠或口腔分泌物过多引起的呼吸道梗阻，

用手法托起下颌、放置口咽通气道并清除口腔分泌物,梗阻即可解除。气道痉挛致梗阻,加压给氧同时解痉和清理分泌物。另有腹部膨隆、膈肌上抬等影响呼吸者,可抬高上身45°。

术毕苏醒期及术后早期出现的高血压,与伤口疼痛、气管内吸引有关,用有效的术后镇痛和小剂量降压药控制。长时间的低血压,除与血容量不足密切相关外,电解质紊乱、酸碱失衡对心功能的抑制,肾上腺皮质功能低下应激能力削弱均应给予考虑并作相应的处理,如及时补充血容量,纠正电解质、酸碱紊乱,适当给予肾上腺皮质激素等。

对于老年人常发生的谵妄和术后认知功能障碍,需在术前根据年龄、受教育程度、认知功能损害程度、焦虑等因素作出预测,对发病危险程度高的患者应减少或避免抗胆碱能药物、吸入麻醉药的使用。一旦发生术后认知功能障碍和谵妄需积极治疗。如吸氧、补充能量和营养、纠正内环境紊乱、保持呼吸循环稳定外,常用氟哌利多、地西泮、丙泊酚及氯丙嗪等,控制患者症状。同时为患者创造安静的住院环境,给予早期护理支持,允许朋友和家人探视,消除恐惧心理。如患者出现呼吸衰竭,应尽早采用呼吸机治疗。

(三) 术后镇痛

对老年人术后疼痛的评估和用药剂量的调整都极具挑战性,以局部阻滞包括椎管内镇痛、神经阻滞、局部伤口局麻药浸润为佳。非甾体消炎镇痛药,不会产生呼吸抑制,常可使用。老年人对阿片类药物较青壮年明显敏感,易于发生呼吸抑制,需要适当减量。同时由于阿片类药物个体差异巨大,需要个体化用药。建议多模式镇痛,如静脉自控镇痛与区域神经阻滞相联合,以减少静脉镇痛药和局麻药的用量。

参 考 文 献

1. Miller RD. Anestheia. 5th ed. New York:Churchill Livenstone,2004:2441-2451.
2. 谭秀娟,李俊成. 麻醉生理学. 北京:人民卫生出版社,2000:162-168.
3. Pfitzenmeyer P,Musat A,Lenfant L,et al. Postoperative cognitive disorders in the eldly. Presse Med,2001,30:648.
4. 谭秀娟,等. 现代麻醉学. 第3版. 北京:人民卫生出版社,2010.
5. G. Edward Morgan. ed. Clinical Anesthesiology. 4th . McGraw-Hill Medical 2006:794-799.

八、Key points

1. 老年人常合并有高血压、糖尿病、动脉粥样硬化、心肌缺血等疾病,生理贮备减少,器官功能易于失代偿。

2. 老年人重要脏器功能减退,镇静药、阿片类药物、肌松药需要量减少。

3. 老年人围术期允许波动的心率、血压范围小,要避免容量不足。

4. 老年人易于发生呼吸衰竭,术中要注意及时清理呼吸道分泌物,防止肺不张。

5. 老年人易于发生低体温及相关并发症,应注意保暖。

6. 老年人内环境调节能力差,需要及时纠正内环境紊乱。

(马　蓉　丁正年)

第十四章

普通外科手术麻醉

第一节　甲状腺手术麻醉

一、临床病例

【病例 1】

男性,45 岁,因消瘦、颈部肿大 1 年入院。入院查体:身高 170cm,体重 40kg,心率 120 次/分,血压 21.28/13.30kPa(160/100mmHg),体温 37.5℃,呼吸 30 次/分,双眼外凸,瞬目减少,甲状腺Ⅲ度肿大。

1)该患者的诊断是什么? 上述症状和体征的发病机制是什么?

2)何时能进行手术治疗? 如何进行术前准备?

3)患者在术中突然出现体温升高,室上心动过速,心率 150 次/分,应考虑出现了什么问题? 如何处理? 如何预防?

【病例 2】

女性,35 岁,因发现颈部肿物 3 个月入院,近日逐渐出现呼吸困难、吞咽困难。入院查体:消瘦,心率 80 次/分,血压 15.96/10.64kPa (120/80mmHg),体温 37.5℃,呼吸 30 次/分,颈部中下部可及 10cm×8cm 肿块,边界不清,固定。甲状腺 B 超提示为甲状腺癌。

1)该患者的呼吸困难、吞咽困难的原因是什么?

2)如何评估气道堵塞?

3)应该选择何种麻醉方法?

【病例 3】

女性,50 岁,因左侧甲状腺肿物行甲状腺次全切除术,术中采用气管内麻醉,手术顺利,术后顺利拔除气管插管转运至麻醉后恢复室(PACU)观察。入 PACU 后约 1 小时,患者出现吸入性呼吸困难,发绀,血氧饱和度下降至 80%,颈部伤口肿大,手术伤口纱布可见鲜红色血性渗出。

1)患者呼吸困难的原因是什么?

2)应该如何进行什么处理?

二、甲状腺的解剖和生理特点

甲状腺是重要的内分泌腺之一,主要分泌甲状腺激素,对机体的代谢、生长发育、神经系统、心血管系统和消化系统等具有重要的作用。甲状腺的功能受诸多因素的调节,甲状腺激素分泌增加或减少均可导致机体内分泌代谢紊乱。

1. 甲状腺的解剖　人类甲状腺起源于第一对咽囊之间的内胚层,胚胎第 5 周在咽底壁出现一正中突起,即为甲状腺原基,以后逐渐向下凹陷形成甲状腺囊,并向下发展至颈前方。甲状腺位于颈前下方软组织内,大部分位于喉及气管上段两侧,其峡部覆盖于第 2~4 气管软骨环的前面。有时甲状腺向下深入胸腔,称为胸骨后甲状腺,当其肿大时,常压迫气管引起呼吸困难。甲状腺由许多球形的囊状滤泡构成。滤泡衬以单层上皮细胞,滤泡细胞分泌甲状腺素和三碘甲状腺原氨酸,二者释放进入血液后,即组成甲状腺激素。而滤泡旁细胞则分泌降低血钙水平的激素,即降钙素。

2. 甲状腺的生理功能　甲状腺激素的主要生理功能:①促进细胞内氧化,提高基础代谢率,使组织产热增加。甲状腺激素能促进肝糖原酵解和组织对糖的利用;促进蛋白质的分解,如骨骼肌蛋白质分解,出现消瘦和乏力;并增加脂肪组织对儿茶酚胺和胰高血糖素的脂解作用,加快胆固醇的转化和排泄。②维持正常生长发育,特别对脑和骨骼发育尤为重要。甲状腺功能低下的儿童,表现为智力下降和身材矮小为特征的呆小病。③对心血管系统影响,甲状腺激素能增强心肌对儿茶酚胺的敏感性。④对神经系统的影响,甲状腺功能亢进时可出现易激动,注意力不集中等中枢神经系统兴奋症状。⑤对消化系统影响,甲亢时食欲亢进,大便次数增加,此与胃肠蠕动增强及胃肠排空加快有关。

3. 甲状腺功能亢进对机体的影响　甲状腺功能亢进对机体的影响取决于甲状腺毒症的严重性，疾病的持续时间，患者对过量的甲状腺激素的敏感性以及患者的年龄等因素。非特异性症状如多汗、热耐受不良、虚弱、失眠是甲状腺功能亢进的常见症状和体征。由于代谢率的增加，不管食欲是正常还是增加，患者都会出现体重减轻。交感神经的过度兴奋会使患者经常发生震颤和眼睑回缩，造成瞬目减少。

甲状腺功能亢进能导致心血管系统发病率和死亡率增加，主要死因是心力衰竭和血栓栓塞。甲状腺功能亢进对心血管系统影响主要为心肌收缩力、自律性和应激性增强，表现为心律失常（窦性心动过速、房颤、完全性心脏传导阻滞和室性心律失常）、每搏输出量增加、心排出量增加、氧耗增加、全身及肺血管阻力降低，脉压随着收缩压的升高而增大。伴有冠状动脉粥样硬化的患者可能诱发或加重心绞痛。年轻的成年患者通常可耐受甲亢而不伴有心血管失代偿的表现。而老年患者和心脏已经受损的患者则可能发生高心排出量性充血性心力衰竭。

呼吸系统的改变表现为高代谢状态引起的高碳酸血症和氧耗量增加代偿性地使分钟通气量增加、呼吸急促、潮气量增加。由于肌力减弱和肺的顺应性下降肺活量降低肺弥散能力维持正常。

神经系统的表现包括焦虑、易激动、震颤、失眠、肌肉无力和认知功能障碍如意识错乱、谵妄。严重患者可进展为木僵、迟钝乃至昏迷。其他表现包括肌病、周期性瘫痪、癫痫发作、舞蹈症及静止状态下细颤。脑电图上可表现为快波增加。

甲状腺功能亢进缩短胃肠道排空时间可能会导致分泌性腹泻发生。由于对热量的需求增加而常出现体重下降。胃酸分泌有时会减少，患者体内有壁细胞抗体可能影响药物的吸收。血液系统的异常包括贫血、中性粒细胞减少和血小板减少。由于氧的需要量增加导致红细胞数量增加。对肾脏的影响，肾小管重吸收和分泌增加，最终导致钾的排出减少，钠的排出增加。

参 考 文 献

1. 吴在德. 外科学. 第 7 版. 北京：人民卫生出版社，2008.
2. Jameson JL, Weetman AP. Disorders of the thyroid gland//KasperDL. Harrison's Principles of internal medicine. 16th ed. New York：McGraw-Hill，2005.

三、甲状腺手术的麻醉前评估

麻醉医师在术前访视患者的时候应该注意以下几个问题：①甲状腺疾病的特点和手术范围；②甲状腺功能状况；③肿大甲状腺或肿物对周围解剖如气管、食管大血管和神经的影响；④患者全身状况及其他并发症；⑤患者的精神状况和合作程度。

1. 常见甲状腺疾病的特点及手术范围　甲状腺肿瘤和甲状腺功能亢进症是最常见的甲状腺手术疾病。

（1）甲状腺肿瘤：甲状腺肿瘤包括甲状腺囊肿，甲状腺良性肿瘤及恶性肿瘤。甲状腺良性肿瘤包括甲状腺腺瘤、良性畸胎瘤等，多发生于 20～40 岁的女性，病理变化主要包括滤泡性和乳突状腺瘤及不典型腺瘤，以滤泡性腺瘤最常见。多数患者无任何症状或稍有不适而被发现颈部肿物，多数为单个，表面光滑、边界清楚、无压痛、可随吞咽上下移动，罕见巨大瘤体可产生邻近组织器官受压。部分甲状腺腺瘤可发生癌变，癌变率为 10%～20%。

甲状腺恶性肿瘤主要包括：①乳头状腺癌（60%～70%），好发于年轻女性，且易发生颈部淋巴结转移，患者多无自觉症状，且生长缓慢，故一般就诊较晚。②滤泡状腺癌（约占 20%），可发生于任何年龄，但以年龄较大者多见。多为单发，边界不清，较少发生淋巴结转移，多经血液转移到肺和骨骼。此类患者需行原发病灶切除及颈部淋巴结清除术，故常选用气管内麻醉。③未分化癌（10%～15%），常见于老年人，恶性程度甚高，极易发生颈部淋巴结和血液转移。可广泛侵犯周围邻近组织和器官，患者常伴有呼吸困难、吞咽困难、颈静脉怒张等。一般选择放射治疗。对某些晚期患者，由于局部压迫症状严重，如出现严重呼吸困难，需要手术治疗以解除气管压迫，一般在表面麻醉下行清醒气管插管，保持呼吸道通畅后再施行手术。

（2）甲状腺功能亢进症：甲状腺功能亢进症（简称甲亢）的病因以 Graves 病为主，占总病例数的 90%。甲状腺炎是第二大常见病因。其他较少见病因多结节性毒性甲状腺肿、单个毒性甲状腺结节、外源性碘化物的过度消耗以及某些药物治疗的副作用都可引起甲状腺功能亢进症。滋养细胞肿瘤，如葡萄胎和绒毛膜癌引起的甲亢比较罕见。偶见隐匿性的药物过量（认为的甲状腺毒症）引起的甲亢。

2. 甲状腺功能亢进症严重程度的评估　甲状腺功能亢进的严重程度可根据临床表现、体征以及实验室检查进行综合判断。临床及体征表现可参考本节前述。常用的甲状腺功能的实验室检查包括：①基础代谢率：常用计算公式：基础代谢率＝（脉率＋脉压）－111。测定时应在完全安静、空腹时进行（一般是早晨清醒后未起床时），正常值为±10％，增高至 20％～30％为轻度甲亢，30％～60％为中度，60％以上为重度。②甲状腺摄[131]碘率测定：正常甲状腺 24 小时内摄取[131]碘量为人体总量的 30％～40％，如果 2 小时内甲状腺摄取[131]碘量超过人体总量的 25％，或 24 小时超过人体总量的 50％，且吸[131]碘高峰提前出现，均可诊断甲亢。③血清 T_3、T_4 含量测定：甲亢时，血清 T_3 可高于正常 4 倍左右，而 T_4 仅为正常值的 2 倍半。④促甲状腺素释放激素（TRH）兴奋试验：静脉注射 TRH 后，促甲状腺激素不增高，则有诊断意义。

根据上述临床表现及特殊检查以及是否曾发生甲状腺危象等可以对病情严重程度作一评估。一般应经过一段时间抗甲状腺功能亢进药物治疗，待病情稳定后才考虑手术，否则，围术期间易发生甲状腺危象。如果甲状腺功能亢进症症状得到基本控制，则可考虑手术。

3. 肿大的甲状腺或甲状腺肿物对周围解剖的影响　甲状腺不完全地围绕在气管和食管周围。腺体增大会引起气管和食管的压迫症状，如呼吸困难和吞咽困难。腺体的解剖位置位于胸骨上还是胸骨下，引起的症状有显著的不同。气道受累包括：气道移位、气道受压、管腔狭窄。若用药使呼吸肌张力消失，一旦肌肉松弛，位于胸骨下的增大的甲状腺可能会引起未曾预料的气道压迫。气道浸润或气道内出血可见于甲状腺癌患者。胸片、颈部 CT 可有助于评估气管的位置和气管堵塞的程度。肺功能试验也是一种用于评估患者气道堵塞程度的无创方法。流速-容量曲线分析可确定气道堵塞的程度和位置，曲线的不同形态可帮助判断胸内和胸外气道的梗阻。病例 2 患者的甲状腺肿物压迫了气管和食管，导致出现呼吸困难和吞咽困难的情况。因此该患者术前应该常规进行胸片、颈部 CT 和肺功能试验等检查，以了解评估气道受压和（或）移位情况（图 14-1）。

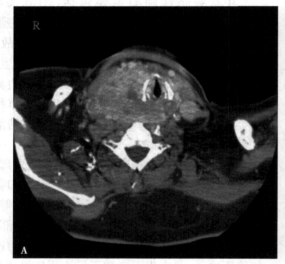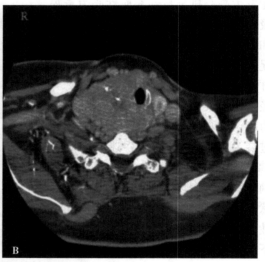

图 14-1　增大的甲状腺导致气管移位
A 增大的腺体压迫气管向前和向对侧移位　B 肿瘤破坏右侧环状软骨并侵犯声门下气管

上腔静脉压迫综合征是上腔静脉慢性隐匿性逐渐受压/闭塞的结果。胸腔内的上腔静脉血流量少，压力低，管壁薄，加上解剖位置的关系，易于受到增大的纵隔肿瘤压迫。静脉回流受阻导致间质水肿和侧支循环形成，引起面部、颈部及上肢水肿，颈部和上胸部的侧支静脉曲张，出现头痛和眩晕症状。由于右侧甲状腺比左侧较肿大，因此右侧无名静脉受压的情况更常见。上腔静脉受压会形成广泛的侧支循环如奇静脉丛、乳房内静脉丛、脊椎静脉丛、胸外侧静脉丛。静脉造影是描述这些解剖学变化的"金标准"。

喉部由迷走神经的两个分支支配上神经和喉返神经。喉上神经分成两支，内支经甲状舌骨膜进入喉内（为感觉和自主神经支），外支在喉外部（运动神经支）。喉内神经支穿过甲状舌骨膜司声带以上喉部的感觉。外支分布在甲状舌骨膜的表面，支配环甲肌和部分杓横肌。喉返神经支配所有喉内肌肉的运动和声带以下喉部的感觉。环甲肌是喉部唯一的张肌。双侧喉返神经损伤将会导致除环甲肌和部分杓横肌外所有喉内肌肉的麻痹。声带处于近中间位致呼吸道梗阻。然而此时声带并不是紧张的，而是处在松弛状态。这是因为环甲肌需要喉内其他肌肉的对抗以保持声带紧张。单侧喉返神经损伤时损伤侧声带处在中立位，而另一侧声带保持正常。在并发症中声音嘶哑和误吸较呼吸道梗阻更为常见。

参 考 文 献

1. Farling PA. Thyroid disease. Br J Anaesth, 2000, 85: 15-28.
2. Moitra V, Sladen RN. Monitoring endocrine function. Anesthesiol Clin, 2009, 27: 355-364.
3. Connery LE, Coursin DB. Assessment and therapy of selected endocrine disorders. Anesthesiol Clin North America, 2004, 22: 93-123.
4. Anesthesia case management for thyroidectomy. AANA J, 2010, 78: 151-160.
5. Smallridge RC. Metabolic and anatomic thyroid emergencies: a review. Crit Care Med, 1992, 20: 276-291.

四、甲状腺手术的术前准备

1. 药物治疗　药物治疗有三种方法：直接抑制甲状腺激素的生成，抑制甲状腺激素的释放，以及控制甲状腺激素过多引起的肾上腺素能效应。

咪唑类药物，如甲巯咪唑、卡比马唑每日 20～40mg，分次口服。这些药物在甲状腺内被碘化，从而使碘不能参与新的甲状腺激素的合成。硫氧嘧啶类药物包括甲硫氧嘧啶和丙硫氧嘧啶，每日 200～400mg，分次口服。硫氧嘧啶类药物是最常用的抗甲状腺药物，能抑制甲状腺激素的合成。丙硫氧嘧啶还具有在外周组织抑制转化 T_4 为 T_3 的作用。但此两类药物不抑制甲状腺激素的释放，此对已合成的甲状腺激素无效，须待已合成的激素被消耗后才能完全生效。除了抑制甲状腺激素的生物合成外，这些药物还可降低 TSH 受体抗体的浓度，增加抑制性 T 细胞的活性，提示此类药物有免疫抑制作用。抗甲状腺药物的副作用包括：发热、荨麻疹、关节痛、关节炎、白细胞减少、粒细胞缺乏以及较罕见的中毒性肝炎。糖皮质激素抑制外周组织中的 T_4 转化为 T_3，与丙硫氧嘧啶共同应用时起协同作用。

使用抗甲状腺药物治疗后，加用碘剂治疗可抑制转化 T_4 为 T_3，从而降低血液循环中甲状腺激素的水平。碘剂含 5% 碘化钾，每日 3 次，第一日每次 3 滴，以后每日每次增加 1 滴，至每次 16 滴为止，用药后 24 小时内即开始起效。碘治疗需要持续 2 周才能达到最大的治疗效果。由于抗甲状腺药物能引起甲状腺肿大和动脉性充血，手术时易出血，增加了手术的困难和危险，因此服用后必须加用碘剂 2 周，使甲状腺缩小变硬，有利于手术操作。必须说明的是，碘剂的作用在于抑制蛋白水解酶，减少甲状腺球蛋白的分解，从而抑制甲状腺素的释放，并减少甲状腺的血流量。但停用碘剂后甲状腺功能亢进症状可重新出现，甚至比原来更严重，因此，凡不准备实施手术者，不要服用碘剂。而且在使用碘剂治疗之前，必须先使用抗甲状腺药物使甲状腺功能恢复正常，否则外源性碘化物可作为底物参与新的甲状腺激素的合成。外源性碘破坏甲状腺细胞的功能，抑制内源性碘的结合。但这种 Wolff-chaikoff 作用仅持续几天。此后甲状腺激素将开始重新合成。由于其作用特点，碘剂治疗还适用于甲状腺危象和需要施行急诊手术的甲亢患者。儿童、妊娠期、哺乳期女性禁用碘剂治疗。有报道指停药 4 个月及以上再妊娠是安全的。

β 受体阻滞剂用于阻断甲亢的外周肾上腺素能作用。用药后可使患者的临床症状恢复正常，但如果不加用其他的治疗，患者的实验室检查结果仍然表现为甲亢。普萘洛尔还可减少外周组织中的 T_4 转化为 T_3，因此是治疗甲亢时最常用的 β 肾上腺素能受体拮抗剂。剂量为每 6 小时口服一次，每次 20～60mg，一般一周后心率降至正常水平，即可施行手术。由于普萘洛尔在体内的有效半衰期不足 8 小时，所以最后一次口服应在术前 1～2 小时，手术后继续服用 1 周左右。对于患哮喘、慢性气管炎等患者忌用。中枢作用的肾上腺素能拮抗剂如利舍平或胍乙啶以及钙离子通道阻滞剂如地尔硫草，可用于不能使用 β-受体阻滞剂治疗的患者。最后，考来烯胺、考来替泊可以和肝肠循环过程中肠道内的 T_4 结合，有助于更加快速地降低 T_4 的水平。

2. 麻醉前用药　根据甲状腺功能亢进症状控制的情况和将采用的麻醉方法综合考虑，一般来说，镇静药用量较其他病种要大。但对于有呼吸道压迫或梗阻症状的患者，麻醉前镇静或镇痛药应减少用量或避免使用。可选用巴比妥类或苯二氮草类药物，如咪达唑仑 0.07～0.15mg/kg。对某些精神高度紧张拟选择气管内麻醉的患者，可加用芬太尼 0.1mg、氟哌利多 5mg 肌内注射，具有增强镇静、镇痛、抗呕吐的作用。因抗胆碱类药物如阿托品和东莨菪碱可引起心动过速并干扰正常体温调节，故在甲亢患者中不推荐使用。

3. 甲亢患者什么时候可以行择期手术　如果

甲状腺功能亢进症症状得到基本控制,则可考虑手术,具体为:①基础代谢率小于+20%;②脉率小于90次/分,脉压减小;③患者情绪稳定,睡眠良好,体重增加等。

4. 甲状腺功能亢进患者行急诊手术如何进行麻醉前准备　当患者需要施行急诊手术时要采取措施预防甲状腺危象。可尝试使用普萘洛尔降低高肾上腺素能状态,减少 T_4 转化为 T_3。艾司洛尔由于具有 β_1 受体特异性及半衰期短的特点,也可以使用。但艾司洛尔并不能减少外周组织的 T_4 转化为 T_3。抗甲状腺药物也应该给予,以阻止甲状腺激素的进一步合成。尽早给予每时6小时口服丙硫氧嘧啶200~400mg或者每6小时口服甲巯咪唑20~40mg。甲巯咪唑溶于水溶液中可用于直肠给药,丙硫氧嘧啶则不能。丙硫氧嘧啶和糖皮质激素都可抑制外周组织的 T_4 转化为 T_3,两药合用可起协同作用。可静脉给予地塞米松(每6小时2mg)或氢化可的松(每6小时40mg)。碘化钾饱和溶液(每6小时口服5滴)或卢戈液(每6~8小时30滴)给药后可迅速抑制 T_4 转化为 T_3 的释放。抗副交感神经药如阿托品和泮库溴铵因可相对地增强交感神经系统的活性,应避免使用。治疗也应该注意纠正全身性的代偿失调。液体和电解质需要调节至正常。若发生低血压,而单纯输液无法纠正时,则有必要进行有创监测以指导正性肌力药和血管升压药的使用。

---------- **参 考 文 献** ----------

1. Erbil Y, Giriş M, Salmaslioglu A, Ozluk Y, et al. The effect of anti-thyroid drug treatment duration on thyroid gland microvessel density and intraoperative blood loss in patients with Graves' disease. Surgery,2008,143:216-225.
2. Connery LE, Coursin DB. Assessment and therapy of selected endocrine disorders. Anesthesiol Clin North America,2004,22:93-123.
3. Anesthesia case management for thyroidectomy. AANA J,2010,78:151-160.
4. Bacuzzi A, Dionigi G, Del Bosco A, et al. Anaesthesia for thyroid surgery:perioperative management. Int J Surg, 2008,6 (Suppl 1):S82-S85.

五、甲状腺手术的术中麻醉管理

1. 麻醉方式的选择　气管插管全麻目前是甲状腺手术采用最广泛的麻醉方法。适合于甲状腺较大或胸骨后甲状腺肿,伴有气管受压、移位、术前甲状腺功能亢进症状尚未完全控制或精神高度紧张不合作的患者。气管内麻醉能确保患者呼吸道通畅,完全消除手术牵拉所致的不适,增加了手术和麻醉安全性。不足之处是术中无法令患者配合以确定是否损伤喉返神经,此外,若患者术中发生甲状腺危象则体征可能不够明显,必须予以重视。而颈丛阻滞和局部麻醉由于经常难以满足手术的需求,给患者造成较大的痛苦,已经不建议用于甲状腺手术麻醉。

2. 术中监测　甲状腺手术的患者术中应该进行血压、呼气末二氧化碳、脉搏血氧饱和度、心电图和体温的监测,以便处理任何心脏失代偿的症状并及时发现甲状腺和肾上腺能活性的增强。如果患者在甲状腺危象的状态下被送入手术室,应该立即开通多条大的静脉通路和一条动脉通道。如果患者目前或既往患有充血性心力衰竭、心肌缺血、肾衰竭或低血压,建议放置中心静脉导管或肺动脉导管。有创监测应在切皮前放置好。

3. 麻醉诱导和气管插管　对于大多数甲状腺功能亢进症患者,若症状控制较好,且不伴有呼吸道压迫症状者,可采用常规方案施行麻醉诱导和气管插管。困难气管内插管常发生于有端坐呼吸、呼吸困难、喘鸣、哮鸣或声音嘶哑的甲状腺手术患者,而且由于解剖变异和组织血管丰富,施行紧急气管切开难度较大,麻醉前应有足够的思想和技术准备,包括准备不同内径的气管导管、不同型号的喉镜,甚至纤维支气管镜。对于有呼吸道压迫症状者,宜选择表面麻醉下清醒气管内插管或保留自主呼吸下吸入麻醉诱导插管。插管时需要慎重地使用小量镇静药或抗焦虑药防止甲状腺危象的发生。必须注意的是,凡具有拟交感活性或不能与肾上腺素配伍的全麻药,如乙醚、氟烷、氯胺酮均不宜用于甲状腺功能亢进患者。其他药物,如硫喷妥钠、异丙酚、氯化琥珀胆碱、七氟烷、异氟烷等均可选用。麻醉诱导过程中充分吸氧去氮,诱导务必平稳,避免屏气、呛咳,插管困难者可借助插管钳、带光源轴芯或纤维支气管镜等完成气管插管。有气管受压、扭曲、移位的患者,宜选择管壁带金属丝的气管导管,且气管导管尖端必须越过气管狭窄平面。完成气管插管后,应仔细检查气管导管是否通畅,防止导管受压、扭曲。

4. 全身麻醉维持　麻醉维持应该避免交感神经系统兴奋。镇痛药如芬太尼或吗啡仅需小量给予以确保拔管后患者清醒并能够维持气道通畅。安氟烷、异氟烷、地氟烷、七氟烷、芬太尼、维库溴铵、罗库溴铵等,对甲状腺功能几乎无影响,且对心血管功能干扰小,对肝、肾功能影响小,可优先考虑使用。至于麻醉作用较弱的药物,如氧化亚氮、普鲁卡因,对甲状腺功能亢进的患者可能导致麻醉过浅,必须增加其他药物或复合以七氟烷、异氟烷吸入或异丙酚、瑞芬太尼静脉输注。而乙醚、氟烷和氯胺酮则禁用或慎用于甲状腺功能亢进患者。

麻醉医师在使用拟交感神经药物处理术中低血压时必须考虑可能的过度反应。由于循环中内源性儿茶酚胺水平很高,直接作用的拟交感神经药物(比如肾上腺素或去甲肾上腺素)或 α 受体激动剂(比如去氧肾上腺素)比间接作用的拟交感神经药物(比如麻黄碱或间羟胺)更适合用于处理术中低血压。

5. 气管插管的拔除 手术结束后待患者完全清醒,咽喉保护性反射恢复后方可考虑拔除气管导管。由于出血、炎症、手术等诸因素,拔除气管导管后,个别患者可突然发生急性呼吸道梗阻。为预防此严重并发症,必须等患者完全清醒后,首先将气管导管退至声门下,并仔细观察患者呼吸道是否通畅,呼吸是否平稳,如果情况良好,则可考虑完全拔除气管导管,并继续观察是否出现呼吸道梗阻。如果一旦出现呼吸道梗阻,则应立即再施行气管插管术,以保证呼吸道通畅。如果怀疑有气管软化,建议在直接明视下评估气道的开放性。纤维支气管镜可用于评估气道塌陷和声带的运动,方法是将气管导管和纤维支气管镜一同缓慢后退观察。如果发现气管塌陷应立刻重新插入气管导管和支气管镜。声带也必须做评估。拔管同时,床旁应备有气管切开包、气管导管和喉镜。

参考文献

1. Anesthesia case management for thyroidectomy AANA J, 2010,78:151-160.
2. Bacuzzi A, Dionigi G, Del Bosco A, et al. Anaesthesia for thyroid surgery: perioperative management. Int J Surg, 2008,6(Suppl 1):S82-S85.
3. Dörges V. Airway management in emergency situations. Best Pract Res Clin Anaesthesiol,2005,19:699-715.
4. Smallridge RC. Metabolic and anatomic thyroid emergencies:a review. Crit Care Med,1992,20:276-291.

六、甲状腺手术并发症的管理

甲状腺手术的常见并发症有呼吸困难、窒息、切口出血、甲状腺危象、低钙血症等。其中呼吸困难和甲状腺危象最危急,对患者的生命威胁最大,处理不当会造成严重的后果。

1. 呼吸困难 甲状腺手术后的呼吸困难多发生于手术后 48 小时内,是最危急的并发症,手术间或病房均应备有紧急气管插管或气管造口的急救器械,一旦发生呼吸道梗阻甚至窒息,可以及时采取措施以确保呼吸道通畅。引起呼吸困难的原因包括:①手术切口内出血或敷料包扎过紧而压迫气管,如病例 3 中的患者;②喉头水肿,可能是手术创伤或气管插管引起;③气管塌陷,由于气管壁长期受肿大甲状腺压迫而发生软化,切除大部分甲状腺后,软化之气管壁失去支撑所致;④喉痉挛、呼吸道分泌物等;⑤双侧喉返神经损伤;⑥气胸;⑦低钙血症。一旦患者出现呼吸困难,应该紧急评估气道梗阻的征象和原因。血肿会导致压迫性气道梗阻并且限制气道黏膜的静脉和淋巴的回流。血肿清除要求开放和引流伤口。然而,黏膜水肿引起的气道梗阻可能仍会持续。可以让患者采取 45°角坐位以利于静脉回流。雾化吸入激素和消旋的肾上腺素可减轻咽喉部的水肿。如果呼吸困难进一步恶化,患者应该重新气管插管。手术操作可因切断、缝扎或牵拉或钳夹喉返神经后造成永久性或暂时性损伤。若损伤前支则该侧声带外展,若损伤后支则声带内收。如两侧喉返神经主干被损伤,两侧真声带都处于旁正中位,会导致急性呼吸道梗阻。这类患者需要紧急进行气道处理如气管插管或气管切开。单侧喉返神经损伤患者会出现声音嘶哑,而气道梗阻的症状很轻。如果切口向下到达纵隔,则需要排除气胸引起手术后呼吸困难的可能性。低钙血症继发于对甲状旁腺组织的切除,通常在手术后 3 日内出现症状。在手术后立刻出现急性气道梗阻并不常见。患者通常有口周麻木感和手脚的麻刺感。如果不及时补钙,患者会继发肌肉无力而出现喘鸣和气道梗阻。严重的低钙血症会导致惊厥发作和手足搐搦。

2. 甲状腺危象 甲状腺危象发生突然,造成甲状腺激素水平的快速升高的情况是诱发甲状腺危象的原因,如甲状腺手术、抗甲状腺药物治疗的停止、放射性碘治疗、碘油造影检查、粗暴的甲状腺检查操作。病例 1 中的患者术前准备差,术中的体温升高和心动过速应高度怀疑是甲状腺危象的表现。非甲状腺相关的诱因也有可能诱发甲状腺危象,包括:非甲状腺手术、感染、脑血管意外、充血性心力衰竭、肠梗阻、肺栓塞、妊娠、分娩、糖尿病酮症酸中毒、创伤,或某些含碘药物(胺碘酮)的应用。甲状腺危象的诱发主要与甲状腺激素水平剧烈变化有关,而不取决于甲状腺激素的绝对水平。

甲状腺危象常发生在患者的代谢、体温调节、心血管系统失代偿时。甲状腺危象具备以下 4 个主要特征：发热，心动过速或室上性心律失常，中枢神经系统症状和胃肠道症状。早发现和积极的治疗可减少发病率和死亡率。没有实验室检查可将甲状腺危象和甲亢症状完全区别开来。因此，一旦怀疑甲状腺危象发生，应立即开始积极治疗，而不应因等待检验结果而耽误治疗。甲状腺危象鉴别诊断包括恶性高热、嗜铬细胞瘤和类癌综合征。恶性高热和甲状腺危象的大部分临床表现与高热引起的机体代偿有关。然而，恶性高热会导致代谢性酸中毒、严重的高碳酸血症和肌肉强直，而甲状腺危象则没有这些表现。甲亢患者肌酸磷酸激酶的水平降低至正常值的一半，而恶性高热患者肌酸磷酸激酶的水平则升高。

甲状腺危象的治疗原则是：去除诱因，支持治疗，降低循环中甲状腺激素的水平，抑制循环中的甲状腺激素对外周组织的作用。不处理基础病因，治疗效果会相去甚远。支持治疗包括：补充水分、葡萄糖和电解质，降温等。采用对乙酰氨基酚、体腔冷灌注、降温毯、冰袋以及降低环境温度等措施降低体温。不能使用阿司匹林作退烧药，其会替代甲状腺激素与蛋白的结合，从而增加游离激素的水平。一旦发生急性充血性心功能衰竭，需要用正性肌力药、利尿药和吸氧。减少甲状腺激素的分泌和产生。抗甲状腺药物可在给药后一小时内阻止甲状腺内碘化物的合成。给予甲巯咪唑或丙硫氧嘧啶治疗一小时后，可以开始给予碘剂治疗。阻断甲状腺激素的代谢效应。代谢相关的临床症状可以使用 β 受体阻滞剂如普萘洛尔（参照甲亢患者急诊手术的处理）。

参 考 文 献

1. Dörges V. Airway management in emergency situations. Best Pract Res Clin Anaesthesiol, 2005, 19: 699-715.
2. Migneco A, Ojetti V, Testa A, et al. Management of thyrotoxic crisis. Eur Rev Med PHarmacol Sci, 2005, 9: 69-74.
3. Sarlis NJ, Gourgiotis L. Thyroid emergencies. Rev Endocr Metab Disord, 2003, 4: 129-136.
4. Smallridge RC. Metabolic and anatomic thyroid emergencies: a review. Crit Care Med, 1992, 20: 276-291.

七、Key points

1. 甲状腺肿瘤和甲状腺功能亢进症是甲状腺手术的常见疾病。

2. 甲状腺手术的麻醉前评估要根据临床症状、甲状腺功能检查综合判断甲状腺功能情况，甲亢症状控制后方可进行手术。

3. 气道评估是甲状腺手术麻醉前的重要步骤，必须了解甲状腺肿大程度和范围，是否有声嘶、呼吸困难、吞咽困难等症状，颈部 X 线，颈部 CT，肺功能检查是术前必需的检查。

4. 全身麻醉是甲状腺手术最常用的麻醉方法，应该对困难插管有充分的思想和技术准备。

5. 呼吸困难是甲状腺术后常见并发症，对生命威胁大，在寻找呼吸困难的原因同时，要密切注意患者呼吸道情况，及时采取措施以确保呼吸道通畅。

6. 甲状腺危象死亡率高，早期发现及积极治疗能降低死亡率。一旦怀疑甲状腺危象，应立即开始积极治疗，而不应因等待检验结果而耽误治疗。

第二节　肝叶切除术

一、临 床 病 例

【病例 1】

患者，男，45 岁，66kg。体检时发现左半肝 2cm×3cm 肿物，诊断为原发性肝癌。现拟行左半肝切除术。患者一般情况好，活动能力佳，术前 Child-Pugh 评分 A 级。患者要求减轻术后痛苦。手术时，外科医师阻断肝门行肝叶切除，阻断时间 30 分钟。手术过程中生命体征平稳。手术时间约 2 小时，术毕患者安全送入 PACU。

1）左半肝的切除的手术范围？

2）简述 Child-Pugh 评分法及其各项指标的评判？

3）肝叶切除术中的肝门阻断注意事项？

4）使用何种镇痛方法减轻患者的术后疼痛？

【病例 2】

患者，男，65 岁，长期的乙肝肝硬化病史，1 周前发现右半肝肿物，现入院接受右半肝切除术。患者神清合作，营养情况一般，活动能力较差，有中等量的腹水。实验室检查示：血红蛋白 75g/L，血小板 $90 \times 10^9/L$，ALT 120U/L，AST 145U/L，ALB 22g/L，而电解质，胆红素和凝血功能检查无明显异常。完善术前准备后，患者行开腹肝叶切除。麻醉医师使用七氟醚合并丙泊酚，瑞芬太尼，阿曲库铵完成静吸复合麻醉。考虑术中可能出血较多，故在手术过程中采取低中心静脉压技术。完成手术后，患者停用麻醉药物。但 3 小时后仍未恢复意识，而自主呼吸良好。遂转入 ICU 继续复苏。

　　1)该患者的术前准备应注意什么?

　　2)肝叶切除手术如何选择麻醉药物?

　　3)如何施行低中心静脉压技术?

　　4)术毕患者苏醒延迟的原因是什么?

二、常用肝脏分段法和切除范围

　　早在 1957 年,一种基于门静脉分布的功能性划分方法被提出,以通过胆囊窝至下腔静脉,穿过尾状叶右缘为分界线,将肝脏分为左、右半肝。下一级门静脉则进一步将两个半肝分为:四个区和八个段。由每一级胆管、肝动脉及门静脉在功能上组成一个独立的单位。由于每个肝段有相对独立的管道系统,因此可作为独立的单位进行切除。

　　图 14-2 标示了肝脏的划分并显示了肝脏八段的关系,这是外科肝切除术中最常涉及的肝脏解剖概念。左半肝包括了Ⅱ、Ⅲ(即肝脏的左外叶)、Ⅳ段(与Ⅲ段共同组成方叶)。右半肝包括Ⅴ~Ⅷ段。前面提到的尾状叶解剖位置较独特,通常作为Ⅰ段。它接受来自左、右肝脏的两套血液供应,独自回流入下腔静脉。

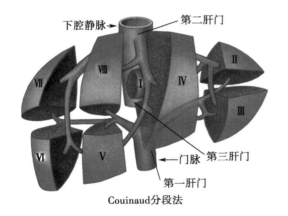

下腔静脉→　　第二肝门

Ⅷ　Ⅶ　Ⅰ　Ⅳ　Ⅱ

Ⅵ　Ⅴ　Ⅲ

门脉　第三肝门

第一肝门

Couinaud分段法

图 14-2　Couinaud 肝脏分段

　　肝切除的治疗原则是在保证残存肝脏功能,避免肝衰竭的前提下尽可能切除肿瘤。肝切除术适用于大多数肝脏疾病,如:良性或恶性原发性肿瘤、转移瘤、肝脏创伤。肝脏手术切口通常采用两侧肋下切口,联合向上延长至胸骨(Mercedes-Benz切口),可获得较大视野。大部分肝切除术的范围包括左半肝或右半肝,但偶尔会是各肝叶或肝段切除。各种肝切除术涉及的解剖范围列于表 14-1中。病例 1 中的患者左半肝切除的范围包括了肝脏Ⅱ~Ⅳ段。

表 14-1　肝切除范围简表

手术名称	切除范围
右半肝切除术	Ⅴ~Ⅷ 段
右半肝扩大切除术(右三叶切除术)	Ⅴ~Ⅷ 段,以及Ⅳ 段
左半肝切除术	Ⅱ~Ⅳ段
左肝外叶切除术	Ⅱ、Ⅲ 段
左半肝扩大切除术(左三叶切除术)	Ⅱ~Ⅳ 段,以及Ⅴ、Ⅷ段(肝切除中的最具挑战性的部分)
尾状叶切除术	很少作为一种独立术式,仅在为彻底切除肿瘤而与肝大部分切除术联合进行
肝段切除	相应的肝段
肝中叶切除	Ⅳ、Ⅴ、Ⅷ段
肝门胆管细胞癌和胆囊癌切除	来自胆管的肿瘤经常侵犯肝门内毗邻的肝脏实质细胞或血管,实行肝脏部分切除可减少转移
楔形切除	术后复发和大出血发生率比按解剖分区切除高,应尽量避免

　　虽有肝脏切除 90% 依然存活的文献报道,但是对于人类,如果剩余的肝脏功能正常,一般可接受被切除肝脏的比例是 80%。肝脏之所以可以被大面积切除或消融,都应归功于肝脏强大的再生能力,但其机制十分复杂。在正常环境下,肝脏切除后 3 天开始再生,虽有文献报道肝脏 3 个月即可完全恢复,但一般认为约需 6 个月肝脏才可逐渐恢复到原来大小。因为这种快速的再生能力,术后 2~3 周肝功能可完全恢复。在大多数病例肝部分切除后 2~3 周肝功能即恢复到大致正常水平。

参 考 文 献

1. Couinand C. Le fois-etudes anatomiques et chirurgicales. Paris:Masson,1957.

2. Nagasue N,Yukaya H,Ogawa Y,et al. Human liver regeneration after major hepatic resection. A study of normal liver and livers with chronic hepatitis and cirrhosis. Ann surg,1987,206:30-39.

三、肝叶切除手术术前评估和准备

　　大多数接受肝胆手术的患者一般情况较好。对于这些患者,即使施行肝扩大切除,也不必延长术前的检查准备时间，况且对恶性肿瘤，繁琐的术前检查准备工作还可能延误病情。但根据治疗指南，一些血液检查，包括凝血功能、生化以及心肺功能评估是必要的，如病例1中的患者。

而对于病例2中的患者其肝脏疾病症状较明显，围术期的风险取决于疾病的性质、严重程度以及肝功能损伤的程度。此时，需进行针对性的术前评估。肝硬化患者常因各种原因而接受外科治疗，包括静脉曲张出血、肝脏肿瘤等。为这类患者实行肝部分切除，必须考虑到术后残余肝细胞功能可能不能满足术后增高的代谢需求，而且因再生能力降低，将更易出现术后肝衰竭。当患者病情严重时，肝脏可能出现再生延迟或再生能力不足，甚至丧失。虽然慢性肝病并非肝切除的绝对禁忌证，但肝功能不全日益加重可显著增加患病率和病死率。目前尚无理想的肝脏疾病病情评分系统能准确地评估手术风险，预测预后。但改良Child-Pugh评分（表14-2）已广泛使用于食管反流、非分流手术和腹部手术的术前评估，并被证实能较好预测围术期的危险因素。改良Child-Pugh评分B、C级患者通常不能耐受大范围肝切除，A级患者却有良好的手术指征。

表 14-2　改良 Child-Pugh 肝脏疾病严重程度记分与分级

指标	异常程度记分		
	1 分	2 分	3 分
肝性脑病	无	1～2	3～4
腹水	无	轻	中度及以上
血清胆红素(μmol/L)	<34.2	34.2～51.3	>51.3
血清白蛋白(g/L)	≥35	28～34	<28
凝血酶原时间(s)	≤14	15～17	≥18

A 级为 5～6 分；B 级为 7～9 分；C 级为 10～15 分

有助于判定肝脏疾病病情的特征性指标包括：

1. 黄疸　了解术前是否出现黄疸非常重要，术后出现肾衰竭预示预后差。导致肝脏疾病患者术后出现肾衰竭的原因是多重的，包括中心血容量不足、肾血管反应性缺乏、血管活性介质失衡（局部前列腺素可能扮演了重要角色）以及内毒素的毒性作用。胆汁酸对肾小管的损害可能更多地是通过间接作用，而非直接毒性作用。它增加肾脏脉管系统对各种肾毒性药物的敏感性。例如，非甾体抗炎药（NSAIDs）和造影剂。无论是何种病理生理损害机制，麻醉管理中必须注意避免术中发生低血容量。

另外，术前适当输液，输注甘露醇、胆盐和乳果糖可能有助于预防术后肾功能损害发生，但这些都缺乏足够的临床试验证据。

2. 凝血紊乱　如果凝血机制受损，在肝切除术前纠正凝血紊乱是非常重要的。术前常需维生素K、新鲜冰冻血浆（FFP）、冷沉淀纠正肝脏相关的凝血障碍。大多数肝胆疾病患者存在血小板减少，但血小板功能异常更加常见。因此，实验室检测（血栓弹性描记图，TEG）结果比临床经验能更好地指导血小板输注治疗。

3. 腹水　对于肝硬化患者，腹水是预后不良的象征，而且可能影响围术期呼吸。继发于内脏微小动脉扩张的腹水通常合并血管内液——有效循环容量减少。各种内科治疗，如利尿、穿刺抽腹水则使血管内容量进一步减少，增加了低血压的风险。由于抽取大量腹水后，血管内容量的再平衡需要6～8小时，必须补充一定量的胶体液以防止循环衰竭。手术前应努力纠正这种状态，而且还应认识到术前限液并不会防止术后腹水发生。

4. 肝性脑病　30%～70%的肝硬化患者患有亚临床肝性脑病，一些敏感的心理测试则有助于诊断。严重的肝性脑病多由某些药物、出血、感染或手术应激诱发。如术前存在肝性脑病，应将择期肝脏手术延期，直到找到肝性脑病的诱因，并采取相应的治疗措施。虽然术前可通过乳果糖防止病情恶化，但去除肝性脑病的诱因（如感染或出血）更为重要，因为术后将可再次诱发肝性脑病，这时要区分肝性脑病和药物毒性反应将会十分困难。一般而言，药物毒性反应比自发性肝性脑病预后好。

5. 低蛋白血症　肝硬化患者术前常有低蛋白血症，白蛋白合成明显下降。低蛋白血症会影响机体内的体液分布和手术的恢复，手术前应尽可能纠正。

对于肝功能严重受损的患者。阿片类、苯二氮䓬类药物的副作用和作用时间将明显增加。同时可增加脑的敏感性，导致神经毒性。因此术前用药应避免使用。而对于门脉压力增加而致胃食管静脉曲张的患者，留置胃管需非常谨慎，可导致消化道大出血的可能。对于有肝肾综合征和肝肺综合征的患者，术前更应详细评估和准备，详见肝移植章节。

参 考 文 献

1. Ozawa K. Hepatic function and liver resection. J Gastro-

enterol Hepatol,1990,5:296-309.

2. Capussotti L,Polastri R. Operative risks of major hepatic resections. Hepatogastroenter-ology,1998,45:184-190.

3. CM Kumar, M Bellamy. Gastrointestinal and Colorectal Anesthesia. New York: Informa Healthcare USA, Inc, 2007:213-232.

四、肝叶切除术中麻醉管理要点

目前,绝大部分肝胆手术是在气管插管,机械通气全身麻醉下进行。为减少术后并发症,一般常规早期拔除气管导管,即使对实施了肝脏扩大切除术的患者也是如此。因此,应提倡采用各种有助于苏醒的措施(包括保温、使用代谢快的麻醉剂、足量肌松拮抗剂)。

麻醉药物的选择

1. 吸入麻醉药物 所有常用的吸入麻醉药物都导致平均动脉压和门静脉血流灌注下降,这种降低作用随吸入浓度的升高而加强。但是,氟烷同时引发肝动脉收缩,导致肝动脉血管阻力增加,引发显著和持久的肝血流灌注下降和肝动脉供氧降低。而七氟烷和异氟烷则可抑制肝动脉收缩,保证了肝血流灌注。此2种药物是目前肝叶切除手术较为推荐的吸入麻醉药物。

2. 静脉麻醉药 有限的临床和动物研究结果显示:如动脉血压维持稳定,静脉麻醉药物对肝脏血流不会产生明显影响,亦不会导致严重的手术并发症。临床麻醉中最常用的静脉麻醉药丙泊酚在动物实验被证实可增加肝动脉和门静脉血流,显示其有强力的内脏血管舒张能力。但是,需要值得注意的是:很多静脉麻醉药的主要代谢器官都是肝脏。肝功能受损时,这些药物的清除率会受影响。因而,肝脏手术中使用丙泊酚时应注意控制使用的剂量和时间,否则会影响患者的复苏。

3. 阿片类镇痛药物 除瑞芬太尼外,几乎所有的阿片类镇痛药都主要在肝脏中进行代谢。肝功能受损者,阿片类药物的半衰期和生物活性将明显增加,其不良反应(如过度镇静和呼吸抑制)也会增加。而瑞芬太尼在机体内通过酯酶进行水解消除,其快速清除和恢复的能力与使用的剂量和时间几乎无关。在严重肝病和肝移植患者,瑞芬太尼的清除与常人无异。

4. 肌肉松弛药物 对于肝功能基本正常或轻度受损的患者,临床常用的肌松药物都可选用。但对于严重肝脏损害的患者,阿曲库铵和顺阿曲库铵因其独特的消除方式而具有巨大的优势。

【术中监测】 术中监测应根据患者术前状况、手术大小以及预计的血液丢失情况进行相应选择。有创血压监测适用于需频繁抽血检查或血流动力学波动较大的手术(如阻断门静脉)。中心静脉途径有利于药物输注和控制中心静脉压(CVP)进行血液保护(详见下文)。如条件允许,低中心静脉压技术联合一些无创监测(如经食管超声)有利于输液管理,从而可避免显著低血压的发生。及时,多次血气监测在肝胆手术中非常重要,它能快速鉴别贫血、凝血缺陷、代谢异常以及呼吸功能不全。血栓弹性描记图(TEG)则能指示某些特定的凝血问题,如能正确应用,常可避免一些不必要的血制品(如FFP,血小板和冷沉淀等)。

麻醉管理原则

1. 维持肝血流

(1)体循环:麻醉后心排出量降低,血液重新分布到重要器官或其他血管床开放,导致局部血管阻力改变时,导致肝脏血供减少。对术中麻醉管理而言,重要的是应该注意到当CVP升高,甚至高于门静脉关闭压3~5mmHg时,肝血供可显著降低。避免中心静脉压过高是术中血液保护的重要策略,但应避免有效血容量不足。

(2)局部循环:肝脏局部血供还受激素、代谢、神经因子调控。术中影响肝脏局部血流的主要因素包括手术刺激及麻醉对支配肝脏自主神经的抑制。同时,肝脏可通过"动脉缓冲"反应对局部血流进行一定程度的自我调节:当门静脉血流降低时,肝动脉血流可一定程度增加以保证肝脏血供。在严重的肝硬化患者中这种血流缓冲效应仍然存在。值得注意的是,这种血流代偿效应并不是相互的,即肝动脉血流降低时,门静脉的血流并不能代偿性增加以保证肝脏血液的供应。因此,肝动脉压降低会导致肝脏血供的减少。吸入性麻醉剂在一定程度上会抑制这种缓冲效应,而异氟烷、七氟烷较氟烷抑制较轻。在气管插管全身麻醉状况下,氧的供应大于需求,因此肝血供的轻微下降不会造成太大影响。但在某些特定情况下(如脓毒血症或脂肪肝等导致肝脏功能储备下降时),肝脏对氧的依赖性增强,这时就必须保证充分血流供应以增加氧摄取。

(3)微循环:微血管的舒缩受多种激素影响,包括一氧化氮(NO)、内皮素(ET)和一氧化碳产物,上述激素主要是由肝血管内皮细胞产生。血管收缩和舒张因子之间的平衡是维持微血管血流平衡的重要因素。研究表明,所有吸入麻醉剂会引起微血管收缩,因此可能导致血流减少。一些药物则可用于扩张肝血管,包括多培沙明、前列环素、ET-1 受体拮抗剂。但是它们能否在临床中发挥肝脏保护作用尚未证实。

2. 保护肝脏现存功能 谷胱甘肽是维持肝细胞功能所需的重要的细胞内抗氧化剂,肝脏疾病常导致细胞内谷胱甘肽储存减少。N-乙酰基半胱氨酸(NAC)是谷胱甘肽的外源性底物,可能有利于维护现存的肝细胞功能,并减少再灌注损伤。胆管炎等局部感染可导致肝功能不全,因此术中预防性使用抗生素非常重要。过量输注羟乙基淀粉类胶体会严重降低 Kupffer 细胞活性,从而增加感染几率。当肝脏功能严重受损时,应该及时补充外源性凝血因子(如 FFP)。

减少术中肝脏损害:简单而言,减少术中肝脏损害的基本原则是在满足治疗的前提下尽量减少肝脏切除的范围。正如前文所提,对残存肝脏,特别是肝硬化肝脏的损害越少,越有利于维持术后较好的肝功能并促进肝脏再生。正常的肝脏可耐受缺血的时间为 60～90 分钟。肝切除术中,缺血可能不会引起肝细胞死亡,但紧接的再灌注损伤却是引起随后肝脏损害的主要因素。对残存肝脏的损害主要是缺血-再灌注损伤,其次才是组织损伤。缺血预处理是指短暂缺血可以使肝脏在后续的延长缺血中得到保护从而减轻肝脏损伤。目前关于缺血预处理的保护机制还有不少争论,但临床中可通过在肝切除前钳夹肝动脉和门静脉实行缺血预处理。一些麻醉药物,包括异氟烷具有这种缺血预处理的保护效应。自由基清除剂(如 NAC)可能是减少再灌注损伤的有效药物,但临床证据不足。

3. 术中的血液保护/管理 围术期显著失血是手术出现最早的并发症,大量失血可增加围术期死亡率。而且由于低灌注导致的肠黏膜损伤,肠道细菌移位等原因,易造成多器官功能不全。因此,提高麻醉和手术技术,减少术中出血十分必要。

(1)手术因素:提高外科肝切除技术,使用新型手术器械(如超声刀,氩气电凝等)可减少术中失血。肝切除时游离肝血管的过程对血液保护影响最大。如病例 1 中患者使用的阻断肝门(Pringle 式)方法可暂时阻断肝脏全部血供,而肝脏全部血管的阻断除肝门血管外,还包括肝上、肝后以及肝下腔静脉。肝脏血供的短暂阻断会对正常肝脏组织造成一定的损害,其影响仅次于长时间肝脏缺血。虽然,文献报道无肝硬化的肝脏可耐受肝门阻断的时间为 60 分

钟,但也有短时间肝门阻断术后却出现肝功能不全和脑病的报道。也有文献报道 30 分钟甚至 60 分钟的缺血对早期肝硬化肝脏也是安全的。中山大学附属第一医院的肝脏手术阻断肝门时间一般不超过 30 分钟,当需要更多的阻断时间来完成操作时,间断阻断 10～20 分钟,中间松夹 5 分钟可能更安全。虽然阻断肝脏全部血管会减少出血,但也显著增加了术前和术后并发症的发生率(高达 50%)和死亡率(高达 10%)。如果肿瘤接近或侵犯肝后下腔静脉、肝静脉和下腔静脉的汇合处,这种阻断血管的技术就不适用了。同时,大约有 10% 的患者因不能耐受腔静脉阻断引起的血流动力学巨变而需应用静脉-静脉转流技术。

(2)麻醉技术:①低中心静脉压技术:详见下段章节。②改善凝血障碍:肝脏疾病导致的凝血障碍是围术期出血的重要原因。肝脏能合成全部凝血因子(von Willebrand 因子除外)、大部分抗凝物、纤溶成分及抗纤溶物质,也是降解活化的凝血因子、纤溶成分的重要器官。除肝硬化、脾功能亢进外,血小板减少和功能异常也常见于各种肝脏疾病。因此,肝脏疾病可出现各种凝血障碍,包括低凝、纤溶亢进、弥散性血管内凝血(DIC)以及因蛋白 C、S 水平低导致的高凝状态。因此,对凝血状况进行评估是肝切除术前必不可少的工作。然而,凝血途径错综复杂,单纯定量解释某一因子的作用十分困难。直到目前,外科手术中仍缺乏快速,可靠凝血、纤溶诊断手段。1966 年,血栓弹性描记法(TEG)首次在临床肝移植中运用,它可提供包括凝血和纤溶两方面的信息,实现全血凝血状态的现场评价。由于能在 30 分钟内为临床提供有用信息,这种新型仪器是目前肝切除、肝移植术中评判凝血功能的最佳指导;肝脏疾病中纠正凝血障碍最常选择 FFP,因为它包含所有凝血激活和抑制因子。但其效果相对短暂,而且存在容量负荷过重和交叉感染的风险。冷沉淀富含纤维蛋白原,适合用于低纤维蛋白原血症患者。肝切除术中输注血小板通常只能获得短暂效果,因其迅速被脾脏或移植的新肝破坏。术中输注血小板只有在临床考虑需要或在血栓弹性描记图的提示下使用。有研究表明抗纤维蛋白溶解剂、抑肽酶或氨甲环酸适用于预计出血较多的肝脏手术。新制剂,如重组Ⅶ因子(诺奇)对肝衰竭合并活动出血效果显著。当枸橼酸盐水平逐渐升高时(输注大量枸橼酸盐血制品,或肝功能不全对其代谢不足),维持血钙水平对防止凝血障碍的进一步恶化非常重要。③避

免低体温:轻度体温降低也可能导致血液丢失增加。即使血小板数量没有改变,低温也会破坏血小板功能。而且实验室检测是在 37℃ 条件下进行的,各种检测正常的指标应考虑到患者实际体温予以适当调整。肝切除术时间长、输注大量液体以及开腹等易使机体热量丧失。术中应进行体温监测(经食管或直肠),术前或术后加强体温保护和液体加温等措施。④自体输血:尽管采取了各种措施减少失血,但部分肝切除术仍有输血的需求。目前无论是预存自体血,还是术中使用自体血回收机,自体输血都是治疗失血最安全有效的方法,并已在非恶性肿瘤疾病手术中广泛运用。考虑到无论采用哪种回收方法,血液都有被肿瘤细胞污染的可能,外科医师并不愿意将自体血回输技术用于恶性肿瘤患者。但也有资料表明在肝癌患者中使用自体血回收机,并不会增加肿瘤复发的几率。

4. 维护肾功能　多种因素会导致肝脏手术患者出现肾功能不全。正如前文所述,胆红素增高所致的黄疸从多方面导致肾功能不全。前列腺素抑制剂(如 NSAIDs)可减少肾血流和肾小球滤过率(GFR),所以在肝脏手术患者中对乙酰氨基酚很少被联合用于术后镇痛。但事实上,并没有充足的证据表明治疗剂量的对乙酰氨基酚会导致包括严重肝硬化(除酒精性肝硬化)在内患者的肾功能恶化。对肝脏手术后的轻度疼痛,仍建议优先选择对乙酰氨基酚。而术中保护肾脏的各种治疗措施,如使用多巴胺、甘露醇、袢利尿药等已运用于肝胆手术中,但尚无前瞻性临床试验证明它们能改善术后肾功能。相反,有报道指出某些治疗方法可能不但无益,反而有害(如输注多巴胺)。

5. 血流动力学的调控　术中液体管理至关重要,使用胶体已达成共识。当通过低中心静脉压技术减少出血时,有必要使用血管活性药物维持血压,以保证其他器官的灌注。血管收缩药,如去氧肾上腺素、血管加压素以及去甲肾上腺素会引起内脏收缩、肝脏缺血。因此,必须在维持一定血压和控制性低血容量之间找到一个平衡。

6. 使用非肝脏代谢的药物　许多麻醉药物并不需通过肝脏代谢。由于各种亚临床期肝脏疾病逐渐增多,在肝脏手术中使用这些不经肝脏代谢的药物十分必要。阿曲库铵,顺阿曲库铵通过假性胆碱酯酶代谢,肾脏排泄,是肝功能异常患者的首选非去极化肌松剂。瑞芬太尼不经肝脏代谢,适于持续输注,是术中镇痛的良好选择。但需注意,无论何时使用瑞芬太尼,术后应及时追加镇痛药物。

参 考 文 献

1. Miller RD, ed. Anesthesia and the Hepatobiliary System. Anesthesia. 7th ed. PHiladelpHia:Churchill Livingstone, 2009.
2. CM Kumar, M Bellamy. Gastrointestinal and Colorectal Anesthesia. New York:Informa Healthcare USA, Inc, 2007:213-232.

五、肝叶切除术中低中心静脉压技术应用

病例 2 的肝切除术中使用了控制性低中心静脉压(CLCVP)技术。肝切除术中降低中心静脉压可减少肝脏充盈,从而显著减少术中出血。CLCVP 麻醉技术指手术中通过麻醉及其他医疗技术将中心静脉压控制在 0~0.49kPa(0~5cmH_2O)水平,同时维持动脉收缩压大于或等于 11.97kPa(90mmHg)和心率稳定。目前尚无统一的标准,多采取限制输液、血管活性药物的使用、放血法、肝下下腔静脉部分钳夹、头低脚高(Trendelenberg)体位或反 Trendelenberg 体位、减少潮气量等技术单个使用或联合使用来实现 CLCVP。在应用 LCVP 的麻醉管理中,控制液体输入是获取 LCVP 的关键措施,个别患者还需使用血管扩张药(如硝酸甘油)。严格的液体输入限制包括两个阶段,第一阶段为麻醉诱导后到肝实质横断分离完成时,第二阶段为肝实质横断后到创面止血完成时。在第一阶段不需使用大量输液来纠正患者因禁食、肠道准备、麻醉引起的血流动力学变化所致的液体欠缺,液体输注速度严格控制在 75ml/h 或 1~2ml/(kg·h),将 CVP 维持在 0.49kPa(5cmH_2O)以下。如果在该阶段动脉收缩压低于 11.97kPa(90mmHg)或尿量低于 25ml/h,即以 200~300ml 液体行冲击输注;如果出现大出血(出血量大于机体血液总量的 25%),可以输入血液制品(全血、血浆、红细胞等)。在第二阶段,以晶体液和 6% 羟乙基淀粉补充体内液体欠缺;根据血红蛋白浓度决定是否输入全血或红细胞,一般认为,在并存有冠心病或脑血管病变的患者血红蛋白浓度应高于 100g/L。一般患者应高于 80g/L。为了防止因为 LCVP 所导致的肾功能障碍,在 CLCVP 期间应用小剂量的多巴胺[3~5μg/(kg·min)]将有助于肾功能的保护维持其灌注,而不导致其他明显的血流动力学变化。Trendelenberg 位即头低 15° 体位,采用该体位可促进下肢静脉回流,补偿因进行 LCVP 技术而导致的低容量性血流动

力学不稳定。由于限制补液,增加了低血压和肾脏、肝脏低灌注的危险。术中若使用血管收缩药维持血压则进一步减少了低血压状态下胃肠道的血供,并可能导致术后器官功能衰竭。但目前大多关于使用低中心静脉压技术的文献都未见急性肾衰竭或其他器官衰竭发生率增加的报道。低中心静脉压技术可能带来的另一个并发症是空气栓塞。有报道显示 150 例患者中有 4 例怀疑有少量空气栓塞,其中一例患者还因栓塞量大引起血流动力学显著变化。防止空气栓塞的措施包括加强气体监测、警惕呼气末二氧化碳突然升高、烧灼止血减少肝血管开放。

参 考 文 献

1. Jones RM, Moulton CE, Hardy KJ. Central venous pressure and its effect on blood loss during liver resection. Br J surg,1998,85:1058-1060.

2. Melendez JA, Arslan V, Fischer ME, et al. Perioperative outcomes of major hepatic resections under low central venous pressure anesthesia:blood loss,blood transfusion, and the risk of postoperative renal dysfunction. J Am Coll surg,1998,187:620-625.

六、肝叶切除手术术后管理

术前肝功能良好和术中肝功能保护较好的患者其术后管理与常规的大型腹部手术基本一致。但有时需静脉输注磷酸钠或磷酸钾液体以纠正术后低磷酸血症和促进残余肝再生。而对于肝功能严重受损的患者,肝切除术后可能出现急性肝功能衰竭,应采取相应措施支持患者度过危险期,为残余肝脏再生赢得时间。这时提供正确的危重病管理非常重要,包括机械通气、保证有效血容量、使用正性肌力药物、必要时进行肾功能支持,纠正凝血紊乱、控制活动性出血,口服肠道抑菌药、肠内营养(低蛋白饮食不再适合此时的高分解代谢状态),输注 NAC(尚缺乏大规模的临床研究支持)。另外,针对肝衰竭还开展了一些特殊疗法的研究。除了肝移植外,这些治疗方法主要包括生物人工肝支持系统和透析疗法(包括血浆置换)。通过这些特殊治疗方法,急性肝衰竭的生化指标及临床表现都得到改善,但能否降低死亡率仍缺乏足够证据。总体而言,与其他传统的治疗方法比较,肝脏支持系统似乎在降低急性肝衰竭死亡率上并无优势。

肝切除术后镇痛的选择应针对患者个体情况充分权衡利弊。因为肝脏疾病患者多合并肾功能损害

和凝血障碍,非甾体抗炎药应尽量避免。经肝脏代谢、肾脏排除的阿片类药在合并脑病的肝脏疾病患者中易于蓄积,从而带来潜在危险。而椎管内镇痛被证明有利于大手术的术后恢复,是肝切除术术后镇痛的较好选择。同时,术中椎管内给予局麻药物有利于低中心静脉压技术的实施。因此,病例 1 中的患者可优先考虑在术前留置硬膜外导管,术后施行椎管内镇痛。总之,肝胆手术的术后镇痛应根据个体需求选择最有益的镇痛方法。

前文已经提及,在肝功能受损的患者中某些全身麻醉药物的作用时间将明显延长。病例 2 中的患者术后长时间意识仍未恢复,考虑原因是丙泊酚停药时间过迟。因肝脏是丙泊酚的主要代谢器官,肝功能受损者,丙泊酚的代谢消除时间将明显延长。同时,长时间输注丙泊酚后,药物会在机体内蓄积。所以该患者出现苏醒延迟。中山大学附属第一医院的经验是:肝功能受损的患者使用该类药物时要注意减量,同时注意及时停药。留有硬膜外导管的患者,关闭腹腔时可在椎管内推注局部麻醉药以尽量减少全麻药物的使用。

参 考 文 献

1. Miller RD. Anesthesia and the Hepatobiliary System. Anesthesia. 7th ed. Philadelphia: Churchill Livingstone, 2009.

2. CM Kumar, M Bellamy. Gastrointestinal and Colorectal Anesthesia. New York: Informa Healthcare USA, Inc, 2007:213-232.

七、Key points

1. 慢性肝病的患者行手术前应做好详细的评估和充分的术前准备。Child-Pugh 分级为 C 级的患者不宜接受择期手术,甚至应避免行有创操作。

2. 围术期应避免低血压和使用肝毒性药物,以降低突发性肝衰竭和肝性脑病的发生率。

3. 手术期间,可通过各种外科和麻醉手段减少出血、保持肝灌注和保护肝功能,以改善患者的预后。

4. 所有的吸入麻醉药都会减少肝血流,但七氟烷和异氟烷对肝血流和肝氧供影响最小,为首选药物。应避免使用氟烷。

5. 肝功能严重损害的患者,其部分麻醉药物的代谢和清除受到影响,药物的副作用增加。使用该类药物时要注意给药的剂量和方法。

第三节 肝移植术麻醉

一、临 床 病 例

【病例1】

患者,男,58岁,乙型肝炎肝硬化合并肝癌。患者有长期乙型肝炎"大三阳"病史,一周前体检发现肝内肿物2个,最大为1.5cm×1.3cm。入院准备行肝脏移植术,既往有高血压病史10年,糖尿病病史2年,规律服药,均控制良好。

1)试述需行肝脏移植的常见原因。

2)术前需行哪些检查及如何进行术前准备?

3)肝脏移植手术包括哪三个阶段?

4)什么是"再灌注综合征",应如何处理?

【病例2】

患者,男,36岁,乙型肝炎肝硬化(失代偿期)。术前5天入院等待供体(供肝)行肝移植手术。术前体格检查,体重84kg,身高176cm,神志清楚,情绪低落。全身皮肤及睑结膜黄疸,定向能力正常,活动不受限,下肢乏力,肢体消瘦,双上肢均有皮下出血症状。双肺听诊,左右肺呼吸音粗,未闻及干湿啰音,呼吸18次/分,SpO_2 88%。心率105次/分,律齐,未闻及杂音,血压15.43/10.64kPa(116/80mmHg)。腹膨隆腹围97cm,腹部叩诊移动性浊音。术前血红蛋白103g/L,血小板$75×10^9$,血型O型。血清肌酐(Cr)138μmol/L,每日尿黄、色深,尿量1 800ml。凝血功能检查结果异常:凝血酶原时间30.8秒,国际标准化比值2.52,部分凝血活酶活化时间51.4秒,凝血酶时间35.5秒,纤维蛋白原1.56g/L。

1)该患者术前为何存在低氧血症?

2)术中应行哪些监测?

3)术中放腹水阶段应如何处理?

4)该患者凝血功能障碍的原因是什么?围术期应如何处理?

二、肝移植术的历史与现状

原位肝脏移植术(orthotopic liver transplant,OLT)是指移去患者原有的病肝并在原来的位置植入一个新肝的手术过程。1963年3月1日Dr. Starzl完成第一例人类原位肝脏移植(OLT),虽然这位3岁胆道闭锁患儿最终因大出血死于手术室,1967年Dr. Starzl又为一位18月肝细胞癌婴儿成功进行肝移植。截至2010年3月31日器官获得和移植网络(The Organ Procurement and Transplantation Network,OPTN)公布了美国257移植中心,已完成102 286例肝移植。每年已达到6300以上的肝移植,最长成活已超过30年,第一年成活率达82.0%,5年成活率也超过73%。

供肝的另一个选择是活体肝移植。1988年12月8日,巴西的Raia等首次为一名四岁半的小女孩进行了活体肝移植术,而第一例活体供体成人-成人肝移植报道于1994年。目前其活体供者死亡率下降至1%,并发症只有5%,活体肝移植多适用在儿童。2004年美国医疗机构完成6 168例肝移植,其中320例(7%)的患者是亲体肝移植。目前儿童肝移植一年成活率已由29%上升至90%。

中国的肝脏移植起自于20世纪70年代。第一例临床肝移植于1977年由上海瑞金医院完成,但由于当时各方面条件的限制,肝脏移植的疗效很差,以至于80年代中后期我国肝脏移植完全处于停滞状态;进入90年代初期,在欧美国家肝脏移植技术日趋成熟的大背景下,我国一大批中青年学者自国外学习归来,他们组建肝移植团队,总结前人的经验教训并借鉴国外的最新研究成果,掀起了我国临床肝脏移植的第二次高潮。在老、中、青三代共同努力下,自20世纪末以来我国肝脏移植得到迅速发展和普及,截至2006年我国肝移植年度例数已达3000余例,其规模已居全球第二位。据中国肝脏移植注册网(CLTR)公布的数据,自1993年1月1日起至2010年8月22日我国已完成18 341例肝移植术,其中活体肝移植1431例;同时1993—2006年公布的数据显示,我国肝移植术后1年生存率80.5%,3年生存率70.7%,5年生存率65.9%,10年生存率60.7%,肝脏移植技术和临床疗效已接近国际水平,同时我国的活体肝移植、劈离式肝移植、多器官联合移植等高新技术在一些大型移植中心也逐渐开展并成熟。

参 考 文 献

1. Starzl TE, Marchioro TL, von Kaulla K, et al. Homotransplantation of the liver in humans. Surg Gyn Obstet, 1963, 117:659-674.

2. Organ Procurement and Transplantation. Website: optn. transplant. accessed August 22, 2010.

3. China Liver Transplant Registry. Website: www. cltr. org, accessed Aug 22, 2010.

4. 黄洁夫. 中国肝脏移植, 北京:人民卫生出版社, 2008.

三、肝移植的常见原因

慢性肝脏疾病可以分为两大类:肝细胞性疾病和胆汁淤积性疾病。肝细胞性疾病包括肝炎(传染性、中毒性或自身免疫性)、酒精性肝病和色素沉积症。淤积性肝脏疾病包括原发性胆汁性肝硬化和原发性硬化性胆管炎。一些罕见的肝脏疾病,包括 α_1-抗胰蛋白酶缺乏、囊性纤维病、Wilson 病、Budd-Chiari 综合征、淀粉样变以及各种先天性代谢异常也需要行肝脏移植来治疗。

肝脏良性肿瘤如多发性肝腺瘤病、巨大肝血管瘤等,若无法切除或范围较大切除后残留健肝不足以维持患者生命者则为肝脏移植的适应证。肝脏恶性肿瘤如果符合一定的标准也可以进行肝脏移植,目前最具代表性的肝癌肝脏移植的标准是由美国Milan 大学提出的,即"米兰"标准,具体为:对于肝细胞性肝癌,如果是单个肿瘤则直径必须小于 5cm;如果有少于或等于 3 个肿瘤,则最大的一个直径应小于 3cm,无大血管浸润,无淋巴结或肝外转移。

参 考 文 献

1. Haydon GH,Neuberger J. Liver transplantation of patient in end-stage cirrhosis. Ballieres Best Res Clin Gastroenterol,2000,14:1049-1073.
2. Ramrakhiani S,Bacon BR. Hepatology in the new millennium:advance in viral hepatitis,hepatic disorders,and liver transplantation. Med Clin North Am, 2000, 84:1085-1105.

四、终末期肝病患者术前 常见的病理生理改变

接受肝移植手术的患者多数术前情况较差,围术期变化显著,严重威胁着手术患者的生命安全。术前病情与麻醉处理较为密切相关,并需要麻醉医师密切关注和积极参与治疗或给予处理建议。要求麻醉医师必须了解患者围术期病理生理的变化特点,方能在术中从容不迫,得心应手,合理进行麻醉处理,为接受肝移植手术的患者创造平稳、安全的围术期环境。

肝脏是身体最主要的参与合成代谢、解毒的功能器官,直接参与身体的各种营养代谢,各类酶的生成与灭活、毒性物质与代谢产物等的降解清除,因而成为身体不可缺少的主要器官。终末期肝病患者肝功能衰竭必将严重影响机体各器官系统的功能与代谢。终末期肝病患者的麻醉手术前常见的病理生理改变有以下主要方面。

(一) 心血管系统

终末期肝病患者是否具有足够的心血管功能储备对肝移植的成功是至关重要的,因为大血管阻断时引起的心脏前负荷的剧烈波动和围术期急性失血都要求心肌收缩力、心率和外周血管阻力(SVR)增加,以便能维持适当的血压。大多数终末期肝病患者伴有高血流动力循环状态,这种状态和交感神经亢进,血管活性物质缺乏,动静脉分流和组织缺氧相关。终末期肝病患者常表现高排低阻现象,表现为心指数(CI)增加和 SVR 降低,此种情况易与感染性休克相混淆。究其原因:①肺部动静脉短路,由于纵隔及食管周围静脉丛交通所致;②内源性血管扩张性物质,例如胰高糖素、血管活性肠多肽和铁蛋白素等内源性物质,使全身血管阻力降低,心率增加,血浆容量增加,伴高钠和水潴留。

(二) 呼吸系统

终末期肝病患者围术期常见合并肺部并发症,主要表现为低氧血症,发生率约为 33%,其原因是多方面的。由于腹腔积液和胸腔积液对肺基底部的压迫作用,可能会发生通气/血流比例(V/Q)失调。肝硬化是缺氧性肺血管收缩作用反应迟钝,进一步加重 V/Q 比例失调。吸烟史或潜在致呼吸衰竭的疾病(如 α_1-抗胰蛋白酶缺乏症或囊性纤维化)会导致患者 V/Q 比例失调,进而发生低氧血症。

肝肺综合征(hepatopulmonary syndrom,HPS)和门静脉-肺动脉高压症(portopulmonary hypertension,PPH)是终末期肝病患者最易合并的肺部并发症。它们是两种病理特点不完全相同的肺部并发症。合并 HPS 或 PPH 的患者肝移植术后死亡率较高。HPS 定义是指慢性肝病患者同时伴发肺血管扩张,临床表现低氧血症以及相关的症状与体征,可概括为肝脏疾病-肺血管扩张-低氧血症三联症,尤其以动脉氧分压(PaO$_2$)<9.3kPa 作为确诊HPS 的主要依据。因此,临床上 HPS 诊断必须符合以下几个标准:①存在慢性肝病病史,且伴存在有门脉高压症;②PaO$_2$<9.3kPa 或肺泡动脉氧分压差(A-aDO$_2$)>2.67kPa;③明显存在肺内血管扩张(IPVD)。HPS 发病率为 13%~47%,尤以门脉性肝硬化患者最多见。临床上 HPS 患者通常表现为高血流动力循环状态,由于早期 IPVD 主要在肺基底部,直立位时受重力影响肺底部血流增加,V/Q比例失调,分流增加,故在早期可出现体位性呼吸困

难或呼吸困难加重。研究表明 HPS 患者肝移植术后死亡率为 16%～38%，随着对 HPS 发病机制的深入研究以及手术学的发展，HPS 患者接受肝移植也有良好治疗效果。HPS 的确切机制仍不清楚，但有理论认为是内源性血管扩张剂生成增加或肝内清除障碍引起的。

PPH 也已被明确认为是肝脏病终末期的并发症，对 OLT 的预后有不良的影响。以往的病例报道认为，PPH 是 OLT 的禁忌证之一。然而，随着围术期处理技术的进步、对 PPH 的病理生理的研究深入以及新药物如前列环素（EPO）的应用，部分病情较轻的 PPH 患者已成功接受了 OLT，预后有所改善。PPH 的自然病程，在没有治疗的情况下，确诊后半年死亡率达 50%，平均生存期为 15 个月。66% 的 PPH 患者死于右心功能衰竭和感染。重度 PPH 进行 OLT 围术期死亡率很高。PPH 是指在门脉高压基础上发生的肺动脉高压症。目前采用如下诊断标准：①平均肺动脉压（MPAP）＞3.33kPa；②肺毛细血管楔压（PCWP）＜2.4kPa；③排除其他引起肺动脉高压的原因，如心瓣膜疾病，肺栓塞，胶原血管病，中毒等，这一点是诊断 PPH 的前提条件。研究发现 PPH 的肺动脉血管变化与单纯肺动脉高压变化一致，没有静脉闭塞或复发性血栓栓塞表现。所有 PPH 患者出现丛状损害，伴有前毛细血管扩张和（或）坏死，小的肺动脉壁平均厚度增加，且厚度与血管半径比例增大。PPH 兼具肝硬化和肺动脉高压的特征，除了 MPAP 和 PVR 增加外，其 CI 增加而外周阻力（SVR）下降，并有慢性呼吸性碱中毒，肺泡－动脉氧压差增加。PPH 常见的症状与体征是主诉有活动性呼吸困难，晕厥，胸痛。相应的体征有 P_2 增大，收缩期杂音，水肿，右心功能衰竭。肝硬化本身亦可出现呼吸困难，水肿，腹水，与右心功能衰竭症状相似，需要鉴别。PPH 的 ECG 表现为右心室肥大，心电轴右偏，右束支传导阻滞，但部分 PPH 患者的 ECG 正常。胸片表现肺动脉段膨隆，心脏增大。肝移植围术期肺高压患者术前常用治疗方法是：①吸氧；②对症处理；③物理治疗；④无创性 CPAP。不常用治疗方法是延长治疗性呼吸机治疗。要预防肺高压后右心衰，可采用前列腺素 E1（PGE1）治疗，剂量 $0.01\mu g/(kg \cdot min)$。

（三）中枢神经系统

终末期肝病患者的神经系统并发症，与脑水肿和肝性脑病有关。急性肝功能衰竭患者脑血流丧失了自身调节能力。由于患者的脑血流自身调节机制减弱，导致急性肝功能衰竭患者的颅压升高，脑血流增加。急性肝功能衰竭伴有颅压升高时，患者意识状态恶化以及脑灌注压下降，死亡率约为 90%。约有 80% 的急性肝功能衰竭患者可出现脑水肿和颅压升高，并可形成脑疝。慢性肝硬化患者可保持脑血流的自身调节功能，部分患者调节下限升高，脑血流的自身调节机制被削弱，有研究认为慢性肝功能衰竭亦会出现脑水肿和颅内高压，脑血流相应减少。

肝性脑病（hepatic encepHalopathy）是由严重肝病引起的，以代谢紊乱为基础、中枢神经系统功能失调为主的综合征，其临床主要表现是意识障碍、行为失常和昏迷，是终末期肝病常见的一种严重的中枢神经系统合并症。肝性脑病的发生机制尚未十分明确。一般认为产生肝性脑病的病理生理基础是肝细胞功能衰竭和门腔静脉分流，来自肠道的有毒物质经侧支循环进入体循环，有毒物质通过血-脑屏障对中枢神经系统造成毒性作用或影响神经细胞的代谢。目前氨中毒被认为是引起肝性脑病的主要原因，但是肝性脑病时体内代谢紊乱是多方面的，脑病的发生可能是多种因素作用的结果；含氮物质如蛋白质、氨基酸、氨、硫醇的代谢障碍，和抑制性神经递质的积聚可能起主要作用。脂肪代谢异常，特别是短链脂肪酸增多也起重要作用，糖和水、电解质代谢紊乱及缺氧可干扰脑的能量代谢而加重脑病。

（四）泌尿系统

急性肾衰竭的是终末期肝病患者常见的一种合并证，是严重肝脏病变时发生的肾脏无器质性病变的急性肾衰竭，12%～67% 的急性肝功能衰竭患者发生肾衰竭。肝移植术后早期急性肾衰竭的预示着预后差，死亡率达到 12.5%～30%。终末期肝病的患者肾功能异常的病因学很复杂，包括肾外性氮质血症、肝肾综合征和急性肾衰竭。肾衰竭的原因，50% 为功能性衰竭，低尿钠、低渗尿而肾细胞学正常；急性肾小管坏死亦是很常见原因，可能与严重肝细胞坏死，库普弗细胞不能清除内毒素有关；此外，利尿药使用不当或胃肠道出血导致有效循环血容量降低也可引起肾衰竭。

心率 S 是一种没有特异性临床表现的功能性肾衰，诊断标准：①进行性肝功能衰竭和门脉高压；②Cr＞15mg/dl；③尿量＜500ml/d、尿钠＜10mmol/L、血清钠＜130mmol/L；④不存在休克，进行性细菌感染或失血性休克和正确使用肾毒性药物；⑤尿蛋白＜500mg/d 和无尿路阻塞或肾实质病变。根据血流动力学的特点可将心率 S 分为：①低动力型:其病理生理变化是不明原因急性低血容量,扩容治疗短暂改善肾功能。临床表现特点为心排出量降低外周血管阻力增高和血浆容量减少,可迅速发生进行性功能性肾功能不全,病情发展快,尿量显著减少,尿钠极低,BUN 进行性升高。发病时多伴有出血、严重感染、手术等诱因存在。②高动力型:其病理生理变化是高血流动力循环状态,对扩容治疗效果差。临床表现特点为心排出量和血容量正常,甚至增加,SVR 降低。多在无诱因情况下逐渐发生少尿、无尿和氮质血症。两型心率 S 改变虽有差异,但都存在全身有效血容量相对不足和肾血管阻力增加。心率 S 的病因可能是内脏系统血管扩张导致肾素-血管紧张素-醛固酮系统和交感神经系统代偿活化,从而引起肾脏水钠潴留和肾血管收缩。当血管收缩物质和血管扩张物质脆弱的局部平衡被破坏后,随之而来的是肾内动脉血管的强烈收缩,从而导致心率 S。心率 S 治疗的关键是针对原发性肝病的治疗,肝移植是目前治疗心率 S 的有效方法,甚至认为肝移植是治疗心率 S 唯一确切有效的方法。

(五) 血液系统

凝血功能障碍是终末期肝病的突出特征之一,终末期肝病患者的凝血因子不足、肝脏清除激活凝血物质能力降低、纤维蛋白原和第Ⅷ因子降低、抗纤维蛋白溶酶体以及对组织中纤维蛋白溶酶原激活因子清除能力降低,同时对肝素的灭活能力亦减退,会导致围术期严重出血问题。肝脏是大多数凝血因子和抑制性蛋白质(纤维蛋白原Ⅱ、Ⅴ、Ⅶ、Ⅸ、Ⅻ因子、纤维蛋白溶酶原、α_2 抗纤维蛋白溶酶、抗凝血酶、蛋白 C、蛋白 S 等)的主要合成场所,并在清除已激活的凝血因子起重要作用。多数肝移植的受者在术前不同程度上存在因肝功能恶化而引起的凝血障碍。暴发性或急性肝功能衰竭以及患慢性肝细胞性肝病的患者相比胆道性肝病的患者,有更明显凝血功能紊乱情况。严重的肝功能衰竭导致凝血变化的机制很复杂。凝血功能紊乱与凝血因子水平降低有关,主要是由于肝细胞功能受损与蛋白质合成减少所致。除了凝血因子质与量上的缺陷,患严重肝硬化的患者常易发生纤溶亢进,与组织型纤维蛋白酶原激活物(t-PA)与 1 型纤维蛋白溶酶原激活物抑制因子(PA1-1)活性的升高程度与(或)α_2 抗纤维蛋白溶酶与纤维蛋白结合而减少的程度有关,特别在败血症或循环衰竭时。凝血因子反映指标国际标准化比值(INR),当 INR>2 反映凝血因子明显减少,要及时对症补充处理。血小板减少常见原因,凝血功

能异常状况的部分患者存在血小板明显减少,这与脾亢引起血小板半衰期缩短和(或)骨髓产生减少有关,并且血小板的功能也会发生改变造成出血异常。在等待 OLT 的肝衰竭患者中,凝血状况有较大不同,原发性胆汁性肝硬化的患者与乙醇性和病毒性肝硬化的患者相比,凝血和纤溶方面的问题要少;原发性胆汁性肝硬化和原发性硬化性胆管炎的患者的凝血弹性描记器(TEG)表现出凝血亢进。

(六) 营养代谢与水电解质、酸碱平衡

肝移植患者可能表现出轻至重度水电解质、酸碱平衡与营养代谢功能紊乱,通常是由于肝功能不全或用来治疗腹水和门脉高压的药物引起的。肝脏主要参与身体营养合成与代谢功能,晚期肝病者伴有明显的营养代谢障碍:①糖耐量差,血糖升高,严重者血中胰岛素水平升高,在糖原异生能力差及内分泌作用下可发生低血糖症,约 40% 的成人和 50% 以上的小儿在急性肝功能衰竭时出现低血糖症。低血糖昏迷可加重肝性脑病,并可引起不可逆转的脑损害。②血浆蛋白合成减少,特别是白蛋白合成减少,产生低蛋白血症,一方面使血浆胶体渗透压下降,导致水肿;另一方面白蛋白所担负的多种物质的运输功能也受到影响。此外,肝脏合成多种运载蛋白功能障碍(如运铁蛋白、铜蓝蛋白等),也可导致相应的病理改变。③对药物的吸收与代谢异常,药效延迟及耐受性差为特征。口服吸收因消化道水肿、淤血,吸收甚差。静脉用药后药物的分布与蛋白结合低,代谢降解力差,常导致血药浓度相对增高,消除半衰期显著延长。肝移植患者但对箭毒类肌松药及潘库溴铵则发生药物拮抗现象,因药物发布容量增加,与球蛋白结合增加等使应用这些药物时要增加用量,加上药物半衰期延长,故会最终导致药物作用时间延长。

由于低钠饮食、肾功能受损和抗利尿激素水平升高,慢性肝病患者通常存在低钠血症,严重的低钠,如血清钠<120mmol/L,因存在脑桥中央髓鞘溶解度危险应当推迟肝脏移植手术。等待肝脏移植的患者血清钾离子水平可能高也可能低。低钾血症见于摄入减少、利尿治疗或者是肠道丢失;高钾血症则见于使用保钾性利尿药、肾衰竭和代谢性酸血症。术前高钾血症会明显增加肝脏移植患者术中管理的难度。低镁血症常见于肝硬化患者,可能的原因包括进食过少、肠道吸收障碍、低磷血症、高醛固酮症和利尿治疗。

参 考 文 献

1. Mandell MS，Katz JJ，Wachs M，et al. Circulatory patho-pHysiology and options in hemodynamic management during adult liver transplantation. Liver transpl surg，1997，3：379-387.

2. Steadman RH. Anesthesia for liver transplantation surgery. Anethesiol Clin North America，2004，22：687-711.

3. Fallon MB，Abrams GA. Hepatopulmonary syndrome. Curr Gastroenterol Rep，2000，2：40-45.

4. AT Mazzeo，T. Lucanto，LB Santamaria. Hepatopulmonary syndrome：a concern for the anesthetist? Pre-operative evaluation of hypoxemic patients with liver disease. Acta Anaesthesiol Scand，2004，48：178-186.

5. Cool CD，Stewart JS，Werahera P，et al. Three -dimensional reconstruction of pulmonary arteries in plexform pulmonary hyprttension using cell-specific markers：evidence for a dynamic and heterogeneous process of pulmonary endothelial cell growth. Am J Pathol，1999，155（2）：411-419.

6. Gilbert B，David L，Bernard H. Pulmonary arterial hypertension pathopHysiology and anesthetic approach. Anesthesiology，2003，99（6）：1415-1432.

7. Kuo PC，Johnson LB，Plotkin JS，et al. Continuous intravenous infusion of epoprostenol for the treatment of portopulmonary hypertension. Transplantation，1997，63（4）：604-606.

8. Riordan SM，Williams R. Treatment of hepatic encepHalopathy. N Engl J Med，1977，337：473-479.

9. Saab S，Han SH，Martin P. Liver transplantation：selection，listing criteria，and preoperative management. Clin Liver Dis，2000，4：513-532.

10. Gines P，Guevara M，Arroyo V，et al. Hepatorenal syndrome. J Lancet，2003，362：1819-1827.

11. 黄文起. 肝移植麻醉凝血功能的调控. 中华医学杂志，2008，88：3034-3036.

12. Merritt WT. Metabolism and liver transplantation：review of perioperative issues. Liver Transpl Surg，2000，6（4Suppl 1）：S76-S84.

五、肝脏移植术前检查、准备及监测的选择

目前国际上已广泛采用终末期肝病模型（model for end-stage liver disease，MELD）来评估病情。MELD 评分公式 $9.6 \times \log_e$（肌酐 mg/dl）$+3.8 \times \log_e$（胆红素 mg/dl）$+11.2 \times \log_e$（INR）$+6.4$。30 天内 MELD 评分差值（ΔMELD）＜0 或＝0 表明患者肝脏病变好转或相对稳定，ΔMELD＞0，表明患者的肝脏病变加重需要尽快获得供肝进行肝移植。

理论上来说，除非在非常紧急的情况下（如暴发性肝脏衰竭），应该对拟行肝脏移植的患者进行全面的、多学科的术前评估。如果并存相关疾病，则需要请相关学科进行会诊，例如心血管科、呼吸科、传染科、肾病科、神经科和输血科，在准备手术前再由麻醉医师进行相关评估。术前评估的重点要放在心肺系统上，因为它们往往与肝移植手术时要防止的高发病率和高死亡率相关。高龄或存在特定危险因素的患者应行心肺检查以评估心肌缺血（多巴酚丁胺负荷超声心动图）、心脏功能障碍（经胸超声心动图）或肺部疾病（肺功能检查）。麻醉医师应该熟悉这些常规检查及其意义以指定麻醉方案。经胸超声心动图可有效地评估右室收缩压力以及肺动脉压力，如果升高的话，则应在移植前行右心导管置入术。

在移植手术进行前，应再次行实验室检查以了解全血计数、凝血指标、电解质、血肌酐、尿素氮、胆红素和白蛋白水平，近期的心电图和胸片检查也需要了解。如果术中考虑行肾替代治疗（如连续静脉血液滤过），则应事先请肾病医师会诊。

通常来说，患者入院后，由肝移植专科的麻醉医师（专科麻醉医师）应按医疗常规，在术前 1 至数天了解病情并签署麻醉知情同意书。手术开始（即切皮）前的 2 小时通知具体负责该例肝移植的麻醉医师（即相关麻醉成员）。手术开始（即切皮）前 1.5 小时将患者送入明确的肝移植手术间。

术前用药应基于患者疾病的严重程度和缓解焦虑的需要。终末期肝病患者对作用于中枢神经系统的药物格外敏感，由于脑内存在具有 γ-氨基丁酸受体激动剂活性的物质以及 GABA 受体上调，使苯二氮䓬类药物的作用增强。有明显肝性脑病症状的患者应避免使用中枢神经系统抑制药物。对于中枢神经系统未受损害的患者，常用术前用药如咪达唑仑或吗啡，可采用小剂量开始，逐渐增加剂量达到效果为止。由于大多数患者诱导时均存在"饱胃"的顾虑，因此术前应考虑使用抑酸剂，如雷尼替丁、二枸橼酸钠。

术前手术室内的准备项目是患者入手术室时的室温升至 25～26℃（72～76℉），液体经加温仪，并准备气道升温/加湿器，对流加温装置，加压输液装置。可用的实验室检查设备，在手术室里面应配备实验室检查设备或者可以立即使用的设备，应有血糖仪，电解质和血红蛋白检测仪。血气分析，血浆电解质检查和凝血试验装置就在手术室里面，其他检

查安排在手术室外的检验中心,但保证结果可以迅速的传送到手术室。凝血弹性记录图(TEG)和Sonoclot凝血功能分析仪均能及时监测肝移植术中凝血和纤溶状况。适当的血液制品的准备,包括浓缩红细胞,新鲜血浆和血小板,应在手术期间与血库联系并准备妥当。如果可能的话,洗涤巨细胞病毒的血制品应为巨细胞反应阴性的患者准备。体重<30kg的小儿,血库备5~10U浓缩红细胞,5~10U新鲜冰冻血浆和血小板。体重>30kg的成人,备20U浓缩红细胞,20U新鲜冰冻血浆和血小板。药物准备:抗生素,肾上腺素($20\mu g/ml$),去甲肾上腺素($16\sim20\mu g/ml$),多巴胺($2mg/ml$),阿托品,钙剂,葡萄糖,胰岛素,利多卡因,特利加压素(terlipressin)。

肝移植术中临床监测项目:强调有创监测的完成必须严格遵循无菌操作原则。①心电监测(ECG);②有创血压监测(A血压);③脉搏血氧饱和度(SpO_2);④连续性中心静脉压(CVP);⑤体温(鼻咽温和肛温)、尿量;⑥吸入麻醉药浓度和肌松监测;⑦动脉血气分析以及血糖;⑧呼气末二氧化碳($ETCO_2$);⑨血流动力学监测Swan-Ganz导管监测(CO、PCWP、SVR、PVR、SvO_2、EDV)。以下监测项目是根据病情和移植中心的条件进行选择;⑩经食管超声心动图监测(TEE)、术中多普勒肝血流监测、肾血流监测、胃黏膜血供监测、凝血功能监测、术中神经系统监测。

参考文献

1. Organ Procurement and Transplantation. Website: optn. transplant hrsa. gov, accessed August 22, 2010.
2. Sharma P, Rakela J. Management of pre-liver transplant patients—part 1. Liver Transpl, 2005, 11:124-133.
3. Sharma P, Rakela J. Management of pre-liver transplant patients—part 2. Liver Transpl, 2005, 11:124-133.
4. Sanberg WS, Raines D. Anesthesia for liver surgery// Longnecker DE, Tinker JH, Morgan GE, eds. Principles and practice of anesthesiology, 3rd ed. St. Louis: Mosby, 2007.
5. Hammer BG, Krane EJ. Anaesthesia for liver transplantation in children. Paediatric Anesthesia, 2001, 11:3-18.

六、肝脏移植手术的三个阶段,每个阶段需注意的主要问题

肝移植一般分为三个阶段:①病肝分离期(无肝前期)肝脏游离期:包括粘连松解和搬动肝脏;②无肝期:包括切除肝脏和植入供肝;③新肝期(再灌注期):包括几个吻合操作,止血以及缝合伤口。每个阶段都有着特殊的麻醉处理考虑。

1. 病肝分离期处理 病肝分离期间注意麻醉深度处理、部分患者放腹水及手术出血等三方面问题。

(1)麻醉深度处理:围术期的手术刺激在不同阶段是不相同的。切皮以及腹腔探查阶段疼痛刺激最剧烈,因此需要足够的麻醉深度。当手术疼痛刺激减弱或不强的阶段麻醉应适当减浅。处理方法采用静脉持续注射丙泊酚或复合吸入性麻醉维持术中无知觉,使用双频指数(BIS)或听觉诱发电位(AEP)监测以确保达到术中无意识。然后根据手术不同阶段患者心率、血压的变化调控镇痛药用量和肌松监测调控肌松药的使用。(这一方法充分发挥四类药物的作用,足够镇静药消除术中患者意识,根据生命体征调整镇痛药和吸入麻醉药,根据手术状况调整肌松药和吸入麻醉药)。

(2)放腹水阶段处理:终末期肝病患者合并腹水,大量腹水患者开腹放腹水后会出现循环不稳定状况,因此要及时有针对性处理。由于患者合并大量腹水,高腹压导致心脏前负荷明显增高,中心静脉压升高甚至表现中度肺动脉高压的监测结果。在尚未放腹水阶段和放腹水初阶段就快速扩容治疗,显然会导致心衰,并且维持循环稳定效果差,因此应将放腹水分为2阶段处理:放腹水期间和放腹水后期。①在放腹水前或初始阶段,主要依靠使用血管活性药物如多巴胺$2\sim3\mu g/(kg \cdot min)$。放腹水期间可将血管活性药物多巴胺逐渐增加剂量,或间断使用去甲肾上腺素$16\sim20\mu g/$次。在放腹水期间应慎重补充血容量,初始扩容速度是缓慢或维持均速,并密切监测CVP的变化,并应维持原麻醉深度;②放腹水后期:腹压明显减轻后,严密监测中心静脉压(或肺动脉压)变化。当CVP逐步较明显下降后,增加补液量和补液速度。扩容液体以胶体为主,采用的胶体是:①白蛋白(Albumin)$1.0\sim2.0g/kg$,浓度为5%,术中使用50~100g白蛋白对循环不稳定和肾血流灌注稳定有帮助;②人工代血浆,如羟乙基淀粉酶,明胶等。补充量可根据A血压和CVP监测结果调节,术中PCWP维持在$2.39kPa(18mmHg)$以下,并逐步减少血管活性药物的使用剂量。整体要求是:①放腹水初始阶段主要依靠血管活性药物维持循环稳定,然后逐步减量;②放腹水后期或阶段主要依靠扩容治疗,根据CVP监测结果,逐步增加和

增快,直至血管活性药物减量时也能维持循环稳定;③中心静脉压由放腹水前和放腹水初始阶段的高水平逐渐下降并能维持在正常范围;④放腹水前、后的循环血压应维持平稳,其血压趋势图应近似一条水平线;⑤尿量维持或恢复正常。

(3)手术出血问题:病肝分离期间会导致一定程度的出血。病肝分离期间应通过输血,使血红蛋白维持在 80～100g/L 以上,有明确应用指征,才使用冷沉淀或血小板。减少出血量主要依靠手术者的手术操作技术的改进,就麻醉处理而言,适当血压水平和采用低中心静脉压(LCVP)可以在一定程度上减少出血量。采用低中心静脉压的技术应用于肝脏手术中已日趋增多,终末期肝病的患者部分合并有明显的门脉高压症状,因此通过降低中心静脉压达到增加肝静脉回流,减轻肝脏淤血,减少术中分离肝门,肝上、下腔静脉时的出血量。病肝分离期中心静脉压可控制在 0.29～0.39kPa(3～4cmH_2O)或降低原有中心静脉压的 60%～70%。应强调的是,肝移植围术期尤其在病肝分离阶段采用低中心静脉压处理技术时一定要具备快速扩容条件,如大口径的静脉通道和快速加压输液器或快速输液仪,以便于在突发大出血情况下能及时有效维持有效血容量。

2. 无肝期处理 无肝期的主要变化是循环波动。无肝期为减少与钳夹静脉引起的内脏贮血和循环紊乱,若当下腔静脉阻断后患者心排出量明显降低,部分患者甚至超过 50%。处理方法有两种:①无肝期体外静脉转流;②非体外静脉转流。无肝期体外静脉转流即使采用体外静脉-静脉体外转流(venovenous bypass,VVB),但使用 VVB 会带来一些并发症。目前肝移植手术多采用背驮式肝移植(Piggy-back)或附加腔静脉整形改良背驮式肝移植。无肝期非体外循环静脉转流方法是:在下腔静脉阻断阶段快速输入 500～1000ml 胶体液;并间断使用血管活性药物,如去甲肾上腺素 16～20μg/次或连续泵注去甲肾上腺素 0.01～0.1μg/(kg·min),调节多巴胺 5～8μg/(kg·min),经上述处理血压、心率可以维持稳定。无肝期时间越短对患者机体各器官影响越小。我们研究发现:无肝期短于50 分钟,肠道屏障无明显损害,也无细菌和毒素移位。临床无肝期可常规使用质子泵抑制剂(如奥美拉唑 40mg 静脉注射)保护胃肠黏膜。

3. 新肝期处理 当供肝下腔静脉和门静脉吻合完毕后即可恢复供肝血流进入新肝期。患者进入

新肝期后最初 5 分钟内有许多病例会出现短暂低血压,即再灌注综合征(PRS)。研究报道发生率为8%～30%。引起再灌注综合征原因常有:①全身血液再分布;②酸中毒;③低钙血症。我们研究发现再灌注低血压除与上述三因素有关外还与心脏低温有关:新肝血流恢复,经过低温处理的供肝血液在短时间内进入心脏,导致心脏温度快速下降,心肌收缩力明显减弱,心排出量减少而出现低血压。心脏低温出现传导不应期,导致一过性心率减慢,并且部分患者甚至出现短期心肌缺血的表现,可见心电图 QRS波和 ST-T 段的变化。再灌注期前的准备:维持动脉血气在正常范围,纠正血浆电解质紊乱,身体温度升至＞35.5～36.0℃,关闭吸入麻醉气体,准备急救药物,输血准备。预防再灌注综合征处理方法:①进入新肝期前纠正低钙血症,提高碱剩余值(BE);②进入新肝期前,适当提高平均动脉血压;③供肝恢复血流前,通过肝下腔静脉放出一定量供肝和门静脉内的血液;④尽量减少无肝期时间;⑤出现明显低血压首先考虑使用强心药物如肾上腺素静注。再灌注后心电改变早期,应该输入碳酸氢钠以纠正酸中毒;输入钙维持血浆游离钙浓度在 1.1～1.2mmol/L,以拮抗高钾血症和促进心肌收缩力提高心排出量。如果血浆钾离子浓度高于5.0mmol/l,在再灌注之前应通过过度通气和(或)输入碳酸氢钠以达到一个偏碱性 pH;如果在血液偏碱而血钾仍高于 5.0mmol/l,可以给予呋塞米0.5～1.0mg/kg,虽然它的效果会因为下腔静脉夹闭而降低;静脉注射 0.25～0.5g/kg 葡萄糖并0.2U/kg 可溶性胰岛素可以快速的降低血浆钾离子的浓度。新肝期初始阶段常出现 PCO_2 明显增加,应及时调整麻醉机的呼吸参数。新肝期扩容治疗应根据心脏前负荷状况 PCWP 的安全上限2.39kPa(18mmHg)而调整。

4. 凝血功能维持 人体正常凝血功能是由凝血系统和纤溶系统组成,并处于平衡。而凝血功能异常见于肝移植手术各期,新肝期血流开放后尤为突出,导致出血量增加。凝血功能异常导致术中及术后难以控制的出血和大量输血,是肝移植的难题之一。

终末期肝病患者的凝血系统出现异常主要是凝血因子不足,尤其 Ⅱ、Ⅴ、Ⅶ、Ⅸ、Ⅺ、Ⅻ 因子和 Ⅷ 因子,以及纤维蛋白原缺乏,并且激活凝血物质能力降低。肝移植术前应积极纠正治疗凝血因子不足。术中(病肝分离期、无肝期和新肝期)凝血因子不足纠

正的有效处理方法是补充含凝血成分的血制品，①新鲜冰冻血浆；②冷沉淀；③浓缩血小板。术中若出现凝血障碍而明显失血，应依据临床表现结合监测结果，及时给予含丰富凝血成分的血制品和人工合成凝血酶原复合物、人工合成纤维蛋白原。出现明显凝血障碍应即刻采用1单元复合凝血物质输入。1单元复合凝血物质是包括FFP 1000ml和冷沉淀10U和1袋血小板。经处理仍无好转应再次采用1单元复合凝血物质输入，同时加用针对Ⅷ因子活性的药物去氨加压素（DDAVP）16～20U或0.2～0.3μg/kg。血小板、冷沉淀取回后要尽快输入体内（>200ml/h）。重视术中凝血状况的观察和监测，常规行TEG监测，以便有针对性处理。在补充凝血物质的基础上，也可采用其他药物进行对症处理，如注射用血凝酶®（Reptilase）和重组活化凝血因子Ⅶ（诺其® Nonoseven®）等。

终末期肝病患者的纤溶系统也经常在手术期间出现异常。无肝前期和无肝期有7%～25%的患者在凝血弹性描记仪（TEG）的图形描记中表现出纤溶亢进，出现纤溶系统异常。纤维蛋白（原）溶解亢进作为OLT中最严重的凝血异常，在这一时期会逐渐发生。纤维蛋白溶解的增强与因缺少了肝细胞的清除使组织型纤维蛋白酶原激活物（t-PA）激增有关。新肝期移植肝脏再灌注不久，t-PA的活性达到了顶峰。新肝期约20%的患者发生纤溶亢进，移植肝脏再灌注后，表现弥漫性出血纤溶亢进的临床情况。研究证实一小部分严重纤溶亢进的患者中，移植肝脏再灌注后t-PA的活性显著升高，出新肝期"二次纤溶亢进暴发"，是由于移植肝脏重建血管的内皮细胞释放t-PA所致。TEG监测可准确及时反映肝移植患者的血液纤溶状况，便于针对性抗纤溶亢进处理。常用抗纤溶亢进抑制剂：①氨基己酸（EACA）；②氨甲环酸（tranexamic acid）；③抑肽酶（aprotinin）。氨基己酸抑制纤维蛋白溶酶原的激活因子，使纤维蛋白溶酶原不能激活，从而抑制纤维蛋白的溶解，产生止血作用。静脉注射每次4～8g，8～12g/d。氨甲环酸与氨基己酸相似的作用原理。静脉注射每次0.25g，1日总量为0.75～2g。抑肽酶（aprotinin）200～400万U，抑肽酶是从牛腮腺、胰腺或肺脏组织提取的一种广谱肽酶抑制剂，为碱性多肽。能抑制胰蛋白酶、糜蛋白酶、纤维蛋白溶解酶、凝血酶等的活性。也可抑制激肽释放酶，降低血管舒张。抑肽酶止血作用主要通过：①抑制纤维蛋白溶解。直接抑制纤溶酶活性，阻止纤溶酶原的活

化、纤维蛋白原消耗和纤维蛋白的降解物（FDP）的增高；②抑制激肽的产生。直接抑制激肽释放酶的活性，阻止激肽的产生，从而抑制了由激肽引起的微小血管扩张和毛细血管通透性增加，以激肽及对纤溶酶原的激活；③保护血小板功能。有效抑制纤溶酶对血小板膜GPIb-Ixd的损伤，保护血小板的黏附功能，增加血小板数量。抑肽酶是通过抑制纤溶，收缩微小血管，减少毛细血管通透性和保护血小板达到止血。

另外，肝移植患者在再灌注期间凝血异常还与肝素活性有关。这种效应与供体肝素化使移植肝脏所获得的外源性肝素释放或因缺血损伤造成移植物内皮细胞所产生的内源性肝素样物质有关。这种效应一般维持较短时间，但部分OLT受者对肝素有很强的敏感性，可能无法充分清除这些物质。新肝期应使用鱼精蛋白30～50mg，并根据监测结果补充鱼精蛋白，TEG监测同时可反映肝移植受体患者血液中肝素作用状况，便于在新肝期针对性采用鱼精蛋白拮抗性处理。除已叙述过的凝血特异性改变，一些非特异性的因素也与凝血功能异常有关，如术前人工肝的血浆置换和麻醉期间输液造成的血液稀释会进一步降低血浆凝血因子水平。

最后应重视维持术中正常范围体温，因为低温肯定会诱发并加重血小板功能异常，降低酶的活性延长凝血时间。术中低温导致心肌耗氧量增加，酸性代谢产物增多，导致凝血功能减弱，即使在术中补充了相对足够的凝血物质。术中体温低至36℃以下，标志着低温出现。术中第一小时的热量散失足以使多数患者出现低温。当体温低于34℃（鼻咽温度）将明显影响血小板功能和延长凝血酶原激活时间。严重酸中毒（pH<7.10），收缩压<9.31kPa（70mmHg）也明显影响凝血功能。但很难在标准实验室凝血试验中检测低温对机体影响，因为标准实验室凝血试验中检测是在正常体温温度下进行的。目前肝移植围术期维持体温正常范围常用方法：①呼吸道采用管内管呼吸螺纹回路和湿化过滤器，以减少热量从呼吸道散失；②术中手术床附加保温毯行患者背部保温；③大部分液体经输液加温器升温后输入或保温箱升温后的部分液体输入患者，既是对于输注的液体和浓缩红细胞、血浆，应经加温输注仪升温后输入；④患者下肢体表覆盖30%～35%充气升温毯（42℃）；⑤头部红外线辐射（37～42℃）加温处理；⑥术中静脉体外转流期间保温处理。围术期几种方法综合使用，保

温效果更加确切。

5. 围术期液体管理 肝移植围术期液体管理是重要环节,肝移植围术期液体管理可分为两方面:①每日病理生理需要量;②围术期失血和血管扩张。目前临床研究表明肝移植病肝分离期采用小容量液体治疗是安全有效方法,只需要维持术中循环即可,以避免液体治疗导致凝血功能恶化。

每日病理生理需要量是机体新陈代谢所必需补充量,成人每日需 2000～3000ml 或 30～50ml/kg。儿童生理需要量按体重计算,第一,10kg 为 100ml/kg;第二,10kg 为 50ml/kg;第三,10kg 及以后为 25ml/kg。生理需要量补充主要是晶体液。根据手术时间长短、麻醉监测结果(血压、CVP、PCWP、肺部情况)以及尿量变化而调整。

围术期失血和血管扩张主要考虑三方面:①红细胞丢失以及对症处理;②凝血因子丢失以及对症处理;③血容量减少以及对症处理。肝移植在病肝分离阶段和新肝期初阶段都有可能有明显失血。维持正常组织的氧供和氧耗就需要维持血管内一定的红细胞浓度(血红蛋白)。目前多数学者认为肝移植围术期血红蛋白应维持在 80g/L 以上,重危患者应维持在 100g/L 或血细胞比容(Hct)30％以上。因此,肝移植围术期应及时监测动脉血气或血红蛋白,及时了解血红蛋白和 Hct 变化,针对性补充浓缩红细胞(PREC)或全血,避免滥用血液。当失血量少于 2000～2500ml 补充浓缩红细胞液,大于该失血量才考虑全血。补充浓缩红细胞可参考以下公式,该公式实用,并有效提供用血量依据。

需要浓缩红细胞量(ml)=

$$\frac{Hct_{预计}-Hct_{观察}\times55\times体重(kg)}{0.6}$$

由于麻醉方法、麻醉药物作用以及手术操作等因素,肝移植围术期血容量需要及时监测针对性补充。这部分血容量补充主要考虑胶体液。术中若患者的血浆白蛋白低于 25g/L,则考虑输入白蛋白,手术当天白蛋白输入量 2mg/kg。低蛋白血症患者采用血浆容量治疗也是较为有利的处理。

参 考 文 献

1. Steadman RH. Anesthesia for liver transplantation surgery. Anethesiol Clin North America,2004,22:687-711.
2. Merritt WT. Metabolism and liver transplantation:review of perioperative issues. Liver Transpl Surg, 2000, 6 (4Suppl1):S76-S84.
3. 黄文起. 肝移植麻醉凝血功能的调控. 中华医学杂志,2008,88:3034-3036.

七、术后可能出现的并发症及术后早期处理要点

肝脏移植术后早期可能会发生的并发症包括:血管吻合失败或漏血、门静脉或肝动脉血栓形成、凝血功能异常、急性肾衰竭、肺部感染、中枢神经系统损伤、胆道并发症、急性排斥反应以及术中大量输血所导致的并发症等。因此术后的严密监测和正确管理也是保证肝脏移植手术成功的重点之一。

另外术后早期应重视术后镇痛处理,可采用静脉连续注射阿片类镇痛剂。维持循环稳定逐渐减少血管活性药物用量。维持血红蛋白<100g/L,血细胞比容>30％。目前国际许多肝移植中心 58％～82.5％的成人肝移植患者可以术毕即刻在手术室内行气管拔管。研究表明 78％儿童的择期肝移植手术可以术毕即刻气管拔管,33％急诊成人肝移植术毕即刻气管拔管。术后早期拔管既可以加快患者康复,又可以减少医疗费用。

参 考 文 献

1. Haydon GH, Neuberger J. Liver transplantation of patient in end-stage cirrhosis. Ballieres Best Res Clin Gastroenterol,2000,14:1049-1073.
2. Merritt WT. Metabolism and liver transplantation:review of perioperative issues. Liver Transpl Surg, 2000, 6 (4Suppl1):S76-S84.
3. Neelakanta G. Early tracheal extubation after liver transplantation. J Cardiothorac Vasc Anesth, 1997, 11: 165-167.
4. O'Meara ME, Whiteley SM, Sellers JM, et al. Immediate extubation of children following liver transplantation is safe and may be beneficial. Transplantation,2005,80:959-963.

八、Key points

1. 完善的术前准备及充分的术前评估是保证手术成功的重要措施之一。
2. 麻醉医师对终末期肝病病理生理的充分理解及严密的术中监测是手术成功的关键。
3. 凝血功能的调控是术中管理的重点。
4. 各个相关科室和部门的通力合作也是手术成功的重要原因。

第四节 腹腔镜手术麻醉

一、临 床 病 例

【病例1】

患者,男,70岁,60kg。诊断为胆囊结石,拟行腹腔镜胆囊切除术。患者有长期慢性支气管炎病史和长期吸烟史。患者平时不愿意进行活动,上3～4层楼梯有气促表现。入院后,血常规,生化和凝血检查和心电图检查无明显异常。但麻醉医师术前访视时患者诉近2日咳稀白痰较多,但无明显咳嗽和喘息。查体:体温36.5℃,呼吸22次/分,心率90次/分,血压:18.62/10.64kPa(140/80mmHg)。双肺听诊无明显的干湿啰音。

1)腹腔镜胆囊切除术较传统开腹手术的优点在于什么?

2)该患者的术前检查和准备应注意什么?

3)该患者应选用什么麻醉方法?

【病例2】

患者,女,40岁,70kg,体重指数(BMI)28kg/m^2。腹腔镜下行左侧卵巢囊肿+子宫肌瘤剔除术。入手术室后生命体征平稳。常规诱导插管后,设置潮气量为600ml,呼吸频率12次/分。手术开始前气道峰压是1.96kPa(20cmH$_2$O)。气腹和头低脚高位后,气道峰压迅速上升为3.43kPa(35cmH$_2$O)。麻醉医师将潮气量减为400ml以降低气道压。约半小时后,患者出现较显著的心率和血压升高,而脉搏氧饱和度则渐降低。查动脉血气:pH 7.27,PO$_2$ 7.71kPa(58mmHg),PCO$_2$ 8.65kPa(65mmHg)。手术结束后,患者脱氧后脉搏氧饱和度迅速下降到80%以下,无法拔除气管导管。听诊时右肺呼吸音难以闻及。

1)妇科腹腔镜手术中体位对患者的呼吸,循环有何影响?

2)术中高碳酸血症的常见原因有哪些?

3)术中血氧饱和度下降的可能原因有哪些?

4)术后无法拔除气管导管的原因是什么?如何治疗?

【病例3】

患者,女,18岁,52kg。平素身体良好。诊断为慢性阑尾炎,拟行腹腔镜阑尾切除术。实施气腹约3分钟后,P$_{ET}$CO$_2$突然显著升高。此时,气腹压力显示是5.32kPa(40mmHg)。患者术后出现频繁的恶心,呕吐。

1)腹腔镜手术期间P$_{ET}$CO$_2$突然显著升高的原因是什么?

2)腹腔镜手术后常见的并发症和治疗有哪些?

二、腹腔镜手术的定义和优缺点

腹腔镜手术是一门新发展起来的微创方法,是未来手术方法发展的一个必然趋势。随着工业制造技术的突飞猛进,相关学科的融合为开展新技术、新方法奠定了坚实的基础,加上医师越来越娴熟的操作,使得许多过去的开放性手术现在已被腔内手术取而代之,大大增加了手术选择机会。腹腔镜通过向腹腔充入气体(CO$_2$),使腹壁前侧和脏器之间形成空间,得以让内镜进入,并运用数字摄像技术使内镜镜头拍摄到的图像通过光导纤维传导至后级信号处理系统,并且实时显示在专用监视器上。然后医师通过监视器屏幕上所显示患者器官不同角度的图像,对患者的病情进行分析判断,并且运用特殊的器械进行手术。腹腔镜手术也可经腹膜外进行,通过提吊腹壁也可以在无气腹状态下行腹腔镜手术,近年来这一手术还可在手辅助下进行。

与开腹手术相比,腹腔镜手术的优点有创伤小、出血少、对脏器功能的干扰轻、恢复快、肠梗阻等术后并发症发生率低,住院和恢复时间短和总体费用低。腹腔镜手术特别是腹腔镜胆囊切除术和其他上腹部手术,术后呼吸肌功能恢复速度增快,伤口感染和伤口裂开等并发症发生率降低,而且宿主防御能力较强。如病例1中的老年患者,如采取传统的开腹胆囊切除术会造成上腹部的巨大切口,可以引起术后肺功能严重受限。膈肌反射改变和切口疼痛,导致显著的膈肌功能障碍。肺活量和功能残气量(FRC)可较术前降低20%～30%。直到术后2～3天才会恢复正常。而腹腔镜胆囊切除术的小切口使肺和膈肌功能降低程度以及肠梗阻的发生率均大为减少。但是腹腔镜手术也有缺点,例如腹腔镜要求熟练的操作技术,不熟练时并发症较多,腔镜外科医师通常需要较长时间去掌握这门技术。而且屏幕上只能见到比较狭小的二维视野画面,需要全身麻醉和手术时间通常比较长。

参 考 文 献

1. Seihan BD, Wolf Js. Technical advances in laparoscopy: hand assistance, retractors, and the pneumodissector. J Endourol,2000,14:921-928.

2. Weingram J. Laparoscopic and laser surgery//Malhotra V. Anesthesia for renal and genito-urologic surgery. New York：McGraw-Hill，1996：151-176.

3. Collet D, Vitale GC, Reynolds M, et al. Peritoneal host defenses are less impaired by laparoscopy than by open operation. Surg Endosc，1995，9：1059-1064.

4. Conacher ID, Soomro NA, Rix D. Anaesthesia for laparoscopic urological surgery. Br J Anaesth，2004，93：859-864.

三、腹腔镜手术对患者病理生理状态的影响

腹腔内压力和容积增加（气腹所致）、患者体位、二氧化碳和高碳酸血症是腹腔镜手术所致的病理生理改变，使麻醉管理复杂化。这些因素通过独自或共同作用，可以对患者的血流动力学、呼吸和代谢功能产生严重影响。对于麻醉医师来说，充分理解上述三方面改变所致的生理影响非常重要。早期的妇科腹腔镜手术通常比较短小，患者也多为年轻健康女性，因此生理改变往往变化不大，患者可以接受。但同样三个因素，对于不能代偿的年老体弱患者行长而复杂的腹腔镜手术，则会引起三者的生理改变。

参 考 文 献

1. Henny CP, Honand J, LaparOscopic surgery：pitfalls due to anesthesia, positioning, and pneumopeotoneum. Surg Endosc，2005，19：1163-1171.

2. Hirvonen EA, Poikolainen Eo, Paakkonen ME, et al. The adverse hemodynamic effects of anesthesia, head-up tilt, and carbon dioxide pneumoperitoneum during laparoscopic cholecystectomy. Surg Endosc，2000，14：272-277.

3. O'Malley C, Cunningham AJ. PHysiologic changes during laparoscopy. Anesthesiol Clin North America，2001，19：1-19.

4. Ost MC, Tan BJ, Lee BR. Urologic laparoscopy：basic pHysiologic considerations and immunological consequences. J Urol，2005，174：1183-1188.

四、腹腔镜手术选择二氧化碳气（CO_2）作为气腹气体的原因

选择作为 CO_2 气腹气体的原因首先是因为其具有不可燃、不助燃、易于通过隔膜弥散、可通过肺迅速排出以及溶解度高（在血液中迅速缓冲）、价格低廉、容易获得等特点；其次即使将 200ml CO_2 直接注入外周静脉一般也不会致死，发生 CO_2 气栓的风险非常低，而注入 20ml 空气则足以致命；再次血液及呼出气中的 CO_2 水平很容易测出，增加通气量

易于消除 CO_2；只要氧需得到满足，患者通常可以耐受血液中高浓度的 CO_2。

但需要强调的是，CO_2 在体内具有双重作用，而且它并非惰性气体。正常状态下，CO_2 是没用的代谢产物，而在腹腔镜手术时，其注入体腔内的数量远远超过机体剧烈运动或高代谢时所产生的量。其浓度和分压的变化将会对生化和生理产生很大影响。局部组织水平变化通常与全身整体变化不一致。局麻下行腹腔镜手术时，CO_2 与潮湿腹膜接触可瞬间形成碳酸，从而引起直接的腹膜刺激和疼痛。此外在没有红细胞时，CO_2 溶解性较差，因此在腹腔镜术术后仍会以气体形式留在腹腔内，造成肩部牵涉痛。在血液的缓冲能力暂时过度时，则会出现高碳酸血症和呼吸性酸中毒。此外，CO_2 还具有广泛的局部和全身作用，总体表现为高血压、心动过速、脑血管扩张、高碳酸血症和呼吸性酸中毒。

参 考 文 献

1. Menes T, Spivak H. Laparoscopy：searching for thc proper insufflation gas. Surg Endosc，2000，14：1050-1056.

2. Tsereteli Z, Terry ML, Bowers SP, et al. Prospective randomized clinical trial comparing nitrous oxide and carbon dioxide pneumoperitoneum for laparoscopic surgery. J Am Coll Surg，2002，195：173-180.

五、腹腔镜手术术前检查

腹腔镜手术虽然是微创手术，但是术前的检查与评估、准备须按大手术准备。术前必须完成的常规检查包括全血常规、尿常规、凝血功能、心电图（ECG）及血型、电解质、生化和肾功能（血尿素氮、肌酐）检查。基础肺功能指标、动脉血气分析和氧饱和度检查、术前胸片非常有帮助，不仅可以排除活动性疾病，还可以作为术后急性改变（如皮下或纵隔气肿、气胸、间质或肺水肿）的对照。术前胸片如发现肺大疱不宜行腹腔镜手术，因为手术需要增加潮气量，并使胸腔内压力升高。腹腔镜操作本身；年龄；吸烟/慢性梗阻性肺疾病（COPD）；肥胖和补液过量可增加术后肺部并发症的风险。考虑到病例 1 中的高龄患者有长期吸烟和支气管炎病史，术前应详细检查其呼吸功能情况。如出现指标显著异常提示患者需要给予支气管扩张药、抗生素、进行体位引流和推迟手术，直到肺功能达到相对最佳状态。术前准备方面术前一天应为清流质，午夜后禁食，必须进行全面的肠道准备，根据外科医师的要求，术前应用抗生素。

参 考 文 献

1. Miller RD. Anesthesia. 6th ed. PHiladelpHia：Churchill Livingstone,2005：2285-2306.
2. Kendell AP,Bhatt S,Oh TE. Pulmonary consequences of carbon dioxide insufflation for laparoscopic cholecystectomies,Anaesthesia,1995,50：286-289.

六、腹腔镜手术的麻醉方法

一般而言,腹腔镜手术应选择气管内插管全身麻醉和正压通气,主要原因包括腹腔镜手术时间可能会很长;头低脚高(Trendelenburg)体位以及腹内压增加使腹腔内容物压迫膈肌,使清醒或自主呼吸功能受损和呼吸困难,肥胖患者在这种体位下会感到更加不舒服;CO_2 与 N_2O 一样,可弥散进入胃。经鼻或口腔插入胃管对于降低胃内压力,减少误吸或套针穿孔损伤风险非常必要,但在清醒患者较难完成。最重要的原因是术中腹内压增加和膈肌固定使自主呼吸非常困难,在非肌松状态下,患者的"呛咳"可以使胸内负压加大,从而增加发生气胸的风险。咳嗽还会进一步增加腹腔内压力,造成腹腔内器械移动导致穿孔。所以必须使患者处于肌肉松弛状态,这样术野更为安静,暴露条件更为满意。此外,肌肉松弛状态下便于控制和增加通气量,这对于代偿 CO_2 吸收引起的高碳酸血症和呼吸性酸中毒非常必要。

目前临床常用的全身麻醉药物都可安全地应用于腹腔镜麻醉。但是需要注意的是,如果麻醉中使用 N_2O,其浓度不应超过吸入混合气体的 50%。而氟烷则必须避免在腹腔镜麻醉中使用,因为高碳酸血症时该药可引发心律失常。

局部麻醉时,CO_2 会造成包括肩部牵涉痛的腹腔内疼痛反应。而腹膜被迅速牵拉会引起恶心,没有鼻胃管可能会使这一现象加重。由于患者不适,外科医师无法获得最佳的手术视野。此外,局部麻醉也不能满足有可能发生的中转开腹手术。

目前,国内尚有少量医院在腹腔镜手术使用区域麻醉。但必须强调:区域麻醉在腔镜手术中存在严重缺点。腹腔镜手术需要高平面的感觉阻滞,这有可能导致 Trendelenburg 体位时发生呼吸困难。患者可能不能耐受鼻胃管。高碳酸血症引发的过度通气会造成术野过度移位,而且在 Trendelenburg 体位时,自主通气可能并不足以代偿高碳酸血症。高碳酸血症的全身反应主要表现为交感兴奋,但高平面区域麻醉的交感去神经支配会导致低血压和心排出量减少,所以全身麻醉时常出现的高血压和心排出量可能观察不到。

辅用的阿片类镇痛药或丙泊酚有时会导致严重呼吸抑制或呼吸道梗阻,特别是在 Trendelenburg 体位时,低氧血症与高碳酸血症并存会带来严重后果。

参 考 文 献

1. Chassard D,Berrada K,Tournadre JP,et al. The effects of neuromuscular block on peak airway pressure and abdominal elastance during pneumoperitoneum. Anesth Analg, 1996,82：525-527.
2. Chui PT,Gin T,Oh TE. Anaesthesia for laparoscopic general surgery. Anaesth Intensive Care,1993,21：163-171.
3. Collins LM,Vaghadia H. Regional anesthesia for laparoscopy. Anesthesiol Clin North America,2001,19：43-55.
4. Vaghadia H,Solylo MA,Henderson CL,et al. Selective spinal anesthesia for outpatient laparoscopy. Ⅱ：inc epinephrine and spinal cord function. Can J Anaesth,2001, 48：261-266.

七、腹腔镜手术中体位对循环、呼吸的影响

病例 2 中是一名中年女性,体形肥胖。妇科腔镜手术中一般采用截石位。同时术中还一般会采用头低脚高(Trendelenburg)体位。Trendelenburg 体位对个别患者可产生明显影响。

Trendelenburg 体位对呼吸系统影响主要表现为潮气量和功能残气量(FRC)减少。腹内容物限制膈肌运动,特别是在肥胖和老年患者。还经常发生顺应性减低、通气血流异常的增加以及纵隔头向移位。对于健康患者,Trendelenburg 体位对循环系统作用轻微。静脉回流和心排出量增加,而中心静脉压(CVP)、肺毛细血管楔压(PCWP)、全身血管阻力(SVR)和心率变化不大。但对于合并心血管疾病患者,Trendelenburg 体位会导致 CVP、PCWP 增加,心排出量降低。严重心血管疾病患者,若静脉回流和心肌需氧量增加,会发生急性心衰。

参 考 文 献

1. Freeza EE. The lithotomy versus the supine position for laparoscopic advanced surgeries：a historical review. J Laparoendosc Adv Surg Tech A,2005,15：140-144.
2. Maartin JT,Warner MA. Positioning in anesthesia and surgery,3rd ed. PHiladelpHia：WB Saunders,1997： 95-123.

八、腹腔镜手术中高碳酸血症和低氧血症的常见原因

腹腔镜手术过程中 $PaCO_2$ 升高可能是由多种因素造成的：腹膜腔内 CO_2 的吸收，机械因素，如腹部膨胀、患者体位和容量控制性通气，造成的肺通气功能和换气功能的损害，同时还要排除以下原因，包括全身麻醉下呼吸参数设置不当，区域阻滞平面过高或使用了可能导致呼吸抑制的辅助药物所致通气不足；麻醉机二氧化碳吸收装置失效导致吸入气体中存在二氧化碳；一些高代谢状态，如恶性高热、发热以及甲状腺功能亢进等机体二氧化碳产生增加；一些无效腔增加的疾病肺栓塞、肺囊泡通气或者晚期慢性阻塞性肺疾病（COPD）等。在病例 2 中，由于麻醉医师呼吸参数设置不当，未有充足的通气交换，导致机体内二氧化碳积蓄，产生高碳酸血症。

一般而言，如果腹腔镜手术期间二氧化碳分压急剧显著升高应考虑以下原因：患者合并有明显的心肺疾患，腹腔内压超过 $2.00kPa$（15mmHg），皮下气肿，气体位于腹膜后而不是进入腹腔，腹腔镜手术时间过长。病例 3 中的患者手术期间可能由于人为或机器错误，腹腔内二氧化碳压力急剧升高，造成腹内压明显升高，导致血液中二氧化碳分压和呼气末二氧化碳分压突发显著升高。

病例 2 中的患者出现了血氧分压和脉搏氧饱和度下降。可能的原因有：①通气血流比例失调——呼吸性酸中毒导致肺血管收缩和肺血管阻力（PVR）增加，肺血流减少。同时，气管插管全麻以及机械通气时，由于肌张力缺失、膈肌移位以及胸腔内容积减少，可造成功能残气量（FRC）降低，此外还可发生肺顺应性降低、气道压升高以及通气/血流比例异常。多数患者能够耐受这些改变，但 Trendelenburg 体位可加重这些变化造成的影响，尤其对于老年、肥胖以及合并心肺疾病的患者。麻醉医师可通过调整呼吸参数设置、体位，减低气腹压力和调高吸入氧饱和度以解决该问题。②气管导管移位——全麻可以增加胸腔内压力、吸气峰压以及平台压力，而气腹可以使这些参数的增加更为显著。气腹还可能造成隆突向头侧移位，造成气管导管进入支气管，因此在出现低氧血症后，麻醉医师可通过听诊首先排除这种可能。

参 考 文 献

1. Lumb AB. Nunn's applied respiratory physiology,6th ed, PhiladelpHia:Butterworth-Heinemann,2005:140,328.
2. BoZkurt P,Kaya G,Yeker Y,et al. Arterial carbon dioxide markedly increases during diagnostic laparoscopy in portal hypertensive chndren, Anesth Analg, 2002, 95：1236-1240.
3. Liem KS,Kallewaard JW,deSmet AM,et al. Does hypercarbia develop faster during laparoscopic herniorrhaphy than during laparoscopic cholecystectomy? Assement with continuous blood gas monitoring. Anesth Analg, 1995,81:1243-1249.
4. Rauh R, Hemmerling TM, Rist M, et al. Influence of pneumoperitoncum and patient positioning on respiratory system compliance. J Clin Anesth,13:361-365.
5. Sprung J,Whalley DG,Falcone T,et al. The effects of tidal volume and respiratory rate on oxygenation and respiratory mechanics during laparoscopy in morbidly obese patients. Anesth Analg,2003,97:268-274.

九、腹腔镜手术中二氧化碳气栓的诊断和处理

尽管气栓较少发生，但这是最令人害怕和最危险的腹腔镜并发症。针头和 trocar 直接置入血管，或气体直接充入腹腔脏器中都会导致气体直接充入血管内。这种并发症主要发生于气腹充入时，特别是有腹腔手术史的患者。腹腔镜手术中，盲探下将气腹针插入腹腔，如果将大量的 CO_2 以较高的压力直接注入血管内，早期即可发生气栓。在注入几升 CO_2 后，如发现腹腔体积并没有均匀扩张，应怀疑是否发生气栓。气栓可引起通气无效腔增加、肺血管阻力（PVR）增加、肺动脉压力增加以及心排出量减少。其病理生理改变取决于气栓的大小和气体进入静脉的速率。大的气泡可能堵塞右房，使心排出量降低。小的气泡可能会滞留在肺内，引起肺动脉高压、右心功能衰竭以及肺水肿。静脉气栓还可以通过动脉房间隔缺损或未闭卵圆孔进入动脉循环，20％的患者可能会出现这种情况。早期征象包括：$P_{ET}CO_2$ 和 PaO_2 迅速下降以及 $PaCO_2$ 增加，可能同时会出现低血压、缺氧、发绀以及心搏骤停。如果气体容积较大，在心前区听诊或采用食管听诊器可听到车轮撵过的杂音。如果保持通气，可以观察到 $P_{ET}CO_2$ 突然降低。检测气栓的最敏感方法包括行心前区超声心动图、经食管超声多普勒和经食管超声心动图检查。经中心静脉导管抽吸出泡沫样血液是诊断气栓的依据。

CO_2 气栓与空气气栓相比，后者更为危险，二者的鉴别见表 14-3。CO_2 非常易于溶解在红细胞

中,所以它对生命所造成的威胁远远小于同等大小的血管内空气栓子。有报道指出,猫血管内 CO_2 气体致死量是血管内空气致死量的 30 倍。

表 14-3 空气栓塞和 CO_2 栓塞的区别

栓子	空气	二氧化碳
组成	79％氮气,21％氧气	100％二氧化碳
体位	直立	任何
来源	静脉与空气相通	与空气没有联系
压力来源	流体静力	气腹压力
溶解性	可以忽略	大
N_2O 的作用	扩大	不会扩大

手术期间发生气栓,应停用 N_2O,将吸入氧浓度(FiO_2)增至 1.0;寻找并封堵空气进入的破损处;停止充气(CO_2),立即解除气腹;为减少空气进入,推荐的方法是增加通气频率和通气量,并且加用呼气末正压通气量(PEEP),但这样可能会使心排出量减少,气道压力以及肺血管阻力(PVR)增加(可能会反常性空气栓塞);如果可能的话,应将患者置于左侧卧位,同时头低脚高(Trendelenburg 体位),以防止气栓阻塞肺动脉流出道,造成右室功能衰竭;中心静脉(CVP)导管对于诊断和抽吸空气非常有用。其他治疗主要采取支持治疗,包括液体治疗、使用血管升压药物以及置入 Swan-Ganz 导管。

参 考 文 献

1. Ishiyama T, Hanagata K, Kashirnoto s, et al. Pulmonary carbon dioxide embolism during laparoscopic cholecystectomy. Can J Anaesth,2001,48:319-320.

2. Kunkler A, King H. Comparison of air, oxygen, and carbon dioxide embolization. Ann Surg,1959,449:95-99.

3. Beck DH, McQuillan PJ. Fatal carbon dioxide embolism and severe haemorrhage during laparoscopic salpingectomy. Br J Anaesth,1994,72:243-245.

十、腹腔镜手术后较常见的并发症和治疗

【恶心、呕吐】 腹腔镜手术后恶心和呕吐的发生率可高达 42％,是腹腔镜手术后最常见的并发症。术中可以使用地塞米松以及止吐药如昂丹司琼。恶心和呕吐的主要原因是术中腹膜受到快速牵拉。牵拉反射、腹腔脏器受压和术中操作均可以激活神经反射通路。

【气胸和皮下气肿】 气胸的原因包括直接的肺部气压伤,或腹腔镜手术中气体在一定压力下移入胸腔。腹腔镜手术中,一定压力下的 CO_2 可以通过解剖学通路或先天通路(如食管周围裂孔)或膈肌缺损裂口进入胸腔和心包(胚胎学上,膈肌形成前,腹腔和胸腔来自同一个囊胚)。腹膜后充入 CO_2,气体可直接迅速地进入巨大的腔隙,引起广泛的皮下气肿。

根据下列症状可诊断气胸:肺顺应性突然降低,气道压力增加,$P_{ET}CO_2$ 和 $PaCO_2$ 增加,PaO_2 不变或降低,血压不变或降低,气胸侧膈肌运动异常,受累侧呼吸音消失,没有喘鸣,呼气末二氧化碳波形通常没有变化。光导纤维支气管镜检查可以排除支气管内插管,术中胸腔透视或胸片能够确诊。

气胸还有可能在患者清醒、发生呼吸困难或躁动时才被发现,躁动有可能被误认为疼痛或肌松作用没有完全消失。一般而言,腹腔镜手术气体所致的气胸很容易治疗(使用 PEEP,增加分钟通气量等),也可以自行缓解。但是对由于腹腔镜手术中肺容积和压力增加,因气压伤所致的气胸,则可能需要行胸腔闭式引流。如病例 2 中的患者,考虑术中可能导管误入右侧肺,造成气压伤,肺泡破裂,形成右侧气胸,导致术后难以脱离气管导管。确诊后,应在镇静状态下继续机械通气,同时尽快行胸腔闭式引流,而后送 PACU 或 ICU 严密观察以决定拔管时机。对 COPD 或肺大疱患者,大潮气量和高呼吸频率通气十分危险,因为呼气时间不充分可增加肺泡中的气体潴留,加大了肺泡破裂、气胸的风险。

【术后 CO_2 潴留引发肩痛】 为术后腹腔内残留的 CO_2 刺激膈肌引发的牵涉痛,手术结束前应尽量排出腹腔的 CO_2。

【反流、误吸】 气腹和体位改变可增加胃内容物反流误吸的危险。腹腔镜手术中是否使用喉罩(LMA)目前还有争议。对于呕吐风险高的患者,应尽量避免使用喉罩麻醉。术前放置胃管减压和使用抗酸药物能降低反流、误吸的危险。

参 考 文 献

1. Wilson EB, Bass CS, Abrameit W, et al. Metoclopramide versus ondansetron in prophylaxis of nausea and vomiting for laparoscopic cholecystcctomy. Am J Surg, 2001,181:138-141.

2. Streich B, Decailliot F, Perney C, et al. Increased carbon dioxide absorption during retroperitoneal laparoscopy. Br J Anaesth,2003,91:793-796.

3. Joshi GP. Complications of laparoscopy. Anesthesiol Clin North America,2001,19:89-105.

十一、Key points

1. 腹腔镜手术导致众多的术后优势,能减少患者术后并发症和住院时间。因而,越来越多的外科手术采用腹腔镜技术。

2. 虽然尚缺乏临床研究证据,但是全身麻醉复合控制性通气是目前公认最优秀的腹腔镜麻醉方法。

3. 二氧化碳气腹和体位改变可引发呼吸,循环等多系统的病理生理改变。在老年、肥胖和合并心肺疾病的患者更为明显。

4. 术中突发的二氧化碳压力的升高需高度注意各种并发症的可能。

5. 对腹腔镜术中病理生理变化知识的充分掌握和严密的术中是保证高危患者安全的首要条件。

（张旭宇　黄文起）

第十五章

泌尿外科手术麻醉

第一节 经尿道前列腺电切术麻醉

一、临 床 病 例

【病例1】

患者,男,59 岁,因排尿困难两年余来院就诊,诊断为前列腺肥大,拟行经尿道前列腺切除术(transurethral resection of prostate,TURP)。术前各项实验室检查均在正常范围之内,心电图检查有 ST 段改变,但患者否认冠状动脉硬化性心脏病(简称"冠心病")史。入手术室后,血压 18.00/10.64kPa(135/80mmHg),心率 80 次/分,脉搏血氧饱和度(pulse oxygen saturation,SpO_2)为 97%。麻醉方法选择腰麻,麻醉平面控制在 T10 以下。患者取截石位,开始手术,灌洗液采用 5% 甘露醇溶液。手术进行 40 分钟左右时,患者主诉胸闷、恶心、头晕,心率减慢,可达到 45 次/分。考虑可能为水中毒,要求手术医师暂停手术,面罩给氧,阿托品 0.5mg、呋塞米 10mg 静脉推注。10 分钟左右患者症状缓解,要求术者降低冲洗液的压力,尽快完成手术。

1)灌洗液吸收增加的影响因素和临床表现都有哪些?

2)应该如何预防水中毒?

【病例2】

患者,男,60 岁,术前诊断为前列腺增生,拟行TURP。患者术前血压 14.63/9.31kPa(110/70mmHg),心率 70 次/分;实验室检查在正常范围;胸片显示双肺纹理增强;心电显示不完全性右束支传导阻滞,T 波改变;超声显示前列腺大小 4.8cm×3.7cm×6.1cm,轻至中度增大,右内叶显著增大,突入膀胱大小 3.8 cm×3.0cm×3.6cm。

患者入手术间开放静脉后右侧卧位,于 $L_{2\sim3}$ 间

隙行腰-硬联合阻滞麻醉,于蛛网膜下腔给予 0.5% 布比卡因重比重液 2.5ml,硬膜外腔留置导管。阻滞平面控制在 T_{10} 水平,140 分钟后硬膜外腔追加 2% 利多卡因 5ml。患者截石位,TURP 灌注液使用室温 5% 甘露醇溶液。手术 1 小时时静脉注射呋塞米 20mg,术中患者生命体征维持平稳,手术历时 155 分钟,术中输注羟乙基淀粉 130/0.4 氯化钠注射液 500ml,平衡液 1000ml。

手术 150 分钟时,患者心率忽然下降,最低至 36 次/分,血压为 5.99/3.33kPa(45/25mmHg),患者神志淡漠,体温 35.5℃。分别静注阿托品 0.5mg,麻黄碱 15mg,间羟胺 0.25mg,面罩吸氧,心率、血压逐渐回升,终止手术。15 分钟后心率 75 次/分,血压 13.30/8.65kPa(100/65mmHg),神志有所恢复。此时测血气:pH7.39,动脉血氧分压(arterial partial pressure of oxygen,PaO_2)36.58kPa(275mmHg),动脉血二氧化碳分压(partial pressure of carbon dioxide in artery,$PaCO_2$)5.68kPa(42.7mmHg),血细胞比容(HCT)37%,血红蛋白(hemoglobin,Hb)126g/L,Na^+ 135mmol/L,K^+ 3.3mmol/L。观察约 10 分钟,心率 67 次/分,血压 15.96/9.31kPa(120/70mmHg),返回病房观察室。

术后第一天,患者 HGB 114g/L,血细胞比容 33.3%,K^+ 3.26 mmol/L,Na^+ 137.7mmol/L,Cl^- 103.7mmol/L;静脉输注 5% 葡萄糖 1000ml,0.9% 氯化钠 1000ml;约 6 小时后,患者血压低,恶心,呕吐,主诉无力,出汗;急查血 Hb 103g/L,血细胞比容(HCT)30.3%,K^+ 3.64 mmol/L,Na^+ 140.2mmol/L,Cl^- 110.3mmol/L;给予多巴胺持续静脉滴注,仍偶有恶心,呕吐。术后第二日上午,患者无力,偶有恶心,血压低,输血并且持续静点多巴胺;下午好转。术后第 4 天,患者转回普通病房,血压低,持续静脉滴注多巴胺。

1）TURP 综合征的治疗方法都有什么？

2）麻醉管理是否合理，为什么？

3）应该加强哪些方面的监测？

4）术后患者液体管理应注意什么？

随着老龄化社会的出现，前列腺增生症（benign prostate hyperplasia，BPH）的发生率也随之明显增加，BPH 已成为我国泌尿外科最常见的疾病。目前，治疗 BPH 的方法有很多种，而 TURP 是治疗 BPH 的"金标准"，是国际公认的治疗 BPH 微创、安全、彻底有效和患者痛苦较少的一种手术方法。TURP 虽然有很多优点，但因其特殊的操作要求，也伴随着一些并发症的发生。就如同以上两个病例，患者就出现了低温、水中毒等并发症。麻醉医师应该在充分了解和掌握 TURP 给机体带来的生理改变的前提下，采取行之有效的预防措施，与手术医师及时沟通，最大限度地减少并发症的发生并及时发现和早期处理并发症。

二、TURP 对机体生理的影响及并发症

（一）灌洗液吸收增加对机体的影响

1. 灌洗液　目前，国际上应用的灌洗液的种类很多，如甘氨酸、甘露醇、葡萄糖、山梨醇、山梨醇和甘露醇的混合液以及尿素等溶液。国内最常用的灌洗液为生理盐水和甘露醇溶液或 5％葡萄糖溶液。生理盐水应用于等离子双极电切系统，是因为等离子双极电刀可在局部形成电回路，不需要考虑灌洗液的导电性所致并发症的问题。普通高频电极电切系统需要在体表粘贴一枚电极，形成一个经全身的电回路，故灌洗液的选择要考虑无导电性的液体。选择普通电切系统时，常选择甘露醇溶液，无甘露醇而且急需灌洗液的情况下也可以选择 5％葡萄糖溶液，但糖尿病患者应慎用或避免应用 5％葡萄糖溶液。

2. 灌洗液吸收增加的原因以及影响因素　前列腺含有很大的静脉窦是灌洗液吸收的解剖基础。

影响灌洗液吸收量的因素有：

（1）灌洗液面超过手术部位的高度（一般以耻骨联合部为参照）。此高度越高进入前列腺静脉和静脉窦的液体就越多。

（2）前列腺包膜的完整性。其完整性被破坏冲洗液被吸收就越多。

（3）前列腺大小。前列腺越大，其血液供应也越丰富，冲洗液吸收也越多。

（4）手术时间。手术时间与冲洗液的吸收量成正比，平均每分钟吸收 10～30ml。

3. 灌洗液吸收增加的病理生理改变及其临床表现　由于过多的冲洗液经前列腺静脉窦吸收，导致水中毒、低钠血症和低渗透压，而引起一系列症状和体征，即 TURP 综合征。过去常用蒸馏水作为冲洗液，有视野好、不导电等优点，但也同时会引起水中毒、溶血、休克和肾衰竭等不良反应。目前，国内外常用的灌洗液都是等张、等渗溶液，降低了蒸馏水所致的过度低张所造成的不良反应。但仍然会造成冲洗液吸收过多引起的其他并发症。国内常用的是甘露醇和葡萄糖溶液以及生理盐水。甘露醇能快速扩张血容量，心脏病患者可能引起肺水肿，葡萄糖溶液在糖尿病患者可引起严重的高血糖。生理盐水吸收过多，虽然不会造成低钠血症，但仍然存在水过多引起水中毒的问题。

（二）灌洗液吸收增加的临床表现如下：

1. 水中毒　影响神经冲动的传导、心肌收缩力以及脑和全身重要腺体的分泌功能，也可诱发原有心脏病发作，严重者甚至伴发肺水肿、脑水肿而危及生命。

2. 低钠血症　诊断标准为血钠＜120mmol/L；血钠＜125mmol/L 时会出现胸闷不适、恶心、寒战等；血钠 110～120mmol/L 时表现为昏沉乏力、反应迟钝，甚至烦躁不安；血钠＜110mmol/L 时出现抽搐、昏迷，甚至永久性脑细胞损伤，病死率在0.5％～50％。与低钠血症的程度相比，血清钠离子浓度下降的速度与神经系统损伤的关系更加密切。

【膀胱穿孔】　常见的原因是外科操作引起，另一种可能是灌洗液造成的极度膨胀的膀胱穿孔。大多数穿孔是腹膜后的，腹膜内较少见，但后果更严重，甚至具有潜在的致命性。

腹膜后穿孔时，清醒者可引起脐周、腹股沟或耻骨上区疼痛；手术医师也会发现灌洗液的回流减少。腹膜内穿孔的情况下，可能会出现上腹部或由膈肌刺激引起的弥散到心前区或肩部的疼痛。

【低温】　临床上通常使用室温的灌洗液，对体温的影响较大。低温可引起寒战，导致组织耗氧增加，如果供养不足可导致低氧血症、酸中毒等。低温早期，机体代偿性反应引起交感神经的兴奋，临床表现为呼吸兴奋、血压升高、心率增快。低温持续时间长，机体的兴奋状态随体温的下降而逐渐减弱，表现为心率减慢和一定程度的血压下降，甚至出现心律失常。故临床可以考虑使用加温的灌洗液，但还有增加出血的顾虑。实际上临床实践表明加温不会增

加出血量,反而因低温寒战所致静脉压增高会增加出血量。

【失血】 前列腺血供丰富,动脉和静脉穿过前列腺包膜,在腺体内分支分布。静脉窦邻近包膜,而且非常大。因其解剖特点术中出血是不可避免的,而且其出血量与腺体的大小和切除时间有关。腺体越大、手术时间越长,出血量越大。

【凝血功能紊乱】 腺体大、手术时间长、低温的患者可能会发生凝血功能紊乱。其原因可能是由于凝血因子和血小板被稀释,原发性纤维蛋白溶解或继发性纤维蛋白溶解等原因造成。原发性纤溶是由于前列腺释放纤溶酶原激活物,使血纤溶酶原转变成血纤溶酶,引起全身纤维溶解。继发性纤溶是由于前列腺切除时其所含促凝血酶原激酶的局部吸收,引起弥散性血管内凝血所致。

参考文献

1. Fourmarier M, Azzouzi AR, Robert G, et al. Review of literature concerning the use of laser treatment for symptomatic BPH. Prog Urol, 2009, 19(3):153-157.

2. Littlejohn JO Jr, Ghafar MA, Kang YM, et al. Transurethral resection of the prostate: the new old standard. Curr Opin Urol, 2002, 12(1):19-23.

3. Collins JW, Macdermott S, Bradbrook RA, et al. A comparison of the effect of 1.5% glycine and 5% glucose irrigants on plasma serum physiology and the incidence of transurethral resection syndrome during prostate resection. BJU Int, 2005, 96(3):368-372.

4. Balzarro M, Ficarra V, Bartoloni A, et al. The pathophysiology, diagnosis and therapy of the transurethral resection of the prostate syndrome. Urol Int, 2001, 66(3):121-126.

5. Helminiak JJ. Transurethral resection of the prostate syndrome. Semin Perioper Nurs, 2001, 10(1):43-46.

6. Rassweiler J, Teber D, Kuntz R, et al. Complications of transurethral resection of the prostate (TURP)--incidence, management, and prevention. Eur Urol, 2006, 50(5):969-979.

7. Shrestha BM, Prasopshanti K, Matanhelia SS, et al. Blood loss during and after transurethral resection of prostate: a prospective study. Kathmandu Univ Med J (KUMJ), 2008, 6(23):329-334.

三、TURP 的麻醉管理

【麻醉方法】 TURP 的麻醉根据患者状况可选择的方法有硬膜外麻醉(包括骶管麻醉)、蛛网膜下腔麻醉(腰麻,包括鞍麻)、全身麻醉和局部浸润麻醉。骶管麻醉和鞍麻在采取连续灌洗的方法减轻膀胱膨胀感的情况下,有效地应用于 TURP,适合于高危患者的手术。全身麻醉仅用于椎管内麻醉的禁忌和患者本身拒绝接受椎管内麻醉的情况以及术中需要进行呼吸和循环支持的患者。

椎管内麻醉中更多地选择腰麻,是因为硬膜外麻醉有时会出现骶神经根阻滞不全的情况,而腰麻则不会;而且 TURP 手术时间一般都不长,腰麻单次给药后的阻滞持续时间足以满足手术要求。

椎管内麻醉的感觉阻滞平面应达 $T_{9\sim10}$ 水平,以消除 TURP 时灌注液冲洗膀胱引起的膀胱膨胀的不适感。感觉阻滞平面不应该高于 T_9,否则膀胱穿孔所致疼痛不能被患者感知,不利于早期发现和处理。

为什么椎管内麻醉更适合于 TURP?

与全身麻醉相比椎管内麻醉有以下优点:

1. 能降低深静脉血栓的发生率 其可能的原因首先是椎管内麻醉阻滞交感神经引起静脉血流增加;其次,与全身麻醉相比,椎管内麻醉能更好地维持神经内分泌系统的稳态,从而更好地在组织损伤时通过神经内分泌系统调节维持正常的凝血和血小板功能,降低术后高凝状态。

2. 能减少失血量 椎管内麻醉阻滞交感神经,引起收缩压和外周静脉压的下降,有利于减少前列腺手术出血量。

3. 能使患者保持意识清醒 有利于早期发现一些 TURP 的并发症,如水中毒、膀胱穿孔等引起的中枢神经系统、心血管系统和腹部症状。

4. 有利于术后镇痛 前列腺被电切后,尿液刺激伤口,可引起膀胱痉挛,患者痛苦难忍,故术后应常规镇痛,使患者恢复平稳。国内一般都使用腰-硬联合麻醉,腰麻后留置硬膜外导管,有利于术后硬膜外镇痛。

术中管理:

1. 加强 TURP 综合征的预防措施

(1)提高手术技巧,及时电凝封闭腺体切除后的切面;条件允许的情况下,对于预计腺体较大、手术时间较长的患者建议使用等离子电切系统。

(2)严格控制适应证,前列腺重量<30g 为宜,缩短手术时间减少灌注液量,以手术时间≤1 小时为好。

(3)术中尽量低压冲洗,控制在 $4.41\sim5.88$kPa($45\sim60$cmH$_2$O),冲洗液面距耻骨联合高度<100cm。

（4）严格监测,除常规监测外,中心静脉压监测能比较客观地反映体内循环血容量的变化,较血气分析简便快捷,在所有监测中尤为重要。一般手术30分钟以后中心静脉压开始上升。

（5）以5%葡萄糖溶液为灌注液时,应监测血糖,灌注液达15 000ml时开始监测血糖和血气,每增10 000ml测量一次。尤其对于糖尿病患者更为重要,原则上应避免使用糖溶液。

（6）尽量选择患者保持清醒的麻醉方法,以便及早发现和及时处理。

（7）灌注液应加温以防发生低体温、寒战等引起的全身不良反应。

2. TURP综合征的治疗　主要是限制液体量和使用利尿药,如呋塞米、20%甘露醇(0.5g/kg),血糖高则用胰岛素降血糖,镇静,吸氧,纠正心律失常。

3. 输血问题　因为血液被灌洗液冲洗到引流桶,所以出血量很难估计。虽然有人提出粗略估计出血量的方法,即按切除时间计算(2~5ml/min)和按前列腺大小计算(20~50ml/g),但非常不准确,只能参考。还是以临床体征以及血细胞比容等指标作为输血的依据。

4. 中心静脉压监测　并存心血管和呼吸系统疾病的患者,强烈建议中心静脉压监测,以防心脏负担增加引发心律失常、心力衰竭等并发症,以及引起肺水肿等并发症而加重原有肺部疾病。

参考文献

1. Jayousi NA. Spinal versus epidural anesthesia for transurethral resection of the prostate. Saudi Med J,2000,21(11):1071-1073.

2. Gupta K,Rastogi B,Jain M,et al. Electrolyte changes:An indirect method to assess irrigation fluid absorption complications during transurethral resection of prostate:A prospective study. Saudi J Anaesth,2010,4(3):142-146.

3. Verdeyen J,Ory JP,Wyckmans W,et al. Prevention of postoperative hypotension following spinal anesthesia for TURP:a double-blind randomized controlled trial comparing ephedrine with placebo. Acta Anaesthesiol Belg,2008,59(2):73-78.

四、Key points

1. 行TURP的患者一般年龄较大,并存疾病多,术前应详细采集病史,进行充分系统评估,采取行之有效的预防措施,与手术医师及时沟通,最大限度地减少并发症的发生和及时发现和早期处理并发症。

2. 尽量选择患者保持清醒的麻醉方法,以便及早发现和及时处理,椎管内麻醉可能更适合于TURP。

3. 严格监测,最好是有中心静脉压的监测来判定吸收灌洗液过多,没有条件监测中心静脉压,可以参照以往的研究结果,即一般中心静脉压在手术30分钟以后开始升高,考虑应用利尿药来进行预防。

4. 长时间室温灌洗液冲洗,应该预计有可能导致低体温的可能性。应向手术医师提议使用加温灌洗液,也应随时唤醒患者,观察其神经系统异常表现。

5. 一旦出现TURP综合征的症状和体征,应尽快结束外科手术,及时纠正液体超负荷。

6. 术后随着椎管内麻醉作用的消退,扩张的血管回缩,回心血量增加,第三间隙液返回血管,而术后对患者病情的认识不足,未能预防性采取相应措施是导致术后水中毒的主要原因。因此,围术期TURP患者的液体管理要引起重视。

第二节　嗜铬细胞瘤切除术麻醉

一、临床病例

【病例1】

患者,女,32岁,术前诊断:双侧嗜铬细胞瘤,拟行手术:双侧肾上腺切除术。术前一般状态良好,收缩压15.96~21.28kPa(120~160mmHg),舒张压10.64~13.30kPa(80~100mmHg);脉搏82次/分;实验室检查:血细胞比容45%,其他正常;物理诊断:心电图电轴左偏。选择硬膜外麻醉,面罩吸氧。有创动脉压监测,股静脉穿刺置管。术中血压高、心率快时应用酚妥拉明和艾司洛尔进行控制。

麻醉顺利,麻醉充分后,行一侧肾上腺切除,手术操作时血压升高,间断推注酚妥拉明维持血压正常范围,该侧肾上腺切除后,血压未见明显下降。另一侧肾上腺切除过程中血压波动不大,在切除前给予氢化可的松100mg静脉滴注,切除后血压急剧下降,立即静推间羟胺,持续泵入去甲肾上腺素,快速输入胶体液和晶体液。继续在扩容的基础上使用血管活性药物(同时持续泵入大剂量肾上腺素和去甲肾上腺素),一段时间后收缩压能维持在11.97kPa(90mmHg)左右。随后发现血氧饱和度下降到90%左右,但患者无明显呼吸困难,听诊一侧肺底有可疑水泡音。立即给患者面罩吸氧,减慢输液速度,听诊闻及双肺底明显水泡音,后转入重症监护病房(intensive care nuit,ICU)经过输血和血浆,并行强心、利尿等措施治疗。生命体征稳定后,第二天转回病房。

1)嗜铬细胞瘤的麻醉方法有哪些?

2)如何诊断嗜铬细胞瘤?

3)为什么会出现低血压?

4)嗜铬细胞瘤切除后应注意哪些特殊问题?

【病例 2】

患者,男,62 岁,身高 170cm,体重 84kg,ASA分级Ⅲ级。常规体格检查时发现肌酸酐升高(2.5mg/dl),磁共振检查发现右肾上腺肿物,拟行肾上腺切除术。该患者有不稳定高血压伴心绞痛服硝酸甘油缓解的病史。患者焦虑,不断地颤抖,尤其是其手部。心电检查:窦性心律,存在室性期前收缩,左心室肥大,非特异性 ST、T 波改变。超声心动图,心功能正常,射血分数(ejection fraction,EF)79%,左心室肥厚。实验室检查,Hb 13.5g/dl,K^+ 3.3mmol/L,Na^+ 138mmol/L。

入手术室,血压 23.94/13.97kPa(180/105mmHg),观察 2 小时,微汗、轻微颤抖(患者自述对自己属正常)。有创动静脉穿刺,血压降为 21.28/12.64kPa(160/95mmHg),脉搏 90 次/分,面罩吸入 100%氧气,随之诱导,静脉注射芬太尼 100μg,利多卡因 100mg,丙泊酚 200mg 和罗库溴铵 60mg。准备插管置入喉镜时,血压开始快速升高,达到 26.60/14.63kPa(200/110mmHg),加大异氟烷吸入浓度,静脉注射丙泊酚 100mg,芬太尼 150μg 和艾司洛尔 50mg。血压持续增加至 39.90/19.95kPa(300/150mmHg)。患者未插管,持续面罩控制呼吸,以免插管所致的进一步刺激。持续输注硝酸甘油 1μg/(kg·min),硝普钠 3μg/(kg·min),快速推注硝酸甘油 100μg 和拉贝洛尔 100mg,无效。怀疑为嗜铬细胞瘤,快速推注 5mg 酚妥拉明,2 分钟内血压下降至基础水平 23.94/12.64kPa(180/95mmHg)。暂停手术,气管插管,送到 ICU,严密监测下滴注酚妥拉明,几小时后患者拔除气管导管。离开 ICU 时口服酚苄明代替酚妥拉明的静脉给药。病情稳定后暂时回家继续服药,3 周后再次来院行肾上腺切除术。因术前准备充分,手术过程平顺。

1)嗜铬细胞瘤的诊断标准是什么?

2)嗜铬细胞瘤患者应该如何做术前准备?

3)嗜铬细胞瘤应该与哪些情况相鉴别?

4)针对术前未发现或隐匿的嗜铬细胞瘤,麻醉诱导后应如何处理?

二、嗜铬细胞瘤患者的病理生理

内源性儿茶酚胺分泌过多是嗜铬细胞瘤所有病理生理变化的基础。

1. 主要以心血管系统病理改变为主。其特征性的表现为不稳定性高血压,即阵发性高血压或病程长者在持续高血压的基础上伴有阵发性加剧。长期恶性高血压会累及心脏,导致心肌劳损、冠状血管供血不足,如 ST-T 段改变、急性心肌梗死、急性肺水肿和心肌病等;长期血压升高导致外周血管收缩,血管床缩小,循环血容量一般比正常减少 20%~50%,表现为血液浓缩、血细胞比容及血红蛋白增加。

2. 大量的儿茶酚胺可引起糖原分解,并抑制胰岛 B 细胞分泌胰岛素导致血糖升高,故嗜铬细胞瘤患者通常表现为高血糖,但不应诊断为糖尿病。应用胰岛素要慎重,是因为肿物切除后可能会引起低血糖。

3. 其他:长期高血压还会对其他靶器官造成损害,如肾功能障碍、视网膜炎等。

参 考 文 献

1. Joris JL, Hamoir EE, Hartstein GM, et al. Hemodynamic changes and catecholamine release during laparoscopic adrenalectomy for pheochromocytoma. Anesth Analg, 1999,88(1):16-21.

2. Kinney MA, Narr BJ, Warner MA. Perioperative management of pheochromocytoma. J Cardiothorac Vasc Anesth, 2002,16(3):359-369.

三、嗜铬细胞瘤切除术围术期麻醉管理要点

1. 嗜铬细胞瘤的术前确诊,无论对手术医师的手术还是麻醉医师术中管理都有很重要的意义。有些病例为隐匿型,即高度怀疑嗜铬细胞瘤但无阳性生化检查结果。此种情况临床上往往术前准备不充分,会给术中管理带来很大的困难。故除常规检查外,应采用更敏感的 ^{131}I-MIBG 检查等诊断方法。诊断明确有利于指导做好充分的术前准备,降低嗜铬细胞瘤患者的病死率。我们还应了解患者以释放哪一类儿茶酚胺为主,并麻醉前准备好相应的药物。

2. 由于血液的儿茶酚胺变化,致动脉痉挛、内膜改变,使人体处于一种相对血容量不足的高血压状态。术中肿瘤切除前后儿茶酚胺浓度会剧增和骤降,而引起血压相应的大幅度升降,从而会危及生

命。故围术期应用长效 α 受体阻滞剂对抗血液儿茶酚胺化,同时扩充血容量有重要意义。

口服长效 α 受体阻滞剂酚苄明 2 周左右,监测血压,降压幅度以日常活动不受限,无头晕、心悸等不适情况下,尽可能控制在正常血压的范围(18.62/11.97kPa 以下)为宜。

术前 3 天开始输入晶体液和胶体液来适当地补充血容量。将血细胞比容下降 5%,体重逐步增加作为补充液体有效的指标。

嗜铬细胞瘤患者术前准备充分与否的判定,可根据 Roizen 标准,将减少围术期发病率和病死率:

1)术前 24 小时内没有血压>21.28/11.97kPa(160/90mmHg)情况。

2)没有因血压<10.64/5.99kPa(80/45mmHg)引起的体位性低血压的情况。

3)术前 1 周心电图上无 ST 或 T 波改变。

4)没有室性期前收缩>5 次/分情况。

3. 嗜铬细胞瘤患者中约 60% 术前有非特异性儿茶酚胺心脏毒性表现,在术前访视时应根据心电图及超声心动图检查结果评估心血管等重要脏器损害的程度。对于合并儿茶酚胺心肌病的嗜铬细胞瘤患者术前应停用长效抗高血压药物和 β 受体阻滞剂,以防止切除肿瘤后由于药物的扩血管及心肌抑制作用而导致长时间低血压。同时应加强术中血流动力学监测及术后循环功能的支持。

4. 术前焦虑、紧张、恐惧是诱发高血压危象的原因之一,所以我们一定要重视术前用药。抗焦虑药物可以选择苯二氮䓬类,如地西泮、咪达唑仑等。

5. 麻醉方法的选择 根据患者情况、麻醉医师掌握麻醉方法的熟悉程度等可以选择全身麻醉、硬膜外麻醉以及全身麻醉和硬膜外麻醉的复合等。但有些研究证明,全身麻醉复合硬膜外麻醉有其优势,比如,可使手术区域镇痛确切,而不必使用大量的全身用药;可有效阻滞交感神经致使血管扩张,有利于肿瘤切除前补充相应的血容量,血压波动范围小,使血压更易趋于稳定等。

6. 术中管理 总的原则是保持循环稳定,还应注意预防和处理高血压危象、严重低血压、心律失常及低血糖等。

(1)高血压危象的预防和处理:患者焦虑、紧张、恐惧;插气管导管的刺激、静脉穿刺、硬膜外穿刺,体位的改变;术中肿块的分离、牵拉、挤压;严重缺氧和 CO_2 蓄积等各种原因都可能诱发高血压危象。

【预防和处理】

1)术前充分抗焦虑,可应用苯二氮䓬类药物如咪达唑仑等。

2)如果在患者清醒情况下进行一些穿刺操作,事先与患者详细说明和沟通,解除其顾虑,征得同意后进行。还可以之前给予镇痛药如芬太尼、舒芬太尼等减轻疼痛。

3)术中一定要和手术医师充分沟通和交流,肿物的分离、牵拉和挤压之前手术医师应通知麻醉医师下一步操作,引起麻醉医师的注意。密切观察血压波动,相应地予以处理。

一旦血压升高超过原水平 1/3 或达到 26.60kPa(200mmHg)时,除分析、排除诱发原因外,采取降压措施。酚妥拉明 1～5mg 静脉推注或配成 0.01% 的溶液静脉滴注;也可用硝普钠,以 0.5～1.5μg/(kg·min)的剂量开始微量泵输入,根据血压高低再调整,直到获得满意的效果。硝酸甘油、乌拉地尔、拉贝洛尔、前列腺素 E 等也可以应用。

血压升高伴有心动过速或其他心律失常时,可以考虑应用 β 受体阻滞剂,但决不能在没有足够的 α 受体阻滞剂应用之前使用。是因为如果没有 β_2-受体阻滞剂介导的血管舒张作用,α 受体介导的血管收缩作用因失去与之对抗的反作用而导致血管强烈收缩,可能导致高血压危象或肺水肿。常用短效的 β 受体阻滞剂艾司洛尔,其他药物如普萘洛尔、利多卡因等抗心律失常药物也可以使用。

另外,术中应尽量避免使用引起儿茶酚胺释放的药物如吗啡、氟哌利多、氯化琥珀胆碱和泮库溴铵。

血压波动时如引发心律失常,则血流动力学剧烈变化,应马上对症采取有效措施,否则后果严重,常为死亡原因之一。

(2)低血压的预防和处理:随着嗜铬细胞瘤的静脉被阻断和肿物的切除,血液中儿茶酚胺水平迅速下降,引起外周血管扩张,再加上血容量不足,可能会导致低血压甚至休克。另外,麻醉药及硬膜外阻滞的影响,心脏代偿功能不全,肾上腺素能阻滞药的作用等均可诱发或加重低血压。

【预防和处理】

1)术前充分的 α、β 受体阻滞剂的应用,可改善患者血管床的条件,即外周血管肾上腺素能受体的数量和功能有所恢复,提高了其对血液中儿茶酚胺浓度下降后的耐受性。

2)术中预防性的扩容:在有创动脉压和中心静脉压的监测下,在阻滞肿瘤静脉之前继续扩容,输注晶体液或胶体液均可。出血较多时要考虑输血,但最好在肿瘤切除后再输,因为在分离肿瘤时可能出血较多。维持中心静脉压在稍高水平(1.33～2.00kPa),或者比术前中心静脉压高出 0.67kPa(5mmHg)左右的水平,即均匀"逾量"补充液体。整个输液过程中,要注意观察心功能,是为了避免体液过多的不良反应,如肺水肿等。一旦发生可用呋塞米 20～100mg。

3)经过以上的处理,可明显降低术中低血压的发生率,也可以明显减轻其程度,但仍有部分患者发生低血压。这种情况,根据肿瘤分泌儿茶酚胺的成分比例给予相关的血管活性药物,如去甲肾上腺素。去氧肾上腺素和多巴胺也可以考虑应用。

(3)低血糖的预防和处理:切除嗜铬细胞瘤后,由于胰岛 B 细胞的 α 受体抑制胰岛素释放作用减退,血浆胰岛素水平增加,在几分钟之内可出现低血糖,严重者可导致意识丧失和呼吸暂停。硬膜外麻醉患者清醒,临床上可见到大汗、心慌、低血压等。全麻患者术中处于麻醉状态,而术后又接受镇痛、镇静等药物治疗,很难发现低血糖状态。因此,围术期监测血糖的变化并根据血糖监测结果调整输液种类具有重要意义。

对确定已合并糖尿病的嗜铬细胞瘤患者,必须使用胰岛素时,在围术期的用量应减半,并加强血糖监测。

(4)若患者累及双侧肾上腺,在术前及切除双侧肾上腺后应补充皮质激素,以防止切除双侧肾上腺后出现急性肾上腺皮质功能减退及由此而导致的顽固性低血压。

参 考 文 献

1. Widimsky JJ,Zelinka T,Petrak O,et al. Pheochromocytoma:diagnosis and treatment. Cas Lek Cesk,2009,148(8):365-369.
2. Van Braeckel P,Carlier S,Steelant PJ,et al. Perioperative management of phaeochromocytoma. Acta Anaesthesiol Belg,2009,60(1):55-66.
3. Pacak K. Preoperative management of the pheochromocytoma patient. J Clin Endocrinol Metab,2007,92(11):4069-4079.
4. Knuttgen D,Wappler F. Anaesthesia for patients with phaeochromocytoma-specifics,potential complications and drµg strategies. Anasthesiol Intensivmed Notfallmed Schmerzther,2008,43(1):20-27.
5. Ahmed A. Perioperative management of pheochromocytoma:anaesthetic implications. J Pak Med Assoc,2007,57(3):140-146.
6. Shupak RC. Difficult anesthetic management during pheochromocytoma surgery. J Clin Anesth,1999,11(3):247-250.
7. Munro J,Hurlbert BJ,Hill GE. Calcium channel blockade and uncontrolled blood pressure during phaeochromocytoma surgery. Can J Anaesth,1995,42(3):228-230.

四、Key points

1. 嗜铬细胞瘤的术前确诊非常重要,要准确地采集病史,行必要的实验室和影像学检查。如果有条件,检测血浆中游离的甲基福林水平,是排除或证明嗜铬细胞瘤最好的手段,而且是嗜铬细胞瘤诊断的首选。诊断明确有利于指导做好充分的术前准备,降低嗜铬细胞瘤患者的病死率。

2. 术前充分的 α 受体阻滞剂的应用和适当的补充血容量是术中保持循环稳定的决定因素,而且在肿物切除前在扩张血管的前提下,相对"逾量"的补液对切除肿瘤后的循环稳定具有积极的作用。

3. 术中管理的目标是预防和处理交感神经兴奋。进行有创的动脉压监测是很必要的。

4. 处理肿瘤时会引起儿茶酚胺的释放,从而导致高血压和心动过速。应提前做好准备及时处理。使用短效的药物如酚妥拉明、硝普钠、或者复合使用 β 受体阻滞剂都是很好的治疗方法。

5. 结扎肿瘤的静脉后,要重点防治低血压的发生。内源性儿茶酚胺的缺失和麻醉引起的交感神经的抑制会导致体内血管的舒张,引起低血压。要及时补充血容量和应用外周血管收缩药物(如去甲肾上腺素或去氧肾上腺素)。

6. 阵发性高血压或持续高血压阵发性加剧是嗜铬细胞瘤患者高血压的较典型的表现。对于术前没有怀疑嗜铬细胞瘤,术中出现了严重的高血压,要避免把 β 受体阻滞剂作为首要的治疗。可以从病例二中借鉴,尝试性地应用酚妥拉明等 α 受体阻滞剂,也有助于诊断嗜铬细胞瘤。

第三节 肾移植术麻醉

一、临 床 病 例

【病例1】
患者,男,42 岁,慢性肾炎导致肾衰竭、尿毒症 2 年,定期透析,拟行亲属间活体肾移植术。术前检查双肺呼吸音清晰,未闻及干湿啰音。血压 21.95/

12.90kPa(165/97mmHg)。ECG 检查示偶发房性期前收缩,ST-T 改变。实验室检查白蛋白 30g/L,血浆总蛋白平均 49.0g/L,血红蛋白 90g/L,血小板 120×10^9/L。凝血功能检查 APTT 延长超过正常值 5 秒。该患者术前一天行血液透析后血尿素氮 9.5mmol/L,血肌酐 173.3μmol/L,血 K^+ 浓度 3.5mmol/L。

该患者未用术前药物,拟在全身麻醉下行肾移植术。供体为患者兄弟,拟在硬膜外麻醉下取肾。入室后常规监测心电图、脉搏血氧饱和度等,左侧桡动脉穿刺置管测量动脉压。使用依托咪酯、阿曲库铵、芬太尼麻醉诱导后气管插管。右颈内静脉穿刺置入 7F 双腔深静脉导管,连接压力换能器测定中心静脉压为 1.33kPa(10mmHg)。术中麻醉维持采用持续静脉输注丙泊酚和瑞芬太尼,维持血压在 15.96/9.31kPa(120/70mmHg)左右,中心静脉压 1.60kPa(12mmHg),间断推注阿曲库铵维持肌肉松弛。在移植肾动静脉开放前加快输液使中心静脉压达到 1.60～1.86kPa(12～14mmHg),动脉压达 18.62/10.64kPa(140/80mmHg),使移植肾有充分灌注。动静脉开放后静脉注射呋塞米 80mg,根据尿量补充液体。术毕清醒后拔出气管导管送入泌尿外科监护病房。

1)术前为什么要进行血液透析呢?

2)肾移植的麻醉方法的选择。

3)常规应该进行哪些监测?

【病例 2】

患者,女,81 岁,体重 50kg。慢性肾功能不全、尿毒症。术当天行血透治疗及其他对症处理。术前肌酐 420mmol/L,血红蛋白 154g/L,电解质正常范围。心电图示一度房室传导阻滞、ST-T 改变、Q-T 间期延长。双肺呼吸音粗,左下肺少许干湿啰音,心功能 Ⅲ 级、ASA Ⅳ 级。术前血压 21.3/10.0kPa(160/75mmHg)、心率 88 次/分。

【麻醉方法】 术前 1 小时口服艾司唑仑 2mg、术前 30 分钟肌内注射东莨菪碱 0.3mg。入室后测得中心静脉压 14mmHg、血压 21.1/10.0kPa(158/75mmHg)、心率 86 次/分、呼吸 16 次/分、脉搏血氧饱和度 93%。以丙泊酚 50mg、维库溴铵 4mg、芬太尼 0.2mg 快速诱导,气管插管后行机械通气。维持呼吸末二氧化碳浓度在正常范围。以异氟烷 0.2%～1% 持续吸入,丙泊酚 2～4mg/(kg·h)、维库溴铵 1～2mg 间断静脉给药维持麻醉和肌松。移植肾植入前输注白蛋白 50g、0.9% 氯化钠 250ml、羟

乙基淀粉(6% HES 500ml)、浓缩洗涤红细胞悬液 600ml 维持有效循环血量。术中出血增多时,加快输入红细胞悬液,并以多巴胺 3μg/(kg·min)持续泵入,使血压维持在 17.8/10.0kPa(135/75mmHg)至 16.0/9.06kPa(120/68mmHg)、中心静脉压 0.93～1.87kPa(7～14mmHg)。当开放供肾血管后血压一度降至 13.1/7.07kPa(98/53mmHg),经快速输血输液,纠正酸中毒,多巴胺调至 4μg/(kg·min),同时给予毛花苷丙(西地兰)0.4mg 缓慢静脉注射、甘露醇 250ml,使血压回升至 16.0/7.07kPa(120/53mmHg)。术后静注新斯的明 1mg 加阿托品 0.5mg 以拮抗肌松药作用。拔管后血压 19.2/8.4kPa(144/63mmHg)、血氧饱和度 94%～96%、心率 82 次/分、中心静脉压 1.87kPa(14mmHg)。面罩吸氧安全返回病房。

1)术中麻醉管理合理吗?

2)麻醉药物的选择应该注意些什么?

3)肾移植手术中液体管理应注意哪些问题?

二、术前患者的准备

肾移植患者常合并不同程度的水钠潴留、肾性高血压等改变。术前纠正高血容量以减轻心脏负荷是防止肾移植术中发生心衰以及维持患者循环系统稳定的重要环节。术前 24 小时内常规性血液透析可以有效地减轻心脏负荷,纠正患者内环境的失调。即使进行血液透析,有些患者血钾仍高于 6mmol/L,需要推迟手术继续纠正。我们还应了解血液透析的脱水量,以便于指导术中输液。

一般新近诊断尿毒症并准备移植的年轻患者,心脏受累不会很严重,故做一般的心电图检查和超声心动图检查就可以;而病程较长者,建议做负荷 ECG 试验、心导管检查,了解心功能和心脏耐受力。

肾衰竭患者,由于血小板质的缺陷导致血小板功能不良。这是肾衰竭患者具有出血倾向的主要原因。另外,术前多次的血液透析以及尿毒症对骨髓的抑制作用也是影响其凝血功能的原因。术前应常规检查凝血功能,但有效的术前预测出血的方法为仔细询问病史,包括家族史,牙科、妇科和外科病史,以及输血史和用药史。

参考文献

Della Rocca G, Costa MG, Bruno K, et al. Pediatric renal transplantation: anesthesia and perioperative complications. Pediatr Surg Int, 2001, 17(2-3): 175-179.

三、麻醉方法的选择

一直以来，我国最主要的麻醉方法为椎管内麻醉，尤其是硬膜外麻醉。但随着对肾脏功能影响小的静脉麻醉药物的出现，因为全身麻醉具有易维持血流动力学稳定，良好的肌肉松弛以及能预测麻醉深度等优点，全身麻醉越来越得到我国麻醉界的重视和青睐。

下面将硬膜外麻醉和全身麻醉的优缺点介绍给大家，供大家在选择麻醉方法时参考。麻醉方法的选择原则为结合患者的状态、麻醉医师对麻醉方法的熟悉程度和驾驭能力、麻醉者单位具备的麻醉药物和设备的情况以及患者的要求等综合考虑后选择适合的麻醉方法。

【硬膜外麻醉的优缺点】

1. 硬膜外麻醉的优点　具有使用的麻醉药物简单；对全身和移植肾的影响小；由于交感神经阻断作用，对肾血流的维持有益；术后恢复快且费用低廉；对术后肺部感染影响小等优点。

2. 硬膜外麻醉的缺点

(1)硬膜外腔容易出血。尿毒症患者常伴有高血压，凝血功能不同程度的异常，在穿刺和置管时增加出血的机会。严重者造成硬膜外血肿的危险性很大。

(2)由于硬膜外麻醉本身不是阻滞特别完全的麻醉方法，临床上会经常遇到麻醉效果不满意，需要复合较多的辅助药物如镇静、镇痛药物的情况。这些药物不同程度地影响患者的呼吸。

(3)由于硬膜外麻醉的扩血管作用，如果没有充分、合适的补充液体，患者将有低血压或其倾向。在此基础上，如果在离供体肾血管开放前短时间内追加硬膜外麻醉药物，造成叠加效应导致血压明显下降，甚至可能发生心血管意外事件。

(4)局麻药毒性反应的发生。肾衰竭时局麻药时效常比正常肾功能者缩短40%，局麻药用量可能增加25%～30%。如果在合并低蛋白血症，血浆中游离局麻药浓度增加，中毒机会大大增加。

【全身麻醉的优缺点】

1. 全身麻醉的优点　可以消除恐惧心理，麻醉效果确切、可提供安静满意的手术条件，还可以提供充分的氧供和降低机体的氧耗，增加机体对贫血的耐受性，特别是易于维持循环稳定。

2. 全身麻醉的缺点

(1)增加肺部感染的机会。尿毒症患者免疫力差，加上免疫抑制剂的应用，增加其感染的机会。故气管插管时要严格遵守无菌操作，合理使用抗生素。

(2)苏醒延迟以及拔管后的呼吸抑制。移植肾功能早期尚未完全恢复，药物选择不当，使用一些经肾代谢的全身麻醉药物，尤其是肌松药，拔管过早可能会延迟性呼吸抑制。目前，短效药物的临床应用，术后ICU或恢复室的设置，此顾忌大大降低。

参 考 文 献

1. Bhosale G, Shah V. Combined spinal-epidural anesthesia for renal Transplantation. Transplant Proc, 2008, 40(4): 1122-1124.
2. Akpek E, Kayhan Z, Kaya H, et al. Epidural anesthesia for renal transplantation: a preliary report. Transplant Proc, 1999, 31(8): 3149-3150.
3. Babacan A, Ayhan G, Akcabay M, et al. Assessment of total intravenous anesthesia in renal transplantation. Transplant Proc, 1998, 30(3): 750-753.

四、术中麻醉管理要点

全身麻醉的诱导期注意要点：

1. 尿毒症患者的全麻诱导要以饱胃患者对待　尿毒症可引起胃排空延迟，机制不明。无论术前禁食时间多长，拟行肾移植的患者都要当做饱胃对待。推荐使用快速诱导，注意预防反流、误吸，可应用抑酸药物和采用环状软骨压迫等措施。

2. 高血压尿毒症患者的麻醉诱导，要尽量维持血压平稳　血压>180/100 mmHg时，静脉输注硝酸甘油[从$0.3\mu g/(kg \cdot min)$开始]或硝普钠[$0.1\sim5\mu g/(kg \cdot min)$]，控制血压在$140\sim160/90\sim100$mmHg。血压<140/70mmHg，泵入多巴胺$3\sim7\mu g/(kg \cdot min)$加上多巴酚丁胺$3\sim5\mu g/(kg \cdot min)$，同时加快输液速度。

3. 肌肉松弛剂的选择　阿曲库铵和顺阿曲库铵可以应用于尿毒症患者，是因为此两种药物依靠Hoffman降解和血浆胆碱酯酶消除，因而它们的作用时间不受肝肾功能的影响。维库溴铵敏感性增加而且作用时间延长，故维库溴铵在尿毒症患者中的应用应谨慎。

4. 吗啡、哌替啶要谨慎应用　其代谢产物主要依赖肾脏排除，可能会在体内蓄积。芬太尼、舒芬太尼、瑞芬太尼等也许是安全的选择。

参 考 文 献

1. SarinKapoor H, Kaur R, Kaur H, et al. Anaesthesia for

renal transplant surgery. Acta Anaesthesiol Scand,2007, 51(10):1354-1367.
2. Sprung J,Kapural L,Bourke DL,et al. Anesthesia for kidney transplant surgery. Anesthesiol Clin North America, 2000,18(4):919-951.

液体管理注意要点：

1. 建议监测中心静脉压 是因为对尿毒症患者来说，液体管理显得尤其重要，输液多或少对其均不利。

2. 髂内动脉阻断前液体管理

（1）术前常规血液透析以及严格的液体限制，有些患者可能存在有效循环血容量不足。中心静脉压低于 0.53kPa(4mmHg)时，加快胶体液的输入，使中心静脉压在开放吻合血管前达到 1.10～1.20kPa (7.6～9.0mmHg)。

（2）因高血压、肾脏毒性作用心脏功能受累的患者，中心静脉压高于 1.87kPa(14mmHg)时，应用硝酸甘油和多巴胺或硝酸甘油、多巴胺和多巴酚丁胺，并减慢输液速度，控制中心静脉压在 1.20～1.47kPa(9.0～11.0mmHg)。

（3）大部分患者术中失血量很少，一般不用输血。有些患者术前经过多次血液透析以及尿毒症对骨髓的抑制作用，术中出血较多，肾血管处也可能出血，术中根据出血量需输新鲜血。

3. 髂内动脉阻断至开放血流前，需维持足够的容量负荷 如果有中心静脉压监测，而心脏功能尚未明显受累，中心静脉压可维持在 1.33～2.00kPa (10～15mmHg)，因为此时心排出量和肾脏血流维持在最佳状态；血压应维持在较高水平，一般在 18.7/10.7kPa(140/80mmHg)以上；避免开放后的低血压。

供肾血流开放后 20 分钟内血压明显下降，这是因为血液再分布有效循环血容量不足，下肢酸性代谢性产物以及内源性血管活性物质进入全身循环所致。另外，心功能不全、输液不够所致血容量相对不足也是其原因之一。供体肾常因低温缺血和肾灌注不良而致延迟肾功能恢复，严重影响移植肾的存活率。充沛的尿量可以使大量体内毒素迅速排除，促进心功能的改善，从而建立心、肾功能间互为促进的良性循环。

此阶段应在使用强心药的同时补充血容量，强心药可以用多巴胺，补充血容量可以输晶体液和胶体液，但以胶体液为主。由于术前血液透析有一定的脱水量，应以此为依据，再结合临床循环指标控制输液量。

即使在开放肾血流前做了以上的准备，开放后可能仍有一度血压下降，继续使用强心药的同时补充血容量，加大多巴胺的用量以及碱性药物的应用。但不能盲目地加快补液，应考虑心脏的耐受力，避免发生心力衰竭。强效的肾上腺素能受体激动剂，如去氧肾上腺素等，应该作为最后的选择。是因为尿毒症患者血管对拟交感神经药物更加敏感，造成肾血流减少，不利于移植肾功能的恢复。

4. 通常在切除肾前给供体和开放移植肾动脉前的受体输注甘露醇 可以减轻缺血再灌注损伤，同时在移植肾内产生渗透性利尿，有利于防止尸体肾功能延迟恢复。使用相对低剂量的甘露醇，通常为0.25～0.5g/kg，而大剂量可引起电解质紊乱。

参 考 文 献

1. Hirata ES,Baghin MF,Pereira RI,et al. Influence of the anesthetic technique on the hemodynamic changes in renal transplantation:a retrospective study. Rev Bras Anestesiol,2009,59(2):166-176.
2. Akpek EA,Kayhan Z,Donmez A,et al. Early postoperative renal function following renal transplantation surgery:effect of anesthetic technique. J Anesth,2002,16(2):114-118.
3. Della Rocca G,Costa MG,Bruno K,et al. Pediatric renal transplantation:anesthesia and perioperative complications. Pediatr Surg Int,2001,17(2-3):175-179.

五、活体供肾肾切除术的管理

主要要求是保证供肾质量良好，功能正常。

术前用药及麻醉用药尽量选择代谢不在肾脏或不主要依赖肾脏、无肾脏毒性、作用时间短的药物。东莨菪碱在体内完全分解，用它代替阿托品作为术前用药。静脉麻醉首选丙泊酚、芬太尼、舒芬太尼和瑞芬太尼；肌松药首选阿曲库铵和顺阿曲库铵，主要经过 Hoffman 消除，不经过肾脏代谢；吸入麻醉药可选七氟烷和异氟烷。

必须保证供肾的灌注良好，有足够尿量，避免血压偏低。在手术前晚上输注平衡盐液 500ml，手术当日入手术室前 1 小时，开始补液。保证供体有足够入液量，适当水化，有条件可监测中心静脉压，保证中心静脉压在 1.33～1.87kPa(10～14mmHg)。术中分离血管前，给予 20%甘露醇 0.25～1.0g/kg、呋塞米 0.2～1.0mg/kg 或托拉塞米 0.1～0.2mg/kg。术中保证收缩压不低于 16.0kPa(120mmHg)，必要时可给予小剂量多巴胺或腺苷等扩张肾血管的药物。

参考文献

Vela Navarrete R, Rodriguez minon Cifuentes JL, Calahorra Fernandez J, et al. Renal transplantation with living donors. A critical analysis of surgical procedures based on 40 years of experience. Actas Urol Esp, 2008, 32(10):989-994.

六、Key points

1. 术前 24 小时内常规性血液透析可以纠正患者的高血容量以减轻心脏负荷,纠正患者内环境的失调。

2. 硬膜外麻醉和全身麻醉各有利弊,应根据患者自身情况等具体分析,选择最合理的麻醉方法。

3. 建议监测中心静脉压,是因为对尿毒症患者来说,液体管理显得尤其重要。有创动脉压监测也很必要。

4. 术前用药及麻醉用药尽量选择代谢不在肾脏或不主要依赖肾脏、无肾脏毒性、作用时间短的药物。

5. 术中必须保证供肾的灌注良好,有足够尿量,避免血压偏低。必要时可给予小剂量的血管活性的药物。

第四节　泌尿外科腹腔镜手术的麻醉

一、临床病例

【病例 1】

患者,男,71 岁,体重 58kg,诊断为右肾癌,拟行"腹腔镜下右肾癌根治术"。既往史:患者 8 年前曾因膀胱结石于硬膜外麻醉下行"膀胱切开取石术",过程顺利。高血压病史 7 年,平日口服卡托普利等药物降压,血压控制在 21.3/12.0kPa(160/90mmHg)左右,否认糖尿病及其他疾病病史。术前生命体征:血压 22.9/10.4kPa(172/78mmHg),心率 58 次/分,呼吸 18 次/分,体温 37.0℃。ECG 示:窦性心动过缓,左室高电压,ST 段变化,心电轴显著左偏;超声心动图示:左心室肥厚,二尖瓣轻度反流,左室舒张功能减低,EF63%;胸部 X 线示:主动脉影突出,心影增大;血常规示:血红蛋白 93g/L,血细胞比容 27%;肝肾功能、凝血功能等检查无异常。

患者于中午 12:30 入手术室,入室后常规连接心电监护、脉搏血氧饱和度监护以及无创袖带监测血压。测血压 25.1/10.9kPa(189/82mmHg),心率 67 次/分,血氧饱和度 96%,同时于左头静脉留置

18 号静脉留置针。患者取仰卧位,面罩给氧 3L/min 后血氧饱和度达 98%;肺部听诊:双肺呼吸音略粗,未闻及啰音;心音钝,第一心音亢进,未闻及病理性杂音。静脉给予咪达唑仑 2mg,约 10 分钟后,测血压为 22.2/10.1kPa(167/76mmHg)。

麻醉诱导:芬太尼 0.2mg,丙泊酚 100mg,维库溴铵 8mg 静脉注射后,插入 8.0 号气管导管,诱导过程顺利,无明显血压波动。术中用七氟烷与瑞芬太尼维持麻醉。呼吸机参数设置为:呼吸频率 12 次/分,潮气量 500ml,吸入氧浓度为 40%,气道峰压为 1.47kPa(15cmH_2O),SpO_2 99%,呼气末二氧化碳分压(end-tidal partial pressure of carbon dioxide,P_{ET}CO_2)4.27kPa(32mmHg)。

患者侧卧位,切皮时心率、血压无明显升高。腹膜后腔隙建立后,开始充入 CO_2,建立人工腹膜后气腹,气腹压力设置为 2.13kPa(16mmHg)。约 10 分钟,患者心率、血压、气道峰压逐渐升高,至开始分离肿瘤时,心率 95 次/分,血压 22.9/11.7kPa(172/88mmHg),气道峰压为 2.06kPa(21cmH_2O)。此时 SpO_2 99%,P_{ET}CO_2 5.60kPa(42mmHg)。考虑气腹对患者生理的影响,提高呼吸频率至 15 次/分,潮气量不变。约 8 分钟,患者血压逐渐恢复至气腹建立之前水平,心率仍为 90 次/分左右。手术医师分离肾蒂时,右肾静脉不慎破裂出血,由于破口较大,出血约 700ml,患者血压下降,最低至 13.43/7.07kPa(101/53mmHg)。紧急补充胶体,静脉注射血管活性药物,血压稳定至 20.0/9.3kPa(150/70mmHg)左右,但心率依然偏快。输入红细胞 4U,继续手术,术中心率保持在 95 次/分左右。手术进行至 95 分钟左右时,患者血压心率再次升高,最高至 27.5/15.5kPa(207/116mmHg),心率 109 次/分,心电图示 ST 段下移明显,频发室性期前收缩。嘱手术医师暂停手术,同时将气腹压力降至 10mmHg,静脉给予乌拉地尔 10mg,利多卡因 80mg,同时泵入硝酸甘油 0.3μg/(kg·min),约 10 分钟后,患者血压、心率渐趋平稳,室性期前收缩消失,ST 段下移有所减轻。

手术历时约 140 分钟,缝皮前 10 分钟左右停七氟烷,前 5 分钟停瑞芬太尼。手术结束后患者改为平卧位,约 5 分钟,患者意识恢复,并且自主呼吸恢复,8 分钟左右自主呼吸频率及潮气量恢复至正常范围,拔出气管导管,患者无不适,送回病房。

1)泌尿外科的腔镜手术与其他腔镜手术有什么不同?

2) 术中出现了什么并发症？

3) 气腹压力应该控制在多少？

【病例 2】

患者，女，65 岁，体重 67kg，右肾上腺肿瘤，拟行腹腔镜下肿瘤切除。既往慢性阻塞性肺疾病史 20 年，否认高血压、糖尿病、冠心病、肝肾疾病病史。术前心电图、肝肾功、血常规、凝血象检查均未见异常。胸片示：过度充气，纹理减少。肺功示：通气功能重度减退。入手术室查血压 16.63/8.66kPa（125/65mmHg），心率 68 次/分，SpO_2 94%。查动脉血气分析示：$PaCO_2$ 6.93kPa（52mmHg），其余均在正常范围。予麻醉诱导，依次静脉给予咪达唑仑 3mg、芬太尼 0.2mg、丙泊酚 120mg、罗库溴铵 40mg，插管后行机械通气。给予七氟烷持续吸入，瑞芬太尼持续泵入，维库溴铵间断给予维持肌松，吸入氧浓度为 40%。入室后 1 小时手术开始，气腹压力设为 1.73～2.00kPa（13～15mmHg）。手术期间血压、心率均较平稳，通过调节呼吸机参数将 $P_{ET}CO_2$ 控制在 4.00～5.33kPa（30～40mmHg）。手术进行约 20 分钟时，患者开始出现气道压增高、$P_{ET}CO_2$ 增高，达到 7.33kPa（55mmHg），气道峰压升至 2.55kPa（26cmH_2O），通过调整呼吸参数潮气量 10～12ml/kg，呼吸频率 14～16 次/分，以降低 $P_{ET}CO_2$，但是发现 $P_{ET}CO_2$ 降幅不大，20 分钟后发现患者出现皮下气肿，患者躯干广泛肿胀，触之明显捻发感。此时测量血气：pH 7.077、$PaCO_2$ 11.4kPa（85.9mmHg）、PaO_2 22.4kPa（168mmHg）、BE 为 −0.9、K^+ 6.4mmol/L。其间，患者心率 130 次/分、血压 21.9/12.7kPa（165/95mmHg）、SpO_2 为 96%。立刻听诊双肺，呼吸音清、对称，排除气胸。暂停手术，同时气腹压力降至 0.98kPa（10cmH_2O），给予过度通气，葡萄糖酸钙 1g，胰岛素 5U+50% 葡萄糖 50ml。15 分钟左右后，血压 17.3/10.0kPa（130/75mmHg）、心率 85 次/分，气道峰压下降至 2.53kPa（19mmHg），继续手术，并要求手术医师尽快完成手术。手术结束将患者送往术后恢复室。入恢复室后约 15 分钟，患者清醒，未拔除气管导管，30 分钟后复查血气分析：pH 7.33，$PaCO_2$ 6.02kPa（45.3mmHg），PaO_2 11.7kPa（88mmHg），BE 1.9，K^+ 4.6mmol/L。4 小时后患者顺利拔除气管导管。术后第 2 天皮下气肿基本消退。

1) 气腹对循环有什么影响？

2) 腹膜后气腹为什么易导致皮下气肿？

3) 怎样预防皮下气肿发生？如何治疗？

二、泌尿外科腔镜手术的特点

1992 年 Gaur 设计发明了类似血压计气泵和袖带样结构的腹膜气囊分离器，并首次使用这种装置经腹膜后入路肾切除成功。随着操作技术的提高及各种切割止血器材的创新，泌尿外科腔镜手术的适应证越来越广，并且并发症逐渐减少。目前，大多数泌尿外科手术可用腹腔镜完成，其远期预后与开放性手术基本相当。

目前泌尿外科常见的腔镜手术包括：肾切除术、肾上腺或肾上腺肿瘤切除术、肾囊肿去顶术、上尿路取石手术等术式。与其他科室腔镜手术不同的是，除了传统的经腹腔途径入路以外，泌尿外科的腔镜手术还可以选择经腹膜后途径入路。近年来对肾周腹膜后间隙解剖结构的不断深入研究，为手术规范的建立提供解剖学依据。由于泌尿系统多为腹膜后和腹膜外器官，经腹腔路径手术路径远、对腹腔干扰大，给手术带来不便，而利用腹膜后间隙手术则可不干扰腹内脏器，无腹腔污染的危险，减少了操作孔道，并可减少并发症，所以，目前绝大多数的泌尿外科腔镜手术均由经腹膜后途径入路进行实施。由于后腹膜解剖结构的特点加上泌尿外科手术患者自身的特点，对于这类患者的麻醉管理也必然存在一些特殊性。

参 考 文 献

1. Yoshida K, Kinoshita H, Inoue T, et al. Objective assessment forms for laparoscopic surgery in urology. Hinyokika Kiyo, 2010, 56(6): 289-295.

2. Passerotti CC, Nguyen HT, Retik AB, et al. Patterns and predictors of laparoscopic complications in pediatric urology: the role of ongoing surgical volume and access techniques. J Urol, 2008, 180(2): 681-685.

3. Taylor GD, Cadeddu JA. Applications of laparoscopic surgery in urology: impact on patient care. Med Clin North Am, 2004, 88(2): 519-538.

4. Maxwell K, Badwan K, Soliman M, et al. Laparoscopic urological surgery: a review. Mo Med, 2007, 104(5): 415-420.

三、泌尿外科腔镜手术的麻醉特点

1. 泌尿外科高龄患者多，术前往往合并有心血管疾病，呼吸系统疾病等慢性病，加之气腹对呼吸循环的影响，麻醉过程中应避免循环明显波动，加强呼吸系统的管理。

2. 与常规的经腹气腹相比，腹膜后气腹为人工腔隙，二氧化碳吸收比正常气腹多，麻醉过程中要注意监测呼气末二氧化碳分压并结合动脉血气分析，及时调整呼吸机参数及麻醉药物的使用，避免二氧化碳蓄积。

3. 出血较常见，轻者影响手术操作，重者危及生命。出血原因有肾穿刺损伤肋间血管、肾实质血管、肾门血管，操作不当或高龄，合并肝功能不全、凝血功能障碍、高血压、糖尿病患者发生出血等严重并发症是其他患者的 2～3 倍。人工腔隙空间小，出血后止血困难，术前应该建立有效安全的静脉通路，确保急性失血时能够快速输血补液，对于术前即存在贫血的高危患者，应纠正其贫血状态。

4. 人工腔隙对组织有创伤，皮下气肿等并发症的发生率高，术中应经常观察患者体征，以便及时发现并处理。由于腹膜后间隙不同于腹膜腔，正常情况下其被大量脂肪填塞，而且没有明确的界限，CO_2气体易在间隙内扩散，而且为了在腹膜后内获得一定的手术空间、较满意的手术视野，往往需要较高的气腹压力，易引起广泛的皮下气肿。此外，造成广泛皮下气肿原因还有：气腹针误入皮下组织；套管针周围漏气或部分拔出；腹内压过高，充气口周围缝合不紧密以及手术时间过长。

皮下气肿导致 CO_2 的吸收急剧增加，造成高碳酸血症。皮下气肿还可造成胸廓外压增加，导致气道峰压增高，严重时可致气道压伤。临床上一般采用监测 $P_{ET}CO_2$ 来监测 $PaCO_2$ 以及进行气道峰压的监测，有助于判定皮下气肿的发生。高碳酸血症引起交感神经系统兴奋，使儿茶酚胺释放大幅度增加，使血压升高，心率增快；而且高碳酸血症增加肺血管阻力，可使右心负荷加重，在心功能差的患者中，有诱发右心衰竭的危险性。

对于皮下气肿，可以从上述几个皮下气肿的原因方面进行预防，同时要加强术中监测，如 $P_{ET}CO_2$ 及气道内压，可及时发现并给予适当治疗或暂时终止手术以防止皮下气肿的进一步发展。皮下气肿引起的 $P_{ET}CO_2$ 升高还要与以下几种情况进行鉴别判断：钠石灰吸收 CO_2 饱和；通气量不足。

对于皮下气肿，首先应针对发生原因进行处理。皮下气肿不在继续发展，一般不需要给予特殊的处置。如果发生严重皮下气肿，甚至影响呼吸循环稳定的情况下，需要进行积极治疗。如胸部皮下气肿，可用吸氧疗法，不但可治疗呼吸困难所引起的缺氧，且能增高气肿部分的氧分压。由于氧气比空气更易

吸收，气肿可迅速消退。若同时有高压型气胸，应做手术治疗。如果引起颅内高压，则应该降颅压、实施脑保护。气肿明显部位皮下放气减压，下肢可以人工向上驱逐皮下积气。

参 考 文 献

1. Ayres BE, Thomas F, Zacharowski K, et al. The stress response in laparoscopic urological surgery. BJU Int, 2007, 99(6):1331-1332.

2. Matsuda T, Fujise K, Matsumoto S, et al. Respiratory effects of CO₂ pneumoperitoneum during transperitoneal laparoscopic urological surgery. Eur Urol, 1996, 30(4):484-489.

3. Vallancien G, Cathelineau X, Baumert H, et al. Complications of transperitoneal laparoscopic surgery in urology: review of 1,311 procedures at a single center. J Urol, 2002, 168(1):23-26.

4. Doumas K, Alivizatos G. Complications of laparoscopic urological surgery. Arch Esp Urol, 2002, 55(6):730-736.

5. Conacher ID, Soomro NA, Rix D, et al. Anaesthesia for laparoscopic urological surgery. Br J Anaesth, 2004, 93(6):859-864.

四、Key points

1. 泌尿外科高龄患者较多，老年人心肺储备能力差，合并其他疾病的情况多，加之腹膜后气腹对呼吸循环的影响，必然导致其围术期更容易发生意外情况。

2. 肾静脉血管管壁薄，较短，在游离肾蒂时容易破裂出血，尤其在腹腔镜手术时，由于腹膜后气腹为人工腔隙，空间狭小，一旦发生出血必然造成止血困难。应该开通两路以上静脉通路，也可放置中心静脉导管，以便于万一发生患者大量出血时快速补液。

3. 在使用气腹的心脏病患者中，后负荷的增加是血流动力学改变的主要因素，尼卡地平选择性作用于动脉阻力血管，并不减少静脉血回流量，可能比硝酸甘油更适合用于这类患者的治疗。

4. 在进行腹膜后腔镜手术操作时，不应为追求充分撑开腹膜后间隙而盲目增加 CO_2 入气量和压力，以避免可能引起的严重皮下气肿和高 CO_2 血症。

5. 采用监测 $P_{ET}CO_2$ 来监测 $PaCO_2$ 以及进行气道峰压的监测，有助于判定皮下气肿的发生，必要时可暂停手术并测血气分析。综合分析得出明确诊断，相应进行处理。

（崔晓光　李文志）

第十六章

骨科手术麻醉

第一节　四肢手术麻醉

一、临床病例

【病例1】

患者,男,53岁,高处坠落导致"右侧肱骨、桡骨骨折"。拟在"臂丛神经阻滞"下行"骨折复位内固定术",经肌间沟给予0.5%罗哌卡因30ml后,患者自觉呼吸困难,缓解后手术开始,术后患者主诉右臂持续感觉异常、麻木。

1)该患者采用臂丛神经阻滞的优点?

2)臂丛神经的解剖?

3)患者的呼吸困难和术后感觉异常的原因?

【病例2】

患者,女,35岁,外伤导致"前臂骨折",生命体征平稳,拟行"骨折复位内固定术"。经腋路臂丛神经阻滞后患者主诉口周麻木、耳鸣,吸氧、输液、静脉给予咪达唑仑2mg后缓解,术中患者感觉止血带疼痛。

1)腋路臂丛神经阻滞与其他途径臂丛神经阻滞的区别是什么? 如何选择入路?

2)患者术中耳鸣等表现的原因是什么? 如何防治?

3)腋路臂丛神经阻滞止血带疼痛如何处理?

【病例3】

患者,男,64岁,体重120kg,滑雪导致"右侧膝关节前交叉韧带撕裂",拟在"膝关节镜下行韧带修复重建术"。腰麻硬膜外联合麻醉成功后,患者右下肢驱血、上止血带,手术时间2小时。手术结束后,松止血带时患者血压下降至10.7/6.67kPa(80/50mmHg),加快输液等支持处理后,循环恢复稳定。

1)患者松止血带时出现了什么问题?

2)如何预防松止血带引起的循环波动?

3)如何使用神经刺激器和超声辅助外周神经阻滞?

对于病例1、病例2患者,采用臂丛神经阻滞比全麻更合适,因为臂丛神经阻滞可以为上肢手术提供良好的麻醉,对患者全身生理状况影响小,对于急诊手术可以降低发生误吸的风险,而且能够提供良好的术后镇痛效果。

二、臂丛神经的解剖

臂丛神经由支配上肢的$C_5 \sim C_8$和T_1脊神经的前支组成,有部分人C_4和T_2参与组成臂丛。脊神经前支从椎动脉后方穿出椎间孔,在锁骨上方,前、中斜角肌间的肌间沟组成上、中、下三干。神经干在肌间沟走行,由筋膜形成的鞘膜包裹,至锁骨后第一肋骨中外缘处神经干分为前、后两股,重新组合成束进入腋窝。在腋窝处,三个后股在腋动脉后方形成后束,后束向前延伸为腋神经和桡神经;上干、中干的前股在腋动脉的外侧合成外侧束,外侧束分支形成正中神经的外侧根和肌皮神经;下干的前股延伸为内侧束,内侧束参与形成正中神经中间根,延伸形成尺神经。在腋窝,正中神经位于腋动脉的上、外侧,尺神经在腋动脉的下、内侧,而桡神经则位于腋动脉的后方。

参考文献

1. Moayeri N, Bigeleisen PE, Groe GJ. Quantitative architecture of the brachial plexus and surrounding compartments, and their possible significance for plexus blocks. Anesthesiology, 2008, 108: 299-304.

2. Brown DL. Atlas of Regional Anesthesia. 3rd ed. Philadelphia: Elsevier Saunders, 2006.

3. Gray's Anatomy. The Anatomical Basis of Clinical Practice. 39th ed. Standring S. Edinburgh: Elsevier Churchill Livingstone, 2005.

三、臂丛阻滞不同入路的差异

臂丛走行的各个水平皆可行神经阻滞,根据穿刺部位的不同分为:肌间沟、锁骨上、锁骨下和腋路,各方法阻滞效果相差较大。

1. 肌间沟臂丛神经阻滞法

(1)肌间沟阻滞解剖标志一般比较清晰,易于定位。对上肢位置要求低,上肢不能移动时亦可进行阻滞。可为肩部提供完善的麻醉,同时阻滞颈丛,适用于肩部和上臂手术。实施麻醉所需药量较小,与锁骨上入路比较,气胸的发生率较低。

(2)对桡侧阻滞好,但尺侧阻滞不全,对前臂和手部手术效果并不可靠。可能阻滞膈神经,导致患者呼吸困难,对于肺功能较差的患者慎用。如果出现膈肌刺激征说明穿刺针位置偏前,出现斜方肌刺激征则表明穿刺针偏后方。另外可能阻滞迷走神经、喉返神经或颈交感神经,注药后可能出现 Horner 综合征和声音嘶哑。穿刺过深可能导致椎管内阻滞,甚至全脊麻,有误入椎动脉的可能。

(3)肌间沟途径药物吸收较快,持续时间较短,长时间手术可选择罗哌卡因或左旋布比卡因等。此途径亦方便追加药物和置管行连续阻滞。

2. 锁骨上臂丛神经阻滞

(1)锁骨上部位臂丛神经密集,是各种臂丛神经阻滞中效果最为完善的阻滞方法,可有效提供整个上肢的均衡阻滞,但肩部手术时需加颈丛阻滞。腋路阻滞与肌间阻滞联合应用有时可达到锁骨上阻滞的效果。锁骨上臂丛神经阻滞适用于各种上肢手术,即使肢体活动受限亦可进行阻滞。阻滞所需局麻药用量小,起效迅速。

(2)定位需要明确的骨性和肌肉标志,找寻异感会导致患者不适,对于体态肥胖者定位比较困难,肩部下移有利于显露解剖标志。锁骨下动脉穿刺损伤可能导致血肿,应注意监测。

(3)气胸的发生率为 0.5%~5%,较其他方式高,在瘦长体形患者中发生率更高,严重的肺部疾病或对侧肺切除的患者禁用。穿刺时注意进针方向沿前外面(第一肋内侧面即是肺尖)。若穿刺时患者咳嗽,术后数小时内应监测有无气胸,必要时拍摄胸片。

(4)可能导致膈神经、星状神经节阻滞,可导致神经炎。

3. 锁骨下臂丛神经阻滞

(1)进针点远离椎管和肺部,相关并发症较少,

但有血管损伤的危险,而且穿过两层胸肌,创伤较大,辅以镇静剂有利于操作进行,穿刺深度视患者体形与体表角度而异,一般在 2.5~10cm,解剖标志(肌间沟和锁骨下动脉)易于分辨,上肢不能活动亦可阻滞。锁骨下路径导管容易固定,最适用于留置导管连续阻滞,下干阻滞不全的发生率低,局麻药用量较少。

(2)气胸、血气胸和乳糜胸发生几率相对大。找寻异感可导致患者不适,但是阻滞成功依赖于异感。有可能导致膈神经、喉返神经、颈交感神经阻滞,用药量大时几率增大。

4. 腋路臂丛神经阻滞

(1)对前臂和手部麻醉效果好,解剖标志清晰,操作简单,不需寻找异感,是臂丛神经阻滞中最为安全的阻滞方法。

(2)因为神经鞘内有分隔存在,可以行多点注药法、应用神经刺激器或超声引导神经阻滞。动脉穿透法腋路臂丛阻滞可在动脉前后两点注药,而血管旁方式阻滞法可以在动脉上下扇形注药。注药时穿刺点远端加压,有利于药液向近侧扩散。

(3)二点法可能会因初次注药加压影响鞘内结构解剖位置,因而增加第二点穿刺难度,非持针手持续按压动脉有利于定位。动脉穿透法可能导致局部血肿出现,另外血管受刺激易导致痉挛。腋路阻滞最危险的并发症是血管内注药导致局麻药中毒,因此要注意回抽,确保穿刺针不在血管内。腋路阻滞不会造成气胸、椎管内阻滞和膈神经、喉返神经阻滞,但对于上肢活动受限的患者不适用。

(4)腋路阻滞也可采用寻求神经异感法,正中神经和尺神经较表浅,常常是引发异感的神经,但不要强求异感的出现,避免反复穿刺以减少神经损伤。

四、臂丛神经阻滞方法的选择

臂丛神经走行的各个水平皆可以进行阻滞,但是效果相差较大,需要根据手术需要选择最佳的阻滞位点(图 16-1),必要时可以借助神经刺激器或超声引导阻滞。

1. 臂丛神经阻滞可为肩部和上臂手术提供完善的麻醉,阻滞部位的选择应综合考虑患者状态,手术部位及并发症的可能。

2. 肩部手术适宜采用肌间沟臂丛神经阻滞。肌间沟可同时阻滞臂丛神经和颈丛神经,即使患者上肢制动或活动受限也不影响肌间沟臂丛神经阻滞。肘部及其以上部位手术可应用肌间沟、锁骨上

或锁骨下臂丛神经阻滞,锁骨上臂丛神经阻滞可阻滞全部的臂丛神经,主要是因为此处神经尚无分支发出,而且神经排列较紧密;肌间沟阻滞时涉及上臂内侧的手术或需要使用止血带时,应同时阻滞肋间臂神经(T_2);腋路因肌皮神经和肋间臂神经穿出鞘膜不适用。前臂手术,锁骨下入路为最佳选择,腋路效果不完全可靠。手部和腕部的手术最常采用腋路臂丛神经阻滞法。臂丛神经阻滞不完善时可加用周围神经阻滞或镇静,肌皮神经在腋窝或肘部阻滞,而其他的主要终末分支可在肘部或腕部进行。

3. 对于时间较长手术或需要术后镇痛的患者,可应用置管方式进行连续外周神经阻滞(continuous peripheral nerve blocks,CPNB)。

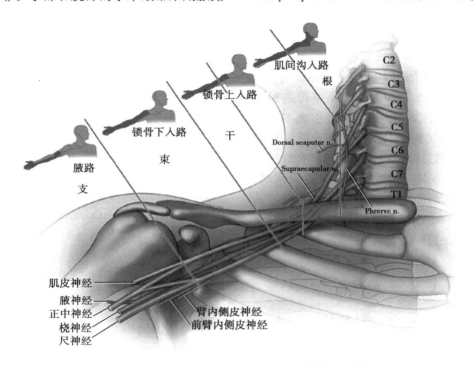

图 16-1　臂丛神经解剖及不同位点阻滞范围示意图

参 考 文 献

1. Cornish PB, Leaper CJ, Hahn JL. The axillary tunnel: an anatomic reappraisal of the limits and dynamics of spread during brachial plexus blockade. Anesth Analg, 2007, 104:1288-1291.

2. Ertug Z, Yegin A, Ertem S, et al. Comparison of two different techniques for brachial plexus block: infraclavicular versus axillary technique. Acta Anaesthesiol Scand, 2005, 49:1035-1039.

3. Koscielniak-Nielsen ZJ. Multiple injections in axillary block: where and how many? Reg Anesth Pain Med, 2006, 31:192-195.

4. Niemi TT, Salmela L, Aromaa U, et al. Single-injection brachial plexus anesthesia for arteriovenous fistula surgery of the forearm: a comparison of infraclavicular coracoid and axillary approach. Reg Anesth Pain Med, 2007, 32:55-59.

五、臂丛神经阻滞效果的评价

采用"4P"法可以帮助评价臂丛神经阻滞效果,"推、拉、捏、捏"(4P:Push、Pull、Pinch、Pinch)手法可以检查神经分支阻滞情况(表 16-1)。

表 16-1　"4P"法评价臂丛神经阻滞效果

评价神经	术者手法	患者动作
桡神经	推	收缩肱三头肌,伸展前臂
肌皮神经	拉	收缩肱二头肌,上臂屈曲
尺神经	捏	第五指指根
正中神经	捏	第二指指根

六、臂丛神经阻滞对呼吸功能的影响

肌间沟臂丛神经阻滞可能导致同侧膈肌麻痹,也可能引起胸壁运动和肺功能发生改变。阻滞后用力肺活量和一秒用力呼气量可下降 25%。肺功能下降程度在 15 分钟达到平台,与膈肌麻痹发生的时间相近。另外,由于肋间肌和其他吸气肌肉活动增强可导致胸廓上抬幅度增加,出现同侧膈肌矛盾运动。由于膈肌麻痹导致吸气无力、咳嗽和清除分泌物的能力下降,肺功能降低。因此,对于需要臂丛神经阻滞的患者需要注意评估术前肺功能,若患者存在对侧膈肌麻痹或拒绝行局部麻醉,则禁忌臂丛神经阻滞。

呼吸困难多为轻度或呼吸感觉改变,应注意检查 SpO_2 并持续吸氧,告知并安慰患者,条件允许可以将患者置于坐位以增加用力肺活量。怀疑气胸时需要进行胸部 X 线检查。严重呼吸困难可通过面罩或气管内插管行正压通气(气胸未经引流不应正压通气,防止张力性气胸)。另外,肌间沟阻滞后的呼吸困难还需要注意排除颈段硬膜外麻醉和蛛网膜鞘内注药所致全脊麻,排除焦虑导致的呼吸困难。临床上应注意监测,辅助吸氧,准备控制呼吸所需的气管导管及药物等,小剂量的咪达唑仑利于减轻患者的焦虑,但是应在排除其他可能因素的前提下才能应用。

参 考 文 献

1. Neal JM,Moore JM,Kopacz DJ,et al. Quantitative analysis of respiratory,motor,and sensory function after supraclavicular block. Anesth Analg,1998,86:1239-1244.
2. Urmey WF,McDonald M. Hemidiaphragmatic paresis during interscalene brachial plexus block:effects on pulmonary function and chest wall mechanic. Anesh Analg,1992,74:352-357.
3. Urmey WF,Talts KH,Sharrock NE. One hundred percent incidence of hemidiaphragmatic paresis associated with interscalene brachial plexus anesthesia as diagnosed by ultrasonography. Anesth Analg,1991,72:498-503.

七、臂丛神经阻滞后神经功能改变

臂丛神经阻滞后可能发生持续性神经功能障碍(0.1%~1.9%),鉴别诊断时首先应排除手术等因素导致的神经功能障碍,病例 1 患者可能存在以下因素:挤压伤、外伤导致神经损伤、手术过程中体位不当、牵引器的应用、术后敷料过紧及神经阻滞尚未消退、局麻药神经毒性等因素。应用止血带的手术,止血带压迫也可能导致神经损伤。同时,术前存在的既往损伤病史、酒精和糖尿病性神经病变也可引起感觉异常。因此,术前应该仔细询问病史。

对于术前神经功能有损伤的患者和手术部位接近神经结构的手术应谨慎应用神经阻滞,如尺神经移位术、腕管松解术、全肩关节成形术和肱骨近端骨折固定术等,对于此类围术期神经损伤风险增加的患者,应在术前检查有无神经缺陷,局部麻醉虽然能够提供满意的术后镇痛,但是不利于术后早期评估神经功能,有时难以明确神经损伤是由手术还是麻醉所致。

止血带导致的神经损伤一般呈手套或袜套样分布,而穿刺针导致的神经损伤一般为神经支配区皮肤的麻木感。肌电图和神经传导检查有助于鉴别诊断,但是损伤初期可能结果正常,有时需要隔一定时间后再次检查。

参 考 文 献

1. Brown DL. Brachial plexus blocks:an update. ASA annual meeting refresher course lectures. Park Ridge:American Society of Anesthesiologists,2005:245.
2. Cooper K,Kelley H,Carrithers J. Perceptin of side-effects following axillary block used for outpatient surgery. Reg Anesth,1995,20:212-216.
3. Hogan QH. Pathophysiology of peripheral nerve injury during regional anesthesia. Reg Anesth Pain Med,2008,33:435-441.
4. Kroll DA,Caplan RA,Posner K. Nerve injury associated with anesthesia. Anesthesiology,1990,73:202-207.
5. etzlaff JE,Yoon HJ,Dilger J,et al. Subdural Anesthesia as a complication of an interscalene brachial plexus block. Reg Anesth,1994,19:357-359.

八、局麻药中毒反应

臂丛神经阻滞,尤其是腋路臂丛神经阻滞可能导致局麻药中毒反应,局部麻醉药过量和血管内注药为其常见原因。局麻药的毒性反应主要影响中枢神经系统和心血管系统。中枢神经系统对局麻药比较敏感,清醒患者局麻药中毒的早期症状常为中枢神经系统症状,患者可能出现口周麻木、头晕、耳鸣、视物不清和眩晕等。一般情况下,先出现躁动不安、谵妄等兴奋表现,而后才出现言语不清、嗜睡、昏迷等中枢抑制症状。兴奋症状是因为局麻药选择性阻滞大脑皮质抑制性神经元,血药浓度足够高时,抑制性和易化性通路均被阻滞,导致中枢神经系统的抑制。患者随后会出现肌肉抽搐、面部肌群和四肢远端震颤,最后发生强直性阵挛性惊厥,呼吸抑制,甚至呼吸停止。

局麻药对心脏及外周血管具有直接效应,并能通过阻滞交感神经或副交感神经传出纤维间接影响循环系统(低血压、心律失常和心血管虚脱)。局麻药对心肌有剂量依赖性负性变力作用,高浓度可扩张血管,其中布比卡因导致不可逆性心血管功能衰竭所需剂量与引发中枢神经系统毒性(惊厥)剂量之比低于利多卡因,而且常可引发室性心律失常。

局麻药引发的抽搐发作早期即可导致低氧血症、高碳酸血症及酸中毒,而这些情况又会加重中枢神经系统的毒性。因此一旦发生局麻药毒性反应,应立即辅助通气、循环支持。呼吸抑制时应用面罩或呼吸囊等加压给氧,通气无效则需要气管内插管,地西泮(0.1～0.2mg/kg)、咪达唑仑、硫喷妥钠(1～2mg/kg)或丙泊酚等控制抽搐有效。通常,局麻药导致的抽搐时间短暂,如持续惊厥则可以给予氯琥珀胆碱控制通气。中毒后立即治疗低血压及心动过缓,一旦发生心搏骤停则应该按照高级生命支持的步骤进行心肺复苏。对于布比卡因导致的心脏毒性反应,一般治疗无效时可以静脉输注脂肪乳或心肺转流。

局麻药毒性反应最重要的是预防,临床行神经阻滞时应备有急救物品:监护仪、氧气、气道管理用品(面罩、气管导管等正压通气用具),治疗惊厥的药物:地西泮、咪达唑仑、硫喷妥钠或丙泊酚等。应防止应用超大剂量的局麻药,注射局麻药时应注意反复回抽以避免血管内给药,注意观察患者反应。局麻药中加入肾上腺素可以减少药物的吸收从而降低药物毒性反应的发生,安定类药物可以降低脑血流量,减少脑组织与药物的接触,提高局麻药中毒抽搐发作的阈值。

参 考 文 献

1. Brown DL, Ransom DM, Hall JA, et al. Regional anesthesia and local anesthetic-induced systemic toxicity: Seizure frequency and accompanying cardiovascular changes. Anesth Analg, 1995, 81: 321-328.

2. Groban L, Butterworth J. Lipid reversal of bupivacaine toxicity: has the silver bullet been identified? Reg Anesth Pain Med, 2003, 28: 167-169.

3. Groban L, Deal DD, Vernon JC, et al. Ventricular arrhythmias with or without programmed electrical stimulation after incremental overdosage with lidocaine, bupivacaine, levobupivacaine, and ropivacaine in anesthetized dogs. Anesth Analg, 2000, 91: 1103-1111.

4. Weinberg GL. Current concepts in resuscitation of patients with local anesthetic cardiac toxicity. Reg Anesth Pain Med, 2002, 27: 568-575.

九、四肢手术的止血带反应

腋路臂丛神经阻滞时常有止血带疼痛。止血带疼痛可能与躯体神经和交感神经有关,但是确切机制尚未明确。腋路臂丛神经阻滞后再阻滞肌皮神经、肋间臂神经和臂内侧皮神经能部分防止止血带疼痛。在完善的腋路阻滞的基础上,操作者向上、近端调整穿刺方向,刺入喙肱肌,以区域阻滞的方式注射5～10ml局麻药阻滞肌皮神经;肋间臂神经和臂内侧皮神经在上臂上部内侧移行为皮神经,使用止血带需要在腋窝近端阻滞此两根神经,上臂外展,从上面的三角肌突起到最下面的上臂上部内侧面做线性区域阻滞,局麻药用量5ml,可以阻滞肋间臂神经和臂内侧皮神经。皮下环形浸润有时可以减轻止血带疼痛,但尚存争议。静脉应用镇痛镇静药物,吸入氧化亚氮,暂时松开止血带等亦能部分减轻疼痛,如果以上措施皆无效,则需要行全身麻醉。

在脊髓麻醉和硬膜外麻醉下,止血带充气远端下肢1小时后可出现边界不清的疼痛或烧灼感,可能与局部组织缺氧导致的酸中毒有关。不论是上肢还是下肢的神经阻滞,在预防止血带疼痛方面,麻醉强度比麻醉平面更为重要,静脉给予麻醉性镇痛药经常无效。止血带充气时间过长(>2小时)或充气压力过大可导致外周神经损伤,临床上每隔90～120分钟需要放松止血带,止血带压力低于33.3kPa(250mmHg),同时收缩压维持12.0～13.3kPa(90～100mmHg),保持压力差在20.0kPa(150mmHg)左右,能够维持驱血后肢体代谢需要。止血带充气时间的延长,机体由于缺氧迅速发生无氧代谢,随着止血带的松解和肢体的再灌注,大量酸性代谢产物被冲洗至全身循环,同时外周血管阻力的突然降低引起中心静脉压和动脉压降低,下降程度因患者和充气时间而不同,严重可导致心搏骤停。因此,放松止血带要注意放慢速度、加快输液、吸氧并严密监测,必要时应用血管活性药物以减少意外的发生。

参 考 文 献

1. Abdel-Salam A, Eyres KS. Effects of tourniquet during total knee arthroplasty: A prospective randomized study. J Bone Joint Surg Br, 1995, 77: 250-253.

2. Bridenbaμgh PO, Hagenouw RR, Gielen MJ, et al. Addition of glucose to bupivacaine in spinal anesthesia increase incidence of tourniquet pain. Anesth Analg, 1986, 65: 1181-1185.

3. Kahn RL, Marino V, Urquhart B, et al. Hemodynamic changes associated with tourniquet use under epidural anesthesia for total knee arthroplasty. Reg Anesth, 1992, 17:228-232.

4. Kubota Y, Koizumi T, Udagawa A, Kuroki T. Prevention of tourniquet pain by subcutaneous injection into the posterior half of the axilla. J Plast Reconstr Aesthet Surg, 2008,61:595-597.

5. Miller RD. Miller's anesthesia 6th ed. New York:Churchill Livingstone,2005:1685-1695.

十、神经刺激器和超声引导的外周神经阻滞

外周神经阻滞需要根据体表解剖标志确定穿刺点，经皮盲探性穿刺或寻求神经异感法神经阻滞技术受多种因素影响，有时难以做出客观评估，直接影响到神经阻滞的效果。神经刺激器和超声引导下神经阻滞技术的发展大大提高了神经阻滞的效果，降低了神经阻滞的并发症。

【神经刺激器引导的外周神经阻滞】 神经刺激器适用于多数患者，尤其是肥胖等解剖标志不明显、意识不清及儿童等不合作的患者。神经刺激器是通过电刺激器产生的脉冲电流刺激周围神经，引起相应神经支配的肌肉收缩反应来定位运动神经，不需寻找异感，减少了神经损伤可能，神经刺激器增加外周神经阻滞的特异性，通过特定的肌肉收缩反应能够单独定位或阻滞神经分支，增加了神经阻滞的准确性。

操作时初始电流 1mA，按照常规神经阻滞体位，解剖定位，缓慢进针并注意观察患者反应，调整进针方向、深度和刺激器的输出电流，当输出电流减弱低于 0.5mA 时仍出现肌肉收缩反应，则此时穿刺针已经接近神经，处于最佳位置，回抽无血等可注药 1~2ml，若肌肉收缩快速减弱或消失则能进一步证实穿刺针位置正确，然后注入剩余局麻药。

【超声引导的外周神经阻滞】 根据体表解剖标志，寻求神经异感或利用神经刺激器的阻滞方法都是盲探性操作，需要多次的试探性穿刺，损伤神经的几率增大，一旦注入局麻药就无法判断穿刺针的位置是否发生改变。超声引导下神经阻滞是相对明视下操作，通过超声可以看到神经，确定最佳入路，实时引导穿刺操作，降低神经损伤几率，减少血管损伤，并能够观察到局麻药的扩散效果。

先以超声探头在阻滞部位进行解剖定位，短轴上(横切面)能获得最佳阻滞神经横断面解剖图像，而且能判断目标神经内、外侧的结构，超声图像中神经横断面呈圆形或椭圆形结构，探头在短轴图像上旋转 90°，就变成了长轴图像。在超声图像实时指引下，保持穿刺针位于超声波平面内持续推进(平面内途径)，直至达到阻滞神经周围，平面内途径能显示整个穿刺针的图像，对于操作过程中控制针尖走行、避免损伤与神经伴行的结构以及改变穿刺针位置等十分关键。注入局麻药后观察药液扩散效果，阻滞神经周围出现"多纳圈"征象时，阻滞可达最佳效果。有时也可使用平面外途径，但是操作者不能确认所显示的图像是针尖还是针体。同神经刺激器结合使用可以提高阻滞准确性，减少穿刺损伤。

超声图像下各种结构的表现：动脉:无回声(黑色)，搏动性；静脉:无回声(黑色)，可压缩；神经:高回声/低回声；筋膜:高回声(白色)；骨:高回声(强白色)；肌肉:低回声(白色及黑色)，有高回声条带；肌腱:高回声(白色)；脂肪:低回声(黑色)；局麻药:无回声(黑色)。

参 考 文 献

1. Anahi Perlas, Vincent W. S. Chan, Martin Simons. Brachial Plexus Examination and Localiza-tion Using Ultrasound and Electrical Stimulation. Anesthesiology, 2003, 99:429-435.

2. Awad IT, Chan V. Ultrasound imaging of peripheral nerves:a need for a new trend. Reg Anesth Pain Med, 2005,30:321-323.

3. Hebl JR. Ultrasound-guided regional anesthesia and the prevention of neurologic injury: fact or fiction? [editorial]. Anesthesiology,2008,108:186-188.

4. Liu SS, Negeow JE, Yadeau JT. Ultrasound-guided regional anesthesia and analgesia:a qualita-tive systematic review. Reg Anesth Pain Med,2009,34:47-59.

5. Marhofer P. Schrogendorfer K, Koining H, et al. Ultrasonographic guidance improves sensory block and onset time of three-in-one blocks. Anesth Analg, 1997, 85: 854-857.

6. Orebaugh SL, Williams BA, Kentor ML. Ultrasound guidance with nerve stimulation reduces the time necessary for resident peripheral nerve blockade. Reg Anesth Pain Med,2007,32:448-454.

7. Sites BD, Beach ML, Spence BC, Wiley CW. Ultrasound guidance improves the success rate of a perivascular axillary plexus block. Acta Anaesthesiol Scand, 2006, 50: 678-684.

8. Williams SR, Chouinard P, Arcand G, et al. Ultrasound guidance speeds the execution and improves the quality of

supraclavicular block. Anesth Analg,2003,97:1518-1523.

9. Xavier Sala-Blanch, Jose De Andres. Image-guided techniques for peripheral nerve blocks. Current Opinion in Anaesthesiology,2004,17:409-415.

第二节　全髋关节置换术麻醉

一、临床病例

【病例1】

患者,女,69岁,因"股骨头坏死"拟于腰麻-硬膜外联合麻醉下行"全髋关节置换术"。生命体征稳定,术中置入骨水泥假体时,患者自诉呼吸困难,血压下降至 10.0/6.4kPa(75/48mmHg),SpO₂ 降至 90%,给予吸氧、补液、静注麻黄碱 10mg,血压上升至 14.7/10.0kPa(110/75mmHg),术毕安返病房,术后应用低分子肝素抗凝。

1)全髋关节置换手术患者如何进行术前评估?

2)患者术中出现了什么问题? 如何防治?

3)围术期抗凝对麻醉选择有何影响?

【病例2】

患者,女,75岁,曾行左侧全髋关节置换手术,不慎跌倒导致"股骨干骨折",拟在全身麻醉下行"髋关节翻修,骨折内固定手术"。术中血压最低降至 9.3/6.0kPa(70/45mmHg),紧急输液输血后循环恢复稳定,出血量约 2000ml。术后低分子肝素抗凝。

1)髋关节置换手术如何进行麻醉选择?

2)围术期预防血栓形成的措施有哪些?

3)患者术中血压降低的原因是什么? 如何防治?

二、髋关节置换手术患者的术前评估

全髋关节置换术主要应用于骨性关节炎、股骨头缺血性坏死等,患者多为高龄,女性居多。患者体质弱,常伴随多种疾病,由于关节活动受限,心肺功能评估受到影响,可能掩盖缺血性心脏病及肺功能不全等病情,采用心肌核素显像、经食管心脏超声、多巴酚丁胺负荷试验利于全面评估心肺功能。

类风湿关节炎可累及颈椎和颞下颌关节,合并寰枢椎脱位时,头部后仰可能导致齿状突压迫脑干或脊髓,造成截瘫,因此气管插管时注意减少颈部活动;颞下颌关节受累可导致张口受限,而环杓关节炎造成声门狭窄,患者常有声音嘶哑、吸气性喘鸣等表现。外周关节受累则导致严重变形,影响动脉穿刺

或开放外周静脉。心血管系统受累可能并存心肌炎、传导阻滞和瓣膜纤维化导致的反流;同时可能并存肺间质纤维化、贫血、血小板减少或功能障碍等。患者常服用非甾体抗炎药(non-steroid anti-inflammatory drug,NSAIDs),抑制环氧化酶(cycloxygenase,COX)活性抑制前列腺素合成,COX-1 抑制剂可能导致溃疡、血小板功能障碍等,高选择性 COX-2 抑制剂副作用较小,但是长期服用可能不利于缺血性心脏病患者。

全髋关节置换术时为了便于暴露术野,常使患者处于侧卧位,将患者从仰卧位转为侧卧位时,须小心保持头部和肩部处于中立位。体位安置时注意避免神经、血管和局部组织的压迫损伤。术前存在肺部疾患的患者,由于侧卧位通气/血流失调,可能导致低氧血症,术中也可能出现循环波动,因此围术期有必要行有创血流动力学监测。全髋置换术可能导致失血较多,控制性降压和椎管内麻醉能减少 30%～50% 的失血,但要注意维持充足的血容量。

参 考 文 献

1. Firestein GS. Etiology and pathogenesis of rheumatoid arthritis. In Sledge CB(ed):Textbook of Rheumtology. Philadelphia:WB Saunders,1997:851-897.

2. Heidegger T, Kreienbuhl G. Unsuccessful resuscitation under hypotension epidural anesthesia during elective hip arthroplasty. Anesth Analg,1998,86:847-849.

3. Macarthur A, Kleiman S. Rheumatoid cervical joint disease-A challenge to the anaesthetist. Can J Anaesth,1993,40:154-159.

三、全髋关节置换翻修术中循环管理

全髋关节置换翻修术失血量较大,病例 6 为手术失血导致的低血压,有创血流动力学监测(动脉压、中心静脉压)利于监测术中出入液体量及循环变化,及时补充晶体液和胶体液,失血过多则需要补充血液制品。控制性低血压可减少手术中骨面渗血,利于骨水泥的粘合并缩短手术时间。多数髋关节翻修术的患者需要输血,应采取血液保护措施,如术前自体血采集、血液稀释、控制性低血压和血液回收技术以减少异体血的输入。采用全身麻醉较椎管内阻滞更利于维持循环的稳定。

四、髋关节置换手术中的骨水泥反应

全髋关节置换包括几个重要步骤:截除股骨头,重塑髋臼并放置骨水泥、重塑股骨并在骨髓腔内放

置骨水泥股骨假体。低血压可能在填塞股骨成分时或髋关节复位后发生,病例5为置入骨水泥假体引起的低血压。骨水泥置入综合征的临床表现有:低血压、低氧血症、心律失常、肺动脉高压和心排出量降低等。

骨水泥是聚甲基丙烯酸甲酯,能够在关节置换术中使假体与患者骨质紧密结合,将其粉状物与液态单体混合可发生放热聚合反应,膨胀可导致骨髓腔内压力明显增高(超过66.5kPa),由此导致骨髓栓子、脂肪颗粒和空气进入静脉导致肺栓塞。脂肪滴由骨髓腔内高压进入循环系统,可导致脂肪栓塞,出现呼吸困难、瘀斑、烦躁,胸部、上肢及球结膜处淤斑提示脂肪栓塞综合征,此时可在视网膜、尿液和唾液中发现脂肪滴。游离的脂肪酸损伤肺泡毛细血管膜,出现低氧、$P_{ET}CO_2$ 和 SpO_2 下降、肺动脉压升高。挥发性单体吸收入血,具有直接扩张血管降低全身血管阻力和心肌抑制的作用。

栓塞常见于置入假体时,在置入骨水泥前充分补液并最大限度提高吸入氧浓度,股骨干塞子阻止骨水泥远端扩散、股骨远端开窗减压和真空吸引近端股骨、骨髓腔高压冲洗等可减少填充骨水泥时伴随的低血压和低氧血症。因为在此过程中空气能够进入血液,所以此前几分钟应该停止吸入氧化亚氮。治疗急性严重低血压最有效的方法是给予肾上腺素,而低氧血症出现时,首先应排除肺不张、通气不足或液体超负荷等情况,皮质类固醇治疗脂肪栓塞仍有争议,但可能有效。

参考文献

1. Bulstra SK, Geesink RG, Bakker D, et al. Femoral canal occlusion in total hip replacement using a resorbable and flexible cement restrictor. J Bone Joint Surg Br, 1996, 78:892-898.

2. Ereth MH, Weber JG, Abel MD, et al. Cemented versus noncemented total hip arthroplasty-Embolism, hemodynamics, and intrapulmonary shunting. Mayo Clin Proc, 1992, 67:1066-1074.

3. Parisi DM, Koval K, Egol K. Fat embolism syndrome. Am J Orthop, 2002, 31:507-512.

4. Pitto RP, Hamer H, Fabiani R, et al. Prophylaxis against fat and bone-marrow embolism during total hip arthroplasty reduces the incidence of postoperative deep-vein thrombosis: A controlled, randomized clinical trial. J Bone Joint Surg Am, 2002, 84:39-48.

5. Ranawat CS, Beaver WB, Sharrock NE, et al. Effect of hypotensive epidural anaesthesia on acetabular cement-bone fixation in total hip arthroplasty. J Bone Joint Surg Br, 1991, 73:779-782.

五、髋关节置换手术的麻醉选择

髋关节置换手术可以采用椎管内阻滞或全身麻醉。在硬膜外麻醉和脊髓麻醉下进行髋部手术的患者,深静脉血栓(deep venous thrombosis, DVT)和肺血栓栓塞症(pulmonary thromboembolism, PTE)的发生率都降低。机制可能包括:①交感神经阻滞,改善下肢血流;②中枢神经阻滞后,手术引起凝血功能和纤维蛋白溶解反应改变,导致凝血功能降低而纤溶功能改善;③局部麻醉的直接影响,降低血小板的聚集功能。椎管内阻滞的患者由于血栓栓塞性疾病发生率低,术后早期死亡率低,但是术后两个月内的死亡率与全麻比较并无差异。椎管内阻滞在不给予镇静的情况下,术后谵妄和认知功能障碍发生率也较低。

影响麻醉方式选择的重要因素是低分子肝素等抗凝剂的使用。如果术中需要应用抗凝剂,则有形成硬膜外血肿的风险,因而选择全身麻醉。原则上,皮下注射小剂量普通肝素6~8小时内或低分子肝素12~24小时内不能进行硬膜外穿刺置管。椎管内阻滞应用于术后镇痛也由于抗凝剂的使用受到一定限制,局麻药可能掩盖血肿形成及神经压迫症状。

六、髋关节置换手术血栓栓塞的预防

髋关节置换术患者是深静脉血栓形成和肺栓塞的高危人群,不采取预防措施,40%~80%患者可能发生静脉血栓,其中1%~28%的患者有肺栓塞的临床表现或实验室检验结果。深静脉血栓的发生率现已降低到1.5%,肺栓塞发生率降至0.7%,但是70岁以上的高龄患者血栓栓塞的发生率仍然很高,主要发病机制是静脉淤血,手术导致局部、全身炎症反应诱发高凝状态。

预防性抗凝能减少深静脉血栓和肺栓塞的发生,预防性抗凝基于对高危因素的识别。高危患者预防性抗凝措施包括:间断性下肢气压装置(IPC)、低分子肝素和华法林等。除非极高危,为避免出血过多,一般在术后数小时才开始抗凝。髋关节手术术前12小时或者术后12~24小时开始给予低分子肝素,或者术后4~6小时半量,然后第二天增加到常规剂量;术前或者术后晚上调整华法林剂量(INR目标为2.5,维持在2.0~3.0);间断的充气加压对于出血高风险的患者是预防性抗凝治疗的另一个选择。

参考文献

1. Callaghan JJ, Dorr LD, Engh GA, et al. Prophylaxis for thromboembolic disease：recommenda-tions from the Ameri-can College of Chest Physicians-are they appropriate for or-thopaedic surgery? J Arthroplasty,2005,20：273-274.
2. Geerts WH, Pineo GF, Heit Jam Bergqvist D, et al. Pre-vention of venous thromboembolism：The seventh ACCP conference on antithrombotic and thrombolytic therapy. Chest,2004,126(3 Suppl)：S338-S400.
3. Horlocker TT,Wedel DJ. Neuraxial block and low molec-ular weight heparin：Balancing perioperative analgesia and thromboprophylaxis. Reg Anesth Pain Med, 1998, 23：164-177.
4. Horlocker TT,Wedel DJ,Benzon H, et al. Regional anes-thesia in the anticoagulated patient：Defining the risks (the second ASRA consensus conference on neuraxial an-esthesia and anticoagulation). Reg Anesth Pain Med, 2003,28：172-197.

第三节　脊柱手术麻醉

一、临床病例

【病例1】

患者,男,8岁,因"特发性脊柱侧凸"拟行"后路脊柱融合内固定矫形术"。既往活动量较少,易气促。术中发现胸段切口有气泡,随后 $P_{ET}CO_2$ 从4.92kPa(37mmHg)降低至2.53kPa(19mmHg),心率从90次/分快速上升至130次/分,SpO_2 降低至90%,血压下降,积极支持治疗后生命体征恢复稳定。

1)脊柱侧弯患者如何进行术前评估?
2)术中出现了什么问题? 如何防治?
3)术中需要进行哪些监测?

【病例2】

患者,男,15岁,60kg,诊断为"胸段特发性脊柱侧凸",拟行"后路截骨矫形术"。采用全凭静脉麻醉,术中持续输注丙泊酚、瑞芬太尼,未使用肌肉松弛剂,采用控制性低血压,维持血压在13.3/8.65kPa(100/65mmHg)(平均动脉压8.65kPa)左右。术中截骨时,血压最低降至9.31/5.59kPa(70/42mmHg),心率上升至120次/分,经快速输液等支持治疗后血压恢复,失血量总计约2000ml,术后检查脊髓功能未发现异常。

1)术中脊髓功能监测有哪些措施?
2)麻醉对脊髓监测有何影响?
3)常用的术中血液保护技术有哪些?

【病例3】

患者,男,45岁,因"车祸伤导致第五颈椎骨折,截瘫",拟行急诊手术。入室后,发现患者无胸式呼吸,SpO_2 93%,血压11.97/5.32kPa(90/40mmHg),心率55次/分。全身麻醉下手术,术毕送ICU。

1)急性颈脊髓损伤患者如何进行术前评估?
2)颈脊髓急性损伤患者如何进行气道管理?
3)急性颈脊髓损伤患者的麻醉管理注意事项有哪些?

【病例4】

患者,女,25岁,2年前因高处跌落导致第五胸椎骨折,截瘫。患者"孕37周龄",拟行"剖宫产手术"。手术在全身麻醉下实施。患者术前血压为19.95/10.64kPa(150/80mmHg),术中血压最高为25.27/12.64kPa(190/95mmHg),采用尼卡地平控制血压在15.96/9.31kPa(120/70mmHg)左右。术后送ICU监护治疗。

1)脊髓损伤导致截瘫后患者再次手术围术期的主要问题是什么?
2)脊髓损伤后手术患者如何进行术前评估?
3)此类患者麻醉方式的选择及用药注意事项是什么?

二、脊柱侧凸手术患者的术前评估

脊柱侧凸是一种脊柱侧向弯曲畸形,同时伴有椎骨旋转和胸腔变形,由于胸腔改变,常影响心肺功能。脊柱侧凸常见类型是特发性脊柱侧凸,占75%～90%,其他常见的有神经肌肉性、先天性、外伤性、神经纤维瘤病和间质形成障碍等。其诊断结合临床症状及X线检查即可明确。(见图16-2脊柱X线正位片)

评价脊柱侧凸的严重程度主要是测量Cobb角(上端椎体上缘、下端椎体下缘垂线的夹角),Cobb角越大意味着侧凸越严重,由此心肺功能受影响的程度越大。侧凸角度大于45°～50°的患者需要手术治疗改善心肺功能,而侧凸角度大于60°的患者肺功能常显著降低,大于100°的患者呼吸衰竭风险显著增加。

脊柱侧凸患者的术前评估主要是了解患者的心肺功能损害程度,通过运动耐量、肺活量和血气分析等评判呼吸功能储备。简单的神经学检查利于发现术前存在的神经缺陷,另外要注意呼吸道的检查,确定有无困难气道可能。脊柱侧凸的位置非常重要,胸段侧凸主要影响肺功能,而颈段侧凸主要是气道管理困难和伴随的其他先天异常。

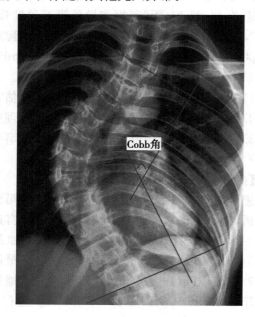

图 16-2　脊柱侧凸 X 线正位片

术前需要询问患者有无呼吸急促、劳力性呼吸困难和运动耐量异常等。脊柱侧凸导致限制性肺容量降低,肺功能异常通常是由于胸腔畸形导致胸壁顺应性降低所致,吸气肌不能正常做功导致吸气力量降低。肺活量是评估围术期患者呼吸功能储备的可靠指标,肺活量低于预测值的 40% 的患者多需要术后进行机械通气,呼吸衰竭的风险增加。虽然脊柱侧凸矫正术的长远目的是终止患者呼吸功能的下降,但术后 7～10 天,患者的肺功能明显恶化。长期或严重的侧凸可导致肺泡通气量严重降低、通气/血流比例失调,造成严重的低氧血症。高碳酸血症主要是随年龄增大患者代偿机制降低而加重。长期的低氧血症、高碳酸血症和肺血管收缩,使患者肺血管发生不可逆的病理改变,造成肺动脉高压。从出生到 8 岁肺都在发育,侧凸发病年龄越小肺泡数量越少,肺功能受影响也就越大。

脊柱侧凸患者肺血管收缩和胸廓畸形压迫肺血管床导致肺血管阻力增加,肺动脉压力升高,长期高压引起右心室肥大,最终导致右心室衰竭,术前评估要注意右心肥大和右心衰竭的症状和体征。另外,脊柱侧凸患者常伴有先天性心脏病,包括二尖瓣脱垂、主动脉缩窄、发绀性心脏病等。

参 考 文 献

1. Barrios C,Perez-Encinas C,Maruenda JI,et al. Significant ventilatory restriction in adolescents with mild or moderate scoliosis during maximal exercise tolerance test. Spine,2005,30(14):1610-1615.

2. Day GA,Upadhysy SS,Ho EKW,et al. Pulmonary function in congenital scoliosis. Spine,1993,19(9):1027-1031.

3. Emans JB,Caubet JF,Ordonez CL,et al. The treatment of spine and chest wall deformities with fused ribs by expansion thoracostomy and insertion of vertical expandable prosthetic titanium rib:growth of thoracic spine and improvement of lung volumes. Spine,2005,17:58-68.

4. Ferguson RL,Hansen MM,Nicholas DA,et al. Same-day versus staged anterior-posterior spinal surgery in a neuromuscular scoliosis population:The evaluation of medical complications. J Pediatr Orthop,1996,16:293-303.

5. Howard A,Donaldson S,Hedden D,et al. Improvement in quality of life following surgery for adolescent idiopathic scoliosis. Spine,2007,32:2715-2718.

6. Kawakami N,Mimatsu K,Deguchi M,et al. Scoliosis and congenital heart diseases. Spine,1995,20(11):1252-1255.

7. Levine DB. Scoliosis. Curr Opin Rheumatol,1990,2:190-195.

8. Weinstein SL. The pediatric spine:principles and practice. New York:Raven Press,1994:421-429.

三、脊柱侧凸手术患者的术中监测

除了常规监测手段外,有创血流动力学监测对于脊柱畸形矫正术患者的麻醉管理是必不可少的。桡动脉穿刺置管可以进行实时、直接动脉测压,还可以测定动脉血气。中心静脉置管利于监测中心静脉压,指导术中输血输液,如果患者发生静脉气栓,还可用来抽出气体。有肺动脉高压迹象或并存严重的心血管或肺部疾病的患者,可能需要放置肺动脉导管。

脊柱侧凸手术中脊髓功能的监测非常重要,能够指导外科医师的操作,及时发现问题并予以纠正。脊髓功能监测目前常用的技术有:体感诱发电位(somatosensery evoked potential,SSEP)、运动诱发电位(motor evoked potential,MEP)和唤醒试验等。

四、脊髓功能监测

感觉信息从外周经脊髓后索传递到大脑,SSEP自外周刺激,从中枢获得评估信号,自下而上的监测手段对脊髓背侧功能评估较好,能监测感觉通路功能的完整性,此通路由脊髓后动脉供血。SSEP 潜伏期增加 10%～15% 并且幅度降低超过 50% 时应提高警惕,SSEP 振幅和潜伏期的急性改变,预示着脊髓损伤,可能是直接创伤、缺血、压迫或血肿的结果。如果 SSEP 发生改变,需暂停手术,降低吸入麻醉药浓度或停止吸入,维持血压正常或者高于正常 20%。排除代谢紊乱后,波形仍未恢复正常,应该放松脊髓牵引,此时可进行唤醒试验,以排除神经损伤。除了神经损伤外,高碳酸血症、低氧血症、低血压以及低温都可以改变 SSEP 波形。

MEP 能够评估脊髓运动通路(由脊髓前动脉供血)的完整性(腹侧皮质脊髓束的功能)。对中枢进行电磁刺激,从外周获取评估肌电图信号或者肢体的实际运动,是从上而下的监测。SSEP 和 MEP 的联合监测利于脊髓功能的完整监测,但是信号具有一定的滞后性,信号改变提示脊髓受牵拉过度功能受损,需要术中及时纠正。

唤醒试验用来评估脊髓运动通路的完整性,通过减浅麻醉深度的方式让患者执行外科医师的运动指令。当神经电生理监测异常或内固定器置入后进行唤醒试验。评估时首先要求患者活动上肢以评估苏醒和配合程度,而后再要求患者活动下肢评估脊髓功能。对监测设备无特殊要求,简单易行,但是对麻醉要求高,要求应用短效药物以便停药后能够尽快苏醒,以便进行神经功能评估,此监测手段虽然简单,但是不能连续监测且无法得到及时反馈,不宜重复进行。术前要与患者进行良好的沟通。不推荐使用拮抗剂以免躁动导致的受伤或设备仪器受损。唤醒试验中存在一些危险因素,包括术中知晓、疼痛、气栓、脊柱固定器脱落以及意外将气管导管或动静脉置管拔出。如果患者清醒并自主用力吸气,可能导致空气进入术野开放的静脉窦而导致空气栓塞。

参 考 文 献

1. Burke D, Hicks RG. Surgical monitoring of motor pathways. J Clin Neurophysiol,1998,15:194-205.
2. Bernard J, Pereon Y, Fayet G, et al. Effects of isoflurane and desflurane on neurogenic motor and somatosensory-evoked potential monitoring for scoliosis surgery. Anesthesiology,1996,85(5):1013-1019.
3. Miller RD, eds. Miller's anesthesia, 6th ed. Philadelphia Elsevier:Churchill livingstone,2005:1511-1550.
4. Nuwer MR, Dawson EG, Carlson LG, et al. SSEP spinal cord monitoring reduces neurologic deficits after scoliosis

surgery:results of a large multicenter study. Electroencephalogr Clin Neurophysiol,1995,96:6-11.
5. Schwartz DM, Auerbach JD, Dormans JP, et al. Neurophysiological detection of impending spinal cord injury during scoliosis surgery. J Bone Joint Surg Am,2007,89:2440-2449.

五、麻醉管理对脊髓功能监测的影响

麻醉过程中很多因素都可以影响脊髓功能的监测,麻醉性镇痛药、丙泊酚和氯胺酮对 SSEP 的影响较小,氧化亚氮和挥发性吸入麻醉剂对皮质体感诱发电位和运动诱发电位影响较大,能降低电位幅度,但是对皮质下体感诱发电位影响较小,挥发性吸入麻醉剂能够剂量依赖性减小诱发电位幅度,延长诱发电位潜伏期,一般采用较低的浓度(<0.4% 异氟烷)。苯二氮革类和硫喷妥钠对运动诱发电位影响很大,而氯胺酮会增强运动诱发电位。

肌肉松弛剂对从外周神经监测的体感诱发电位或运动诱发电位没有影响,但是会影响运动反应强度,造成运动诱发电位的解释混乱,如果使用肌肉松弛剂则需要持续输注达到恒定的肌松水平,减少对运动诱发电位监测的影响。脊髓术中同时监测 MEP 和 SSEP,要考虑使用短效阿片类药物和低剂量吸入麻醉药或静脉麻醉药物持续输注。

另外,控制性低血压或术中低血压降低到脑自身调节水平下、高碳酸血症、低氧血症、血细胞比容低于 15% 以及低温都可以改变体感诱发电位和运动诱发电位。

参 考 文 献

1. Grundy BL, Nash CL, Brown CR. Aterial pressure manipulation alters spinal cord function during correction of scoliosis. Anesthesiology,1981,54:249-253.
2. Miller RD. Miller's anesthesia. 6th ed. Philadelphia Elsevier:Churchill livingstone,2005:1511-1550.
3. Sloan TB, Heyer EJ. Anesthesia for intraoperative neurophysiologic monitoring of the spinal cord. J Clin Neurophysiol,2002,19:430-433.

六、脊柱侧凸手术中的空气栓塞

病例 1 患者术中出现的术野冒气泡、低血压、低呼气末二氧化碳分压、心率增快和血氧饱和度的降低均提示静脉空气栓塞。大量椎骨暴露以及手术切口相对于心脏平面位置抬高,使患者易于发生静脉气体栓塞。症状表现为突然、无法解释的低血压,呼气末氮气浓度增加以及呼气末二氧化碳浓度下降。术野空气经破损的静脉系统进入体循环,到达右心室,由此造成中心静脉压升高,血流中的气体逆流通过瓣膜较少的静脉系统造成切口冒泡。另外,正压通气和内固定放置时对脊柱产生的压力也会产生气泡,需要仔细鉴别。严重的脊柱侧凸由于术野水平面较低,相对于脊柱后凸造成空气栓塞的几率相对要小。

术中怀疑出现空气栓塞时,紧急处理措施包括:立即用生理盐水封闭手术野,减少空气进入硬膜外静脉、椎旁静脉和去皮质骨的静脉窦;纯氧通气,停止氧化亚氮的吸入,减少空气栓子的容量;加快输液增加中心静脉压,降低开放静脉与右心房间的压力差,减少空气进入循环系统;注射血管加压药。严重循环紊乱需要复苏时,患者置于左侧位能够减少空气栓子滞留在肺流出道,增加肺血;也可以通过中心静脉导管吸出空气栓子或直接进行心内吸引去除空气栓子。

参 考 文 献

1. Horlocker TT, Wedel DJ, Cucchiara RF. Venous air embolism during spinal instrumentation and fusion in the prone position [letter]. Anesth Analg,1992,75,152.
2. Sutherland RW, Winter RJ. Two cases of fatal air embolism in children undergoing scoliosis surgery. Acta Anaesthesiol Scand,1997,41(9):1073-1076.
3. Will J, Schwend RM, Albin MS, et al. Intraoperative visible bubbling of air may be the first sign of venous air embolism during posterior surgery for scoliosis. Spine,2005,30(20):629-635.

七、脊柱侧凸手术中的血液保护措施

脊柱侧凸矫正手术时间长,出血多。病例 2 即为出血过多导致的循环不稳定,术中需要利用各种可能措施减少失血和异体血的输注。术前自体血储备、术中恰当地摆放体位、血液稀释、血液回收、控制性降压、氨甲环酸等抗纤维蛋白溶解药的使用等方法,可以减少患者失血量和输血量。

术前血红蛋白不低于 110g/L 或血细胞比容不低于 33% 的患者可以采集自体血储存,每周采集 1～2 次,每次采集 1U,术前 3 天采集完毕,结合使用红细胞生成素利于红细胞的再生。摆放体位时避免腹部受压、肌肉松弛剂或深度麻醉防止腹壁张力增高,能降低腹内压,减少脊椎静脉丛的出血。等容血液稀释可减少红细胞的丢失,手术开始前经中心静脉或桡动脉抽取患者血液,同时用 3 倍的平衡盐或等量胶体置换以维持血容量,所取得血液术中按需输注。手术中的自体血回收技术能够回收术野失血,经过洗涤、浓缩等过程生成 50%～60% 的浓缩红细胞,但是回收血中血浆和血小板含量较低,大量失血患者仍然需要补充相应的凝血物质。控制性低血压广泛应用于脊椎手术中,能显著减少手术失血,但是应根据患者年龄、病情、手术部位等确定合适的降压水平。

参 考 文 献

1. Fontana JL, Welborn L, Mongan P, et al. Oxygen consumption and cardiovascular function in children during profound intraoperative hemodilution. Anesth Analg, 1995,80:219-225.
2. Miller RD. Miller's anesthesia, 6th ed. Philadelphia Elsevier: Churchill livingstone,2005:1511-1550.
3. Sethna NF, Zurakowski D, Brustowicz RM, et al. Tranexamic acid reduces intraoperative blood loss in pediatric patients undergoing scoliosis surgery. Anesthesiology,2005, 102:727-732.

八、脊髓休克患者的术前评估

怀疑有颈脊髓损伤的患者应进行神经学检查并评价其他系统器官可能存在的损伤,如果患者清醒,且无颈部疼痛或触痛,则颈椎损伤的几率较低。提示颈椎不稳定的情况有:①神经系统症状和体征;②颈部疼痛;③严重的放射痛;④沉醉状态;⑤当场失去意识。出现上述情况应怀疑颈椎损伤可能。颈椎损伤常伴颅脑损伤;胸椎损伤常伴肋骨骨折、肺部和心血管损伤;腰椎损伤可能伴有腹部和长骨的损伤。

脊髓损伤患者术前应及时访视,了解损伤严重程度、对呼吸和循环的影响,以便选择适当的麻醉方法、药物,判断术毕能否拔除气管导管。急性脊髓损伤临床表现为脊髓休克,为损伤早期临床征象,持续 1～3 周,甚至 3 个月,损伤平面以下脊髓功能丧失,出现暂时性感觉、运动和括约肌功能障碍,出现截瘫、麻痹性肠梗阻等。脊髓损伤水平越高,通气功能受影响越大。脊髓损伤的平面决定患者的预后,C_5～T_7 节段的脊髓损伤,由于失去了腹式呼吸与肋间肌的支持,患者呼吸功能会发生明显的改变。弛缓的胸廓肌肉在吸气期产生反常呼吸,使肺活量减少 60%。患者不能咳嗽和有效地清除呼吸道分泌物,所以导致肺不张和肺部感染,这是 C_5 颈脊髓损伤所致的最重要的临床证据。因为此节段颈髓控制三角肌、肱二头肌、肱桡肌等的运动功能，如果 C_5 损伤可能导致上述肌肉出现弛缓性麻痹，膈神经可能部分受到影响；C_4 损伤可能导致膈肌完全麻痹，患者呼吸功能衰竭，除非建立人工气道控制呼吸，否则患者难以存活。

病例 3 为脊髓急性损伤导致的脊髓休克，由于容量和阻力血管交感张力的丧失，患者出现低血压、心动过缓、反射消失，腿部的静脉扩张就是脊髓损伤的征象之一。损伤平面越高则血流动力学障碍越明显，如果交感加速神经纤维（$T_1 \sim T_4$）受影响，患者不能代偿性心动过速，失血性休克时心率可能仍维持在 40～60 次/分，心动过缓可进一步加重血流动力学波动。

九、急性脊髓损伤患者的气道管理

高位颈脊髓损伤患者的气道管理非常关键，开放气道应采用下颌前突法以避免颈部过度后仰，口咽或鼻咽通气道有助于维持气道的通畅。在面罩通气和插管过程中使用"手法固定颈椎"利于减少颈部的活动，减少脊髓损伤，但是可能给喉镜操作带来困难。固定颈椎结合纤维支气管镜、可视管芯等辅助工具引导气管插管能够减少颈部活动。清醒状态下利于维持肌张力，但是要求患者能够配合实施表面麻醉，耐受缓慢的插管过程，喉部和声带的局麻可能导致急诊手术患者的误吸风险。临床医师的技能与偏好、患者的意愿和并发症等因素影响插管技术的选择，没有某一项技术是最为安全有效的，但是应尽量选择临床医师最为熟练、便捷的插管技术，注意保护脊髓。这些方面比选择某种特殊的技术更有价值。

十、急性脊髓损伤患者的麻醉管理

脊髓损伤是根据神经功能、X 线片椎骨移位和不稳定性等来决定手术治疗，没有截瘫或半身麻痹的患者在转运、体位安置等过程可能导致脊髓损伤，因此在搬运和摆放体位时需要特别小心。短期大剂量糖皮质激素[甲泼尼龙 30mg/kg，继以 5.4mg/（kg·h）持续 23 小时]可改善脊髓创伤患者的神经功能。

脊髓损伤患者麻醉管理的一个重要方面就是保证脊髓的血流量，保障脊髓充分的氧供和灌注，应把患者血压和血管内容量维持在正常水平。持续的低血压会加重神经损伤，一旦出现，需要加强液体治疗，但急性期后应注意减少液体输注，以防发生肺水肿。维持适当的血红蛋白水平，避免高血糖和温度过高，是防止脊髓进一步损伤的关键。患者循环紊乱，对体位改变、容量变化、血管扩张药物和麻醉药物特别敏感，围术期需要注意用药量的调整。监测中心静脉压有助于患者的液体管理，循环不稳定可能需要使用缩血管药、正性变力性药进行处理。应避免过度通气，因为低碳酸血症减少脊髓血流。

由于控制温度的交感神经通路被破坏，损伤水平以下血管收缩活性的丧失。脊髓损伤患者的体温容易变化，需要注意维持围术期正常体温，可以通过以下几种方法：加温输液、外源性热量对皮肤进行保温、增加室温等。

急性脊髓损伤后 48～72 小时，失神经支配的肌肉沿肌细胞膜反应性生成乙酰胆碱受体，去极化肌松剂氯琥珀胆碱作用于接头外的受体，导致大量的钾离子释放，由此可能造成高钾血症，甚至心搏骤停。脊髓损伤后 2 周氯琥珀胆碱的钾离子释放作用最强，持续 3～8 个月，因此急性脊髓损伤后的 48 小时以上禁忌使用氯琥珀胆碱，应选择非去极化肌松剂。

参 考 文 献

1. Suberviola B, González-Castro A, Llorca J, et al. Early complications of high-dose methyl-prednisolone in acute spinal cord injury patients. Injury,2008,39(7):748-752.
2. Kwon BK, Mann C, Sohn HM, et al. Hypothermia for spinal cord injury. The Spine Journal,2008,8(6):859-874.
3. Fehlings MG, Perrin RG. The role and timing of early decompression for cervical spinal cord injury:Update with a review of recent clinical evidence. Injury,2005,36(2):13-26.
4. Leal Filho MB, Morandin RC, de Almeida AR, et al. Importance of anesthesia for the genesis of neurogenic pulmonary edema in spinal cord injury. Neuroscience Letters,2005,373(2):165-170.

十一、脊髓损伤后的自主神经反射亢进

病例 5 患者的高血压为脊髓损伤的自主神经反射亢进。T_6 以上水平脊髓损伤的患者从脊髓休克中恢复过来后，85％的患者出现自主神经反射亢进。自主神经反射亢进表现为阵发性高血压、心动过缓、心律失常等，主要是由于脊髓损伤平面以下交感神经系统缺乏脊髓水平以上中枢的下行抑制作用，对刺激的反应不受控制，传入的皮下和内脏刺激诱发受损平面以下交感兴奋，出现血管收缩导致皮肤苍

白、高血压。严重高血压可能导致颅内出血、视网膜出血、癫痫发作和心肌梗死等。受损平面以上副交感神经系统代偿性兴奋出现心动过缓，血管扩张导致颜面潮红、出汗和头痛等，很多脊髓损伤伴自主神经反射亢进的患者都会发生特征性的头痛发作伴随膀胱膨胀出现，内脏膨胀（膀胱和直肠）是最常见的诱发因素，其他如：尿管置入、尿路感染、膀胱镜检查和直肠检查操作等也易导致自主神经反射亢进的出现，越靠近尾端的外周刺激（肛门直肠区，$S_2 \sim S_4$）产生的反应越强。损伤水平越低，血管扩张代偿作用越强，血流动力学改变也就越小，T_6 以下损伤对血流动力学影响较小，一般不伴有明显的循环波动。

十二、脊髓损伤后患者再次手术的麻醉管理

患者由于长期脊髓受损，需要注意呼吸道感染、尿路感染和深静脉血栓等情况的存在。高位脊髓损伤患者由于呼吸功能受损，术前用药需要谨慎，防止药物进一步影响呼吸，但是阿托品可以防止心动过缓的产生。麻醉诱导和维持用药注意适当减量，有创监测利于调控液体、酸碱和电解质平衡。

自主神经反射亢进是与痛觉无关的自主神经系统功能改变，对于无痛觉区域的手术也应该进行麻醉。椎管内阻滞能够阻断传入神经纤维，有效预防自主神经反射亢进的产生，但是硬膜外麻醉难以阻断 $S_2 \sim S_4$ 区域，需要蛛网膜下腔麻醉。由于感觉缺失，椎管内麻醉平面难以确定，需要密切监测患者的反应。全身麻醉利于调控呼吸和循环，发现自主神经反射亢进表现应立即处理，包括：去除外界刺激、加深麻醉和使用直接扩血管药物控制血压。

参考文献

1. Andrei Krassioukov. Autonomic function following cervical spinal cord injury. Respiratory Physiology & Neurobiology, 2009, 169(2): 157-164.
2. Krassioukov A, Warburton DE, Teasell R, et al. A Systematic Review of the Management of Autonomic Dysreflexia After Spinal Cord Injury. Archives of Physical Medicine and Rehabilitation, 2009, 90(4): 682-695.
3. Miller RD. Miller's anesthesia, 6th ed. Philadelphia Elsevier: Churchill livingstone, 2005: 1511-1550.
4. Paul G. Clinical Anesthesia. 3rd ed. Philadephia: Lippincott-Raven Publishers, 1996: 1025-1037.
5. Teasell RW, Hsieh JT, Aubut JA, et al. Venous Thromboembolism After Spinal Cord Injury. Archives of Physical Medicine and Rehabilitation, 2009, 90(2): 232-245.

十三、Key points

1. 神经阻滞技术非常适用于四肢手术。

2. 臂丛神经走行的各个水平皆可行神经阻滞，效果有所不同，需要根据手术选择最佳的阻滞位点。

3. 神经刺激器和超声引导神经阻滞能够改善阻滞效果，减少并发症。

4. 外周神经阻滞时可能有止血带反应，需要辅助其他措施改善麻醉效果。

5. 骨科手术可能导致大量失血，麻醉医师必须熟悉等容血液稀释、血液回收、控制性低血压等血液保护技术，以减少血液丢失和异体输血需求。

6. 关节置换手术可能出现骨水泥综合征、脂肪栓塞和肺栓塞等并发症，术中有创监测利于及时发现并处理。

7. 骨科手术发生血栓栓塞并发症的风险较高，尤其髋关节骨折患者，围术期应注意血栓栓塞的预防。

8. 围术期预防性抗凝影响麻醉方式的选择，椎管内阻滞的使用受到一定限制。

脊柱侧凸手术患者心肺功能可能受到影响，术前需要仔细评估。

9. 脊柱侧凸矫形术发生神经损伤的几率大约为 1%，其中 50% 出现不完全或完全截瘫。神经电生理学监测和唤醒试验能够监测脊髓的完整性，指导手术操作。

10. 麻醉可能对脊髓功能监测具有一定影响，需要选择影响最小的药物。

11. 急性脊髓损伤可导致脊髓休克，出现低血压、心动过缓等，麻醉管理注意液体输注和血管活性药物的联合应用。

12. 急性脊髓损伤患者气道管理注意减少颈部活动，纤维支气管镜、可视管芯等结合手法固定颈椎利于减少脊髓的进一步损伤。

13. 脊髓损伤恢复期可能造成自主神经反射亢进，出现高血压、心动过缓和阵发性头痛等，围术期注意循环系统的调控和麻醉管理。

（徐 懋 郭向阳）

第十七章

烧伤患者的麻醉

一、临 床 病 例

【病例1】

患儿,男,6岁,4小时前在家里玩汽油桶时燃烧,救护车送患儿到医院救治。查体见:患儿全身98%烧伤,深度为Ⅱ～Ⅲ度,面部极度肿胀,呼吸急促,口唇发绀。烧伤科医师要求麻醉医师立即行气管内插管。

1)如何建立静脉通道? 如何监测血压?

2)怎样选择气管插管方式?

【病例2】

患者,男,65岁,14天前煤气罐爆炸,导致重度烧伤,经过多次清创植皮手术,已出现急性呼吸窘迫综合征和急性肾衰竭;1天前烧伤科拔出气管导管并撤离呼吸机,其后患者SpO_2不能维持,需要重新插管进行呼吸机治疗,现患者张口度很小,颈部多层纱布包扎,活动受限。

如何进行气管内插管?

【病例3】

患者,男,39岁,3小时前家里失火,为了救孩子,自己晕倒在屋里,被消防队员救出。烧伤科医师请麻醉医师评估呼吸道。体检见患者面色殷红,面部略微肿胀,鼻毛烧卷,SpO_2 90%,纤支镜下见气管黏膜略微充血,但无明显水肿。

1)SpO_2可靠吗?

2)如何判定患者一氧化碳中毒程度?

3)如果气道无充血水肿,此时需要气管插管吗?

二、烧伤面积估算、深度分级与严重性分度

烧伤患者救治时,首先需要进行伤情判断,确定烧伤面积与深度,并对烧伤严重性进行分度,为临床治疗提供指导。

1. **烧伤面积估算** 将人体划分为四部分,以各部分所占体表面积的百分比(%)来估算烧伤面积。其中头颈部(发际部分3%+面部3%+颈部3%)9%;双上肢(双上臂7%+双前臂6%+双手5%)18%;躯干(躯干前部13%+躯干后部13%+会阴部1%)27%;双下肢(双臀5%+双大腿21%+双小腿13%+双足7%)46%。儿童由于头部所占体表比例比成年人大,故儿童烧伤面积估算有所不同,儿童头颈部烧伤面积估算为9+(12-患儿年龄)%,双下肢为46-(12-患儿年龄)%,双上肢和躯干烧伤面积估算方法与成人一致。

2. **烧伤深度分级** 通常采用四度五分法确定烧伤深度。Ⅰ度烧伤仅伤及表皮,浅Ⅱ度烧伤为伤及表皮和真皮浅层,深Ⅱ度烧伤累及表皮和真皮深层,这两种类型烧伤通常不需要手术和麻醉;Ⅲ度烧伤时全层皮肤和皮下组织均烧伤,Ⅳ度烧伤除伤及皮肤皮下组织外,还伤及筋膜、肌肉或骨组织,Ⅲ～Ⅳ度烧伤常需要手术麻醉。

3. **烧伤严重性分度** 根据烧伤面积、深度以及是否有并发症将伤情分为四度,烧伤病情的分度还应参考年龄因素。

轻度烧伤是指伤情在Ⅱ度烧伤面积9%以下。若Ⅱ度烧伤面积达10%～29%,或Ⅲ度烧伤面积不足10%,属中度烧伤。当患者烧伤总面积为30%～49%;或Ⅲ度烧伤面积10%～19%;或Ⅱ度、Ⅲ度烧伤面积虽不到上述百分比,但已发生休克,或有呼吸道烧伤或有较重的复合伤;或新生儿婴幼儿Ⅱ度烧伤面积超过15%～20%,均属重度烧伤;特重度烧伤是指烧伤总面积达50%以上;或Ⅲ度烧伤面积20%以上;或已有严重并发症。

参 考 文 献

1. MacLennan N, Heimbach DM, Cullen BF. Anesthesia for major thermal injury. Anesthesiology,1998,89:749-770.

2. Fuzaylov G, Fidkowski CW. Anesthetic considerations for

major burn injury in pediatric patients. Paediatr Anaesth, 2009,19:202-211.

三、烧伤病理生理变化

(一)心血管系统变化

小面积浅度烧伤不会对心血管系统造成明显影响。严重烧伤常引起局部炎性介质如前列腺素类、缓激肽、NO 以及全身炎性介质如 IL-1β、IL-6、IL-10、TNF 等的释放，上述炎性介质造成正常组织与烧伤组织的微血管通透性增加，大量血浆和富含蛋白的液体转移到组织间隙，导致烧伤后早期血管内低血容量与间质水肿；同时，烧伤后血管内流体静水压增加，组织间隙静水压降低及渗透压增加；严重烧伤后 12～24 小时即可出现明显的组织水肿。除了烧伤早期的液体转移外，烧伤患者的心排出量也会降低，并且心排出量降低与血管内容量状态无关。烧伤组织释放的炎性介质以及烧伤后冠状动脉血流量降低导致心肌收缩力减弱；烧伤后肾上腺受体亲和力降低以及第二信使减少，导致心血管系统对内源性和外源性儿茶酚胺的反应削弱，导致烧伤早期机体出现心排出量降低、外周血管阻力增加以及组织灌注不足。如患者经过容量复苏度过烧伤早期的 24～48 小时，机体随后会出现由大量炎性介质介导的全身炎症反应综合征，表现为心排出量增加、外周血管阻力降低以及心动过速等。

综上，在严重烧伤早期机体心排出量往往降低，周围血管阻力增加；而晚期则表现为心排出量增加，周围血管阻力降低。

参 考 文 献

1. Warden GD. Burn shock resuscitation. World J Surg, 1992,16:16-23.
2. Suzuki K,Nishina M,Ogina R,et al. Left ventricular contractility and diastolic properties in anesthetized dogs after severe burns. Am J Physiol,1991,260:1433-1442.
3. Maass DL,White J,Horton J. IL-1 beta and IL-6 act synergistically with TNF-alpha to alter cardiac contractile function after burn trauma. Shock,2002,18:360-366.
4. Garcia NM,Horton JW. Burn injury alters coronary endothelial function. J Surg Res,1996,60:74-78.
5. Wang C,Martyn JA. Burn injury alters beta-adrenergic receptor and second messenger function in rat ventricular muscle. Crit Care Med,1996,24:118-124.
6. Csontos C,Foldi V,Fischer T,et al. Factors affecting fluid requirement on the first day after severe burn trauma. ANZ J Surg,2007,77:745-748.

【液体复苏】 烧伤早期往往需要及时大量的液体复苏，可供选择的液体有晶体、胶体和高渗氯化钠等。等渗晶体液仍是普遍应用的复苏液体，然而大量晶体液复苏可引起组织水肿、低蛋白血症等并发症。应用胶体液复苏虽不致引起组织水肿，但也不会改善患者预后；早期加入白蛋白进行液体复苏会增加患者死亡率；高渗氯化钠明显增加烧伤患者肾衰竭发生率与死亡率。因此烧伤液体复苏仍首选等渗晶体液。目前常用的成人严重烧伤液体复苏方案有两种：

1. 晶体液方案 乳酸林格液（LR）烧伤面积（total body surface area burned,TBSAB）

Parkland 方案 第一个 24 小时输液量＝4.0ml LR/(kg·%TBSAB)

改良 Brooke 方案 第一个 24 小时输液量＝2.0ml LR/(kg·%TBSAB)

2. 晶体与胶体复合方案 0.9%氯化钠溶液（NS）,5%葡萄糖液（GS）

Evans 方案 第一个 24 小时输液量＝1.0ml NS·/(kg·% TBSAB)＋1.0ml（胶体）·/(kg·%TBSAB)＋2000ml 5%GS

Brooke 方案 第一个 24 小时输液量＝1.5ml LR/(kg·%TBSAB)＋0.5ml(胶体)/(kg·%TBSAB)＋2000ml 5%GS

按上述公式计算总量的 1/2 应在烧伤后第一个 8 小时内输入，剩余 1/2 在其后的 16 小时内输完。

儿童患者常用液体复苏公式是 Parkland 方案，同时给予生理需要量输注。上述液体复苏方案只是粗略估算，影响液体需要量的因素还包括烧伤深度、有无吸入伤和复合性损伤等。

【液体复苏成功与否的指标】 通常临床指导液体复苏是否足够的指标有血压、中心静脉压、尿量、剩余碱等。但在一些对常规容量复苏反应不佳或有心脏病的烧伤患者，采用肺动脉插管收集分析心指数、心排出量和氧供等指标有利于指导此类特殊患者的容量复苏，经食管超声心动图能够对心室功能和血流动力学提供有效信息。血乳酸与剩余碱可作为衡量全身组织灌注是否充足的指标，烧伤后 24～72 小时血乳酸<2mmol/L 常预示组织灌注充分。烧伤后为保证心脑等重要器官功能，机体往往会牺牲胃肠等内脏器官的灌注，监测胃黏膜 pH 可以了解内脏器官灌注并指导容量复苏。由于烧伤患者个体差异以及机体各器官对失血失液的反应程度不一样，因此根据容量复苏过程中的血流动力学变化和实验室检查，综合

分析复苏指标，能够最大限度优化复苏效果。通常可用以下指标观察液体复苏是否充分：①心率与血压；②中心静脉压；③尿量 0.5～1ml/(kg·h)；④剩余碱<−5；⑤血乳酸<2mmol/L；⑥胃黏膜 pH>7.32；⑦肺动脉导管或超声心动图监测心脏和血流动力学。

参 考 文 献

1. Nguyen TT, Gilpin DA, Meyer NA, et al. Current treatment of severely burned patients. Ann Surg, 1996, 223: 14-25.
2. Alderson P, Bunn F, Lefebvre C, et al. Human albumin solution for resuscitation and volume expansion in critically ill patients. Cochrane Database Syst Rev, 2002, 2: CD001208.
3. Huang PP, Stucky FS, Dimick AR, et al. Hypertonic sodium resuscitation is associated with renal failure and death. Ann Surg, 1995, 221: 543-557.
4. MacLennan N, Heimbach DM, Cullen BF. Anesthesia for major thermal injury. Anesthesiology, 1998, 89: 749-770.
5. Fuzaylov G, Fidkowski CW. Anesthetic considerations for major burn injury in pediatric patients. Paediatr Anaesth, 2009, 19: 202-211.
6. Greenhalgh DG. Burn resuscitation. J Burn Care Res, 2007, 28: 555-565.

（二）呼吸系统

【气道变化】　对烧伤患者应特别关注其气道变化，可从三方面进行气道评估：烧伤前患者已有的气道异常，烧伤造成的气道损伤，气道阻塞症状。面颈部烧伤可导致正常解剖结构破坏，如张口度变小、咽喉部水肿及颈部活动度变小等，严重者可致面罩通气困难。

【肺功能改变】　烧伤后肺改变包括直接损伤（如吸入烟雾、毒性气体等）与间接损伤（烧伤创面释放的炎性介质、灌注不良组织产生的炎性因子等）。热力伤与化学物质损伤直接引起黏膜水肿塌陷、纤毛清除力减弱和肺泡表面活性物质失活；临床可表现为肺炎、支气管炎、急性呼吸窘迫综合征等。另一方面，烧伤后血浆蛋白丢失引起血浆胶体渗透压降低以及烧伤后 24～36 小时出现的肺高压可引起肺水肿；随着病情发展，烧伤后也可出现肺部菌血症和脓毒血症。总之，烧伤患者的肺部损害可表现为多种形式，严重者可致呼吸功能衰竭。

【一氧化碳中毒】　吸入性损伤或密闭环境中的火力烧伤患者，应高度怀疑患者一氧化碳中毒。一氧化碳与血红蛋白的结合力是氧的 200 多倍，其结果是削弱氧与血红蛋白的结合，降低组织氧供；一氧化碳引起氧离曲线左移，导致组织氧利用减少；一氧

化碳与肌红蛋白结合还可导致心功能障碍。轻度一氧化碳中毒可引起患者恶心头痛、意识改变等，严重者可出现抽搐、昏迷甚至死亡。通过测定碳氧血红蛋白含量可反映机体一氧化碳中毒程度。病例 3 即可测定患者动脉血中碳氧血红蛋白含量以判断其中毒程度。

【氰化物中毒】　塑料制品燃烧产物中含有氰化物，烧伤患者同时吸入氰化物后，氰化物与细胞色素氧化酶相结合，造成细胞内有氧代谢转变为无氧代谢，削弱组织氧供，产生代谢性酸中毒。

参 考 文 献

1. Weiss SM, Lakshmin arayan S. Acute inhalation injury. Clin Chest Med, 1994, 15: 103-116.
2. Lykens MG, Haponik EF. Direct and indirect lung injuries in patients with burns. Critical Care Report, 1990, 2: 101-114.

（三）肾功能损伤

烧伤早期由于心排出量降低，儿茶酚胺、血管加压素与肾素-血管紧张素分泌增多造成肾血管收缩，上述两方面原因引起肾小球滤过率降低。烧伤后期，随着心排出量增加肾小球滤过率亦随之增加，但肾小管功能和肌酐清除率却可下降。因此烧伤患者肾功能变化差异很大，严重者可出现肾衰竭。

（四）肝功能损伤

烧伤早期心排出量降低，肝脏低灌注和缺血再灌注损伤、炎性介质作用等因素导致肝细胞凋亡坏死，血液中谷丙转氨酶、谷草转氨酶和胆红素升高，通常这些酶学水平在烧伤后 2～6 周恢复正常；烧伤后期肝脏灌注增加，代谢亦加强。

（五）内分泌与代谢系统改变

烧伤早期，由于儿茶酚胺、抗利尿激素、肾素血管紧张素和胰高血糖素等大量释放，机体出现高代谢状态，导致体温增加、脂肪降解、糖代谢和肌肉分解代谢加强。高代谢严重程度与烧伤面积和烧伤严重程度呈正相关。为满足机体代谢率的增加，烧伤早期常需采用营养支持，优化的营养支持能够减轻烧伤所致的高代谢和免疫抑制，而且有利于伤口愈合。

（六）血液系统改变

烧伤后血液成分与凝血功能的改变取决于烧伤严重程度和时间。烧伤后即刻，由于血液浓缩引起血细胞比容与血液黏度增加，虽然早期大量液体复苏，血细胞比容在最初 48 小时仍偏高。烧伤后部分患者可出现贫血，主要是大量液体复苏所致的血液

稀释、烧伤创面出血以及热力导致红细胞破坏;无并发症的烧伤患者可以耐受较低的血细胞比容(20%～25%),但儿童、高龄或心肺疾患者需维持较高的血细胞比容(25%～30%)。中重度烧伤患者血小板通常偏低,主要是由于血小板与纤维蛋白等结合形成血栓,一周左右血小板可恢复正常。严重烧伤后机体凝血与纤溶系统均被激活,在稀释与消耗双重因素影响下,凝血因子将减少。极少数大面积重度烧伤患者可发展为DIC,部分患者可出现深静脉栓塞与肺栓塞。

(七) 胃肠道改变

烧伤后胃肠道血流灌注减少、缺血再灌注损伤以及炎性介质共同作用导致胃肠黏膜损伤,可出现胃或十二指肠应激性溃疡、急性肠炎和麻痹性肠梗阻等;部分患者可出现腹腔间隔室综合征,表现为腹内压升高和腹外脏器受损。

(八) 神经系统

烧伤后早期可出现脑水肿和颅压增高,随着病情进展甚至可出现"烧伤性脑病",临床表现为谵妄、抽搐、昏迷及其他中枢神经系统症状。常见原因是组织低氧、低钠血症和低血容量,部分患者甚至出现长期认知功能障碍。

四、烧伤患者麻醉

1. 术前评估 Ⅰ度和浅Ⅱ度烧伤患者一般不需要手术治疗,深Ⅱ度、Ⅲ度以及Ⅳ度烧伤多需要手术切痂植皮。

烧伤患者多有呼吸或循环系统损害,手术前麻醉医师应该对患者的心肺状态进行全面评估,并且确认烧伤面积、烧伤深度与严重度、有无复合伤,患者有无合并内科疾病等;体格检查包括全面的气道评估,有无足够的静脉通道建立部位和血压监测部位;实验室检查包括血常规、肝肾功能、电解质等。根据手术大小准备好血制品,特别注意麻醉前患者有无酸碱失衡存在。对于高代谢营养治疗的患者麻醉前不应停止,胃肠外营养在围术期可继续使用。对于术前已有焦虑、恐惧和疼痛的患者,可适当应用术前药物提高患者的舒适度。术前评估应重点关注以下方面。

(1)患者年龄:婴幼儿与成人比较,即使烧伤面积相同,前者的伤情明显较重。

(2)烧伤原因:明确是化学物质烧伤还是热力烧伤,有无肺部吸入伤或一氧化碳、氰化物中毒,烧伤原因对机体器官系统功能以及临床救治都有一定的影响。

(3)烧伤手术的时间间隔:烧伤后早期手术还是后期的切痂植皮,在不同阶段机体器官系统病理变化不一致,麻醉处理会有所不同。

(4)气道变化:面颈部、上胸部烧伤以及有无瘢痕形成,这些都会影响全麻选用的诱导与气管插管方式。术前评估还应了解患者有无吸入性损伤,麻醉前呼吸功能状态及是否已行呼吸机治疗。

(5)麻醉前患者液体复苏是否充分:可以根据心率血压、中心静脉压、尿量及其他实验室检查或者无创检查估算患者液体复苏程度。

(6)患者是否合并内科疾病:烧伤前患者是否合并心肺等内科疾病及治疗情况,烧伤后合并疾病有无恶化等。

(7)拟施手术大小:一般而言,手术大则可能时间长出血量大,尤其对婴幼儿和有合并疾病的烧伤患者风险更大。同时,根据手术大小和术前患者失血量,能够预测术中的输血量。

2. 监测 烧伤患者术中监测取决于烧伤严重程度、手术前机体的病理生理状态以及拟施手术大小。标准检测包括心率、心电图(electrocardiogram,ECG)、血压、SpO$_2$、潮气末二氧化碳(end-tidal carbon dioxide,ETCO$_2$)、温度、吸入氧浓度(fraction of inspired oxygen,FiO$_2$)和尿量等,需注意烧伤时监测结果可能失真,病例3中患者SpO$_2$为90%,但其仍处于缺氧状态。对心肺并发症等特殊患者可采用肺动脉插管行有创监测,或借助超声心动图监测术中心脏及血流动力学变化;估计术中失血量多或大面积烧伤患者,采用直接动脉压监测能够准确及时反映血压变化,并且可以采集动脉血监测血细胞比容和血红蛋白值以及机体酸碱平衡;病例1为大面积烧伤患儿,应采用桡动脉或肱动脉穿刺监测直接动脉压。中心静脉插管有利于指导输血输液以及血管活性药物输注;尿量监测可以了解肾脏灌注;体温监测必不可少,室内温度应高于28℃,实施液体加温及非手术区域保温措施;应用肌松药的患者需行四个成串刺激(train of four stimulation,TOF)监测。对有吸入性损伤患者可进行呼吸力学监测。

3. 麻醉实施 烧伤患者手术可选择全身麻醉或区域麻醉,以全身麻醉居多。

【气道管理】 烧伤患者的气道管理具有挑战性,麻醉前应重点评估患者上呼吸道的解剖异常与阻塞症状。烧伤早期患者面部和气道可出现水肿,从而导致颈部活动和张口受限,气道解剖发生改变;

而烧伤后期主要为头面部烧伤瘢痕对气道的直接影响。

(1)烧伤患者气道管理总原则是早期气管内插管,如果发展到气道阻塞阶段再行气管内插管会很困难;病例3中麻醉医师须行气管内插管而不应等到有气道阻塞症状时才插管。

(2)如果烧伤未累及面颈和上胸部,且患者不是困难气道,可常规麻醉诱导后进行气管内插管。

(3)如果烧伤累及面颈和上胸部,可导致喉镜暴露或面罩通气困难,此时纤维支气管镜应作为首选,纤维支气管镜可作为成人清醒或者镇静保留自主呼吸前提下的气管插管方式;儿童可用氯胺酮辅助表面麻醉的条件下采用纤维支气管镜插管,病例1患儿面部肿胀,并且已有气道阻塞表现,此时应用氯胺酮镇静保持自主呼吸下行纤维支气管镜插管最安全。

(4)对于烧伤累及面颈和上胸部,并且患者已疑似困难气道,可在充分表面麻醉后清醒气管内插管,也可在适度镇静下行纤维支气管镜插管,如果患者情况危急,可考虑应用喉罩临时解救气道。病例2患者采用纤维支气管镜插管最安全,必要时可用喉罩。

(5)对于上气道损伤严重而无法行气管内插管的患者,可采用气管切开后插管;紧急情况下可选择环甲膜穿刺或切开,外科方式处理气道具有并发症,应权衡利弊。

(6)烧伤导致呼吸衰竭需要术后长期呼吸机治疗的患者,气管插管一定时间后需改作气管切开插管,气管切开虽不会增加死亡率,但少数患者可出现气管狭窄或气管食管瘘。

【麻醉诱导与维持】

(1)烧伤及液体治疗所致的药代学与药效学改变:如前所述,烧伤不同时期其对机体脏器的影响不甚相同,患者年龄及合并疾病的个体差异,烧伤面积深度等诸多因素导致患者对药物的反应不尽相同。因此,掌握不同时期烧伤病理生理变化尤为重要。烧伤早期和液体复苏阶段,由于白蛋白丢失和稀释性减少,导致与白蛋白结合率高的药物血浆游离浓度增加;药物的分布容积也会因为细胞外液体量或蛋白结合率而发生改变;肝肾血流量减少导致部分麻醉药物的代谢清除降低。另一方面,心排出量降低造成肺泡内吸入麻醉药浓度上升速度加快。而在烧伤48小时后,随着高代谢与高循环状态的出现,肝肾血流量增加,其对部分药物的代谢清除加快,临床上需适当增加麻醉药量。由于烧伤不同阶段心排出量、肝肾血流量、血浆蛋白浓度、药物分布容积以及手术过程中失血等诸多因素影响,不同个体间麻醉药物浓度差异较大,麻醉中需注意监测药物效应和个体化用药。

(2)麻醉药物:很多麻醉药物都能用于烧伤患者的麻醉诱导与维持,具体药物选择取决于患者是否为困难气道与呼吸循环状态以及合并疾病。氯胺酮因其可以保留自主呼吸、维持良好的气道反射与镇痛效应而广泛应用于麻醉诱导;依托咪酯常作为血流动力学不稳定患者的首选诱导用药;充分容量复苏的患者可用丙泊酚诱导,烧伤患者丙泊酚的诱导和镇静剂量较正常人群大;吸入麻醉药中七氟醚已广泛应用于小儿烧伤麻醉诱导。全麻维持可采用静吸复合或全凭静脉麻醉。

(3)镇痛药物:全身麻醉中常用阿片类镇痛药提供镇痛,目前常用的有吗啡、芬太尼、舒芬太尼和瑞芬太尼等,不同药物的镇痛性能以及对呼吸循环系统影响也不一样;大多数阿片类镇痛药对血流动力学影响甚微,但都有不同程度的呼吸抑制。烧伤患者往往会经历剧烈的疼痛,其对阿片类镇痛药的需要量会增加;有研究表明,严重烧伤患者芬太尼的分布容积增大、清除率增加,麻醉时需较大剂量的芬太尼。氯胺酮也常作为烧伤患者的麻醉镇痛药。

(4)肌松药物:烧伤患者对去极化和非去极化肌松药的效应均有变化。对去极化肌松药氯化琥珀胆碱敏感性增加,会出现严重的高钾血症甚至引起心搏骤停;烧伤后24小时开始,氯化琥珀胆碱应列为禁忌。烧伤可使局部和全身肌肉的Ach受体药上调,从而使之对非去极化肌松剂耐药,耐药性一般在烧伤后7天出现,约40天达高峰,临床需适当增加剂量方可取得良好的肌松效果。

【区域麻醉】　区域麻醉可单独或与全麻联合应用于烧伤患者手术。区域麻醉多限于小面积非危重患者肚脐部位以下的手术,采用硬膜外麻醉、蛛网膜下腔阻滞麻醉或腰-硬联合麻醉可满足手术需要,必要时还可应用硬膜外术后镇痛;上肢手术可行臂丛阻滞。区域麻醉实施前应注意其适应证与禁忌证。

4. 容量管理　保证有效的静脉通道是麻醉的关键,大面积烧伤患者的外周静脉通道常难以建立,要尽早行深静脉穿刺。病例1患儿近乎全身烧伤,宜烧伤后即建立颈内静脉或锁骨下静脉通道。烧伤患者手术过程中存在非显性液体丢失以及创面处理和植皮所造成的失血,而手术失血量往往无法准确估算,因此在麻醉过程中应结合患者的心率、血压、中心静脉压、尿量、血常规与血气指标等综合分析以指导输液输血,输液种类宜晶体液与胶体液相结合,避免单独晶体液输注导致的组织水肿与腹腔间隔室综合征,输注红细胞悬液需参考术前血红蛋白水平、术中失血量、患者年龄和心肺功能。大出血者尚需补充血浆、血小板及凝血物质。

5. 体温管理 烧伤患者皮肤完整性缺失,加之组织代谢和脓毒症等因素,导致患者体温降低与体温调节功能障碍;全身麻醉及药物一定程度上会干扰体温调节,加剧体温降低。手术创面失血也会引起患者体温降低。因而烧伤手术室需特别注意室温不能低,所输液体与血液成分经液体加温器加温,尽可能维持术中患者体温在正常范围。

五、术后管理

全麻下手术完毕的烧伤患者需评估是否拔除气管导管还是继续带管行呼吸机治疗;术后需应用静脉、神经阻滞或硬膜外镇痛;严重烧伤患者术后管理往往需要多学科知识、多个科室共同完成。

总之,烧伤患者的麻醉管理具有极大的挑战性,麻醉医师必须全面掌握烧伤的病理生理变化,高度重视烧伤患者气道管理技术,加强血流动力学监测,完善术后镇痛,从而提高热伤者麻醉质量。

参 考 文 献

1. Han TH, Greenblatt DJ, Martyn JA. Propofol clearance and volume of distribution are increased in patients with major burns. J Clin Pharmacol, 2009, 49:768-772.
2. Han T, Harmatz JS, Greenblatt DJ, et al. Fentanyl clearance and volume of distribution are increased in patients with major burns. J Clin Pharmacol, 2007, 47:674-680.
3. Uyar M, Hepaguslar H, Uğur G, et al. Resistance to vecuronium in burned children. Paediatr Anaesth, 1999, 9:115-118.
4. Han T, Kim H, Bae J, et al. Neuromuscular pharmacodynamics of rocuronium in patients with major burns. Anesth Analg, 2004, 99:386-392.

六、Key points

1. 烧伤患者救治时,首先需要进行伤情判断,确定烧伤面积、深度和烧伤严重性。

2. 为了更好地管理麻醉,需要正确认识烧伤后机体各器官系统的病理生理变化。

3. 面颈、上胸部烧伤患者的气道处理是十分棘手的问题,应谨慎选择麻醉诱导与气管插管方式。

4. 充分认识烧伤和液体治疗所引起的药代学与药效学改变,麻醉中做到合理用药。

5. 个体化选择监测手段,尤其要注意血流动力学监测与容量管理。

6. 烧伤患者的围术期管理涉及多学科知识。

(涂发平 陶为科)

第十八章

心血管外科手术麻醉

第一节　心脏瓣膜置换术麻醉

一、临床病例

【病例 1】

患者,女,36 岁,心悸、气紧 10 年,诊断重度二尖瓣狭窄,拟行二尖瓣置换术。入手术室后窦性心律,心率 70 次/分,血压 13.3/9.0kPa(100/68mmHg)。常规诱导后行中心静脉穿刺,在置入导丝时,心率突然增加至 160 次/分,窦性心律,血压 6.92/3.99kPa(52/30mmHg)。

1)发生了什么问题?

导丝尖端刺激窦房结附近组织,出现快速室上性心律失常,最常见的是室上性心动过速,心率可达130～160 次/分。由于心室充盈期明显缩短,左心室前负荷显著下降,每搏心排出量降低,导致低血压。

2)如何处理?

可及时退出钢丝,再谨慎放入。如果出现持续的心动过速,低血压,可静脉注射缩血管药物,如去甲肾上腺素等,可升高血压,反射性减慢心率。

【病例 2】

患者,男,65 岁,心悸、气紧 20 年,加重伴夜间阵发性呼吸困难 2 月。左心室 50mm,诊断二尖瓣狭窄重度,主动脉瓣反流轻度,拟行二尖瓣置换术。灌注停跳液时,心脏未能及时停跳,外科医师发现,心脏胀,切开灌注。复跳后,心脏反复室颤,经食管超声心动图(transesophageal echocardiography,TEE)发现左心室胀。

1)灌注停跳液时发生了什么问题?

有主动脉瓣关闭不全的患者在经主动脉根部常规灌注停跳液时,部分停跳液可进入左心室。一方面导致主动脉根部的灌注压力不足,心肌细胞没有得到充分的停跳液灌注,心跳不能停止。另一方面,左心室被灌注液充盈发胀。严重时其后果是心肌纤维初长度被拉长,导致心肌收缩力受损。

2)复跳时心脏反复室颤该如何处理?

保证内环境稳定,维持心肌灌注压力,延长体外循环辅助时间,温血停跳液再灌注心肌,应用必要的抗心律失常药物。

【病例 3】

患者,男,45 岁,体重 65kg。主诉:活动后心悸、呼吸困难 22 年,加重伴夜间不能平卧 1 年。诊断"风湿性心脏病,联合瓣膜病变,二尖瓣狭窄,主动脉瓣关闭不全,肺动脉高压,心功能 Ⅲ 级"。目前口服氢氯噻嗪、酒石酸美托洛尔和地高辛。查体:神清合作,心率 90 次/分,心律不齐;血压17.29/6.65kPa(130/50mmHg);呼吸 20 次/分,双肺呼吸音粗糙。头颈及四肢均未见异常,无双下肢水肿,肝颈静脉回流征(一)。辅助检查:ECG示心房纤颤;胸部 X 线片示心胸比例为 0.81,肺血增多;超声心动图示左房、左室明显增大,二尖瓣增厚、瓣口缩小,解剖面积 0.75cm² ;主动脉瓣增厚、瓣尖有钙化,关闭不全,彩色多普勒示舒张期主动脉瓣上有大量反流,左室舒张末径 84mm。术前血常规、凝血功能和生化检查基本正常。外科拟在中低温体外循环(cardiopulmonary bypass,CPB)下行二尖瓣和主动脉瓣机械瓣置换术。

患者入室接监护仪后 ECG 显示快速心房纤颤,心室率 140 次/分,血压 11.97/5.32kPa(90/40mmHg),SpO₂94%。面罩给氧、以咪达唑仑 0.05mg/kg,芬太尼20μg/kg,维库溴铵 0.1mg/kg 行麻醉诱导时,心率为50 次/分,血压下降至 10.64/3.99kPa(80/30mmHg)。经处理后主要循环参数正常,顺利建立体外循环。主动脉阻断 90 分钟,完成人工机械瓣置换二尖瓣和主动脉瓣后开放主动脉,ECG 示心室纤颤,经处理后心脏复跳。辅助循环 30 分钟后,开始降低 CPB 流量,发现桡动脉压力波形大小不一,随 CPB 流量下降,血压也随之下降。通过调整血管活性药物并改善心脏功能,并继续辅助循环 20 分钟后,上述情况无明显改善,测量左房压为 3.99kPa(30mmHg)。经 TEE 检查后发现人工瓣膜功能异常,外科医师重新打开心脏,去除卡瓣的缝线后再次缝合心脏切口,顺利停机。手术结束后,将患者由手术台移至转运床后,血压由 14.0/8.6kPa(105/65mmHg)降至 10.6/5.3kPa(80/40mmHg)。经紧急处理后血压恢复正常,将患者安全送至 ICU。

(1)正常二尖瓣瓣口面积是多少,轻、中、重度二尖瓣瓣口狭窄是如何划分的?本例狭窄为什么程度?

二维超声心动图左室短轴二尖瓣口水平可直接测量二尖瓣口的实际瓣口面积。正常成人二尖瓣瓣口面积为 $4 \sim 6cm^2$,$1.5 \sim 2.0cm^2$ 为轻度狭窄,$1.0 \sim 1.5cm^2$ 为中度狭窄,$<1.0cm^2$ 为重度狭窄。据上面的分类标准,该例患者属重度二尖瓣瓣口狭窄。

(2)重度二尖瓣狭窄的主要病理生理变化是什么?

1)血液经二尖瓣从左心房流入左心室的流量决定于 3 个因素:二尖瓣瓣口面积、舒张期长短和舒张期跨二尖瓣压差。二尖瓣狭窄最主要的病理生理变化是舒张期血液由左房进入左室受阻,进而导致左室舒张末容积减少,每搏量减少;左房压升高,肺循环淤血。心室率加快时由于舒张期缩短使上述病变更为严重。

2)肺淤血使肺毛细血管静水压升高而发生肺间质水肿。长期肺淤血可致肺动脉压升高、右室负荷增加、右心室扩大和三尖瓣相对关闭不全,严重时产生右心衰竭和体循环淤血。

3)心房纤颤可引起哪些相关的病理生理变化?

左房扩张可使左房壁纤维化和心房肌束排列紊乱,导致传导异常而发生心房纤颤。心房纤颤和左房内血流减慢可形成左房(尤其是左心耳处)的附壁血栓,附壁血栓脱落可造成急性动脉栓塞(如脑栓塞)。心房纤颤时,由于舒张末期心房收缩功能丧失,可使左室舒张末容积减少 20%。若心室率超过 100 次/分,则会因心室舒张期缩短加重左室充盈不足而发生低血压,而左房压力持续升高可诱发急性肺水肿。

4)主动脉瓣关闭不全可引起哪些相关的病理生理变化?如何判断病情的轻重?

主动脉瓣关闭不全主要表现为舒张期血液由主动脉反流回左心室,导致左心室容量负荷增加和有效的前向心排出量下降。风湿性瓣膜病所致的主动脉瓣关闭不全者病程进展较缓,左心室通常有一个较长的适应期。早期左心室收缩力增加,左心室出现肥厚、扩张,但心排出量基本无异常。如果长期的左心室容量负荷过重,可使左心室明显扩张,最终出现左心衰竭。超声心动图可提供主动脉瓣反流的程度(少量、中量和大量),所测得的左心室舒张末径越大,说明左心室功能受损越严重。跨主动脉瓣反流的血流量决定于 3 个因素:主动脉关闭不全的程度、舒张期长短和舒张期跨主动脉瓣的压差。因此,心率太慢和外周阻力升高均可使反流加剧,以及前向心排出量下降和重要脏器供血不足加重。

5)麻醉诱导后心动过缓如何处理?

本例患者诱导后发生心动过缓时最大的担心是由于舒张期延长使反流增加,左心室舒张末容积加大,心肌耗氧增加;同时有效前向心排出量减少,冠状动脉血流和心肌供氧减少。如果此时因血压偏低而使用血管收缩药物,虽可使血压短暂升高,但外周阻力的上升极易使上述病变加重而诱发心室纤颤。此时的重点是增加心率和心肌收缩力。麻醉医师可先使用阿托品,如果心率仍然较慢,血压偏低,使用小剂量多巴胺 $3 \sim 5\mu g/(kg \cdot min)$ 或 $0.25 \sim 0.5mg/$次往往有很好的效果。

6)CPB 中如何维持麻醉?何时需要机械通气?

大量研究证明 CPB 后短时间内,芬太尼血药浓度几乎为零,且与剂量和氧合器类型无关。故 CPB 中需持续静脉泵注丙泊酚、咪达唑仑等静脉麻醉药物,或通过与氧合器相连的吸入麻醉药挥发装置,加入吸入麻醉药以维持 CPB 中的麻醉深度。

理论上,CPB 中只要有右心室收缩和肺循环血流就需要机械通气,至少在 CPB 启动全流量前和停机前 CPB 流量减半后应恢复机械呼吸。

7)阻断 90 分钟后开放主动脉,ECG 示心室纤颤,如何判断原因和正确处理?

开放主动脉后出现的心室纤颤可用 $10 \sim 30W$ 功率行胸内电除颤。如果除颤失败,建议参考下列顺序通过观察来处理:①"是冷心脏还是热心脏"。32℃ 以下应等待体温的上升。②"是红心脏还是黑心脏"。这是判断心肌是否有良好的供血供氧,如果有任何原因使心肌供血不足(常见的为冠状动脉气栓、体循环血压低于 $5.32kPa(40mmHg)$,氧合器氧合不良或冠状动脉开口血流受阻),应做相关处理。③"是软心脏还是硬心脏"。这主要是需要检查动脉血气和电解质,高钙血症导致心脏舒张困难,表现为"硬心脏",高钾血症表现为"软心脏"。麻醉医师应根据检查结果将内环境调至正常范围。④"是空心脏还是胀心脏"。从开胸切口可以看到右心室,TEE和外科医师的触摸可以观察左心室。膨胀的心脏是难以复跳的,即使除颤复跳后也容易再发心室纤颤。此时往往需加大左心引流,放空左心。如果有严重的主动脉瓣反流,需做及时的外科处理。⑤"是细颤还是乱颤"。如果纤颤细小,可以静脉给予利多卡因2mg/kg和(或)肾上腺素0.1~1mg,心室纤颤变为粗颤后可提高电除颤的成功率;如果是强烈的乱颤,可以试用少量的β受体阻滞剂、钙通道阻断剂或胺碘酮。

8)辅助循环50分钟后,仍无法脱离CPB,测量左房压为4.0kPa(30mmHg),应首先排除什么问题?

因为动脉压力波形大小不一,血压低,左房压高,应排除有无机械瓣机械故障。本例通过TEE(经食管超声心动图)检查,立即发现人工瓣机械故障,舒张期机械瓣瓣叶有时开启,有时不开启。因此决定重新打开心脏。

9)停机后使用鱼精蛋白中和肝素时应注意哪些事项?

使用鱼精蛋白前必须确定:已停止体外循环或超滤,静脉插管已拔出,术野无明显出血,尽可能补足前负荷,维持适当的麻醉深度,并取得外科医师和体外循环灌注师的认可。临床上一般使用中和肝素的鱼精蛋白量用量与体内肝素用量为1:1,回输体外循环机内余血时,每100ml余血应追加鱼精蛋白5mg。注射时须缓慢。注射鱼精蛋白前、中、后需密切动态观察血压、气道阻力和ECG的变化。出现鱼精蛋白反应时,往往出现呼吸道压力升高、血压下降、心率减慢和心室膨胀。此时,应立即停止给药。血压下降时可加快输血、输液或直接由主动脉插管输入机内余血。气道压升高时,应立即过度通气,防止严重肺动脉高压发生。心率减慢和心室膨胀时,推注小量的多巴胺多能缓解鱼精蛋白反应。上述处理后可经升主动脉缓慢注射余下的鱼精蛋白。鱼精蛋白注射完毕后可保留主动脉插管5~10分钟,以便需要重新转机时再次给予肝素后就可迅速重建体外循环。同时,须注意的是鱼精蛋白注射完后5~10分钟应及时拔除主动脉插管,否则主动脉内的插管可形成附壁血栓,拔管时血栓脱落将导致严重的动脉栓塞。

中和肝素后,需测量激活全血凝固时间(activated clotting time,ACT),并根据结果确定肝素是否被完全中和,还需注意的是在鱼精蛋白完全中和肝素后1~8小时内,可能会出现肝素反跳现象。

10)将患者由手术台移至转运床后,血压降至10.64/5.32kPa(80/40mmHg)的原因?如何预防和处理?

搬动患者时造成的低血压往往是由于血容量不足所致,而且极易导致心搏骤停,所以预防其发生十分重要而且容易实现。搬动患者前一定要补足循环血量,必要时使用肾上腺素能药物,切忌血压低于正常或在正常低限时搬动患者。出现搬动后低血压时应加快输血输液,停止扩血管药物的泵注,检查多巴胺和肾上腺素等维持血压和心排出量的药物是否在正常输注,必要时可加快这类药物的泵注。通过上述处理一定要使血压迅速回升,禁止在低血压未纠正前将患者送上危险的转运途中。

【病例4】

患者,女,49岁,头晕、乏力2年,胸痛、气紧1年。查体,心前区隆起,水冲脉,心界向左下扩大,胸骨左缘第二肋间及心尖部可闻及舒张期杂音。ECG示:左心室高电压。超声心动图示左心室舒张末径80mm,左心室后壁厚度5mm,EF47%。诊断"主动脉瓣重度反流",拟行主动脉瓣置换术。入室,心率115次/分,血压21.28/5.99kPa(160/45mmHg)。诱导给予咪达唑仑0.04mg/kg,维库溴铵0.08mg/kg,芬太尼10μg/kg。2分钟后,心率52次/分,血压9.98/5.32kPa(75/40mmHg)。

1)诱导时发生的低血压是什么原因?

诱导药物,主要是芬太尼的拟迷走作用引起的心率减慢导致了血压下降。心率减慢时心脏的舒张期延长,舒张期跨主动脉瓣反流量增加,前向心排出量减少,血压下降。咪达唑仑的中枢镇静作用使交感张力减弱,外周阻力血管扩张,也加重血压下降。

2)如何处理?

本例患者诱导后发生心动过缓时最大的担心是由于舒张期延长使反流增加,左心室舒张末容积加大,心肌耗氧增加;同时有效前向心排出量减少,冠状动脉血流和心肌供氧减少。如果此时因血压偏低而使用血管收缩药物,虽可使血压短暂升高,但外周阻力的上升极易使上述病变加重而诱发心室纤颤。因此,增加心率和心肌收缩力是治疗重点。麻醉医师可先使用阿托品,如果心率仍然较慢,血压偏低,使用小剂量多巴胺[3~5μg/(kg·min)或0.25~

0.5mg/次]往往有很好的效果。

二、心脏瓣膜病的病因和流行病学

在中国，风湿性心脏病是引起心脏瓣膜病的主要原因，次要原因为瓣膜退行性变等非风湿性心脏病。四组瓣膜中以左心系统的二尖瓣最常受累，占95%～98%，主动脉瓣次之，占20%～35%。三尖瓣和肺动脉瓣多为继发性关闭不全，狭窄罕见。

二尖瓣狭窄和关闭不全多为风湿性炎症引起二尖瓣瓣叶增厚，纤维化；交界区瓣膜粘连融合；瓣叶挛缩卷曲，腱索增厚缩短，乳头肌增粗融合从而使二尖瓣瓣口面积缩小，二尖瓣闭合障碍导致狭窄或关闭不全。非风湿性因素如老年性二尖瓣退行性变，腱索断裂等影响瓣环及瓣下结构引起关闭不全多见。

主动脉瓣膜病变的主要原因亦为风湿性疾病，主动脉瓣狭窄的其他原因主要有老年退行性变，先天性主动脉瓣钙化；其发病率和年龄密切相关，年龄越大发病率越高；据 celand 尸检资料，65 岁以下组主动脉瓣狭窄发病率很低，而 75 岁以上组发病率为6%～7%；主动脉瓣关闭不全的其他原因主要有感染性心内膜炎，创伤，老年退行性变，马方综合征，主动脉夹层等。

三、心脏瓣膜病的病理生理机制

心脏瓣膜病的病理生理学基础是：不同病因导致的瓣膜病变引起瓣膜功能不全，造成房室、大血管之间的压力阶差发生异常，引发血流动力学、心脏电生理、冠状动脉血流、解剖构型等一系列异常改变，最终均使心排出量下降。在功能代偿期，机体通过神经、体液调节使心脏各系统之间相互妥协、代偿，尚能维持有效的心排出量；在功能失代偿期，则会出现心律失常、心肌缺血和心力衰竭，导致心排出量不能有效维持，临床症状表现出心悸、胸闷、气紧、乏力、劳动耐力下降等，晚期还会出现栓塞、咯血等并发症。

【二尖瓣狭窄】 见前述。

【二尖瓣反流】 二尖瓣反流有急性和慢性之分，在慢性二尖瓣关闭不全的病程进展中，左室逐渐发生偏心性肥厚，前向心排出量由于总的左室每搏输出量的整体增加而得以维持。左房也增大膨胀，这可使左房压在有大量反流的情况下维持基本正常，可以使肺血管床得到保护。大多数病例最终会出现房颤。

随病情进展最终可影响到每搏输出量，此时可出现左心衰竭的症状，包括明显的易疲劳和全身虚弱。一旦反流分数超过 60%，将发生充血性心力衰竭。由于可以较容易地将血液反向射入压力较低的肺循环，二尖瓣关闭不全患者的左室射血分数通常增高。在这种患者，射血分数低于 50% 表明有明显的左室功能不全存在。

左室功能不全可致前向心排出量持续严重的下降，并引起左房压的进一步增高，肺动脉压升高，最终导致右室衰竭。另外，左室功能持续恶化，严重者甚至在瓣膜置换术后亦难以恢复。

突然的二尖瓣关闭不全，可因腱索断裂或者心肌缺血导致乳头肌功能不全所致，由于左房顺应性正常，突然的左房容量超负荷导致显著的 LAP 升高，并累及肺循环，致肺动脉楔压升高。由于对心排出量降低迅速的代偿作用，交感刺激使心肌收缩力增加并引起心动过速，左房压力的急剧升高可早期出现肺淤血和水肿。

【主动脉瓣狭窄】 正常成人主动脉瓣口面积为 $2.6\sim3.5cm^2$（主动脉瓣指数为 $2cm^2/m^2$）。当出现主动脉瓣狭窄时，左室收缩末压增高，跨主动脉瓣压差增大保障了正常的每搏输出量。左室收缩压可高达 300mmHg 而主动脉收缩压和每搏输出量保持相对正常。这种较高的压差导致心肌压力做功增加及代偿性向心性左室肥厚。在左室代偿的早期，左室舒张末压力和容积增高，而左室收缩末容积保持相对正常。

当狭窄严重到瓣口面积 $0.7\sim0.9cm^2$（主动脉瓣指数 $0.5cm^2/m^2$）时，可出现心脏扩大和心室肥厚，导致左室舒张末容积和压力升高，最终导致左室收缩末容积升高和射血分数下降，每搏输出量降低，表明左室收缩功能受损。所有这些变化，特别是心室压力增高，增加了已经受损心肌的氧耗。

左室舒张末容积和压力增高导致心肌做功和需氧增加。在此情况下，心肌氧需的两个主要因素（收缩的心肌和收缩时限）均增加。同时由于左室舒张末压升高，造成冠状动脉灌注压下降，因而心肌供氧减少。最后，冠状动脉血流的文丘里（Venturi）作用可以实际上降低冠状动脉口的压力致使收缩期冠状动脉血液反流。这些因素使得患者即使在不并发冠心病的情况下也特别容易发生心肌缺血和猝死。

正常人 20% 的左室充盈有赖于心房收缩。然而，由于心室顺应性降低和左室舒张末压力增高使心室舒张早期充盈量减少，而舒张晚期心房收缩可提供高达40%的心室充盈量。因此主动脉瓣狭窄的患者一旦出现房颤，病情将快速恶化。病情持续发展，主动脉瓣指数降至0.5cm²/m²以下导致进一步的射血分数下降和左室舒张末压升高。当左房压超过3.33～3.99kPa（25～30mmHg）可导致肺水肿，常会出现猝死。对于存活的患者，进行性的肺动脉高压最终将导致右室衰竭。

【主动脉瓣关闭不全】　见前述。

四、瓣膜病停止体外循环转流的一般处理原则

停体外转流的过程，常被比作飞机降落，是心脏手术围术期管理中的高风险环节。停体外循环顺利与否取决于整个心脏团队的有效协作，麻醉医师对呼吸，循环系统状态的评估、调整和处理至关重要。

（1）瓣膜置换后心血管的病理生理异常得到很大程度的纠正，前后负荷得到改善，但心脏泵血功能并不能立即恢复，心肌损伤亦不能完全恢复，因此瓣膜病停止体外转流后需保证与心肌舒缩功能相适应的流体力学环境，有适应于心室收缩能力的前负荷及恰当的心室舒缩频率，获得合适的心排出量。避免循环容量的急剧变化，维持与心肌收缩能力对应的前负荷，合适的外周血管阻力，提高血细胞比容（21%以上），改善血容量成分，还需要关注体温和凝血功能。

（2）如果心室充盈良好，容量负荷足够，但不能维持满意的心排出量或外周血压，常需要心血管活性药物的辅助，在增强心肌收缩能力的基础上适度扩张阻力动脉，降低左右心室的后负荷，以增加心排出量，改善组织灌注。常用的搭配有多巴胺、多巴酚合用硝酸甘油或者硝普钠，必要时候可加用肾上腺素或者去甲肾上腺素。

（3）监测内环境，复查血气、酸碱及电解质，尿量多时应注意补充钾和镁。对停机困难者除用食管超声了解瓣膜及心室功能外，还要注意血糖和乳酸值的监测。

（4）加强呼吸管理，转流后肺部血流动力学发生改变，应根据血气结果及时调整呼吸机参数，及时吸痰，正确判断容量负荷以及左右心室舒缩状态，避免肺水肿的发生。

（5）预防和治疗心律失常，在体外循环支持下，对顽固性室性心律失常除了应用利多卡因、镁剂、胺碘酮外，应积极查找原因进行处理；停体外循环后以维持电解质平衡为主，必要时适量使用胺碘酮。三

度房室传导阻滞在应用异丙肾上腺素的同时应积极放置临时起搏器。

（6）注意维护器官功能和内环境稳态，包括：心肺功能，肾、肝、脑功能、凝血功能以及微循环状态；长时间转流的瓣膜置换手术凝血因子消耗较多，凝血功能降低，必要时补充血浆、冷沉淀、血小板、纤维蛋白原等。

五、TEE在心脏瓣膜病术中监测中的应用

TEE作为术中监测项目在心脏瓣膜置换术中具有重要临床价值。TEE可以在开胸前补充诊断，协助选择手术方案；TEE在麻醉后，瓣膜置换术前可评价瓣膜功能，心室舒缩功能，检查心房内血栓，测量瓣环直径，升主动脉内径、钙化程度；置换术后即刻评价人工瓣膜和心室功能，了解有无瓣周漏，在发现瓣周漏后准确定位瓣周漏的位置，便于术中及时解决，在体外循环停机前了解心腔内气体残留情况。

参考文献

1. Dahl JS, Poulsen MK, Pellikka PA, et al. Noninvasive assessment of filling pressure and left atrial pressureoverload in severe aortic valve stenosis: Relation to ventricular remodeling and clinical outcome after aortic valve replacement. J Thorac Cardiovasc Surg, 2011, 142(3): e77-83 [Epub ahead of print].
2. O'Brien SM, Shahian DM, Filardo G, et al. The Society of Thoracic Surgeons 2008 cardiac surgery risk models: part 2-isolated valve surgery. Ann Thorac Surg, 2009, 88(1 Suppl): S23-S42.
3. Bonow RO, Carabello B, de Leon AC, et al. ACC/AHA Guidelines for the Management of Patients With Valvular Heart Disease. Executive Summary. A report of the American College of Cardiology/American Heart Association Task Force on Practice Guidelines (Committee on Management of Patients With Valvular Heart Disease). J Heart Valve Dis, 1998, 7(6): 672-707.
4. Dashkevich A, Blanke P, Siepe M, Preoperative assessment of aortic annulus dimensions: comparison of noninvasive and intraoperative measurement. Ann Thorac Surg, 2011, 91(3): 709-714.

六、Key points

1. 在中国，风湿性心脏病是引起心脏瓣膜病的主要原因，随着我国工业化和老龄化社会的进程，非风湿性心脏瓣膜病所占的比例逐年增加。

2. 心脏瓣膜病的病理生理学基础是:不同病因导致的瓣膜病变引起瓣膜功能不全,造成房室、大血管之间的异常的压力阶差,引发血流动力学、解剖构形、冠状动脉血流、电生理等一系列异常改变,最终均使前向心排出量下降。

3. 心脏瓣膜病围术期管理的原则是:保护和利用机体的代偿能力,维持有效的心排出量,避免心房、心室的压力、容量、节律异常波动。

4. 联合瓣膜病的围术期管理应主要针对病变最严重的瓣膜进行处理,同时又要尽量兼顾另一病变瓣膜的情况。

5. 停体外转流的处理是整个心脏手术围术期管理中的一个重要环节,顺利与否取决于整个心脏团队的有效协作,其中麻醉医师对呼吸,循环系统状态的评估、调整和处理至关重要。

6. 经过规范 TEE 培训后的麻醉医师,可在麻醉后手术前参与手术方案的最后确定;术中通过 TEE 评估心脏和循环功能,调整麻醉及心血管监控策略;在手术室内对手术效果进行及时评估,确定是否需要再次手术。

(宋海波　魏　蔚　刘　进)

第二节　冠状动脉旁路移植术麻醉

一、临床病例

【病例1】

患者,男,68 岁,术前诊断为"三支血管病变的冠心病",拟行体外循环下冠状动脉旁路移植术。7 个月前发生过急性心肌梗死。既往有 20 年高血压病史。冠状动脉造影显示:左冠状动脉主干狭窄>90%。心脏彩超显示:射血分数 EF55%。现服用阿司匹林、美托洛尔、硝酸甘油。

1)患者存在的手术与麻醉风险有多大?

2)术前是否需停用阿司匹林?

【病例2】

患者,男,75 岁,术前诊断为"冠心病、不稳定型心绞痛",最近一次心肌梗死发作为 2 月前。既往有 15 年糖尿病病史。冠状动脉造影显示:左冠状动脉主干狭窄>90%。心脏彩超显示:EF40%。现服用阿司匹林、毛花苷丙(西地兰)、硝酸甘油、阿卡波糖片。在体外循环下冠状动脉旁路移植术,停体外转流前肺动脉楔压>2.13kPa(16mmHg),而平均动脉压<9.31kPa(70mmHg),静脉血氧饱和度(venous oxygen saturation,SvO$_2$)<65%。

1)患者是否有术前安置肺动脉导管的指征?

2)停体外转流前患者存在什么问题,应如何处理?

【病例3】

患者,男,63 岁,术前诊断为"冠心病、非 ST 抬高性心肌梗死",拟行体外循环下冠状动脉旁路移植术。既往有 7 年糖尿病病史。冠状动脉造影显示:左冠状动脉主干狭窄>80%,右冠状动脉主干狭窄>90%。心脏彩超显示:EF63%,舒张功能降低。现服用阿司匹林、硝酸甘油、阿卡波糖片、格列喹酮片。计划采用快通道麻醉策略。

1)什么是快通道麻醉策略?

2)患者在 ICU 早期拔管的诊断标准是什么?

【病例4】

患者,男,58 岁,术前诊断为"冠心病、稳定型心绞痛",拟行非体外循环下冠状动脉旁路移植术。冠状动脉造影显示:右冠状动脉主干狭窄>80%。心脏彩超显示:EF 65%。血管超声显示:右侧颈总动脉内中膜增厚,双侧颈动脉粥样硬化斑,升主动脉粥样硬化斑。现服用阿司匹林、硝酸甘油。术中出现 ST 段抬高>2mV,TEE 显示出现新的室壁运动异常和左室功能降低。

1)患者是否有行非体外循环下冠状动脉旁路移植术的指征?

2)术中出现的情况应如何处理?

二、术前对病情的风险估计

术前麻醉医师对冠心病患者的病情应有一全面的估计和分析,才能对术中可能出现的险情进行预防或处理。我们可以采用目前国际上推荐的一些风险评估模型来评估每个患者的特异性和疾病的严重程度,预测冠心病患者围术期死亡率。对于麻醉医师来说,预测哪个患者可能出现低心排出量综合征而不能脱离体外循环,或可能出现术后并发症等尤为重要。近年来,虽然非体外循环下冠状动脉旁路移植术快速发展,但目前尚缺乏大样本、精确统计的预后预测模型。对于冠心病患者可以采用以下评估方法。

(一)心脏情况的评估

1. 心脏病病史和现有症状　临床上心绞痛可能有四种表现,即稳定型心绞痛、变异性心绞痛、不稳定型心绞痛及无心绞痛。在稳定型心绞痛的患者如静息时心电图 ST 段即有下降,或伴有高血压,或有陈旧性心肌梗死史或属于上述Ⅲ、Ⅳ级者,其术后死亡率较高。更重要的是变异性心绞痛,不稳定型心绞痛及无心绞痛的患者具有突发心肌梗死或猝死的危险,如果不稳定型心绞痛是新近才有或新近从稳定型心绞痛转变来的,在三个月内其危险性最大。术前存在急性心肌梗死、充血性心力衰竭或心源性休克属高危(可能需要主动脉球囊反搏或左心室辅助装置)。

2. 冠状动脉解剖与冠状动脉造影　冠状动脉造影可以显示冠状动脉的具体解剖关系,而且还可以确定病变的具体部位及其严重程度,以及病变远端的血管情况。病变引起血管腔狭窄的程度以血管截面积作为指标较为精确。血管直径减少 50% 相当于截面积减少 75%,而直径减少 75% 则截面积减少相当于 94%。血管截面积与血流量的关系更为密切。

约 55% 人群的窦房结血运是由右冠状动脉供给,其余 45% 的人群由左回旋支供给。窦房结动脉亦供给大部分心房及房间隔的血运。这支动脉的堵塞可引起窦房结梗死并引起房性心律失常。90% 人群的房室结血运是由右冠状动脉供给,另 10% 由左回旋支供给。因此后壁心肌梗死常并发三度房室传导阻滞。有后壁心肌梗死史的患者,在手术时常需用起搏器,但供给房室结的侧支循环比较丰富,三度传导阻滞常能逐渐消失。

左室乳头肌对左室功能有很重要影响。前乳头肌总是由左冠状动脉供给,而后乳头肌则由左右冠状动脉共同供应。它们的侧支循环都很丰富,所以单支主要冠状动脉的堵塞不会引起乳头肌梗死;若此两支动脉同时发生严重堵塞,则可引起乳头肌功能失调,造成二尖瓣关闭不全。

左冠状动脉供给左室的大部分血运,故左冠状动脉主干的高度堵塞将使左室大部心肌处于危险状态。临床上最危险的是多支病变,如右冠状动脉近端完全堵塞加上左冠状动脉主干高度狭窄。另一种很危险的情况即所谓等同左冠状动脉主干病变,即左冠状动脉的两个主要分支(前降支及回旋支)的近心端高度阻塞。约 10% 患者的左回旋支提供一支或多支后降支,上述多支病变对这类患者危险性就更大。

3. 心电图　静息时心电图可以了解到是否有心律失常、传导障碍或心肌缺血,但严重的冠状动脉硬化的患者中有 25%～50% 的心电图是正常的。心电图如发现下列改变时具有很大的意义:①Q 波(潜在缺血、功能下降),ST-T 下降或升高(潜在缺血);②左束支传导阻滞(中度冠状动脉疾病、功能下降、肺动脉导管置入时易发生完全性心脏阻滞);③PR 间期延长(使用 β 受体阻滞剂或钙通道阻滞剂),进展为重度心脏阻滞。

4. X 线胸片　有心脏扩大的冠心病患者,其中 70% 以上的 EF<40%,如主动脉有扭曲及钙化,手术并发症的危险性亦将增加。肺野可提示急性或慢性心力衰竭或胸腔积液。

5. 瓣膜结构解剖与功能　最好由 ECG 和(或)心导管检查来评估。

合并主动脉狭窄(有心内膜缺血潜在危险),二尖瓣反流(与急性或慢性缺血有关,乳头肌断裂),主动脉瓣关闭不全(心室扩大、室壁张力增加,实施心脏停搏困难、术中心脏扩张),室间隔缺损(急性),室壁动脉瘤或假性动脉瘤。合并有二尖瓣病变,跨瓣压差≥7.98kPa(60mmHg)者术后发生充血性心衰的危险明显增加。合并有主动脉瓣狭窄,跨瓣压差>15.96kPa(120mmHg)者,围术期死亡率增加 16 倍。

(二)合并疾病的评估

1. 周围血管疾病　冠心病患者常伴有周围动脉病变。最常见合并颈动脉狭窄,这类患者在心肺转流后易有神经系统损害。稳定型心绞痛患者如有颈动脉病变,则应先做颈动脉狭窄解除术,然后再作冠状动脉架桥术。对不稳定型心绞痛患者及冠状动脉堵塞严重者,则应一次手术解决两项问题,顺序上仍应先作颈动脉狭窄解除术。在左室功能差的患者要注意是否有腹主动脉或髂动脉病变,因这类患者常需通过上述动脉放置主动脉内球囊反搏导管。

2. 糖尿病　患有糖尿病者其冠状动脉病变呈弥散性,多见于年老女性患者。糖尿病患者的自律神经张力有所改变,故术中血压波动大,难以控制。手术的应激性、儿茶酚胺药物的应用及低温均使胰岛素药效下降,血糖难以控制。由于糖或酸碱调节易致血钾异常、Ⅱ型肾小管性酸中毒。术后肾衰、切口感染,需用主动脉内球囊反搏(intra-aortic balloon pump,IABP)及死亡率均增多。

3. 高血压　合并有高血压的患者每昼夜血压有周期性的变化,血压升高在清晨有一高峰,常在此时引起心肌梗死。术中血压的波动亦大,升高时 ECG 常有缺血表现。高血压常伴有左心肥厚及充血性心衰,肥厚心肌的顺应性差,显示舒张功能不全,心率增快时心排出量及血压均会下降。高血压患者术前血浆容量减少,在麻醉引导交感张力降低时血压下降明显。但另一方面对应激和 α-受体兴奋剂的反应又十分强烈,血压的不易控制极易引起心肌缺血。

4.肾脏疾病　合并患有肾衰并长期依赖血液透析维持者术前需透析并了解血钾水平。术中液体或药物治疗需谨慎,避免酸中毒或高钾血症,增加血气分析和电解质检查。

5.肺部疾病　肺部疾患是引起术后呼吸并发症的重要危险因素。术前用力呼气速度 $FEV_1 <$ 1.25L/s 者术后死亡率明显增加。慢性吸烟者术前应禁烟 8 周以上,否则并发症明显增加。慢性梗阻性肺疾病患者行冠状动脉旁路移植术(coronary artery bypass grafting,CABG)术后中、远期预后不好的主要原因是心律失常。

因此,根据术前占有多少危险因素可以估量出患者手术的危险性有多大。下列因素为冠心病患者手术麻醉的危险因素:

(1)年龄>70 岁。

(2)女性:冠状动脉细小使吻合困难、畅通率低及小体重为女性 CABG 风险大的主要原因。

(3)肥胖。

(4)不稳定型心绞痛。不稳定型心绞痛患者早晨的缺血阈值较低,冠状动脉扩展的能力下降,易发生冠状动脉痉挛,导致急性心肌梗死。特别在术前无 β 受体阻滞药或钙通道阻滞药治疗,基础 ST 段下移者更为危险。

(5)充血性心力衰竭。术前有充血性心力衰竭者,围术期易发生心肌梗死及泵衰竭。

(6)EF<40%。

(7)左心室舒张末期压(left ventricular end-diastolic pressure,LVEDP)>2.39kPa(18mmHg)。

(8)左室室壁瘤。该类患者术前心功能一般较差,往往以较高的交感张力来维持心排出量,麻醉中血流动力学变化大。如室壁瘤范围大,切除后左室腔过小,易发生严重低心排。

(9)冠状动脉左主干狭窄>90%。

(10)PTCA 失败后急症手术或心肌梗死后 7 天内手术。

(11)合并高血压和(或)糖尿病。

(12)合并肾功能不全。

(13)合并肺疾患。

(14)合并瓣膜疾患。

(15)再次手术。

1989 年 Parsonnet 等把上述危险因素以分值表示,各危险因素的分值见表 18-1。

表 18-1　危险因素分值

危险因素	分值
女性	1
肥胖	3
糖尿病	3
高血压	3
射血分数(%)	
≥50	0
30~40	2
<30	4
年龄(岁)	
70~74	7
75~79	12
>80	20
手术次数	
再次	10
术前用 IABP	2
左室室壁瘤	5
PTCA 后急症手术或心肌梗死后 7 天内手术	10
肾功能不全依赖于透析	10
灾难性状态(如急性室间隔穿孔、心源性休克、肾衰)	10~50
其他情况(如截瘫、依赖起搏器、肺疾患)	2~10
合并瓣膜疾患	
二尖瓣	5
跨瓣压差≥60mmHg	8
主动脉瓣	5
压差≥120mmHg	7

1mmHg=0.133kPa

危险因素分值与手术死亡率的关系见表 18-2。

表 18-2　危险因素分值与手术死亡率的关系

分值	死亡率(%)
0~4	1
5~9	5
10~14	9
15~19	17
>20	31

参 考 文 献

1. Warner CD, Weintraub WS, Craver JM, et al. Effect of cardiac surgery patient characteristics on patient outcomes from 1981 throμgh 1995. Circulation, 1997, 96: 1575.

2. Eagle KA, Guyton RA, Davidoff R, et al. ACC/AHA 2004 guideline update for coronary artery bypass graft surgery: Summary article: A report of the American College of Cardiology/American Heart Association Task Force on Practice Guidelines. Circulation, 2004, 110: 1168.

3. Shahian DM, Blackstone EH, Edwards FH, et al. Cardiac surgery risk models: A position article. Ann Thorac Surg, 2004, 78: 1868.

4. Higgins TL, Estafanous FG, Loop FD, et al. Stratification of morbidity and mortality outcome by preoperative risk factors in coronary artery bypass patients. A clinical severity score. JAMA, 1992, 267: 2344.

三、术前药物治疗

由于增加冠状动脉血流量相当有限,药物治疗主要是通过减少心肌耗氧来改善心肌供氧/耗氧平衡。硝酸甘油类药物仍是治疗心绞痛的主要药物,β-肾上腺素受体阻滞药、钙通道阻滞药及血管紧张素转换酶抑制剂(angiotensin converting enzyme inhibitor, ACEI)的使用也获得了良好效果。

(一)硝酸甘油类药物

舌下含硝酸甘油是治疗心绞痛最常用的方法。其主要作用是使静脉扩张,心室充盈压力下降,以及心室容量和心室壁张力下降(减少前负荷)。同时它也通过冠状动脉扩张,增加侧支血运而改善心内膜与心外膜血流的比例。口服硝酸酯类可持续到手术前一日为止。但至手术室前患者需随身携带舌下硝酸甘油片以防急需。

(二)β肾上腺素能受体阻滞药

所有无禁忌患者均可使用以减少缺血危险。临床数据显示可抑制由 CPB 所致的儿茶酚胺水平急剧增高。β肾上腺素能受体阻滞药能降低心率、心肌收缩强度及收缩压而减少耗氧量。此外,它还可防止房性及室性心律失常,并使氧离解曲线右移,提高 P_{50},提高向组织供氧的能力。

(三)钙通道阻滞药

钙通道阻滞药预防 CABG 患者心肌缺血的作用一直存在争议。这类药物能抑制窦房结起搏点及房室交接处细胞的动作电位,可使心率减慢,房室传导速度减慢,不应期延长;可使血管平滑肌松弛而血管扩张,并使心肌收缩力受到抑制。因此其治疗心绞痛的机制在于一方面减少耗氧,另一方面由于冠状动脉扩张而增加供氧。但总的来说大量研究并没有显示该药物的优势。长期服用钙通道阻滞药的患者,需在术前停药,并在合并使用非二氢吡啶类药物和 β 受体阻滞药时,应警惕严重心脏阻滞的发生。

(四)血管紧张素转化酶抑制剂

ACEI 是个很强的扩张血管的药物,降低周围血管阻力,减轻心脏后负荷,同时对冠状动脉有扩张作用增加冠状动脉血流量。其还具有抗炎症反应,促进内皮功能等作用,以及目前尚不确定的血管再生能力。ACEI 被认为具有血管保护功能,特别是急性心肌梗死后的心室重构,同时还具有减轻缺血再灌注损伤的作用。对于 ACEI 造成血管扩张是否会导致麻醉诱导时低血压和 CPB 期间低灌注压的问题仍存在很大争议。有学者建议术前 24～48 小时停用 ACEI,并在术后 β 受体阻滞药开始使用后,在保证收缩压>13.3kPa(100mmHg)再重新使用。ACEI 在肾功能不全患者应慎用,其少见的并发症咳嗽可能导致术后胸骨稳定性下降。

(五)α₂-肾上腺素能受体激动剂

α_2-肾上腺素能受体激动剂(可乐定、右美托咪定)单独使用或与苯二氮䓬类药物合用可提供弱镇静和麻醉作用。有研究显示 α_2-受体激动剂用于心脏手术可减少死亡率和术后心肌梗死的发生,但其血流动力学不良反应需引起警惕。心率、平均血压、心排出量(cardiac output, CO)降低,全身血管阻力(systemic vascular resistanse, SVR)升高,诱导时低血压,这些都可能出现于术前使用 α_2 受体激动剂的心脏手术患者中。总之,α_2 受体激动剂在术前严重心动过缓患者应慎用,还需考虑其他问题如二度、三度房室传导阻滞、循环血量不足及低血压。

(六)洋地黄制剂

对洋地黄的应用仍存在不同的观点。有的学者认为心肺转流后血清洋地黄制剂的浓度会升高,出现某些中毒症状,所以主张术前 36 小时停用地高辛,术前 5 天停用洋地黄毒苷。另一些学者则主张用至术前,只要密切监测血清 K 含量,就可避免术后出现心律失常。麻醉医师应密切注视电解质 K^+、Mg^{2+} 及 Ca^{2+} 的平衡,组织供氧,酸碱平衡,肾功能情况,甲状腺功能以及自主神经系统张力等因素,因这些因素可以影响洋地黄引起的中毒症状。

(七)利尿药

在冠心患者中有两种情况常用利尿药,即伴有高血压及充血性心衰时。原发性高血压及充血性心衰的患者常有血浆容量减少的情况,而利尿药可加重血浆容量减少,因此在麻醉诱导前应先补充血容量,并要注意电解质的紊乱。

(八)防止血栓形成药

冠状动脉狭窄使血流速度减慢,粥样斑块面的粗糙或局部炎症易激发血小板聚集而形成血栓造成缺血或心肌梗死。阿司匹林早期被人们认识到对CABG术后早期活动性血栓有较强的抑制作用,并且是所有缺血性心脏病患者的初级和二级预防策略的用药。美国胸科医师协会关于抗血栓和溶血栓治疗的讨论中,一致认为CABG患者使用阿司匹林的时间应从术前延续到术后6小时。其治疗指南认为,高风险(不稳定心绞痛、近期心肌梗死患者)需进行急诊CABG术者,需持续使用阿司匹林,除非该患者是阿司匹林敏感高风险患者(正在进行抗阿司匹林或抗凝治疗或血小板异常)。有些患者活动性血小板聚集并不是急性缺血的最危险因素,可在术前3~5日停用阿司匹林以减少血制品的用量,但术后需立即恢复使用。

参考文献

1. Wijeysundera DN, Naik JS, Beattie WS. Alpha-2 adrenergic agonists to prevent perioperative cardiovascular complication: A meta-analysis. Am J Med, 2003, 114:742.

2. London MJ. Perioperative beta blockade: Facts and controversies. Ann Cardiac Anaesth, 2003, 6:117.

3. ten Broecke PW, De Hert SG, Mertens E, et al. Effect of perioperative beta-blockade on perioperative mortality in coronary surgery. Br J Anaesth, 2003, 90:27.

4. Ferraris VA, Ferraris SP, Moliterno Dj, et al. The Society of Thoracic Surgeons practice guideline series: Aspirin and other antiplatelet agents during operative coronary revascularization (executive summary). Ann Thorac Surg, 2005, 79:1454.

5. Wijeysundera DN, Beattie WS, Rao V, et al. Calcium antagonists reduce cardiaovascular complications after cardiac surgery: A meta-analysis. J Am Coll Cardiol, 2003, 41:1496.

四、麻醉管理策略

(一)术前硬膜外置管

术前硬膜外置管不常用。硬膜外阻滞可以减少应激反应,保存肾上腺素能受体功能,缩短拔管时间,减少肺部并发症和疼痛评分。有报道用于非体外循环下冠状动脉旁路移植术,但仅限于一支或两支病变。应在术前6~8小时放置以避免出血。

(二)术中处理

1. **静脉通路** 开放1~2条外周静脉通路,输血时使用加温器。

2. **心电图监测** 麻醉诱导前安置好心电图监测。V_3和V_5导联对缺血敏感,所有存在左束支传导阻滞的患者都应常规监测。肢导联监测节律。

3. **血压监测** 在局麻下放置动脉测压管监测血压。为防止解剖乳内动脉从而牵拉胸廓、使锁骨下动脉受牵拉导致血流减少而使测压不正确,因此应常规监测所取乳内动脉对侧桡动脉压。同时监测无创血压对比。

4. **麻醉诱导** CABG患者的麻醉诱导应考虑两个因素:左心室功能和对早期拔管的意愿。麻醉诱导可采用不同药物的组合,原则上应小量多次或点滴给药,根据心率及血压变化达到充分麻醉程度。"快通道"麻醉技术使阿片类药物和(或)苯二氮䓬类药物的剂量减少。常用药物为:阿片类药物(芬太尼10~20μg/kg,舒芬太尼2.5~5μg/kg)、静脉麻醉药(咪达唑仑0.05~1mg/kg,丙泊酚或右美托咪定单次或持续)、吸入麻醉药(异氟烷或七氟烷)。由于预处理效应的研究增加,吸入麻醉药的使用越来越多。避免使用氧化亚氮,因其可能影响心肌氧供,并可能出现脑或冠状动脉气栓。肌松药应选择非去极化肌松药(应避免使用泮库溴铵,因其可增加心率)。在保证正常血压合心排出量的情况下应尽量减慢心率,增加冠状动脉血流。影响心率的因素有:β受体阻滞剂、钙通道阻滞剂、阿片类药物得使用或瓣膜疾病。插管后应立即检测动脉血气分析。使用肝素前检测ACT。

5. **相关监测**

(1)温度监测:膀胱或食管(核心温度)和鼻咽或鼓室(脑部温度)可用于体外循环患者,减少复温时的温度梯度及防止脑部高温。非体外循环患者监测膀胱或食管温度即可。由于肝素的使用,放置鼻咽温度探头时需防止出血。

(2)脑功能监测:脑电双频指数(bispectral index,BIS)或其他脑电监测越来越多的用于心脏手术患者,是基于术中知晓的风险、指导麻醉药物使用和快通道麻醉的需要。术中需仔细监测麻醉转浅的表现,特别是血流动力学不稳定而减浅麻醉深度时。

(3)中心静脉和肺动脉导管测压:中心静脉测压应常规使用。肺动脉导管的使用目前倾向于体外循环下CABG使用率下降,而非体外循环下CABG使用率增加。基于目前已有文献,仍很难对CABG手术使用肺动脉导管作出一个准确的指导。患者风险越高,其风险受益率越好。有下列情况时最好安置肺动脉导管:①明显心功能受损(EF<40%、左心室舒张末压>2.39kPa、急性或慢性充血性心衰);②有左室壁运动异常;③三个月内发生过心肌梗死;④有心肌梗死后并发症(室间隔穿孔、左室室壁瘤、乳头肌功能不全而产生二尖瓣关闭不全);⑤同时有二尖瓣、主动脉瓣或三尖瓣病变。

(4)经食管超声心动图:推荐常规使用。TEE对心肌缺血诊断的敏感性高。TEE还可用于指导麻醉管理(液体治疗、诊断心肌缺血、确定肺动脉导管的位置)和手术(指导逆行心脏停搏插管、放置主动脉球囊反搏、提示主动脉根部和弓部的钙化及粥样硬化斑块部位、反映左心室容积以及检查瓣膜功能)。

6. 切皮与胸骨切开　切皮及锯胸骨是术中最强烈的操作步骤,所以在切皮前及时加深麻醉,避免在此操作时心率快,血压高。胸骨切开时肺塌陷可避免胸骨锯造成胸膜损伤。对于再次手术者,切皮前需要准备体外除颤设备。

(三)心肌保护和脏器灌注

广义的心肌保护系在围术期维持稳定、满意的血流动力学参数,防治冠状动脉痉挛以使心肌氧的供需维持平衡,避免加重心肌缺血。体外循环中的心肌保护则需外科、麻醉、灌注的密切协作。转流开始后由于多种因素的影响,冠心患者极易室颤,而此时灌注压往往较低(4.00~5.33kPa)。体外循环中要避免在阻断升主动脉前发生室颤。应:①维持较高的灌注压(6.67~10.7kPa);②阻断升主动脉前不过早降温;③如转流开始血压明显下降,此时仅靠增加灌流量难以使血压回升,可从人工肺给单纯α受体兴奋药,如去氧肾上腺素1~2mg/次,往往可获得满意效果。如在室颤下探查冠状动脉,则应引空心脏,使灌注压>7.98kPa(60mmHg)。冠心病患者多数年龄较大,常合并高血压及全身动脉硬化,转流中应维持较高的流量[2.4~2.6L/(min·m²)]和较高的灌注压,灌注压应接近转前平均血压。

1. 吸入麻醉药与心肌保护　吸入麻醉药通过其模拟缺血预处理的特性产生心肌保护作用。越来越多的研究表明,吸入麻醉药对CPB后的心肌功能是有益的,且可能改善CABG术后长期的发病率和死亡率。但是有两类患者(糖尿病者和女性患者)可能不利于吸入麻醉药的保护作用。

2. α₂-肾上腺素能受体激动剂(右美托咪定)　右美托咪定是比可乐定具有更高选择性的α₂-肾上腺素能受体激动剂,以其镇静、镇痛和血流动力学稳定性成为有效的辅助用药。右美托咪定可以降低氧耗需求和心率,故在非体外循环下冠状动脉旁路移植术中可能有益。有研究显示,右美托咪定可以减少快速性心律失常发生率。

(四)停体外循环前后的处理

停机前后的处理是冠心病麻醉处理中最重要的环节之一。欲顺利脱机和停机后维持稳定的血流动力学,须注意以下几点:

1. 心脏复跳后即注意预防心跳增快。对缓慢的心跳(30~40次/分)不宜急于处理,往往在钳夹主动脉侧壁,进行主动脉侧壁口吻合期间,心率即可自行增快。

2. 主动脉侧壁口吻合期间,应维持满意的灌注压。如灌注压超过术前的平均血压值,可用硝酸甘油、尼卡地平、异丙酚等处理,不宜轻易地降低灌流量。如灌注压较低,除增加灌流量外,应适当减少静脉引流量,血压仍不回升,可从人工肺给麻黄碱、去氧肾上腺素、间羟胺等提升血压。

3. 主动脉侧壁口吻合毕,冠状动脉血流开始恢复。如每搏量满意,将会出现良好的动脉压波形,此时可逐渐减少灌流量,缓慢回输血液,在ECG和循环动力学指标满意的情况下缓慢脱机。

4. 可能存在停机困难的患者,特别是体外循环前EF就低的患者,应提前准备正性肌力药和血管活性药物。应用正性肌力药的指征为:肺动脉楔压>2.13kPa(16mmHg),而平均动脉压<9.33kPa(70mmHg)或收缩压<12.0kPa(90mmHg),CI<2.0L/(min·m²),SvO₂<65%。正性肌力药可选用多巴酚丁胺、多巴胺、肾上腺素、氨力农等。若强心药物无效时应考虑使用主动脉内球囊反搏或左心辅助装置。

参 考 文 献

1. London MJ. Multilead precordial ST-segment monitoring: "the next generation" Anesthesiology, 2002, 96:259.

2. Anonymous. Practice guidelines for pulmonary artery catheterization: An updated report by the American Society of Anesthesiologists Task Force on Pulmonary Artery Catheterization. Anesthesiology, 2003, 99:988.

3. Engoren MC, Kraras C, Garzia F. Propofol-based versus fentanyl-isoflurane-based anesthesia for cardiac surgery. J Cardiothorac Vasc Anesth, 1998, 12:177.

4. Conzen PF, Fischer S, Detter C, et al. Sevoflurane provides greater protection of the myocardium than propofol in pa-

tients undergoing off-pump coronary artery bypass surgery. Anesthesiology,2003,99:826.

五、心肌缺血的预防和处理

冠心患者在围术期发生心肌缺血的频率甚高，因此麻醉医师除了做好麻醉处理之外，还必须着重对心肌缺血进行严密监测、预防和处理。术前患者清醒时发生心肌缺血往往并无症状，且常与血压及心率变化无关，可能与神经紧张内分泌亢进有关。心率增快是引起心肌缺血的重要原因，心率快增加氧耗量最明显，破坏了氧供氧耗平衡。冠状血管灌注不足也是造成心肌缺血的重要原因，血压下降或左室充盈压升高可引起此结果。

急性心肌缺血一旦发生应及时处理，处理方法应根据具体情况而选择，其中包括调节麻醉深度，调整血容量，改善冠状血管灌注及降低氧耗量等。其中重点则是降低氧耗量及改善冠状血运，常用的药物有血管扩张剂、钙通道阻滞剂及 β 受体阻滞剂等。

1. 硝酸甘油 硝酸甘油目前仍是血管扩张剂中治疗心肌缺血的首选药物。术前它常用来治疗不稳定心绞痛、二尖瓣反流引起的缺血，限制心肌梗死范围以及纠正节段性室壁运动异常。体外循环前和非体外循环冠状动脉旁路移植术(off-pump coronary artery bypass,OPCAB)常用来治疗 ST 段下降，麻醉处理不能控制的高血压，心室功能不全及冠状血管痉挛。体外循环中常用来控制高血压，但有时效果较差，因其极易被 CPB 管道所吸附而失效。血管吻合后可用于治疗残余的缺血或冠状动脉痉挛，降低前后负荷，并在治疗冠状动脉气栓时与缩血管药物合用，可增加冠状动脉灌注压。

围术期硝酸甘油治疗的指征为：①动脉压超过基础压 20%；②肺动脉楔压＞2.40～2.67kPa(18～20mmHg)；③肺动脉楔压波形上 A 和 V 波＞2.67kPa(20mmHg)或 A、V 波高于肺动脉楔压平均值 0.67kPa(5mmHg)以上；④ST 段改变＞1mm；⑤TEE 发现区域性室壁运动异常；⑥急性左室或右室功能失常；⑦冠状动脉痉挛。但应用中必须注意硝酸甘油易发生早期耐受性，而且随着患者年龄的增长，效力也逐渐减弱。

2. 钙通道阻滞剂 钙通道阻滞剂中地尔硫䓬及维拉帕米均无明显增加冠状血流或降低冠状血管阻力的作用，然而却有抑制心肌收缩及传导系统的作用。硝苯地平因性能不稳定而不能制成针剂，通过舌下或鼻腔黏膜给药效果不确实。尼卡地平是一种短

效二氢吡啶类钙通道阻滞剂，它有特异的扩冠状血管及抗冠状动脉痉挛作用，它也有降低体动脉压及体血管阻力的作用，对心肌的抑制作用轻微。它的 $t_{1/2}\pi$ 为 14 分钟，$t_{1/2}\beta$ 为 4.75 小时，常用剂量为 5～10mg 静脉注射，6 分钟时达到最大起始效果，作用时间可维持 45 分钟，也可以 3～12μg/(kg·min)持续给药。

3. β受体阻滞剂 早期 β 受体阻滞剂对治疗心肌缺血有效，但因其半衰期和作用时间长，限制了它们在手术中和术后短时间内的作用。艾司洛尔是一种超短效 β_1 受体阻滞剂，它的半衰期仅 9 分钟，因此特别适用于围术期。它对缓解心肌缺血很有效并且能改善心肌舒张功能。它在左心室功能严重受损，肺毛压高达 2.00～3.33kPa(15～25mmHg)的患者中应用也很安全。它可以降低心率、血压、心指数(cardiac index,CI)及率压积(rate-pressure product,RPP)，但对肺动脉楔压无明显改变。给药首剂 0.5～1.0mg/kg，维持用药 50～300μg/(kg·min)。

参 考 文 献

1. Kaplan JA,Dunbar RW,Jones EL. Nitroglycerin infusion during coronary artery surgery. Anesthesiology,1976,45:14.
2. Wijeysundera DN,Beattie WS,Rao V,et al. Calcium antagonists reduce cardiovascular complications after cardiac surgery:A meta-analysis. J Am Coll Cardiol,2003,41:1496.
3. Kwak YL. Reduction of ischemia during off-pump coronary artery bypass graft surgery. J Cardiothorac Vasc Anesth,2005,19:667.
4. Labovitz AJ,Barth C,Castello R,et al. Attenuation of myocardial ischemia during coronary occlusion by ultrashort-acting beta-adrenergic blockade. Am Heart J,1991,121:1347.

六、快通道麻醉策略

在过去十年，如何降低 CABG 患者的手术费用越来越受到重视。总的原则是在保障患者安全的前提下尽量减少医院和医疗人员的消耗，快通道麻醉策略应运而生。其围术期治疗目标包括：①术前教育；②条件允许下当天入院；③使用利于早期拔管的麻醉技术及术后早期有效的镇痛；④灵活地使用术后恢复区，如麻醉后恢复室(postanesthetic care unit,PACU)或 ICU；⑤对稳定患者，在护士和呼吸治疗师的辅助下早期拔管；⑥早期拔除各种导管、探头及相应设备；⑦对符合标准的患者减少 ICU 停留时间及早出院；⑧出院后加强随访；⑨制订规律的术后治疗策略。其中早期拔管被认为是最重要的一个环节。早期拔管的诊断标准见表 18-3。

表 18-3　早期拔管的诊断标准

系统

　　体温稳定并＞36℃且＜38℃

　　动脉 pH＞7.30

心血管

　　血流动力学稳定,强心药或缩血管药的使用已减少或最小剂量;心指数＞2.0L/分钟/m^2,稳定的 SVO_2

　　稳定的心脏节律或与起搏器配合良好

呼吸

　　自主呼吸频率＞10～20 次/分,＜25～30 次/分,潮气量＞10ml/kg 最大被动吸气压力＞−1.96kPa(−20cmH_2O),呼吸支持降至最低,(低水平持续气道正压或压力支持)

　　动脉血气分析:PaO_2＞9.33～10.7kPa(70～80mmHg)(FIO_2＝0.4～0.5),$PaCO_2$＜5.33～6.00kPa(40～45mmHg)

　　胸片无显著异常(如,肺不张)

肾脏

　　尿量正常(非透析患者),电解质正常,术前透析患者出入量平衡

神经系统

　　清醒,灵敏,合作,运动自如

　　肌力恢复(如握手);若未恢复,可使用肌松拮抗剂

手术因素

　　止血完善,纵隔引流减少或稳定

参 考 文 献

1. Myles PS,Daly DJ,Djaiani G,et al. A systematic review of the safety and effectiveness of fast-track cardiac anesthesia. Anesthesiology,2003,99:982.
2. Tritapepe L,Voci P,Di Giovanni C,et al. Alfentanil and sufentanil in fast-track anesthesia for coronary artery bypass graft surgery. J Cardiothorac Vasc Anesth,2002,16:157.
3. Engoren M,Luther G,Fenn-Buderer N. A comparison of fentanyl,sufentanil,and remifentanil for fast-track cardiac anesthesia. Anesth Analg,2001,93:859.

七、非体外循环下冠状动脉旁路移植术

　　近十年来,非体外循环下冠状动脉旁路移植术(off-pump coronary artery bypass,OPCAB)又再次被关注并较多地用于临床。这主要是由于 OPCAB 可以避免非生理状态下的体外循环对人体产生有害的物理及生理生化的变化,甚至会产生一些较严重的并发症,尤其是对某些重要器官已发生病变的患者,这一点则更为突出,有时甚至是致命的;此外,体外循环下血液污染的潜在危险及输血所致的严重并发症更为人们所共识。

(一)手术适应证

　　OPCAB 术者约占总的接受 CABG 手术者的15％～20％。因外科医师的经验及对 OPCAB 术的认识亦有差异,对于非体外循环条件下进行常温旁路移植的手术适应证,目前的观点尚不是十分统一。主要包括以下几个方面:

　　(1)病变血管主要限于左前降支(left anterior descending branch,LAD)或右冠状动脉(right coronary artery,RCA)者。

　　(2)重度升主动脉钙化者。

　　(3)此前曾接受过心脏手术的患者。

　　(4)曾发生过脑血管意外的患者。

　　(5)正在接受腹膜透析或已发生肾衰竭的患者。

　　(6)Johovah's Witnesses。

(二)麻醉要求

　　非体外循环下冠状动脉旁路移植术由于手术是在跳动的心脏上、无机械辅助循环的情况下进行,因此麻醉处理的困难较大。外科医师在跳动的心脏上的手术操作不可避免地要干扰心脏的排血功能,心脏位置的变动也必然影响心脏的血流供应,因此,在冠状动脉吻合期间,维持循环动力学的稳定,保持必需的冠状动脉血流量,则为麻醉处理的关键。另维

持较慢的心率（50 次/分左右），适度地抑制心肌的收缩幅度，为外科手术提供良好的条件，也为麻醉处理的要点。可采用以下麻醉处理原则：

1. 麻醉监测 5 导联 ECG 并持续 ST 段分析，有创动脉测压，肺动脉导管测压，TEE，食管温度监测。

2. 麻醉维持 芬太尼（总量 $15\sim20\mu g/kg$）复合吸入麻醉药（异氟烷 $1\%\sim1.5\%$ 或七氟烷 $1.5\%\sim2.5\%$），不仅有利于防止术中心率增快，也可保护心肌耐受缺血。

3. 预防措施 ①术中应防止患者低体温。需将手术间温度设定为 24℃；使用变温毯和输液加温器。②控制术中心率增快，可使用 β 受体阻滞药和钙通道阻滞药。地尔硫草[$0.1mg/(kg \cdot h)$]从切皮至胸骨劈开持续输注。另外在心包打开前还可静脉给予 $MgSO_4$（$2\sim3g$）。

4. 防治术中心肌缺血 通常从阻塞最严重的冠状动脉开始旁路移植吻合。在冠状动脉吻合期间，平均动脉压维持在 $9.33kPa$（70mmHg）以上，$SvO_2 > 60\%$。如血压低于上述水平，出现心律失常（最常见的为室性期前收缩）或 ST 段改变，提示心肌缺血加重，需即刻处理。为避免在冠状动脉吻合期间冠状动脉张力增加或冠状动脉痉挛，也为避免药物增加外周阻力的同时对冠状动脉张力的影响，可持续静注硝酸甘油，剂量应不影响动脉血压。由于术者搬动心脏时必然要干扰循环，血压下降、心律失常是常见现象。一般情况下，以吻合回旋支，搬动左室面血压下降、心律失常最严重。首次搬动心脏，收缩压降至 $5.33\sim6.67kPa$（40～50mmHg）、频发室性期前收缩、短阵室速并非罕见。此种情况下，外科医师应暂缓搬动心脏。如心脏恢复原位后，血压回升、心律失常消失，可不用药物处理。再次搬动心脏，血压下降、恶性心律失常的发生往往会有减轻。如此反复数次（具有缺血预处理的意义）后，循环动力学可趋于稳定。

5. 限制液体入量，降低前负荷 液体量输入过多使前负荷增加，前负荷增加不仅使心脏膨胀，增加心肌氧耗，而且也降低心肌的灌注压（心肌血流的灌注压＝主动脉根部的舒张压－左室舒张末期压）减少心肌血供，对冠心病患者极为不利。另液体输入过多使心脏膨胀，也不利于外科手术操作。

6. CPB 下旁路移植术的指征 以下情况经积极处理后仍持续存在＞15 分钟，即是转为 CPB 下旁路移植术的指征：① $CI < 1.5L/(min \cdot m^2)$；

② $SvO_2 < 60\%$；③ 平均动脉压 $< 6.67kPa$（50mmHg）；④ST 段抬高＞2mV；⑤TEE 显示出现新的室壁运动异常和左室功能降低；⑥持续的恶性心律失常。

参 考 文 献

1. Chassot PG, van der Linden P, Zaµgg M, et al. Off-pump coronary artery bypass surgery：physiology and anesthetic management. Br J Anaesth,2004,92：400-413.

2. Raja SG, Dreyfus GD. Off-pump coronary artery bypass surgery：to do or not to do? Current best available evidence. J Cardiothorac Vasc Anesth,2004,18：486.

3. Selike FW, DiMaio JM, Caplan LR, et al. Comparing on-pump and off-pump coronary artery bypass grafting：Numerous studies but few conclusion：A scientific statement from the American Heart Association council on cardiovascular surgery and anesthesia in collaboration with the interdisciplinary working group on quality of care and outcomes research. Circulation,2005,111：2858.

小结：冠状动脉旁路移植术的麻醉随着麻醉药理学、监测技术、临床研究等不断发展而发展。在过去十年里，麻醉技术从大剂量阿片类药物＋苯二氮䓬类药物转变为快通道＋吸入麻醉药和早期拔管技术。OPCAB 和微创冠状动脉旁路移植术不断兴起，更适合快通道麻醉的发展。麻醉医师对围术期药物治疗的研究也不断进步。

八、Key points

1. 术前病情评估和药物治疗的主要目的是降低围术期病死率。

2. 术前已出现的心室功能异常、室壁运动异常、缺血性二尖瓣反流及术中长时间体外循环都可能导致术后脱机困难及低心排出量综合征。

3. 大剂量阿片类药物已不作为 CABG 的麻醉首选，"快通道"心脏手术麻醉有利于早期拔管、缩短 ICU 停留时间及住院时间。

4. 临床使用的吸入麻醉药具有心肌保护作用，可降低围术期心肌梗死发生率和病死率。

5. 静脉使用硝酸甘油和短效 β 受体阻滞剂仍然是治疗围术期心肌缺血的首选药。

6. 非体外循环下冠状动脉旁路移植术发展很快，但比体外循环下冠状动脉旁路移植术是否具有更大益处尚需进一步证实。

（余 海 刘 进）

第三节　先天性心脏病房间隔缺损修补术麻醉

一、临床病例

【病例 1】

患儿，男，4 岁，体重 16kg，因"查体发现心脏杂音 3 月"，心脏彩超提示：房间隔中断 6mm，右房大，余各心腔内径基本正常。诊断先天性心脏病（congenital heart disease，CHD），房间隔缺损（atrial septal defect，SD）拟行 ASD 修补术。

患儿入手术室后哭闹不合作，肌注氯胺酮 100mg、阿托品 0.3mg。入睡后面罩吸氧，监测 ECG，SpO_2，无创血压（non-invasive blood pressure，NIBP），开放外周静脉，行左桡动脉穿刺，直接监测动脉血压。心率 130 次/分，血压 15.43/10.37kPa（116/78mmHg），SpO_2 100%。麻醉诱导：静脉注射咪达唑仑 1.5mg，舒芬太尼 15μg 和维库溴铵 2.5mg，患儿出现短暂"呛咳"。气管插管顺利，压力控制呼吸模式（pressure-controlled ventilation，PCV）机控呼吸，F_iO_2 35%，吸气峰压 14cmH_2O，潮气量 160ml，呼吸频率 18 次/分，$P_{ET}CO_2$ 5.59kPa（42mmHg），吸入异氟烷 1%。经右颈内静脉穿刺，建立中心静脉通路，置入三腔静脉导管。

切皮前给予舒芬太尼 15μg 和咪达唑仑 1mg。体外循环前心率 100 次/分左右，血压 11.97/6.65kPa（90/50mmHg）左右，中心静脉压（central venous pressure，CVP）0.40～0.80kPa（3～6mmHg）。转机前予维库溴铵 1mg、咪达唑仑 1mg。手术顺利，开升主后自动复跳，心肌阻断 13 分钟，体外循环 33 分钟，顺利脱机。脱机后，心率 120 次/分，血压 11.97/6.65kPa（90/50mmHg），中心静脉压 0.67kPa（5mmHg）。PCV 机控呼吸，F_iO_2 100%，吸气峰压 1.77kPa（18cmH_2O），潮气量 180ml，呼吸频率 20 次/分，$P_{ET}CO_2$ 4.67kPa（35mmHg），吸入异氟烷 1%。根据血气分析，逐渐将 F_iO_2 减至 60%。根据出入量及直视下心脏充盈情况，输注机血。止血关胸，在缝合肌肉时经静脉给予舒芬太尼 5μg。手术结束时静脉注射咪达唑仑 1mg。返回 ICU 后血流动力学稳定。术后 40 分钟清醒，65 分钟拔除气管插管。

1）根据临床资料，分析病情，麻醉管理应注意什么？

房间隔缺损（atrial septal defect，ASD）是最常见的先天性心脏病（congenital heart disease，CHD）

之一，多数病例在小儿时期并无任何症状，常在体格检查时被发现。小的 ASD（<3mm）通常能自发闭合；中等大小的 ASD（3～8mm）多在 1 岁以内自发闭合；>8mm 的 ASD 一般不会自发闭合。一般认为，ASD 引起右心容量负荷过重时，即有手术适应证。①该患儿心功能好，麻醉除考虑对术后拔管的影响外，可选用任何麻醉药。②尽管 ASD 为左向右分流，但咳嗽、屏气和许多麻醉操作（如正压通气）等，可出现一过性右房压高于左房压，血液分流方向短暂逆转，出现右向左分流。所以应注意排除所有的静脉通路和监测导管内的气泡，以避免发生体循环气栓。③术前心房水平存在左向右分流，右房、右室增大，肺血流多；而左心室长期处于低充盈状态，左室发育会受影响。这在成人 ASD 表现为左心室舒张末径明显小于正常。缺损修补后，心房水平左向右分流消失，左心房、左心室血流量增加，左心负荷加重，这种突然的血流动力学变化（在巨大 ASD 和成人 ASD 的术后表现尤为突出），需要左心有足够的适应能力。所以，手术后的容量管理非常重要。在血流动力学满意，心室充盈饱满情况下，中心静脉压与术前相比往往偏低，应注意避免追求正常的中心静脉压而致左室容量负荷过重，引起急性左心衰。④体外循环时间通常较短，脱离体外循环一般较顺利，如脱机困难，则应考虑是否存在其他心内缺损。⑤体外循环结束后，应限量追加阿片类药物，以免影响术后拔管。如果患者满足拔管条件，可在手术室拔管；如果不在手术室拔管，为防止返回 ICU 后麻醉减浅，出现高血压，加重左室负担，可在缝合肌肉时给予微量镇痛药，保证血流动力学稳定。

2）是否应该术前用药？为什么？

恰当的术前用药具有易与父母分离、镇静合作、麻醉诱导平稳、减少麻醉药用量等优点。1～5 岁的婴幼儿，可根据情况，酌情应用镇静药。用药要个体化，尽量避免恶性刺激（如肌内注射）引起的不良病理生理反应。可选择静脉或口服咪达唑仑。如果患儿已经开放静脉，可按每次 0.1～0.25mg，逐级加量，直至患儿入睡，能与父母分离；口服给药，可按 0.5mg/kg，加入果汁内给患儿服下。口服用药 15～30 分钟后，患儿即可很容易的与父母分离。此外，还可将咪达唑仑按 0.2mg/kg 滴鼻，10～15 分钟即可起效。

术前用药可导致呼吸抑制、呼吸道保护性反射减弱和心肌抑制等。所以，用过镇静药后，一定要监测脉搏血氧饱和度，并注意观察患儿的呼吸情况，以免呼吸抑制导致低氧或二氧化碳蓄积,进而引起血流动力学发生改变。

全身条件较差的小儿,可免去术前用药,入手术室后肌注氯胺酮,行基础麻醉即可。

3)根据患儿入室后的临床情况,有哪些麻醉诱导技术可供选用?

大部分不合作的患儿可选择氯胺酮(5~8mg/kg)和阿托品(0.02mg/kg)混合肌注,行基础麻醉。待患儿入睡后,在无创监测(ECG、NIBP 和 SpO_2 等)下,完成外周静脉穿刺和有创动脉血压监测。

可以选择的静脉麻醉诱导药物很多,如芬太尼、舒芬太尼、咪达唑仑、依托咪酯等,配合肌松药(维库溴铵或泮库溴铵等)完成气管插管。

对于左向右分流的 CHD,吸入麻醉诱导的优点在于诱导快,麻醉深度可控性强,利于早期气管拔管。吸入麻醉药以七氟醚最优。吸入麻醉诱导对合作及处于睡眠状态的患儿较理想,否则可让妈妈和患儿共同入室,让患儿在妈妈怀抱里行吸入诱导。患儿入睡后即可开放静脉和穿刺动脉,静脉给予麻醉药和肌松药后完成气管插管。

4)患儿出现短暂"呛咳"的原因是什么?如何预防?

静脉注射芬太尼、舒芬太尼、瑞芬太尼等麻醉性镇痛药,可诱发咳嗽(fentanyl-induced cough,FIC)。影响 FIC 的主要因素包括:给药剂量、途径、速度等,还与性别、年龄及气道应激状态有关。可在患者入睡后先给少量肌松药,再尽量慢速静脉推注芬太尼类药。

由于先天性心脏病患儿存在心内交通,预防"呛咳"更重要,这对已存在右向左分流的患者尤其重要。即使是左向右分流的患者,在某些情况(正压通气、人工挤压心脏或咳嗽等)下,也会出现短暂的右向左分流。因此,所有的静脉通路和监测导管内都应该保证没有气泡,以防发生体循环气栓。

5)如何掌握气管插管拔除时机?

行复杂畸形心脏手术的患儿,术后往往保留气管插管并持续机械通气数小时甚至数天。患儿可以在足够的镇静下,心功能能得到充分恢复,使血流动力学状态保持稳定。

简单的心脏手术(如 ASD 修补术、简单的 VSD 修补术),如果患儿病情稳定,意识恢复清醒,出血控制良好,可以考虑术后即拔除气管插管。当然,患者必须满足气管插管拔除的相关标准,包括:意识基本清醒,能保证呼吸道通畅,呼吸道保护性反射恢复;

肌力恢复、自主呼吸良好,吸入 50% 氧时,能维持基本正常的血气;体温正常;未使用体外循环或体外循环中心肌阻断时间不超过 30 分钟;肺动脉压正常,血流动力学稳定;未使用大剂量正性肌力药物支持;止血彻底、完善,渗血量少等。

是否在手术室内拔除气管插管,还要看团队的合作习惯。多数中心更愿意选择术后在恢复室拔除气管插管,保证患者平稳度过术后阶段。为防止返回后麻醉减浅,出现高血压,加重左心室负担,可在闭合胸骨后缝合肌肉时,给予少量阿片类药,手术结束时予少量镇静药。

参 考 文 献

1. Radzik D,Davignoon A,et al. Predictive factors for spontaneous closure of atrial septal defect diagonosed in the first 3 months of life. J Am Coll Cardiol,1993,33:851-853.

2. Frederick AH,Donald EM,Glenn PG. A practical approach to cardiac anesthesia. Lippincott Williams & Wilkins 2003.

3. Agarwal A,AzimA,Ambesh S,et al. Salbutamol,beclomethasone or sodium chromoglycate suppress coμghing induced by iv fentanyl. Can J Anaesth,2003,50:297-300.

【病例 2】

患儿,女,8 岁,体重 38kg,"出生后发现心脏杂音"。心脏彩超提示:右心大,左心内径基本正常,房间隔连续性中断 10mm,继发孔,左向右分流,收缩期见三尖瓣少量反流。胸部平片示:双肺血多,心影增大,肺动脉段平直。诊断:CHD,ASD。患儿平素易感冒,生长发育及活动耐受较同龄儿无明显差异。拟于体外循环下行 ASD 修补术。

患儿入手术室后,监测 ECG、SpO_2、NIBP。患儿自己手持面罩,吸入七氟醚,很快入睡。开放外周静脉,关闭七氟醚,静脉给予咪达唑仑、维库溴铵和舒芬太尼,麻醉诱导平稳,气管插管顺利。机控呼吸,PCV 模式,F_iO_2 35%,吸气峰压 14cmH_2O,潮气量 400ml,呼吸频率 11 次/分,$P_{ET}CO_2$ 5.59kPa(42mmHg),吸入异氟烷 1%。行左桡动脉穿刺,监测动脉血压。经右颈内静脉穿刺,置入三腔及单腔静脉导管,建立中心静脉通路,单腔管备左房测压。

体外循环前,心率 80 次/分左右,血压 13.3/7.98kPa(100/60mmHg)左右,中心静脉压 0.80kPa(6mmHg)。术中,见缺损较大,用涤纶片修补。缝闭房间隔前,将单腔静脉导管经房间隔放入左房,监测左房压(left atrial pressure,LAP)。缝合最后 1 针时,充分排气。开放升主动脉后自动复跳,心肌阻断 21 分钟,体外循环 36 分钟,顺利脱机。

停机时，心率 80 次/分，血压 12.10kPa（91/52mmHg），中心静脉压 0.80kPa（6mmHg），LAP 1.20kPa（9mmHg），机器缓慢还血。10 分钟后发现吸气峰压增至 29cmH$_2$O，血压逐渐下降，最低至 8.65/5.99kPa（65/45mmHg），中心静脉压 1.06kPa（8mmHg），LAP 2.26kPa（17mmHg），心率 80 次/分。气管插管内涌出粉红色泡沫痰，心脏胀满，立即停止机器还血，并从右房插管放血引流，单次静脉给予多巴胺 1mg 和葡萄糖酸钙 1g，并静脉持续输注硝酸甘油 0.5μg/（kg·min）和多巴胺 2μg/（kg·min）后，吸气峰压逐渐降至 22cmH$_2$O，泡沫痰逐渐消失，静脉注入舒芬太尼 20μg，加深麻醉。

此后，手术平顺，止血关胸。返回 ICU 后，血流动力学稳定。气道阻力基本正常，双肺呼吸音清晰，胸部 X 片正常。

1）根据临床资料，本患儿病情有何特点？本例麻醉诱导有何特点？

患儿病史 8 年，房间隔缺损 10mm，分流量较大。患儿肺血已增多，右心扩大，左心较小，三尖瓣反流可能是右心扩大和右室容量超负荷共同作用的结果，提示动力型肺动脉高压已存在。据报道，继发孔 ASD 患者中，6%～35% 的患者存在肺动脉高压（pulmonary arterial hypertension，PAH）。

患儿 8 岁，已经能与医护人员配合。其心功能基本正常，选择吸入麻醉诱导，可以让患儿在不知不觉中入睡，没有恶性记忆。麻醉诱导前应该建立哪些监测并没有绝对的标准。对于心功能较好的患儿，仅在 SpO$_2$ 和胸前听诊器监测下，被"偷偷"地麻醉，不失为一良策。患儿入睡后，再行 ECG、有创动脉血压等监测，是比较人性化的麻醉方式。

2）为什么要监测 LAP？如何建立 LAP 监测？

大部分先天性心脏病患儿，左、右心功能不一致，需要分别监测左、右心压力。直接监测 LAP，可以实时掌握左心功能。一般情况下，复杂心脏畸形、左心发育差、不足 1 岁婴幼儿、PAH 和心功能受损的患儿，均需要监测 LAP，为围术期容量治疗提供直接的参考依据。

左房测压管可在术中由外科医师经右上肺静脉置入，缺点是需行胸腔造口术。术中经房间隔造口，将事先置入右房的中心静脉管放入左房，即可监测 LAP。这种方法比较安全，但要求麻醉医师在术前置入额外的中心静脉导管，并确保导管进入右房，这在操作上有一定的难度。对于成人，目前市售的静脉导管长度难以达到要求。

放置左房管有很多风险。由于导管置入左心，所以有可能发生全身血栓栓塞、气体栓塞；如果拔管后出血，还有引起心脏压塞的危险，应引起足够重视。

3）停机后，患儿出现粉红色泡沫痰等的一系列表现，临床诊断是什么？原因是什么？如何处理和预防？

患儿气道压升高，气管内出现粉红色泡沫痰，这是典型的急性左心衰。

导致急性左心衰的可能原因包括：①ASD 患者左心发育较差。停机后，机器还血过多，短时间内左心室容量负荷过重，诱发急性左心衰，导致肺水肿。②ASD 修补术后，左向右分流消失，左心容量负荷急增，左心可能未完全适应新的血流动力学变化。③前负荷增加，血压升高，反射性引起心率减慢，心率慢、前负荷进一步增加，形成恶性循环。患儿出现泡沫痰时，中心静脉压与体外循环前持平，心率 80 次/分，说明容量负荷较重，已进入恶性循环。④该患儿体外循环时间较短，特别是开放循环后，很快停机，可能有停跳液的残存作用；

可采取以下措施：①开放循环后，保证足够的辅助循环时间，缓慢脱机；②密切观察心脏充盈程度和心肌收缩情况，维持较低的中心静脉压（低于体外循环前）；③最好监测 LAP，据此补充血容量和停止体外循环。

一旦出现急性左心衰，应严密观察血压变化，及时打断恶性循环。①可单次小剂量给予正性肌力药物，如多巴胺；②持续静脉输注硝酸甘油，减轻左室前负荷，改善心肌氧供；③如未拔出腔静脉插管，可经腔静脉插管放血，减轻左心室前负荷；④泡沫痰较严重，或动脉压下降明显时，可恢复体外循环辅助心脏。

4）该患儿潮气量降低的原因是什么？此时如何控制呼吸？

急性左心衰，LAP 升高，肺静脉回流受阻，出现肺水肿，肺顺应性降低，气道阻力升高，该患儿采用 PCV 模式机控呼吸，故表现为潮气量降低。此时，可手控加压呼吸，保证供氧，待稳定后，清理气管内分泌物。一般情况下，患者左心功能改善后，泡沫痰会很快消失。

5）该患儿能否在手术室内拔管？为什么？

该患儿体外循环时间、手术时间均较短，除体外循环后急性左心衰外，其他过程基本顺利。如无急性左心衰发生，可以考虑在手术室内拔管。但急性左心衰的出现,说明其左心功能较差。早期拔管,特别是在手术室内拔管存在一定隐患。尽管患者血流动力学和内环境相对稳定,但急性左心衰对心、肺功能还是有一定的损伤,继续呼吸机辅助呼吸,有利于术后心、肺功能的充分恢复。

参 考 文 献

1. Gerald Yong, Paul Khairy, et al. Pulmonary arterial hypertension in patients with transcatheter closure of secundum atrial septal defects. Circ Cardiovasc Intervent, 2009, 10: 455-462.
2. Frederick AH, Donald EM, Glenn PG. A practical approach to cardiac anesthesia. Lippincott Williams & Wilkins 2003.

【病例 3】

患者,女,45 岁,体重 57kg。因"出生后查体发现心脏杂音,活动后心慌、气促 6 月,加重 1 月"入院。心脏彩超示:房间隔缺损,13mm,房水平左向右分流,右房、右室增大,左室内径正常;心电图示右室肥厚;胸部平片示:肺血多,心胸比 0.53,肺动脉段突。诊断 ASD,拟于体外循环下行 ASD 修补术。

患者入室后,监测 ECG、SpO_2、面罩吸氧。左桡动脉穿刺,监测有创动脉血压。麻醉诱导平稳,气管插管顺利,经右颈内静脉穿刺置入三腔静脉导管,中心静脉压 0.27kPa(2mmHg),补乳酸林格液及琥珀酰明胶,中心静脉压升至 0.67kPa(5mmHg)。

术中,见缺损较大,用涤纶片修补。开放升主动脉后,心脏自动复跳,顺利停机。心肌血运阻断 36 分钟,体外循环 50 分钟。停机时,平均动脉压 6.65kPa(50mmHg),心率 82 次/分,中心静脉压 0.40kPa(3mmHg)。术者将一探针插入左房,并连接换能器,直接测 LAP。动脉还血 100ml,平均动脉压 8.25kPa(62mmHg),中心静脉压 0.80kPa(6mmHg),LAP 1.46kPa(11mmHg)。持续静脉输注硝普钠 1μg/(kg·min),多巴胺 3μg/(kg·min),停止机器还血,经外周静脉输注机血。大约 10 分钟后,血压逐渐下降,最低 8.38/5.32kPa(63/40mmHg),中心静脉压 1.06kPa(8mmHg),左房压(LAP)2.00kPa(15mmHg),心率 78 次/分,直视下心脏涨,立即停止输血,予多巴胺 1mg、葡萄糖酸钙 1g,并将多巴胺升至 5μg/(kg·min),持续输注,血压升至 12.64/7.45kPa(95/56mmHg),中心静脉压 0.80kPa(6mmHg),LAP 1.46kPa(11mmHg),心率 90 次/分。大致止血后,缓慢输注鱼精蛋白,2 分钟后发现呼吸道阻力增加,动脉血压下降,肺动脉张力增加。静脉输注丙泊酚 80mg,2 分钟后,气道阻力下降,动脉压升至 12.24/

5.99kPa(92/45mmHg),肺动脉张力降低。经静脉缓慢输血,维持中心静脉压≤0.93kPa(7mmHg),持续输注硝普钠 1μg/(kg·min),多巴胺 5μg/(kg·min),血流动力学稳定,安返 ICU。

1)根据临床资料,本病例有何特点?体外循环前、后液体管理应注意什么?

ASD 患者大多心功能代偿良好,往往被认为是简单心脏病。事实上,此类患者围术期血流动力学变化较大,尤其是巨大 ASD、成人 ASD 或 ASD 合并肺动脉高压的患者,稍不注意,即可能发生意外。

本例患者为成人 ASD,缺损大,病程长,入院前有活动耐受下降的症状,提示心功能可能已经受损,入院后往往给予强心、利尿治疗,使其心功能得到一定改善。麻醉后,患者全身血管扩张,加上术前利尿治疗,血容量会相对不足,所以应谨慎的补充血容量,维持血流动力学稳定,保证至少 0.5～1.0ml/(kg·h)的尿量。在切开心包暴露心脏前,可根据动、静脉压,维持 10ml/(kg·h)的速度补充液体。心脏暴露后,可根据直视下心脏充盈程度和收缩状态,调控补液速度和量。

体外循环后,应根据体外循环中的处理和停机时患者的各项生理指标,如血红蛋白稀释程度、晶胶体比例、酸碱及电解质平衡、尿量、术中超滤液、停机后体外循环余血的回输情况、各项循环指标、血管活性药物的应用等,调控输液。

本例患者病程长,术前,心房水平存在左向右分流,右房、右室增大,肺血流多;而左心室长期处于低充盈状态,左室发育不良;患者入院前活动耐受下降,更说明其心功能差。手术后,心房水平的分流没有了,停机后输血时,如果速度过快、容量过大,会导致 LAP 急剧上升,易发生肺水肿,甚至发生左心衰。应根据 LAP、中心静脉压、平均血压三项监测指标,进行停机前、停机后输血。一旦发生心衰症状,可使用硝普钠减轻心脏负荷,并适当给予正性肌力药,帮助心脏适应新的血流动力学改变,安全度过术后阶段。

2)成人如何监测 LAP?有何临床意义?

可由术者直接将探针插入左房,连接换能器,直接监测 LAP。

本例患者停机后还血时,中心静脉压变化并不大,而 LAP 已经明显升高。如果没有监测 LAP,单纯根据中心静脉压和平均血压,就很容易判断错误,还血过多,导致心衰。

3)鱼精蛋白反应的机制是什么?如何处理?

鱼精蛋白是从鲑鱼精子中提取的生物制剂，呈强碱性，能与酸性的肝素紧密结合，拮抗肝素作用。鱼精蛋白可直接促使组胺释放，引起过敏反应；对某些患者，还可激活补体，使血栓素等物质释放，导致支气管收缩，肺动脉压升高。

常见不良反应有：①过敏反应/类过敏反应：某些患者首次应用鱼精蛋白即产生抗体，抗体附着于肥大细胞，当第二次应用鱼精蛋白时，抗体与抗原结合，促肥大细胞脱颗粒，释放组胺和其他血管活性物质，产生鱼精蛋白型过敏反应，发生严重低血压，甚至心搏骤停；②低血压：注射鱼精蛋白使外周血管扩张、心肌收缩力下降，导致动脉血压下降；③严重的肺动脉高压：可导致肺血管收缩，使肺动脉张力增加、右心室排血受阻，气道阻力增加，甚至支气管痉挛；④心源性肺水肿。

过敏体质、尤其是对海产品过敏的人、既往曾用含鱼精蛋白的胰岛素治疗的患者，在用鱼精蛋白中和肝素的过程中，容易发生过敏反应。

使用鱼精蛋白中和肝素时应注意以下几个问题：①术前应详细询问患者有无过敏史，尤其是鱼虾类过敏史；②使用前认真查对鱼精蛋白的有效期及有无变质沉淀等；③在使用鱼精蛋白的过程中，应根据肝素的用药量、ACT及患者的体重，合理应用，首次剂量以不超过3.5mg/kg为宜，并应稀释成低浓度，然后根据ACT值的变化分次追加剂量，鱼精蛋白的总量不应过大（鱼精蛋白∶肝素<2∶1）；④因患者处于全麻状态，不便于其他生命体征的观察。在静脉注射鱼精蛋白前应先注意血压、心率和气道压的基础值，以及右心室充盈度。给鱼精蛋白的速度宜缓慢。使用中若发现观察血压下降、心率变慢、气道压升高和右心室膨隆，应及时停止给药。待上述指标正常后再恢复给药，或经主动脉缓慢给药。应在拔主动脉内插管前注射鱼精蛋白，一旦出现心搏骤停或濒于停搏，立即再肝素化，并快速建立体外循环。麻醉医师应在开始用药和用药结束时分别告知手术医师；⑤提前准备好抗过敏的有效药物和设备。使用鱼精蛋白前给予苯海拉明或地塞米松可以减少过敏反应或类过敏反应；补充钙剂、加深麻醉，如加大吸入麻醉药浓度、追加芬太尼/舒芬太尼，给予丙泊酚2mg/kg，可有效缓解肺动脉痉挛，降低鱼精蛋白的不良反应；经左房管或主动脉根部给药，也可减少不良反应。出现严重过敏时，应及时处理，按抗过敏治疗指南进行，必要时使用肾上腺素等药，以免延误治疗。

当出现严重肺动脉高压时，可给予硝酸甘油、硝普钠、一氧化氮等扩张肺血管的药物，不主张使用多巴胺。

拮抗肝素后，血压稳定、心肌收缩有力，无明显出血、中心静脉压异常和其他不良反应，应及时拔除主动脉插管，以免形成附管壁血栓。

参 考 文 献

1. Abe K,Sakakibara T,Miyamoto Y,et al. Effect of prostaglandin E$_1$ on pulmonary hypertension after protamine injection during cardiac surgery. Eur J Clin Pharmacol, 1998,54:21-25.
2. Rarikar GV,Hisamochi K,Raikar BLN,et al. Nitric oxide inhibition attenuates systemic hypotension produced by protamine. J Thorac Cardiovasc Surg,1996,111:1240-1247
3. Horrow JC. Protamine:a review of its toxicity. Anesth Analg,1985,64:348-361.

二、ASD 的病理解剖

1. ASD　指原始心房间隔在发生、吸收和融合时出现异常，左、右心房之间存在交通，其形态、大小、位置多变。

2. ASD 的解剖类型

(1)卵圆孔未闭(patent foramen ovale,PFO)，指在卵圆孔部位心房间的少量交通，第一和第二房间隔均保持完整。PFO是胎儿时期存在的正常交通，出生后左房压超过右房压时，此孔闭合。

(2)原发孔型ASD,位于房间隔下部，房室瓣上方，是隔膜原发孔处的缺损，常合并二尖瓣关闭不全。

(3)继发孔型ASD,局限于卵圆窝处，是原发房间隔的缺损。

(4)静脉窦型ASD,缺损位于腔静脉、心房连接处，而且常常合并部分肺静脉畸形引流。

(5)冠状窦型ASD,是左心房和冠状窦之间房壁的缺损。它使血液经冠状窦自左心房向右心房分流。

(6)单心房：即单一心房，房间隔完全缺失。

三、ASD 的病理生理

1. ASD基本的血流动力学特点是：心房水平左向右分流，右室容量超负荷。由于左、右心交通位于两个低压心腔间，分流量往往比其他左向右分流型先天性心脏病少。分流量的多少取决于缺损大小和左、右心房间的压力差（简单分流生理）。限制性

ASD 使通过房间隔的分流阻力较大；而非限制性 ASD 比较大，甚至双房间等压。心房水平左向右分流，使流经右心和肺部的血液远较左心为多，使右心房、右心室和肺动脉扩大，而左心房、左心室和主动脉相应较小。

2. 患儿出生后早期，由于右室顺应性较差，分流量较少，随着左室顺应性的改变和肺血管阻力（pulmonary vascular resistance，PVR）的降低，分流量增加。ASD 一般肺动脉压仅轻度增高，分流引起明显肺血管改变较少见，但 ASD 的存在增加了心内膜炎和异常栓子的发生率，应尽早进行手术修补。缺损较大的 ASD，左向右分流量较大，随年龄增长，肺小动脉发生痉挛，肺动脉血管内膜和中层增生，肺动脉压力会逐渐增加，左向右分流量会逐渐减少，当右心房压力升高到一定限度时，将出现右向左分流和发绀。由于肺动脉高压形成，右心室后负荷增加，最终可以引起右心衰竭。但单一 ASD 出现右向左分流和发绀者极罕见。由于右心室长期容量负荷过重，右心室扩大可导致三尖瓣相对性关闭不全。一般患儿很少因活动后心慌气短就医，多因发现心脏杂音，进一步检查发现 ASD。心功能降低多见于 20 岁以后，活动后明显心慌气短多见于 30 岁后，多数女性患者甚至在妊娠生产时也无症状，但心律失常在成年患者中较常见。

四、ASD 的手术操作

1. 通过右房进行手术修补　缺损小可直接缝闭，缺损较大则补片修复。对伴有部分肺静脉畸形引流的静脉窦性缺损，使用补片可使异常的肺静脉血流通过 ASD 引入左房。原发型缺损几乎总是伴有二尖瓣前瓣裂，如果有二尖瓣反流存在，则需进行手术修复。缝合补片时，必须注意避开房室结和传导束的穿透支。手术方式主要采用体外循环心脏停搏或不停搏下直视修补术。

2. 问题和并发症　可能出现房性心律失常、房室传导阻滞和房室瓣反流。因缝合技术原因出现补片裂开，仍然存在左向右分流。

五、ASD 的麻醉要点

1. 根据年龄选择术前用药，可应用镇静药。根据患者的情况和喜好，可选择经口、经鼻或经直肠给药。小儿患者不要肌注给药，1 岁以内的患儿一般不给术前药。严重心功能不全或发绀的患者可能不能耐受术前药，因为术前给药可能导致通气不足、高

碳酸血症和低血压。尽可能减少刺激。麻醉诱导可选用多种药物；麻醉维持应考虑对术后拔管的影响。

2. 尽管 ASD 分流为左向右，也应注意避免静脉气栓。许多麻醉操作（如正压通气）可一过性出现右房压高于左房压，导致血液分流方向短暂的逆转。

3. 美国麻醉医师协会（American Society of Anesthesiologists，ASA）标准监测项目包括 ECG、SpO_2、无创血压、二氧化碳图、体温（两个部位）。其他的监测项目包括围术期动脉置管有创血压监测，术前经皮中心静脉置管。或术中经胸放置右心房管测量中心静脉压。实验室检查包括动脉血气、钙离子、血细胞比容、激活的凝血时间和电解质。术中超声心动图可用于诊断残余分流，评估心室功能、瓣膜功能及容量负荷状态，还能发现心内气栓。

4. 缺损修补后房水平左向右分流消失，在血流动力学满意、心室充盈饱满情况下，与术前相比，中心静脉压往往较低，应注意体外循环后输血输液时不要过快，以避免左室容量负荷过重，否则容易引起急性左心衰竭。

5. 体外循环时间通常不超过 1 小时。脱离体外循环一般较顺利。如果脱机困难，应考虑是否存在其他心内缺损。体外循环结束时，应限量追加阿片类药，以免影响术后拔管。如果患者满足拔管条件，也可在手术室内拔管。

6. 术后房性心律失常可用维拉帕米或地高辛治疗。

推荐阅读书目：

1. Frederick AH, Donald EM, Glenn PG. A practical approach to cardiac anesthesia. Lippincott Williams & Wilkins 2003.
2. Pediatric cardiac anesthesia
3. 临床心血管麻醉实践
4. 小儿心脏麻醉学

（栾秀姝　张东亚　刘　进）

第四节　先天性心脏病动脉导管未闭手术麻醉

一、临床病例

【病例 1】

患儿，女，7 岁，体重 20kg。4 岁时因"上感"，查体发现心脏杂音，经超声诊断为"CHD、PDA"。患

儿平素易感冒,活动耐受较同龄儿稍差。超声心电图(Ultrasonic Cardiogram,UCG):降主动脉与左肺动脉起始处之间见一动脉导管,主动脉端宽约7mm,肺动脉端宽约5mm,长7mm,彩色多普勒血流显像(color doppler flow imaging,CDFI)示左向右分流,左室扩大(40mm)、主肺动脉宽(20mm),估测肺动脉压3.46kPa(26mmHg)。入院诊断:CHD、动脉导管未闭(patent ductus arteriosus,PDA)。拟于全麻下行侧开胸PDA结扎术。

患儿入室,监测ECG、SpO_2。七氟醚吸入麻醉后,行右桡动脉穿刺,血压16.49/10.64kPa(124/80mmHg),心率92次/分,SpO_2 100%。予咪达唑仑2mg+舒芬太尼20μg+维库溴铵2mg+地塞米松5mg,气管插管顺利,血压11.97/7.32kPa(90/55mmHg),心率80次/分,SpO_2 100%。PCV模式控制呼吸,吸气峰压15cmH₂O,频率16次/分,潮气量200ml,FiO_2 50%,$P_{ET}CO_2$ 5.32kPa(40mmHg)。动脉血气分析:pH 7.35,$PaCO_2$ 5.59kPa(42mmHg),PaO_2 16.76kPa(126mmHg),动脉血氧饱和度(arterial oxygen saturation,SaO_2)100%,碱剩余(base excess,BE)-1.2。颈内静脉穿刺置管顺利。

手术开始前予舒芬太尼20μg,吸入1%异氟烷维持麻醉,并持续静脉输注硝普钠0.3μg/(kg·min)。切皮后,心率升到100次/分,血压从11.31/5.99kPa(85/45mmHg)升到13.57/9.18kPa(102/69mmHg),将异氟烷加至2%,追加舒芬太尼10μg,维持平均动脉压在9.31~9.98/5.32~5.99kPa(70~75/40~45mmHg),心率100次/分左右,中心静脉压0.40kPa(3mmHg)。加快输液速度,中心静脉压升至0.80kPa(6mmHg)。开胸后,胸内填塞大纱布暴露术野,游离并夹闭动脉导管,血压升至11.97/7.32kPa(90/55mmHg),SpO_2降低到95%。将硝普钠加量至3μg/(kg·min),约半分钟后血压突然下降,最低4.26/2.39kPa(32/18mmHg),心率90次/分,心电监测示Ⅱ导ST段降低3.7mV。立即停止输注硝普钠,并予去氧肾上腺素共5μg+15μg,同时外科医师停止手术操作,并取出填塞的两块纱布,约3分钟后,血压逐渐回升至9.98/6.65kPa(75/50mmHg),心率100次/分,心电监测Ⅱ导ST段逐渐恢复。继续输注硝普钠0.5~0.6μg/(kg·min),吸入异氟烷由2%逐渐减至1%,血压稳定在10.64/7.32kPa(80/55mmHg)左右,术毕安返ICU。

1)手术开始后,患儿血流动力学波动的原因是什么?应该如何处理?

应用硝普钠后,血管扩张,血压下降;如果麻醉深度不够,一旦受到疼痛刺激,患者血流动力学即出现变化。本例患儿切皮后,心率和血压均有变化,说明麻醉深度不够,应加强镇痛,适度加深麻醉。

另外,前负荷也不足,特别是在使用硝普钠降压时,容易引起反射性心率增快。但容量补充应适当,因为导管结扎后,体循环血容量相对增加,术后常出现高血压。

对控制性降压的患者,应注意麻醉深度;如麻醉深度不够,对硝普钠的需求量可能较大,且降压效果不理想。

2)经皮脉搏血氧饱和度如何监测更合适?术中降低的原因是什么?增加吸入氧浓度、手控呼吸并适当过度通气的处理是否恰当?

由于PDA的存在,主动脉和肺动脉的管径可能会非常接近,外科医师会试验性地阻断需要结扎的血管。在下肢和右上肢分别监测SpO_2,有助于评价升主动脉和降主动脉的血流情况。理想的方式是安置2个脉搏血氧定量仪,一个在动脉导管前(右上肢),另一个在动脉导管后(下肢)。

开胸后,为暴露术野,胸腔内填塞纱布等操作,会引起上侧肺不同程度的膨胀不全或肺不张,从而引起脉搏血氧饱和度降低。手控呼吸可及时发现并排除机械性故障等意外,这是正确的。但增加吸入氧浓度并过度换气,会引起肺血管阻力急剧降低,左向右分流剧增,严重影响全身血流量。如果脉搏氧饱和度不低于95%,可不予处理;如低于95%,可适度膨肺,密切观察心电图、血压和脉搏氧饱和度。

3)游离和阻断动脉导管时应注意什么?为什么会舒张压升高、心率减慢?

动脉导管位于两个大动脉间,位置特殊,操作难度和危险性均很大。开胸后即应开始逐渐降压。剪开血管外膜,游离动脉导管时,血压应降到需要的水平,以降低血管张力。降压幅度一般随血压、动脉导管的直径和形状、手术术式及术者经验要求等而不同。注意记录低血压时间,并根据低血压的程度和时间,决定是否纠正酸中毒,最好在血压恢复后,化验动脉血气。

动脉导管阻断后,左向右分流消失,在后负荷不变的情况下,全身血流量明显增加,血压升高,特别是舒张压明显升高,脉压恢复正常。由于血压升高,心率会反射性减慢。因此,粗大的动脉导管在结扎前,应先试阻断,以观察心脏能否耐受,这很重要。

如导管阻断后,心率明显减慢,应反复、逐渐阻断,直至心脏耐受。

导管结扎完毕后,一般随着麻醉逐渐加深,应逐渐减少硝普钠用量。

4)夹闭动脉导管的过程中,为什么出现血流动力学剧烈波动?

本例在术者夹闭动脉导管,血压上升后,将硝普钠从 $0.3\mu g/(kg \cdot min)$ 加量至 $3\mu g/(kg \cdot min)$,不排除短时间内,大量硝普钠骤然进入体内的可能。

应该从手术开始后,即进行控制性降压,可将硝普钠从 $0.5\mu g/(kg \cdot min)$,逐渐加大,直至血压降至目标水平。有的学者在动脉导管钳夹过程中,希望收缩压降低至 $7.98\sim9.98kPa$($60\sim75mmHg$)。还可采用麻醉剂或其他短效血管扩张剂来控制性降压。

参 考 文 献

Muralindhar K,Shetty DP. Ventilation strategy for video-assisted thoracoscopic clipping of patent ductus arteriosus in children. Paediatr Anesth,2001,11:45-48.

【病例 2】

患儿,女,4 岁,体重 13kg,出生后查体发现心脏杂音,经超声诊断为"CHD、PDA"。患儿平素易感冒,生长发育与同龄儿无明显差异,体力活动较同龄儿稍差。查体:胸骨左缘第 1~2 肋间闻及连续性机器样杂音,伴有震颤。UCG:左心房、室明显增大;主肺动脉直径 38mm,主肺动脉分叉处与降主动脉之间见一管状交通,主动脉端 11mm,肺动脉端 17mm,长 度 13mm,连续血流,压差 4.79kPa(36mmHg);二尖瓣、三尖瓣少量反流,主动脉瓣轻度反流。胸片显示双侧肺血明显增多、心影增大、肺动脉段膨隆。临床诊断:CHD、PDA、PAH。

1)根据临床资料,如何判断该患儿病情及严重程度?可能的手术方案有哪些?

该患儿动脉导管呈管状,直径超过 10mm,左向右分流量很大。左心房、左心室明显扩大,说明左心容量负荷明显增加。肺动脉段膨隆,主肺动脉直径 38mm,说明肺动脉压比较高。二尖瓣和主动脉瓣的轻度反流,可能是左心房、左心室扩大后引起的继发性改变;三尖瓣反流应与肺动脉高压有关。该患儿可能处于充血性心衰代偿期,肺动脉压虽然较高,但仍以大量左向右分流为主。

该患儿诊断基本明确,无合并其他心血管畸形和并发症,可在常温全麻下行导管结扎术或导管切断缝合术。

2)根据手术方案,应采取什么样的麻醉技术?术中控制性降压应注意什么?

该患儿虽然决定在非体外循环下侧开胸行动脉导管手术,但患儿导管较粗、压力较高、心脏大,合并肺动脉高压,应按体外循环麻醉准备。采用大剂量芬太尼麻醉和控制性降压技术。有创动脉压监测最好选用右侧的桡动脉或肱动脉,以防术中血管破裂大出血时"三头阻断"进行修补期间不能监测心脏和脑的血压。另外,监测右侧桡动脉血压可避免术前漏诊的主动脉缩窄,或误操作伤及左锁骨下动脉和降主动脉等。

控制性降压多采用静脉滴定硝普钠,为了防止血压突然降低,达到平稳、逐渐降压,在切皮后即可从小剂量开始持续输注。控制性降压时,应注意补充血管内容量和控制反射性心率增快。

因为在术中有可能撕裂 PDA 或其他血管结构,应当开通可靠的、大口径的静脉通路。建议开放两条静脉通路,这样在出现紧急情况时或需要同时输入多种类药物时,有足够的静脉通路可以利用。

3)患儿合并明显的肺动脉高压,是否应该给予 100%纯氧并适度的过度通气,以降低肺动脉压?

充分给氧并适当的过度换气是治疗肺动脉高压的原则。但是,该患儿因体-肺循环间存在较大的分流,导致肺动脉高压;在阻断左向右分流的通道前,采用任何措施降低肺动脉阻力或增加全身血管阻力,均会增加左向右分流量。左向右分流的增加意味着全身血流的减少。因此,理论上应增加肺血管阻力,降低全身血管阻力,以减少左向右分流,增加全身血流。但临床上一般采用在适当的麻醉深度下,通过对呼吸的控制,如维持相对稍高的二氧化碳分压等,避免降低肺血管阻力,以防止左向右分流增加。只有在动脉导管结扎后,可采用加深麻醉、给氧、适当过度通气、输注硝酸甘油,甚至吸入低浓度一氧化氮气体等综合措施,控制肺动脉高压。

对于病情较重的患儿,足够的麻醉和镇痛深度是很重要的,以防出现过度应激。

二、PDA 的病理解剖

动脉导管为胎儿时期主动脉与肺动脉之间的生理性血流通道,通常在生后 2~3 周自动关闭,如持续开放,即为 PDA。

PDA 可以单独存在,也可以与其他畸形合并存在。按形态分为管型、漏斗型和窗型。

三、PDA 的病理生理

1. 血流动力学特点　由于 PDA 的存在,主、肺动脉之间构成异常交通,产生左向右分流,分流量的大小随导管的粗细和肺循环的阻力而变化。左向右分流,使左心室容量负荷增加,逐步导致左心室的扩大和肥厚;肺血流的增加导致肺动脉压力增加,右心室后负荷增加,使右心室逐渐肥厚;当主、肺动脉舒张压相等时,仅见收缩期左向右分流;当肺动脉压超过主动脉压时,产生双向分流,进一步发展,可以成为艾森门格综合征。

2. 病程发展　PDA 的病程发展因动脉导管的粗细、分流量的大小而不同,左向右分流类似于 VSD 的发展,主要并发症为肺动脉高压和右心衰。

四、PDA 的手术操作

1. 对单纯动脉导管未闭,在常温、控制性降压麻醉下,进行导管结扎、切断或钳闭。婴幼儿还可经左后外切口,胸膜外游离并处理动脉导管。近年开展经胸腔镜游离并处理动脉导管和心导管介入栓塞动脉导管。对年龄大并有重度肺动脉高压的动脉导管未闭,可在体外循环、低温低流量下,经肺动脉直接缝闭或补片修复。

2. 问题和并发症

(1)由于后负荷增高引起左心功能紊乱。

(2)误扎左肺动脉和降主动脉,引起缺氧和体循环低灌注。

(3)导管破裂出血或术后导管再通。

(4)喉返神经损伤。

五、PDA 的麻醉要点

1. 因发育不良和合并肺部疾病者,容易导致缺氧,术前应吸氧、限制液体入量。

2. 新生儿有时只需用阿片类药和肌松药气管内插管。年龄较大者,可以在手术室内拔管。非体外循环者,麻醉维持可以选择异氟烷吸入,辅助控制性降压,利于早期气管拔管。

3. 术中常规进行直接动脉测压、ECG、SpO_2、温度和 $P_{ET}CO_2$ 监测。挤压术侧肺脏有时可以引起缺氧,应维持 SpO_2 在 95% 以上。控制性降压期间密切注意 ECG、SpO_2 的变化,可反映降压时外周和心肌的灌注状况。直接动脉测压部位应选择右侧上肢和(或)下肢测压,以避免术前漏诊主动脉缩窄或误操作涉及左锁骨下动脉和降主动脉等情况发生。

4. 常温结扎时可以用硝普钠或硝酸甘油降压,平均动脉压在结扎或切断时可以暂时控制在 5.32～6.65kPa(40～50mmHg)。结扎后由于分流到肺的血流重新分布到外周,可出现舒张压升高和脉压缩小。

5. 低流量体外循环经肺动脉缝闭时,应警惕主动脉进气,采取头低位利于头部灌注和防止气栓。

参考文献

Frederick AH, Donald EM, Glenn PG. A practical approach to cardiac anesthesia. Lippincott Williams & Wilkins 2003.

(栾秀姝　张东亚　刘　进)

第五节　先天性心脏病法洛四联症手术麻醉

一、临床病例

【病例 1】

患儿,男,5 个月,6.4kg,出生后颜面口唇青紫,查体发现心脏杂音,经心脏彩超检查,诊断为 CHD,法洛四联症(Tetralogy of Fallot,TOF)。患儿平时不易感冒,哭闹后发绀加重,缺氧发作 2 次。入院时 SpO_2 73%。胸部平片:双肺血少,C/T=0.58。吸氧后动脉血气:pH 7.26,$PaCO_2$ 5.00kPa(37.6mmHg),PaO_2 7.18kPa(54mmHg),SaO_2 80%,BE － 10.7,Hb 18.2g/dl。UCG:右房、右室增大,右室前壁肥厚;室间隔缺损 12mm,心室水平右向左为主的双向分流,主动脉增宽,骑跨于室间隔上 50%;右室流出道内径约 5mm,肺动脉瓣环内径约 6.5mm,肺动脉瓣增厚、粘连,肺动脉瓣及瓣上狭窄,主肺动脉发育差,左、右肺动脉发育可;可见细小体肺侧支。拟行 TOF 矫治术。

患儿术前已建立静脉通路,入手术室后,静脉注射氯胺酮 15mg＋阿托品 0.1mg,持续输注葡萄糖和碳酸氢钠混合液(5% 碳酸氢钠 15ml＋5% 葡萄糖 35ml),输注速度 30ml/h。患儿入睡后,面罩吸氧,监测 ECG 和 SpO_2%。左桡动脉穿刺,监测有创动脉血压。心率 160 次/分,血压 12.7/8.26kPa(95/62mmHg),SpO_2 75%。静脉注射咪达唑仑 0.5mg,舒芬太尼 7.5µg 和维库溴铵 1mg 麻醉诱导。经鼻腔气管内插管后,心率 120 次/分,血压 10.7/

6.4kPa（80/48mmHg），SpO₂ 81%。PCV 控制呼吸，F$_i$O₂ 100%，设定吸气峰压 2.13kPa（16mmHg），潮气量 80ml，呼吸频率 25 次/分，P$_{ET}$CO₂ 4.0kPa（30mmHg），吸入 1% 异氟烷维持麻醉。经颈内静脉穿刺，建立中心静脉通路，置入三腔静脉导管。

切皮前予舒芬太尼 7.5μg 和维库溴铵 1mg。切皮后，心率 135 次/分，血压 11.1/6.13kPa（83/46mmHg），SpO₂ 86%。切开心包，游离心脏大血管，心率 140 次/分，血压 10.0/5.33kPa（75/40mmHg），CVP 0.53kPa（4mmHg），SpO₂ 70%，并持续降低。直视下，心肌收缩有力。加快输液速度，静脉注射舒芬太尼 5μg，给予去氧肾上腺素 20μg 后，心率 136 次/分，血压 13.3/6.67kPa（100/50mmHg），SpO₂ 61%。给予艾司洛尔 5mg 后，心率 110 次/分，血压 11.3/5.6kPa（85/42mmHg），SpO₂ 逐渐恢复到 80%。外科医师停止探查，快速建立体外循环。体外循环前，血流动力学基本稳定，尿量 25ml，液体入量 265ml，其中包括乳酸林格液 200ml，5% 碳酸氢钠 20ml，5% 葡萄糖 45ml。体外循环前动脉血气分析，pH 7.38，PCO₂ 4.88kPa（36.6mmHg），PO₂ 6.80kPa（51mmHg），SaO₂ 78%，BE－1.4，Hb 16.4g/dl，Glu 6.9mmol/L，Lac 0.9mmol/L。

术中见漏斗部明显狭窄，右室隔束和壁束肥厚，肺动脉瓣增厚粘连，行法洛四联症解剖根治术。心肌循环阻断 64 分钟，体外循环 106 分钟。心脏复跳初期，心电图显示交界性心律。脱离体外循环时，窦性心律，心率 120 次/分，血压 6.0/4.0kPa（45/30mmHg），中心静脉压 1.2kPa（9mmHg），左房压 1.07kPa（8mmHg）。给予氯化钙 100mg，持续输注多巴胺和多巴酚丁胺各 3μg/（kg·min），心率 150 次/分，血压 7.33/4.67kPa（55/35mmHg），中心静脉压 1.07kPa（8mmHg），左房压 0.93kPa（7mmHg），心脏收缩有力。外科医师经主动脉直接测压 11.3/6.13kPa（85/46mmHg），心内直接测压，右室压 5.20/2.53（3.87）kPa［39/19（29）mmHg］，肺动脉压 2.53/2.00（2.27）kPa［19/15（17）mmHg］，左房压 0.93kPa（7mmHg）。顺利停机。

关胸前安装临时心脏起搏器。动脉血气：pH 7.41，PaCO₂ 4.84kPa（36.4mmHg），PaO₂ 26.1kPa（196mmHg），SaO₂ 100%，BE＋0.3，Hb 13.5g/dl，K⁺ 3.3mmol/L，Ca²⁺ 1.23mmol/L，Glu 6.0mmol/L，Lac 2.3mmol/L。手术结束，持续输注多巴胺和多巴酚丁胺各 5μg/（kg·min），心率 150 次/分，血压 10.7/6.67kPa（80/50mmHg），中心静脉压 1.07kPa（8mmHg（8mmHg），左房压 0.93kPa（7mmHg），安返 ICU。在 ICU，心率 140 次/分，血压 13.3/8.0kPa（100/60mmHg）左右，中心静脉压 1.07kPa 左右，多巴胺和多巴酚丁胺减至各 3μg/（kg·min）。术后 2 小时清醒，10 小时拔除气管内插管。

1）术前访视应着重关注什么？

①应详细查阅病历中的重要资料，了解缺氧发作的频率和程度，有无减状手术史，有无心衰史及相应的症状和体征。本患儿发绀症状出现早，且持续存在，说明其肺血少；有 2 次缺氧发作，围术期管理应引起注意。②复习超声心动图和多普勒检查，重点了解 VSD 的部位和性质、右室流出道梗阻情况、肺动脉发育情况和心室功能等。注意右室流出道梗阻程度、血红蛋白和发绀程度三者是否一致。大多数病例仅需超声心动图，而不必行心导管检查。对于需核实诊断、评估血管阻力、分流程度、确定侧支循环的起源、走向及其重要性和明确冠状动脉解剖的患儿，可进一步行心导管检查。③除注意右室肥厚程度和室缺大小外，应特别注意右室流出道梗阻部位和程度。如梗阻位于肺动脉瓣和肺动脉，则梗阻一般比较固定，缺氧发作时，以提高体循环阻力（systemic vascular resistance，SVR）为主，β 受体阻滞剂治疗往往无效；如梗阻位于右室肌性流出道，则梗阻具有可变性，交感神经兴奋、各种刺激引起的流出道痉挛，易诱发缺氧发作，β 受体阻滞剂可解除痉挛，缓解缺氧。

2）TOF 患儿麻醉诱导时应注意什么？麻醉诱导前的高血压是否有利于全身动脉血液氧合？诱导过程中，一旦出现血压降低和 SpO₂ 下降应如何处理？

TOF 患儿麻醉诱导期最重要的是维持血流动力学稳定，防止右向左分流增加、肺血流进一步减少和全身耗氧量升高。麻醉诱导中，任何原因引起的发绀加重，都会很快破坏内环境，出现酸中毒，进而抑制心功能和外周血管扩张。血压进一步下降而加重发绀，形成恶性循环。

麻醉诱导前，患儿因与父母分离，进入陌生环境引起紧张、害怕打针和哭闹等，会有不同程度的高血压。外周血管阻力升高引起的高血压，可减少右向左分流，有利于提高全身动脉血氧饱和度。但是，患儿过度紧张或哭闹，引起右室流出道痉挛或全身耗氧量增加时，反而会引起缺氧发作加重发绀。

对 TOF 患儿，特别是严重缺氧患儿麻醉诱导时，应缓慢给药，密切观察反应。血压出现降低趋势时,首先应停止给药,适当扩容,根据情况使用去氧肾上腺素。如血压低、心率慢,可使用麻黄碱。在麻醉深度足够的前提下,除呼吸因素外,诱导期间出现的发绀加重或缺氧发作,多与外周血管扩张、体循环外周阻力下降引起的右向左分流增加有关。因此,麻醉诱导时,血压应维持在正常水平,一旦出现低血压,应积极处理。除使用药物增加全身血管阻力外,还可采用按压腹部或屈曲下肢,这类似于患儿蹲踞位,可减少血液流向下肢,从而增加全身血管阻力。同时,远端肢体不饱和静脉血的回流减少,可减轻心内右向左分流,也可达到同样效果。

3)建立体外循环过程中,出现 SpO_2 持续下降,能否诊断为缺氧发作?缺氧发作的原因是什么?应采取什么措施?外科医师如何配合处理?

游离心脏大血管时,患儿 SpO_2 明显降低,并呈持续降低的趋势,基本可诊断为缺氧发作。以 TOF 为典型代表的发绀型先天性心脏病,术前和术中均会出现缺氧发作,表现为发绀加重和 SpO_2 降低。

缺氧发作的原因主要包括:全身血管阻力降低,引起右向左分流增加;或漏斗部肌性痉挛,导致肺血流减少。但是,临床上往往很难区分缺氧发作的原因,因为缺氧发作、发绀加重和氧饱和度降低大多同时伴有血压降低。麻醉诱导过程中出现的缺氧发作,多与外周血管阻力降低有关;体外循环前出现的缺氧发作,多与麻醉深度有关:麻醉深度不够,引起肺血管收缩、右室流出道肌肉痉挛;麻醉过深,外周血管阻力降低。另外还与手术操作有关。

一旦出现缺氧发作,应积极处理,以防形成恶性循环。临床上可采用以下方法:①输注液体,维持血管内有效容量;②应用吸入性麻醉药(如氟烷),增加麻醉深度,减轻心肌过度收缩;③应用阿片类镇痛药,减慢心率,减少儿茶酚胺释放;④先用去氧肾上腺素、腹部加压或屈腿,增加外周血管阻力;如果血压升高后,氧饱和度不改善,可考虑使用 β 受体阻滞剂(艾司洛尔),一般心率会减慢,SpO_2 开始升高;⑤吸纯氧、过度通气,降低肺血管阻力。

出现缺氧发作,外科医师的配合应视手术进程而定。如已建立主动脉插管,可要求外科医师停止探查,立即行腔静脉插管,尽快建立体外循环;如尚未建立主动脉插管,应要求外科暂停操作,观察血压和 SpO_2 的变化。如血压和 SpO_2 仍继续降低,或血压恢复,但 SpO_2 不恢复,应积极使用药物治疗。

缺氧发作频繁或治疗效果不满意的患儿,应与手术医师协调,尽快建立体外循环。对于低龄、低体重和复杂、危重的发绀型先天性心脏病患儿,开胸后最好先行主动脉和上腔静脉插管,建立体外循环后,再游离大血管和探查畸形,这样可有效避免外科操作引起的血流动力学波动,有利于麻醉管理。

4)针对脱离体外循环时的情况,请对所采取的措施加以分析。

①成功脱离体外循环,恰到好处的手术矫正是必要因素:既要保证右室流出道无残余梗阻,又不能因疏通过度,严重损伤右心室功能。患者的右心室功能、肺动脉发育情况及肺血管反应性、心肌保护情况等,也是重要的影响因素。②TOF 根治手术后,应加强支持右心室功能,特别是跨肺动脉环加宽右室流出道、不带瓣通道、瓣切开和瓣成形术等患者,均可导致瓣膜关闭不全、心室容量负荷增加。此外,还应设法降低肺血管阻力。体外循环后一般需要使用正性肌力药物[如多巴胺 $3\sim10\mu g/(kg \cdot min)$]辅助右心室功能,特别是婴幼儿和右室切开者。该患儿血压偏低,中心静脉压不低,可联合使用小剂量的多巴胺和多巴酚丁胺,充分利用两种药物的 β_1 受体兴奋作用,减少或避免 α 受体作用。③在脱离体外循环过程中,外周动脉压可低于中心主动脉压,这在低龄患儿更为常见和显著。此时外科医师可以经主动脉(经常选择升主动脉心脏停跳液灌注点近端)置入探针,连接换能器直接测压,来评估外周动脉压数据的准确性。此外,还可以通过监测无创血压评估。在应用正性肌力药和缩血管药之前,应该确定血压测量值的准确性。如果这种差异始终存在,可以经股动脉置管,指导治疗。④对于严重发绀、心功能较差、肺血管发育差、心肌阻断时间较长、心肌保护效果欠佳和手术不顺利者,应在恢复心肌循环后,尽早使用正性肌力药和血管活性药。⑤通过测定右室压、肺动脉压和左房压,来判断手术效果。⑥应定时复查血气分析,及时发现呼吸、电解质和乳酸异常。⑦切开心室可能损伤心室内传导系统,出现右束支阻滞或完全性传导阻滞,易出现室性心律失常和传导紊乱。除直接损伤传导系统外,营养性冠状动脉和淋巴管损伤,也可引起电生理紊乱。对短暂房室传导紊乱的患者,需要安置临时起搏器,保证围术期安全。⑧条件允许,可行术中超声心动图和多普勒检查,心表或食管超声均可,可以发现术前未诊断的心脏解剖异常、评价手术效果、评估术后心脏功能。

5)关胸前,患儿血 K^+ 3.3mmol/L,是否需要补钾?

先天性心脏病患儿体外循环后停机时,除血钾特别低或任何原因致关胸时间较长外，一般不用补钾。因为，体外循环后输注机器余血中含有一定量钾；另外小儿止血关胸很快，为避免短时间内补钾失误，在手术室不用补钾，可在返回 ICU 后开始补钾。

参考文献

1. Tworetzky W, McElhinney DB, Brook MM, et al. Echocardiographic diagnosis alone for the complete repair of major congenital heart defects. J Am Coll Cardiol, 1999, 33:228-233.
2. Need LR, Powell AJ, del Nido P, et al. Coronary echocardiography in tetralogy of Fallot: diagnostic accuracy, resource utilization and surgical implications over 13 years. J Am Coll Cardiol, 2000, 36:1371-1377.

【病例 2】

患儿，男，6 个月，体重 6.8kg，出生后查体发现心脏杂音，经心脏超声检查，诊断为"CHD、TOF"。患儿生长发育基本正常，安静时无明显发绀，剧烈哭闹后口周青紫。1 月前"肺部感染"。ECG 示窦性心律，心率 135 次/分，右室高电压。UCG：右房、右室增大，右室前壁增厚，VSD12mm，左向右为主的双向分流，主动脉增宽，骑跨室间隔 20%，右室流出道 7mm，肺动脉瓣环内径 6mm，肺动脉瓣增厚、粘连，肺动脉瓣及瓣上狭窄，主肺动脉及左、右肺动脉发育尚可。吸氧后动脉血气分析，pH 7.38，PCO_2 4.88kPa（36.6mmHg），PO_2 12.1kPa（91mmHg），SO_2 95%，BE −1.4，Hb 126g/L，Glu 4.9mmol/L，Lac 0.7mmol/L。现肺部感染基本控制，拟行 TOF 矫治术。

患儿入手术室后予氯胺酮 50mg ＋ 阿托品 0.15mg 肌内注射，入睡后面罩吸氧，监测 ECG 和 SpO_2。开放外周静脉，持续输注葡萄糖和碳酸氢钠混合液（5%碳酸氢钠 15ml＋5%葡萄糖 35ml），输注速度 40ml/h。左桡动脉穿刺，监测有创动脉血压。心率 165 次/分，血压 13.1/8.4kPa（98/63mmHg），SpO_2 95%。静脉注射咪达唑仑 1mg，舒芬太尼 10μg 和维库溴铵 1mg 麻醉诱导，经鼻腔气管内插管后，心率 118 次/分，血压 10.9/6.27kPa（82/47mmHg），SpO_2 98%。PCV 控制呼吸，F_iO_2 100%，设定吸气峰压 2.13kPa（16mmHg），潮气量 90ml，呼吸频率 25 次/分，$P_{ET}CO_2$ 4.0kPa（30mmHg），吸入 1%异氟烷维持麻醉。经颈内静脉穿刺，建立中心静脉通路，置入三腔静脉导管。

皮肤消毒期间，心率 90 次/分，血压 9.33/5.33kPa（70/40mmHg），中心静脉压 1.33kPa（10mmHg），SpO_2 92%。给予 654-Ⅱ 1mg 后，心率 130 次/分，血压 10.7/6.0kPa（80/45mmHg），SpO_2 98%，中心静脉压 1.2kPa（9mmHg），静脉注射呋塞米 2mg。切皮前静脉注射舒芬太尼 7.5μg 和维库溴铵 1mg。切皮后至体外循环前，血流动力学基本稳定，尿量 75ml，液体入量 230ml，其中包括乳酸林格液 180ml，5%碳酸氢钠 15ml，5%葡萄糖 35ml。体外循环前动脉血气分析，pH 7.38，PCO_2 4.88kPa（36.6mmHg），PO_2 12.1kPa（91mmHg），SO_2 98%，BE −1.4，Hb 114g/L，Glu 6.9mmol/L，Lac 0.7mmol/L。

术中见右室隔束和壁束肥厚，肺动脉瓣增厚粘连，行法洛四联症解剖根治术。心肌阻断 51 分钟，体外循环 89 分钟。脱离体外循环时，窦性心律，心率 145 次/分，血压 8.66/4.00kPa（65/30mmHg），中心静脉压 1.07kPa（8mmHg），左房压 1.73kPa（13mmHg）。给予氯化钙 100mg，持续输注多巴胺和多巴酚丁胺各 5μg/（kg·min），米力农 0.9μg/（kg·min）。心率 150 次/分，血压 9.46/5.20kPa（71/39mmHg），中心静脉压 0.93kPa（7mmHg），左房压 1.60kPa（12mmHg）。右室压 6.00/1.87（4.53）kPa［45/14（34）mmHg］，肺动脉压 3.73/1.07（2.27）kPa［28/8（17）mmHg］，左房压 1.60kPa（12mmHg）。顺利停机。

止血关胸，手术顺利结束，持续输注多巴胺和多巴酚丁胺各 5μg/（kg·min），米力农 0.9μg/（kg·min），心率 146 次/分，血压 10.7/6.67kPa（80/50mmHg），中心静脉压 1.07kPa（8mmHg），左房压 1.47kPa（11mmHg），安返 ICU。术后恢复顺利。

1）患儿为什么发绀不明显？

①病理解剖上应出现发绀，而临床上仅表现为发作性发绀者，除存在较大的未闭动脉导管或行体-肺分流手术外，往往提示存在大的分流、侧支循环较多，或肺血流量具有可变性。应特别注意这样的缺氧发作在麻醉和手术中也会出现。体、肺循环血管阻力的相对变化对右向左分流量的影响非常大。②临床上是否出现发绀，取决于血中还原血红蛋白的绝对含量，当 100ml 血液中还原血红蛋白超过 5g，即可出现中心性发绀。由于还原血红蛋白的绝对量决定着发绀的有无，所以在血红蛋白增多的患儿，轻度缺氧即会出现发绀；而严重贫血的小儿，即使有明显缺氧，也不会出现发绀。例如，当血红蛋白分别为 80g/L 和 240g/L 时，临床上出现发绀时，SaO_2 分别在 62% 和 88% 以下。因此，血红蛋白浓度较高时，比较容易出现发绀。对于胎儿血红蛋白

含量较高的新生儿,较难发现发绀。因为胎儿血红蛋白较容易氧合。当新生儿临床上表现出中心性发绀时,动脉血氧分压往往已很低。

本例患儿肺动脉狭窄较重,而发绀不明显,提示患儿可能心功能和全身状态较差,存在大的分流,或合并贫血。

2)消毒过程中,血流动力学出现变化,应采取什么措施?为什么?

①患儿基础心率135次/分,入室心率165次/分,诱导后心率118次/分,心率在逐渐减慢,可能与麻醉逐渐加深有关。随着麻醉的加深,全身血管阻力降低,打破全身血管阻力和肺血管阻力平衡,引起心内分流的改变。②婴幼儿每搏心排出量较固定,每分心排出量主要依赖心率,心率减慢会严重影响每分心排出量。该患儿在室水平存在以左向右为主的双向分流,全身血管阻力和动脉血压降低,会增加右向左分流,减少肺血流。此时患儿SpO_2为92%,如不积极处理,SpO_2%有可能进行性下降。因此,应积极处理心率慢和血压低。可先给阿托品,一般心率增加后,血压会随着升高;也可给麻黄碱,同时增加心率并升高血压。③患儿VSD较大,当SVR超过PVR时,会表现为通过大VSD的左向右分流,导致肺血流过多、肺充血,甚至心力衰竭。麻醉管理中必须避免PVR过度降低,SVR升高的干预措施。另外,输入过多的液体,也会加重充血性心力衰竭。患儿中心静脉压1.20kPa(9mmHg),表明容量不欠,可适当利尿,降低心脏前负荷。

3)TOF根治术后常见问题有哪些?该患儿低血压的原因是什么?

①残余右室流出道梗阻、残余室间隔缺损、三尖瓣关闭不全;②心律失常,特别是三度房室传导阻滞;③右室衰竭(特别是右室切开者);④肺水肿或灌注肺,以及通过支气管肺动脉侧支或残余VSD,造成肺血流过多;⑤心脏压塞等。

该患儿术后右室压力下降满意,右室-肺动脉间压差正常,术后低血压可能主要与右室切开和跨肺动脉环加宽右室流出道有关。

4)TOF术后影响右室收缩功能的因素有哪些?体外循环后,麻醉管理应注意什么?

TOF根治术后有许多因素影响右室收缩功能:①右室切开和右室流出道加宽补片导致右室功能受损;②心肌阻断期间肥厚的右心室心肌保护困难;③右室流出道加宽补片后引起的肺动脉瓣反流,加重右室容量负荷;④肺动脉远端狭窄或发育不良、右

室流出道残余梗阻等加重右室压力负荷;⑤室间隔残余分流加重右室容量负荷。

因此,体外循环后,麻醉管理应从以下几个方面多加关注:①应用正性肌力药,支持右室功能(如多巴胺、多巴酚丁胺、米力农等);②婴幼儿心排出量多依赖心率,维持心率非常重要,特别是TOF术后的患儿,必要时安装心脏临时起搏器;③应根据心功能和中心静脉压、LAP,谨慎地还输机器血,防止血容量不足或过多;④通过呼吸调控,降低肺血管阻力,必要时应用药物或吸入一氧化氮。

【病例3】

患儿,男,3个月,体重4.6kg,因出生后颜面口唇青紫,哭闹时加重,查体发现心脏杂音。经心脏彩超检查,诊断为CHD,TOF。UCG示:右房、右室增大,右室前壁增厚,左心偏小,VSD 8mm,右向左为主的双向分流,卵圆孔未闭(patent foramen ovale,PFO)4mm,右向左分流,主动脉明显增宽,骑跨室间隔约55%,右室流出道内径约2.4mm,肺动脉瓣叶增厚,开放受限,最大开瓣内径约2.3mm,肺动脉瓣下、瓣环、瓣上均明显狭窄,主肺动脉、左、右肺动脉发育欠佳,未见明确的体肺侧支。心肺血管CT提示外围肺动脉发育欠佳。术前动脉血气分析:pH 7.26,PCO_2 5.69kPa(42.8mmHg),PO_2 1.60kPa(12mmHg),SO_2 12%,BE −7,Hb 132g/L,Lac 6.8mmol/L。拟行体肺动脉分流术。

患儿基础麻醉后,面罩吸氧,监测ECG、SpO_2,开放外周静脉,持续输注葡萄糖和碳酸氢钠混合液(5%碳酸氢钠10ml＋5%葡萄糖30ml)。麻醉诱导平稳,气管插管顺利,行股动脉及右颈内静脉穿刺。气管插管后动脉血气分析:pH 7.43,PCO_2 5.69kPa(42.8mmHg),PO_2 3.87kPa(29mmHg),SO_2 44.6%,BE −1.4,Hb 114g/L,Glu 6.1mmol/L,Lac 1.7mmol/L。

手术开始至纵断胸骨、游离大血管过程中,血流动力学稳定。肺动脉上侧壁钳后,SpO_2进行性下降,甚至测不出。紧急主动脉、右心房插管,体外循环并行下行体肺分流术。停机前,开始持续输注多巴胺5μg/(kg·min),米力农0.9μg/(kg·min),顺利停机。停机后,动脉血气分析:pH 7.41,PCO_2 5.45kPa(41.2mmHg),PO_2 5.15kPa(38.7mmHg),SO_2 72%,BE 1.1,Hb 116g/,Glu 6.3mmol/L,Lac 2.3mmol/L。止血关胸,安返ICU。术后恢复满意。

1)本患儿为什么先行减状手术?

目前,随着外科、麻醉和体外循环技术的不断提高,绝大多数患儿可行一次性根治手术,大多中心主张婴幼儿 TOF 患者尽早行根治手术。但是,某些 TOF 患儿,如肺动脉发育差、存在多发室间隔缺损、肺动脉闭锁和冠状动脉走行异常,可先行减状手术,2 岁以后再行根治手术。其他心脏畸形患儿,在心功能或全身状态差,不宜做根治手术时,为保证生命存活,可考虑减状手术。

该患儿年龄小,肺动脉瓣下、瓣环、瓣上均严重狭窄,肺外围动脉发育差,适合行分期手术。先行体肺动脉分流术,改善缺氧,并促进肺动脉发育,为以后的根治术做准备。

2)体肺动脉分流术的麻醉管理应注意什么?

体肺动脉分流术主要用于重度法洛四联症、三尖瓣闭锁、肺动脉闭锁、单心室和其他肺血流严重减少的发绀型先天性心脏病。手术可以增加肺血流,刺激肺动脉发育,为二期根治手术创造条件。①这类患儿往往严重缺氧,血细胞比容很高,麻醉处理类似法洛四联症,但更具挑战性,特别是非体外循环手术的患儿。这类患儿增加全身组织氧供比较困难,可适度加深麻醉,降低全身组织耗氧,维持氧供需平衡。②在吻合肺动脉端时,侧壁钳的使用会严重影响肺动脉血流。提高全身血管阻力,有助于缓解肺血流的减少。应注意,肺动脉阻断后,肺内血流明显减少,呼气末二氧化碳分压会明显低于动脉血二氧化碳分压。③分流建立后,患儿动脉血氧饱和度决定于肺血流/全身血流比值和混合静脉血氧饱和度。肺血流/全身血流比值取决于分流量,而分流量的大小与全身血管阻力/肺血管阻力比值有关。分流量不足,不能缓解缺氧;而分流量过多,会引起一系列肺血多的改变,如心室容量负荷过重,甚至心衰和全身灌注不足等。因此,控制全身血管阻力和肺血管阻力,使其保持稳定,并尽可能与静息状态接近,有助于选择分流血管直径和效果观察。④用于维持动脉导管开放的 PGE_1 不要停,并注意容量的补充。吻合完毕人工血管开放后,血压会有所降低,特别是舒张压,脉压加大,经皮脉搏氧饱和度升高,呼气末二氧化碳分压也会有所升高。⑤婴幼儿分流血管往往较细,容易出现血栓堵塞,导致分流失败。

3)麻醉中,对患儿 SVR 和肺循环阻力(pulmonary vascular resistance,PVR)的影响因素有哪些?

PVR/SVR 之间平衡的改变,直接影响到血流(心内分流)方向。麻醉对血管的作用有:①增加 PVR 因素:低氧血症、高碳酸血症或酸中毒、气道平均压高、交感神经刺激、使用 α 受体兴奋药、血容量过多;②降低 PVR 因素:麻醉药物、高氧、低碳酸血症或碱血症、血管扩张药物、α 受体阻滞药;③增加 SVR 因素:交感神经刺激、使用 α 受体兴奋药;④降低 SVR 因素:麻醉药物、血管扩张药物、α 受体阻滞药、β 受体兴奋药、钙通道阻滞药。

二、TOF 的病理解剖

1. TOF 在发绀型先天性心脏病中居首位。病理解剖特征为右室流出道狭窄、VSD、升主动脉开口向右侧偏移(升主动脉"骑跨")和右心室向心性肥厚等病理改变。狭窄多在漏斗部,也可在肺动脉瓣膜或瓣环和肺动脉主干。VSD 位于室上嵴下方膜部,亦有位于肺动脉瓣下者。主动脉向右移位骑跨在 VSD 上。

2. TOF 可合并有动脉导管未闭、右位主动脉弓、ASD、卵圆孔未闭、左上腔静脉、冠状动脉前降支起源于右冠状动脉、迷走锁骨下动脉、肺静脉畸形引流及主动脉瓣关闭不全等其他心血管畸形。

三、TOF 的病理生理

1. 血流动力学特点:肺动脉狭窄引起肺血流减少,而肺的侧支循环增多。主动脉和 VSD 所形成的立体关系,使主动脉可同时接受右室和左室射出的血液。当心室收缩左心室排血入主动脉的同时,右心室也经 VSD 排血入主动脉,产生右向左分流,血液分流的量与右室流出道梗阻程度和 SVR 密切相关,PVR 也有一定影响。右室流出道梗阻使肺血管床免受高压引起的组织改变,但是肺血管可能先天性发育不良。体-肺分流性减状手术,可以增加肺血流,改善氧合,同时刺激肺血管床发育,使后期的根治术成为可能。

2. 肺循环血流量减少和右向左分流,导致体循环血氧含量降低,导致组织缺氧,血红蛋白和红细胞代偿性增多,血液黏滞度增加。尽管血红蛋白增加,但凝血因子缺乏。肺循环血流量减少还促进支气管动脉侧支循环的形成。

四、TOF 的手术操作

1. 根治性手术操作 原有体-肺分流性减状术者,对体-肺分流进行结扎。切除右室流出道室壁和室间隔肌束,右室流出道补片加宽(瓣环下或跨环),疏通右室流出道。补片闭合 VSD。肺动脉瓣闭锁或冠状动脉左前降支走行异常者,可用右室至肺动脉的外通道。

2. 问题和并发症　残余右室流出道梗阻;心律失常;右室衰竭(特别是右室切开者);三度房室传导阻滞;通过支气管肺动脉侧支或残余 VSD,造成肺血流过多。

五、TOF 的麻醉要点

1. 术前　详细查阅病历的重要资料。了解缺氧发作的频率和程度,有无减状手术史和心衰的症状与体征。熟悉心导管检查资料,重点了解肺动脉的瓣环的大小,是否存在跨过右室漏斗部的异常冠状动脉左前降支,心室功能和肺动脉瓣环的大小。

2. 体外循环前　维持血管内有效容量,维持 SVR,降低 PVR(尽管引起肺血流梗阻的主要原因是狭窄的右室流出道),预防缺氧发作。负性肌力药物,如吸入麻醉药、普萘洛尔或艾司洛尔,可能有助于缓解漏斗部痉挛和增加肺血流。尽管理论上使用氟烷有许多缺点,如血液麻醉药分压改变较慢、心肌抑制和可能降低 SVR 增加分流,但氟烷可能通过降低全身氧耗和松弛右室漏斗部,从而增加肺血流,提高动脉血氧饱和度。如果采用静脉麻醉诱导,需注意维持适当的 SVR,可以选择氯胺酮和芬太尼。体外循环前低血压,常常是由于血容量不足,一般对静脉补液反应良好,可以静注去氧肾上腺素 $1\sim2\mu g$ 暂时纠正。通过放血进行血液稀释,降低血液黏度,对增加肺血流和心排出量临床上有一定作用,对体重超过 20kg、血细胞比容超过 50% 者,可以考虑放血 $10\sim20ml/kg$ 备用,但应注意麻醉管理和无菌操作,主张在体外循环初始,通过腔静脉引流管放血,安全可靠。

3. 体外循环后　应支持右室功能,并设法降低 PVR。成功的脱离体外循环,有赖于成功的手术矫正、右室功能、肺动脉大小和反应性以及心肌保护。体外循环后需要使用正性肌力药物(如多巴胺),特别是婴幼儿和右室切开者,必要时加用肾上腺素和米力农。对短暂房室传导紊乱,需要安置临时起搏器。

参 考 文 献

Frederick AH, Donald EM, Glenn PG. A practical approach to cardiac anesthesia. Lippincott Williams & Wilkins . 2003.

（栾秀姝　张东亚　刘　进）

第六节　大血管手术麻醉

【病例 1】

患者,男,32 岁,体重 70kg。诊断马方综合征,Ⅰ型主动脉夹层动脉瘤,拟急诊行 Bentall＋主动脉全弓置换＋降主动脉术中支架植入术。

术前资料:患者以急性剧烈胸背部撕裂样疼痛 12 小时急诊入院。入院血压 22.61/5.32kPa(170/40mmHg)、心率 100 次/分、呼吸 20 次/分。心脏超声心动图提示:主动脉瓣大量反流,瓣环直径 40mm。主动脉窦部扩张,窦部直径 65mm。升主动脉扩张,升主动脉内径 60mm,升主动脉内可见撕裂的内膜片。左室舒张末内径 75mm,左室射血分数 50%。少量心包积液。其他心内结构无异常。CT 扫描提示:主动脉窦、升主动脉扩张,主动脉夹层动脉瘤形成。主动脉内膜破口位于主动脉窦管交接处以远,夹层累及达双侧髂动脉分叉处,远端破口位于左肾动脉开口处,形成双腔道供血,腹腔干和左肾动脉开口于假腔。无名动脉和左颈总动脉有夹层,真腔受压狭窄。胸部 X 线片提示轻度肺淤血。实验室检查:血红蛋白 90g/L、白细胞总数 $12\times10^9/L$、中性粒细胞 80%,血小板 $60\times10^9/L$。谷丙转氨酶 70U/L、尿素 20mmol/L、肌酐 $240\mu mol/L$、纤维蛋白原定量 2.4g/L、纤维蛋白降解产物 $15\mu g/L$、D-二聚体定量 $650\mu g/L$。

入室情况:患者烦躁不配合,心率 150 次/分、呼吸 30 次/分、面罩吸氧脉搏氧饱和度 95%。立即开放外周静脉和建立左桡动脉和左足背动脉直接测压,两处动脉压分别为 10.64/3.99kPa(80/30mmHg)和 9.31/3.99kPa(70/30mmHg)。

麻醉诱导:快速静脉输液并立即给予依托咪酯 6mg、芬太尼 0.2mg、氯胺酮 50mg、哌库溴铵 8mg 静脉诱导,气管插管机械通气。诱导后采用头低位,间断给予麻黄碱和山莨菪碱维持桡动脉收缩压在 10.64kPa(80mmHg)以上,心率在 120 次/分钟以上。行右颈内静脉穿刺放入三腔中心静脉导管,测中心静脉压 3.33kPa(25mmHg)。

手术和体外循环:诱导和监测建立完毕后立即消毒铺巾正中开胸,同时全身肝素化行右侧股动脉插管。劈开胸骨切开心包后有大量血液从心包流出,心脏压塞解除后循环状态好转。此时桡动脉收缩压在 13.3kPa(100mmHg)以上,中心静脉压降至 1.33kPa(10mmHg)。立即行右房插管建立体外循环。经右上肺静脉置入左心引流管后立即降温，鼻温降至 34℃ 后阻断升主动脉，切开主动脉根部见夹层累及主动脉根部达主动脉瓣环水平左、右冠状动脉开口处撕脱，主动脉根部后外侧动脉中层有一 1cm 的破口，血液通过破口在心外膜和主动脉外膜下形成血肿。经左、右冠状动脉开口直接灌注心脏停跳液后行主动脉瓣、升主动脉置换冠状动脉移植手术（Bentall 手术）。当鼻温降至 20℃、肛温降至 24℃ 时全身停循环，开放主动脉远端，经无名动脉逆行置管行选择性脑正行灌注，流量为 10ml/（kg·min）。同时阻断左颈总动脉和左锁骨下动脉。纵行切开主动脉弓部，在降主动脉真腔内置入支架血管，支架近端位于左锁骨下动脉开口近端，用一四分支人工血管远端与支架血管近端行端-端吻合。吻合完毕后阻断四分支血管近端，全流量恢复主动脉远端灌注（此时全身停循环时间为 15 分钟），然后用人工血管的分支逐一与左颈总动脉、无名动脉和左锁骨下动脉行端-端吻合恢复灌注。当体外循环静脉饱和度达 90% 以上后开始复温，同时将升主动脉远端与四分支血管近端行端-端吻合。吻合完毕后开放升主动脉恢复心脏灌注，当鼻温恢复至 26℃ 时用 20J 心表面除颤一次复跳。给予甘露醇 125g，继续复温至鼻温 37℃、肛温 36℃ 时调整体外循环流量，停机顺利。止血关胸后送入 ICU.

麻醉管理：手术持续 7 小时。术中用芬太尼镇痛，应用总量 2.0mg。哌库溴铵维持肌松，术中持续泵入丙泊酚 10ml/h，间断吸入 0.8%～1% 的七氟烷。体外循环前给予甲泼尼龙 15mg/kg，体外循环中鼻温高于 28℃ 期间用缩血管药维持平均动脉压大于 7.98kPa（60mmHg）。停循环期间头部应用冰帽。停机后应用多巴胺和多巴酚丁胺调整心肌收缩力，去甲肾上腺素和硝酸甘油调整体循环阻力。控制体循环收缩压在 13.3～17.29kPa（100～130mmHg）。

术后情况：患者进入 ICU 后血流动力学稳定，内环境良好。12 小时引流量 600ml。术后用丙泊酚 10ml/h 持续镇静。6 小时后停用丙泊酚，30 分钟后患者有无意识肢体活动，呼之不应。给予甘露醇 125g，恢复应用丙泊酚镇静。每 4～6 小时停用丙泊酚观察患者意思恢复情况。每 6 小时给予甘露醇 125g 直至患者意识完全恢复。术后维持体循环收缩压不低于 17.29kPa（130mmHg）。间断呼吸机应用 100% 氧吸入。患者于术后 72 小时恢复意识，术后 80 小时拔除气管导管。术后第四天转入病房，

术后 12 天出院，无神经系统并发症。

问题：

1. 急性夹层动脉瘤患者的麻醉前如何准备及如何预防瘤体破裂？

2. 急性心脏压塞的病理生理、诊断和麻醉诱导原则是什么？

3. 此类手术脑保护的措施有哪些？

回答：

1. 急性夹层动脉瘤患者的麻醉前如何准备及如何预防瘤体破裂？

【充分镇静】 主动脉病变的患者多伴有其他心血管系统改变，术前紧张可能引起血压升高或心绞痛发作，甚至引起瘤体破裂。对于择期手术患者，根据患者总体状况，术前晚口服司可巴比妥胶囊 0.1g 或其他镇静催眠药，术前 1 小时口服地西泮 10mg 或司可巴比妥胶囊 0.1mg，术前半小时肌注吗啡。对于急诊手术的患者如伴有高血压也需充分镇静以降低瘤体破裂的发生率，一般于入室前或麻醉准备过程中给予吗啡 10mg 肌内注射，入室开放静脉后给予咪达唑仑 3～5mg 或异丙酚 50mg 静脉注射。如果入室前患者已发生瘤体破裂伴有低血压和心动过速，应紧急建立可以快速输液的静脉通路，补充血容量，立即进入手术室，快速建立体外循环。

【镇痛】 由于瘤体的快速扩大或夹层血肿的扩张，可牵拉位于主动脉外膜的感受器产生疼痛，疼痛刺激可进一步导致患者血压升高和心率增快，频发的疼痛往往预示瘤体的扩张加速是急诊手术的指征，术前有效的镇痛可降低瘤体破裂的发生率。常用的术前镇痛药为吗啡，一般给予 10mg 肌内注射既可以达到镇痛目的也有一定的镇静效果，也可应用患者自控镇痛（patient controlled analgesia, PCA）技术更有效的控制患者疼痛。

【控制血压】 在急性主动脉夹层，尤其是伴有频发疼痛的患者，严格的控制血压可明显降低瘤体破裂的发生率。在主动脉急性夹层的患者，如无其他脏器缺血表现，一般主张将动脉收缩压控制在 14.63kPa（110mmHg）以下。严格控制血压对预防瘤体破裂有双重作用。首先，降低血压可降低动脉壁的张力；其次，降低动脉压上升速率可减轻动脉壁的剪切应力，这些都可有效地预防瘤体破裂。在急性主动脉夹层的患者，目前主张应用硝普钠和艾司洛尔联合降压。硝普钠可快速有效地使动脉压达到控制目标，但其加快动脉压上升速率，不能有效的降低动脉壁的剪切应力。艾司洛尔可降低心率和心肌

收缩力,有效的降低动脉壁的剪切应力,因此联合应用有较好的预防瘤体破裂的效果。在对 β_1-受体阻滞剂有禁忌的患者应用钙通道阻滞剂也可达到预防效果。

2. 急性心脏压塞的病理生理、诊断和麻醉诱导原则是什么?

【病理生理】 急性心脏压塞是由于心包内液体或固体物质急性增加,压迫心脏而导致的一系列病理生理过程。心包内物质急性增加可使左右心系统急性受压导致心腔容积减少,心脏每搏量下降。机体通过反射性交感神经兴奋,使心率增加和心肌收缩力增强(增加射血分数)来代偿心排出量的降低,维持动脉血压。随着心脏受压的加重,心腔容积进一步下降,心率继续增快。在成人,当心率大于150次/分以上时,随着心率的增快心脏的舒张期明显缩短,使心脏充盈减少,心脏每搏量明显下降使得心率增快的代偿作用减弱,而这一机制在急性心脏压塞时表现得更为明显。随着心腔容积的进一步下降,即便心肌收缩力增强也不足以维持射血分数(心室严重压迫时射血分数可下降)和每搏量。当心排出量严重下降时,即便机体通过交感神经兴奋提高外周阻力,低血压也在所难免。在急性心脏压塞时,由于心室受压迫,使其被动顺应性下降,正常的心室压力-容量关系曲线向左上移动。左、右房的压力不能准确地反映心室的充盈情况,心室需要较高的充盈压才能维持心室的充盈。

【临床表现和诊断】 急性心脏压塞的临床典型表现为心率增快、静脉压增高、低血压(早期动脉压可不低,甚至由于交感兴奋导致血压一定程度的增高)、少尿或无尿、末梢肢体凉。临床诊断依据:①有存在急性心脏压塞的临床病因;如胸部外伤、心脏外科手术后、心脏介入手术后、急性主动脉夹层、颈部深静脉穿刺等。②有典型的临床表现。③超声心动图可发现心包积液或心包影增宽、心室受压舒张末容积减少。④胸部 X 线可提示纵隔影增宽。⑤肺动脉漂浮导管监测可见右心舒张末容积减少。临床上急性心脏压塞应与急性心功能不全鉴别诊断。

【麻醉诱导原则】 ①保持足够的静脉压维持心室的有效充盈,因此快速开放大的静脉通路快速补液是维持患者诱导平稳的关键。②维持患者的心功能,避免应用对心功能抑制较大的麻醉诱导药物。氯胺酮有增加交感张力的作用,小剂量对循环系统抑制轻微,甚至有兴奋循环系统的作用,应作为此类患者的首选诱导药物。小剂量芬太尼在正常人体对

循环系统抑制轻微,但在此类患者其降低心率的作用可导致明显的低血压,因此需要抗胆碱药或正性肌力药来对抗。静脉麻醉药中依托咪酯对循环系统抑制作用轻,可选择用于此类患者的麻醉诱导。肌松药应选择对心率有增加作用的药物如泮库溴铵、阿曲库铵等。如患者存在严重的心功能不全和低血压,在麻醉诱导的同时应用正性肌力药和血管收缩药是必不可少的。

3. 此类手术脑保护的措施有哪些?

在行主动脉弓置换和主动脉弓降部手术时,由于其特殊部位,在术中常需中断脑部血流导致脑缺血,如何预防和减轻术中的脑缺血一直是人们关注的问题。当瘤体侵犯主动脉弓部时,术后一过性脑损伤的发生率为 $10\%\sim30\%$,永久性脑损伤的发生率最高可达 15%,目前临床常用的措施有:选择合理的麻醉用药;维持稳定的血流动力学;合理的呼吸管理;深低温停循环;选择性脑逆行灌注;选择性脑正行灌注以及在此基础上的药物保护。

麻醉药的选择:事实上,所有常用的麻醉药都可以降低脑代谢率,从而降低脑的氧需要量。脑组织在麻醉状态下对于暂时性的缺血耐受能力得以增强。但是现在,降低脑代谢率可以达到脑保护作用的观点受到了质疑。尽管如此,我们认为只要这种药物脑保护的方法没有被彻底驳倒,都没有更好的理由来否认其潜在的益处。在吸入麻醉药中,异氟烷对于脑缺血的保护作用最强。与安氟醚和氟烷相比较,异氟烷可以减少颈动脉内膜剥脱术中 EEG 监测到的脑缺血性改变发生率。但是在临床上神经系统的预后在各组麻醉药之间并没有区别,而且异氟烷浓度达到 2MAC 左右才有最大的保护效应,在这种麻醉浓度下,许多患者会出现低血压;因而临床上不可能达到最佳的保护效应。巴比妥类药物在局部缺血期间提供一定程度的脑保护作用。硫喷妥钠可以将脑氧代谢的需求量降到基础值的 50% 以下。这种脑氧需求降低达到最大的同时还伴有静息的脑电图(等电位)。但是再大剂量的巴比妥类药物既没有必要也没有什么好处。如果已经有了大范围的脑缺血,基本的细胞代谢已经受损,即使是大剂量的巴比妥类药物也不能改善神经系统的预后。因此,一些临床医师不但用硫喷妥钠做麻醉诱导,而且还用于持续给药和(或)在停循环前给予 $4\sim6mg/kg$ 的单次剂量。由于巴比妥类药物有心肌抑制作用,有时可能需要应用正性肌力药物。依托咪酯和异丙酚都能降低脑电活动,因此减少脑氧需求。依托咪酯

具有较好地维持心血管系统的稳定性,对于心脏贮备功能受限的患者来说是有益的。异丙酚可以使患者快速苏醒,有利于在手术结束时评价神经系统的功能。依托咪酯和异丙酚在大血管手术中的脑保护作用尚未明确,对有短暂缺血的颅内动脉瘤夹闭术的患者进行小范围应用显示,应用依托咪酯、异丙酚或巴比妥类药物可以延长缺血耐受时间和减少脑梗死。近年来,麻醉药的预处理和后处理作用在临床越来越受到重视。动物实验表明,所有强效吸入麻醉药和常用的静脉麻醉药对脑缺血损伤均有预处理和后处理保护作用,临床也取得一些结果。但目前还缺少大样本多中心的临床资料支持。

维持稳定的血流动力学:围术期血流动力血的波动可导致脑缺血和脑出血。在正常人体,当平均动脉压在 $9.31\sim19.95$ kPa($70\sim150$ mmHg)范围变化时,脑血管通过自身的扩张与收缩,使脑血流量维持在稳定值,以保证脑氧代谢的需要。在非生理条件下,如低温、高碳酸血症、体外循环、脑血管病变、脑栓塞等,脑血流的自身调节范围将受影响。早期研究表明在低温时采用 α 稳态可使脑的自动调节曲线左移,使期下限降至 $2.66\sim3.33$ kPa($20\sim25$ mmHg),但他们忽视了温度、动脉二氧化碳分压和患者个体差异的影响。一项严格控制条件的动物实验表明,在 $33℃$ 时脑血流自动调节的低限在 7.98 kPa(60 mmHg)。围术期低血压可导致脑缺血,患者在围术期的不同阶段对低血压的耐受程度与患者是否存在脑缺血的高危因素和患者当时的脑代谢率及低血压持续时间有关。麻醉后体外循环开始前应尽量维持患者血压在术前的正常范围。在体外循环中成人应保持平均动脉压在 6.65 kPa(50 mmHg)以上。一项调查(248 例冠状动脉旁路移植术)表明,在冠状动脉旁路移植术体外循环中维持平均动脉压在 $10.64\sim13.3$ kPa($80\sim100$ mmHg)的患者术后神经系统并发症比维持平均动脉在 $6.65\sim7.98$ kPa($50\sim60$ mmHg)者明显降低($1.6\%\sim4\%$)。因此,建议在体外循环中如必须降低流量时应确保维持脑的灌注压,即使在高流量灌注时如有低血压也不能保证脑的灌注。在已有脑缺血的患者(如脑栓塞和弥漫性脑缺血)维持正常偏高的动脉压将有助于脑缺血的恢复。在老年合并长期高血压和脑动脉硬化的患者应避免血压的急剧升高,急剧波动的血压可诱发脑出血。

呼吸和血气管理:正常人体 PaO_2 在 $9.31\sim13.3$ kPa($70\sim100$ mmHg),但在体外循环中 PaO_2 可有较大的变动($13.3\sim93.1$ kPa)。早期研究认为高的 PaO_2 可引起脑血管痉挛。但最近的研究并不支持这一结果。Dexter. F 等认为在深低温时由于氧离解曲线的严重左移,脑组织主要利用溶解氧,因此高的 PaO_2 有利于脑的氧供。我们的临床观察发现在 $18\sim20℃$ 时,PaO_2 与颈内静脉血氧分压(Internal jugular venous oxygen partial pressure,$PjvO_2$)呈正相关。$PaCO_2$ 的变化直接影响脑血流,过度通气可使脑血管痉挛导致脑缺血。$PaCO_2$ 在正常范围内每增加 0.13 kPa(1 mmHg)脑血流增加 $1\sim2$ ml/(100 g·min)。我们在一组冠状动脉旁路移植术的患者发现,麻醉后当以 10 ml/kg 的潮气量和 10 次/分钟的呼吸频率机械通气时,有 60% 的患者 $PaCO_2$ 小于 3.99 kPa(30 mmHg),其中 40% 的患者 $PjvO_2$ 小于 50%,提示有脑缺血存在。体外循环中不同的血气管理方法对脑功能的影响一直是人们争论的课题。体外循环中血气管理方法概括有三种:pH 稳态法、α 稳态法、pH→α 稳态法。pH 稳态是指在低温状态下维持动脉血气实际温度下的 pH 值在正常范围,这需要在体外循环环路中加入 CO_2,而 α 稳态是指在低温状态下维持动脉血气在 $37℃$ 下的 pH 值在正常范围。冬眠的哺乳动物在体温下降时采用 pH 稳态维持内环境,而冷血脊椎动物采用 α 稳态维持内环境。虽然理论上采用 pH 稳态导致的脑细胞酸中毒对脑细胞有害,而采用 α 稳态能更好地维护细胞功能,但采用不同稳态所带来的附加影响可能导致在临床的不同结果。一些临床调查表明在成人中度低温($>28℃$)体外循环中,采用 α 稳态能更好地保护中枢神经系统功能,认为与 α 态可通过维持脑血流的自身调节,减少脑的过度灌注从而减少脑微栓塞所致。在小儿深低温($<24℃$)体外循环中越来越多的证据表明,应用 α 稳态可加重脑损害,脑血管对 CO_2 的反应即使在低温和深低温时也同样存在。在成人深低温时采用何种血气控制方法目前还无定论,但我们的研究发现,在 $18\sim20℃$ 时 $PjvO_2$ 与 $PaCO_2$ 呈正相关。深低温时采用 pH 稳态降温可增加脑血流,使脑组织均匀降温,减少区域脑组织的代谢和血流不匹配,而复温时可使脑内高能磷酸盐和 pH 值快速恢复,脑细胞中水含量减少。同时在深低温时采用 pH 稳态可部分克服低温导致的氧离解曲线严重左移,使细胞内细胞色素 aa3 增加。另外 pH 稳态导致的脑细胞轻度酸中度可抑制谷氨酸盐受体的活性,减少脑兴奋毒性。有人建议深低温体外循环中最好的血气管理措施是

在降温时应用 pH 稳态,而复温时用 α 稳态,从而克服各自的缺点。目前许多中心已采用这一方法,但临床效果还有待进一步评价。

深低温停循环:脑组织温度的变化不仅影响神经细胞的电活动也影响脑的基础代谢,脑组织温度每下降 1℃ 脑的氧代谢率可降低 6%～7%,中心温度为 32.8℃ 时人脑意识消失、当中心温度达 25℃ 时脑干反射消失。脑组织温度在 20℃ 时可完全抑制神经元的电活动使脑电图达等电位线。大量的临床实践表明低温是预防脑缺血性损伤的最有效方法之一。一般认为,在中心温度为 25℃ 时停循环 14 分钟是安全的。一项调查表明,在中心温度为 15℃ 时,停循环 30、40、50 和 60 分钟术后一过性认知功能障碍的发生率分别为 10%、15%、30% 和 60%。

选择性脑逆行灌注:选择性脑逆行灌注是在全身停循环时以 20～300ml/min 通过上腔静脉逆行灌注脑组织(维持灌注压在 2.00～3.33kPa)向脑部供氧,此方法开始于 20 世纪 90 年代。其脑保护作用的主要机制为:①逆行冲洗脑部动脉血管内的栓子;②维持低温下的脑代谢;③保持脑部的低温状态。但以后的大量动物和临床研究并未显示其独特的脑保护效果。研究发现其虽然可相对延长全身停循环时间,但如时间超过 60 分钟,永久性神经功能损害的发生率可达 15%,一过性脑功能障碍的发生率可达 25%,认为这可能与逆行血流不能均匀分布至脑组织和逆灌引起的脑水肿、细胞损伤有关。这一方法目前已不在临床常规应用。

选择性脑正行灌注:选择性脑正性灌注近几年在国际上被广泛应用,它可在较高的温度下显著延长停循环时间(120～220 分钟),为复杂操作提供保障。临床上一般将鼻咽温度降至 23～25℃ 从而减少了深低温的损害。当鼻咽温达 23～25℃ 时全身停循环,切开瘤体从无名动脉和左颈总动脉放入带套囊的灌注管,同时阻断左锁骨下动脉以防止灌注的分流。通过灌注管以 10ml/(kg·min) 的流量向脑部供血,同时维持灌注压在 5.32～7.98kPa(40～60mmHg)。从理论上说,在选择性脑正行灌注中不应导致脑缺血,但临床实践表明即使采用这一技术仍有高达 10% 的永久性脑损伤和最高可达 28% 的一过性脑神经障碍,认为这可能与低温时脑血管自身调节障碍导致动静脉分流和外科手术操作本身有关。临床观察发现,经无名动脉和左颈总动脉置管行双侧选择性脑灌注时,插管过程本身可导致脑空气和固体物质栓塞,尤其在夹层累及头臂血管的患

者更易发生脑血管栓塞。由于以上顾虑,近年来右腋动脉置管选择性单侧脑正行灌注在临床逐渐推广,它可以避免无名动脉和左颈总动脉置管导致的血栓和斑块脱落,同时灌注过程中无名动脉和左颈总动脉的逆向血流可防止脱落的斑块进入脑部。目前临床普遍应用方法为;咽温度 18～22℃,灌注流量为 10ml/kg,灌注压力为 3.99～7.98kPa(30～60mmHg)。但此方法也存在不足,尸检结果发现人群中有 14% 的个体基底动脉环局部血管直径小于 0.5mm,且随年龄的增加其发生率提高。这提示在应用此方法时有部分患者对侧大脑可能得不到足够的灌注。目前一些中心对这一顾虑的解决方法是:①术前筛选:术前通过脑血管造影、磁共振成像等技术评价基底动脉环的状态,基底动脉环明显异常者禁用此方法。②低温:在选择性脑灌注前将中心温度降至 18～20℃,且在选择性灌注过程中维持这一温度。③加强术中监测:在术中同步监测左、右颈动脉的压力可判断基底动脉环的异常。如在灌注过程中出现右侧压力在正常范围(3.99～7.98kPa)而左侧压力明显下降(<2.66kPa)应考虑基底动脉环结构异常,此时根据中心温度和恢复脑循环所需时间来决定是否需要采用双侧脑灌注。脑氧饱和度监测对基底动脉环功能异常的判断也能提供一定的参考。在灌注过程中如左侧脑氧饱和度明显低于右侧则考虑基底动脉环异常,但其最低允许值目前还没有定论。

其他药物:糖皮质激素、钙通道阻断剂、氧自由基清除剂、右啡烷、镁离子等在临床对脑缺血都有一定的保护作用,由于已有大量的相关文献报道,在这里不再叙述。

【病例 2】

患者,男,60 岁,体重 70kg。诊断急性Ⅲ型主动脉夹层动脉瘤,拟行全胸腹主动脉置换术。

术前资料:患者以急性胸背部和腹部撕裂样疼痛伴下肢一过性运动障碍两天入院。既往有高血压病史 20 年,最高血压达 29.26/15.96kPa(220/120mmHg),使用抗高血压药物控制日常血压在 19.95/11.97kPa(150/90mmHg)。入院检查:血压 23.94/13.3kPa(180/100mmHg),脉搏 90 次/分,脉搏氧饱和度 88%,神经系统检查;神志清楚,双下肢感觉无异常,肌张力正常。心电图示窦性心律、左室高电压和 ST 段轻度压低。心脏超声心动图提示:左室肥厚,左室舒张末内径 56,左室射血分数 60%,主动脉瓣轻度增厚伴少量反流。心脏其他结

构无明显异常。心脏 CT 提示：冠状动脉前降支和回旋支有少量钙化斑块，狭窄最严重处小于 60%。胸部 X 线片提示：双肺纹理增粗，透光度降低并伴有渗出样改变。主动脉 CT 扫描提示：升主动脉和主动脉弓轻度扩张，内径 40mm。无名动脉和左颈总动脉开口无异常。主动脉弓降部紧邻左锁骨下动脉开口远端可见主动脉内膜破口形成的夹层动脉瘤，此处主动脉外径 70mm。夹层动脉瘤向远端扩展一直延续至双侧髂动脉分叉处。夹层动脉瘤的假腔压迫主动脉的真腔使其变窄。近端主动脉内膜破口以远的主动脉内膜可见多个破口，最大破口位于肾动脉水平。腹腔动脉、肠系膜上动脉和左肾动脉均开口于假腔。实验室检查：血红蛋白 110g/L、白细胞总数 10×10^9/L、中性粒细胞 85%，血小板 110 $\times 10^9$/L。谷丙转氨酶 60U/L、尿素 18mmol/L、肌酐 200μmol/L、纤维蛋白原定量 2.6g/L、纤维蛋白降解产物 14μg/L、D-二聚体定量 550μg/L。

入室情况：入室后面罩吸氧同时用 14G 静脉留置针开放外周静脉，连接心电图和脉搏氧饱和度，右桡动脉和右足背动脉置管测直接动脉压。此时心电图示窦性心律，心率 80 次/分，脉搏氧饱和度 93%，右上肢动脉压 19.95/11.97kPa（150/90mmHg），右下肢动脉压 11.97/6.65kPa（90/50mmHg）。中心静脉压 0.67kPa（5mmHg）。

麻醉诱导：依托咪酯 10mg、哌库溴铵 8mg、芬太尼 0.8mg 静脉诱导，插入 37 号右侧双腔气管导管，调整导管位置使双肺分隔良好，用纤维支气管镜证实导管位置正常。机械通气时呼吸机潮气量 600ml、频率 10 次/分、吸/呼比为 1:2、气道吸气峰压 2.06kPa（21cmH$_2$O）、吸入氧浓度 100%。此时脉搏血氧饱和度 100%。动脉血氧饱和度 100%，动脉血氧分压 19.95kPa（150mmHg）。动脉 CO$_2$ 分压为 4.52kPa（34mmHg）。

外科操作：患者取右侧卧位，消毒铺巾后与左侧第四肋间进胸，左侧第七肋间做胸、腹联合切口。进胸腔后采用右侧单肺通气，外科分离暴露胸、腹主动脉全程后全身肝素化（200U/kg）经股静脉插管以备快速输血。用四分支人工血管的一根分支与左髂动脉做端、侧吻合。在左锁骨下动脉与左颈总动脉之间阻断主动脉，于左锁骨下动脉开口以远横断主动脉，同时阻闭横断远端的主动脉。用人工血管的主血管近端与横断近端的主动脉做端-端吻合。吻合完毕后开放主动脉近端阻断钳，部分恢复阻断远端供血，此操作历时 15 分钟。然后依次下移远端阻闭

阻断钳位置，用人工血管的分支分别与重要肋间动脉（历时 10 分钟）、腹腔动脉干和右髂总动脉做端-端吻合，用工血管的主血管远端与肾动脉和肠系膜上、下动脉做端-端吻合。术中出血吸入体外循环储血罐，需要时通过变温系统加温通过股静脉插管输入患者体内。所有血管吻合完毕后检查吻合口和创面出血情况，发现无活动性出血后用鱼精蛋白中和肝素，同时补充血小板和血浆以维持凝血功能。仔细止血后关闭胸、腹腔。术毕更换双腔气管插管为单腔气管插管以便护理。术后患者送入 ICU。

麻醉管理：手术持续 6 小时。术中用芬太尼镇痛，应用总量 3.0mg。哌库溴铵维持肌松，术中持续泵入丙泊酚 10ml/h，间断吸入 0.8%～1% 的七氟烷。麻醉后给予甲泼尼龙 15mg/kg、乌司他丁 500U 静脉滴注。进胸腔后右侧单肺通气潮气量 400ml、频率 16 次/分、吸/呼比为 1:1.5。气道吸气峰压 2.94kPa（30cmH$_2$O）、吸入氧浓度 100%。此时脉搏氧饱和度 94%。动脉血氧饱和度 95%，动脉血氧分压 8.65kPa（65mmHg）。动脉 CO$_2$ 分压为 5.05kPa（38mmHg）。术中主动脉阻断前维持右上肢动脉压在 13.3～17.3/6.67～9.33kPa（100～130/50～70mmHg），中心静脉压 0.53～0.67kPa（4～5mmHg）。主动脉阻断前即刻用硝普钠控制右上肢动脉压在 12.0/8.0kPa（90/60mmHg）。主动脉阻断后右上肢血压升至 21.3/13.3kPa（160/100mmHg），中心静脉压 1.33kPa（10mmHg）。此时患者的心率由 85 次/分降至 60 次/分并伴有 ST 段压低、QRS 波增宽和室性期前收缩，此时立即将患者采用头高脚低位，同时给予硝酸甘油（50μg/ml）静脉推注以减少静脉回流，使中心静脉压降至 0.13～0.27kPa（1～2mmHg）。用山莨菪碱维持患者心率在 70～80 次/分，此时患者血压降至 17.3/12.0kPa（130/90mmHg）、心电图改善、室性期前收缩消失。主动脉阻断后，在相同潮气量、频率、吸/呼比和吸入氧浓度下患者气道峰压逐步上升至 3.63kPa（37cmH$_2$O），脉搏氧饱和度下降至 90%，呼气末 CO$_2$ 分压下降至 3.33kPa（25mmHg）。降低潮气量至 350ml、频率 14 次/分、吸/呼比为 1:1 时，气道吸气峰压降至 3.14kPa（32cmH$_2$O）、脉搏氧饱和度下降至 88%，呼气末二氧化碳分压升至 4.13kPa（31mmHg）。主动脉近端吻合完毕后开放下半身循环，此时右上肢动脉压由 18.7/12.0kPa（140/90mmHg）快速下降至 10.7/5.33kPa（80/40mmHg）、心率由 80 次/分上升到 110 次/分，立即

将患者采用头低脚高位,同时通过体外循环机经股静脉快速输血,间断静脉推注去甲肾上腺素(4μg/ml),并给予多巴胺 5μg/(kg·min)泵入。血压恢复至 120/70mmHg,心率降至 90 次/分。给予 5%碳酸氢钠 150ml,此时患者气道峰压降至 2.94kPa(30cmH2O),脉搏氧饱和度降至 85%,呼气末 CO_2 分压升至 6.67kPa(50mmHg)。提高潮气量至 450ml、频率 18 次/分、吸/呼比为 1:1 时,气道吸气峰压升至 3.43kPa(35cmH2O),脉搏氧饱和度逐渐升至 90%,呼气末 CO_2 分压逐渐降至 5.33kPa(40mmHg)。术中持续回输术野出血,维持中心静脉压在 0.53～1.07kPa(4～8mmHg)、动脉压在 14.7～18.7/8.0～10.7kPa(110～140/60～80mmHg)。开放主动脉 10 分钟后查动脉血气示:pH 7.35、PO2 8.26kPa(62mmHg)、PCO2 4.00kPa(30mmHg)、BE -3.5。调整潮气量和呼吸频率,维持呼气末二氧化碳分压 4.00～5.33kPa(30～40mmHg)、脉搏氧饱和度在 90%左右。术中分段吻合肋间血管、腹腔血管和肾血管时血流动力学无巨大波动。血管吻合完毕后给予甘露醇 125g。中和肝素后术野出血通过洗血红蛋白机回收、清洗、回输,共回收血液 3000ml。术中共用血制品:红细胞悬液 1200ml、冰冻血浆 1600ml、血小板 20U。随着手术时间的增加,单肺通气的氧合能力进行性下降,虽然经过不断的调整呼吸参数最终动脉氧合难以维持,脉搏氧饱和度逐渐降至 85%以下,此时间断打开左肺行双肺通气,维持脉搏氧饱和度在 90%以上。术中通过变温毯保温、体外循环回输血加温、应用静脉输液加温器、保持室内温度(24℃)等措施维持患者鼻温不低于 35℃。术中尿量 1500ml。

术后情况:患者进入 ICU 后血流动力学稳定,内环境良好。12 小时引流量 1000ml。术后用丙泊酚 10ml/h 持续镇静。4 小时后停用丙泊酚,30 分钟后患者呼之能应。术后 6 小时患者完全清醒,双上肢握拳有力,但双下肢感觉异常运动不能,给予甘露醇 125g,同时行脑脊液测压和引流。于 L4～L5 椎间隙穿刺,蛛网膜下腔置入硬膜外导管,测得脑脊液压为 3.73kPa(28mmHg),引流脑脊液使其压力维持在 1.33kPa(10mmHg)水平。每 6 小时给予甘露醇 125g。术后维持体循环收缩压不低于 16.0kPa(120mmHg)。术后 24 小时患者下肢感觉恢复,脚踇趾可活动但小腿和大腿运动不能。术后 72 小时下肢可活动但肌力减弱。患者术后呼吸功能不全持续 36 小时,期间间断呼吸机应用 100%氧

吸入以维持动脉血氧饱和度在 90%以上。患者于术后 72 小时呼吸功能恢复后拔除气管导管,术后第 4 天在无脑脊液引流情况下脑脊液压小于 2.0kPa(15mmHg),拔除脑脊液引流管。术后第四天转入病房,术后 20 天出院,可以扶墙壁行走。

问题:

1. 主动脉高位阻断和开放时的全身病理生理改变及预防处理措施是什么?

2. 胸腹主动脉瘤手术中的脊髓保护有哪些措施?

回答:

1. 主动脉高位阻断和开放时的全身病理生理改变及预防处理措施是什么?

随着外科手术技术的提高,一些主动脉手术可以在常温非体外循环下完成。如常温非体外循环下完成全主动脉弓置换、全胸主动脉置换、腹主动脉置换和全胸腹主动脉置换等。这就要求术中在不同的水平阻断主动脉。主动脉阻断所引起的病理生理改变是复杂的,它与许多因素有关,包括:阻断水平、心功能状态、阻断近端和远端的侧支循环、血容量、交感神经系统的活动及麻醉药物和技术。与腹主动脉手术相比胸腹主动脉瘤手术阻断的位置高,一般都在腹腔动脉以上阻断,因此引起的血流动力学波动大对生理干扰也大,可引起不同程度的内脏缺血。

【主动脉阻断】

1. 循环和代谢改变 阻断主动脉,尤其是在腹腔动脉以上阻断主动脉,会对许多器官系统带来影响,包括心血管系统和血流供应比较单一的内脏。腹腔动脉以上的主动脉阻断给患者带来较高的风险性,尤其是需要同时行肾脏或者内脏器官的再血管化治疗。尽管内脏器官缺血引起的死亡通常占总死亡率的 25%,但实际上有些已经常规开展这类手术的中心所报告的死亡率还要低一些。阻断时间延长与内脏缺血的危险性增加相关。并发症包括肾衰、肠系膜/结肠缺血、肝脏缺血伴有凝血病和脊髓缺血等。

在膈肌以上水平阻断主动脉可导致急剧的血压升高,这是由于心脏后负荷急剧增高所致,然而心肌收缩力、前负荷和交感张力也起主要作用。高位阻断时由于动脉血管床的急剧减少使外周血管阻力急剧升高,同时由于肝、脾等内脏器官血供急剧减少和体内儿茶酚胺急剧升高使肝、脾等内脏储血池收缩,血容量重新分布,由阻断远端转移到阻断近端。因为虽然在胸段和肾动脉以上阻断主动脉都可导致血

压急剧升高,但只有在胸部阻断时才引起静脉压上升。静脉回流急剧增加导致动脉压、中心静脉压、肺毛细血管嵌压、左房压和左室舒张末急剧升高。在腹腔动脉以上阻断主动脉后,头颈部常常出现水肿,可能无法进行早期拔管。在有左室功能不全或冠状动脉储备低下的患者后负荷的突然增加使左室射血分数急剧下降左室舒张末容积和室壁张力增加,心肌耗氧量明显增加,加重心内膜下心肌缺血,使心功能进一步恶化。如此时患者右心功能正常,增加的右心排出量和减少的左心排出量最终可导致急性肺水肿和急性左心衰。肺淤血的加重可使肺顺应性下降,导致气道压升高和气体交换障碍,在单肺通气或术前已有呼吸功能不全的患者可加重低氧血症的发生。另外动脉压的急剧增高通过压力感受器反射性的抑制心脏也可促进心衰的发展。TEE 检查发现腹腔动脉以上的主动脉阻断通常都会引发心肌功能障碍。在这些患者中,平均动脉压升高了 54%、肺动脉楔压升高了 38%、射血分数下降了 38%。另外,92% 的被研究患者有节段性室壁运动异常和增厚等心肌缺血表现。在胸主动脉水平阻断可降低全身氧耗约 50%,这是由于阻断远端血流急剧减少和阻断近端由于血压的增高,动-静脉分流增加所致,表现为静脉血氧饱和度(venous oxygen saturation,SvO_2)的上升,组织氧摄取率的减少。阻断远端的动脉压、血流和氧耗可分别减少 70%~90%、80%~90% 和 55%~65%,此时远端脏器的灌注血流直接依赖于阻断近端和远端间的侧支循环的丰富程度和近端压力,如术中应用硝普钠维持阻断近端的血压在阻断前水平将进一步降低阻断远端的动脉压(50%),这对阻断远端的脏器保护十分不利。一般来说在动脉慢性阻塞性病变(如慢性夹层动脉瘤)的患者,由于侧支的形成使得阻断远端血流对阻断近端动脉压力的依赖性减少。而在动脉非阻塞性病变(如真性动脉瘤)或急性夹层动脉瘤的患者,阻断远端血流将明显依赖阻断近端动脉压力。

2. 处理　在心功能受损和冠状动脉储备低下的患者胸主动脉阻断(表 18-4)对循环系统有着极大的挑战,及时合理的处理包括减轻后负荷、维持正常的前负荷、冠状动脉扩张药、正性和负性肌力药对维护患者的心功能,保持血流动力学的稳定起决定作用。硝普钠是临床最常用的降低后负荷药物,它还可以通过扩容作用减轻主动脉开放时的低血压。也有人在术中用异氟烷或米力农(在有心功能不全时)来代替硝普钠降低后负荷。由于阻断远端脏器

血流是压力依赖性的,降低心脏后负荷将进一步减少阻断远端脏器血流,因此在心功能和冠状动脉储备良好的患者,即使近端平均动脉压达 16.0kPa(120mmHg)甚至更高也是允许的。在有心功能不全和患者不能耐受较高的动脉压或脊髓存在缺血易感因素时应考虑应用一些辅助措施来改善阻断远端氧的供需平衡。阻断后严格控制前负荷可有效地降低心排出量,减少心脏做功,改善心肌氧的供需平衡。同时由于心排出量的减少可有效的缓解阻断近端动脉压的急剧上升。虽然硝酸甘油和硝普钠可有效的扩张血管减轻心脏前、后负荷,但采用头高位更能快速有效地减少静脉回流,迅速、可逆性调节静脉压,是临床常用的调节前负荷的处理方法。在一些患者有时还需应用正性肌力或负性肌力药来调节心功能。主动脉阻断时导致的心肌缺血和局部室壁运动异常即便应用了硝酸甘油,室壁运动异常仍然持续存在,但一般在开放主动脉后即可迅速消除。因而,硝酸甘油不能预防所有的室壁运动异常。在阻断时由于氧耗和二氧化碳产量的减少,如维持正常通气量则可导致过度通气,因减少通气量,维持动脉血二氧化碳分压在正常范围。

表 18-4　主动脉阻断引起的病理生理改变和处理措施

血流动力学改变	代谢改变	处理措施
		1. 减轻后负荷
		硝普钠吸入麻醉药
动脉压↑		氨力农、米力农
室壁运动异常↑	全身氧耗↓	分流或部分体外循环
左室壁张力↑	全身二氧化碳产量↓	2. 减少前负荷
心排出量↓	SvO_2↑	硝酸甘油
肾血流↓	全身氧摄取率↓	头高位
射血分数↓	血儿茶酚胺↑	静脉放血
肺动脉嵌压↑	呼吸性碱中毒	3. 其他
中心静脉压↑	代谢性酸中毒	减小通气量
冠状动脉血流↑		补充碳酸氢钠

【主动脉开放】

1. 循环和代谢改变　主动脉开放引起的血流动力学改变取决于:阻断水平、阻断时间、辅助循环的应用和血管内血容量。低血压是开放后最主要的循环改变,在胸主动脉开放时可导致严重的低血压。

阻断远端反应性充血和手术野血液的大量丢失导致的相对或绝对低血容量和外周阻力的突然下降是引起低血压的主要原因。从缺血组织中冲洗出来的乳酸、肾素-血管紧张素、氧自由基、前列腺素、中性粒细胞、激活的补体、细胞因子和心肌抑制因子等也是引起低血压和器官功能障碍重要原因。术中 C3a 和 C5a 增加可能导致平滑肌收缩和肺动脉高压。主动脉阻断远端微循环内的血流淤滞可能导致微栓的聚集,从而加重肺和其他部位的组织损伤。主动脉阻断期间的缺氧刺激会对肠道产生损伤并导致通透性增加引起术中的内毒素血症。胸腹主动脉手术后,多形核中性粒细胞(polymorphonuclear neutrophils,PMN)的激活与血浆的内毒素浓度有很好的相关性;PMN 的激活可能比主动脉阻断时间或输血需要量更能预测肾脏和呼吸功能的衰竭。术中由于内毒素、炎性介质等释放增加,与其几乎对应的抗炎细胞因子的释放也相应增加。高浓度的炎症介质可能与不良的预后有关。临床观察发现,术后死亡的患者术中血浆肿瘤坏死因子和白介素-6 的峰值浓度明显较高。

主动脉开放后由于机体需要偿还阻断期间的氧债,表现为全身氧耗增加、SvO_2 下降、组织氧摄取率升高和二氧化碳产量增高。

2. 处理 为了避免开放后的严重低血压,麻醉医师因与外科医师和灌注师保持密切联系,了解手术的每一过程在开放前为主动脉的开放做好充分的准备;包括容量的补充、减少或停止扩血管药的应用、减少强效吸入麻醉药的应用。在开放前快速补充 500ml 以上的液体可缓解开放后的低血压。开放前给予 $NaHCO_3$ 治疗并不能可靠地预防复灌后的低血压。而用 $NaHCO_3$ 治疗后却导致高碳酸血症,必须相应地增加通气量。开放后发生严重低血压时可给予适当剂量的缩血管药或用手指压迫主动脉以缓解血压的下降,必要时可重新阻断,待一切调整和准备妥当后再缓慢开放主动脉。有些研究者建议在主动脉阻断和开放前应用甘露醇,因为甘露醇作为一种带羟基的自由基清除剂,可能对组织损伤有保护作用。甘露醇可以减少主动脉开放后血栓素的生成,并可能减少主动脉手术后肺内中性粒细胞的沉积。在主动脉阻断后前列腺素合成增加,如肠系膜牵拉可能导致前列腺环素释放。肠系膜的牵拉反应可以导致严重的血管扩张和面部潮红,可以用 α 受体激动剂或者非甾体抗炎药治疗。但非甾体抗炎药有抑制血小板功能的副作用。临床发现,主动

脉开放后即使应用了碳酸氢钠来中和酸中毒,维持 pH 和 BE 值在正常范围,血乳酸浓度可进行性升高,且乳酸浓度与心功能和循环功能状态密切相关。高的乳酸浓度会增加正性肌力药和缩血管药的应用机会。由于大量的炎症介质和乳酸的升高有时会导致心功能和循环的抑制,此时单纯通过容量调整往往难以维持循环,需要应用或联合应用多种血管活性药来维持心功能和血管张力。大剂量的甲泼尼龙对于减轻炎性反应及其炎性介质释放、改善肺功能、减轻疼痛和疲劳以及缩短动脉瘤切除术后的住院时间来说或许是有效的。甲泼尼龙还可以降低 C 反应蛋白浓度和抑制 T 细胞激活。

下表(表 18-5)小结了主动脉开放引起的病理生理改变及处理措施。

表 18-5 主动脉开放引起的病理生理改变和处理措施

血流动力学改变	处理对策
心肌收缩力↓	
动脉压↓	
中心静脉压↓	
静脉回流↓	减少吸入麻醉药
心排出量↓	减少或停用扩血管药
代谢改变	头低位
全身氧耗↑	补充容量
血乳酸↑	给予碳酸氢钠
SvO_2↓	给予血管收缩药
前列腺素↑	再次部分或全部阻断主动脉
补体激活↑	
心肌抑制因子↑	
代谢性酸中毒	

3. 胸腹主动脉瘤手术中的脊髓保护有哪些措施?

缺血和截瘫是主动脉手术的严重并发症,其发生率在不同的中心有很大的差别。在急性 B 型夹层,脊髓缺血的发生率为 19%～38%。在胸腹主动脉瘤手术,截瘫的发生率可高达 10%。在涉及范围较广的夹层动脉瘤手术可达 20%。脊髓缺血是一种灾难性的并发症,研究者花了很大的精力设法来预防脊髓缺血。有许多方法被用于胸主动脉手术中的脊髓保护,包括在阻断期间维持阻断近端的高血压、局部或全身低温、镁、脑脊液引流、罂粟碱,以及其他各种保护脑和脊髓的药物。脊髓感觉或运动诱

发电位对于预测患者有无脊髓缺血和衡量脊髓保护的有效性可能会有一定的价值,但是应用这项技术尚缺乏更多的经验。

维持阻断近端血压:在所有保护措施中最为简单的方法是维持阻断近端的血压,如患者情况允许在应用单纯阻断方法时应尽可能地维持近端较高的压力(平均动脉压在 13.3～16.0kPa 以上)。较高的近端血压可通过增加椎动脉血流,继而增加脊髓前动脉血流来改善阻断部位以下的脊髓血供。

低温:低温是最为普遍应用也是最可靠的缺血性损伤的保护方法,温度每下降 1℃组织耗氧量下降 5%,将脊髓温度降至 34℃可使阻断时间增加一倍,由于组织代谢率的降低与温度的降低呈线性相关,所以中度低温和深低温可提供更好的脊髓保护,脊髓的中度或深度低温可通过全身体外循环和部分体外循环来达成,30～32℃的低温结合左心转流和脑脊液(cerebrospinal fluid,CBF)引流可将阻断安全时间延长至 70 分钟。另外脊髓低温也可通过局部降温来完成,这可通过选择性肋间动脉灌注或硬膜外输入 4℃盐水来完成。另外使患者被动降温至 33～34℃对脊髓保护也是有利的。

脑脊液引流:脑脊液引流是另一普遍使用的脊髓保护技术,尤其在瘤体范围超过第九胸椎平面时。脊髓的血供依赖于脊髓灌注压,在高位阻断时下段脊髓的灌注压等于远端平均动脉压减脑脊液压(或静脉压)。与脑的自身调节相似,在生理条件下当脊髓灌注压在 6.67～16.63kPa(50～125mmHg)范围变动时脊髓通过自身调节维持血流不变。在低温或高碳酸血症时其自身调节消失,脊髓血流变为压力依赖性。在行主动脉阻断时脑脊液压可增加 1.33～2.67kPa(10～20mmHg)(达 3.33～4.67kPa),由于脊髓处于一骨性椎管内,在椎管内除脊髓外还有脑脊液和血管系统,三者任何一方容积的变化都将影响其他方,如脑脊液压力增加必将压迫脊髓和血管系统,当脑脊液压力大于脊髓血管内压力时脊髓血管受压使其管径变窄,血管阻力将大大增加,此时即使脊髓的灌注压不变,脊髓血流也将急剧减少。此时行 CSF 引流降低脑脊液压不仅增加了脊髓灌注压更重要的是其缓解了脑脊液对血管的压迫,从而可明显改善脊髓血供。另外在术中结扎的一些上胸段根动脉在正常情况下虽然不会导致脊髓缺血,但如伴有低血压或脑脊液压升高时可导致脊髓缺血。因此,持续至术后的 CSF 引流可预防术后低血压和脑脊髓水肿导致的脊髓缺血。一般在术中控制脑脊液压力在 1.07～1.33kPa(8～10mmHg),在术后早期将脑脊液压力控制在 1.33～1.60kPa(10～12mmHg)。当确定患者四肢可以活动后,将脑脊液压力控制在 1.60～2.00kPa(12～15mmHg)。

远端灌注:远端灌注是最安全有效的脊髓保护方法,有些术者放置 Gott 分流管,这是一种肝素化的管道,用以解除心脏的压力负荷同时也给远端提供灌注。Gott 分流管的近端可以放在升主动脉(最常用的部位)、主动脉弓、降主动脉或者左室,而远端置于降主动脉(最常见)、股动脉或者腹主动脉。目前,我们在行常温非体外循环下全胸腹主动脉置换时,采用四分叉人工血供,在位于左锁骨下远端的近端吻合口完成后,通过一支分叉血管与一侧髂动脉吻合恢复全身血供,然后再由上至下分段阻断,吻合各部位血管。

还有一些医师采用部分体外循环技术,从左房或升主动脉到髂动脉或股动脉转流可以提供远端的灌注和减轻心脏的压力负荷。还可通过变温器来降温而达到神经保护作用。在术中如主动脉病变涉及范围较大,应由上而下采用分段处理,在处理上端主动脉时,下段主动脉应采用远端灌注,以减少缺血时间和有充分的时间吻合重要的肋间动脉。因为吻合重要的肋间动脉(T_9～L_1)可能有助于恢复脊髓前动脉的血供。在恢复灌注以后,就可以用变温器给患者复温。采用离心泵的左房-左股动脉转流的优点还在于术野显露良好、降低后负荷、避免阻断钳的损伤,以及在没有肝素的条件下稳定维持主动脉远端的灌注。

有些外科医师在术中采用快速的自体血回输的方式来改善脊髓的血供。这种手术方式是在动脉瘤的近端上一个阻断钳而让下半身的血液自然流入储血器内,每 5～10 分钟快速输入储血器内的血液。采用这种方法由于在主动脉阻断期间肋间动脉和腰动脉得到充分的引流,降低脑脊液和中心静脉压的压力并增加了脊髓灌注压差,同时间断地灌注可部分偿还氧债和冲刷代谢产物。这种技术的脊髓损伤(8.5%)和肾功能不全(5.6%需要透析)的发生率都比较低。主动脉远端灌注复合脑脊液引流可在主动脉阻断时远端动脉压下降和中心静脉压上升时能够保证脊髓的血供,使得神经损伤的发生率明显降低。几乎所有的成功病例表明,阻断时间越短(<30 分钟)则神经损伤的发生率就越低。

保护药物：有许多药物在实验研究和临床实践中被用于脊髓保护，巴比妥盐在动物实验和人体研究中都被证明有明显的脊髓保护作用。糖皮质激素在狗被证明有保护作用在人体仅与 CSF 引流结合应用时才有保护作用，钙通道阻断剂在一些研究中也被证明对脊髓缺血有保护作用，右啡烷（非竞争性 N-甲基门冬氨酸拮抗剂）、镁离子（N-甲基门冬氨酸受体阻滞剂）和纳洛酮对脊髓缺血也有保护作用。避免术中高血糖可能会缓解再灌注损伤的发生。鞘内应用罂粟碱扩张脊髓血管同时结合 CSF 引流在人体也证明对脊髓有保护作用。虽然目前提出了多种外科手段和药物来减少胸主动脉阻断后的脊髓缺血和神经损伤，但普遍认为缩短阻断时间和维持循环动力学的稳定是成功治疗的基本要素。

参 考 文 献

1. 卿恩民. 心血管手术麻醉学. 北京：人民军医出版社，2006：2.
2. 龙村. 体外循环学. 北京：人民军医出版社，2004.
3. Levine,Wilton C, Lee, Jonathan J, Black, James H, et al. Thoracoabdominal Aneurysm Repair; Anesthetic Management. International Anesthesiology Clinics, Care of the Vascular Patient, 2005, 43(1): 39-60.
4. Reece T Bi, Green G Ri, Kron I Li. Aortic Dissection. Cohn Lh, ed. Cardiac Surgery in the Adult. New York: McGraw-Hill, 2008: 1195-1222.
5. Ashish C, Sinha, Albert T. Cheung. Spinal cord protection and thoracic aortic surgery. Current Opinion in Anaesthesiology, 2010, 23: 95-102.
6. Mommertz, Gottfried MD a, b, c; Langer, Stephan MD a, b, c; Koeppel, Thomas A. MD a, b, c; et al. Brain and spinal cord protection during simultaneous aortic arch and thoracoabdominal aneurysm repair. Journal of Vascular Surgery, 2009, 49(4): 886-892.
7. Keyhani, Kourosh DO; Miller, Charles C. III PhD; Estrera, Anthony L. Analysis of motor and somatosensory evoked potentials during thoracic and thoracoabdominal aortic aneurysm repair. Journal of Vascular Surgery, 2009, 49(1): 36-41.

（程卫平）

第一节　慢性呼吸功能不全患者肺叶切除术麻醉

一、临床病例

【病例 1】

患者,男,65 岁,因"干咳 3 月余"入院,CT 示右下肺 MT,未见肺门或纵隔淋巴结转移。既往史:慢性支气管炎 20 年,吸烟 40 年,1 包/天,入院时才停止吸烟。无明确心血管疾患及其他系统疾患。登三楼后有胸闷气促现象。查体:桶状胸,两肺呼吸音粗,未闻及明显干湿啰音,其余体检无特殊。术前肺功能检查:用力肺活量(forced vital capacity,FVC)为 2 150ml(预计值的 84.1%),残气量/肺总量比值为 59.7%,一氧化碳弥散率(carbon monoxide diffusion rate,DL_{CO})为 70.1%,最大分钟通气量(minute ventilation volume,MVV)为 58 469ml(预计值的 58.7%),一秒钟用力呼气量(forced expiratory volume in one second,FEV_1)为 990ml(预计值的 48%),FEV_1/FVC 为 49.2%;血气分析:pH 为 7.389,$PaCO_2$ 为 6.21kPa(46.7mmHg),PaO_2 为 9.60kPa(72mmHg)。拟行右下肺叶切除术。

1)该患者能行右下肺叶切除术吗?

2)该患者尚需行哪些检查进一步评估其呼吸功能?

3)影响患者术后呼吸功能的因素有哪些?

【病例 2】

患者,男,61 岁,因"咳嗽、咳痰伴低热 1 月余"入院。CT 示左下肺空泡结节影,考虑 MT。患者一年前因右上肺 MT 在全麻下行右上肺叶切除术,术后常规化疗 4 次。入院后完善相关检查后拟全麻下左下肺楔形切除术。麻醉前未使用术前用药,留置硬膜外导管。全身麻醉诱导依次静脉予地塞米松

10mg,芬太尼 0.2mg、丙泊酚 $3\mu g/ml$ 靶控输注、罗库溴铵 40mg 静脉诱导,顺利插入 37 号左侧双腔气管导管。麻醉维持采用静吸复合,硬膜外间断追加 0.25% 布比卡因 3~5ml。手术开始 15 分钟后开始单肺通气,20 分钟开始出现 SpO_2 进行性下降,查血气分析示 pH 7.33、PaO_2 6.67kPa(50mmHg)、$PaCO_2$ 6.29kPa(47.3mmHg),增加 F_iO_2 至 100%,术侧肺加用持续气道正压通气(constant positive airway pressure,CPAP)至 0.29kPa(3cmH_2O),通气侧肺加呼气末正压通气(positive end expiratory pressure,PEEP)至 0.49kPa(5cmH_2O)后仍不能改善,改用双肺通气后 SpO_2 逐渐上升至 98%。手术结束顺利拔管。

1)如何预测单肺通气期间低氧血症的发生?

2)单肺通气期间低氧血症如何处理?

【病例 3】

患者,男,62 岁,因"咳嗽、咳痰伴胸闷 2 月余"入院,CT 示左上肺占位,考虑 MT。既往史无特殊。入院后完善相关检查拟行左上肺叶切除术。麻醉前未使用术前用药,麻醉方法采用全麻加硬膜外阻滞联合麻醉。全身麻醉诱导依次采用静脉予以地塞米松 10mg,芬太尼 0.2mg,丙泊酚 $3\mu g/ml$ 靶控输注、罗库溴铵 40mg 诱导,顺利插入 37 号左侧双腔气管导管。麻醉维持采用静吸复合,硬膜外间断追加 0.25% 布比卡因 3~5ml。手术开始后 15 分钟改单肺通气,给予纯氧,潮气量 8ml/kg,呼吸频率 10 次/分,气道压力维持在 2.94kPa(30cmH_2O)以下,术中平稳,术后肌力恢复后拔除气管导管。气管导管拔除后不久出现 SpO_2 下降,给予吸痰、翻身拍背、吸氧等治疗后略有好转,送至外科 ICU 继续观察治疗。入外科 ICU 后给予面罩吸氧 8L/min,SpO_2 维持在 90% 左右,拍摄胸片示两肺渗出影,给予雾化吸入、间断无创正压通气后患者 SpO_2 逐渐恢复至 95% 以上,拍摄胸片示两肺渗出较前好转。后患者

顺利转出外科 ICU。

　　1)患者术后可能出现什么问题？

　　2)急性肺损伤的诊断标准是什么？

　　3)围术期出现急性肺损伤的常见原因是什么？

　　4)如何制订保护性机械通气策略？

二、影响患者术后肺功能的因素

　　术后呼吸功能不全是胸外科手术围术期常见和严重的并发症,对于既往有慢性呼吸功能不全患者尤易发生,一旦发生术后呼吸系统并发症可直接影响患者的预后。术后呼吸系统并发症发生的常见原因包括肺不张、肺炎、呼吸衰竭及潜在呼吸系统疾病的加重。与这些常见原因密切相关的是术后呼吸功能的改变,而临床上影响患者术后呼吸功能的因素可概括为患者因素、手术因素及麻醉因素三个方面。

　　【患者因素】　增加患者术后呼吸功能不全的患者因素如表 19-1 所示:

表 19-1　影响术后呼吸功能不全的患者因素

患者因素	相对危险度(OR 值)
年龄	
年龄 60～69 岁	2.09(95％CI,1.70～2.58)
年龄 70～79 岁	3.04(95％CI,2.11～4.39)
慢性阻塞性肺部疾病	1.79(95％CI,1.44～2.22)
吸烟	1.26(95％CI,1.01～1.56)
充血性心力衰竭	2.93(95％CI,1.02～8.43)
ASA 分级＞Ⅱ级	4.87(95％CI,3.34～7.10)
生活自理能力丧失	
部分丧失	1.65(95％CI,1.36～2.01)
完全丧失	2.51(95％CI,1.99～3.15)

　　除了表 19-1 所示的危险因素以外,尚有其他因素可能与术后呼吸功能不全有关。肥胖、哮喘并不能作为术后呼吸系统并发症的危险因素。睡眠呼吸暂停综合征患者会增加术后气道管理的难度,但是还没有关于与呼吸系统并发症的相关危险度的研究。此外认知功能减退、乙醇滥用、糖尿病、低蛋白血症(＜35g/L)及近期内体重减轻也是增加术后呼吸系统并发症的危险因素。

　　【手术因素】　手术部位与术后呼吸系统并发症有关,术后呼吸功能不全发生率从小到大依次为浅表或远端肢体、下腹部、上腹部、头部及颈部、心血管手术和开胸手术。手术时间大于 3～4 小时或急诊手术均增加术后呼吸系统并发症的发生率。

　　【麻醉因素】　由于肌松剂的残余作用,相对于中效肌松剂,使用长效肌松剂如泮库溴铵会增加术后呼吸系统并发症的发生率。

　　相比于全身麻醉,局部麻醉及神经阻滞可以降低术后呼吸功能不全的发生率。对于术前呼吸功能不全患者,联合麻醉可以减少全身使用阿片类药物,从而降低术后呼吸功能不全的发生。

　　和静脉使用阿片类药物进行术后镇痛相比,硬膜外镇痛对呼吸功能的影响较小。但是对围术期使用肝素等预防血栓性疾病或凝血功能不全的患者使用硬膜外镇痛有硬膜外血肿的风险。

三、肺叶切除患者的术前评估

　　对于行肺切除患者的术前评估应注意以下三点:

　　(1)手术部位的组织类型;

　　(2)病变的严重程度,是否可以手术治愈;

　　(3)对计划手术的患者能否承受? 通常外科医师主要关注前两个问题,虽这些问题麻醉医师术前访视时也关注;但在临床实践中麻醉医师可能更多考虑第三个问题。

　　【肺癌的组织学类型】　肺癌可以分为两大类:小细胞型肺癌,占原发性肺癌的 20％～25％,余下的 75％为非小细胞型肺癌。

　　小细胞型肺癌很少采用手术治疗,该患者内分泌异常和副肿瘤神经综合征发生率极高,一旦肺活检提示小细胞型肺癌,应在诊断 1 周内考虑化疗。

　　非小细胞型肺癌可分为鳞型细胞癌、腺癌、大细胞癌、支气管类癌、肺泡细胞癌及肉瘤。治愈非小细胞型肺癌的唯一手段是手术,所有患者都应该考虑采用,但只有不到 20％的患者在确诊时适合手术治疗。

　　【疾病的严重程度】　在考虑疾病严重程度方面,与麻醉相关的因素应考虑"4Ms",具体包括:肿块因素(考虑有无阻塞性肺炎、上腔静脉综合征、气管支气管扭曲、Pancoast 综合征、喉返神经或膈神经麻痹)、代谢因素(考虑有无 Lambert－Eaton 综合征、高钙血症、低钠血症或 Cushing 综合征)、转移(特别是脑、骨肝或肾脏转移)和药物治疗(主要指化疗药的肺脏毒性如博来霉素、丝裂霉素,肾毒性如顺铂和心脏毒性如多柔比星)。

　　【患者能否耐受手术】　与肺切除术最密切相关的是术前对呼吸功能评估。通过病史及体格检查了解患者的活动能力及生活质量,是进行术前评估最直接和最经济的方法。越来越多的研究表明术前活动能力良好的患者术后并发症发生率及死亡率较低。

目前临床上有很多评估呼吸功能的方法,其中最常见和最有效的检查和方法系通过三个相对独立而密切相关的检查进行综合分析和评估,它们分别是:呼吸动力学检查、肺实质功能检查及心肺储备能力的检查。

(一)呼吸动力学检查

利用肺量计测定肺功能的指标有很多,主要包括用力肺活量(forced vital capacity,FVC)、残气量(residual volume,RV)、功能残气量(functional residual capacity,FRC)、肺总量(total lung capacity,TLC)、残总比(RV/TLC)、第一秒用力呼气量(forced expiratory volume in first second,FEV_1)、1秒率(FEV_1/FVC%)、最大呼气中期流速(maximal mid-expiratory flow,MMEF)、流速-容量环(flow-volume loops,FVL)、分钟最大通气量(minute ventilation volume,MVV)等。上述参数通常以占预计值的百分数表示,以消除不同个体之间因身高、体重等因素的影响,如测定的 FVC<预计值的 50%、FEV_1<2 L、FEV_1/FVC<预计值的 50%、MVV<预计值的 50%、RV/TLC>预计值 50%常提示术后呼吸功能不全的发生率高。而在上述这些指标中,预测术后呼吸系统并发症最有价值的单项指标是术后预计 FEV_1%(PPO-FEV_1%),它的计算公式为:

PPO-FEV_1%=术前 FEV_1%×(1-切除的功能性肺组织所占的百分数)

PPO-FEV_1%可以通过放射性核素扫描测定,也可以通过粗略的方法估计,具体做法是将两肺功能性肺组织分为 42 段,右肺上中下叶各有 6、4、12 段,左肺上下叶各有 10 段,通常右肺功能占 52%~55%,左肺功能占 45%~48%。Nakahara 等发现,当 PPO-FEV_1%>40%,术后呼吸系并发症少,严重的呼吸系统并发症多见于 PPO-FEV_1%<40%,如 PPO-FEV_1%<30%,则为肺切除手术的禁忌。对于 PPO-FEV_1%处在 30%~40%的患者,是否能耐受手术,则需通过运动试验和最大氧消耗进一步评估心肺功能。

(二)肺实质功能检查

动脉血气分析常用来评估患者肺实质功能,过去常把 PaO_2<8.00kPa(60mmHg)或 $PaCO_2$>6.00kPa(45mmHg)作为肺切除术禁忌的标准,但目前仍有低于该条件下成功进行肺癌切除和肺减容术的报道。

除动脉血气分析外,反映肺气体交换能力最有价值的指标是 DL_{CO},DL_{CO} 与肺泡-毛细血管膜总的有效面积有关,同样可以用术后预计的 DL_{CO} 值来预测术后心肺系统并发症,当 PPO-DL_{CO}<40%预计值通常预示着较高的术后心肺系统并发症。

(三)心肺功能综合评估

对于术前评估呼吸功能较差的患者,进行肺通气和肺实质功能评估难以评判是否能耐受肺切除手术时,需通过心肺联合运动试验进一步了解和判断患者的心肺储备能力,其中最有价值的是通过代谢仪测定患者运动时最大氧耗量,现越来越多研究表明最大氧耗量是预测肺切除术后结局最有效的指标,按最大氧耗量,进行分类可以将患者分为低危[>20ml/(kg·min)]、中危[15~20ml/(kg·min)]、高危[<15ml/(kg·min)]。对于没有条件进行最大氧耗量测定的医院,可以通过爬楼梯等运动试验来进行评估,如患者爬楼能超过三层(54 级台级)或不间断走 1 英里,且在运动过程中 SpO_2 下降<4%,说明患者最大氧消耗在 15ml/(kg·min)以上,如进行手术,其风险程度属中危。

开胸手术是术后心血管并发症的中等危险手术,然而对于老年患者开胸手术应作为心血管并发症的高危手术。年龄在 65~75 岁患者行开胸手术入院期间死亡率增加 1 倍,年龄大于 75 岁患者增加 3 倍,这主要和老年患者肺叶切除术后增加右心后负荷有关。ACC/AHA 建议对于有一定活动能力的患者(如可以爬 1 楼或 4METs)可以不进一步进行心脏方面评估,但是对于老年患者仍建议进行进一步心脏方面的检查,如超声心动图,心肌灌注显像。

(四)肺通气-灌注扫描

如果所切肺组织无功能或功能较小,那么相应术后肺功能所受影响就较小,甚至可以改善术后肺功能,对这类患者进行 PPO-FEV_1 检查评估术后肺功能时,标准需作相应调整,尤拟行全肺切除或 PPO-FEV_1<40%的患者十分有用。

(五)评估流程

如前述对呼吸功能的评估并不是单一的,通常需要将呼吸动力学检查、肺实质功能检查及心肺储备能力三方面结合起来分析,具体评估流程可参照图 19-1。

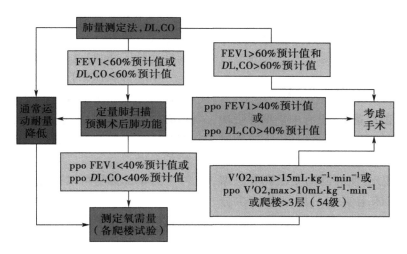

图 19-1 呼吸功能评估流程

回到病例 1,该患者既往有 COPD 病史、长期吸烟、ASA＞2 级、高碳酸血症以及拟行肺叶切除手术,均为该患者术后肺部并发症的高危因素。根据患者的静态肺功能检测结果:FEV$_1$ 占预计值百分数为 48.5%,如行右下肺切除,估计 PPO-FEV$_1$% 约为 34.6%,该患者的静态肺功能并没有达到手术的绝对禁忌标准 PPO-FEV$_1$%＜30%,应进一步行心肺联合运动试验,虽该患者没有直接测定最大氧耗量,但患者能爬三楼,说明最大氧耗量在 15ml/(kg·min)左右,属中危患者,故该患者可以行右下肺叶切除术。

四、肺叶切除术的术前准备

开胸手术术后肺部并发症发生的风险非常高。任何手术术后呼吸系统并发症的发生都与术前呼吸功能情况有一定的关联。吸烟患者或有慢性肺部疾病的患者术后易发生肺部并发症,其中吸烟患者发生肺部并发症可能是非吸烟的健康患者数倍,对于术前肺功能检测呼吸功能差的患者,术前进行适当的呼吸系统准备可以显著降低这些因素带来的影响。

术前呼吸系统的准备包括 5 方面:戒烟、扩张气道、稀释和清除分泌物、采取措施对患者进行术前教育,并鼓励其积极参与配合术后改善呼吸的护理措施。

【停止吸烟】 停止吸烟 12～24 小时可以降低血中一氧化碳和尼古丁含量;48～72 小时使碳氧血红蛋白的含量正常,纤毛功能改善;1～2 周减少痰液的产生;4～6 周改善肺功能;6～8 周使免疫和代谢恢复正常;8～12 周降低术后并发症和死亡率。

对于少数患者,停止吸烟 1～2 天的风险超过带来的益处。这些风险包括过度焦虑、过度分泌、支气管痉挛持续状态和增加深静脉血栓形成的风险。尽管如此,上述风险可以通过应用抗焦虑药、支气管扩张药和抗凝剂预防。

【扩张气道】 对于哮喘和慢性阻塞性肺疾病(chronic obstructive pulmonary disease,COPD)患者应用支气管扩张药有两种基本的不同方案;这两种方案最根本不同是把吸入 β$_2$ 受体兴奋剂和(或)抗胆碱能药作为一线用药,类固醇作为二线用药,或者相反(严格说类固醇不能分类为支气管扩张药,但它们确实有扩张支气管的作用,部分原因是抗感染作用能够减轻黏膜水肿并抑制促支气管收缩物质的释放)。尽管患者的主观感觉缓解是重要目标,但是支气管扩张药的治疗疗效应通过肺功能检测来量化。

【稀释和清除分泌物】 开胸手术患者下一步的准备工作应当减少和稀释黏稠的分泌物。稀释黏稠的分泌物重要的方法是增加体内水分,最常用的方法是使用湿化器或超声雾化器产生热的、无菌水气雾剂,通过一个紧扣的面罩,患者用大潮气量进行 20 分钟呼吸来实现。

清除分泌物可以通过使用体位引流来实现,每天几次,每次 15～20 分钟。越来越多的学者认为用力呼吸法与咳嗽相比能更有效地排出分泌物。目前在胸部物理治疗时,用力呼吸法常作为替代咳嗽的另一种方案。

【促进患者参与术后护理的方法】 术前准备的最后一步是综合性方法加强教育,鼓励患者积极主动地参与术后呼吸护理。这些方法包括稳定其他的内科情况,心理准备,加强营养,锻炼,肥胖患者减肥,吸氧,解释将经历的疼痛和教育患者积极参与术后呼吸护理措施。

五、肺叶切除术的麻醉及管理

【术前用药及麻醉前准备】 患有中重度呼吸功能不全患者应谨慎使用镇静药。尽管理论上抗胆碱能药物(如阿托品 0.5mg 静注或肌注,格隆溴铵 0.1～0.2mg静注或肌注)会使分泌物变黏稠并且增加无效腔通气,但是临床上它们可以显著减少分泌物。

对既往有呼吸功能不全病史、手术中需行单肺通气的肺切除手术患者,术中容易出现低氧血症,因此除了准备常规气道处理设备外,尚需准备一些特殊器械,包括多尺寸的单腔及双腔气管导管、纤维支气管镜、CPAP设备、可通过气管导管给药的雾化装置等。

至少放置 14G 或 16G 的静脉留置针,如果预计会出现大量失血情况时还应考虑留置中心静脉导管,以便可以快速输血输液。

【术中监测】

1. 常规监测 所有行肺叶切除患者均应根据 ASA 常规监测要求监测,包括心电图、NIBP、SpO2、呼气末二氧化碳等,还应注意监测体温及液体量。

2. 氧合情况 即使在 F_iO_2 1.0 的情况下,单肺通气期间仍有 10％的患者发生低氧血症(SpO2＜90％),在单肺通气期间,SpO2 并不能完全替代 PaO2 的作用,单肺通气前及单肺通气后 20 分钟通过血气分析测定了解 PaO2 水平和变化,如其快速下降,预示发生低氧血症的危险增加。尽管在单肺通气期间,SpO2 并不能准确反映 PaO2,但是观察其变化趋势是有意义的。

3. 二氧化碳分压 在单肺通气期间,$Pa_{-ET}CO_2$ 梯度增加,使用 $P_{ET}CO_2$ 不能准确预测 PaCO2。单肺通气最初阶段(最初 5 分钟)对呼气末二氧化碳浓度影响较大,当单肺通气刚开始时,维持潮气量和呼吸频率不变的情况下,通气侧肺过度通气(即通气/血流比增加),使呼气末二氧化碳浓度降低约 0.67kPa(5mmHg)。当单肺通气超过 5 分钟,通过低氧性肺血管收缩,非通气侧肺血流移至通气侧肺,降低通气/血流比例,使呼气末二氧化碳浓度回到双肺通气时水平。因此在单肺通气开始阶段二氧化碳显著下降(＞0.67kPa)表明通气/血流比例失衡,提示单肺通气期间可能出现低氧血症。

4. 有创的血流动力学监测 对于行肺切除手术患者一般需行有创动脉压监测,一方面可以持续测量动脉压,同时也便于反复进行动脉血气分析。

中心静脉压常用来作为指导容量治疗的指标,但是由于肺部疾病或左室功能异常,体循环和肺循环必须分别评估,中心静脉压常不能准确反映左心充盈压。因此中心静脉压仅作为指导容量和输液治疗的参考。

肺动脉插管可以通过测定肺动脉楔压从而估计左心室舒张末期压力,从而指导容量治疗,但是在侧卧位开胸手术患者测定肺动脉楔压判断左心前负荷的准确性较低。由于肺动脉插管的并发症较多,应权衡利弊,只有在合并严重心肺疾病才考虑此项操作。

【麻醉的选择和管理】 通常选择全麻,麻醉诱导和维持一般没有特殊,药物的选择和用量主要取决于患者术前一般情况,此外尚有一些特殊情况需要注意:

1. 肺隔离技术 肺叶切除术通常需要肺隔离,包括使用双腔气管导管、支气管阻塞器或单腔导管的支气管内置管。绝大多数肺隔离采用双腔管,若出现任何问题,都可用纤维支气管镜对双腔管的位置做出精确的判断。但在有些情况下插入双腔管有困难或危险,此时应考虑单独使用单腔管或同时加用支气管阻塞器(如 Univent 管)。然而使用单腔管插入主支气管或用支气管阻塞器时,手术区域的吸痰和控制性的氧吸入是有限的(任何时候手术侧肺不能通气)。此外单腔管置入主支气管和支气管阻塞器恰当定位和调整都需要依赖纤维支气管镜。

2. 低氧性肺血管收缩 缺氧性肺血管收缩(hypoxic pulmonary vasoconstriction, HPV)可以降低 50％非通气侧肺的血流,低氧所致的肺血管收缩是一种机体自动调节机制,它通过降低低氧区域肺血液分流来维持动脉氧分压。全麻下控制呼吸是大多数择期胸部手术最安全的麻醉方法,但应避免麻醉药抑制肺通气侧肺 HPV 代偿功能。所用吸入麻醉药均可以抑制 HPV,这种抑制是剂量依赖性的。相比于其他吸入麻醉药,异氟烷、七氟醚及地氟醚对 HPV 的抑制较小。扩张血管药物如硝酸甘油或硝普钠均可以减少 HPV。

3. 单肺通气和急性肺损伤 长期以来胸外科手术术中麻醉管理,临床上关注的重点之一是如何预防和处理单肺通气期间的低氧血症,然而现在越来越多研究表明,在关注低氧血症的同时,需关注单肺通气后急性肺损伤的发生。

目前有关急性肺损伤(acute lung injury,ALI)/急性呼吸窘迫综合征(acute respiratory distress syndrome,ARDS)的诊断标准没有变,具体标准为:①急性起病的低氧血症;②影像学显示两肺渗出改变;③ALI:$PaO_2/F_IO_2 < 300$,ARDS:$PaO_2/F_IO_2 < 200$;④肺动脉楔压(pulmonary arterial wedge pressure,PAWP)≤2.40kPa(18mmHg)或无左心房压力增高的临床证据。ALI在所有肺叶切除术的发生率为2.04%,在全肺切除术后的发生率为7.9%。尽管发生率不高,但是一旦发生,其死亡率可高达40%。术后发生ALI的危险因素包括:术前肺功能不全、乙醇滥用、高龄、肺叶切除过多、"有害的"机械通气策略、容量过负荷、右全肺切除、大量输血、新辅助化疗等。在这些危险因素中,人们越来越认识到不合理的机械通气方式对术后呼吸功能的影响。影像学提示单肺通气后非手术侧肺,即通气侧肺如采用不合理的通气方式容易出现ALI。结合病例3,患者即出现通气相关性急性肺损伤。因此针对临床上ALI发生的危险因素,现倡导如下保护性机械通气策略:

1)潮气量:以往机械通气的潮气量为8~10ml/kg,但是最近一项回顾性研究表明,相比于潮气量6ml/kg,术中机械通气的潮气量大于8ml/kg术后更易出现呼吸功能不全,尤其对于术前即有呼吸功能不全患者,大潮气量更易出现上述并发症。此外,Schilling等人也发现在单肺通气时潮气量5ml/kg可以降低肺泡炎症因子的表达。因此单肺通气期间潮气量为5~6ml/kg,维持气道峰压<3.43kPa(35cmH₂O),气道平台压<2.45kPa(25cmH₂O)。

2)呼气末正压:对于大多数患者呼气末正压(end-expiratory positive pressure,PEEP)并不能增加患者单肺通气期间的PaO_2,但是少数肺功能正常或限制性通气功能患者,0.49kPa(5cmH₂O)的PEEP可以改善PaO_2。当患者肺的弹性回缩力下降,如老年患者或肺气肿患者可以出现0.98kPa(10cmH₂O)的内源性PEEP,此类患者单肺通气期间增加PEEP并没有益处。

3)吸入氧浓度:以往在单肺通气期间F_IO_2设为100%以减少低氧血症的发生。但是即使诱导期间短时吸入纯氧仍可能会造成肺膨胀不全;长时间吸入高浓度氧还会造成氧中毒,其病理改变同ALI相似,并且参与了手术侧肺复张时的缺血再灌注损伤,最终可以导致呼吸衰竭。基于上述原因,在单肺通气开始阶段$F_IO_2$80%,15~20分钟后,在维持氧饱和度90%的前提下降低F_IO_2。

4)低分钟通气量和允许高碳酸血症:减少分钟通气量可以减少潮气量,降低气道压力从而减少呼吸机相关肺损伤,短期$PaCO_2 < 9.33kPa$(70mmHg)是可以接受的水平。

5)吸呼比和呼吸频率:正常患者吸呼比1:2,呼吸频率10次/分;严重阻塞性通气功能障碍,吸呼比为1:4呼吸频率6~8次/分,从而延长呼气时间;相反限制性通气功能障碍,吸呼比1:1呼吸频率10~15次/分,从而延长吸气时间。

6)气道峰压和平台压:在小潮气量机械通气时,维持气道峰压<3.43kPa(35cmH₂O),气道平台压<2.45kPa(25cmH₂O)。

7)通气模式:容量控制模式或压力控制模式都是可以选择的通气模式,对于诸如肺大疱等需控制气道压力的患者可以选择压力控制模式。

4. 低氧血症的处理 在单肺通气期间,低氧血症(氧饱和度<90%)的发生率<10%。

预测单肺通气期间可能发生低氧饱和度的因素如下:

1)侧卧位单肺通气前的双肺通气期间PaO_2水平是预测单肺通气时PaO_2的最重要的因素。

2)术前V/Q扫描示术侧肺高通气/血流比。

3)左侧肺通气,右侧肺行手术。

4)术前肺功能如FEV_1、FVC正常;术前有气流阻塞患者因可产生内源性PEEP,故在单肺通气期间,更易有较好的PaO_2。

术中单肺通气期间出现低氧血症,在排除双腔管位置不正确、痰液堵塞或血流动力学不稳的情况后可以使用以下措施纠正低氧血症,包括:

1)增加吸入氧浓度。

2)持续呼吸道正压:在不干扰手术操作的情况下,对非通气侧肺给予0.20~0.49kPa(2~5cmH₂O)的CPAP即可以有效增加单肺通气时的动脉氧分压。但是手术侧气管阻塞或暴露在空气中的情况下并不能改善氧分压。

3)呼气末正压:通气侧肺采用PEEP以治疗肺不张,但如PEEP水平选择过高,更多的血流被挤入非通气肺,可致动脉血氧饱和度下降。

4)改变通气策略:包括选择性肺叶萎陷,间断膨胀手术侧肺,双肺高频正压通气等。

5)持续低氧血症经上述处理无效,或突发血氧饱和度下降,应及时进行纯氧双肺通气。

6）如低氧血症持续存在,外科医师可压迫或钳闭术侧肺动脉或其分子以改善 V/Q。

5. 液体管理　肺切除术患者需要较严格的液体管理。目前有研究表明,胸科手术患者给予过多液体(24 小时大于 3L)是术后急性肺损伤的独立危险因素,从而增加肺叶切除术后死亡率。因此在不影响肾功能的前提下,严格液体摄入可以减少术后肺部并发症发生。

以下列举了行肺切除手术的液体管理的策略:

1）24 小时总的正入液量不超过 20ml/kg。

2）对于普通成年人,24 小时晶体入液量不超过 3L。

3）在手术过程中不需要额外补充第三间隙液体丢失。

4）保证尿量 0.5ml/(kg·h)即可。

5）为了增加组织灌注,在有创监测指导下使用血管活性物药物,而不是单纯靠增加液体负荷来实现。

六、肺叶切除术的术后镇痛

完善的肺切除术后镇痛非常重要,它不仅可以增加患者舒适度,而且有助于咳嗽排痰,早期离床,从而减少术后呼吸系统并发症的发生率。胸段硬膜外镇痛是胸科手术术后镇痛较理想的方法,临床效果和患者主观感受效果均好。高位硬膜外镇痛因对交感神经阻滞可导致低血压、心动过缓及心排出量降低,而选择低浓度的局麻药复合适量阿片类镇痛药在满足患者镇痛的同时,可以减少上述副作用,因此是胸外科手术术后首选的镇痛方法。但当患者合并凝血功能异常、败血症或神经功能异常时,应权衡硬膜外镇痛的利弊,改用其他方法镇痛。一般认为在置入硬膜外导管前 2~4 小时或之后 1 小时避免预防性使用肝素。对于需预防性使用低分子肝素患者,在置管前 12 小时或置管后 2 小时内避免使用低分子肝素。对于硬膜外阻滞禁忌的患者也可以考虑其他方法镇痛。

七、Key points

1. 术后呼吸功能不全是肺叶切除术后常见和严重的并发症,尤其对于术前即有呼吸功能不全患者更应重视术前评估。

2. 对患者活动能力及生活质量进行评估是最直观和有效的方法。与呼吸功能相关的检查中,呼吸动力学检查、肺实质功能检查及心肺储备能力的检查是最重要的三项检查。

3. 术前呼吸道准备有助于降低术后呼吸系统并发症的发生率。

4. 单肺通气期间采用保护性机械通气策略有利于减少急性肺损伤的发生。

5. 及时发现和纠正单肺通气期间的低氧血症,必要时改为双肺通气维持正常动脉血氧分压。

6. 肺切除术患者需要较严格的液体管理。

7. 硬膜外镇痛是肺叶切除术后首选的镇痛方法。

（陈珺珺　缪长虹）

第二节　胸外伤急诊手术麻醉

一、临床病例

【病例 1】

患者,男,49 岁,身高约 1.78m,体重约 80kg,上午 5:00 因在高架道路上驾车未系保险带,发生单车事故,送至事故附近某三甲综合性医院急救。患者意识不清,末梢冷,经液体复苏治疗后好转。上午 9:00 谵妄,末梢湿冷,左侧呼吸音低,胸片示左胸有积液,出现休克症状,应家属要求转至某心胸专科医院急救。入院后先行左侧胸腔穿刺置管,一次引流出血液约 800ml,后引流量少,此时患者已休克。再行液体复苏抗休克,快速输入 10% 羟乙基淀粉 1000ml,血压回升,休克症状有好转,胸腔引流增加,30 分钟引流出 500ml。上午 11:30 决定剖胸探查,进胸后发现胸腔内积血约 3000ml,左乳内动脉断裂出血,止血关胸,同时进行输血抗休克复苏治疗,带气管插管回 ICU。术后 2 天脱离呼吸机,但患者遗留明显精神症状,不能辨识家人。术后 12 天无外科情况后仍残留精神症状,转至外院继续功能恢复训练。

1）什么原因造成患者休克?

2）车祸撞击一般造成何种损伤?

【病例 2】

患者,女,38 岁,身高约 1.68m,体重约 60kg,3 天前在高速公路坐在家用轿车后排未系保险带,因与其他车辆发生碰撞事故,送至事故附近医院急救。患者入院时呼吸困难,口唇发紫,颈部血管怒张,有濒死感,心跳 140 次/分,血压 12.0/7.33kPa（90/55mmHg）。考虑右侧张力性气胸,紧急行胸腔穿刺置管排气，患者自我感觉好转，颈部血管怒张消退，血压回升，但心跳仍偏快。鼻导管吸氧，SpO_2 94%，第二天仍感呼吸困难，口唇再次发紫。查血气 pH 7.31、PaO_2 7.86kPa（59mmHg）、$PaCO_2$ 5.49kPa（41.3mmHg）。予面罩、鼻导管两路吸氧，低氧血症未有改善。第3天低氧血症进行性加重，紧急气管插管，纯氧通气，但仍不能有效改善低氧血症，且气道内吸引有血性液体。戴呼吸机行 CT 检查，发现右肺门部结构不清，怀疑有支气管损伤，请外院会诊，考虑右总支气管损伤阻塞。紧急开胸手术，术中见右总支气管断裂，局部肿胀出血，远端支气管已阻塞，袖形切除右总支气管，清理气道，将远端支气管与气管吻合，双肺通气，患者 SpO_2 上升至97%。术后至 ICU 继续治疗，术后30天康复出院。

1）患者刚入院时和入院后第三天的低氧血症原因是否相同？

2）车祸撞击后发生气胸应当考虑何种并发损伤？

【病例3】

患者，男，26岁，1小时前与女友发生纠纷，被一把长约15cm水果刀经右锁骨上凹插入胸部，紧急送至医院急诊。入院时已呈休克症状，神志尚清，急报警，办入院手续，准备紧急手术抢救。警察录口供后，距案发约4小时于手术室内行全麻下左侧卧位右剖胸探查术。此时患者已严重休克，术中见无名动脉和上腔静脉损伤，修补血管失败，患者死亡。

抢救失败的重要原因是什么？

二、胸部外伤的历史回顾

创伤的一个有用的分类方法是按照受伤机制分为钝伤（非穿透性）和穿透伤。车祸最常见的是钝伤，而刀刺伤是最常见的穿透伤。无论机制如何，胸伤常见而多样。某些胸伤如老年肋骨骨折、钝性膈肌破裂、食管穿透伤等，初期表现微妙，诊断困难。另一些如心脏穿透伤、张力性气胸等，一旦发生就病情严重并危及生命。

公元前3000年的埃及文献中就记载许多简单的胸伤治疗方法。公元前4世纪，希波克拉底就有很好的治疗肋骨骨折的记录。古希腊和古罗马人一概认为胸伤几乎必死无疑。到16世纪，有人描述了胸壁伤和皮下气肿，17世纪有胸部穿透伤致脓胸的记录。19世纪后期有水封瓶用于胸腔引流的记录，但当时无菌术和麻醉条件不足，胸腔穿刺死亡率较高。心脏创伤更是有极高的死亡率，甚至当时的外

科医师认为修补心脏的想法都是荒唐的。进入20世纪，胸部创伤的治疗有了长足的进步，主要体现在麻醉、抗生素和影像诊断学的发展。两次世界大战更是为各种创伤的治疗提供了极大的案例和经验。进入21世纪，随着麻醉技术的进步（肺隔离和呼吸循环辅助技术），CT 检查的普及和技术升级，ICU 的普及，以及日益增加的创伤防治的组织机构及其所作的预防创伤的努力，减少了胸部创伤的死亡率。

在发达国家，创伤的发病率及死亡率已成为40岁以下人群死亡的首要原因。在所有创伤致死的患者中，有25%是由胸部创伤直接导致的，在其他的死亡病例中胸部创伤也是导致死亡的重要因素之一。流行病学调查表明交通伤、坠落伤和锐器伤为创伤患者的主要致死原因。引起胸部创伤最常见的原因是机动车事故，占70%～80%，其次是高处坠落伤及刀刺伤，其中＞90%为闭合性胸部损伤，开放性创伤占8%～10%。我国近10余年来，人们生产生活的高节奏性以及活动领域的扩大，胸部创伤的数量明显增加。随着交通工具的普遍使用，交通事故已成为胸部创伤的首要原因，伤情重、复杂，常合并多发伤，具有隐蔽性，易漏诊是现代胸外伤致伤特点。美国创伤学会的死亡率分类提示50%的死亡率发生在伤后几分钟内，30%在伤后2～3小时。这些数据提示伤后早期（包括院前）的及时救治非常关键。

三、胸部外伤的常见类型与治疗原则

胸部创伤可按创伤性质分为钝伤和穿透伤，也可按创伤部位或器官分类，两种分类相互交织，而且常合并多发伤。为便于叙述，本节将按创伤部位讲述常见胸部创伤。

1. 胸壁伤　胸壁伤包括肋骨、胸骨、锁骨和肩胛骨的损伤，肋骨骨折最多见。胸壁损伤除引起剧烈疼痛、出血外，严重的可破坏胸壁完整性和稳定性，造成反常呼吸而危及生命。断裂的骨骼可能向内刺破胸腔内重要器官而引起相关并发症。也有部分患者胸壁完整性未被破坏，但胸腔内脏器已有挤压伤，多见于儿童和青少年。可能是儿童骨骼弹性较好，在外力作用下可产生较大变形。

胸壁伤的治疗原则是保持胸壁的稳定性，保证呼吸，镇痛，止血，如有必要，尽早进行正压通气，并在胸壁稳定后再撤离呼吸机。

2. 气胸　气胸可由多种原因引起，可分为开放

性气胸和闭合性气胸,又可根据胸腔内压力分为张力性气胸和非张力性气胸。一般依靠胸部X片检查可确证。治疗原则是积极预防和治疗张力性气胸,闭合开放性气胸。

创伤性气胸几乎都需要放置胸腔引流管,并需要预防性应用抗生素。

3. 血胸 常与气胸并存,胸片检查不一定有阳性发现,但CT检查可发现胸腔内液体,治疗原则是止血、引流和防止感染。

4. 肺损伤 肺损伤有肺挫伤和肺贯通伤等,早期症状可不明显,或伴有血、气胸等其他损伤,治疗原则是防感染,防呼吸衰竭,防肺水肿,对症治疗。

5. 气管、支气管损伤 气管、支气管损伤因早期许多表现都是非特异性的,不易诊断,但在正压通气后可明显加重病情。如条件允许,纤支镜检查可明确诊断。一经发现,应积极手术治疗。

6. 胸内大血管损伤 胸部创伤可累及胸内的大动脉和与心脏连接的大静脉。95%的胸主动脉撕裂的创伤患者在入院前死亡,胸片并不能确诊胸主动脉的损伤情况。大血管损伤往往异常紧急,如有进一步检查的必要,应当尽快决定检查方式,并及早进行手术修补治疗。

7. 心脏与心包内大血管损伤 单纯心脏钝性伤不需特殊处理,患者只需进入ICU进行监护即可,心脏和心包内大血管的损伤可能引起心脏压塞、出血、心内结构破坏等损伤,应当紧急手术处理。

8. 膈肌损伤 随着汽车速度的增加和安全带的使用,钝性膈肌伤日益多见,还可引起膈肌穿透伤或膈肌破裂,一旦与腹腔相通,应积极手术治疗,并应注意有无腹腔脏器损伤。

9. 食管损伤 单纯食管损伤较少见,但食管全长的任何部位都可能发生损伤。一旦发生食管穿孔,应手术治疗,根据损伤情况决定是修补或是旷置治疗。

10. 脊柱脊髓损伤 不管患者有无脊柱脊髓损伤,在运输途中和变换体位时都应做好防护工作。一旦发现此类损伤,积极对症处理。

四、胸部外伤的麻醉

(一)胸部外伤患者的特点

1. 病情紧急 严重创伤患者来院后必须争分夺秒组织抢救。初检后,对主要损伤应抓紧时间进行治疗。有严重内出血者,须抓紧手术时机,须在手术的同时边了解边处理。有成批伤员时,须做好组织安排。

2. 病情严重 严重损伤均伴失血和失液,因急性血容量丢失常出现失血性休克,严重胸部损伤或颅脑损伤,有时发展迅速,可因窒息、缺氧而猝死。对严重创伤患者须强调早期呼吸循环复苏,否则会丧失挽救生命的机会。

3. 病情复杂 严重创伤多为复合伤。复合伤增加了病情复杂性,处理的难度,死亡率也相应增加。近年来老年患者也逐渐增多,因常并存心、肺疾病,给处理增添复杂性,并发症和死亡率增高。

4. 剧痛 创伤后常伴有剧痛,胸部创伤疼痛尤其剧烈。胸部损伤疼痛可显著减低肺通气量,肺分泌物滞留,增加肺部感染。

5. 饱胃 创伤患者多非空腹,因此防止呕吐、反流误吸极为重要。对急症胸部创伤患者应一律视为饱胃病例,慎重处理。

(二)创伤患者的术前病情估计和紧急处理

1. 伤情估计 美国创伤外科学会制定的严重创伤生命支持制度是迄今为止治疗严重创伤最先进的处理方法,胸部创伤的初步评估和处理程序可参照其步骤:①现场检查及初步复苏;②对初步处置的评估和连续复苏;③后续观察及明确治疗。初步观察和复苏的目的是确定并处理威胁生命的情况,可通过ABC三步骤完成:A——呼吸道管理及颈椎保护、B——辅助呼吸或机械通气、C——输液止血及进行循环支持。在保证通气和氧合前提下,最大限度地发挥心血管功能,以保证组织氧供。因低血容量可能是胸部创伤性休克最常见原因,故开放大静脉进行输液复苏是最主要的措施,晶体液输入超过50ml/kg,则应输血,如在输液过程中休克仍未改善,应考虑出血未控制仍有持续出血、心脏压塞或张力性气胸。当然胸部创伤患者因手术紧迫,术前不可能获得详细的病情资料。故通常情况下,手术可在边液体复苏、抗休克的同时,边准备进行。若病情稳定可以允许同选择性手术一样,作充分的术前评估和必要的检查。检查时可参考以下内容:

2. 外伤情况 包括受伤程度和范围、预计手术时间、失血量、最初复苏方法和效果以及气道情况,了解这些常可避免麻醉处理中的困境。

3. 出血程度的估计 休克体征包括面色苍白、心率增快、低血压、四肢厥冷、烦躁、呼吸增快、中心静脉压降低和少尿。患者的症状和体征基本上能反映失血程度。

4. 一般情况　包括年龄、体重以估计输液量和用药量。了解最后一次进食时间和性质及急诊化验结果等,以估计创伤患者麻醉时可能发生的各种危险并设法预防。

5. 合并存在的疾病　麻醉手术的危险与患者潜在的疾病有关。创伤死亡率 5.3％,合并其他疾病患者死亡率为 7.2％,尤其是合并心血管、神经和血液病的创伤患者死亡率大于 10％。此外老年创伤患者、多发性创伤和持续性低血压患者发生严重并发症,预后也较差。创伤和手术应激可导致不可控制的高血糖甚至酮症酸中毒,应密切监测和控制血糖,维持电解质和酸碱平衡,并追踪患者是否合并糖尿病、甲状腺疾病或其他内分泌疾病。

（三）紧急处理

步骤和程序可参照前述内容,具体方法可按以下方面进行,迅速建立通畅的呼吸道,供氧,动、静脉穿刺置管,输血输液及其他麻醉前准备等。

1. 呼吸道管理　胸部创伤患者常伴有呼吸道阻塞、通气不足、低氧血症、神志异常及心血管功能不稳定,故对这类患者应迅速进行呼吸道管理,常见的呼吸道管理方法有三种:经鼻气管插管、经口气管插管、环甲膜穿刺及切开术。在进行呼吸道管理时尚应考虑:创伤患者都应被视为饱胃,发生误吸的可能性很大;这类患者往往同时伴有低血容量,难以耐受快速诱导插管;若伴有颈椎损伤,插管时还可能造成颈髓损伤。操作时尽可能稳定好头颈位置(防颈椎损伤),并适当压迫环状软骨防止空气进入胃里和胃内容物反流。对预计插管有困难或患者病情一时难以耐受诱导插管的患者,应先用面罩和皮囊做控制及辅助呼吸以处理缺氧和二氧化碳蓄积。

对于各种原因无法采用经口气管内插管而又必须实施紧急气道处理的患者,则应立即采用气道喷射通气或紧急环甲膜穿刺、切开术。

有条件的患者可选用合适的双腔气管导管,进行肺隔离,在不能使用双腔气管导管进行肺隔离的,在胸部创伤患者,各种类型的支气管阻塞导管可达到肺隔离的目的。

2. 循环管理　创伤性休克患者早期最突出的矛盾为血容量不足,也是造成全身性生理紊乱的主要原因。纠正低血容量,维持循环稳定必须与呼吸衰竭同时处理。快速有效地恢复循环,保证组织供氧,防止低血压所致的脑缺氧、心搏骤停和肾功能损害是创伤后休克早期复苏的基本目标。其主要方法和措施是进行液体复苏,而液体复苏的首要条件是建立静脉通道,儿童患者可直接通过穿刺针将液体输入骨髓腔。有条件的患者应当建立尽量大的静脉通道,这也是对麻醉基本功的考验。在具体实施液体复苏治疗时可按以下三个步骤进行。首先需要解决的是恢复患者的有效循环容量;其次是恢复患者的血液携氧能力;第三是维持患者的凝血功能。出血量超过 20％者,应同时输全血或红细胞,使血细胞比容恢复到 30％或更高。因此在严重创伤抢救中,大量输血是十分常见的,对其所带来的各种严重并发症应予重视。失血 5000ml 以上将导致血小板和凝血因子丧失,应补充冰冻血浆、血小板等血液成分。大量输血治疗还可引起电解质和酸碱失衡,故应常规作血气和生化测定。在大量输血和抢救期间,血钾的变化很大,须加强监测。关于输血的指征目前的倾向是患者可以耐受更低的血细胞比容。对妊娠、老年、严重休克后的患者应维持血细胞比容于何种水平为最理想目前尚有争议。当然在进行液体复苏,维护循环功能时,合理应用血管活性药物常必不可少,但需要指出的是对低血容量休克试图使用血管收缩药物以代替补充血容量是禁忌的。但有时血压很低为了维持心、脑等重要脏器血流灌注,防止心搏骤停,为后续抢救赢得时间和创造机会,需使用血管活性药物。

（四）麻醉处理

1. 麻醉前用药　可酌情适当给予,也可省略。

2. 麻醉方法选择　胸部创伤患者的麻醉以气管内全身麻醉为宜。

3. 麻醉诱导　对于严重创伤患者,全身麻醉药物对循环功能影响较大,剂量应酌减。对于病情稳定的创伤患者麻醉诱导与一般择期手术患者无明显区别,但仍应警惕全麻药物对血压的影响。对有较大的支气管破裂口者需保留自主呼吸(表 19-2)。

表 19-2　常用于创伤患者麻醉诱导的药物

药物	标准剂量(mg/kg)	创伤剂量(mg/kg)	血压	CCP
硫喷妥钠	3～5	0.5～2.0	降低	降低或稳定
依托咪酯	0.2～0.3	0.1～0.2	稳定	增加

续表

药物	标准剂量(mg/kg)	创伤剂量(mg/kg)	血压	CCP
氯胺酮	1~2	0.5~1.0	稳定	稳定或降低
异丙酚	1.5~2.5	0.5~1.0	降低	降低或稳定
咪达唑仑	0.1~0.2	0.05~0.1	稳定	稳定或降低
芬太尼	3~10μg/kg	1~3μg/kg	稳定	稳定
舒芬太尼	0.5~1.0μg/kg	0.1~0.5μg/kg	稳定	稳定

* SBP<60mmHg 的昏迷患者,不需给予诱导剂

4. 麻醉维持 除 N_2O 外,可使用常规的麻醉药物,但应当注意剂量问题。

(五)术中并发症

术中应警惕可能发生的并发症,如前述特别经补充容量后仍然存在持续性低血压的患者,应考虑可能存在隐性出血、血气胸、心脏压塞、进行性颅内出血、酸中毒、低钙血症、脂肪栓塞、低温及大量输血引起的凝血功能障碍等,因外伤导致凝血功能障碍的死亡率可高达 77%。弥散性血管内凝血(disseminated intravascular coagulation,DIC)可由循环中出现异常的磷脂如血小板因子Ⅲ、组织凝血激酶而激发。这些物质可因组织损伤、休克等被释放入血。DIC 时,血小板、纤维蛋白原、凝血因子Ⅴ和Ⅷ快速消耗,导致弥漫、不可控制的创面渗血,同时还可能伴有血管内血栓和器官缺血。DIC 的诊断靠临床征象如出血,血小板计数减低,纤维蛋白原水平下降(低于 150mg/dl)等。治疗主要是输注浓缩血小板、新鲜冰冻血浆或者冷沉淀。此外还可考虑应用肝素,但对于胸部创伤患者可能需斟酌。

(六)术后并发症

胸部创伤患者入院早期死亡原因有呼吸道阻塞、张力性气胸、胸腔大量出血、连枷胸、急性心脏压塞及交通性气胸等,对胸部创伤进行手术的患者术后发生 ARDS 是其严重并发症之一。多发性创伤、严重创伤、低血压、入院 1 小时内输入全血 1500ml 以上、误吸、脂肪栓塞和 DIC 等因素均是发生 ARDS 的原因。晚期死亡原因包括呼吸衰竭、脓毒症及未发现的损伤。尤其是复合伤伴有胸部外伤,80% 以上的患者都有呼吸异常,呈现低氧血症和过度通气,较易发生呼吸衰竭,据统计胸部创伤因急性呼吸衰竭导致死亡者,占所有外伤后期死亡总数的 1/3。而一旦发生急性呼吸衰竭,其病死率高达 30%~50%,故应重视预防、早期诊断和正确处理。

五、Key points

1. 伤后 3 小时内是创伤抢救的黄金时间,发生创伤后应积极及时抢救。

2. 胸部创伤多为复合伤,需手术治疗,并应及时全面救治。

3. 尽可能开放大的静脉通道,以便于液体复苏。

4. 在未使用双腔气管插管的情况下,如需进行肺隔离可采用支气管阻塞导管等方法。

5. 创伤后晚期的主要死因是呼吸衰竭、脓毒症及未发现的损伤,故降低死亡率的方法是预防为主,早期发现并积极救治。

(吴东进 缪长虹)

第三节 食管癌手术的麻醉

一、临床病例

【病例 1】

患者,男,63 岁,因"进行性吞咽困难 2 月"入院,胃镜示距门齿 27~32cm 处见菜花样占位,占管腔 2/3,考虑食管恶性肿瘤(malignant tumor,MT)。既往史无特殊。拟行颈、胸、腹三切口食管 MT 根治术。常规麻醉诱导维持,手术开始后 15 分钟改单肺通气,术中平稳,术后肌力恢复后拔除气管导管。术后患者胸段硬膜外镇痛(吗啡及布比卡因),患者镇静且无疼痛不适。术后第三天出现呼吸急促,SpO_2 下降至 89%,查体两肺呼吸音粗,可闻及湿啰音。血气分析示 pH 为 7.395,$PaCO_2$ 为 4.27kPa(32mmHg),PaO_2 为 6.27kPa(47mmHg)。给予翻身拍背、面罩高流量给氧等处理后症状改善不明显,出现意识逐渐淡漠,SpO_2 继续下降,予紧急气管插管接呼吸机辅助通气后,SpO_2 逐渐上升至 92%。

胸片示两肺弥漫性模糊影,密度不均,边界不清,左侧横膈模糊,右侧膈面清晰。

1)患者出现了什么问题?

2)围术期如何预防出现上述问题?

【病例2】

患者,男,59岁,因"进行性吞咽困难1月余"入院。胃镜示距门齿35cm不规则隆起,诊断为食管癌。既往有高血压病史10余年,口服降压药血压控制尚可。查体无特殊。心电图正常。患者入院后完善相关检查拟行经胸食管癌根治术。麻醉前未有术前用药,留置硬膜外导管。麻醉诱导静脉依次给予地塞米松10mg、芬太尼0.2mg、丙泊酚靶控输注,血浆目标靶浓度设为4μg/ml、罗库溴铵50mg、利多卡因50mg后顺利插入37号左侧双腔气管导管。麻醉维持采用静吸复合,硬膜外间断追加0.25%布比卡因,手术开始后行单肺通气。在外科医师分离食管时出现慢房颤,心率在60~90次/分之间,血流动力学稳定。急查血气电解质无异常,给予胺碘酮150mg缓慢静脉推注后静脉维持,术中共用胺碘酮300mg,ECG始终显示为房颤心律,没有转为窦性节律。手术结束后拔除气管导管转入外科监护室继续治疗。术后第二天患者恢复窦性节律。

1)食管手术围术期出现常见心律失常的种类是什么?

2)围术期心律失常的预防措施有哪些?

3)围术期心律失常的治疗方法有哪些?

二、食管癌的外科治疗

食管起自颈部环状软骨水平,终止于第11或12胸椎,直径2cm,长25cm,在颈部位于气管后,进胸后微向左移位,在主动脉弓水平又回到正中,在弓下再次向左移位并通过膈肌。在行程中有三个狭窄,分别位于颈部环状软骨水平、邻近左侧支气管水平与穿过膈肌水平。食管外科将食管人为分为三段,即环状软骨水平至进胸腔积液平(C_6~T_1)为颈段食管,胸廓内部分(T_1~T_{10})为胸段食管,膈肌水平以下为腹段食管。

近年来食管癌的发生率呈上升趋势,该流行病学变化与以下因素有关:胃食管反流、Barrett食管后遗症、肥胖、纤维素摄入不足及其他的不明原因。手术依然是治疗食管癌最主要的方法,虽然食管癌围术期的死亡率在近30年已明显降低,但死亡率仍然高达8.8%。

【开放食管癌切除术】 开放的食管手术包括经胸食管癌切除术、经腹食管癌切除术、腹部颈部联合切口、颈胸腹三切口食管癌切除术等。

经胸食管癌切除术是最常见的手术方法,术者可以在直视下分离胸段食管,并能完整行淋巴结清扫。为创造良好的手术视野,减少对肺的挤压等损伤,麻醉期间常采用单肺通气。腹部食管癌可通过腹部正中切口手术,麻醉原则与腹部手术相似。因开胸手术对呼吸功能影响较大,且一旦出现吻合口漏,死亡率很高,故对于肺功能差不能耐受开胸手术患者,可采用颈腹联合切口食管癌切除术,经颈部及食管裂孔游离食管并切除,但缺点是不能直视食管的解剖,不能行胸腔内淋巴结清扫,而且在游离食管时对后纵隔的刺激可导致明显的循环功能抑制。颈胸腹三切口食管癌切除术系通过上腹部、右胸及左颈分离食管,切除食管癌并行胃食管吻合。

【微创食管癌切除术】 微创食管癌切除术最常见的方法是胸腔镜/腹腔镜及颈部吻合的三切口食管癌切除术及胸腔镜/腹腔镜胃食管切除术。微创手术具有创伤小、恢复快等优点,但受操作者技术、视野受限及操作复杂等影响。另外,对于病情严重不能耐受手术的患者,可在内镜下采用食管支架技术解决吞咽困难问题。

三、食管癌手术的术前评估

除了疾病本身以外,吸烟、年龄>70岁、肥胖、ASA分级Ⅲ~Ⅳ级、手术范围广或手术时间长均为影响患者预后的因素。此外在食管癌手术术前访视时尤应注意以下几方面:

【反流误吸】 由于食管梗阻或食管括约肌功能紊乱,常规禁食时间不足以排空食物。胃液反流在食管癌患者中非常常见,因此食管癌患者在诱导插管期间反流误吸的危险较高。

【肺功能】 食管疾患引起反流误吸的患者多存在肺功能受限,恶性食管疾患的患者常有长期吸烟史。对这些患者应行胸片检查、肺功能检查和血气分析了解肺功能状况。术前行戒烟、理疗、抗生素治疗、支气管扩张等治疗,以改善肺功能。

【营养状况】 食管疾患因吞咽困难导致摄入减少,加上恶性疾患的消耗,患者有不同程度的营养不良,营养不良对术后恢复不利,术前应改善患者的营养状况。

【缺血性心脏病】 在西方发达国家食管癌患者同时患缺血性心脏病的比例增高。对于稳定型心绞痛患者,食管手术前行冠状动脉介入术(coronary intervention,PCI)治疗尚存在争议。除有急性心肌梗死外,预防性行 PCI 治疗并不能改善患者预后。对于近期行过 PCI 患者行食管手术对麻醉医师是进退两难的事。所有行 PCI 术患者血管内皮表面均易血栓形成,尤其是对于植入药物洗脱支架患者,冠状动脉血栓形成的风险在术后增加。PCI 术后 42 天行非心脏手术的风险最高,指南建议支架植入术后至少同时服用阿司匹林和氯吡格雷 3 周。然而继续服用双抗血小板药物势必会增加术中出血的风险,且限制了硬膜外镇痛的使用,停用药物反过来会增加心血管事件的发生。对于缺血性心脏病患者行食管手术应继续口服阿司匹林,对于高危人群围术期可以使用 β 受体阻滞剂,但是其预防作用有待于进一步研究。具体可参照 2009 年欧洲心脏病学会(European Society of Cardiology,ESC)和欧洲麻醉学会(European Society of Anesthesiology,ESA)对非心脏手术患者术前心脏风险评估和围术期心脏处理提出指南中有关内容,详见图 19-2。

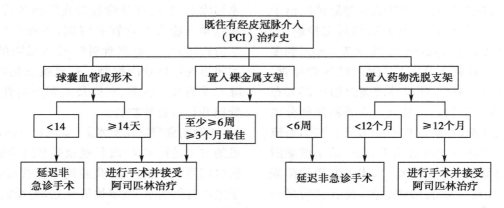

图 19-2 PCI 术后患者接受非心脏手术的时间推荐

四、食管癌手术的麻醉

食管癌手术的麻醉一般采用全身麻醉、全身麻醉联合胸段硬膜外麻醉以及肺隔离技术,并根据手术范围与患者病情,选择使用合理的全身麻醉药物。全麻诱导时应考虑有误吸的可能,做好预防措施,术中麻醉医师应密切观察,及时洞察因外科操作带来的血流动力学变化和双腔管位置移位等情况,并与外科医师保持密切交流,防止不必要的意外情况发生。

手术近结束时应留置胃管,胃管通过食管吻合口应轻柔,位置确定后妥善固定,避免移动造成吻合口创伤。留置胃管的目的在于胃肠减压、保护吻合口和及时发现吻合口出血等并发症。

【胸段硬膜外镇痛】 食管癌根治术采用全身麻醉联合硬膜外阻滞及术后应用胸段硬膜外镇痛,是否有利于免疫及应激反应的调节与控制目前尚有争议,但因其具有术后镇痛完善,副作用少,有利于即时或术后早期气管拔管,降低呼吸道并发症,减少在重症监护室的逗留时间,降低医疗费用等优点,已成为胸外科手术常用的麻醉方法之一。有实验研究还表明,胸段硬膜外镇痛可以改善吻合口的微循环,预防局部氧供不足,降低吻合口漏的发生率。但是临床上是否有该方面作用,有待于更广及更深入的研究。

【液体管理】 维持重要脏器灌注压及组织氧供与预防肺和其周边组织水肿间存在微妙的平衡关系。低血容量和隐匿性缺氧可以使肠管低灌注,从而增加住院时间,而液体负荷过重同样会影响患者的预后。过度的液体治疗方案会增加肺部手术术后呼吸功能不全的发生率,虽然导致(全)肺切除术后肺水肿或急性肺损伤是多方面因素作用的结果,但任何液体过量无疑会加重这一问题。虽然食管癌切除术中不涉及肺叶切除,但单肺通气期间仍有可能发生急性肺损伤,从而使食管癌切除术后肺部并发症的发生率增加。另外过多晶体输注会延缓胃肠道功能恢复,影响伤口(吻合口)愈合,影响凝血功能等。

目前采用何参数作为围术期液体管理目标尚有争议,但无论如何,对食管癌切除这类手术时间较长手术,液体用量及种类应因人而异,不能一味采取"干"或"湿"的方案。近年来临床上许多多功能血流动力学监测仪器为指导合理液体输注提供了方便及可能。

五、围术期常见并发症及处理

食管手术围术期死亡率高,因此围术期处理应围绕降低患者并发症展开。

【肺部并发症】 肺部并发症是食管癌患者围术期死亡最常见的原因。下列因素与肺部并发症有关,包括年龄、一般状况、术前肺功能水平、手术创伤及单肺通气时间、围术期循环的稳定性和围术期吻合口漏的发生。食管癌切除术前进行适当的心肺功能训练可以降低围术期肺部并发症,其他围术期处理对于降低肺部并发症有一定帮助。

1. 通气策略 单肺通气在经胸食管切除术中已经成为术中常规管理,它提供了良好的手术视野。采用双腔气管导管并通过使用纤维支气管镜定位可以降低患者在单肺通气过程中因导管移位所致低氧血症的发生率。

单肺通气引起的氧化应激和局部缺血再灌注损伤的确切机制还尚未完全阐明,单肺通气期间对侧肺吸入的高浓度氧促进氧自由基释放,从而导致细胞凋亡和肺损伤可能也是相关因素之一。因此单肺通气期间,在保证氧饱和度的前提下,尽可能避免使用纯氧。

食管切除术创伤大,常伴有明显的炎症反应。尽管炎症因子的释放和急性肺损伤之间没有明显的直接因果关系,但是促炎因子和抗炎因子间平衡可能和急性肺损伤有关。因此,和传统通气策略相比,在食管手术单肺通气过程中使用小潮气量的"肺保护"通气策略可以降低术后呼吸系统并发症、呼吸机使用天数和血浆炎症因子水平。单肺通气时"肺保护"通气策略包括:小潮气量为 5~6ml/kg、最优化的呼气末正压、控制吸气峰压<3.43kPa(35cmH$_2$O)和吸气平台压<2.45kPa(25cmH$_2$O)。

2. 预防反流误吸 食管癌患者在全麻诱导插管期间有反流误吸的危险。除了预防性使用制酸药物外,快速序贯诱导下气管内插管,可明显减少麻醉患者诱导期间的反流误吸发生率。还需注意的是误吸也可发生在诱导后及术后。病例 1 患者即由于术后阿片类药物过量导致嗜睡引起反流误吸。一项前瞻性研究表明,行开胸食管癌手术患者中,有 28% 发生了胃食管反流,其中 8% 的患者在气管导管套囊上方的气管内有酸性的误吸液体。气管导管套囊充气不当或漏气或双腔管反复定位会增加误吸风险。反流误吸是术后呼吸功能不全的常见原因。前瞻性研究测定清醒的自主呼吸患者术后 48 小时气管内的 pH 值,结果发现几乎所有行食管手术患者均出现酸性胃液的误吸。因此需采取一定措施尽可能预防反流误吸,包括:避免插管时喉部损伤,在拔管前后分次适当的鼻胃管和口咽吸引、尽可能半卧位,持续胃肠减压等。

3. 拔管时间 术后继续机械机械通气的潜在并发症(包括气压伤、呼吸机相关性肺炎、误吸及使用镇静药物引起的不良反应等)会增加死亡率,因此人们提倡术后早期拔管以降低食管癌术后的死亡率及费用。由于使用了胸段硬膜外镇痛,使早期拔管安全可行,并缩短了患者在重症监护室的逗留时间,从而减少了费用。但一项用于评价食管癌切除术后的早期拔管和晚期拔管的随机对照研究,结果表明,食管癌切除术后早期拔管的患者比延长机械呼吸时间的患者医院死亡率高,尽管如此,早拔管作为快通道麻醉等多模式治疗方法是一种可以考虑的方法。虽然早期拔管不能独立地降低肺部并发症的发生率,但是作为多模式治疗方法的一部分,它帮助减少了使用呼吸机的时间和在重症监护室的逗留时间,对促进康复、增加床位周转、降低费用及尽快离院与家人团聚起到了一定的作用。

4. 降低肺部并发症的其他措施 和静脉使用阿片类药物进行术后镇痛相比,食管癌术后行胸段硬膜外镇痛有很多优点,如镇痛效果好,降低术后嗜睡发生率,有利于配合咳嗽咳痰,从而减少术后肺不张和肺炎的发生,降低呼吸道并发症。

围术期液体负荷多少是否与术后呼吸功能不全相关仍存在争议,但目前趋于一致的看法是术中过多输液会加重急性肺损伤,并延长住院时间。

【心血管并发症】

1. 心律失常 食管癌患者围术期出现心律失常的发生率为 20%~60%,它与原有心脏疾病、手术创伤、疼痛导致的交感神经刺激、麻醉药和心血管活性药作用或代谢失衡有关。尽管大部分心律失常短暂出现在分离食管到纵隔的操作过程中,但是它与不良预后有一定关联。在食管癌患者围术期出现的心律失常中,房颤和室上性心动过速是术后最常见的心律失常,往往与肺部并发症、吻合口漏或外科感染相关。一旦发生心律失常,患者一般需入住重症监护室,患者住院时间将延长。

目前对于如何有效预防食管癌患者围术期心律失常尚不清楚,但是有研究表明预防性使用地尔硫革可以降低术后房颤和室上性心动过速的发生率。预防性使用 β 受体阻滞剂并不预防心律失常的发生,同时它还会增加低血压、心动过缓的发生率。然而最近的一项 meta 分析表明,钙通道阻滞剂和 β 受体阻滞剂用于治疗胸外科手术患者围术期房颤及室上性心动过速是有效的,对于缺血性心脏病患者选择 β 受体阻滞剂更为合适,但是对于有充血性心力衰竭、支气管哮喘、高度房室传导阻滞及病窦综合征病史的患者应慎用。地尔硫草可以用于治疗室上性心动过速,但对于房颤效果不佳。胺碘酮作为广谱抗心律失常药物对于各种心律失常治疗均有作用。如患者同时合并心衰,宜首选洋地黄类药物。此外,据报道胸部硬膜外镇痛可以减少肺切除术后室上性心动过速的发生,但对于食管切除术的患者,硬膜外镇痛并不能减少心律失常的发生。

2. 缺血性心脏病 食管切除术后心肌梗死的发病率为 $1\% \sim 2\%$。对于稳定型心绞痛患者行食管手术,预防性 PCI 治疗存在争议,因为它并不能改善患者预后,只有当患者出现心肌梗死时考虑行 PCI 手术。对于高危患者,在围术期接受 β 受体阻滞药可以降低围术期心肌梗死的发生。

【手术相关并发症】 此外手术相关并发症主要与手术方式及操作有关,如吻合口狭窄、吻合口漏、乳糜胸等,其中最严重的并发症是吻合口漏。尽管其发生主要与外科操作有关,但是合理的麻醉管理对降低其发生有一定帮助,主要包括合理的硬膜外镇痛、合适的液体输注等。

六、Key points

1. 尽管手术和麻醉方式的改进,食管癌手术围术期死亡率仍非常高。

2. 除了常规术前评估外,尤其需要注意以下四方面,包括反流误吸、肺功能、营养状况及缺血性心脏病病史。

3. 食管手术首选全麻,尽量使用隔离通气技术,采用胸段硬膜外镇痛,避免外科操作对呼吸循环的影响。

4. 肺部并发症是食管癌患者围术期死亡最常见的原因,"肺保护"机械通气策略、预防反流误吸、早期拔管、胸段硬膜外镇痛及合理的液体输入可以降低其发生率。

5. 心血管系统并发症主要包括心律失常及缺血性心脏病。合理的预防及处理是有效及必要的。

6. 吻合口漏是食管手术严重的并发症,主要与外科操作有关,但是合理的硬膜外镇痛及液体输注可以降低其发生。

(陈珺珺 缪长虹)

第四节 重症肌无力手术麻醉

一、临 床 病 例

【病例 1】

患者,女,20 岁,身高 1.68m,体重 52kg,在校大学生。因上睑下垂 3 个月就诊,3 个月前在当地医院用新斯的明等药治疗,病情一度好转。2 个月后因劳累再度复发且症状加重,右眼睑下垂伴复视。体格检查:双眼睑下垂,右睑较重;右眼球活动受限,有明显复视,快速反复眨眼后右眼不能睁开;四肢肌力正常、生理反射存在、病理反射未引出;颈肌正常、无吞咽困难及咀嚼无力现象,呼吸均匀、语言清晰、面部肌肉正常。主要辅助检查:免疫球蛋白测定:IgG:9.11mg/ml;IgA:0.90mg/ml;IgM:1.32mg/ml;AChR·Ab:阳性。CT 检查示胸腺增生。诊断:重症肌无力,收治入院。入院后 3 天于气管插管全麻下行正中切口全胸腺切除,前纵隔脂肪清扫术。术前无麻醉前用药,入手术室后诱导前静脉予地塞米松 10mg、阿托品 0.5mg。以芬太尼 0.2mg、丙泊酚 100mg、维库溴铵 8mg 静脉诱导,术中以丙泊酚 $6mg/(kg \cdot h)$ 维持,锯胸骨时追加芬太尼 0.2mg,术中未再追加肌松药。手术 95 分钟,术后予新斯的明 1mg、阿托品 0.5mg 拮抗肌松,术后 1 小时患者清醒,呼吸、握手有力。带气管插管吸氧,血气检查示:pH 7.37、PaO_2 32.5kPa(244mmHg)、$PaCO_2$ 5.89kPa(44.3mmHg)。拔管,送回 ICU,1 天后回病房,术后 11 天出院。

1)重症肌无力的诊断依据是什么?

2)患者属于重症肌无力哪种分型?

3)重症肌无力手术治疗选择何种麻醉方式?

【病例 2】

患者,男,38 岁,身高 1.72m,体重 70kg,因咀嚼无力、夜间憋气 2 月收住入院。患者入院前在外院诊断重症肌无力,给予溴吡斯的明等药物治疗,药量逐渐加大才能维持疗效,且夜间憋气加重,严重影响生活。CT 检查示前纵隔 2cm×3cm 大小占位,考虑胸腺瘤,拟行胸腺瘤切除术治疗重症肌无力。入院后 4 天于气管插管全麻下行正中切口胸腺瘤切除术,无麻醉前用药。诱导前静脉予地塞米松 10mg、阿托品 0.5mg。以芬太尼 0.2mg、丙泊酚 140mg、维库溴铵 8mg 静脉诱导,术中以丙泊酚 $6mg/(kg \cdot h)$ 维持,锯胸骨时追加芬太尼 0.3mg,术中未再追加肌松药,手术顺利,耗时 103 分钟。术后予新斯的明 1mg、阿托品 0.5mg 拮抗肌松,术后 30 分钟患者清醒,握手有力,戴气管插管吸氧,血气检查示:pH 7.33、PaO_2 39.2kPa(294mmHg)、$PaCO_2$ 6.29kPa(47.3mmHg),拔管,拔管后 20 分钟患者 SpO_2 进行性下降,自述呼吸困难,经面罩辅助通气、追加新斯的明后略好转,但自主呼吸仍感困难。TOF 检查示 TOF 值为 100%,再次插管,送入后行甲泼尼龙 500mg 冲击治疗 2 次,术后 2 天脱离呼吸机,3 天后回病房,术后 16 天出院。

1)重症肌无力手术中如何使用肌松药?

2)TOF 监测已恢复至 100%,为何呼吸功能恢复差?

【病例 3】

患者,男,41 岁,身高 1.75m,体重 65kg,外院诊断重症肌无力,给予溴吡斯的明等药物治疗无效,自主呼吸不能维持,已行气管插管,机械呼吸。CT 检查示前纵隔 2cm×2cm 大小占位,考虑胸腺瘤,拟行胸腺瘤切除术治疗重症肌无力,治疗肌无力危象。入院后即于气管插管全麻下行正中切口胸腺瘤切除术,无麻醉前用药,诱导前静脉予地塞米松 10mg、阿托品 0.5mg。以芬太尼 0.2mg、丙泊酚 100mg 静脉诱导。术中以丙泊酚 5mg/(kg·h)维持,锯胸骨时追加芬太尼 0.2mg,术中未用肌松药。手术顺利,耗时 93 分钟,术后予新斯的明 2mg、阿托品 1mg。术后 30 分钟患者清醒,握手无力,自主呼吸困难,呼吸机辅助下送回 ICU。入 ICU 后行甲泼尼龙 500mg/d 冲击治疗,使用胆碱酯酶抑制剂,术后 2 天仍未能脱离呼吸机。查乙酰胆碱受体抗体(acetylcholine receptor antibody,AChR-Ab)呈强阳性,行血浆置换治疗 7 天,AChR-Ab 滴度大幅下降,但肌无力症状无好转,不能脱离呼吸机,遂转至外院继续治疗。

1)肌无力危象与胆碱能危象如何鉴别?

2)重症肌无力围术期镇痛方案如何设计?

二、重症肌无力流行病学

重症肌无力(myasthenia gravis,MG)是一种表现为神经-肌肉传递障碍而影响骨骼肌收缩功能的自身免疫性疾病。根据最近的统计研究,MG 发病率约为 5.3/(100 万人·年),目前患者人口约为 77.7/100 万人,其中大部分是 AChR-Ab 阳性的患者。近年来发现的新型免疫机制诱导的 MG,即肌肉特异性受体酪氨酸激酶抗体(muscle-specific receptor tyrosine kinase antibody,MuSK-Ab)阳性

的患者占比例较低,发病率只有 0.1~0.32/(100 万人·年)。近年来 MG 的发病率和现患率都有增长的趋势,但因 MG 引起的死亡率并没有增高,多年来维持在 0.1~0.9/(100 万人·年),这可能与医学进步、有效的支持治疗提高了治疗效果有关。各年龄组均可发病,40 岁以前患者,女/男比例约为 3∶1。40 岁以上发病者,男女比例近似。我国 14 岁以下患者占总数的 15%~20%。

三、重症肌无力的发病机制

MG 是一种自身免疫性疾病,其主要抗原为乙酰胆碱受体(acetylcholinergic receptor,AChR),致病性抗体为 AChR-Ab,靶器官为神经肌肉接头(neuromuscular junction,NMJ)突触后膜上的 AChR。

AChR 为一分子量 25~30Da 的跨膜糖蛋白,由 α、β、γ、δ 4 类 5 个亚单位组成,仅 α 亚单位能与乙酰胆碱结合。当神经冲动传递到神经末梢,乙酰胆碱从囊泡释放到突触间隙。其中 1/3 乙酰胆碱分子被突触间隙中的胆碱酯酶破坏而灭活;1/3 的乙酰胆碱分子则被突触前膜重新摄取,准备另一次释放;只有约 1/3 的乙酰胆碱分子弥散到突触后膜与 AChR 结合,产生终板电位,当达到一定程度时即可引起肌纤维的动作电位,并沿肌膜进入横管系统,扩散至整个肌纤维,使肌肉收缩。动作电位发生后,结合在 AChR 上的乙酰胆碱即脱落,并被胆碱酯酶水解。水解后的胆碱被突触前膜重吸收用于合成乙酰胆碱。脱落乙酰胆碱的 AChR 经复极化后恢复其功能。

基础和临床研究均证实,MG 患者的血清和 NMJ 处存在 AChR-Ab,并且在同一病例,抗体的滴度与病情相关。该抗体还可通过胎盘,患 MG 的产妇所生的新生儿中约 1/6 可出现临床 MG 征象。病理学表明 MG 病变部位的突触前膜变小、突触间隙加宽、突触后膜皱褶减少。免疫组化电镜检查可见突触后膜上的 AChR 减少,而且有免疫球蛋白(IgG)和补体($C_{2\sim9}$)沉积。AChR-Ab 可能通过以下机制导致 MG 症状:

1)改变乙酰胆碱与 AChR 结合的离子通道。

2)封闭乙酰胆碱与 AChR 结合。

3)加速 AChR 的降解。

4)补体介导性溶解作用,使突触后膜破坏,造成 AChR 绝对数目的减少。

在 90% 的全身型的 MG 患者和 30% 的眼肌型

MG 患者血清中都能检测到 AChR-Ab,称为血清阳性 MG 患者(SPMG);有 10%～15% 的重症肌无力患者虽有典型的临床症状、电生理检查,有神经肌肉传导障碍、胆碱酯酶抑制剂等治疗有效的特点,但血清中却检测不到 AChR-Ab,称为血清阴性型 MG(SNMG)。研究表明 SNMG 在儿童 MG 中更加多见,尤其是青春期前的儿童。研究证实,AChR-Ab 并非导致 MG 发病的唯一因素,有些学者在 MG 患者血清中检测出其他特异性非 AChR-Ab,如 MuSK 抗体、抗丝蛋白抗体、抗胸腺抗体、抗骨骼肌抗体等,这些抗体在 MG 的发病过程中也可能起着相当重要的作用。1/3～1/2 的 SNMG 患者中 MuSK 抗体阳性,MuSK 抗体阳性患者均无 AChR 抗体。Andress 等提出反复检测血清中 AChR-Ab 可能发现 SNMG 向 SPMG 的转变,Yoshikawa 等从体外细胞培养的报告中得到了同样的结果。

胸腺主要功能是免疫调节和免疫耐受,与 MG 发病密切相关。75% 的 MG 患者都伴有胸腺异常,其中 85% 为胸腺增生,15% 为胸腺瘤。胸腺对 AChR 的免疫耐受破坏是激活和维持 MG 自身免疫反应的重要因素,可能与胸腺的肌样上皮细胞具有 AChR 抗原性有关,在某些遗传易感素质的个体,当胸腺上皮感染了某种细菌、病毒或发生肿瘤时,改变了胸腺细胞的抗原性,使这些自身组织变成了自身抗原。也有报道某些细菌蛋白与 AChR 之间有共同的抗原决定簇,刺激胸腺产生 AChR-Ab。胸腺细胞培养实验也证实胸腺细胞中存在分泌 AChR-Ab 的细胞。AChR-Ab 与运动终板后膜上的 AChR 间有交叉免疫性,故引起自身免疫反应。

在 MG 患者外周血中发现有 AChR 特异性 T 细胞,胸腺中亦发现有更多数量的 AChR 特异性 T 细胞的存在。T 细胞在调节重症肌无力 AChR-Ab 合成过程中起重要作用。

家族研究显示 MG 患者的亲属的发病危险度为 2%～4%,显著高于普通人群的患病率。已发现一种家族性婴儿型 MG,是一种常染色体隐形遗传性疾病,基因定位在 17 号染色体短臂 13 号位点上(17p13),其基因产物可能与乙酰胆碱释放的蛋白有关。

激素与 MG 的关系中研究最多的是雌激素在 MG 发生中的作用。MG 患者多见于育龄期女性,占 50%～70%,女性 MG 发生危象者比男性多(约为 2:1),提示女性激素可能在 MG 发病机制中有一定的作用。已证实胸腺细胞和 T 淋巴细胞内有雌激素受体。睾酮(Te)和雌二醇(E_2)对胸腺细胞有广泛影响,雌激素可能通过胸腺内自身抗原激活的 B 细胞影响 MG。

四、重症肌无力的诊断与分型

MG 的诊断主要根据病史,典型的临床表现即受累肌肉活动后疲乏无力,经休息或用胆碱酯酶抑制剂可以缓解,具有晨轻暮重的特点,并且无神经系统其他体征。并具有下列条件之一阳性者可确诊:

1. 药物试验　可选用硫酸甲基新斯的明,每次 0.03～0.04mg/kg 肌注,新生儿 0.1～0.15mg,儿童用量 0.25～0.5mg,半小时内肌力改善为阳性。也可选用滕喜龙 0.2mg/kg 肌注,症状迅速缓解者为阳性,10 分钟左右又恢复原状,因药物作用时间较短,小儿哭闹不易观察,故该试验不适用于婴幼儿。

2. 神经重复电刺激检查　检测神经包括面、腋、尺和正中神经。刺激频率为 1、3、5Hz,持续时间为 3 秒,结果判断用第 4 或第 5 波与第 1 波相比,如果诱发电位变化波幅递减等于或超过 10% 为阳性。服用胆碱酯酶抑制剂者,最好于停药 3～5 小时后再做此项检查,其阳性率可能较高。

3. 血清 AChR-Ab 的检测　是 MG 重要的参考依据,若阳性有助于诊断,若为阴性也不能排除 MG。眼肌型、儿童型 MG 患者 AChR-Ab 多为阴性。

4. 胸腺影像学检查　胸腺是机体的中心免疫器官,胸腺 CT 或 MRI 检查可检出是否伴发胸腺瘤,对于选择个体化的治疗方案很有帮助。成人 MG 资料显示 15% 胸腺瘤、75% 胸腺增生。

总之,只要考虑到重症肌无力,诊断并不困难。癔症、甲状腺疾病、神经肌肉疾病和其他肌无力状态可混淆重症肌无力,但可通过滕喜龙试验、单根纤维肌电图及血清 AChR-Ab 测定,绝大多数患者可明确诊断。

1958 年 Osserman 首次提出 MG 的临床分型:Ⅰ型(眼肌型)病变仅限眼外肌;Ⅱ型(全身型)分Ⅱa 型(轻度全身型)表现四肢肌轻度受累常伴眼外肌受累;Ⅱb(中度全身型)表现全身无力伴咀嚼、吞咽、构音困难;Ⅲ型(急性重症型)急性起病,出现延髓麻痹及呼吸肌麻痹;Ⅳ型(迟发重症型)隐性起病,进展缓慢,常由Ⅰ型或Ⅱ型在 2 年内发展到延髓麻痹和呼吸肌麻痹;Ⅴ型(肌萎缩型)出现肌萎缩。儿童 MG 尚未见Ⅳ型或Ⅴ型。

2000 年美国重症肌无力协会(Myasthenia Gravis Foundation of America,MGFA)推出了基于定量测试的临床分型(MGFA clinical classification)与定量评分方法(Quantitive MG score,QMG)：

第一类：出现眼肌软弱或疲劳情况，眼睑可能下垂，并没其他证据显示身体其他地方出现肌肉软弱或疲劳。

第二类：眼肌软弱或疲劳情况较严重，其他肌肉软弱或疲劳情况温和。

第 2A 类：主要在肢体或轴向肌肉。

第 2B 类：主要在球部及(或)呼吸肌肉。

第三类：眼肌软弱或疲劳情况严重及其他肌肉出现软弱情况。

第 3A 类：主要在肢体或轴向肌肉。

第 3B 类：主要在球部和(或)呼吸肌肉。

第四类：眼肌软弱或疲劳情况严重及其他肌肉软弱情况严重。

第 4A 类：主要在肢体或轴向肌肉。

第 4B 类：主要在球部及(或)呼吸肌肉(需要以喉管进食但不需要插气管导管)。

第五类：需要气管插管以维持呼吸。

MGFA 分型较 Osserman 分型更为客观、细致，有利于对 MG 进行较准确地预后分析与疗效判断，能合理地反映患者的临床特征。但临床应用不方便，尤其对于婴幼儿，常不易准确判断肌无力的程度，因而临床使用受到一定的限制。所以 Osserman 分型迄今仍在临床上广泛应用。

五、重症肌无力的治疗

目前治疗方法主要有抗胆碱酯酶药物、肾上腺皮质激素、非特异性免疫抑制治疗、短程免疫治疗、特异性免疫治疗、干细胞移植和胸腺切除。

【胆碱酯酶抑制剂】　代表性药物是溴吡斯的明,常用剂量:成人为 60~120mg/次;儿童<5 岁为 2mg/(kg·d),>5 岁为 1mg/(kg·d),分 3~4 次口服。一般用于疾病的早期和轻症患者,对儿童首发 MG 患者,由于约有 25% 的自发缓解率,目前仍主张首先试用胆碱酯酶抑制剂进行治疗。该药的缺点是易产生耐药性,尤其是对 SNMG 患者的疗效较差,同时由于它对 NMJ 遭受的自身免疫攻击没有根本的治疗作用,并且易掩盖疾病本身的进展过程,甚至导致表位扩散现象,另外长期使用胆碱酯酶抑制剂有碍 AChR 修复,不宜单独长期使用,应配合其他免疫抑制剂等治疗(表 19-3)。

表 19-3　常用的胆碱酯酶抑制药

药物名称	常用量	作用持续时间	主要作用肌群	用法
甲硫酸新斯的明	1.0~1.5mg/次	20~30 分钟	四肢	肌注
溴新斯的明	22.5~180mg/d	3~6 小时	四肢	口服
安贝氯铵	60mg/d	4~6 小时	四肢	口服
溴吡斯的明	120~720mg/d	2~8 小时	球部	口服

【肾上腺皮质激素治疗】　糖皮质激素是目前 MG 免疫治疗的主要方法,特别是儿童 MG。主要用于眼肌型或全身型 MG、胆碱酯酶抑制剂疗效不理想 MG、病情恶化又不适于胸腺切除的 MG。肾上腺皮质激素在开始使用时有可能加重肌无力,值得注意。具体使用方法如下:

1. 小剂量递增疗法　2~4 周内将泼尼松从初始剂量 0.25~0.5mg/(kg·d)增加到最大剂量 1.5~2mg/(kg·d)。优点是避免了使用激素初期导致病情恶化的可能;缺点是起效慢,长时间使用较大剂量的激素,易出现如骨质疏松、感染、库欣综合征等副作用。

2. 大剂量递减疗法

(1)常用甲泼尼龙冲击疗法:儿童每日 20~30mg/kg,连用 3~5 天,再以小剂量泼尼松维持治疗。优点是使 MG 症状缓解快,起效后可以快速将激素减为维持量,其副作用相对少;缺点是治疗早期可能使病情加重,尤其是在有感染时更易发生,故只有住院患者才使用大剂量激素治疗。

(2)大剂量泼尼松口服疗法:开始每日 1.0~1.5mg/kg,出现临床缓解症状后维持 2 个月,再逐渐减量,后隔日小剂量(7.5~10.0mg/d)晨服,维持 1.5~2.0 年。应当指出,儿童首次出现的单纯眼肌型 MG 患者,原则上不首选激素治疗,即使复发性眼肌型 MG 患儿若要选用激素治疗,亦应当及时减至最小维持量,且不能过早停药,以免疾病复发。近来一项回顾性分析表明,激素可延缓眼肌型 MG 患者 2 年内发展为全身型 MG 的风险。

【非特异性免疫抑制剂】　可用于减少激素的剂量,尤其在激素的递减期,加用此类药物能成功地延长缓解期,避免 MG 的复发或恶化。适用于难治性 MG 病例、发生危象病例、胸腺切除术后疗效不佳者,因有高血压、糖尿病、溃疡病而不能应用糖皮质激素或不能耐受糖皮质激素的病例。

1. 硫唑嘌呤　是目前最好的辅助激素减量的药物。其开始剂量为 $1mg/(kg \cdot d)$,渐增到 $2\sim3mg/(kg \cdot d)$,分 2 次服,且副作用比激素小得多。

2. 环磷酰胺　其诱导缓解率近似激素,但副作用比激素更重、更多。因此,只限于对激素无效、难于耐受者,或者合用于对大剂量激素效果不佳者。

3. 环孢素　可加用于激素依赖型患者,以减少激素的用量,疗效不如硫唑嘌呤,且可致高血压和肾功能障碍等,故只限于不能耐受硫唑嘌呤的患者。

4. 新的长效免疫剂——麦考酚酯　具有起效快、副作用少等优点,有望将来应用于临床 MG 的治疗。

【短程免疫治疗】

1. 血浆置换　血浆置换术始于 1975 年,其作用是可迅速去除 AChR-Ab,但因其费用昂贵及血液制品可能导致的副作用而影响其使用的范围,仅用于重症 MG 患者,新生儿、危象和长期应用皮质激素、减量后 MG 加重而准备作胸腺切除的患者。

2. 静脉大剂量免疫球蛋白治疗　静脉大剂量免疫球蛋白治疗(intravenous high-dose immuno-globulin therapy,IVIG)的适应证同血浆置换,但副作用更少,更方便。目前认为是一种比较安全有效的新疗法。用法为:$0.2\sim0.4g/(kg \cdot d)$,静脉滴注,连续 $3\sim5$ 天为 1 个疗程;也可用冲击疗法:$1\sim2g/kg$,用 $1\sim2$ 次。一般在治疗后 1 周左右起效,疗效可持续 $1\sim2$ 个月。

【干细胞移植治疗】　骨髓基质细胞,又称间充质干细胞(mesenchymal stem cells,MSCs),是一种理想的具有免疫调节作用的多潜能细胞。MSCs 移植治疗 MG 的原理是通过对 MG 患者采用超大剂量化疗和(或)放疗,使机体达到过度的免疫抑制或免疫去除,然后回输经体外免疫净化处理的造血干细胞,重建患者的造血和免疫功能,以达到纠正其自身免疫功能紊乱的目的。近年来的研究证实,MSCs 移植的确可使一些难治性 MG 患者得以缓解。但只有当 MG 患者病情较严重,且常规治疗无效,并有可能导致死亡时,才考虑行 MSCs 移植治疗。

【特异性免疫治疗】　虽然非特异性的免疫抑制剂在临床上具有一定的疗效,但易发生严重的不良反应而影响治疗效果及预后,尤其是对儿童患者的生长发育也有较大的影响。因此,对 MG 更有效的治疗应该是针对自身免疫反应靶细胞或靶器官的特异性治疗,选择性抑制 AChR-Ab 介导的免疫反应。目前的治疗目标主要集中在以 B 细胞、T 细胞和针对特异抗原为目标的治疗措施,免疫耐受研究尚处于实验阶段,特异性免疫治疗可能是 MG 未来治疗的发展方向。

【胸腺切除术】　胸腺切除术仍是 MG 的基本疗法,适用于:①全身型 MG,药物治疗效果不佳者;②伴有胸腺瘤的各型 MG,应尽可能手术切除病灶。眼肌型患儿,手术虽有效,是否值得手术仍有不同的争论。重症肌无力患者常合并胸腺肥大,其中有 $10\%\sim20\%$ 合并胸腺肿瘤,大部分患者需行胸腺切除手术治疗。即使无胸腺肿瘤而仅摘除胸腺组织,亦可获得满意疗效。当对药物治疗无效时,应及早考虑手术。外科手术治疗重症肌无力必须配合应用抗乙酰胆碱药治疗,待临床症状稳定后方可手术。胸腺切除术可使肌无力明显改善,但其疗效常需延迟至术后数月或数年才能产生。胸腺切除结合激素、免疫抑制药等综合措施,可使肌无力的缓解率提高到 90%。

MG 的总体治疗目标是诱导缓解并维持,争取最小的成本利用率。明确诊断:①伴胸腺瘤者行胸腺摘除;②不伴胸腺瘤者行症状治疗,症状轻者行对症治疗,中度以上症状者行胸腺摘除术。采用胆碱酯酶抑制剂治疗后不再出现自发缓解时,开始采用大剂量激素治疗,治疗过程中出现病情加重则加短程免疫治疗。诱导缓解后激素开始减量,观察病情变化。出现复发加重,再次采用大剂量激素治疗加短程免疫治疗,同时加其他免疫抑制剂。免疫抑制剂减量过程中出现病情加重加短程免疫治疗。对上述治疗反应差,采用环磷酰胺治疗。

即使经过上述治疗,仍有少数患者不能缓解。

六、重症肌无力的麻醉

【麻醉前准备】　充分的术前准备是降低 MG 患者术后并发症和死亡率的重要环节。

1. 了解肌无力的程度及其对药物治疗的反应　合理调整抗胆碱酯酶药物的剂量,其原则为以最小有效量的抗胆碱酯酶药维持足够的通气量和咳嗽、吞咽能力。

2. 完善术前检查 胸部 CT 或 MRI、纵隔气体造影能明确有无胸腺肿瘤及其范围和性质；ECG 及心磁图（magnetocardiogram，MCG）能了解心脏功能及肌力情况；免疫学如免疫球蛋白 IgA、IgG、IgM 检查能确定抗体蛋白的类型；血清 AChR-Ab 效价测定及血清磷酸激酶测定能明确病源及肌肉代谢情况；测定肺通气及 X 线胸片等有助于了解肺功能。

3. 支持治疗 MG 患者术前应有足够的休息及适当的营养，以增强体质，加强抗病菌能力，防止发生吸入性肺炎。

4. 麻醉前用药 以小剂量、能镇静而又不抑制呼吸为原则，亦可不用。

【麻醉前评估】 MG 患者术前评估应根据病程、肌无力程度、发病时间、目前治疗措施及效果、有无肌无力危象；是否存在气道压迫症状；术后是否有发生呼吸功能不全可能；是否合并其他自身免疫性疾病；围术期可能产生的药物相互作用进行综合评估。然而对临床麻醉医师而言，其中最重要的评估内容和重点，是术前预测和判断术后是否需要机械通气行呼吸支持。其指征包括：病程＞6 年；有慢性呼吸道疾病史；服用溴吡斯的明剂量＞750mg/d；肺活量＜3L；术前使用激素；以前曾有呼吸衰竭发作史。

【麻醉选择和管理】 麻醉选择以尽可能不影响神经肌肉传导及呼吸功能为原则。对于非开胸手术，可采用局麻或椎管内麻醉。胸腺手术一般取胸骨正中切口，采用气管插管全麻为妥。尽量采用保留呼吸气管内插管，可在小剂量镇痛、镇静药配合表面麻醉下完成；亦可采用丙泊酚＋肌松药快速诱导气管插管。

MG 患者的血浆及肝脏胆碱酯酶量仍属正常，普鲁卡因静脉麻醉并无禁忌，但现已少用。氧化亚氮、硫喷妥钠、丙泊酚、氯胺酮对神经肌肉冲动传导的影响很轻，可酌情复合应用。MG 患者通常对非去极化肌松药敏感，只需要常用剂量的 1/5～1/4 即满足肌松要求，并以短效药物为安全。MG 对去极化肌松药表现为耐药，剂量可为常用量的 2～3 倍，或出现早期Ⅱ相阻滞，故用氯化琥珀胆碱时，应注意脱敏感阻滞而引起的延迟性呼吸抑制。对于胸腺手术，术中对肌松要求不高，所以无论麻醉诱导和维持肌松药并非必要。吸入麻醉药的神经肌接头阻滞强度依次为异氟烷＞七氟烷＞恩氟烷＞地氟烷＞氟烷＞氧化亚氮，高浓度吸入可加重肌无力的程度，若与静脉麻醉复合应用，浓度可明显降低。一些抗生素

（如链霉素、新霉素、庆大霉素、肠黏菌素等）可阻碍乙酰胆碱释放，有神经肌接头阻滞作用，可加重肌无力，应注意。有些抗心律失常药物（如奎尼丁、普鲁卡因胺等）可抑制肌纤维的兴奋传导，减少节后神经末梢释放乙酰胆碱，如果再用肌松药，肌无力症状可趋恶化。降压药胍乙啶、六羟季胺和单胺氧化酶抑制剂均可增强非去极化肌松药的作用，慎用。利尿药呋塞米促使血钾降低，可加重肌无力。此外，低钠、低钙和高镁也可干扰乙酰胆碱的释放。故对可能出现的药物相互作用方面，简而言之：凡影响神经肌肉接头功能的药物应避免（抗心律失常药、钙通道阻滞药、抗生素等）；凡诱发神经肌肉接头功能异常的因素应控制（低温、低钾、酸中毒等）。

阿片类药物可引起呼吸抑制，在 MG 患者中可能加重呼吸抑制造成通气量不足而致生命危险，而其本身并不加重肌无力病情。国产芬太尼药物使用说明书中将 MG 作为药物的禁忌证，而新型阿片类药物如舒芬太尼和瑞芬太尼的药物使用说明书中禁忌证与芬太尼等同，使在 MG 手术中使用阿片类药物陷于超指征（非法）的境地。其实在围术期严密的监护下，阿片类可安全的用于 MG 患者。阿片类药物作为术后镇痛的主要药物，镇痛强度比其他药物术后镇痛效果更佳，但若用于患者自控镇痛，患者处于低监护强度的情况，鉴于 MG 患者的特殊性，还是应以将阿片类药物的呼吸抑制作用降到最低，配合非甾体抗炎药等药物，采用多模式镇痛，以达到最优和最安全的镇痛效果。

胸腺切除术中，呼吸管理至关重要，必须常规施行辅助呼吸或控制呼吸以保证足够的通气量，但要避免过度通气。胸腺摘除术后并发症包括呼吸功能异常、出血和气胸。术毕后在 NMJ 功能监测下给予新斯的明和阿托品拮抗肌松作用。鉴于术后需继续使用抗胆碱酯酶药物治疗，有可能呼吸道分泌物增多，故对于 MG 病史长、术前既有呼吸功能不全、服用抗胆碱酯酶药物剂量较大的患者，参照术前评估中的指征，术后宜保留气管导管，对于特别危重的患者，预计术后需要较长时间呼吸支持治疗的，可行预防性气管切开。MG 患者手术后并不一定要在手术室内拔管，拔管指征应严格，正中劈胸骨胸腺切除术手术创伤较大，此等强度的应激可能使 MG 病情在极短时间内恶化，即使最轻微的眼肌型患者或是术前病情控制良好的全身型患者，术后早期均有可能出现病情加重、呼吸功能不全等情况。

TOF 是监测肌松作用最常用和最经典的方法，

应常规作为 MG 患者术中监测项目,在 TOF 恢复差的患者,应当继续呼吸支持,等待神经肌肉接头功能恢复,避免大剂量使用抗胆碱能药物,以防发生胆碱能危象。但即使在 TOF 恢复良好的患者,仍应当提高警惕,注意患者的呼吸力度。MG 患者的肌群累及范围和非去极化肌松药阻滞肌群不同,非去极化肌松药在所有肌群中最后阻滞膈肌,而近 50% MG 患者可只选择性累及呼吸相关肌群。而临床常规监测 TOF 的部位是尺神经支配肌群,所以 TOF 正常不能代表呼吸相关肌群功能正常。

术后处理的重点在排痰、呼吸支持和预防感染,应持续监测呼吸功能,间断行血气分析。呼吸功能异常时应首先查明原因,针对不同变化妥善处理,防止肌无力或胆碱能危象。

【重症肌无力危象的处理】　MG 危象是指 MG 患者本身病情加重或治疗不当引起咽喉肌和呼吸肌严重麻痹所致的呼吸困难状态,需积极抢救,保证必要的通气,否则危及生命。MG 危象分肌无力危象、胆碱性危象和反拗性危象三种类型。顾名思义,肌无力危象是由肌无力症加重引发呼吸衰竭而引起;胆碱能危象是由于抗胆碱酯酶药物过度使用引发全身胆碱能作用过度引起;反拗性危象并非由胆碱能不足或过剩引起,而由感染、中毒和电解质紊乱所引起,与胆碱能作用无关,多见于术后。呼吸机主要用于 MG 危象的治疗。

处理特点为:

(1)保证气道通畅,进行呼吸机呼吸支持治疗,防止分泌物阻塞气道,必要时气管切开。

(2)发生 MG 危象应明确诊断是哪种类型,必要时可用依酚氯铵(腾喜龙)试验以助鉴别(注射后 1 分钟内肌力增强,呼吸改善者为肌无力危象;如症状加重伴肌束震颤者为胆碱能危象;无反应者为反拗性危象)。

(3)肌无力危象者立即给予新斯的明 1mg 肌内注射,如症状不能控制则加用类固醇激素,采用短期大剂量疗法,停用激素应逐渐减量,以防症状反跳。如出现毒蕈碱样中毒症状,可用阿托品拮抗。

(4)胆碱能危象为使用胆碱酯酶抑制剂过量,突

触后膜持续去极化,复相过程受阻,神经-肌肉接头处发生胆碱能阻断而致呼吸肌麻痹。除肌无力外,还表现毒蕈碱样中毒症状,如恶心、呕吐、腹泻、大汗、瞳孔缩小、分泌物增加等。此时应立即停用胆碱酯酶抑制剂,静脉注射阿托品 1～2mg,每 30 分钟一次,直至出现轻度阿托品化。解磷定能恢复胆碱酯酶的活性,并对抗胆碱酯酶抑制剂的烟碱样作用,故可同时静滴,直至肌肉松弛,肌力恢复(表 19-4)。

表 19-4　肌无力危象和胆碱能危象的鉴别

	肌无力危象	胆碱能危象
抗胆碱酯酶	有效	加重症状
分泌物	不多	多
肌肉颤动	无	明显
肠蠕动	正常	肠鸣音亢进
瞳孔	正常或较大	小
出汗	正常	大汗

七、Key points

1. 重症肌无力是一种自身免疫性疾病,其主要自身免疫部位位于突触后膜烟碱样乙酰胆碱受体,可与其他多种自身免疫性疾病伴存。

2. 只要考虑到重症肌无力,诊断并不困难。诊断主要根据病史,典型的临床表现,且无神经系统其他体征。

3. 重症肌无力的治疗主要有抗胆碱酯酶药物、皮质类固醇、免疫抑制剂、血浆置换和手术治疗。

4. 重症肌无力手术麻醉以全麻为主,慎用可影响神经肌接头的药物,在做好呼吸治疗准备的情况下,可平稳渡过围术期。阿片类药物并非禁忌,但应加强监护。

5. 肌无力危象主要是肌无力引起的呼吸衰竭,可致死亡,做好呼吸、循环支持治疗准备,维持内环境稳定,避免感染,可有效降低和避免死亡。

(缪长虹)

第二十章

小儿手术麻醉

第一节　小儿术前病情评估

一、临床病例

【病例1】

患儿,女,12岁,体重41kg,诊断为"重度脊柱侧弯",拟行"脊柱侧弯矫正术"。术前检查血常规、肝肾功能、心肌酶、心电图未发现异常。术前半小时给予6mg地西泮口服。

1)既往史的询问中应注意什么?

2)有什么特殊检查需要做?

3)术前药物使用正确吗?

【病例2】

患儿,男,33小时,体重2.1kg,孕36周剖宫产,羊水胎粪污染,诊断为"先天性高位无肛",拟在急诊下行"造瘘术"。

1)从既往史判断,该患儿围术期哪些风险比较高?

2)麻醉方法应怎么选择?

【病例3】

患儿,女,9个月,体重9kg,因"先天性巨结肠"拟行"巨结肠根治术"。患儿一天前出现咳嗽、偶咳痰,伴流清涕、打喷嚏,无发热,双肺呼吸音清,胸片正常,血常规示:淋巴细胞百分比升高,余正常。

1)该患儿可以继续手术吗?

2)若发现患儿有"法洛四联症",治愈上呼吸道感染后能如期接受手术吗?

二、概　　述

术前评估的雏形起源于1977年,其后不断被完善。术前评估可以帮助麻醉医师全面、正确地了解患儿身体状况,衡量患儿接受手术的麻醉风险,采取正确的麻醉方法。澳大利亚一项研究发现,围术期约有3.1%的不良事件源于不完善或是不正确的术前评估。

和成人相比,儿童各系统的功能异常多为先天性,继发症状相对单一,但儿童语言表述能力差、查体不配合,术前访视需要更多的耐心和细心。评估中应解决的主要问题是:①获取患儿相关资料判断术前准备是否完善,有无麻醉禁忌;②判断患儿重要脏器功能、疾病严重程度,预计麻醉风险;③决定术前用药及麻醉方法,判断可能影响预订麻醉方案的因素。

一般的,术前评估应包括以下几个方面:术前检查、术前禁食、既往史、主要系统评估、麻醉方法的选择及术前药的使用,最后将各系统信息整合,预测该患儿围术期的麻醉风险。对于普通患儿可在术前一天进行访视评估,重症、疑难症患儿则可将评估时间提前,以便有更充足的准备时间,必要时需要请其他科室协助会诊。

参 考 文 献

1. Chase CR, Merz BA, Mazuzan JE. Computer Assisted Patient Evaluation (CAPE): a multipurpose computer system for an anesthesia service. Anesth Analg, 1983, 62: 198-206.

2. Sweitzer BJ. Preoperative screening, evaluation, and optimization of the patient's medical status before outpatient surgery. Curr Opin Anaesthesiol, 2008, 21: 711-718.

三、术 前 检 查

术前检查该不该做,该做什么。国内的现状和国外有一定的分歧。目前国内大多数医院术前仍有较多的常规检查,而西方一些学者认为如果术前能够完善的询问病史、体格检查,60%~70%的实验室检查可以省略,即病史和体格检查才是发现患儿疾病的重要手段。各医院应根据自己的实际情况制订出相应的术前检查内容,比如,在一个结核的高发区,可能就需要将胸片列为常规检查。

(一)生化检查

大多数的学者认为筛选性质的生化检查对患儿毫无意义,对于预计住院天数小于 1 周的健康患儿可以省略。但对于合并代谢、内分泌、肾脏疾患的儿童及正在静脉输液的儿童需常规生化检查。恶性高热的高危人群是否需要进行肌酸激酶及肌酸激酶同工酶的筛查存在争议,Paasuke J 的研究认为其筛查意义不确定,但考虑到恶性高热的确诊需做肌肉活检,受操作创伤性大、检验机构少等诸多因素限制,目前国内大部分医院仍将肌酸激酶及肌酸激酶同工酶作为易感人群的常规检测。

(二)血常规

对于超过 1 岁的患儿可以省略血常规,但对于新生儿、小于 1 岁的早产儿、镰状细胞病患儿、术中可能输血的患儿需检查血红蛋白。应使择期手术的 3 个月以下患儿血红蛋白大于 10g/dl,大于 3 个月的患儿血红蛋白大于 9g/dl。

(三)胸片

多项研究均发现,如果临床症状及体格检查均为阴性的话,依靠胸片几乎无法得到阳性结果,也就是说,胸片的假阴性率较高。发现患儿肺部的疾患,主要还是靠麻醉医师细致的询问病情和肺部的体格检查。故胸片对健康患儿应予以省略。

(四)心电图、尿常规

与胸片的假阴性率高相比,心电图和尿常规的假阳性率较高。目前无有力证据能证实心电图检查与心脏意外有密切联系,其对临床指导意义不强。反复的复查不但浪费医疗资源和时间,也会对麻醉医师的判断带来一定干扰,故对于健康患儿均可省略。

(五)特殊检查

在充分获取了患儿的评估信息后,应根据病情及手术性质决定是否进行特殊的检查。病例 1 中,患儿患有重度的脊柱侧弯,脊柱对心肺的挤压可能会造成相应的功能损害。所以必须进行肺功能的检查,包括吸空气时的通气和氧合功能,以预计围术期患儿出现呼吸衰竭的可能性。除此之外,还应检查有无肺动脉高压及右心衰。如患儿还伴有肌营养不良及原发性心功能异常,应行超声心动图检查。

(六)ASA 术前检查指导

2002 年 ASA 颁布了一套 ASA 术前检查指导,但并非指南,可作参考,与儿童相关的有:

1. 对于拟施创伤极小的手术,且经过审查后认为患者的日常生活处于理想状态者,可不做术前检查。

2. 除非患者绝对健康,或拟行创伤极小的手术,否则均应根据创伤程度选择与之相关的部分实验室检查。

3. 对于创伤较大的手术,需选择相应的常规检查。

参 考 文 献

Garcia-Miguel F, Serrano-Aguilar P, Lopez-Bastida J. Preoperative assess-ment. Lancet,2003,362:1749-1757.

四、禁食禁饮

接受择期手术的患儿应遵守以下禁食时间:小于 6 个月婴儿,禁母乳或配方奶 4 小时;大于 6 个月婴儿禁母乳或配方奶 6 小时;儿童禁食固体食物(包括面包、果汁等)8 小时。由于清液可以很快地从胃里排空,并且禁饮超过 2 小时后,胃内 pH 值和胃容积与禁饮时间无关。所以,所有年龄段的小儿禁饮水时间均为 2～3 小时。

五、既 往 史

儿童术前既往史的询问和成人有所不同,主要涵盖新生儿史、母亲妊娠史、既往疾病史、过敏史、既往家族史(恶性高热、假性胆碱酯酶缺乏)、用药史、免疫接种史等几个方面。

(一)新生儿史、母亲妊娠史

新生儿史的询问对于婴幼儿,尤其是新生儿急诊手术非常重要,详细准确地掌握新生儿史能帮助麻醉医师迅速有重点的进行术前评估。评估时,应考虑到其实足年龄而不是生后年龄。和足月儿相比,早产儿,尤其是极早出生儿易发生脑室内出血、围术期电解质紊乱、血小板减少症、呼吸循环功能障碍及其他系统畸形等。对于有早产史的患儿,即使已经进入婴儿期,也要预计到术后可能会出现呼吸窘迫综合征。早产儿的先天性畸形率高于足月儿,所以对于有早产史的患儿,还应重点检查有无先天性心脏病,并做相应评估处理(详见循环系统评估)。有早产史的新生儿在接受气管插管时,除了声门高、会厌大、舌体大等影响操作的解剖难点外,还必须考虑到可能会出现声门下狭窄导致的插管失败。术前必须准备有各种型号的气管插管,一般可以通过目测大致估算所需导管型号:患儿鼻孔内径或小拇指直径与环状软骨直径基本一致,也就是说可选择外径和患儿鼻孔内径、小拇指直径相当的气管导管。但无论哪种方法都不能保证百分之百的准确,都必须准备好从 3.5 到能获取的最小号的气管导管。遇到极低体重儿、极早出生早产儿史的新生儿及小婴儿时,尽量保留自主呼吸插管,避免技术上插管失败或者最细气管导管仍无法通过环状软骨导致的气道建立失败。

母孕期情况对新生儿术前评估也尤为重要。常见的母孕期疾病有羊水过少引起肾畸形、胎儿窘迫、生长缓慢;羊水过多引起气管食管瘘;aFP水平低引起 21-三体综合征;糖尿病引起先天性畸形、低血糖、巨大儿、心肌病、低钙、肺发育不成熟、低镁、高胆红素血症、红细胞增多症;先兆子痫引起新生儿白细胞减少或血小板减少;系统性红斑狼疮引起先天性三度房室传导阻滞;RH 血型不符引起新生儿水肿或轻度溶血性贫血;产前出血引起贫血、低血容量;胎膜早破引起新生儿感染、败血症;重症肌无力引起新生儿肌无力;甲亢引起甲亢或甲减;羊膜炎引起新生儿感染或败血症;羊水胎粪污染引起新生儿肺炎;胎心率曲线差:晚期减速、基线变异小引起新生儿代谢性酸中毒或缺氧等。

病例 2 中,患儿拟施急诊手术,时间紧迫,术前评估时无足够的术前检查作为参考,但根据患儿的低体重早产儿史及母孕期羊水胎粪污染史,麻醉医师应首先考虑到该患儿可能会出现吸入性肺炎、先天性心脏病、插管困难以及电解质紊乱。术后有可能会存在急性呼吸窘迫、拔管困难的风险。

(二)既往疾病史

既往疾病史的询问和成人相比相对简单,要重点询问既往有无手术史、哮喘史、先天性心脏病病史。有手术史的患儿应注意既往术后有无恶心呕吐及其他不良反应。对实施插管全麻的患儿,还应询问睡觉有无打鼾史。打鼾的患儿多由于腺样体、扁桃体肥大所导致,4～8 岁的幼儿为高发年龄组,此类患儿在插管全麻后易出现上呼吸道梗阻,应予相应处理。

(三)过敏史

有过敏史的患儿,如果已知致敏源,应在术前交代家长尽量避免接触,并在围术期避免使用促组胺释放类药物。

(四)既往家族史

既往家族史主要针对怀疑恶性高热、假性胆碱酯酶缺乏的患儿。病例 1 中患儿诊断为脊柱侧弯,为恶性高热的易感人群,除询问患儿既往有无麻醉史外还应询问家族中有无麻醉意外死亡者、骨骼肌肉发育异常者。如果病史阳性,则应按照可疑恶性高热患者进行术前准备(详见第八章恶性高热)。对于怀疑假性胆碱酯酶缺乏的患儿,应询问家族中有无术后肌松恢复延迟者。若有肌肉发育不良的家族史,6 岁以内的男童就应避免使用胆碱酯酶代谢的药物,如氯化琥珀胆碱。

(五)用药史

儿童需要长期使用的药物多为支气管扩张药、抗癫痫药、皮质激素及化疗药物。

目前临床上支气管扩张药多用 β_2 受体激动药,对麻醉影响不大,可按正常患儿对待。但如果患儿使用的为氨茶碱,则需避免配伍使用吸入性麻醉药和氯胺酮,以防止出现心律失常和癫痫发作。

抗癫痫药物对患儿的影响主要是肝功能的损害和血浆蛋白的高结合率,麻醉要点是预防麻醉药物的蓄积。

对于长期使用皮质激素的患儿,需防止围术期发生急性肾上腺皮质功能不全危象。

化疗后的患儿,多有血液系统、肝肾功能的损害,有的患儿还会出现心肺功能的损害及口腔黏膜的损伤,需轻柔操作并针对各系统进行相应的评估、防范。

(六)免疫接种史

患儿接受计划内接种的年龄从出生一直持续到 12 岁,由于接种的疫苗中含有减毒活疫苗,如麻疹疫苗、乙型脑炎疫苗、脊髓灰质炎糖丸等,这类疫苗病原体进入体内后虽然毒性减弱,保留免疫原性,但会在机体内生长繁殖,理论上在患儿免疫应答低下的情况下具有潜在的致病危险。目前很少有科研资料评估手术与麻醉对免疫应答的影响,根据在主要数据库中(OVID Medline,Pubmed,ISI Web of Science)搜索到的与"免疫参数测量"相关的 277 篇文献来看,麻醉对免疫功能的影响是微弱而短暂的(48 小时)。目前没有证据表明健康患儿免疫接种后,接受择期手术有禁忌。但由于接种疫苗后可引起发热,可能对临床医师鉴别判断术后并发症与接种后不良反应时有一定干扰性,使术后治疗复杂化。故建议对接种灭活疫苗后 2 日,减毒活疫苗后 14～21 日再行择期手术。

六、一般状况评估

细致的临床观察能使我们初步直观地了解患儿状态,从而对怀疑或确定有问题的系统进一步进行更为详细的检查,这在急诊患儿评估中尤为重要。总体来说,一般状况评估应观察:精神状态、皮肤黏膜、呼吸频率与类型。对于麻醉或手术有特殊要求的患儿,还要根据具体情况增加相应的检查、评估。例如,欲实施动静脉穿刺置管的患儿,应观察穿刺点皮肤状况、预计穿刺是否困难,进行 Allen 试验;欲实施气管插管的患儿,尤其是换牙期儿童,应详细检查牙齿脱落情况。

患儿精神萎靡、对刺激反应减弱、目光呆滞,提示患儿病情较重。皮肤黏膜色泽苍白、发黄,提示患儿贫血、黄疸。皮肤青紫,提示患儿缺氧,多为发绀性心脏病,新生儿还可能提示患有吸入性肺炎、颅内出血等疾病,若青紫在饮食后加重则提示有先天性食管闭锁、先天性横膈疝等先天畸形,但须排除低温等引起的暂时性青紫。皮肤发花发凉、毛细血管充盈缓慢,提示低血容量和低心排出量、末梢循环不良(具体分度详见循环系统评估)。花斑出现在躯干,提示血管极度收缩、循环功能严重障碍。呼吸急促提示可能存在呼吸困难、发热、紧张等。胸腹矛盾呼吸运动提示呼吸道梗阻。在新生儿中,有时可观察到间歇性呼吸,此为正常现象,但需要与呼吸暂停引起的窒息相鉴别。前者持续时间短,多为 5~10 秒,后者持续时间大于 20 秒,并伴有心动过缓(≤100 次/分)和发绀。

七、各主要系统评估

(一) 循环系统评估

和成人多发心血管疾病相比,儿童多无缺血性心脏病,循环系统应注重评估的有两方面:①患儿是否脱水、脱水到何种程度? ②患儿心脏是否有杂音、是否有先天性心脏病? ③患儿是否有功能性心脏病? ④患儿有无心律失常?

日常工作中,由于接受接台手术的患儿等待时间不确定,或是家长提早禁食以及隐性失液等众多因素影响,术前发生不同程度的脱水并不少见。需要注意的是,婴儿体液循环是成人的 2 倍,少量的液量丢失或摄入减少,即可引起脱水,并且年龄越小,代偿功能越差。对于急诊患儿,尤其是肠梗阻、呕吐剧烈的患儿,脱水更易发生。

除了电解质的检查,还可以通过目测的方法简单估算脱水量:

轻度脱水:脱水量为体重的 5%。患儿一般状况良好,啼哭时有眼泪,有尿,捏起皮肤回缩速度基本正常。但年长儿会述稍感口渴、两眼窝稍凹陷。

中度脱水:脱水量为体重的 5%~10%。患儿易激惹,啼哭时眼泪减少,尿量减少,捏起皮肤回缩速度减慢。年长儿会述比较口渴,小婴儿会四处找奶头,两眼窝凹陷,口唇干燥。

重度脱水:失水量为体重的 10%以上。患儿精神差、昏睡,甚至昏迷,无泪,尿量明显减少甚至无尿,尿色深黄,捏起皮肤后回缩缓慢(图 20-1)。年长儿述非常口渴,两眼窝明显下陷,口唇、皮肤非常干燥(图 20-2)。

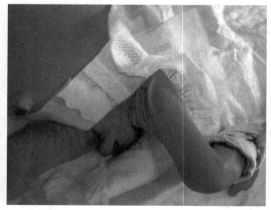
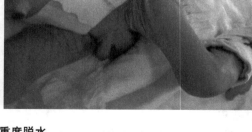

图 20-1　重度脱水

注:患儿重度脱水并营养不良,提捏患儿大腿内侧皮肤后,皮肤回缩显著缓慢

在儿童术前访视中,经常能听到心脏杂音。大约超过 30%的正常小儿都可出现无害性的心脏杂音,这往往是由血液流经肺动脉瓣引起的肺动脉喷射音或血液经左心室到主动脉引起的 still 震动性

杂音所致。但如果杂音高于Ⅱ/Ⅳ级或者出现收缩期杂音，或伴有难喂养、发育差、发绀等临床表现时则视为异常，需做心脏彩超进一步明确诊断，必要时请心内科会诊。先天性心脏病在4岁以下婴幼儿中较为常见，在新生儿中发病率可达8‰，发病率较高的依次是：单纯性室间隔缺损、房间隔缺损和动脉导管未闭。

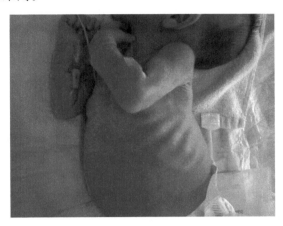

图 20-2　重度脱水
注：患儿皮肤非常干燥。

新生儿和有早产史的小婴儿，要特别预防低氧、高二氧化碳、麻醉诱导等引起围术期血管张力变化、肺血管收缩。这种情况容易导致尚未完全性结构闭合的卵圆孔和动脉导管重新开放，使循环系统再次由成人型转化为胎儿型，继而血液分流引起严重的低氧。

何种先天性心脏病可接受择期手术，主要依据该病引起的血流动力学改变是否明显而定。对于基本不会带来危害，且没有出现右向左分流的简单先天性心脏病，如小的房间隔缺损、轻微的瓣膜狭窄等，可如期实施手术。麻醉评估可基本按正常患儿对待，围术期应注意观察心电图，防止发生心律失常。但并发主动脉缩窄或者动脉导管未闭时，应先将这类畸形治愈，然后再实施其他择期手术。

需要注意评估接受过心脏手术的患儿时，循环功能正常并不能代表心功能完全正常。既往心脏切口可能会对心功能有一定影响，在接受麻醉和手术打击后显现为心功能障碍，一般来说，经心室的切口对心功能的影响高于经心房的切口。如果是既往接受单心室手术，更要特别注意围术期发生病理性心律失常造成猝死。

对于血流动力学改变明显的先天性心脏病，如TOF，在麻醉诱导后体循环压力的降低，容易加重右向左分流，"发绀发作"如不能及时纠正，可引起急剧的低氧血症乃至死亡。病例3中，患儿如果在未纠正TOF的情况下接受巨结肠根治术，手术风险极大，建议先行心脏手术。但如果患儿已发生"巨结肠危象"，则应缓解症状，接受巨结肠姑息性手术。由于TOF往往有血液黏稠，注意患儿血细胞比容，如果大于65%，应在术前进行等容性血液稀释。

不管何种类型的先天性心脏病，手术之前都必须充分熟悉该病的心脏解剖和血流动力学变化，做个体化的评估，准备相应麻醉药物及血管活性药物，降低分流，保证氧合。

小儿常见的功能性心脏病有心肌炎、扩张性心肌病和肥大性心肌病。此类患儿择期手术的风险极大，如需手术，必须评估心脏功能，备好血管活性药物、抗心律失常药物及抢救设备，预防术中易出现的心脏衰竭和严重心律失常。值得注意的是，如果心肌炎患儿心肌损害程度轻，可能无症状，仅表现为心电图ST和T波的改变。

儿童最常见的为窦性心动过速，多为哭闹、脱水引起，对症治疗外不用抗心律失常药物。对于漏斗胸等心脏受到挤压的患儿，易出现窦性心动过缓、右束支传导阻滞，术前准备阿托品预防心率过缓即可。

（二）呼吸系统评估

呼吸系统疾病是小儿术前评估中最常见碰到的问题，可大致分为：上呼吸道感染（upper respiratory tract infection，URI）、哮喘及解剖异常性疾病。

患有URI的患儿到底能不能接受择期手术，什么程度的能接受择期手术，由于没有对URI统一的定义和完备的研究，这个问题目前还没有标准答案。参考Tait等人的研究结果发现，目前正患有或4周内患有URI的患儿相比正常患儿，围术期更易发生缺氧、严重咳嗽等，气管插管者要高于使用面罩和喉罩者，行气道手术者要高于其他手术者。其将活动性URI发生呼吸道并发症的独立危险因素归结为：大量分泌物、5岁以下行气管插管的患儿、早产儿（＜37周）、鼻腔充血、父亲抽烟、反应性气道疾病和气道手术。

比较公认的取消麻醉的指征为：共存其他疾病（尤其是心肺疾病或严重的神经肌肉疾病）、下呼吸道感染征象（如哮喘、啰音）、发热、URI逐渐加重期等。具体的实施细则还应考虑其他因素，做到因人而异。如果是由于原始疾病造成的URI，如幽门肥厚、气管食管瘘等，可酌情放宽取消指征。反之，如果患儿一般条件差、预计手术时间长，也可酌情提高取消麻醉指征。家长的顾虑也应是考虑范围之一。

病例3中，患儿虽然肺部听诊阴性、胸片结果阴性，但从临床表现及血常规结果来看，可诊断为病毒性URI初期，对于此类患儿建议取消麻醉。因为病毒性URI多有自限性，多为一周。患儿为发病第二天，URI有逐渐加重的趋势。无论哪种术式，都对患儿影响较大。经腹巨结肠根治术相对复杂、创伤大，经肛巨结肠根治术虽然创伤较小，但体位（截石位或俯卧位）会使肺通气功能受到一定限制，这些都是围术期的高危因素。

URI的患儿何时能接受择期手术，由于康复的时间不同，及考虑到康复后可能存在的亚临床症状，仍无统一的指导意见。多数建议URI后4～6周。但在流感高发季节，考虑到患儿的二次感染可能，也可适当提前。

取消麻醉一定要慎重，以避免造成患儿不必要的经济损失。URI与过敏性鼻炎、血管运动性鼻炎等常见病临床表现比较相似，但是通过仔细询问病史和肺部听诊等方法不难将两者相鉴别。

对于急诊手术，则应在术前给予抗生素、雾化吸入治疗，并且联系好麻醉复苏室，观察较长时间后再予以转回病房。

哮喘是儿童呼吸系统术前评估中较为常见也较危险的一种疾病。80%以上的哮喘起始于3岁前。具有肺功能损害的持续性哮喘患者，其肺功能损害往往开始于学龄前期。哮喘发作期的患儿以阻塞性通气障碍为主，混合型次之。即使是缓解期，大部分患儿也存在肺功能的损害，尤其是既往发作频繁的患儿小气道阻塞程度更重。

对于哮喘患儿，病史询问中应掌握患儿哮喘发作有无诱因、最近一次发作的时间、既往发作的频率及程度、使用药物等。但需要注意的是，既往哮喘的严重程度对术前评估的指导意义不大。有报道指出围术期支气管痉挛的发生率主要和是否气管插管有关，而与性别、年龄、病程、哮喘的严重程度等无关。Nonaka M曾对五年前及五年间有哮喘史的患者进行观察，发现两组术中哮喘的发生率相差不大。但近两年有哮喘发作史的患者术中哮喘发作的几率明显增高，且时间越近，发作几率越大。

对于处于哮喘发作期或者虽处于缓解期但症状逐渐加重的患儿，必须取消择期手术。对于既往有哮喘史，虽然处于缓解期，但患有URI的患儿，也应取消择期手术，因为此时支气管处于高反应性。对于上述患儿实施急诊手术，风险很大。术前需给予抗焦虑药物和抗胆碱药物，麻醉方法上尽量选择区域阻滞，必须准备好抢救药物，包括：拟交感类药物、抗胆碱药、糖皮质激素、氨茶碱、利多卡因等。麻醉药物尽量选择有舒缓平滑肌、扩张支气管、抑制气道反射作用的药物，如氯胺酮、丙泊酚。吸入类药物虽然能舒张平滑肌，但对于发作期的患儿，气道内皮细胞的受损可能使其舒张作用大大降低，而副作用增加。严重哮喘时使用吸入麻醉，由于通气障碍，更易出现严重低血压而痉挛无缓解。需要特别注意的是，利多卡因静脉推注可减缓气道高反应性，但声门处喷注利多卡因反而容易诱发气道痉挛。

对于处于缓解期、一般状况良好的患儿，可如期接受手术，其围术期呼吸系统并发症的风险较低。此类患儿使用区域阻滞和呼吸系统风险关联性不大。患儿若持续用药，则原治疗药物持续用到术前。轻度患儿可单次术前给予一次支气管扩张剂，中重度的患儿可外加预防性使用糖皮质激素3天。术前持续使用激素的患儿，术前应追加以防止术中肾上腺皮质功能不全。其余注意事项同哮喘发作期急诊手术准备。

另外，需要将一过性喘息与哮喘相鉴别。一过性喘息在小婴儿中并不罕见，多是由于肺功能不全引起，多见于早产和父母吸烟者，大多数患儿在生后3岁之内喘息逐渐消失。

儿童困难气道相对于成年人少见，基本可分为三类：①目测判断插管困难者，如颈部瘢痕挛缩、颌面部外伤、连体儿（图20-3）等，评估方法详见前文

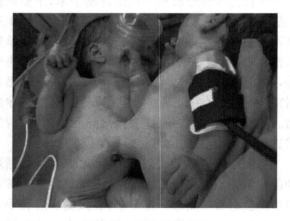

图20-3 插管困难病例

注：连体儿体位受限造成通气、插管困难。气管插管时可将一名患儿抱起位于俯卧位，对仰卧位患儿实施插管，然后交换，对另一名患儿插管。

（第六章气道管理和困难气道）。②不易目测、依靠病史判断插管困难者，常见的有喉软骨软化

（图 20-4）、喉乳头状瘤（图 20-5）。喉软骨软化的患儿多发育不良，小于 3 岁，以小婴儿、新生儿居多。表现为会厌大而软，两侧缘向内卷曲。会厌两侧和杓会厌襞接近，声门暴露困难。术前诊断不必使用喉镜检查，以减少患儿痛苦，生后至今的吸气性的喘鸣史即提示我们怀疑此疾病。如果没有支气管纤维镜等应对困难插管的装备，可选择保留自主呼吸插管，并请有气道管理经验的同事协助。喉乳头状瘤的患儿如果术前行 CT 检查，可据显示的最狭窄处直径，选取略小一号的气管导管。对于无法配合完成 CT 检查的患儿，可根据纤维支气管镜检查结果进行所需管号的估计。及时轻柔的气道建立非常重要，可在部分瘤体切除后更换大一号的气管导管。③未发现的插管困难者，如声门下狭窄。这在新生儿和小婴儿中并不罕见，尤其患儿属于低体重儿及早产儿时更要考虑到可能出现的插管困难（图 20-6）。需准备型号齐全的气管导管预防，如果不能保证气管导管的型号足够小，可采取保留自主呼吸插管。对于早产儿，偶见 2.0 的导管仍不能通过声门下者，故还应备以相应型号的喉罩。④并发颅颌面畸形综合征者，如 Patau 综合征者具有小下颌、Treacher-tollins 综合征者具有小下颌及鼻后孔狭窄、Pierre-Robin 综合征者具有小下颌及舌塌陷、Crouzen 综合征者（图 20-7）具有反咬颌及鼻咽狭窄等，这些均可引起上呼吸道梗阻或经口经鼻插管困难。还有一种面横裂畸形的患儿，容易在面罩加压通气时漏气造成通气困难（图 20-8）。

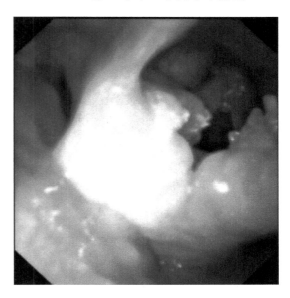

图 20-5　插管困难病例

注：喉乳头状瘤患儿声门，可见气道被瘤体阻塞，严重狭窄。

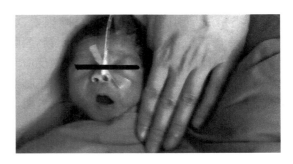

图 20-6　插管困难病例

注：患儿 4 个月，36 周早产，2.1kg，行气管插管时发现声门下狭窄，最后予以 3.0 无囊气管导管插管成功。

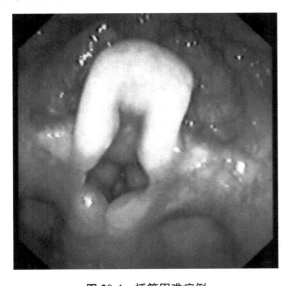

图 20-4　插管困难病例

注：喉软骨软化患儿声门，可见会厌大而软，两侧缘向内卷曲，会厌两侧和杓会厌襞接近。

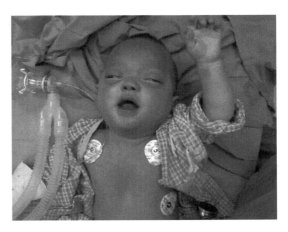

图 20-7　插管困难病例

注：患儿，1 岁，双鼻腔狭窄，双侧鼻黏膜水肿明显，左侧后鼻孔骨性狭窄，患有阻塞性睡眠呼吸暂停综合征。该患儿面罩通气尚可，经鼻气管插管会有一定难度。

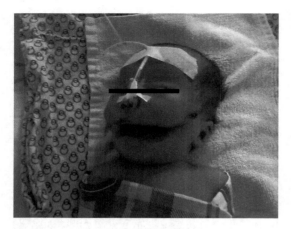

图20-8 插管困难病例
注:患儿,1天,3.2kg,面横裂。

无论哪种困难气道,麻醉医师都必须备有环甲膜切开工具,以备发生不能气管插管也不能面罩加压通气的危险状况。

(三)消化系统

反流类疾病是引起麻醉意外的危险因素,如幽门肥厚、胃食管反流、食管裂孔疝、食管闭锁、膈膨升等。此类患儿围术期易发生呼吸道的高敏反应和误吸,术前多伴有反复发作的肺炎,应积极纠正肺部感染,诱导时按饱胃处理,预防反流误吸,围术期预防支气管痉挛发作。

(四)肝肾功能

儿童术前肝肾功能的评估中,新生儿及小婴儿是一组特殊群体。由于肝肾的发育不成熟,引起一系列病理生理改变。新生儿中常见的有生理性的酸血症、高钾血症、高胆红素血症,此类患儿多一般状况良好,不伴有并发症状,不需要特殊处理,麻醉过程中注意避免使用经肝肾代谢的药物,精确计算摄入液体量和补充葡萄糖,术前使用维生素K,对于高钾血症患儿需避免使用含钾溶液。

年长儿肝肾功能的损害多为继发性,由其他疾病引起,麻醉耐受性降低。肾功能损害的患儿,术前应注意纠正电解质紊乱、高血容量及肾性高血压。肝功能损害的患儿应了营养状况、凝血机制是否异常,注意药代学和药动学的改变。

(五)神经系统

主要包括颅压增高、智力发育迟缓和癫痫患儿的评估。

颅压增高的患儿,常见头颅外伤和脑积水。严重颅高压(图20-9)的患儿会出现落日征、cushing三联征、呕吐、昏迷及瞳孔散大、偏离中心等。前囟门未闭合的患儿还可出现前囟饱满、易激惹、颅缝增大及头围变大,儿童多主诉头痛、复视。对于年龄较长的急诊患儿,还可使用Glasgow昏迷评分法评估脑损伤的程度和判断预后。

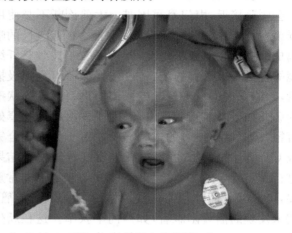

图20-9 脑积水患儿落日征

临床经常可见智力发育迟缓的患儿,通过观察面容(如21-三体综合征)、了解生长发育史(如脑瘫患儿)不难作出诊断。此类患儿往往伴有其他的先天性畸形,如脑瘫患儿多有脊柱、胸廓发育畸形,21-三体综合征多伴有先天性心脏病、声门下狭窄,应在术前有侧重点的检查。智力发育迟缓的患儿麻醉前往往难以合作,对麻醉镇静药物敏感,部分伴有吞咽困难,需注意麻醉用药的选择和用量,并应提防发生反流误吸。

癫痫的患儿应在术前充分做好安抚工作,避免精神紧张,并持续使用抗癫痫药物到术前。需详细询问患儿的发作周期、末次发作时间、用药状况及癫痫控制情况。患儿术前可能存在骨髓抑制,应检查全血。如果为择期手术,还应检测血中抗癫痫药物的浓度,以评估其治疗安全范围。注意抗癫痫药物可能引起的药代动力学的改变,避免使用氯胺酮等诱发癫痫药物。需要注意,癫痫患儿出现非预期猝死的发生率是正常人群的5倍。

参 考 文 献

1. JacobsEG, LeungMP, Kariberg. Distribution of symptomatic congenital heart disease in HongKong. Pediatr Cardial,2000,21:148-157.

2. Empey DW. Effect of airway infections on bronchial reactivity. Eur J Respir Dis Suppl,1983,128:366-368.

3. Tait AR, Malviya S, Voepel-Lewis T, et al. Risk factors for perioperative adverse respiratory events in respiratory tract infections. Anesthesiology,2001,95:299-306.

4. Nonaka M, Sakanashi Y, Sμgahara K, et al. Incidence of

asthmatic attack during anesthesia in patients with a history of bronchial asthma. Masui,1999,48(7):759-762.

5. Kelly WJW,Hudson I,Raven J,et al. Childhood asthma and adult lung function. Am Rev Respir Dis,1988,138:26-30.

6. Kumeta Y,Hattori A,Mimura M,et al. A survey of perioperative bronchospasm in 105 patients with reactive airway disease. Masui,1995,44(3):396-401.

7. Kasaba T,Suga R,Matsuoka H,et al. Comparison of epidural anesthesia and general anesthesia for patients with bronchial asthma. Masui,2000,49(10):1115-20.

8. Bremerich DH. Anesthesia in bronchial asthma. Anasthesiol Intensivmed Notfallmed Schmerzther,2000,35(9):545-558.

八、麻醉方法的选择

和成人类似,小儿麻醉方法的选择主要取决于患儿的术前状况以及手术的类型、部位、体位,同时也应根据当地医院的医疗水平及麻醉医师的习惯做出综合判断。一般说来全麻适用于各种手术,但并发呼吸道感染、恶性高热高危人群、处于哮喘发作期等患儿应尽量选择区域阻滞。骶麻适用于脐以下的手术。硬膜外和腰麻适用于腹部、会阴部和下肢手术。

20 世纪 50 年代以前,区域阻滞在儿童麻醉中非常流行,但随着全麻技术与药物的发展,全麻渐渐成为小儿麻醉中的主导麻醉方法。近些年来,随着低毒性的局麻药的面世,局部麻醉才渐渐又有增加的趋势。对儿童,尤其是年幼儿实施区域阻滞,必须严格掌握适应证,熟知小儿的解剖生理与成年人的差异。由于新生儿脊髓终止于第三腰椎,1 岁后上升至第一腰椎,5～6 岁脊髓位置才能和成人完全一致,故腰麻对 2 岁以下慎用。

对年幼儿实施区域阻滞时,患儿多不能配合,常需要复合基础麻醉,这增加了判断区域阻滞麻醉效果的难度,也增加了反流误吸的发生率。所以对于长时间手术、围术期操作增加胃张力者宜采取全麻插管。

病例 2 中,考虑可能存在呼吸系统的感染,是不宜采取气管插管的,但综合病情来看,①患儿原始疾病为无肛,属于"饱胃"状态,围术期反流误吸的可能性大。②手术相对时间较长,打击较大。③患儿为早产儿低体重儿,围术期发生呼吸暂停、呼吸窘迫的风险高。所以,还应予以气管插管全身麻醉。也可全麻气管插管后复合骶管或硬膜外阻滞,以减少全身麻醉药物用量。

九、术前用药

术前用药主要是为了解除患儿焦虑、稳定血流动力学及内环境、减少麻醉药需求量、降低误吸、加强镇痛、抑制呼吸道腺体分泌及防止术后恶心呕吐。临床上常用的有抗胆碱药、镇静药,偶用镇痛药。一般说来,全身麻醉以抗胆碱药和镇静为主,区域阻滞以镇静为主。但强调针对性用药。应当在完成上述一系列的评估后,根据患儿病情、手术时间长短、麻醉诱导方法、患儿和家属心理状况因人而异给予。

(一) 抗胆碱药

抗胆碱药物可以保持呼吸道通畅,减少术后呼吸道并发症,减轻迷走神经的反射等。常用于需要减少呼吸道分泌物的手术,如扁桃体切除术、气管异物取出术等。而下腹部手术、四肢手术可不使用。但新生儿及小婴儿有呼吸道狭窄、围术期易发生分泌物阻塞气道、插管时易刺激迷走神经引起心率下降、心排出量的维持依赖于心率等特点。故除非有药物禁忌证(如高热),均应常规使用抗胆碱药物。需注意,和成人不同,首次使用氯化琥珀胆碱的患儿必须使用阿托品预处理,否则会造成严重的心动过缓和窦房结阻滞。有报道称术前使用阿托品能降低 6 个月以下幼儿在吸入强效麻醉药物诱导期间的低血压发生率。

临床上多应用阿托品或东莨菪碱,也有使用长托宁的报道。常用方法与剂量为术前 30 分钟阿托品 $20\mu g/kg$ 肌注,或者诱导时阿托品 $10\mu g/kg$。口服剂量为 $40\mu g/kg$,但药物吸收存在个体差异。

对于呼吸道痰量多、呼吸道炎症的患儿,若炎症尚未控制,则不得使用抗胆碱药,以防痰液黏稠、结痂阻塞呼吸道。

(二) 镇静药

年长儿术前焦虑的原因多为惧怕手术及疼痛,而年幼儿,尤其是学龄前儿童,则往往是害怕与父母的分离,在陌生环境下容易恐惧不安。焦虑会使患儿应激反应增强,影响麻醉的进行,也不利于术后的恢复,还有可能造成患儿术后行为改变,如睡眠障碍、噩梦、遗尿、饮食不适、精神问题等。但镇静药物无疑会增加患儿呼吸道梗阻的风险,尤其是对年幼儿及有潜在呼吸道疾病,如腺样体肥大、颈部肿物的患儿。一般说来,严重的肺部疾病、低血容量、压迫性呼吸道梗阻、颅压增高和精神抑郁的患儿,都属于术前镇静药物的禁忌证。肌内注射引起的疼痛也会增加患儿的应激反应,有学者甚至认为术前用药后出现的亚镇静状态并不能有效控制焦虑,反而有延长恢复时间的可能性。故不需要对所有儿童常规使用镇静药物,应根据患儿年龄、紧张程度、既往麻醉史等情况综合判断。对需要使用术前镇静药的患儿,麻醉医师则务必要注意剂量是否合适,是否会影响术后清醒时间。

一般来说,小于8个月的患儿不会对陌生人产生恐惧,可不使用术前镇静药物。对于年长儿,可在术前访视时,与患儿建立感情,用与患儿年龄相当的语言和蔼耐心地解答患儿的问题,使患儿产生信任感,尽量打消患儿及家长对手术的疑虑。一些医疗机构允许父母陪伴至完成诱导,这也能有效的减缓患儿的紧张情绪,尤其是对需要两次以上手术的患儿(如漏斗胸行NUSS术)非常有益。如果既往有不愉快的麻醉手术史、拟行面罩吸入诱导或者极度的紧张者的患儿则宜行术前用药。判断患儿是否属于极度紧张,除观察患儿的言行举止外,还可通过一些简单的方法判断,如能较好的配合静脉穿刺的患儿,一般也不需要术前镇静。也有学者对年长儿使用绘画测试,通过观察画面的相应指标来判定焦虑等级,考虑是否使用镇静药。

病例1中,患儿由于重度脊柱侧弯,心肺受到压迫,这种情况下在给予安定会大大增加呼吸道梗阻的风险。另外,患儿属于年长儿,对其进行耐心和蔼的交流,不使用镇静药物,往往也可达到减少焦虑的目的。考虑到患儿术中需要俯卧位,口腔分泌物过多,可能会使粘贴固定气管导管的胶布浸湿滑脱,术前用药可使用抗胆碱类药物,如长托宁。

几乎所有镇静剂均可作为有效的术前用药,最常用的抗焦虑药物为地西泮、咪达唑仑。国外以口服为主,其次为直肠、鼻腔给药。国内大部分医院采取肌内注射。每种方法都有其优缺点,口服虽然创伤小,但必须考虑药物的味道是否能使患儿合作地喝下。经鼻给药吸收迅速但容易出现激惹,并且有药物浓度过大,引起潜在的神经毒性的危险。直肠给药有可能会引起皮肤黏膜的破损或灼伤。推荐方法与剂量:咪达唑仑0.5mg/kg口服,在15～30分钟内起效,可混合在一定浓度的果汁内给患儿饮用,最大剂量为20mg。对于既往有术前用药史,但镇静效果欠佳的患儿,则可联合使用氯胺酮、阿托品及咪达唑仑,以达到深度镇静的效果,用法为:氯胺酮

3～5mg/kg(最大20mg)+阿托品0.02mg/kg+咪达唑仑0.05mg/kg肌内注射,也可氯胺酮4～6mg/kg+阿托品0.02mg/kg+咪达唑仑0.5mg/kg(最大20mg)口服。但应注意联合用药可能会使术后苏醒延迟,不适用于门诊患儿。

需要注意的是,父母的行为对患儿影响很大,正确的态度能使患儿放松,焦虑则会给患儿更强的心理暗示,加重患儿紧张,有统计显示47%的患儿父母有焦虑相关症状,故术前对陪护家长进行选择和训练、耐心的解疑、安抚他们的情绪,也应是麻醉医师术前应完成的工作。

(三)镇痛药

临床上最常见的是吗啡,一般用于发绀型先天性心脏病患儿,以预防纠正右心室漏斗部的痉挛、缓解右向左分流。对于骨折的患儿,也可使用阿片类药物以减轻患儿在搬运时的疼痛。但必须注意阿片类药物可能带来的呼吸抑制、恶心呕吐和体位性低血压等风险。尤其是新生儿和小婴儿,他们在芬太尼和氯胺酮或咪达唑仑合用后,比年长儿和成年人更容易出现严重低血压,建议1岁以下患儿术前慎用。常见剂量与方法:吗啡0.1～0.2mg/kg肌内注射。

(四)其他用药

新生儿术前使用维生素$K_1$10mg肌内注射,预防自发性脑出血。

参 考 文 献

1. Arto Puura, Kaija Puura, Michael Rorarius, et al. Children's drawings as a measure of anxiety level:a clinical pilot study. Pediatric Anesthesia,2005,15(3):190-193.
2. Thompson N, Irwin MG, Gunawardene WM, et al. Preoperative parental anxiety. Anaesthesia,1997,52:284.
3. Cameron JA, Bond MJ, Pointer SC. Reducing the anxiety of children undergoing surgery:parental presence during anaesthetic induction. J Paediatr Child Health,1996,32:51-56.
4. Cote CJ. Preoperative preparation and premedication. Br J Anaesth,1999,83:16-28.
5. Gutstein HB, Johnson KL, Heard MB, et al. Oral ketamine preaneshetic medication in children. Anesthesiology, 1992, 76:28-33.
6. Miller BR, Friesen. Oral atropin premedication in infants attenuates cardiovascular depression during halothane anesthesia. Anesth Anala,1988,67:180-185.

十、麻醉风险的评估

经过以上各个系统的逐一评估之后,麻醉医

师可按 ASA 分级法将其进行分级。小儿围术期并发症的发生率和 ASA 分级明显相关,ASA Ⅳ-Ⅴ级的患儿比 ASA Ⅰ级的并发症高 10 倍。但需要注意的是,儿童术前评估的低风险与实际风险的相关性和成人不同,即 ASA 分级为Ⅰ～Ⅱ级的患儿并不意味着可以轻松地渡过围术期。根据 Graff 等人的回顾性研究,围术期麻醉相关性死亡的儿童一半以上麻醉风险都很低,ASA 分级为Ⅰ-Ⅱ级。

引起成人麻醉死亡的多为急诊及 ASA Ⅲ-Ⅴ级的手术。而根据儿童围术期心搏骤停档案库的调查,33％发生心搏骤停的患儿 ASA 分级为Ⅰ～Ⅱ级,但值得庆幸的是大多数(68％)发生心搏骤停的患儿没有或仅有一过性损伤,6％的会有永久性损伤,26％的患儿会导致死亡。新生儿是高危人群,占整体发生心搏骤停患儿的 55％。急诊手术发生心搏骤停的几率是择期手术的 2 倍。

根据 Graff、Cohen 等人的研究,发现小于 1 岁的患儿发生麻醉相关心搏骤停的几率(1.9‰)大于 1 岁以上儿童(0.21‰),并且在诱导和恢复期更容易出现呼吸意外。新生儿多发生在心脏、血管和腹部手术,儿童多发生在肢体手术。

在 ASA 分级相同的情况下,新生儿及婴儿组麻醉死亡和并发症发生率要高于幼儿组,急诊要高于择期手术,还有一个无法解释的,就是男孩的麻醉死亡率要高于女孩。引起麻醉死亡的原因及发生率依次为:术前准备不充分、麻醉方式选择不当、对危重患者处理不当、药物过量。

目前对儿童麻醉相关死亡率的报道较少,参考通过建立多元回归模型得出的成人独立死亡预测因子,引起儿童围术期死亡的高危因子有低龄(新生儿及小婴儿)、男性、ASA 分级高、大手术或中等手术、急诊手术、术中出现并发症、镇静麻醉技术以及单纯使用一种或两种麻醉药物。

十一、Key points

1. 细致正确的术前评估能有效减少围术期麻醉相关不良事件的发生率。

2. 术前检查不是越多越好,应根据患儿情况、当地医疗水平有针对性地实施。

3. 不要忽略既往史的询问,它对于儿童,尤其是新生儿和小婴儿非常重要。

4. 呼吸系统和循环系统是儿童最容易出现异常的两大系统,是术前评估的重中之重。

5. 抗胆碱药是儿童很重要的术前用药,镇静药物及镇痛药物在作为术前用药时需注意避免呼吸抑制。

6. 儿童术前评估预计的低风险并不代表围术期安全,围术期麻醉相关性死亡的患儿一半以上 ASA 分级为Ⅰ～Ⅱ级,必须重视非预计风险的出现。

(张建敏 胡 璟)

第二节 小儿外周神经阻滞麻醉

一、临床病例

【病例 1】

患儿,男,10 岁,体重 30kg。因"鞭炮左手炸伤后 4 小时"急诊入院,拟行"左手清创缝合术"。因考虑患儿禁食时间不够,拟行左侧腋路臂丛神经阻滞。左侧腋窝常规消毒铺巾后,选择腋动脉穿透法分别注射 1％的利多卡因 7ml＋0.2％罗哌卡因 8ml。15 分钟后,检查麻醉阻滞完全后,行手术治疗,手术顺利。但是一周后,患儿出现左上肢疼痛,皮温低,左手毛细血管充盈时间明显延长。

问题:

1)患儿目前考虑诊断是什么?

2)如何进行鉴别诊断?

3)如何确诊?

【病例 2】

患儿,女,12 岁,体重 28kg。因"左侧肱骨上段病理性骨折",拟行手术治疗。术前检查无异常。入室后,给予患儿常规监护并建立静脉通道。选择在神经刺激器引导下,经左侧肌间沟入路行臂丛神经阻滞。常规消毒铺巾后,穿刺。当诱发出相应的肌肉活动后,减小神经刺激器电流量至 0.4mA,仍有肌肉活动。回抽无血后,开始推注 1％利多卡因 10ml＋0.3％罗哌卡因 10ml。推注过程中,患儿突然出现烦躁,随即出现全身抽搐。立即停止局麻药推注,给予面罩加压给氧。同时静脉推注咪达唑仑和异丙酚后,抽搐停止。

问题:

1)患儿突然出现抽搐的原因?

2)如何治疗?

3)如何预防?

【病例 3】

患儿,男,8 岁,体重 25kg。因"车祸伤致右小腿骨折"拟行急诊手术治疗。既往史提示患儿有哮喘史,长期药物治疗。术前血常规检查结果提示:血小板 $80 \times 10^9/L$,凝血检查提示 PT 稍延长。拟通过下肢神经阻滞后行手术治疗。

问题:

1)下肢手术需要阻滞哪些神经,如何定位?

2)局麻药的用量计算

二、小儿外周神经阻滞的特点以及与成人的差别

从解剖学上讲,小儿的神经束更细,距离皮肤更近,和周围组织以及血管关系更密切。神经组织周围结缔组织更加疏松,分隔更少,更利于药物的扩散。小儿的局麻药的药代动力学和药效学和成人都有明显的差别。局麻药在小儿体内的表观分布容积较成人大,从而导致较成人低的血药峰浓度。因而,单位体重(mg/kg)局麻药的最大剂量,在小儿要高于成人,而血药浓度却在中毒剂量以下。成人极量 3mg/kg 的布比卡因和 10mg/kg 的利多卡因应用于小儿后,血药峰浓度低于 $2\mu g/kg$,低于中毒血浆浓度。然而值得引起重视的是,对于新生儿和小于6个月的婴儿,由于血浆内蛋白对局麻药的结合能力只为年长儿和成人的一半,同时其肝脏代谢的能力还未达到成人水平,从而会导致较高的血浆药物浓度或者血浆中游离局麻药浓度增高,进而会发生在低于中毒血药浓度的时候发生毒性反应。因此对于这个年龄段的小儿药物使用量应该减少 50%。

对于小儿,在清醒状态下对其实施外周神经阻滞绝大多数情况下是不可能的。这就要求我们在全身麻醉或者深度镇静的情况下实施神经阻滞。这种条件下就会导致两种结果:①无法寻找异感;②全身麻醉药有可能会影响试探剂量局麻药血管内注射的观察。因此,在局部麻醉药物中加入肾上腺素观察其心率反应很有必要。但有研究表明在 1MAC 氟烷麻醉下,试探剂量中肾上腺素增快心率反应会受到影响。但是如果事先给予阿托品 0.01mg/kg 会避免这种影响。在七氟醚麻醉下,加入局部麻醉药物中的肾上腺素对心率提升作用不会受到影响。

三、小儿上肢神经阻滞

对于肩部和上肢的手术都可以选择臂丛神经阻滞进行麻醉。对于不同的手术部位,应该选择相应

的臂丛阻滞入路。

臂丛神经由 $C_5 \sim C_8$ 以及 T_1 脊神经的前支组成,如图 20-10 所示。有时也会接受 C_4 和 T_2 脊神经前支发出的小支。主要支配整个手臂的运动和感觉。在颈部前、中斜角肌的肌间沟分为了上、中、下干,分别由 $C_5 \sim C_6$ 前支,C_7 前支以及 C_8 和 T_1 前支构成。三支神经干从前中斜角肌下缘穿出后,伴随锁骨下动脉向前,外,下方向延伸,在锁骨后第一肋骨中外缘每支神经干分为前后两股。通过第1肋和锁骨后,经腋窝顶进入腋窝。在腋窝各股神经重新组合成束,三个后股在腋动脉后方合成后束,延续成为腋神经和桡神经;上干和中干的前股在腋动脉的外侧合成外侧束,延续成为了肌皮神经和正中神经外侧根;下干的前股延伸为内侧束,延续为尺神经、前臂内侧皮神经、臂内侧皮神经和正中神经的内侧根。

(1)肌间沟途径

【适应证】 肩部和上肢的手术。

【禁忌证】 如果损伤或者手术会造成严重的神经血管损伤,为了方便外科医师能在术后尽快地对神经血管功能进行检查,应该避免使用臂丛神经阻滞。对于小儿,髁上骨折和髁间骨折很容易发生尺神经的损伤,这时候应该尽量避免使用臂丛神经阻滞。

【设备】 可以选择神经刺激器或者超声引导进行神经阻滞。

【方法】

神经刺激器方法:患儿平卧,头偏向穿刺对侧,头轻度后仰。认准体表定位标志:环状软骨,前、中斜角肌及肌间沟。常规消毒铺巾后,连接神经刺激器,在环状软骨水平(C_6)进针,穿刺针垂直皮肤,穿透皮肤后,穿刺针的方向为向下、向内,向后。当出现相应神经支配的肌肉收缩的时候(图 20-11)调小神经刺激器电流量至 0.4mA,若肌肉收缩仍然存在,回抽无血后可缓慢、分次推注局麻药物。推药 15 分钟后,判断阻滞效果。

经超声引导:选择适当的探头视野深度(通常为 2~3cm),在短轴平面上找到臂丛神经束,在超声图像上,臂丛神经束显示为弱信号,圆形或者卵圆形的图像,分布在前中斜角肌之间(图 20-12)。然后通过平面内穿刺技术,从外向内进针,在神经根周围推注局部麻醉药物。

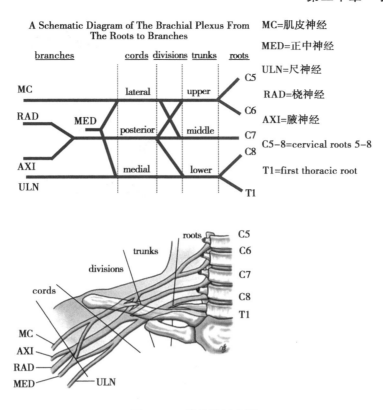

图 20-10 臂丛的示意图

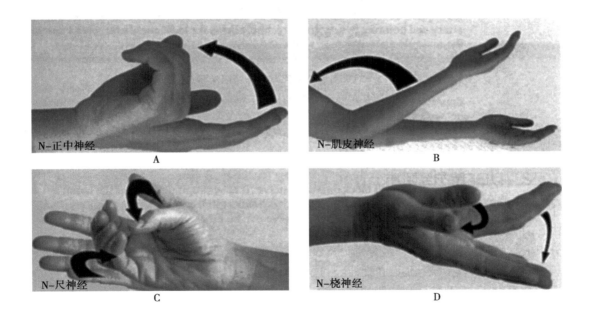

图 20-11 臂丛神经神经肌肉反应示意图
（A-正中神经；B-肌皮神经；C-尺神经；D-桡神经）

（2）腋路途径

【适应证】 手和上臂手术。

【禁忌证】 同肌间沟入路。

【设备】 同肌间沟。

【方法】

神经刺激器法：患儿平卧，将患肢外展屈曲90°，在腋窝处扪及腋动脉搏动。常规消毒铺巾后，穿刺针贴近动脉搏动的下方进针，当在电流量为0.4mA 的时候仍有相应神经肌肉收缩时，回抽无血后推注 1/2 药量。然后再在动脉搏动上方进针，出现相应神经对应肌肉收缩,回抽无血后,再次推注1/2药量。如果在穿刺过程中不慎穿到动脉,则继续进针,在不能回抽到血液后,推注1/2药量,然后慢慢退针,在不能回抽到血液后再推剩下的1/2药量。

超声引导穿刺法:患儿平卧,患肢外展。用超声探头在腋窝处找到腋动脉,同时分清肱二头肌、肱三头肌、喙肱肌以及肌肉深部的肱骨。正中神经、桡神经、尺神经分布在腋动脉的周围,通常显示为蜂窝状,不均匀强度。通常神经分布距皮肤1cm以内。采用平面内穿刺技术,在腋窝横断面穿刺进针。分别在神经束周围注射局部麻醉药物(图20-13)。

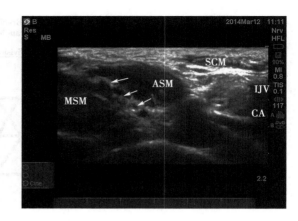

图 20-12　肌间沟臂丛神经超声图像
(SCM＝胸锁乳头肌,CA＝颈内动脉,IJV＝颈内静脉,ASM＝前斜角肌,MSM＝中斜角肌,箭头所指为臂丛神经根)

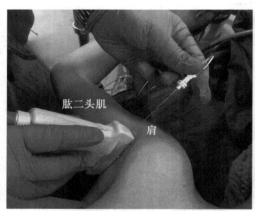

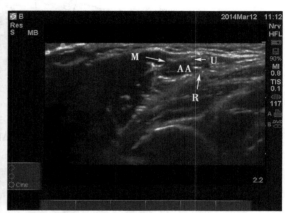

图 20-13　超声引导下腋路臂丛神经阻滞示意图
(AA＝腋动脉,M＝正中神经,U＝尺神经,R＝桡神经)

臂丛神经阻滞还可以经过锁骨上入路以及锁骨下入路进行穿刺,但是因为并发症较多,在小儿使用较少。

四、小儿下肢神经阻滞

支配下肢的神经主要来自腰神经丛和骶神经丛。腰丛由 T_{12} 前支的一部分,L_1～L_3 前支和 L_4 前支的一部分组成。腰丛上段的三支神经分别为髂腹下神经(L_1)、髂腹股沟神经(L_1)和生殖股神经,这三支神经向前穿过腹肌,支配髋部和腹股沟区皮肤;腰丛神经的下段的三支神经分别为股外侧皮神经(L_2～L_3)、股神经(L_2～L_4)以及闭孔神经(L_2～L_4)。骶丛由腰骶干(L_4 的余下部分及 L_5 的前支合成)及骶尾神经前支组成,主要的分支有臀上神经(L_4～S_1)、臀下神经(L_5～S_2)、阴部神经(S_2～S_4)、坐骨神经(L_4～S_3)以及股后皮神经。下肢神经支配为:大腿外侧为股外侧皮神经,前面为股神经,内侧为闭孔神经和生殖股神经,后侧为骶神经的小分支;除前内侧小部分由股神经的延续的隐神经支配外,

小腿和足绝大部分由坐骨神经支配(图 20-14)。

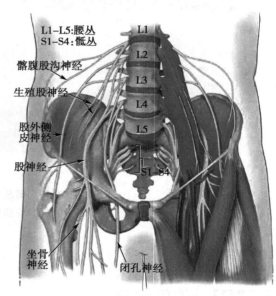

图 20-14　腰骶部神经丛分布示意图

下肢神经阻滞适用于下肢的手术。相对于

硬膜外或者骶管麻醉,神经阻滞的镇痛作用持续时间更长。因为患肢阻滞,因而术后患儿可以在正常肢体的帮助下运动,方便患儿的搬动,特别适合于门诊手术患儿的麻醉。

（1）股神经阻滞

【适应证】　大腿前外侧的手术,股骨骨折或者股四头肌活检术。小腿内侧以及踝关节内侧手术都需要进行骨神经阻滞。

【禁忌证】　穿刺部位的感染或者淋巴结病变。

【设备】　神经刺激器或者超声仪。

【方法】

神经阻滞法:患儿平卧,在患肢腹股沟韧带下方可以扪及股动脉的搏动。在动脉搏动外侧0.5cm,腹股沟韧带下方0.5cm与皮面成40°角向上进针。在看到股四头肌收缩运动后,减小刺激器的输出电流量到0.4mA,若仍有肌肉活动,回抽无血后推注局部麻醉药。

超声引导:患儿平卧。在腹股沟区短轴平面放置超声探头。首先找到搏动的股动脉,在股动脉的内侧可以看到可被压闭的股静脉。在股动脉外侧,髂腰肌的上方可以看到成三角形的高回声的股神经。同样采用平面内的方法进行神经穿刺,在神经鞘周围注入局麻药物。

（2）坐骨神经阻滞

【适应证】　小腿外侧的手术,胫腓骨手术,踝关节外侧,整个足部的手术,对于大腿后侧的手术也需要阻滞坐骨神经。

【禁忌证】　同股神经阻滞。

【设备】　同骨神经阻滞。

【方法】

神经阻滞法:患者侧卧位,患肢在上。患肢的髋关节和膝关节轻度屈曲。从髂后上棘到股骨的大转子画一条连线。连线的中点画一条垂直线大概3cm。这点就是穿刺点。常规消毒铺巾后垂直于皮肤进针,调整进针位置,直到出现趾伸或者趾屈反应。减小刺激器的输出电流到0.4mA若还有肌肉收缩,回抽无血后,缓慢注射局部麻醉药物。通常穿刺的深度可以通过小孩的体重和年龄估算:穿刺深度（mm）＝体重（kg）＋5/年龄（岁）。

超声引导法:患者体位同神经刺激器引导的体位。将超声探头放在拟定的穿刺点,先找到坐骨、臀大肌。通常在坐骨结节的外侧,臀大肌的下方,可以找到高回声的,扁平狭长的坐骨神经图像。同样以平面内穿刺技术进行穿刺,在坐骨神经的上下方分别注射局部麻醉药（图20-15）。

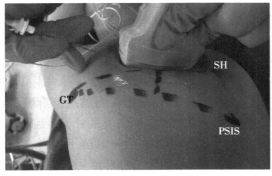
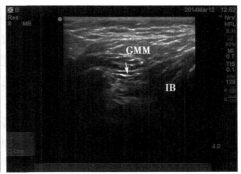

图20-15　超声引导坐股神经阻滞体表定位及超声图像

（IB＝坐骨,GMM＝臀大肌,PSIS＝髂后上嵴,GT＝大转子,箭头所指为坐骨神经）

五、小儿躯干神经阻滞

髂腹股沟和髂腹下神经阻滞:

【适应证】　通常髂腹股沟神经和髂腹下神经阻滞用于小儿疝气修补,鞘膜积液以及睾丸下降固定术后镇痛所用,而不能单独满足上述手术需要。

【禁忌证】　局部皮肤感染。同样对于小于6个月的婴儿术前也不使用。因为阻滞后,会造成手术区域附近组织位置发生改变。

【设备】　可以体表定位穿刺或者在超声仪引导下进行穿刺。

【方法】

体表定位穿刺方法:首先找到患侧的髂前上棘。在髂前上棘内侧1cm的位置,穿刺针向着髂骨走行方向,与皮肤表面成45°角进针穿刺。在感到两次轻微的突破感后,提示穿刺针已经通过了腹外斜肌和腹内斜肌,在第二次突破感后注射局部麻醉药。

超声引导穿刺法:将超声探头的长轴放在髂前上棘和肚脐的连线上。通过调整探头,首先看到三层腹肌,分别为腹外斜肌,腹内斜肌和腹横肌,以及腹横肌下面的腹膜,可以看到肠管的蠕动。髂腹股沟神经和髂腹下神经显示为圆形的低回声的图像,分布在腹内斜肌和腹横肌的平面之间。通常选择平面内的穿刺方法,在腹内斜肌与腹横肌平面之间注入局部麻醉药(图20-16)。

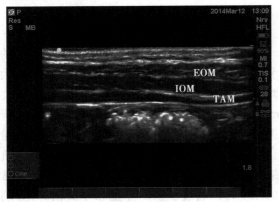

图 20-16 髂腹股沟与髂腹下超声引导神经阻滞示意图

EOM=腹外斜肌,IOM=腹内斜肌,TAM=腹横肌,箭头所指的即为髂腹下以及髂腹股沟神经。

六、小儿外周神经阻滞的并发症及防治

1. 出血 由于外周神经通常是和相应的动脉和静脉伴行,组成血管神经鞘,因此在进行外周神经阻滞的时候容易发生血管的损伤,造成出血。出血可以表现为穿刺部位的青紫或者淤血,同时也可以表现为大量的出血或者血肿。发生大量出血的情况多与穿刺针的粗细,血管被穿破的次数,局部血管是否可以被压迫或者患者是否存在凝血功能的障碍有关。外周神经穿刺所造成的大量出血可以表现为持续的 Horner 综合征(臂丛神经阻滞),外周神经损伤(案例1),血肿形成或者低血压。更多情况出现大量出血的主要原因来自于患儿本身凝血功能障碍或者医源性的给予了抗凝药物。因此在有凝血功能障碍或者使用抗凝药物的患儿使用外周神经阻滞要慎重。特别对于深部组织的神经阻滞可以视为禁忌证。

2. 感染 通常情况下,尽量应该避免在局部有感染的组织进行外周神经阻滞。一般单次注射进行外周神经阻滞造成感染的病例很少。通常情况下都为持续外周神经阻滞。造成感染最常见的致病菌为葡萄球菌,也可能为肠球菌,同时也有其他革兰阴性菌的报道。操作过程中严格的消毒以及无菌技术是减少穿刺部位感染的最有效的方法。对于需要置管进行持续外周神经阻滞的患者,穿刺前给予抗生素虽然可以减少局部细菌的生长,但是并没有证据表

明会减少感染的发生。同样,穿刺置管后如果反复的更换敷贴,也会增加感染的发生,因此在穿刺置管后应贴好敷贴,减少敷贴更换的次数。

3. 过敏反应 对于局麻药无发生过敏反应的病例不多。因此为了避免发生局麻药过敏反应,需要仔细了解患儿药物或者过敏史。比如对于对对氨基苯甲酸过敏的患儿应该尽量避免使用酯类的局部麻醉药。同时也应该注意患儿可能对局部麻醉药的保存剂(对羟基苯甲基甲酸)发生过敏反应。

4. 药物毒性反应 临床上出现的局麻药物的毒性反应主要原因是血管内注射或者超量使用局部麻醉药。临床上因为局麻药物中毒造成的抽搐绝大多数情况均为意外血管内注射而不是药物过量使用。其中一个原因就是肺对血中局部麻醉药的摄取达到了90%。因此,肺脏是机体内对于血管内局麻药物注射后的一个很重要的缓冲器官。但是,肺的这种对局部麻醉药物的摄取是会饱和的。因此局麻药物使用后出现中枢神经系统的兴奋、抑制或者心血管系统出现的表现都与血液中局部麻醉药物的血药浓度有关。

临床上,在出现典型的区域麻醉药物中毒表现前,多半会有一些先兆表现。早期会表现为头晕,眼球固定障碍,耳鸣。随着血药浓度的增加,患儿会出现寒战,肌肉抽动或者震颤。随着药物浓度的进一步增高,患儿会出现全身强直性痉挛。很多临床医师会发现,局麻药物中毒的早期表现还会有舌麻木或者口周麻木的表现。而这种表现并不一定是中枢神经的表现,而是血管内的局部麻醉药对血管内感觉神经末梢的作用。但是对于神经阻滞前使用过镇静药,特别小儿在全身麻醉下或者在深度镇静的情况下更容易掩饰局部麻醉药物中毒的表现。

心血管系统对局部麻醉药物的耐受性较中枢神经系统更高。局部麻醉药的心血管毒性同时作用于心脏本身和血管。局麻药物对心脏的作用表现在对其电活动以及对其机械活动的影响。在中毒的早期,由于中枢神经系统的兴奋,表现为交感兴奋,因此心血管系统会表现为高血压和心动过速。随着血药浓度的增加,会表现为心肌抑制,中度高血压,心排出量下降。随着中毒的加重,会出现外周血管扩张,严重低血压,心脏传导异常,窦性心动过缓,室性心律失常,最后出现心搏骤停。通常情况下,造成明显心血管系统毒性表现时血中局部麻醉药物的浓度是造成中枢神经系统出现明显症状时候的血药浓度的 3 倍以上。

为了避免局部麻醉药物的全身毒性反应,在使用局部麻醉药物进行外周神经阻滞的时候应该严格计算局部麻醉药物的最大剂量。同时应该根据患儿的生理状态以及穿刺部位进行相应的药物剂量以及药物浓度的调整。在局部麻醉药液中加用1∶200 000浓度的肾上腺素不仅可以早期提示血管内注射,同时也可以大大减少局部麻醉药物在局部的吸收(20%～50%)。因此建议在注射麻醉药物之前应该回抽是否有血,同时应该使用带有肾上腺素的局麻药进行试探剂量的推注,在推注局麻药物的时候应该缓慢、分次推注,避免高压快速推注。

对于出现了局麻药物的全身毒性反应,比如抽搐的时候,应该首先给氧,正压通气,给予适量的解痉药物。但是应该给予注意的是,这些解痉用的镇静药物可能会加重局部麻醉药物对心血管的抑制作用。对于心血管的全身中毒表现,应该在维持正常内环境的情况下,尽快使用脂肪乳剂进行解毒治疗。对于出现心搏骤停的患儿同时还应该给予及时有效的心肺复苏。

七、Key Points

1. 小儿不等同于小的"成人"。小儿的解剖和生理功能均和成人有差别,因此在进行神经阻滞时应该了解其差别。

2. 在对小儿进行外周神经阻滞麻醉前,应该明确其解剖,熟悉相应的解剖以及每种神经阻滞的适应证和禁忌证。选择自己熟悉的阻滞方法。

3. 小儿进行外周神经阻滞麻醉一般是在全身麻醉或者深度镇静的情况下进行。因此对于局麻药物全身中毒反应的早期表现识别十分重要,但是也比较困难。因此更应该严格计算最大中毒剂量,选择恰当、安全的药物,选用适当的药物浓度,在进行神经阻滞时使用带有肾上腺素的试探剂量,缓慢分次推注麻药。在神经阻滞前,做好治疗各种局麻药物中毒或者不良反应的准备。

参 考 文 献

1. Elliot Krane Guidelines for Pediatric Regional Anesthesia.
2. James Duke Anesthesia Secret 3rd.
3. Chelly Jacques E Peripheral Nerve Blocks: A Color Atlas. 2nd, 2004.
4. Vincent WS Chan Ultrasound Imaging for Regional Anesthesia 2nd.

(杜　彬　左云霞)

第三节　小儿椎管内麻醉

一、临床病例

【病例1】

患儿,男,6岁,体重20kg,拟行择期阑尾切除术。患儿发育良好,血液检查结果正常。入手术室后常规监测、开放静脉通道。面罩给氧,静脉给予咪达唑仑、芬太尼镇静后予七氟醚吸入,观察患儿意识消失,自主呼吸平稳后将患儿体位变为左侧卧位。选取T_{11}～T_{12}为穿刺点。常规消毒铺巾后,经正中入路进行穿刺。当穿刺针进入约3cm时,拔出管芯,见清亮脑脊液流出。遂拔出穿刺针,改用气管插管全身麻醉。术中患儿生命体征平稳,手术顺利。术后,患儿在麻醉恢复室完全清醒后诉右大腿前外侧无力、胫前疼痛。神经系统查体右侧L_4～S_1节段感觉减退,运动无异常。

问题:

1)患儿目前考虑诊断是什么?

2)鉴别诊断是什么?

3)怎样确诊?

【病例2】

患儿,男,1岁,体重11kg。因"右隐睾"拟行择期"隐睾下降固定术"。检查结果正常。拟选用骶管阻滞。患儿入室后予常规监护,面罩吸入七氟醚后开放静脉通道。观察患儿呼吸平稳后将患儿体位变为左侧卧位。常规消毒铺巾后进行穿刺。穿刺顺利,回抽无血无脑脊液后给予1%利多卡因6ml。推注药物过程中患儿突然出现抽搐,立即将穿刺针拔出,将患儿翻至平卧位,面罩加压给氧,给予咪达唑仑、异丙酚,患儿抽搐停止。

问题:

1)患儿突然出现抽搐是什么原因?

2)怎么预防?

3)该操作中有无需要改进之处?

【病例3】

患儿,男,5个月,体重7kg。因"双侧斜疝",拟行择期"疝修补术"。患儿一般情况好,检查结果正常。麻醉医师拟给该患儿进行蛛网膜下腔阻滞。

问题:

1)该患儿行蛛网膜下腔阻滞时穿刺点怎么选择?为什么?

2)局麻药应用多大剂量?

3)在进行操作前是否需要先输注一部分液体?

二、小儿脊柱的解剖特点

以上3个病例都与小儿椎管内麻醉相关。随着麻醉技术和设备的发展,椎管内麻醉已经越来越安全地用于从新生儿至青少年的小儿手术。由于小儿脊柱解剖与成人有很多区别,因此要安全地进行小儿椎管内麻醉就必须要了解这些不同之处。

(1)由于新生儿与小婴儿时期脊髓与脊柱骨性结构生长速度不一致,新生儿的脊髓圆锥位于L_3水平(而成人位于L_1水平),直到1岁才与成人相同,这就增加了脊髓损伤的几率。另外,婴儿的硬脊膜终止位置也较成人低,采用骶管阻滞时可能会穿破硬脊膜。

(2)新生儿的许多骨性结构还未骨化,包括椎骨,多为软骨。如果使用尖且锋利的针进行操作,阻力感非常小,就可能会直接损伤或导致骨化核的感染,从而影响患儿以后的骨发育。髂嵴的骨化及生长延迟,使通过髂前上棘的Tuffier线与脊柱相交于L_5水平或更低,而不是$L_4 \sim L_5$。骶椎的完全骨化和融合要至出生后8年左右,未融合的骶椎弓形成骶裂孔,因此从小儿的骶裂孔到达硬膜外腔是很容易的。但是,与成人相比,小儿骶裂孔位于更头端,再加上小儿的硬脊膜终止于更尾端,因此,在对小儿进行骶管阻滞时,可能穿破硬脊膜。

(3)小儿硬膜外腔脂肪疏松,含水量大。这样,不但局麻药能很好扩散,而且也使从骶管置管至腰段甚至胸段成为可能。

(4)小儿神经纤维髓鞘化不完善。这就使局麻药在神经间的穿透更容易,使局麻药起效更快,并且稀释的局麻药用于小儿可以达到和较高浓度的局麻药用于成人时的相同效果。

三、小儿硬膜外及骶管阻滞局麻药的用法及其他药物的联合使用

局麻药的浓度和容积决定着阻滞的效果。对于小儿,高浓度的局麻药(比如0.5%布比卡因和0.5%罗哌卡因)是基本不用于硬膜外麻醉的,而是使用经稀释的容积较大的局麻药以达到手术的不同要求。利多卡因因其作用时间短,常用于日间手术或非常短小的手术。左旋布比卡因和罗哌卡因因其毒性小,已渐渐取代布比卡因成为小儿硬膜外麻醉的常用药物。其用法见表20-1。

表 20-1　小儿常用硬膜外麻醉局麻药浓度与剂量

常用局麻药	常用浓度	未加肾上腺素的最大剂量(mg/kg)	加肾上腺素的最大剂量(mg/kg)
利多卡因	$0.25 \sim 2$	5	10
布比卡因	$0.125 \sim 0.5$	2	3
左旋布比卡因	$0.125 \sim 0.5$	3	4
罗哌卡因	$0.1 \sim 1.0$	3	不建议使用

对于骶管阻滞,许多年前发表的Armitage计划用药量仍然得以沿用。0.5ml/kg的局麻药可以阻滞所有骶神经皮支;1.0ml/kg可以阻滞骶神经及腰神经皮质;1.25ml/kg的平面上限至少在中胸段。但是有研究发现若给予1.25ml/kg的局麻药,麻醉平面可能会过多地向头端扩散而超过T_4,因此,建议局麻药的使用量最好不超过1.0ml/kg。

出于延长局麻药作用时间、增加镇痛效果、减少局麻药用量的考虑,经常在局麻溶液中加入其他辅助药物。

1. 肾上腺素　最常加入的一种药物。它可以减缓局麻药的吸收,降低其血浆峰值,延长阻滞的时间(特别是4岁以下小儿)。由于儿童对肾上腺素非常敏感,因此,局麻药中加入肾上腺素后如果意外注入血管内,心率将迅速加快。麻醉医师可以立即停止避免更多的药物进入导致中毒。小儿大多在基础麻醉甚至全身麻醉后再进行椎管内阻滞,这将会影响局麻药中毒部分症状的观察。因此,这类小儿必须使用含肾上腺素的局麻溶液。

小儿肾上腺素的常用浓度为1/200 000,即每毫升局麻药溶液中含$5\mu g$肾上腺素。出于对椎管内给予肾上腺素会诱发脊髓缺血的担心,许多麻醉医师建议对新生儿和小婴儿使用更低浓度的肾上腺素($2.5\mu g/ml$或1/400 000)。在含肾上腺素局麻药配制的过程中,要避免计算错误导致过量肾上腺素的使用。配制时可以先将1支(1mg)肾上腺素加入100ml生理盐水中,此时肾上腺素的浓度是1/100 000即$10\mu g/ml$。配制含肾上腺素的局麻药物时,根据其总

量计算出所需肾上腺素的量。例1,配制含肾上腺素1/200 000 的 1%利多卡因 20ml:所需肾上腺素为100μg(按 5μg/ml 计算),从 1/100 000 肾上腺素盐水中抽取 10ml 加入 2%利多卡因 10ml 即可。例2,配制含肾上腺素 1/200 000 的 0.25%布比卡因20ml:同样需要肾上腺素 100μg,从 1/100 000 肾上腺素盐水中抽取 10ml 加入 0.75%布比卡因6.7ml,余下的 3.7ml 加入不含肾上腺素的生理盐水即可。例3,配制含肾上腺素 1/400 000 的 1%利多卡因 20ml,需要肾上腺素 50μg,取 1/100 000 肾上腺素盐水中抽取 5ml 加入 2%利多卡因 10ml,余下的 5ml 加入不含肾上腺素的生理盐水即可。

2. 阿片类药物　吗啡是最常应用于骶管阻滞的阿片类药物。推荐硬膜外的使用剂量为 30μg/kg,最大剂量为 50μg/kg。研究证实骶管阻滞时加用吗啡,可以延长小儿术后的镇痛时间和质量。芬太尼也可用于硬膜外麻醉,其推荐使用剂量为 1～1.5μg/kg,最大使用剂量为 2.5μg/kg。但是其是否能延长局麻药的镇痛时间始终难以得到一致结果。椎管内给予阿片类药物有其副作用,包括:恶心、呕吐、瘙痒、尿潴留和呼吸抑制。

3. 氯胺酮　骶管阻滞时联合给予氯胺酮能够显著延长术后的镇痛时间,其作用主要是通过抑制 N-甲基-D-天冬氨酸受体(N-methyl-D-aspartic acid receptor,NMDA)受体产生的。其硬膜外使用的推荐剂量为 0.5mg/kg。但是,由于许多氯胺酮都有保存剂(如氯化苯乙胺),不能用作椎管内给药,只有不含保存剂的氯胺酮才能安全用于椎管内给药。千万不要在文献中看到将什么药物用于椎管内麻醉,就将同类药物模仿使用。局部麻醉溶液中除了药物的主要成分外,其溶剂、添加剂都可能不同。而这些成分与神经直接接触后可能带来神经损伤。

4. 可乐定　可乐定是 α_2 受体激动剂,当其与局麻药联合用于硬膜外及骶管阻滞时,可以明显延长局麻药的阻滞时间、降低局麻药的血浆浓度峰值并有轻微术后镇静而不会导致心律失常。其用于椎管内给药的推荐剂量为 1～1.5μg/kg。但是,由于其在新生儿的清除率是成人的 1/3,并且有报道发现其对新生儿及小婴儿有呼吸抑制的危险,所以对于 6 个月以下小儿要避免联合使用可乐定。

其他一些药物,如咪达唑仑、曲马多都可以联合局麻药用于硬膜外麻醉及骶管阻滞。但是咪达唑仑的作用存在争论。并且曲马多是否经椎管内给药也存在争议。

参 考 文 献

1. Armitage EN. Regional anaesthesia in paediatrics. Clin Anesthesiol,1985,3:553-558.

2. Dalens B,Hasnaoui A. Caudal anesthesia in pediatric surgery:Success rate and adverse effects in 750 consecutive patients. Anesth Analg,1989,68:83-89.

3. Doyle E, Morton NS, McNicol LR. Plasma bupivacaine levels after fascia iliaca compartment block with and without adrenaline. Paediatr Anaesth,1997,7:121-124.

4. Hansen TG,Morton NS,Cullen PM,et al. Plasma concentrations and pharmacokinetics of bupivacaine with and without adrenaline following caudal anaesthesia in infants. Acta Anaesthesiol Scand,2001,45:42-47.

5. Wolf AR,Hµghes D,Wade A,et al. Postoperative analgesia after paediatric orchidopexy:evaluation of a bupivacaine-morphine mixture. Br J Anaesth,1990,64:430-435.

6. Campbell FA, Yentis SM, Fear DW, Bissonnette B. Analgesic efficacy and safety of a caudal bupivacaine-fentanyl mixture in children. Can J Anaesth,1992,39:661-664.

7. Constant I,Gall O,Gouyet L,et al. Addition of clonidine or fentanyl to local anaesthetics prolongs the duration of surgical analgesia after single shot caudal block in children. Br J Anaesth,1998,80:294-298.

8. Lee HM,Sanders GM. Caudal ropivacaine and ketamine for postoperative analgesia in children. Anaesthesia,2000,55:798-810.

9. Semple D,Findlow D,Aldridge LM,Doyle E. The optimal dose of ketamine for caudal epidural blockade in children. Anaesthesia,1996,51:1170-1172.

10. Bouchut JC,Dubois R,Godard J. Clonidine in preterm-infant caudal anesthesia may be responsible for postoperative apnea. Reg Anesth Pain Med,2001,26:83-85.

11. Galante D. Preoperative apnea in a preterm infant after caudal block with ropivacaine and clonidine. Paediatr Anaesth,2005,15:708-709.

12. Elliot Krane Guidelines for Pediatric Regional Anesthesia. 2002, Stanford University.

13. James Duke Anesthesia Secret 3rd, 2005, Mosby Inc.

14. Chelly Jacques E Peripheral Nerve Blocks:A Color Atlas. 2nd, 2004, Lippincott Williams & Wilkins.

15. Vincent WS Chan Ultrasound Imaging for Regional Anesthesia, 2nd, 2010, Vincent Chan.

四、小儿硬膜外及骶管阻滞的并发症

病例 1 和病例 2 描述的都是小儿硬膜外及骶管阻滞的并发症,分别为神经损伤和局麻药中毒。小儿硬膜外及骶管阻滞的并发症与成人相同。

1. 神经损伤 对于小儿来说，在全麻后进行硬膜外麻醉是否安全一直为大家所讨论。对大部分儿童患者来说，区域阻滞都是在全麻后进行的。这样，麻醉后的小儿无法告知疼痛、触电感等神经根或脊髓受损伤的征象。但目前都认为，对于清醒、哭闹的患儿进行区域阻滞是非常危险的。有一项法国调查显示，在儿童发生一过性神经损伤是非常罕见的(2/2369)。病例1为穿刺针穿破硬脊膜后导致的神经根损伤，应与早期脊髓损伤相区别。MRI 检查是确诊脊髓创伤并进行定位的手段，有报道建议在穿破硬脊膜的患者出现神经症状时，应尽早的进行 MRI 检查。若没有条件行 MRI 检查从临床表现又难以鉴别时，应按脊髓损伤对待，早期治疗可以取得较好的效果。

2. 穿破硬膜 如果掌握小儿脊柱解剖特点，操作仔细，在给小儿进行硬膜外及骶管阻滞时穿破硬膜并不常见。若操作过程中硬膜被穿破，最好改换麻醉方式如全麻。小儿硬膜穿破后头痛并不常见，这可能与小儿脑脊液压力及生理与成人不同有关，同时也可能与报道少有关。若出现硬膜穿破后头痛，可给予卧床休息、补液、镇痛、止吐等治疗，也可采用自体血填充。

3. 血流动力学改变和全脊麻 给小儿实施硬膜外及骶管阻滞时，就算是在全麻下进行，也很少出现血流动力学的改变。由于在对大多数患儿实施硬膜外及骶管阻滞是在全麻后，无法观察到患儿的麻醉平面、意识情况甚至呼吸状况(已行机械通气)，所以若患儿出现低血压，应考虑全脊麻的可能。其处理同成人。应强调的是，患儿发生躁动易使导管或穿刺针移位而刺入蛛网膜下腔，因此，在操作过程中及手术过程中应保持足够的麻醉深度。

4. 局麻药中毒 局麻药中毒通常发生于穿刺针或导管误入血管或者极少数情况下是由于用药过量所导致。小儿局麻药中毒与成人表现有一点不同在于其心血管症状是伴随着中枢神经系统症状一起出现的，因此要以预防为主。其措施包括不使用尖锐的穿刺针及导管，给药前应回抽，注入试验剂量的局麻药液，严格按照小儿局麻药使用剂量给药，局麻药内加入肾上腺素等方法。局麻药内加入肾上腺素来观察给药后患儿的心率、血压变化，以此来判断局麻药是否进入血管内，这是常用的一种方法。但是，这些变化并不是在所有患儿身上都表现出来。近来，众多研究将重点放在给药后心电图的变化上。结果发现，静脉给予肾上腺素(模拟误入血管的试探剂量)后，T 波改变早于心率和血压的变化，并且其发生率要高于心率和血压的改变。

5. 感染 由于骶裂孔接近于会阴部，所以有不少人担心经骶管置入硬膜外导管会增加感染的几率，但还没有研究能够证实这一担忧。Strafford 等在回顾了 1620 例患儿资料后得出短时期保留硬膜外导管导致硬膜外感染的发生率极低(95% 可信区间为 0%～0.03%)。

6. 硬膜外血肿 小儿硬膜外血肿的发生率极低，这可能与小儿在围术期很少进行抗凝治疗相关。但是如果小儿存在凝血障碍，也必须禁止采用硬膜外及骶管阻滞。

7. 其他并发症 瘙痒、恶心、呕吐、尿潴留的发生在小儿并不少见，其处理主要是对症治疗。偶有镇静及阻滞过度、呼吸抑制的发生。

参 考 文 献

1. Bosenberg AT, Ivani G. Regional anaesthesia: children are different. Paediatr Anaesth, 1998, 8: 447-450.

2. Broadman LM. Where should advocacy for pediatric patients end and concern for patient safety begin Reg Anesth, 1997, 22: 205-208.

3. Giaufre E, Dalens B, Gombert A. Epidemiology and morbidity of regional anesthesia in children: a one-year prospective survey of the French Language Society of Pediatric Anesthesiologists. Anesth Analg, 1996, 83: 904-912.

4. T. Kasai, K. Yaegashi, M. Hirose, Y. Tanaka. Spinal cord injury in a child caused by an accidental dural puncture with a single-shot thoracic epidural needle. Anesth Analg, 2003, 96: 65-67.

5. Carbajal R, Simon N, Olivier-Martin M. Post-lumbar puncture headache in children. Treatment with epidural autologous blood (blood patch). Arch Pediatr, 1998, 5: 149-152.

6. Dalens B, Hasnaoui A. Caudal anesthesia in pediatric surgery: success rate and adverse effects in 750 consecutive patients. Anesth Analg, 1989, 68: 83-89.

7. Dalens B, Chrysostome Y. Intervertebral epidural anaesthesia in paediatric surgery: success rate and adverse effects in 650 consecutive procedures. Paediatr Anaesth, 1991, 1: 107-117.

8. Maxwell LG, Martin LD, Yaster M. Bupivacaine-induced cardiac toxicity in neonates: Successful treatment with intravenous phenytoin. Anesthesiology, 1994, 80: 682-686.

9. Tanaka M, Nishikawa T. Evaluating T-wave amplitude as a guide for detecting intravascular injection of a test dose in anesthetized children. Anesth Analg, 1999, 88: 754-758.

10. Kozek-Langenecker S, Marhofer P, Jones K, et al. Cardiovascular

criteria for epidural test dosing in sevoflurane and halothane-anesthetized children. Anesth Analg,2000,90:579-583.

11. Strafford MA, Wilder RT, Berde CB. The risk of infection from epidural analgesia in children:a review of 1620 cases. Anesth Analg,1995,80:234-238.

五、小儿蛛网膜下腔阻滞的局麻药用法、效果测定及并发症

蛛网膜下腔阻滞于 20 世纪初开始应用于小儿,但是直到 Melman 和 Abajian 等报道将蛛网膜下腔阻滞成功地应用于婴儿后,该麻醉方法才被麻醉医师用于小儿麻醉。

由于小儿脊柱解剖与成人不同,在对婴儿进行蛛网膜下腔阻滞时应选取 $L_4 \sim L_5$ 或 $L_5 \sim S_1$ 为穿刺点,对大点的儿童可选取 $L_3 \sim L_4$ 为穿刺点。小儿蛛网膜下腔阻滞的局麻药用法见表 20-2、表 20-3。

表 20-2 新生儿蛛网膜下腔阻滞局麻药用法

局麻药	剂量(mg/kg)	容积(ml/kg)
0.5%布比卡因	0.5~1.0	0.1~0.2
0.5%左旋布比卡因	1.0	0.2
0.5%罗哌卡因	1.08	0.22

表 20-3 儿童蛛网膜下腔阻滞局麻药用法

局麻药	常用剂量
0.5%布比卡因等比重或重比重	5~15kg:0.4mg/kg(0.08ml/kg) >15kg:0.3mg/kg(0.06ml/kg)
0.5%左旋布比卡因等比重	5~15kg:0.4mg/kg(0.08ml/kg) 15~40kg:0.3mg/kg(0.06ml/kg) >40kg:0.25mg/kg(0.05ml/kg)
0.5%罗哌卡因等比重	0.5mg/kg(最大剂量 20mg)

在实施蛛网膜下腔阻滞后对婴儿及儿童进行麻醉效果测定是非常困难的。对于小婴儿,常采用针刺或冷刺激(如乙醇棉签)来观察它们的反应,同时观察呼吸频率及动度。对于 2 岁以上小儿,常采用 Bromage 分级。Bromage 分级如下:

1. 没有阻滞(0%) 膝关节可以完全屈曲,脚可以屈曲。
2. 部分阻滞(33%) 膝关节可以屈曲。
3. 基本完全阻滞(66%) 膝关节不能屈曲,但脚可以屈曲。

4. 完全阻滞(100%) 无法移动腿和脚。

小儿蛛网膜下腔阻滞的并发症与成人相同,如低血压、心动过缓、穿刺后头痛和一过性根性症状。但是其发生率远远低于成人。在对小儿进行蛛网膜下腔阻滞时,尽管阻滞平面高并且麻醉前未常规给予液体补充(10ml/kg),其低血压与心动过缓的发生都极少见。因此,对小儿进行预先液体补充在一般情况下是不必要的。对小儿实施蛛网膜下腔阻滞后出现的一过性根性症状都没有留下长期的不良反应。穿刺后头痛的处理见上一部分。

参 考 文 献

1. Melman E,Penuelas JA,Marrufo J. Regional anesthesia in children. Anesth Analg,1975,54:387-390.
2. Abajian JC,Mellish RW,Browne AF,et al. Spinal anesthesia for surgery in the high-risk infant. Anesth Analg,1984,63:359-362.
3. Oberlander TF,Berde CB,Lam KH,et al. Infants tolerate spinal anesthesia with imal overall autonomic changes:analysis of heart rate variability in former premature infants undergoing hernia repair. Anesth Analg,1995,80:20-27.
4. Salmela L,Aromaa U. Transient radicular irritation after spinal anesthesia induced with hyperbaric solutions of cerebrospinal fluid-diluted lidocaine 50 mg/ml or mepivacaine 40mg/ml or bupivacaine 5mg/ml. ACTA Anaesthesiol Scand,1998,42:765-769.

六、Key points

1. 小儿脊柱解剖与成人有许多不同之处。要在小儿身上安全地实施椎管内麻醉就必须掌握这些不同之处。
2. 行小儿硬膜外麻醉时,常使用浓度较低而容积较大的局麻药。
3. 骶管阻滞时,由于使用较大容积的局麻药会使麻醉平面过高,因此建议局麻药的使用量最好不超过 1.0ml/kg。
4. 椎管内给予局麻药联合其他药物时,需考虑联合使用药物所带来的副作用。
5. 小儿椎管内麻醉的并发症与成人相同,只是发生率远远低于成人。由于在对小儿行椎管内穿刺时,往往都在全麻下进行,所以操作必须谨慎仔细,并且要保证适宜的麻醉深度。

(吕沛林 左云霞)

第四节 小儿困难气道

一、临床病例

【病例1】

患儿,男,4岁,喉乳头状瘤2年余,曾先后行喉乳头状瘤切除术19次。此次以突发呼吸困难半天入院,入院时呼吸困难,气促,口周发绀,面色苍白,大汗淋漓,急来门诊,诊断为"呼吸困难、喉乳头状瘤术后",查体:两肺呼吸音粗,可闻及痰鸣音及少许湿啰音、三凹征明显、呼吸频率56次/分。面罩给氧下SpO_2 70%,请求麻醉科急会诊气管插管(图20-17)。

1)如何建立通畅气道? 需要镇静或麻醉吗?

2)如果气管插管失败,如何处理?

经麻醉科紧急气管插管后,ICU与耳鼻喉科立即于全身麻醉下行气管切开术,同时行机械通气(BIPAP 模式:PIP/PEEP 1.96/0.29kPa(20/3cmH_2O),TI 0.75秒,Rf 30次/分,FiO_2 50%)。次日患儿呼吸好转,自主呼吸良好,无发绀及气促,SpO_2 98%,予以撤离呼吸机,转回耳鼻喉科继续抗感染、化痰治疗。在入院第五日,咳嗽减轻、痰液减少,患者生命体征稳定,无发热、无胸闷气促、无发绀,但两肺呼吸音仍稍粗,鉴于患儿目前病情已控制,且病情稳定,准备于第六日全麻下行喉乳头状瘤切除术。

3)该患儿的术前评估、麻醉方案?

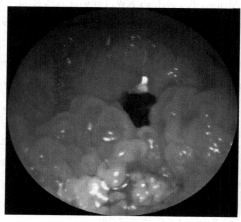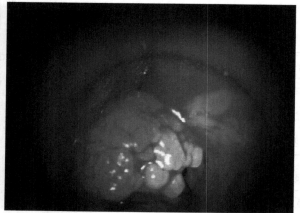

图20-17 病例1喉部乳头状瘤

【病例2】

患儿,女,1岁,误吸雪梨致呼吸费力伴发绀2小时。吸食雪梨期间突发剧烈咳嗽伴有呼吸费力及嘴唇发绀,喘鸣。查体:患儿精神差,呼吸急促,嘴唇发绀,心率136次/分,血压11.5/6.67kPa(86/50mmHg),体温36.7℃,呼吸40次/分伴气促,三凹征(+),左肺呼吸音消失,右肺部呼吸音低,可闻及哮鸣音,拟诊:"气管异物",拟急诊全麻下行气管镜检查+异物取出术。

1)如何麻醉并建立通畅的气道?

患儿入室时心率160次/分,呼吸频率40次/分,SpO_2 76%,麻醉面罩给纯氧5L/min时SpO_2 83%,同时七氟烷5%吸入诱导,至患儿无体动反应后开通静脉,改为丙泊酚TCI麻醉并静注氯胺酮15mg,同时停止七氟烷吸入,丙泊酚效应室浓度$2\mu g/ml$为起始浓度,每隔3分钟上升$0.5\mu g/ml$,当效应室浓度达到$4\mu g/ml$时心率突然下降至53次/分。

2)此时发生了什么? 如何处理?

给予阿托品0.3mg,立即气管内插管,心率未改善,故给予肾上腺素0.5mg并胸外心脏按压,1分钟后心率上升至170次/分,3分钟后出现粉红色泡沫痰,予吸氧吸痰,甲泼尼龙40mg治疗,呼吸机支持PEEP 0.40kPa(3mmHg),数分钟后泡沫痰减少,SpO_2上升至97%,给予呋塞米3mg利尿,继续手术取出异物,术毕送至ICU。

3)该麻醉有何欠缺之处?

【病例3】

患儿,女,生后22小时,因"生后呼吸费力1天"入院。患儿G_1P_1孕41^{+2}顺产,1分钟Apgar评分9分,5分钟Apgar评分不详,生后一直有气促、呼吸费力伴有哮鸣音,无发绀、呕吐泡沫痰,曾于当地医院予吸氧、抗炎、镇静等治疗,为求进一步治疗遂来医院就诊并收住院治疗(2005年12月2日12:20)。查体:反应可,三凹征明显、呼吸稍促伴有哮鸣音,双肺未及湿啰音,腹软、四肢活动肌张力正常。辅助检查:胸部 B 超发现右肺囊性肿块,囊腺瘤可能;胸片提示心影前见一占位影。根据症状及检查,初步诊断为:①气道梗阻;②先天性心脏病;③新生儿窒息。于 21:00 入新生儿重症监护室(neonatal intensive care unit,NICU),患儿出现哭闹不安伴有双手不规则颤动,监测示 SpO_2 85%～90%,予苯巴比妥 35mg 镇静。22:30 患儿出现抽泣样呼吸,随后出现发绀,在 10L/min 氧流量下 SpO_2 仍在 70%～80% 之间。请麻醉科急会诊行气管插管(图 20-18):

1)是否需要镇静? 肌松药?

2)如果插管失败,怎么办?

插管后,机械通气下参数:pip 28,PEEP 3.0cmH$_2$O,FiO$_2$ 40%,Rf 50 次/分,VT 15ml。此时 SpO_2 92%,气道阻力较高,但肺顺应性尚好,双肺可及粗大痰鸣音。

3)插管后,气道阻力过高,有何对策?

胸外科会诊:纵隔肿瘤压迫致心肺功能不全,择期手术治疗。

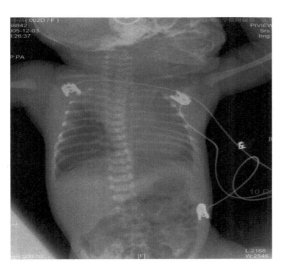 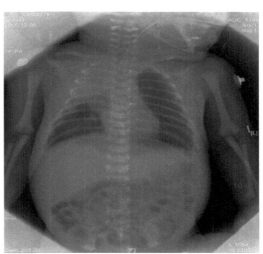

图 20-18 胸部 CT 显示上中纵隔占位,囊性畸胎瘤,右肺中叶及下叶外侧感染

【病例 4】

患儿,男,7 岁,5 月前无明显诱因下出现睡眠打鼾,伴张口呼吸,无夜间憋醒,无鼻塞、流涕,无咳嗽、咳痰,无头痛、头晕,无耳闷、耳痛、耳流脓,无咽痛、发热。一直未予重视,近期打鼾无明显加重,现为求进一步诊治,遂来院就诊,电子喉镜示“会厌囊肿”,门诊拟“会厌囊肿”收入院。

查体:脉搏 86 次/分,呼吸 21 次/分,血压 12.7/7.33kPa(95/55mmHg),体温 36.7℃,两肺呼吸音清,对称,心律齐,未闻及病理性杂音。腹软,肝、脾肋下未及,神经系统检查(-)。鼻黏膜慢性充血,双侧下鼻甲略肿大,鼻道未见脓涕、新生物,咽充血不明显,扁桃体Ⅰ°肿大,会厌舌面左侧见一囊肿样新生物,遮盖整个会厌,舌根部无法窥清。双声带表面光滑,运动正常,关闭可,双侧梨状窝光滑,对称;双耳道通畅,鼓膜无充血,光锥存。电子喉镜(2010-5-31):会厌囊肿。会厌舌面左侧见一囊肿样新生物,遮盖整个

会厌,舌根部无法窥清。双侧声带表面光滑,运动正常,关闭可(图 20-19,20)。

1)拟施手术切除囊肿,术前如何气道评估?

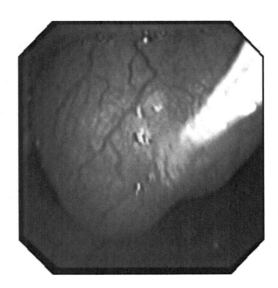

图 20-19 会厌舌面

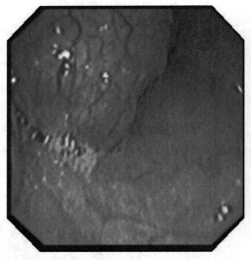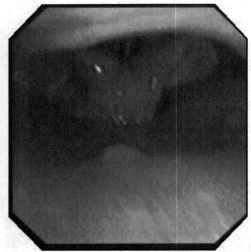

图 20-20　显露声门

2）如何实施麻醉？有哪些方案？麻醉后面罩通气困难，怎么办？

3）如果麻醉后显露声门困难致窒息，该如何处理？

患儿入室时血压 15.30/8.66kPa（115/65mmHg），脉搏 90 次/分，呼吸频率 20 次/分，SpO₂ 98%，开通静脉后，面罩给氧，予以丙泊酚 TCI 靶控输注，起始效应室浓度 3.3μg/ml，缓慢上调效应室浓度直至 5μg/ml，同时静注瑞芬太尼 4.8μg，给予气管插管，成功后静注罗库溴铵 15mg，术中丙泊酚靶控输注维持麻醉，手术过程顺利，术后患儿安返。

4）如何评判插管时的麻醉深度是否适宜？

【病例 5】

患儿，5 岁，诊断唐氏综合征及尿道下裂，拟在全麻插管麻醉下行尿道成形术，术前会诊未发现小儿其他明显异常。小儿入室后开放静脉，给予阿托品 0.1 mg/kg、芬太尼 2μg/kg、丙泊酚 3mg/kg、维库溴铵 0.1 mg/kg 静脉诱导，待麻醉深度足够时，置入直喉镜后发现患儿会厌宽短且僵硬呈 U 型，弯喉镜片放置会厌根部后无法显露声门开口，更换直喉镜片挑起会厌但声门开口仍无法显露。气管插管难以完成！

1）唐氏综合征患儿是否要注意气道问题？

2）此时你有哪些解决方案？按照贵院设备水平及自己的技能该如何选择？

3）该病例能否用喉罩解决气道问题？

【病例 6】

患儿，3 月，术前诊断为先天性心脏病，室间隔缺损、房间隔缺损、肺动脉悬吊，拟在全麻插管下行矫治术。患儿入室后静脉给予咪达唑仑 0.1 mg/kg、芬太尼 2μg/kg、维库溴铵 0.1mg/kg，静脉诱导后行面罩辅助呼吸感觉阻力较大，胸廓起伏不明显，但 SpO₂ 可维持在 98%，气管插管过程中发现声门下狭窄，气管导管型号由 3.5 号带气囊导管依次更换至 2.5 号无气囊导管仍无法进入，且 SpO₂ 降至 30 %，手控呼吸后 SpO₂ 升至 71 %。

1）麻醉后面罩通气困难，该如何处理？

2）能否用喉罩完成手术中通气？

3）该麻醉有何缺陷？对存在复杂性的先天性心脏病是否应该考虑气道畸形？

二、小儿困难气道定义及原因

麻醉科医师在插管前应该能准确预测潜在的困难气道并提前做好充分的准备。Ezri 等认为所谓的困难气道应该从通气、喉镜暴露或是气管插管来决定。通气困难意为当吸入纯氧且正压通气过程中出现通气不足，致使不能维持氧饱和度达 90% 以上。困难暴露意为用喉镜暴露声门时不能看见声门的任何结构。困难插管则指经 3 次以上的试插或是插管时间超过 10 分钟。而 ASA 定义为当一名受过良好训练的麻醉科医师管理下的患者发生面罩通气和（或）气管插管困难，或是紧急安置喉罩的这种临床情形，则可称为困难气道。小儿困难气道的常见原因如下：

（一）先天性畸形及发育异常

小儿气道解剖生理变异表现为先天性畸形及发育异常可能致插管困难的疾患有：如本文所列唐氏综合征，此外有重症脑及脑脊膜膨出症、脑积水、小颌畸形、巨舌畸形、重度唇及腭裂、短颈畸形、舌或咽部血管瘤、喉乳头状瘤、声门下狭窄等。

（二）后天性疾患

引起气道困难的局部或全身性疾患，包括肌肉骨骼病、内分泌疾病、炎症和肿瘤等。肌肉骨骼病主要有颈椎强直、颞下颌关节强直等；内分泌疾病有肥胖、肢端肥大症、甲状腺肿大和糖尿病等，这些疾患在成人多见，而小儿后天性疾患可能致插管困难的原因更多发生在如：①炎症：会厌炎、咽部淋巴组织重度增生、扁桃体或腺样体过大、口腔及下颌脓肿、喉乳头状瘤；②肿瘤：舌、鼻、口底、咽喉及气管的良性或恶性肿瘤、颈胸部肿瘤的压迫如巨大甲状腺瘤或纵隔肿瘤等；③外伤或运动系统疾病：颈及口周围瘢痕挛缩，颈部因骨折、脱位或关节炎使活动受限等。

三、困难气道的预测及进展

（一）困难气道的预测

麻醉前访视患儿，详细了解病史可以早期估计潜在的困难气道，从而制订完善的麻醉方案，对避免意外有积极作用。

一般的术前气道评估方法如张口度、颈后仰度、甲颏间距、颏胸距离等目前参考数值标准几乎不适用于小儿。从临床实践考虑，无论何种方法都不能够完全准确的单独用于预测困难气道，各自都有其优点及局限性，如 Mallampati 评分法未考虑颈椎后屈因素，且对其分级的评估不同，观察者之间的差异很大，其敏感度、特异性及阳性预测值都不高，在小儿术前更加难以预示困难气道；又如甲颏距离，有报道说由于从根本上错误地把测量甲颏距离作为是对小下颌的定量评估，所以它不能单独作为一项预测困难插管的有效指标；喉镜检查有助于明确舌基底大小、会厌移动度、喉部视野，对小儿术前气道评估有直接的现实意义，但在小儿术前常难以实施。

因此通常将多种变量结合起来，进行综合评估。还希望使用这些综合变量的评估方法简单易懂，可行性强，患者易于配合且能在2分钟内完成，有较高的敏感度、特异度、阳性预测值和阴性预测值。总之，患者的异常变量越多，发生困难插管的可能性也就越大，应该引起我们的高度重视，做好充分准备。国外文献报道说如果出现两个以上的异常变量就应该考虑换用其他的麻醉方法。究竟采用哪些变量的组合才能作为一个预测困难气道的标准，仍然需要进行更多的研究、实践。

与成人一样，小儿呼吸道评估的目的是判断采用直接喉镜显露声门的可能性。在婴儿、年轻小儿或不合作患儿，进行合理评估亦相当困难，困难气道的识别需要有良好预测价值的临床试验。

从临床角度出发，小儿术前的检查及插管难易程度可通过：①头后仰受限：各轴线不能重叠如颈椎关节炎、颌胸瘢痕挛缩等；②张口受限：各轴线不能重叠如口周瘢痕；③小颌畸形：由于舌相对过大或喉头靠上如 Pierre Robin 综合征、小颌畸形等；④上呼吸道肿物：使呼吸道变窄如喉头肿瘤、口腔肿瘤等。

（二）预测困难气道存在的争议

①甲颏距离究竟能不能作为一个有效的预测指标？②到目前为止缺乏常用预测变量在不同年龄、不同性别人群中的研究数据。年龄、性别对预测困难气道有什么样的影响？③影像学检查对于预测困难气管插管有没有统计学意义？④肥胖能不能作为一个预测困难插管的变量？⑤舌扁桃体腺肥大对气管插管以及面罩通气有无影响？

（三）困难气道的预测最新进展

目前在该方面的研究主要可以为三个方面：①从患者的解剖学特征入手，寻找更为有效的指标。这其中包括：Krobbuaban 等认为患者的身高和甲颏距离的比例（ratio of height to thyromental distance，RHTMD）较张口度、甲颏距离（thyromental distance，TMD）、头颈活动度以及改良 Mallampati 评分法具有更高的敏感性和阳性预测值；Merah 等认为对于西非人，改良的 Mallampati 评分、甲颏距离以及上下切牙间距这三种指标的联合应用为最佳的评估困难气道的变量组合；也有一些学者认为肥胖患者优势手指纹印记分级，也是困难气道评估的一个敏感指标。②随着影像和光学技术的发展，借助一些仪器和设备对气道进行评估。这其中包括：在术前对于潜在可能发生困难插管的患者，将其相关信息输入院内的计算机系统，建立完备的困难气道信息系统；③目前纤维光镜的应用越来越广泛，它也可用来预测困难气道，包括鼻咽光纤镜和90°的光纤镜，前者通过鼻，而后者则通过口进入咽部，二者都能很好地显示喉部结构以便做出明确的判断，小儿纤支镜有多种大小可供选择：Olypus® 直径4.0mm、3.6mm（中空分别为 1.5mm、1.2mm）和2.2mm（无中空通道）的纤支镜，Pentax® 直径3.5mm（中空 1.4mm）和2.4mm（无中空通道）的纤支镜以及 Karl Storz® 直径3.7mm、2.8mm（中空分别为 1.5mm、1.2mm）和2.5mm（无中空通道）的纤支镜。这些能通过 ID3.0mm 的气管导管并且能供氧和吸痰的只有 Karl Storz® 直径 2.8mm 的纤支镜,而导管 ID 更小时则纤支镜使用有困难,需要制造更小的带中空通道的纤支镜。此外,气管视像辅助系统将在小儿麻醉领域得到普遍应用。

四、小儿困难气道的处理原则及流程

(一)在成人处理困难气道的一般原则和 ASA 制定的困难气道实用规则亦适用于小儿患者

但是在处理小儿困难气道时,需要特别注意以下问题:①困难气道的识别方法;②合理的准备(设备方面、人员方面和患者方面);③掌握处理已知和未知困难气道的主要和次要方案;④理解和熟练掌握各种气道插管方法及紧急肺通气的原理和操作技术。

根据这些要求,Steward 等最近提出了处理小儿困难气道的工作方案。但是在 ASA 困难气道管理实用规则中提出的原则,如早期呼唤他人帮忙、清醒气管插管、限制直接喉镜试插的次数、使患者恢复自主呼吸或清醒等,在小儿困难气道处理中亦同等重要。

困难气道小儿的麻醉处理首先考虑采用不需进行气管插管的麻醉方法,如局麻、神经阻滞、椎管内麻醉或面罩麻醉等。但是,小儿麻醉医师应建立随时可以采取处理困难气道的主要和备用方案。

(二)小儿困难气道处理流程(图 20-21)

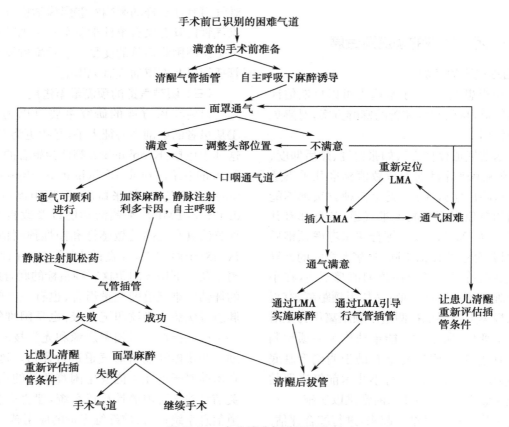

图 20-21 小儿困难气道处理流程

五、困难气道的处理需特别注意的问题

(一)选择正确的麻醉诱导方法

在一些特殊情况下,全麻诱导后直接喉镜经口插管虽然并非不可能,要选择最佳的插管方法,麻醉医师必须详细了解有关气道的病史,仔细检查患儿的头颈部。应认真回顾既往的麻醉记录,如果患儿面部畸形严重或气道梗阻严重,则面罩加压通气可

能就有困难,笔者曾对病例 1 的喉乳头状瘤患儿直接常规诱导插管,诱导后即刻发生面罩通气困难,立即气管插管,所幸插管一次成功,但是过程非常危险。此外,下咽疾病的患儿很大程度依靠清醒时肌肉的张力来维持气道通畅。这两类患儿在人工气道建立以前,不能因任何原因发生缺氧,包括麻醉诱导、镇静和使用肌肉松弛药。选择最佳的插管方法最为重要。如本文所列的病例 1～4 均为术前已存

在气道梗阻,常规麻醉诱导后均有可能进一步加重通气困难,尤其在应用肌松药后不能即刻完成插管会给患儿带来灾难性的后果。此外,值得一提的是麻醉医师应该对患儿存在的先天性疾患需要有全面的考虑,该类患儿可能存在其他方面的畸形,尤其气道畸形的考虑,如本病例 5～6 患儿均有先天性疾患,并且都存在先天性气道问题,术前应该有所警惕,制订良好措施,包括术前准备、气管插管方法、药物的使用以及应急措施等。

(二)是否使用肌松药进行气管插管

一项多中心研究表明,不使用肌松药进行气管内插管,单纯吸入七氟烷[呼气末浓度(5.9±1.5)vol％]可使 97％的小儿达到良好的插管条件;静注丙泊酚(5.8±4.2)mg/kg 复合阿片类药则只有 71％可达到。婴幼儿需要更高浓度的七氟烷才能达到良好的插管条件,初次插管成功率低,且 SpO_2 下降较年长儿明显。

对于已存在气道梗阻患儿,我们在临床实践中,亦采用了七氟烷慢诱导、逐步加深麻醉的方法,在此过程中患儿的呼吸困难程度也逐渐加重,三凹征也愈加明显,如本文病例的特点在于呼吸困难程度的凸显与要插管时麻醉深度不足的矛盾,因此必须在加深麻醉的过程中应仔细寻找某一契合点,即一定的麻醉深度既可以保留适度的自主呼吸而不致使呼吸过度抑制而发生严重低氧血症又可以完成气管插管的操作,气管插管成功后再给予肌松药。

(三)应该用何种插管方法

无论患儿是清醒或睡眠状态,无论插管用经口或鼻,都可以用硬质喉镜、纤支镜或"盲插"技术。这样,至少有 12 种经喉插管的方法(如清醒/经鼻/纤支镜)。也可用喉罩、光索或逆行插管等方法,而且气管切开或环甲膜穿刺作为保护呼吸道的"救命"措施。

但是本文病例 1～4 患儿由于呼吸道已经存在梗阻而并非生理解剖变异等所致的插管困难,故喉罩明显不能适用于该类患儿,在麻醉慢诱导后可以直接喉镜下插管,有必要提及的是有时手术医师为了方便手术操作要求插加强管的时候,麻醉医师必须在插管时于导管中置入导芯以方便插管时顺利顶开肿瘤而使插管成功,否则因气管导管过于柔软而使插管时间过长而带来灾难性后果。

无论选择哪种插管方法,都必须准备好紧急气管切开的设备。所以需要有经验的队伍,包括外科医师最好能在手术间内,所有必备的物品要准备妥当并且打开备用。

(四)如何完善麻醉

对于小儿困难气道,由于小儿清醒状态下很难配合,清醒气管插管几乎无实际意义(包括部分盲探插管只适用于合作的大儿童),因此,有必要在一定的麻醉深度下予以插管,而插管的条件必然是尽可能减少患儿痛苦,插管过程麻醉深度适宜,患儿无体动反应,避免屏气。但要注意,一旦意识消失或气道反射受影响都会导致气道梗阻或误吸,尤其本文所列的病例 1～4 诱导前已经存在气道梗阻,麻醉会加重梗阻,因此,合理的麻醉方案尤显重要。我们通过大量类似病例的实践与实战,推荐以下诱导方案可以采用:①对喉乳头状瘤患儿可用七氟烷复合芬太尼或瑞芬太尼诱导或异丙酚复合瑞芬太尼诱导,由于几乎所有麻醉药均会抑制呼吸,因此严格把握药物的用量及分步完成是整个麻醉过程的关键。②对气管异物患儿采用低浓度七氟烷联合丙泊酚靶控输注方案取得良好效果;两种诱导方案均保留自主呼吸下进行插管,过程顺利。

如果对以上方法诱导麻醉深度难以把握,也可以采用镇静下的清醒插管,此时应以 1％利多卡因(3ml 左右)阻滞舌咽神经、双侧喉上神经复合环甲膜穿刺气道表面麻醉辅助插管,此方法使患儿更好耐受插管,但也会使咳嗽反射变得迟钝,抑制吞咽反射并导致误吸。咽部表面麻醉可由于声门处的反射调节丧失而导致短暂的气道梗阻。

总之,以上所述麻醉方法对困难气道的实施均有利弊,选择何种麻醉方法取决于麻醉医师对该技术熟练程度及准确评估。

(五)特殊处理

1. **监测** 在小儿呼吸道管理中,合理监测氧合与通气十分重要。监测项目有心电图、脉搏氧饱和度、CO_2 描记图、无创血压和呼吸音等。在一些伴体温调节障碍的呼吸道疾患患儿,亦应监测体温。在不合作小儿的麻醉诱导早期或仅存在轻微解剖学异常时,采用脉搏氧饱和度仪和胸前听诊器监测已足够。在小儿的研究结果表明,采用脉搏氧饱和度仪和 CO_2 描记图监测能防止 89％与通气相关的不良事件。

2. **体位** 在小儿患者气管插管所需的理想条件中,患者的体位十分重要。为了使口轴、咽轴和喉轴在直接喉镜操作中能够重叠成为一直线。头部应在寰枢关节上伸展,而颈椎则相对于胸椎屈曲,即达到头部伸展,同时颈部屈曲的位置。小儿愈小,枕部和头部与身体的比率愈大,枕部突出可使头部和颈部屈曲,使直接喉镜显露声门更为困难。抬起肩部常有助于小儿头部的伸展和"嗅物位"的形成。为成功进行小儿困难气道的处理,其身体的位置亦十分重要。虽然大部分气管插管是在患儿仰卧位下进行,但在一些情况下,此种体位并不十分理想。如会厌炎或有症状的纵隔肿瘤小儿,可能不能置于平卧位,麻醉诱导或气管插管只能在患儿处于半卧位或侧卧头低位则是理想的;在枕部巨大脑膨出患儿,则需在左侧卧位下进行气管插管。

3. 镇静处理 在预测呼吸道困难的小儿患者,镇静药和阿片类药物的应用需以下情况为基础:①患者对镇静药的需求;②所用的呼吸道管理技术;③呼吸道的条件以及患儿的全身情况等。

在困难气道的情况下,如果需要镇静处理,最好缓慢静脉滴注镇静药,逐渐达满意的镇静作用;最好采用能够被药理学拮抗的药物,因为在必要的情况下可进行有效的转复,如咪达唑仑。在婴儿和儿童,手术前禁用能产生呼吸暂停或加重呼吸道梗阻的药物十分重要。

在不能耐受与父母分开以及不能满意合作进行清醒气管插管操作的小儿,需要进行一定程度的镇静处理来进行辅助,可在手术前经口、鼻、直肠或舌下应用咪达唑仑。在术前药中,亦可同时口服或肌注氯胺酮,最好经静脉逐渐增量应用上述药物,直到达到满意的效果。由于阿片类药物的应用伴有较高的呼吸暂停危险性,所以不主张在困难气道的小儿应用。直肠应用美索比妥的作用类似于麻醉诱导,常常能使小儿很快入睡。如果小儿睡眠中有出现呼吸道梗阻或面罩通气困难的可能,则不宜应用美索比妥。给困难气道小儿应用术前药物后,麻醉医师应持续留在患儿身旁,并用适宜的器械和手法来处理呼吸道功能障碍。在一些特殊情况下,麻醉诱导中父母陪伴在患儿身旁可能特别有用,并能减少手术前药物的用量。

4. 表面麻醉处理 在小儿患者,呼吸道的表面麻醉可通过喷雾、雾化吸入或涂擦局部麻醉药来实现,在不合作的小儿,应用喷雾器喷洒局麻药往往较易接受。另外,亦可用沾有利多卡因的戴手套手指或将硅胶手套的手指部分沾上利多卡因,通过患儿的吮吸来完成。而呼吸道神经阻滞在小儿患者则极少使用。可用带吸引孔的FOB在直视下声门和气管内喷洒局麻药。利多卡因是最常用的药物,其次为可卡因和丁卡因。应特别注意,不能应用超过中毒剂量的局麻药。

(六)困难插管失败时注意事项

1. 选择自己最熟悉和最有经验的技术。

2. 对困难气道的患儿,麻醉诱导后,喉镜无法显示声门时,避免同一人同一种方法连续不断尝试插管,应当及时分析,更换思路与方法或者更换人员和手法,反复数次失败后,要学会放弃,值得注意的是患儿只会死于通气失败,而不会死于插管失败。

如本文气管异物患儿(总气道),麻醉过程由于气道建立困难出现严重缺氧致使心肌缺氧,心率急剧下降而抢救,抢救程序按照心肺复苏步骤,本例患儿心跳仍有,于缺氧后发生心率缓慢是一种危险的征象,如不及时处理,很快心跳停止,处理上首先予以阿托品提升心率是正确的,阿托品无效后可应用肾上腺素抢救,但本例注射肾上腺素剂量过大,以致出现肺水肿表现,过程极其凶险,所幸我们于更换人员后顺利建立气道,挽回了患儿生命,而对抢救过程中心跳未停的肾上腺素用量亦应严格把握。

3. 为确保患儿安全,对日间手术推迟和放弃麻醉与手术也是必要的处理方法,待总结经验并充分准备后再次处理。

4. 对已存在困难气道的患儿避免应用肌松药是十分重要的,在无法插管的情况下可以唤醒患儿取消手术,以保证患儿安全。

六、喉罩在小儿困难气道中的应用及价值

由于气道独特的解剖和生理特性,小儿困难气道的评估与管理对每个麻醉医师来说都是一项具有挑战意义的考验。无论是在预计的还是不能预计的困难气道处理中,喉罩(laryngeal mask airway,LMA)可作为可靠的通气道,也可作为插管的引导途径。

(一)困难气道时喉罩代替气管插管

LMA是运用生物工程技术结合小儿口咽部的解剖曲度和特点设计而成,它插入容易可行自主或机械通气,与其他通气方式比较,其诱发躯体、自主神经激惹反应低,可安全有效地运用于中、小手术和其他特殊检查中。LMA弥补了面罩和气管插管用于气道维持的不足。术前已预计为困难气道的患儿,LMA能方便置入并维持稳定可靠的气道,避免反复多次插管造成的损伤及气道并发症,也不需要过深的麻醉即能维持稳定的血流动力学,而且术后恢复快。

对颌面部严重发育不全的患儿行麻醉气体诱导

时,由于面罩供氧不佳,国外把 LMA 作为临时通气道,保证患儿充足氧供后安静地在直接喉镜下插管。同样在患儿支气管镜下取异物或行手术中,要保留自主呼吸,以免正压通气使异物位置发生变化,应用 LMA 能维持一定供氧通道,使手术医师在相对气管导管较大的视野下暴露喉部结构进行操作。但也有报道 LMA 的位置会导致声门偏向一侧,阻碍支气管镜观察和放置。McCall 等对 141 例急性烧伤患儿行回顾性研究,由于这些患儿需在短期内行多次手术,反复插管、拔管易造成气道损伤及并发症。全麻诱导和术中使用 LMA 作为通气道,术后有 10 例患儿发生气道并发症,3 例出现氧饱和度下降,发生部分喉痉挛有 5 例,1 例有气道梗阻,还有 1 名出现反流但无误吸征象。经治疗处理后均及时纠正无一例死亡。

(二)引导插管中的应用

在预计为困难气道的小儿气道管理中,直接喉镜下插管仍是大多数麻醉医师主要选择的方法。LMA 引导下的插管可分为直接盲探技术和辅助光导纤维支气管镜(fiberoptic bronchoscope,FOB)气管插管。但小儿患者通过 LMA 进行盲探插管优点并不突出,也可能造成损伤,所以不主张用于困难气道。麻醉医师多在小儿困难气管插管时采用经 LMA 建立呼吸道和吸入麻醉药,然后用 FOB 引导气管导管的技术。这项相对并不复杂的技术已越来越普及。经统计由 LMA 引导的 FOB 插管成功率是 90%～100%,明显高于经 LMA 的直接盲探插管。操作可在保证一定供氧通道下进行,软组织损伤小,能正确确定插管位置,并发症少。Naguib 等对 1988—2003 年期间的 1548 例患儿的回顾性研究发现 LMA 对患儿年龄大于 2 岁者是引导 FOB 最普遍的通路,减少了插管用时,且并发症发生率为 1.9%,低于直接鼻腔径路插管(3.5%)。

(三)在紧急和意料不到的困难气道中应用

气道管理是小儿急救治疗中的重要部分,快速有效的建立气道是决定病情好转与恶化的关键。小儿发生紧急的困难气道通常有以下特点:①一旦发生往往是未预计的;②小儿心肺储备有限;③气道评估、检查准备时间相对仓促;④存在原先或潜在合并复杂病情如饱胃、休克、心血管疾病、颅压增高等。在建立气道同时并不能顾全患儿的伤势及正在进行的药物管理。

尤其夜间手术,麻醉医师独立值班时,不同于日间手术,面对行择期手术患儿的困难气道,可以求助

上级麻醉医师及应用其他先进的装置,可以考虑暂停手术待进一步充分准备。如果通气或插管都不可能,小儿将身处生命垂危的境地。所以麻醉医师熟练掌握可用的各种紧急肺通气技术比气管插管技术更重要。Berry 等评价当插管人员未到或插管根本不可能时,使用 LMA 有一定的成功率和速度的保证,不必直视喉结构,不需要其他特殊装置,操作容易培训,这是 LMA 在手术室外的潜能。对已经存在缺氧的患儿,可在不进行气管插管情况下进行通气和氧合。有报道 LMA 能在下颌骨发育不全(Pierre Robin 综合征)的患儿清醒状态下置入维持气道。可见 LMA 操作简便快速,刺激创伤小,是手术室外以及麻醉医师独立值班发生困难气道时紧急处理的优秀工具,可作为暂时的紧急通气道,为气道复苏或下一步建立稳定气道的准备提供时间。LMA 的放置对体位要求低,颈部外伤的患儿,头部完全制动,此时 LMA 对气道的建立则更显重要。在侧卧位 LMA 的成功率仍有 96%,用时平均 25 秒。在意料不到的困难气道时 LMA 已成为麻醉医师第一位的助手。充分发挥它建立紧急有效的通气并能辅助插管的作用。

如本文病例 5 静脉诱导后气管插管过程中声门无法暴露,遂改用喉罩进行机械通气,术中麻醉维持应用七氟烷,根据血流动力学的变化调整七氟烷浓度,术毕拔除喉罩,置入口咽通气道,面罩行辅助通气,待自主呼吸恢复后送入恢复室,完全清醒后送返病房。术后在院期间行纤维支气管镜检查,可见患儿声门开口高且水平扭曲近 90°。病例 6 静脉诱导后,气管插管过程中发现声门下狭窄,气管导管型号更换至 2.5 号无气囊导管仍无法进入。与外科医师商议后置入喉罩,行机械通气,缺氧症状缓解,SpO_2 上升至 97%～98%,待患儿清醒较完全,拔除喉罩。观察 SpO_2 可维持在 97% 以上送返病房。此两例患儿均凸显并验证了喉罩在困难插管条件下,建立紧急气道的现实积极意义,因此,目前共识是当气管插管和面罩通气均失败时,试插 LMA 是第一选择。应尽早做出插入 LMA 的决定,并应避免反复试插。如果 LMA 通气还是不满意而且缺氧持续存在,应毫不延迟地采取经气管通气处理措施如环甲膜穿刺通气等。

(四)LMA 技术在小儿应用中的局限与注意

LMA 用于小儿气道梗阻的发生率高于成人近两倍。因为小儿舌体大,声门位置偏高偏前,会厌大且松软,常会遮盖咽部,造成气道阻力大。特别在小

于1岁婴儿中,Park等把1号LMA用于50例患儿,一次置入率为94%,但随后有24%的气道梗阻发生。总之LMA用于小婴儿会发生更多的气道梗阻,高通气压力、呼气末二氧化碳分压升高、LMA漏气及气道并发症。所以LMA应用在小于1岁的婴儿时需谨慎。

胃胀气和气道漏气在LMA的应用中时有报道,Latorre等的研究显示胃胀气90%与LMA的位置有关,而小儿LMA位置不良发生率高于成人。LMA的位置可由纤支镜确定。Latorre等在纤支镜下评价LMA的位置分为5级,小儿置入LMA后占1级理想位置的比率只有70%。而气道漏气则与LMA位置无太大关联,它与气道峰压有关。Devitte等发现气道峰压2.94kPa(30cmH$_2$O)时,LMA漏气发生率达35%。在一项术中通过LMA正压通气的试验中,证明2号LMA的气道压控制在(1.67 ± 0.39)kPa$[(17\pm4)$cmH$_2$O$]$是安全的。

由于术前用药及术中麻醉、肌松药的应用,手术操作和并发症的影响等,可明显减低食管下端括约肌(lower esophageal sphincter,LOS),食管上端括约肌(upper esophageal sphincter,UOS)张力和正常生理保护反射(咳嗽、屏气等反射),存在潜在反流、误吸的危险。置入非气管性通气道如LMA导致反流、误吸的确切机制仍不明确,推测与LMA套囊内压力,容量及环状软骨加压,可使LOS张力减低或LMA与手术体位(如膀胱截石位)联合影响,致使胸腔内负压LOS张力减低。研究发现膀胱截石位应用LMA较仰卧位明显增高,为误吸的高危因素。由于胃泌酸、pH值与年龄成线形关系,加之小儿神经发育和食管解剖有别于成年人,即小儿胃液的容量较多,胃内压较高,pH值低,为此在麻醉中反流误吸的危险较大。限于LMA对气道隔离差,加之麻醉变浅、停止麻醉、手术影响、咳嗽等,极易诱发反流误吸。为此,凡遇胃内容量加大,胃反流增加,喉功能不全等反流误吸高危因素的患儿,为安全考虑,全麻、急救复苏时不宜选用LMA。

LMA置入十分简便,但标准的置入技术在小儿中有时并不容易,Nagai等推荐一种修正的置入方法,在LMA中充入2/3气,内腔面对左侧,到达喉后位时顺时针转动90°再充足气。在4个月到13岁的患儿中试验标准组成功率85%,修正组95%,气道损伤即LMA移出时表面可见血块为18%:5%。且标准组失败的3例用修正方法都能成功置入,反之修正组失败的患儿用标准方法却不能置入。

LMA是一个声门上的通气装置,所以对于张口困难,声门和声门上梗阻(咽喉部肿瘤,脓肿,血肿等)的患儿应用仍有局限,但在声门上面罩通气困难等情况下不失为一种解决困难气道的一种良好手段。

参 考 文 献

1. Ezri T,Szumk P,Evron S,et al. Difficult airway in obstetric anesthesia:a review. Obstetrical and Gynecological Suwey,2001,56(10):631-641.

2. Vaughan,Ralph S FRCA. Predicting difficult airways. BJA CEPD Reviews,2001,l(2):44-47.

3. Khan ZH,Kashfi A,Ebrahim khani E,et al. A comparison of the upper lip bite test(a simple new technique)with modified mallampati classfication in"predicting difficulty in endotracheal intubation:a prospective blinded study. Anesthesia and Analgesia,2003,96(2):595-599.

4. Koh LK,Kong CE,Ip-Yam PC. The modified cormack-lehane score for the grading of direct 1aryngoscopy:evaluation in the Asian population. Anaesth Intensive Care,2002,30(1):48-51.

5. Staikou C,Tsaroucha A,Paraskeva A,et al. Association between factors predicting and assessing the airway and use of intubating laryngeal mask airway. Middle East J Anesthesiol,2010,20(4):553-558.

6. Nath G,Sekar M. Predicting difficult intubation—a comprehensive scoring system. Anaesth Intensive Care,1997,25(5):482-486.

7. 康亚梅.综合评估法用于困难插管的预测.临床麻醉学杂志,2002,18(1):43.

8. Chou,Hsiu-chin,Wu Tzy-lang. Both a large and small thyromental distance can predict difficult intubation. Anesthesia and Analgesia,2003,97(5):1543-1544.

9. Iohom G,Ronayne M,Cunningham AJ. Prediction of difficult tracheal intubation. Eur J Anaesthesi01,2003,20(1):31-36.

10. Chou,Hsiu-chin,Wu 2rzu-lang. Thymmental distance and anterior larynx:misconception and misnomer? Anesthesia and Analgesia,2003,96(5):1526-1527.

11. Ovassapian A. Glassenberg R. Randel Gl,et al. The unexpected difficult airway and lingual tonsil hyperplasia:a case series and a review of the literature. Anesthesiology,2002,97(1):124-132.

12. Kmbbuaban B,Diregpoke S,Kumkeaw S,et al. The predictive value of the height ratio and thyromental distance:four predictive tests for difficult laryngoscopy. Anaesth Analg,2005,101(5):1542-1545.

13. Merah NA,Wong DT,Ffoulkes-Crabbe DJ,et al. Modi-

fied mallampati test,thyromental distance and inter-incisor gap are the best predictors of difficult laryngoscopy in west Africans. Can J Anaesth,2005,52(3):231-235.

14. Vani V,Kamath SK,Naik LD. The palm print as a sensitive predictor of difficult laryngoscopy in diabetics: a comparison with other airway evaluation indices. J Postgrad Med,2000,46(2):75-79.

15. Ochroch EA,Eckmann DM. Clinical application of acoustic reflectometry in predictiong the difficult airway. Anesthesia and Analgesia,2002,95(3):645-649.

16. Ng YT,Lau WM,Fang TJ,et al. Unexpected upper airway obstruction due to disseminated human papilloma virus infection involving the pharynx in a parturient. Acta Anaesthesiol Taiwan,2010,48(2):87-90.

17. Liao X,Xue FS,Liu JH,et al. The classic laryngeal mask airway-guided fiberoptic tracheal intubation in children with a difficult airway. Paediatr Anaesth,2010,20(3):281-283.

18. Armstrong J,John J,Karsli C. A comparison between the GlideScope Video Laryngoscope and direct laryngoscope in paediatric patients with difficult airways-a pilot study. Anaesthesia,2010,65(4):353-357.

19. Rao SR,DCruz A,Jadhav V. Airway reconstruction in children. J Indian Assoc Pediatr Surg. 2009,14(3):94-97.

20. Rodríguez Conesa AM,Etxániz Alvarez A,Rey Calvete AM,et al. Use of a metal guide in the working channel of a fiberoptic scope to insert a tracheal tube in an infant with Treacher Collins syndrome and choanal atresia. Rev Esp Anestesiol Reanim,2010,57(2):115-118.

21. Laschat M,Kaufmann J,Wappler F. Management of a difficult airway in a child with partial trisomy 1 mosaic using the pediatric bonfils fiberscope. Paediatr Anaesth,2010,20(2):199-201.

22. El-Orbany M,Woehlck HJ. Difficult mask ventilation. Anesth Analg,2009,109(6):1870-1880.

23. 刘锦星,姜虹,朱也森. 喉罩在小儿困难气道中的应用. 临床与实验医学杂志,2007,6(5):158-159.

24. Sagarin MJ,Chiang V,Sakles JC,et al. Rapid sequence intubation for pediatric emergency airway management. Pediatr Emerg Care,2002,18:417.

25. Kheterpal S,Han R,Tremper KK,et al. Incidence and Predictors of Difficult and Impossible Mask Ventilation. Anesthesiology,2006,105:885.

26. Shiga T,Wajima Z,Inoue T,et al. Predicting difficult intubation in apparently normal patients: a meta-analysis of bedside screening test performance. Anesthesiology,2005,103:429.

27. Selim M,Mowafi H,Al-Ghamdi A,et al. Intubation via LMA in pediatric patients with difficult airways. Can J Anaesth,1999,46:891.

28. Lopez-Gil M,Brimacombe J,Alvarez M. Safety and efficacy of the laryngeal mask airway. A prospective survey of 1400 children. Anaesthesia,1996,51:969.

29. Stocks RM,Egerman R,Thompson JW,et al. Airway management of the severely retrognathic child: use of the laryngeal mask airway. Ear Nose Throat J,2002,81:223.

30. Bagshaw O. The size 1.5 laryngeal mask airway (LMA) in paediatric anaesthetic practice. Paediatr Anaesth,2002,12:420.

31. Heard CM,Caldicott LD,Fletcher JE,et al. Fiberoptic-guided endotracheal intubation via the laryngeal mask airway in pediatric patients: a report of a series of cases. Anesth Analg,1996,82:1287.

32. Walker RW. Management of the difficult airway in children. J R Soc Med,2001,94:341.

(张旭彤 李 军)

第五节 小儿体温管理

一、临床病例

【病例1】

患儿,女,1岁4个月,体重11kg。因误吸板栗后咳喘17小时入院。听诊右肺呼吸音基本消失。胸片示右侧肺气肿。当天在静脉麻醉配合下急诊手术,于右侧支气管内顺利取出异物。回病房后呼吸平稳,面色稍差,皮肤湿冷,3小时后出现轻咳入睡;又1小时后面色腊黄,躯干皮肤冰凉,呼吸浅慢,随之出现呼吸停止,听诊心音不清。立即施行心肺复苏及加压给氧后心跳立即恢复,2分钟后自主呼吸恢复,此时测温35℃以下。采取保温治疗1小时后肛温36.2℃,面色转红,四肢转暖,5天后痊愈出院。

1)该患儿术后发生了什么问题?

2)呼吸、心搏骤停与体温降低有关系吗?为什么?

3)应如何进行保温治疗?

【病例2】

患儿,男,2岁7个月,体重12kg,因腹部肿物而入院在全麻下行剖腹探查术,术前各项检查正常。入手术室开通静脉后,以静脉麻醉诱导插入 ID 4.0 气管导管,听诊双侧呼吸音对称后固定,继以静吸复合维持麻醉,术中心率维持在 120～140 次/分,呼吸频率在 25～30 次/分,血压在 10.7～13.3/5.33～

8.00kPa(80～100/40～60mmHg),手术历时 180 分钟,术中输入常温 0.9%氯化钠溶液 600ml,尿量约 100ml。术毕恢复期时,患儿心率逐渐减慢,最低时 40 次/分,自主呼吸频率降至 8 次/分,口唇发绀,SpO₂ 降至 80%,即用控制呼吸及静注阿托品维持,此时患儿额头、手脚发凉,时测腋窝温度 31℃,及时用暖水袋置于腹股沟、腋下、耳后、脚底等处升温约 1 小时后,测腋温 36℃,此时患儿自主呼吸频率升至 20～26 次/分,心率 100～110 次/分,SpO₂ 恢复至 96%。

1)你认为发生了什么问题?

2)此时还可以采取哪些处理?

3)围术期应在什么时候如何监测体温?

【病例 3】

早产儿,男,3 天,体重 1850g,因出生后呕吐伴腹胀考虑肠梗阻拟在气管内全身麻醉下施行急诊剖腹探查术。患儿进入手术室时,全身情况较差,皮肤花纹、肢体冰凉,体温在 33.5℃左右,置暖风机给予保暖(床尾),送风口置于覆盖在患儿身上的两层大毛巾之间,送风口距离患儿身体约 30cm,间接吹送 38℃暖风,手术过程顺利,术毕患儿体温已逐步回升至 36.5℃左右。术毕对皮肤进行检查评估时发现下肢皮肤微红,当时未作任何处理,但随着时间推移,下肢逐渐出现水疱、溃烂,术后 3 天再次进入手术室做双下肢清创处理,在 NICU 精心护理治疗 20 天后痊愈出院。

1)该患儿术后出现的下肢问题与保温有关吗?为什么?

2)围术期预防体温降低的方法有哪些?

3)在采取必要的保温措施时应注意哪些事项?

【病例 4】

12 岁女性患儿,38kg。诊断为右眼斜视,拟在全麻下行斜视矫正术。该患儿 2 岁时曾在全麻下顺利实施双眼下垂矫正术。入室时 SpO₂ 97%,心率 80 次/分,体温 36℃,血压 13.3/9.33kPa(100/70mmHg)。在七氟醚吸入诱导后置入喉罩,并在七氟醚维持麻醉、机械通气下开始手术。手术中发现患儿心率逐渐加快,自主呼吸逐渐加强,并出现人机对抗,且加深麻醉无效。约 20 多分钟,患儿心率急剧升至 180 次/分,并出现大汗淋漓、皮肤苍白,呼吸 60～70 次/分,体温自 39℃升至 41℃,心率达 210 次/分,P$_{ET}$CO₂ 9.33kPa(70mmHg),触摸钠石灰罐烫手。立即拔除喉罩,吸入高流量纯氧辅助过度通气。即给予生理盐水扩容、地塞米松 5mg 静脉推注,行头部冰袋、冰盐水灌肠、35%乙醇擦浴及降温毯联合降温,并抽

查血气及电解质予以纠正。10 多分钟后体温逐渐降低,同时心率、呼吸也逐渐恢复正常,30 分钟后患儿完全清醒,撤降温毯及冰袋,给予四肢保暖,收入 ICU。

1)围术期体温升高的原因是什么?

2)如何预防和处理体温升高?

3)如何避免围术期患儿出现类似的问题?

以上 4 个病例均在围术期发生体温变化且对机体造成不同程度的影响。例 1、例 2、例 3 均为婴幼儿,在全身麻醉后发生不同程度的低体温,不但苏醒延迟,还导致对呼吸循环的影响,甚至发生心搏骤停(例 1),复温后病情改善均得以恢复。但在复温过程因处理不当也可能出现不良事件(例 3),因此围术期应加强包括体温监测在内的全面监测。除常见的低体温外,同样要避免发生体温过高,例 4 发生的体温过高尚需与恶性高热加以鉴别。

二、围术期体温变化的定义及流行病学

人类是恒温动物,即在抵抗环境温度变化的过程中努力维持核心温度在一个狭窄的范围内。正常人体的核心温度严格控制在 37℃±0.2℃之间,以确保代谢率的恒定、神经系统的传导和最佳的骨骼肌收缩。当体内温度明显偏离正常水平(降低或升高)时,常会损害代谢功能,甚至可能导致死亡。麻醉药可抑制体温调节系统,麻醉状态的患儿很容易受环境温度的影响而发生低体温或体温过高。

临床上一般将中心体温(一般指直肠温度)<36℃称为低体温。又可分为轻度低温(34～36℃)患者感觉不舒适,当寒战出现时加速氧消耗使病情不稳定而进入危险状态;中度低温(32～34℃)患者生理功能下降,然而在数小时内通过某些干预因素可使体温恢复;重度低温(<32℃)则是一种对生命极具威胁的状态。有文献报道,50%～70%的手术患者出现低体温,低体温是围术期最常见的温度异常。但如果中心温度高于正常值即称之为体温过高,原因很多且常提示问题严重,需要内科干预。有资料显示,与相似程度的低体温相比,围术期体温过高对人体的危险性更大。

三、体温调节

(一)正常体温调节

体温调节是维持正常核心温度的过程,类似于体内其他许多生理调节系统,由大脑应用各种微小或极限变化的正、负反馈来最大限度地减轻预定"正

常"值的波动。早在 1912 年，人们就发现动物的下丘脑遭到破坏后温度调节功能会变得很差。20 世纪 50、60 年代的生理学家又先后观察到下丘脑或体表皮肤以外的部位，包括下丘脑以外的脑部、腹部深部组织以及脊髓等都参与反应性主动性温度调节活动。体温调节是处理几乎所有组织参与的多种、大量信号为基础的过程，分 3 个阶段：传入信号、中枢调节和传出反应。

温度信号来自遍布全身的温度感知细胞，如冷觉感知与温觉感知细胞，分布在感知温度变化的时候放电、去极化，经脊髓前部的脊髓丘脑束传递。中枢控制主要由下丘脑来调节，它首先整合来自皮肤表面、神经轴和深部组织等的温度信号，再与阈值温度进行比较，以进行每次温度调节反应。机体对热干扰(体温偏离适当阈值)的反应是通过激活效应器，即增加代谢产热或改变对环境的热丢失而实现的。

核心温度降低初期可通过血管收缩和颤抖产热；核心温度增高时则通过血管扩张和出汗散热。然而，婴幼儿和新生儿体温调节中枢的发育尚未成熟，周围血管舒缩调节能力较差，其出汗及寒战反应均不良。体温降低时，主要通过非寒战途径，即依靠棕色脂肪增加代谢性产热，氧化棕色脂肪不产生机械能，在婴儿可增加产热量 100%。在寒冷应激状态下，棕色脂肪及糖原易被耗竭，加之体表面积较大，皮下脂肪菲薄，四肢处于伸展状态，散热面积大，当超过机体调节能力时，即发生低体温。

体温升高时，机体通过出汗反应以增加表皮温度的蒸发而散热，出汗可使热量的散发达正常时的 5 倍以上，此时引起的血管舒张并非简单的血管舒缩反应，而是积极有效的增加热量散发的机制。然而，体重低于 15kg 的婴幼儿在麻醉状态下出汗的效应明显低于年长儿和成人。

参 考 文 献

1. Satinoff E. Neural organization and evolution of thermal regulation in mammals-several hierarchically arranged integrating system may have evolved to achieve precise thermoregulation. Science,1978,201:16-22.
2. Poulos DA. Central processing of cutaneous temperature information. Fed Proc,1981,40:2825-2829.

(二)麻醉期间的体温调节

非麻醉患者在手术室低温环境中通过寒战和血管收缩等体温调节反应不会发生体温降低。然而，在全身麻醉期间患儿无意识，且往往处于瘫痪状态，

其体温调节与行为调节无关。所有的全麻药均可严重削弱自主神经系统的温度控制能力。由麻醉药诱发的损害常具有一种特殊形式：温觉反应(出汗)阈值轻度升高，而冷觉反应(血管收缩与寒战)阈值显著降低，结果阈值范围由正常的 0.2℃ 增加到 2～4℃。围术期体温降低分 3 个阶段：首先，是由于麻醉药抑制了正常情况维持中心-外周体温梯度的血管收缩作用，血管舒张致使热量从中心向外周的再分布；伴随着再分布，散热多于产热，中心温度在 2～4 小时呈直线缓慢下降；3～4 小时后，中心温度在手术期间将达到并稳定在某一水平。此时体温的平稳状态可能是产热与散热达到平衡，也可能是采用了较好的隔温或有效的保温措施。

硬膜外和蛛网膜下腔阻滞降低血管收缩和寒战的体温调节保护功能。部位麻醉阻滞平面以上的血管收缩和寒战反应等体温调节保护功能同样会受到影响。另外，区域阻滞麻醉期间经常会使用麻醉药和镇静药，而这些药物除咪达唑仑外，均明显削弱对体温调节的反应。

参 考 文 献

1. Insler SR, Sessler DI. Perioperative thermoregulation and temperature monitoring. Anesthesiol Clin, 2006, 24(4): 823-837.
2. Kurz A, Sessler DI, Schroeder M, et al. Thermoregulatory response thresholds during spinal anesthesia. Anesth Analg,1993,77:721-726.
3. AORN Recommended Practices Committee. Recommended practices for the prevention of unplanned perioperative hypothermia. AORN J May,2007,85(5):972-974.

四、围术期低体温

(一)围术期低体温的常见原因

1. 麻醉因素　手术时全身麻醉或区域阻滞麻醉均可能通过中枢(大脑、下丘脑的体温调节中枢)和外周作用降低机体的体温调节功能。麻醉药物可不同程度、不同方式地作用于体温调节系统某个或多个环节，进而使体温发生明显变化。

(1)全身麻醉：麻醉药物抑制血管收缩，使热量丧失；温度感觉传入阻滞使中枢体温调节受到抑制；由于中枢对体温变化的敏感性下降，各器官的代谢率降低，产热减少；麻醉期间，患者体温调节阈值发生改变，下丘脑体温调定点下移，冷反应阈值自 37℃ 降至 34.5℃；肌松药可通过降低肌肉张力和抑制寒战，削弱机体的御寒反应，产热减少；吸入麻醉

药的肌松作用也可阻碍患者的产热过程。

(2)区域阻滞麻醉:由于阻滞区域内肌肉松弛、血管扩张,热量丢失增加;阻滞运动神经减少肌肉运动和张力,使寒战产热减少;椎管内注射局麻药或镇痛药可降低脊髓温度调节中枢的作用,末梢温度感受区也被局部或区域阻滞麻醉阻断,大多数患者手术中体温会有下降趋势。

2. 低温环境　手术室温度尤其儿童周围环境的温度是决定小儿体温的重要因素。健康清醒人在28℃环境温度下,基础产热率与散热率维持平衡。由于医患对室温要求的差异,室温调节不当或不及时,会使手术室内温度较低而影响患者体温。如在室温21℃时手术医师感觉比较适宜,但麻醉下的患者此时的散热将明显增加,体温往往低于36℃。患者的体温通过空气对流散热而下降;若空调的冷风对着患者,则将加速热量的丢失。在使用净化空气层流设备的手术室,室温应控制在22～24℃为宜。

3. 体表散热　手术中体表散热主要有以下几方面:①手术初期,由于身体暴露消毒、等待铺巾等操作过程中得不到充分保暖,丢失热量较多;②使用冰冷、潮湿的挥发性消毒液进行术前皮肤消毒,消毒液的蒸发要吸收和带走大量热量,使患者体温迅速下降;③手术中反复使用大量未加温的生理盐水冲洗胸、腹腔,加之冲洗液浸湿部分患者身体上的覆盖巾单,液体可带走大量体热;④术中体腔开放,如胸、腹腔手术,手术切口大,肠管、腹膜及胸腔内脏器长时间暴露于环境温度下,通过对流、传导、蒸发及辐射的方式丢失热量,致使患者体温降低,据统计下降幅度可达0.6～1.7℃;⑤新生儿因头部不成比例的较大,因而通过头部散热较成人为多,成为高危因素之一。

4. "冷稀释"作用　手术中输注大量温度较低的液体,特别是输入大量库血,可明显降低患者体温。有研究报道,成人每输注1000ml环境温度下液体或1U(200ml)的4℃库血,可使体温下降0.25℃。可见,手术中输入的环境温度液体越多,体温下降得也越快。

5. 气管插管　正常情况下,鼻咽能对吸入的空气进行加温和湿化,全身麻醉气管插管后,气管直接与外界空气相通,丧失了上呼吸道对吸入气体的滤过、加温和湿化作用,大量冷而干燥的气体直接进入肺部,通过呼吸带走大量热量,导致体温下降。

6. 自身因素
(1)年龄因素:小儿体温调节中枢发育不健全,

体温容易受室温的变化而波动。如<1岁婴儿常温下手术1小时体温可下降0.5℃;2小时以上手术可下降3～4℃;若室温较低,则体温下降更明显。新生儿皮下脂肪菲薄,体表面积较大,散热率约为成人的4倍,环境温度容易导致体温改变。

(2)心理因素:在创伤、麻醉应激状态下,患儿可能因紧张、焦虑和害怕等情绪波动,使血液重新分配,影响回心血量和微循环,当超过机体调节能力时易发生低体温。

7. 其他
(1)手术时间:体温下降与手术时间延长呈负相关。当室温<24℃,手术时间超过4小时,体温下降幅度增大,手术时间越长,机体在低室温下累积散热增多,全身代谢随体温下降呈线形减低,每下降1℃代谢率降低6%～9%。

(2)运送途中散热:转送过程中如未保暖,可使热量散发而导致体温降低。

(3)术前禁食:人体产热物质主要来源于食物中的脂肪、糖类和蛋白质,要维持正常体温必须有足够的热量摄入。术前禁食时间过长,尤其是先天性消化道畸形患儿出生后不能进食,术后不能立即进食补充热量,围术期自身产热不足,对冷刺激敏感性增强,结果导致耐受力减弱,术中易发生体温下降。

(4)腹腔镜手术:腹腔镜手术虽属微创手术,但术中的CO_2气腹可影响体温。术中低体温可以导致患者在麻醉苏醒期发生寒战。有报道,腹腔镜手术在麻醉苏醒期的寒战发生率高达64%。

参 考 文 献

1. Macario A, Dexter F. What are the most important risk factors for a patient's developing intraoperative hypothermia? Anesth Analg, 2002, 94(1):215-220.
2. Tiret L, Nivoche Y, Hatton F, et al. Complications related to anaesthesia in infants and children. Br J Anaesthesiol, 1988, 61:263-269.
3. Frank SM. Pathophysiology and consequences of hypothermia. Trauma Care Spring, 2004, 14 (2):64-67.

(二) 低体温对机体的不良影响
围术期发生的低体温虽以轻度低温为常见,但会产生许多不良后果,如麻醉后寒战、增加心脏事件、手术切口感染、延长麻醉后恢复时间和住院时间、增加术中失血量和输血需求量、改变药代动力学等。

1. 麻醉后寒战　术后轻度低温的患者体温调节功能仍保持正常,核心体温约降低1℃,机体就会出现对低温的保护性反射-寒战,使机体产热增加。但当机体核心温度在34℃以下时,对冷刺激的代谢产热反应就不复存在;30～33℃时,肌肉僵直;27～30℃时,产热量仅可维持基础代谢,寒战终止;20～25℃时,出现中枢性抑制。麻醉本身和绝大多数麻醉药都可降低寒战阈值,正常时寒战的阈值是(35.7±0.4)℃;而硬膜外麻醉下(35.4±0.5)℃。寒战是具有潜在危险的并发症,不仅可引起不适且使机体耗氧量约增加100%,与术中热量丢失成正比。在麻醉期间,如未进行有效的保温措施,寒战发生率约达40%。

2. 物质代谢

(1)基础代谢:低温可降低机体代谢率和氧的供给。体温每降低1℃,机体代谢率和需氧量降低6%～7%,体温28℃时,代谢率仅为正常的50%。尽管低温时可通过降低代谢率减少对氧的需求,但低温引起的氧传送能力的下降仍可导致机体的严重缺氧。体温每降低1℃,氢离子浓度增加0.017mol,血红蛋白对氧的亲和力约增加5.7%,氧释放减少,氧传送不足,组织耗氧量增加而氧供不足时,会引起乳酸性酸中毒。

(2)药物代谢:围术期体温降低影响药物的代谢,因为参与药物代谢的酶和器官以及药物作用的持续时间对温度是非常敏感的。核心体温降低2℃后,肌松药的作用时间会延长1倍,正常情况下维库溴铵的肌松作用时间为29分钟,但在低温(34.5℃)时,可延长至67分钟,术后苏醒恢复时间明显延长。轻度低温改变丙泊酚的药代动力学特征并延长阿曲库铵的作用时间,如持续输注丙泊酚期间,体温降低3℃的患者血浆浓度比正常体温者高约30%。低温还可能改变挥发性麻醉药的药代动力学特征,其组织溶解度在低温时是增加的,因而可增加肌松药的作用时间,延迟全身麻醉的苏醒时间。

3. 心脏事件　由于低温时血管收缩可导致血压升高;出现寒战使新陈代谢增强而对心脏不利。代谢率增强使氧耗量增加,继而可能诱发低氧血症和心肌缺血。体温降低抑制心肌收缩力并减慢心脏的传导速度。当体温接近30℃时可能发生心房颤动,深低温,中心温度低于24～28℃时可能发生室颤。低温引起的室颤很难通过药物治疗控制。中心温度低于35℃的外科高危患者,术后心肌缺血发生率将增加2～3倍,且与年龄和麻醉技术无关。围术期采取有效的保温措施可明显降低术后心血管事件的发生率。

低温时,血管收缩可致外周血管阻力和肺血管阻力增加、血液黏滞度升高,从而增加心脏做功,导致心肌缺血。血浆儿茶酚胺浓度的增高,将进一步加重心肌缺血。低温时血浆去甲肾上腺素浓度可升高约1/3,增加心肌应激性而诱发室性心律失常的发生,出现典型的心室除极J波。低温时的低钾血症,也是导致室速、室颤等心律失常的重要原因。体温低于28℃时,发生室颤、传导阻滞及心搏骤停的危险性大大增加。体温过低可增加肺动脉阻力,有恢复胎儿型循环而导致低氧血症的危险,还可增加氧和葡萄糖的消耗诱发患儿低血糖症,引起苏醒延迟,呼吸抑制,心率、血压、心排出量下降及术后并发硬肿症等。

4. 呼吸系统　轻度低温初期,呼吸加速,但随着体温的降低,机体对氧的通气反应变得迟钝,呼吸频率和潮气量成比例地降低,肺血流量也随总血流量的减少而下降,最终可能出现呼吸停止。病例1出现呼吸减慢时,体温在35℃以下,但实际可能还低,因体温表的最低限度是35℃。据文献记载,当体温降至35℃时,各种生理功能可转为抑制状态,患者将逐渐进入昏迷。此时动脉内的氧合作用仍能维持,但组织内的氧合作用因强烈的血管收缩和血红蛋白解离曲线左移而受到削弱。低温抑制低氧性肺血管收缩,致使肺内分流增加,抑制低氧性呼吸驱动并增加肺血管阻力。低温时延髓的呼吸中枢也受抑制,一旦发生支气管痉挛和气管内分泌物增加时,由于保护性气道反射减弱,增大了误吸和术后肺炎的可能性。

5. 凝血与输血需求　体温降低通过3个机制削弱凝血功能:血小板功能、凝血级联反应和纤溶系统。在轻度低温阶段,血小板数量仍可保持正常,但血小板内部结构的排列发生变化而功能减退,系血栓素A的释放减少所致。低体温直接抑制凝血级联反应中的酶反应速度,使血小板被隔离在肝脏和脾脏,循环血中血小板的数量减少。凝血因子和凝血酶的酶动力活性的降低。研究显示,纤溶系统在低温时是增强的,从而导致出血时间延长。不管低温时出血量是否有增加,但需要输血的比例是增加的。从随机双盲研究的荟萃分析中可以得知,即使体温轻度降低(<1℃),出血量将明显增加约16%,而需要输血的比例增加约22%。

6. 内分泌系统　体温下降初期,腺垂体促肾上腺皮质激素(adrenocorticotrophic hormone,ACTH)分泌增多,血浆肾上腺皮质激素也增多。但随着体温的不断下降,ACTH 的释放进行性减少,体温低于 28℃时,因垂体抗利尿激素分泌减少可发生低体温性利尿。低温时胰岛素的产生减少,致使血糖升高;同时外源性的胰岛素作用也明显受到抑制。体温 29～31℃时,无论是否附加足量的胰岛素,给予葡萄糖后都会引起持久性的高血糖症。

7. 中枢神经系统 低温对中枢神经系统的影响极其明显,因为大脑的血流对体温的变化高度敏感。核心体温每下降 1℃,脑血流量减少 6％～7％,临床出现判断力减退、意识障碍和模糊等症状。反射功能也受低温的影响,32℃时反射亢进,体温进一步降低时反射减弱,<27℃时,瞳孔对光反射和深部反射消失。

8. 对预后的影响

(1)伤口感染和愈合:体温降低可能导致术后伤口感染的几率增加,系免疫功能削弱和血管收缩引起皮肤血流减慢以及组织氧供减少等因素而致。一项随机对照研究显示,中心温度平均降低 2℃,手术伤口感染的几率可增加 3 倍。巨噬细胞吞噬功能减退和组织氧分压降低是主要原因。同样的研究还发现,体温降低将延迟伤口愈合,并已被证实,体温降低的患者较正常体温患者住院时间增加 20％。

(2)延长住院时间:低体温使多数药物的代谢速度减慢,明显延长患者在麻醉恢复室的停留时间,并引起术后明显的不适。有报道,围术期低体温与蛋白质消耗和骨胶质合成减少具有相关性,低体温加重术后蛋白质消耗和胶原合成减少,使伤口愈合受到抑制,延缓术后恢复,延长住院时间。

9. 其他

(1)低温时的外周血管收缩,有可能掩盖血容量不足,复温时由于血管扩张可出现低血压,甚至复温性休克。

(2)低体温会对体感诱发电位有轻度影响。

(3)血管收缩到一定程度(通常由低体温和血容量过少共同引起)会减弱氧饱和度信号,局部加温或手指神经阻滞会使信号恢复;头部的氧饱和度监测不受低体温的影响。

(4)低温可增加布比卡因的心脏毒性,且对多巴胺作用产生抵抗。

总之,低温程度越重,持续时间越长,对机体造成的损害作用越强,患者的预后越差。在 ICU 的一项研究发现,低温持续 2 小时者,死亡率为 24％,而在同等条件下维持体温正常者,死亡率仅 4％。持续 4 小时以上的低温,死亡率达 40％。体温低于 32℃,死亡率为 100％。因此,32℃被认为是创伤患者的临界温度。而低体温、酸中毒和凝血异常形成的恶性循环,被称为死亡三联症。

参 考 文 献

1. Connor EL,Wren KR. Detrimental effects of hypothermia: A systems analysis. J Perianesth Nurs, 2000,15(3): 151-155.

2. De Witte J,Sessler DI. Perioperative shivering:physiology and pharmacology. Anesthesiology,2002,96(2):467-484.

3. Good KK,Verble JA,Secrest J,et al. Postoperative hypothermia-the chilling consequences. AORN J, 2006,83(5): 1005-1065.

4. Leslie K,Sessler DI. Perioperative hypothermia in the high-risk surgical patient. Best Pract Res Clin Anaesthesiol,2003,17(4):485-498.

5. Keenan RL,Shapiro JH,Kane FR,Simpson PM. Bradycardia during anesthesia in infants:an epidemiologic study. Anesthesiology,1994,80:976-982.

6. Rajagopalan S,Mascha E,Na J,et al. The effects of mild perioperative hypothermia on blood loss and transfusion requirement. Anesthesiology,2008,108:71-77.

7. Leslie K,Sessler DI,Bjorksten AR,et al. Mild hypothermia alters propofol pharmacokinetics and increases the duration of action of atracurium. Anesth Analg,1995,80 (5):1007-1014.

(三)围术期低体温的处理

1. 围术期低体温的预防 低体温虽是围术期常见的并发症,但却并非不可避免,可在手术的不同阶段采取相应措施预防低体温的发生。

(1)术前阶段(麻醉诱导前 1 小时,患儿在病房进行术前准备)

1)术前随访时,应根据患儿病情、手术种类、胸腹腔内脏暴露面积、手术时间以及皮肤的完整性等,评估手术期间是否有体温下降的可能性及下降的程度,符合以下任意两项为高危患儿:①ASA Ⅱ～Ⅴ级(分级越高风险越大);②术前体温低于 36.0℃(且由于病情原因术前无法升温);③接受进入体腔的大手术;④大面积创伤或烧伤患儿;⑤有心血管并发症的风险。

2)告知患儿和家属,术前保暖有助于降低术后并发症的风险。

3)测量术前基础体温,评估患儿低体温的体征与症状(如寒战、皮肤花纹、四肢冰冷)。

4)制订预防性保温措施,确保患儿在等待手术时保持舒适的温度,如提供棉毯等覆盖物、增加室温(22~24℃)等。

5)对可能发生低体温的高危患儿,可在麻醉诱导前30~60分钟通过主动皮肤加温措施预热15分钟,以减小核心与外周的温度阶差。

6)在保暖状态下转送患儿入手术室或直接利用保温箱(28~34℃)运送患儿,尽量减少进出手术室途中的热量流失。

(2)术中阶段(包括麻醉的全过程,即从麻醉诱导开始至进入PACU)

1)设定合适的环境温度:儿科手术期间,要提高室温、热化环境,室温应高于22~24℃,并保持相对湿度40%~60%为宜。新生儿手术时,室温最好能高于26℃,并尽量缩短患儿暴露时间。

2)手术中需充分覆盖患儿的非手术区域,注意肢体保暖,尽可能减少暴露面积,尤其是婴幼儿。

3)患儿体温大于36.0℃后方可开始麻醉诱导(除非因病情需要进行急诊手术,如出血或严重的四肢缺血)。

4)皮肤消毒前应预热消毒液或选择非挥发性消毒液,以减少因消毒液蒸发带走的热量丢失。

5)进行输液、输血前,应使用液体加温器对所输液体和血制品进行加温。

6)胸、腹腔灌洗液应预热加温至接近患儿体温(36~40℃)。

7)给予吸入气加温、加湿处理,通过调节呼吸机蒸发器温度至32~35℃,可有效预防呼吸道散热,并减少深部体温的继续下降。也可考虑给予气管插管的全麻患儿应用湿热交换器(人工鼻),利用其适度湿化、有效加温和滤过功能,将水分和热量保留在呼吸道内。

8)对于围术期低体温高危患儿,需从麻醉诱导开始起持续应用空气加温设备,并应连续监测体温,及时调整,以保持患儿温度至少达到36.5℃。

(3)术后阶段(指患儿进入PACU后的24小时,包括转运及在病房内的时间)

1)患儿进入PACU时仍应监测体温。

2)如果体温正常,给予适当的预防保温措施。

3)如果体温低于36.0℃,除静脉输液加温和温、湿化吸入气体外,应给予适当的被动或主动保温措施;应每30分钟或连续监测体温直到患儿体温恢复正常。

4)离开PACU前应复测体温,建议达到或高于36.0℃时方可转运出PACU。

5)患儿回病房的途中应保持舒适温暖。

2. 低体温的治疗　复温治疗方法可分为体表复温与中心复温两种。单独采用其中一种方法得不到满意效果时,可采用几种方法联合的方式复温。

(1)体表复温(主动加温):适合于轻、中度低体温者。

1)强力空气加温装置(温毯机):是以对流空气加热为基础的主动暖疗系统,能够为大面积体表提供有效的热传递。与特制的加温毯配合可提供高流速的温暖气流,与患儿肌肤间形成特有的暖流层,主动维持和升高体温。一次性使用的加温毯为无纺布柔软毯面,有不同规格,可根据手术部位及患儿需要进行选择。

2)循环水变温毯:①术前将循环水变温毯铺在手术床上,水毯温度可在20~42℃间调节;②须防止背部受压而致"压力-热损伤"。

3)红外线辐射加温器:主要优点是加温器与患儿不接触,适合用于新生儿监护病房和儿科手术期间。

4)热风机等暖风装置:将通风管道放在覆盖患儿的棉被(毯)内之间,温度调节至40~42℃。

5)电热毯:①术前将电热毯铺在手术床上进行被动加温(预热至36~40℃);②术中应连续监测体温;③根据需要随时调节适宜温度;如发现体温超过正常范围,应降低温度,防止高热和皮肤烫伤。手术间内使用电热毯有一定危险,万一被打湿后有触电可能。目前已被其他保温措施取代。

(2)中心复温:适用于中、重度体温过低者。中心复温是用各种方式使中心温度先恢复,特别是使心脏的温度和功能先恢复正常。具体方法有体外循环、腹腔灌流、肠道灌流、加温输液法、透热疗法、呼吸道复温法等。低温导致循环衰竭的患儿可选择心肺体外循环高效、快速的复温方法,此时应做好心肺功能监测,并及时补充血容量。

(3)复温注意事项:体温维护的关键在于平稳匀速的复温,体温高低不是体温维护的唯一标准,必须有足够的时间让患儿循环恢复稳定。

1)缓慢复温:快速复温对处于寒冷应激状态的患儿是有害的,外周血管的快速扩张,可导致低血压而发生复温性休克,加重大脑的缺血性损害,新生儿会出现抽搐,严重者可发生呼吸暂停;建议每小时提高体温1~2℃或在12~24小时内使体温恢复至正常;复温过程中应同时监测腋温和肛温,当腋温高于或等于肛温时提示产热良好。

2）烫伤风险：正常人体皮肤可以耐受大约45℃的温度，压力会减少局部血流量导致热量堆积，轻微加压就会显著缩短安全耐热时间。皮肤炎症时，热和压力引起组织损伤的风险更大。婴幼儿皮肤较薄，特别容易发生烫伤或压力-热损伤，病例3的教训提示，安全有效的方法是尽量扩大加温皮肤面积，并减少温差逐步复温。

参考文献

1. Smith CE, Desai R, Glorioso V, et al. Preventing hypothermia：convective and intravenous fluid warmining versus convective warming alone. J Clin Anesth, 1998, 10 (5)：380-385.

2. Suleman MI, Doufas AG, Akc a O, et al. Insufficiency in a new temporal-artery thermometer for adult and pediatric patients. Anesth Analg, 20029, 5；67-71.

3. Vanni S, Braz J, Modolo N, et al. Preoperative combined with intraoperative skin-surface warming avoids hypothermia caused by general anesthesia and surgery. J Clin Anesth, 2003, 15：119-12,.

4. Wong P, Kumar S, Bohra A, et al. Randomized clinical trial of perioperative systemic warming in major elective abdominal surgery. Br J Surg, 2007, 4：421-426.

5. Wadhwa A, Komatsu R, Orhan-Sungur M, et al. New circulating-water devices warm more quickly that forcedair in volunteers. Anesth Analg, 2007, 105(6)：1681-1687.

6. Scott EM, Buckland R. A systematic review of intraoperative warming to prevent postoperative complications. AORN J, 2006, 83(5)：1090-1104.

7. Cooper S. The effect of preoperative warming on patient's postoperative temperatures. AORN J, 2006, 83(5)：1073-1076.

8. El-Gamal N, El-Kassabany N, Frank SM, et al. Agerelated thermoregulatory differences in a warm operating room environment（approximately 26℃）. Anesth Analg, 2000, 90(3)：694-698.

9. Brauer A, Perl T, English M, et al. Perioperative thermal insulation. Surg Technol Int, 2007, 16：41-45.

10. Ng SF, Oo CS, Lim PY, et al. A comparative study of three warming interventions to determine the most effective in maintaining perioperative normothermia. Anesth Analg, 2003, 96(1)：171-176.

五、围术期体温过高和发热

术中对患儿过度加热而未监测中心温度可引起体温的被动性升高，系机体从外界环境获取过多的热量而致，故也可称为外源性体温过高。在体温升高的过程中，体温调节中枢的体温调定点不变，但机体的温度以不受控制的方式不断升高超出了机体散热的能力。机体对不断升高的环境温度反应不当、下丘脑内部恒温调节功能的改变和外周产热过多都会引起体温过高。由内源性致热原使温度调节的调定点升高所致的体温升高即为发热。体温过高可能迅速致死且对解热药物无特异性的反应。

（一）围术期体温过高的常见原因

1. 术前长时间的禁食禁饮，导致患儿脱水、烦躁、哭闹或大量出汗可使机体产热增多、散热减少而导致体温升高。

2. 药物影响　术前使用抗胆碱能药物（如阿托品），可兴奋高位中枢神经增高基础代谢，同时可抑制下丘脑的功能，抑制皮肤、黏膜及腺体分泌，使机体产热增多而散热减少，导致体温升高；交感神经兴奋药如麻黄碱、肾上腺素可使肌张力增加，皮肤血液循环减少，全身代谢增加，也能使体温升高。

3. 环境温度　室内温度及湿度过高而无空调设施，影响体热的散发。

4. 过度覆盖　手术时无菌巾覆盖过多（尤其是头面部手术）或使用不透气的包被包裹，可因散热不易而升高体温。

5. 呼吸因素　①呼吸道梗阻；②气管插管过细；③气管插管过深；④麻醉机呼吸活瓣失灵等，均可增加患儿的呼吸做功，导致 CO_2 潴留、产热增加而使体温升高。

6. 使用空气加热装置等保温措施不当或输液加温过高。

7. 输血输液反应　①致热原、细胞碎屑、内毒素；②输血不相容或输液配伍禁忌；③抗粒细胞、血小板反应；

8. 术前既有发热、感染、脱水、全身炎症性疾病、全身炎症反应综合征、组织创伤感染和消化道内容物吸收等病症。

9. 术中使用止血带：能减少热量在远端皮肤的散热，从而提高中心温度。

10. 恶性高热：是由内脏器官和骨骼肌代谢产生的大量热量所致中枢体温调节在急性危象期间仍可能保持完整，但此时循环血中儿茶酚胺浓度可升高达正常的20倍，引起外周血管强烈收缩，从而影响散热机制。

（二）体温过高对机体的不良影响

麻醉时体温升高表现为血管舒张和出汗反应，

周围血管流量增加,以增加表皮温度的蒸发散热。麻醉状态下的婴幼儿体温升高的表现为皮肤血管舒张,皮肤潮红。

1. 出汗散发的热量可达正常基础产热量的10倍,因而机体的代谢及氧耗增加,并可伴有代谢性酸中毒、高碳酸血症、高钾血症及高糖血症。

2. 增加呼吸和心脏做功,加重心、肺负荷。

3. 因皮肤、呼吸道蒸发散热丢失大量水分造成脱水,引发血容量减少和电解质紊乱。

4. 发热时肝脏产热也增加;当体温达到42℃以上时,可直接产生细胞毒性,细胞线粒体活性、膜完整性和酶功能均可遭破坏。

5. 人体对42℃以上的体温可以耐受4小时以上而不出现器官的不可逆性损伤。但如持续高热,可引起严重的器官功能障碍。42℃以上时产生的细胞毒性可引起脑组织缺氧、水肿,严重时可致昏迷、惊厥甚至心搏骤停。

6. 恶性高热　是一种罕见的常染色体显性遗传性疾病,以小儿多见。临床上多因吸入强效的全身麻醉药合并使用氯化琥珀胆碱而诱发,临床表现为体温骤然升高、咀嚼肌强直、全身肌肉强直、心动过速、心律失常以及严重的呼吸性酸中毒和代谢性酸中毒。咬肌痉挛和血清中出现肌红蛋白有助于早期诊断恶性高热。

(三)围术期体温过高的处理

1. 手术室温度宜控制在22～24℃,术中胸、腹腔灌洗液、输血补液及吸入气体的加温等保温、复温措施要适度。

2. 力求麻醉诱导及维持平稳　避免气管导管插入过深、过细,防止发生缺O_2及CO_2潴留。

3. 加强体温监测　一旦发现患儿体温升高时,应查明原因,及时去除诱因进行治疗。

4. 体表降温　可将冰袋放置在患儿额头或腋下、腹股沟等大动脉走向部位,但要注意适度,避免冻伤。也可采用冰盐水洗胃等方法,尽早恢复患儿体温。

5. 药物治疗　非甾体抗炎药、皮质激素类药物具有不同程度的解热作用,可酌情选用。

6. 一旦考虑为恶性高热,应立即终止吸入麻醉药并暂停手术,采用高流量氧气(>20L/min)进行过度通气,同时给予静脉注射丹曲洛林进行治疗。

参考文献

Adragna MG. Medical protocol by habit: the avoidance of amide local anesthetics in malignant hyperthermia susceptible patients. Anesthesiology,1986,62:99-100.

六、围术期体温监测

体温是重要的生命体征之一,1776年 Hohn Hunter用一支玻璃汞柱温度计测量患者舌下温度,1895年 Harvey Cushing 最先把体温纳入麻醉记录。自 Hunter 和 Cushing 时代以来,体温测定成为临床监测的重要组成,监测技术和方法也已有了明显改进。

1. 体温监测技术

(1)电子温度计:在体温监测中较为常见,常用的类型是热敏电阻和热敏电偶两种。

(2)红外线传感器:红外线温度探测器外观像耳镜,可放入外耳道鼓膜处,探测鼓膜的温度。

(3)液晶温度计:是可以贴于患儿前额等部位的液晶贴带,从随温度变化的液晶色带上读出温度数值。

2. 体温监测时机　通常在麻醉诱导初期30～40分钟,由于体温自中心-外周的再分布,体温降低1℃。监测中心温度可及时发现并采取措施预防低温的发生,因此在以下情况需监测体温:①体温监测应该成为围术期的基本监测内容;②全身麻醉期间、手术时间超过30分钟和区域麻醉期间预计或怀疑有体温变化者,均应进行体温监测;③当临床预期有体温变化的病例应连续监测体温;④小儿患者接受全身麻醉者应连续监测体温;⑤在区域麻醉下实施大手术者也应监测体温;⑥围术期未能有效评估或预防体温降低者,术后应监测体温。

3. 体温监测部位　体表各部位温度相差很大,室温23℃时,足温为27℃,手温为30℃,躯干为32℃,头部为34℃,核心温度则比较均衡。在下丘脑体温调节系统中,80%的输入信息来自中心体温,中心体温下降降2℃便会对机体造成影响。因而核心体温远较皮肤温度更重要,测温部位应选择能较好地反映核心体温的部位。全身麻醉期间可通过肺动脉、鼻咽、鼓膜、食管等部位进行体温监测,而这些部位在手术期间是很容易获得且监测结果较为准确。

(1)肺动脉:经肺动脉导管测得中心体温的途径被认为是测量中心温度的"金标准"。然而,肺动脉导管通常是在患者需要进行血流动力学监测时才会放置,其操作是有创的,导管价格也较高。

(2)食管:食管下端的温度能精确反映中心温度,但可能受到潮湿气体的影响,如探头置入的深度不够到位、心脏或肺部手术，胸腔开放后可能受到周围气体的影响。

（3）鼻咽部：将食管探头置于软腭以上即可测得鼻咽温度，其接近脑温和中心温度，但可能受到吸入气体的影响。

（4）鼓膜：是术前和术中体温监测的首选方法。鼓膜接近颈动脉和下丘脑，为无创方法，能准确测量核心温度。

（5）膀胱：在导尿管中置入温度传感器可监测膀胱温度。在尿量减少和下腹部手术时，膀胱温度的准确性会有所降低。

（6）直肠：肛温是小儿患者最多选用的体温监测方法。直肠温度接近中心温度，但常常严重滞后于真实的核心温度的变化，还可能受到粪便和细菌产热的影响。

（7）腋窝：如果手臂内收于 0°位置，且探头放置在腋动脉上方，腋窝温度也能准确反映中心温度。

（8）皮肤：皮肤温度可以通过特殊的皮肤表面探头测得。皮肤表面温度受多种因素影响，包括中心-外周再分布、围术期体温调节时的血管收缩和环境温度的变化等。皮肤温度低于核心温度约 2℃，前额温度与核心温度的差值在体温调节的血管运动及适度的环境温度变化过程中都显著地保持不变，因此前额皮肤温度可以用来估计核心温度。

（9）气管：即气管壁的温度。由于气管壁周围有许多大的动、静脉包绕，因而气管温度可以准确而迅速地反映中心体温的变化，并且同心脏温度和颈静脉温度有良好的相关性，应被作为有价值的指标。

部位麻醉期间的体温降低会被忽视，因为大多没有进行常规体温监测。一项不同部位体温监测的比较研究发现，直肠温度监测是最准确的。其他部位的体温监测由于受到区域阻滞的影响，阻滞水平以上的皮肤血管收缩，监测结果往往会低估。

参 考 文 献

1. Sund-Levander M, Forsberg C, Wahren LK. Normal oral, rectal, tympanic and axillary body temperature in adult men and women: a systematic literature review. Scand J Caring Sci, 2002, 16 (2): 122-128.

2. Sessler DI. Temperature monitoring. Chapter 40//Miller RD, ed. Miller's anesthesia. 6th ed. Philadelphia: Elsevier, 2005: 1571-1579.

3. Greenes DS, Fleisher GR. Accuracy of a noninvasive temporal artery thermometer for use in infants. Arch Pediatr Adolesc Med, 2001, 155: 376-381.

4. Lenhardt R. Monitoring and thermal management. Best Pract Res Clin Anaesthesiol, 2003, 17 (4): 569-581.

七、Key points

1. 人体核心温度的正常阈值波动范围在 37℃±0.2℃。

2. 婴幼儿和新生儿有效调节环境温度的范围较窄，易受环境温度的影响。

3. 所有的全麻药均可严重削弱自主神经系统的温度控制能力，出汗阈值轻度升高，但血管收缩与寒战反应阈值显著降低。

4. 麻醉期间体温降低分 3 个阶段：①第 1 小时内中心温度迅速降低，系体热从中心向外周再分布所致；②由于热丢失多于产热，中心温度在 2～4 小时内呈直线缓慢下降；③因热平衡和再次出现的体温调节性血管收缩，中心温度在 3～4 小时后处于平台期。

5. 围术期低体温可能引起包括心血管系统、凝血功能、伤口愈合和药物代谢方面的严重并发症。

6. 强力空气加温装置是目前最有效、应用最广且无创、价廉的保温方法，但用于婴幼儿时要避免烫伤风险。

7. 围术期体温升高即为体温过高；发热是内源性致热原介导的调节性体温过高。麻醉药和阿片类药物可抑制发热。

8. 小儿围术期应常规监测体温；手术时间超过30 分钟的全身麻醉和区域麻醉期间，均应连续监测体温。麻醉期间可采用电子、液晶或红外线温度计进行体温监测，婴幼儿常首选直肠、食管、鼻咽和鼓膜等部位。

参 考 文 献

1. American Society of PeriAnesthesia Nurses. Clinical guideline for the prevention of unplanned perioperative hypothermia [online]. 2000 Oct [cited 2008 Jan 29]. Available from Internet: http://www. aspan. org/PDFfiles/HYPOTHERMIA _ GUIDELINE10-02. pdf.

2. Clinical Practice Guideline. The management of inadvertent perioperative hypothermia in adults. National Collaborating Centre for Nursing and Supportive Care commissioned by National Institute for Health and Clinical Excellence (NICE): April 2008. Available from http:// www. nice. org. uk/nicemedia/pdf/CG65Guidance. pdf.

（陈 煜）

第六节　先天性食管闭锁手术麻醉

一、临床病例

【病例1】

新生儿,男,8小时,体重2800g。G_1P_1,母亲有羊水过多史。在第一次喂奶时,患儿出现了泡沫状分泌物过多和反流,并有窒息和发绀。生命体征:呼吸频率35次/分,心率170次/分,血压9.33/5.33kPa(70/40mmHg),SpO_2 97%。

1)该患儿疾病的诊断是什么?

2)还需要进一步做什么检查?

3)该疾病有何临床特点?

【病例2】

新生儿,男,17小时,体重2835g。G_4P_1,孕38^{+2}周,因"羊水过多"行剖宫产。生后一直吐白沫,略气促,未进食,置胃管约8cm即遇阻力。超声心动图示:室间隔缺损(肌部),卵圆孔未闭,动脉导管未闭;心室水平左向右分流,大血管水平左向右分流。

如何对患儿目前的情况进行评估?

【病例3】

新生儿,男,1天8小时,体重3000g。G_2P_1,孕41^{+5}周剖宫产。娩出时清理呼吸道,气管内吸出大量胎粪样羊水,第一次喂奶,奶汁经口鼻溢出,伴明显气促和喉部痰响。胸片示:食管上段充盈显示,于T_4平面呈盲端。考虑食管闭锁并气管食管瘘可能;超声心动图示:卵圆孔未闭。准备行开胸手术。

1)术前准备应注意哪些方面?

2)如何进行麻醉前准备?

患儿麻醉诱导平稳,保留自主呼吸,吸入2%七氟醚、间断静脉注射小剂量芬太尼($1\mu g/kg$)维持麻醉。当手术打开右侧胸腔时,SpO_2由95%降低至88%。

3)SpO_2下降的原因是什么?

4)如何处理?

二、先天性食管闭锁胚胎学基础、病理分型及病理生理改变

先天性食管闭锁及气管食管瘘(congenital esophageal atresia and tracheoesophageal fistula,CEA-TEF)是一种严重的新生儿消化道发育畸形,发生于胚胎发育的第3~6周。呼吸道和食管都由原始前肠衍变而成,气食管分隔源于前肠管腔面两个上皮性纵嵴从侧面向内生长,最终向头侧在中线逐渐融合,而将前肠分为两个管道,腹侧成为呼吸道,背侧成为食管。原始食管在胚胎第5~6周时管腔暂时闭塞,稍后在实质组织中出现许多空泡,互相融合使管腔再贯通,若食管某一部分未出现空泡或空泡不融合就可形成食管闭锁。如果在前肠分隔融合过程中发育发生紊乱,两条纵嵴在某处不会合或斜向会合,或者分隔延迟,而气管过快地伸长则都将形成食管与气管之间不同形态的瘘管。

食管闭锁及气管食管瘘一般分为5型:

Ⅰ型:食管闭锁,无食管气管瘘,占总数的4%~8%。

Ⅱ型:食管上段有瘘管与气管相通,食管下段为盲端,占总数的0.5%~1%。

Ⅲ型:食管上段闭锁,下段有瘘管与气管相通,此型最为多见,占总数的85%~90%。此型又以食管上、下两段间的距离长短而分为ⅢA(>2cm)和ⅢB(<2cm)两型。

Ⅳ型:食管上、下两段皆有瘘管与气管相通,占总数的1%。

Ⅴ型:食管无闭锁,但有瘘管与气管相通,即单纯气管食管瘘("H"型瘘),占总数的2%~5%。

食管闭锁及气管食管瘘的患儿由于食管上段不能容纳吞咽的唾液乃至反流入气管,引起吸入性肺炎;由于存在食管下段与气管之间的瘘管,吸气时气体同时进入气管和远端的食管、胃,引起胃扩张甚至胃穿孔;胃扩张后可导致膈肌上抬,肺顺应性降低,而影响肺功能;新生儿食管下端括约肌功能不全,可导致酸性胃液经食管瘘管反流入气管、支气管,使肺实质发生严重的化学刺激性肺炎。有35%~50%的食管闭锁及气管食管瘘患儿合并有其他畸形(胃肠、心脏、泌尿生殖、肌肉骨骼和中枢神经系统),其中大约10%伴有VACTERL综合征(vertebral,anal,cardiac,tracheal,esophageal,renal and limb),即脊柱、肛门、心脏、气管、食管、肾和四肢并发畸形。食管闭锁及气管食管瘘的患儿均应怀疑有上述异常而需进一步检查,如心脏、头部及肾脏的超声检查以发现有无其他并发症。此外,食管闭锁及气管食管瘘的患儿以早产未成熟儿多见,体重低于2500g者占25%~30%,其中2000g以下者有15%~20%。

三、临床表现及诊断要点

食管闭锁胎儿不能吞咽羊水,母亲常有羊水过多。新生儿出生后即表现有唾液过多现象,泡沫样

的唾液从口腔、鼻孔溢出，可伴有咳嗽、气急和暂时性青紫。典型症状是第一次喂奶时出现呛咳，奶汁从鼻孔和口腔反溢出，同时伴有呼吸困难、面色发绀，如迅速从口腔、咽部吸出液体以及小儿咳嗽将呼吸道排净后，情况又趋于正常，以后每次试行喂奶，均将发生同样症状。

食管闭锁及气管食管瘘的早期诊断很重要，有研究者指出早期的诊断和手术成活率明显高于延迟诊断者，因此，应争取在出生后 2 天内明确诊断。凡是新生儿出生后吐白沫或流涎不止，在第一次喂食时呛咳、气促、发绀者结合妊娠妇女羊水过多史应警惕食管闭锁及气管食管瘘可能。可立即经鼻或口腔插入一细小导管，若在 8～12cm 长度时受阻或在口腔内折返者即可作出诊断。X 线检查可完全确诊，经导管注入碘油 1ml，X 线摄片可显示食管上段的盲袋及位置，但碘油有一定危险，摄片后应立即吸出，以免流入气管内引起支气管栓塞和化学性肺炎，增加死亡率。

四、治疗方案

只有手术治疗才能根治此病。对循环和呼吸状态稳定的患儿，应尽快安排行开胸手术，非威胁生命的畸形和较易矫正的生理性紊乱的存在对急诊手术并非是绝对禁忌证。常规采用经右胸行气管食管瘘结扎及食管吻合术，如果食管两端距离太远（ⅢA 型），吻合困难或吻合口张力大容易引起吻合口瘘者，则先行瘘口结扎和食管上端及胃造口术，延期再行食管吻合。而对于伴有心功能衰竭的严重心脏病、败血症、透明膜病和由于吸入性肺炎所致的严重肺功能不全的患儿，应持续吸引闭锁的食管近端盲袋，在局部麻醉下行胃造口术，开胸手术应被推迟到病情稳定后进行。

五、术前评估和术前准备

术前应重点围绕呼吸及循环系统对麻醉进行评估。肺部并发症可直接影响患儿的疾病转归，其严重性可通过临床检查、胸部 X 线片及动脉血气来分析评估，肺炎和肺膨胀不全是这类患儿最常见的并发症，还常合并代谢性酸中毒，都需要治疗和处理。

同时合并的相关畸形也影响患儿的存活，尤其是合并先天性心脏病者，应了解其心脏病的类型、严重程度以及心功能状况，以评估是否能够耐受急诊的开胸手术。此外，还应该通过体格检查和胸、腹部摄片、超声检查及相应的生化检查来确定患儿是否

存在其他系统的异常，对其严重性及手术预后的影响进行评估。

据报道，30％～40％患食管闭锁及气管食管瘘的患儿是早产儿，由于早产可影响患儿的存活率，所以应重视妊娠年龄；对早产儿常见疾病如呼吸窘迫综合征、低血糖、低钙血症及高胆红素血症等，应进行常规评估和治疗。

食管闭锁及气管食管瘘患儿的术前准备最重要的是最大限度防治肺部并发症直到手术顺利进行。此病的死亡率与患儿肺部并发症的发生率及其严重程度密切相关。

术前准备相关措施：①一旦确诊应严格禁食以减少误吸，采取斜坡位，床头抬高 30°，减少胃液经食管气管瘘反流入气管和肺，在食管上段盲袋放置引流管避免鼻咽分泌物误吸入肺；②应用广谱抗生素防治肺部感染；③吸入湿化氧气，纠正低氧和代谢性酸中毒；④应用保暖保湿箱保持体温，预防硬肿症，温度保持 32～35℃，湿度保持 80％～90％；⑤纠正水电解质及酸碱失衡，注意营养支持，常规补充维生素 K 和维生素 C，预防自发性出血；⑥及时清理呼吸道分泌物。

应该注意肺炎的患儿要严格控制输液的速度和量，输液过快或过多对肺炎不利、增加心脏负担，可能引起肺水肿。出生后第 1 天，体重大于 2500g 者补液量为 40ml/(kg·d)，体重在 1500～2500g 者补液量为 60ml/(kg·d)；出生后第 2 天，体重大于 2500g 者补液量为 60ml/(kg·d)，体重在 1500～2500g 者补液量为 80ml/(kg·d)；出生后第 3 天，体重大于 2500g 者补液量为 100ml/(kg·d)，体重在 1500～2500g 者补液量为 120 ml/(kg·d)。

六、麻醉准备与麻醉诱导

麻醉诱导前必须做好如下准备：

麻醉机和监护仪：应准备机械无效腔小、阻力小、有压力控制模式的小儿专用麻醉机及适合新生儿配备的监护仪（包括 ECG、无创及有创血压、SpO_2、$P_{ET}CO_2$ 和吸入气体监测等）。

麻醉器具及相应物资：新生儿专用喉镜片（一号直镜片和弯镜片各一个）、2.5～3.5 号带套囊气管导管、细管芯、新生儿吸痰管（5/6 号）、局部麻醉药喷雾器或者喉麻管等。

保暖设备和措施：将室温控制在 27℃左右，辅用变温毯、电热吹风机或者电热毯等。

麻醉前用药：一般在术前肌内注射阿托品

0.02mg/kg 或者静脉注射 0.01mg/kg。如果患儿呼吸道分泌物黏稠或者合并高热，可不用阿托品。

麻醉诱导方法：首选清醒下气管插管，可最大限度地防止食管盲端以上及口腔内的分泌物被误吸入气管内；还可避免麻醉下正压通气时，气体经瘘管进入胃内，引起胃过度膨胀，严重影响呼吸和循环。可采用 0.5% 利多卡因行舌根、咽喉部、会厌和声门等各部位逐级多次喷雾，忌用暴力操作。但清醒插管时患儿有对抗，增加了插管难度，容易造成声门水肿和咽喉部损伤，所以现在更多研究者推荐慢诱导保留自主呼吸，加上局部麻醉喷雾进行气管插管。慢诱导的方法可采用静脉/吸入麻醉或者静吸复合麻醉。七氟醚在新生儿的血气分配系数较低（0.66），使麻醉深度易于调节，具有诱导迅速、呼吸道刺激小、吸收清除快、可控性好等优势；但可导致剂量依赖性呼吸抑制，同时降低潮气量和减慢呼吸频率，插管期间麻醉容易迅速减浅。因此宜用低浓度七氟醚吸入诱导（1%～2%），同时配合静脉麻醉药。为保留自主呼吸，静脉麻醉药溶液的浓度要稀释足够低，静脉推注速度应尽量缓慢，可依次推注咪达唑仑 0.05mg/kg、丙泊酚 1mg/kg 和芬太尼 1μg/kg，待患儿对疼痛刺激没有明显反应（轻托下颌或按压手指甲床），可试行在喉镜明视下对声门和声门下表面麻醉。如果在置入喉镜过程中，患儿仍有反应，立即退出喉镜，静脉再追加适量丙泊酚，然后再进行声门下表面麻醉。

为了使气管导管尖端的位置能尽量接近气管隆嵴、位于瘘管开口之下，插管时可将气管导管轻轻插入一侧主支气管内，持续听诊对比双肺呼吸音的同时缓慢后退气管导管，使其尖端到达隆突的位置，双肺呼吸音刚好对称，即固定气管导管。

七、术中麻醉管理

麻醉维持可采用静吸复合用药，持续吸入 2% 七氟醚、间断静脉推注芬太尼 1μg/kg，尽量保留自主呼吸至开胸。如果自主呼吸不足可行手控辅助通气，慎用正压通气，通气压力最好在 1.47kPa（15cmH$_2$O）以下，不要超过 1.96kPa（20cmH$_2$O），尽量避免或减少气体通过瘘管进入胃内。开胸后手术侧胸膜腔负压消失，保留自主呼吸可能出现纵隔摆动和反常呼吸，对呼吸和循环产生影响。但有研究者推荐保留自主呼吸至钳夹瘘管之后，再静脉推注肌肉松弛剂并追加芬太尼，然后予以控制通气。笔者认为如果保留自主呼吸至钳夹瘘管后，则应事

先跟手术医师沟通，尽量缩短开胸至钳夹瘘管的时间，在此期间要密切观察呼吸和循环是否稳定，如果出现氧饱和度下降，先行手控辅助通气，如果没有改善，必要时予以肌肉松弛剂打断自主呼吸。

术中密切监测呼吸和循环变化：术中发生缺氧常由于呼吸道分泌物阻塞或胃扩张引起膈肌上抬所致，要注意随时清理呼吸道，保持呼吸道畅通；另外手术操作对术侧肺的压迫，造成人为单肺通气、肺内分流、V/Q 比例失调，也可导致低氧血症发生。所以当氧饱和度下降时通过手控辅助通气增加肺通气量后如果低氧血症没有明显改善，应要求手术医师暂停手术，使非通气肺膨起，氧饱和度上升后再继续手术。若术中出现血压下降、心率减慢，可能是手术刺激心脏和大血管、麻醉过深、缺氧、二氧化碳蓄积或失血过多等引起。

术中补液：可静脉输入 5% 糖盐水或平衡液以维持生理需要量 [4ml/(kg·h)]；术中丢失量可以平衡液或盐水补充，应仔细观察术中失血情况，当失血量超过循环血容量的 10% 以上就应该考虑输血；如术前有脱水，也应根据情况进行一定的补充，如术前治疗合理，则术中没有必要再补充缺失液体。

八、术后常见并发症和注意事项

因术前伴有不同程度的肺炎及营养不良，因此术后呼吸管理及营养支持十分重要。

术后带管时间主要依赖于患儿的术前心肺功能情况，肺功能良好的患儿，可按正常情况拔管，自主呼吸可以降低切口缝线的张力；伴有气管软化、呼吸窘迫综合征、肺部炎症明显或早产的患儿，延迟拔管时间是有利的。

在未进食前给予静脉营养支持，注意维持水、电解质和酸碱平衡。术后 5 天口服泛影葡胺造影，无吻合口瘘就可进奶。

手术后早期发生的并发症包括：①吻合口瘘；②吻合口狭窄；③胃食管反流；④气管软化；⑤食管运动异常；⑥气管食管瘘再通或遗漏。

手术后后期的并发症包括：①食物在食管内残留；②胃食管反流；③条状食管；④反复支气管或肺部感染；⑤呼吸时伴喘息、哮鸣或呼吸困难。

常见死亡原因：①肺衰竭；②严重的心脏异常；③睡眠呼吸暂停（窒息）；④肾衰竭；⑤13-或18-三体综合征；⑥脓毒血症。

九、Key points

1. 早期诊断食管闭锁及气管食管瘘很重要，利

于控制肺部感染,提高手术存活率。

2.患儿多合并有其他畸形,且早产未成熟儿多见。

3.通过对全身情况进行整体评估来决定实行急诊或是延期食管吻合术。

4.围麻醉期尽量保留自主呼吸至瘘管钳夹后。

参 考 文 献

1. 佘亚雄,童尔昌.小儿外科学.第3版.北京:人民卫生出版社,1997:95-98.

2. 李正,王慧贞,吉士俊.实用小儿外科学.北京:人民卫生出版社,2001:491-500.

3. 张善通,陈张根,贾兵.小儿胸心外科学.上海:上海科学技术文献出版社,2007:99-101.

4. Peter Mattei,李龙.小儿外科指南.上海:第二军医大学出版社,2006:209-215.

5. David C. Sabiston,Jr 王德炳.克氏外科学.第2版.北京:人民卫生出版社,2000:1062-1063.

6. 孟庆云,柳顺锁.小儿麻醉学.北京:人民卫生出版社,1998:169-170.

7. 安刚.婴幼儿麻醉学.北京:人民卫生出版社,2002:779-780.

8. Ronald D Miller,曾因民,邓小明.米勒麻醉学(第6版).北京:北京大学医学出版社,2006:2400.

9. 金汉珍,黄德珉,官希吉.实用新生儿学.第2版.北京:人民卫生出版社,2002:87.

10. 李樱子,陈永卫.先天性食管闭锁并气管食管瘘病因的胚胎学探讨.中华小儿外科杂志,2005,26:382-385.

11. 陈超,魏克伦,姚裕家,等.早产儿管理指南.中华儿科杂志,2006,3:188-191.

12. 陈东平,李晓瑜,刘钧澄.先天性食管闭锁25例分析.中国当代儿科杂志,2000,2:30-32.

13. 胡劲,张泽伟.先天性食管闭锁外科治疗.浙江医科大学学报,1992,21:178-179.

14. 吕凯声,宋翠萍,王忠民,等.先天性食管闭锁及气管食管瘘16例临床分析.新乡医学院学报,2005,22:352-354.

15. 代月娥,左云霞.新生儿食管闭锁修补术麻醉中的呼吸管理.国际麻醉学与复苏杂志,2009,30:411-413.

16. 徐红珍,苏庸春,张红.先天性食管闭锁伴气管食管瘘围术期的呼吸管理.第三军医大学学报,2005,27:350-352.

17. 王华龙,陈红.先天性食管闭锁术后并发症的分析.中国妇幼保健,2007,22:4490.

（黄振华　谭　玲）

第七节　先天性膈疝手术麻醉

一、临床病例

【病例1】

患儿,女,6月,体重3.4kg。患儿因"完全性心内膜垫缺损修补术后4月,反复感冒、进食差3月"入院。体格检查:患儿发育营养差,精神萎靡;体温39℃,脉搏180次/分,呼吸50次/分,SpO₂93%,血压77/50mmHg;左胸膨隆,心尖搏动右移,左肺未闻及呼吸音,右肺呼吸音低,可闻及湿啰音,腹部较平坦。生化:K^+ 3.18mmol/L,Na^+137.8 mmol/L,Cl^-101.3mmol/L,白蛋白37.6g/L;血常规:血红蛋白106g/L,红细胞计数4.62×10¹²/L,白细胞计数19.95×10⁹/L,血小板计数401×10⁹/L;胸部X片显示:纵隔及气管明显右偏,左膈显示不清,左侧胸腔内密度一致性增高,并见肠管及胃泡影,左肺组织压迫性不张(图20-22)。

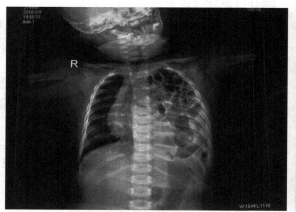
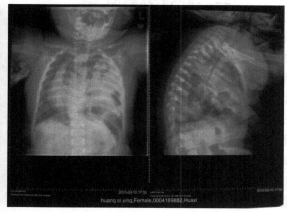

图20-22　患儿胸部X片

1)该患儿诊断为先天性膈疝的依据是什么？
2)请简述先天性膈疝形成的原因及分类？

【病例2】

患儿，男，20 天，体重 3.5kg，因"拒乳、气促 2 天，加重伴发绀半天"入院，查体：三凹征明显，左肺呼吸音弱，右肺呼吸音正常，呼吸 60 次/分，发绀；心率 126 次/分，律齐，左 2～3 肋闻及 2 级吹风样杂音；腹稍胀、软，肠鸣音无明显亢进；排咖啡色果冻样大便；四肢活动正常。胸部 X 片示：①左肺压缩 60%；②左侧膈疝，整个胃腔和部分小肠疝入左侧胸腔内。胸部 CT 示：①左侧膈疝，左肺膨胀不全；②右肺下叶炎症。心脏彩超示：卵圆孔未闭，心脏移位。面罩吸氧状态下血气分析结果为：PCO_2 7.60kPa（57mmHg），PO_2 20.88kPa（157mmHg），SpO_2 95%，BE 6.8mmol/L，SB 30.3mmol/L；HCO_3^- 33.7mmol/L，TCO_2 35.4mmol/L。血液生化检查：Na^+ 128mmol/L；Cl^- 93mmol/L；BUN 7.1mmol/L；Crea 32mmol/L；K^+ 3.40mmol/L；Ca^{2+} 1.08mmol/L；Glu 8.2mmol/L。血常规结果：Hb $137×10^{12}$/L；血细胞比容 39.6%；PLT $480×10^9$/L；WBC $7.1×10^{12}$/L。术前诊断：左侧膈疝；左侧液气胸；支气管肺炎；卵圆孔未闭。予以行胸穿抽气，缺氧无明显改善。拟急诊行"膈疝修补手术及肺复张术"。

1)先天性膈疝患儿的手术时机该如何把握？
2)对于该患儿在术前麻醉访视时应注意什么？
3)对该患儿麻醉前应做好哪些准备？

【病例3】

患儿，女，9 月，体重 11kg，因"反复发热、呼吸困难，伴呕吐 20^+ 天入院"，诊断为：左侧胸腹裂孔疝，拟急诊行"经腹左侧胸腹裂孔疝修补术"。产科情况：孕期无特殊，足月顺产。既往史无特殊，否认肝炎、结核等传染病史，否认手术史、药物过敏史。体格检查：呼吸频率稍快，可见轻度三凹征，左肺呼吸音消失，右肺散在湿啰音。胸部正侧位片：纵隔及气管明显右偏，左膈显示不清，左侧胸腔内见肠管及胃泡影。

患儿入手术室前已安置胃肠引流管和建立静脉通道。患儿入手术室后，背部和头部垫软垫，上半身抬高 30°。采用空气加温毯对患儿保温。连接心电图和 SpO_2（包括一个连接心电监护仪的腕带探头和 1 个便携式饱和度仪）。患儿吸空气时 SpO_2 87%，面罩给氧，氧气流量 3L/min 时 SpO_2 100%，心率 129 次/分，血压 12.8/4.13kPa（96/31mmHg）。负

压抽吸胃管，吸出 5～10ml 无色泡沫状黏液。麻醉诱导拟保留自主呼吸，辅以咽喉部喷洒利多卡因行气管插管。

予静脉注射咪达唑仑 0.5mg、芬太尼 $10μg$，吸入 3%七氟醚 5 分钟，再静脉推注异丙酚 7.5mg，拟置入喉镜片行咽喉部和气管内局部表面麻醉，发现患儿呼吸停止，立即改行气管插管。连接呼吸回路，轻柔挤压储气囊，感阻力很大，胸廓无活动，听诊右肺未闻及呼吸音，无 $EtCO_2$ 波形显示。此时患儿开始发绀，氧饱和度进行性降至 50%左右，立即拔出气管导管，面罩正压通气，但通气困难，静脉注射异丙酚 15mg，通气仍然未能改善，心率下降至 70～80 次/分，立即静脉注射肾上腺素 $10μg$。将患儿上半身抬起呈坐位，反复拍打后背，通气稍有改善，氧饱和度逐渐上升至 90%左右，心率上升至 140 次/分左右，患儿自主呼吸恢复。再次面罩吸入 1%七氟醚，观察呼吸无明显影响，此后静脉给予异丙酚 10mg、芬太尼 $5μg$，在保留自主呼吸情况下顺利插入 ID 4.0 号带套囊的气管导管。吸入 1.5%的七氟醚，呼吸 40～60 次/分，SpO_2 90%，$EtCO_2$ 10.9kPa（82mmHg）。外科医师迅速消毒、铺巾，打开腹腔，发现胃、小肠和脾均疝入胸腔，将疝入胸腔的脏器还纳。立即静注维库溴铵 1mg，芬太尼 $10μg$，吸入 3%七氟醚。改为机控呼吸，设定呼吸参数：气道压力 1.96kPa（$20cmH_2O$）、呼吸频率 30 次/分，吸呼比 1：1.5。氧饱和度升至 95%～100%，此后 $EtCO_2$ 缓慢下降至正常范围。手术过程顺利，手术时间 1 小时 30 分，术中出血不多，未输血，输注胶体液 50ml，晶体 100ml。术毕带管进入 ICU，行呼吸支持治疗，术后第 2 天拔管回病房。

1)为什么拟行保留自主呼吸插管？
2)第一次插管不成功，该患儿出现氧饱和度、心率下降的原因是什么？
3)膈疝患儿术中呼吸管理应注意什么？
4)该患儿术后能否在手术室内拔除气管导管，不入 ICU 病房？

【病例4】

患儿，女，2 月，体重 3kg，术前诊断为先天性膈疝。患儿营养差，呼吸急促，皮肤发绀，双肺呼吸音弱。入手术室后肌注氯胺酮 15mg，面罩吸氧，SpO_2 91%，呼吸 60 次/分，心率 190 次/分。开放静脉通道，静注咪达唑仑 0.3mg，芬太尼 $5μg$，异丙酚 6mg，咽喉气管表面麻醉后顺利插入 ID3.5 号气管导管。控制呼吸后心率急剧减慢，皮肤变苍白，监护仪上

SpO_2 波形消失，大动脉搏动消失。

该患儿发生了心搏骤停，该怎么处理？

二、先天性膈疝的定义、形成原因及分类

先天性膈疝（congenital diaphragmatic hernia，CDH）是膈肌先天发育不良，导致腹腔内部分脏器通过膈肌的薄弱孔隙或缺损处进入胸腔。据统计，活婴中 CDH 发病率为 1/4000，若将死产儿一并计算，则发病率为 1/2000，占所有新生儿先天畸形的 8%。尽管现代科学技术的进步使 CDH 诊治水平已取得很大进展，但目前 CDH 患儿的死亡率仍为 30%～60%。

CDH 的病因尚未清楚，普遍认为与在妊娠期胚胎第 8～10 周胸腹膜的形成或融合缺陷有关。在胚胎中期，膈肌、内脏、心脏、肺的发育在同一时期，通常在胚胎第 8～9 周，胸膜腔和腹膜腔已由膈肌分隔开了。先天性膈疝可能是由于中肠袢过早进入胸腔，而此时胸膜通道未关闭造成。此外，国外文献报道虽然多种染色体异常的检出率于 CDH 中可达 15%，但仅有 2% 的家族遗传率，最新有研究揭示 15q26 染色体与膈膜发育有关。

根据发生部位的不同，CDH 可分为：①胸腹裂孔疝，也称为后外侧疝，是最常见类型，占 90%～100%；②胸骨后疝，是第 2 好发部位，位于膈肌前部胸骨后方；③食管裂孔疝，是第 3 好发部位。我们临床常说的 CDH 是指前二者。

80%～90% 的胸腹裂孔疝发生于左侧，如病例 1、2、3，因右侧有肝脏的保护性阻挡作用，且胚胎发育时膈肌右侧比左侧闭合早。还有一部分发生在膈肌的右侧，极少部分患儿可出现膈肌的双侧缺损。胸腹裂孔疝的缺损大小可从仅一狭隙至 1/2 膈肌。疝入胸腔的脏器数量与缺损面积、胸腹压力差以及有无疝囊有关。最常见疝入脏器为小肠、盲肠、阑尾等空腔脏器，甚至胃和脾、肝的一部分亦可疝入胸腔，如上述病例 3 所示。约 20% 胸腹裂孔疝存在疝囊，在有疝囊的患儿，进入胸腔的腹腔脏器数量受限，因而胸腔脏器受压程度较轻。在无疝囊的患儿，大量肠管等腹腔脏器占据患侧胸腔，使肺受压迫，心脏和纵隔被推挤。膈疝疝环大者，一般不致嵌顿；疝环较小者，则可发生钳闭，使胸内肠管膨胀、扩大，加重肺和心脏受压，甚至发生胸内肠袢绞窄、坏死。胸腹裂孔疝的突出表现是呼吸困难和循环障碍，胃、肠症状次之。

胸骨后疝仅占先天性膈肌缺损的 4%～6%。

胸骨后疝可为单侧或双侧，90% 为右侧，7% 为双侧胸骨旁疝。胸骨后疝常有疝囊，疝内容物较少，多为横结肠或大网膜，有时也可有部分肝脏，一般无粘连。胸骨后疝所致患儿消化道症状较多见，但绝大部分无症状。患者常在成年后因其他原因行胸部 X 射线检查时被发现，还可合并其他畸形。胸骨后疝患儿的主要表现为反复发作的呼吸道感染、咳嗽及呕吐或上腹疼痛等消化道症状，胃、肠症状可为间歇性。

如果在胚胎发育过程中腹腔脏器即经膈肌缺损处进入胸腔，则肺受疝入器官的压迫而发育受限，肺血管、细支气管等显著细小，肺泡减少。患儿出生后哭闹、进食时吞咽的空气进入位于胸腔的胃肠道，加重了对肺的压迫。新生儿会在出生后几小时即发生呼吸困难、发绀，且进行性加重。越早出现缺氧、发绀和呼吸困难症状，患儿病情越严重，则预后越差。出生后 6 小时内出现缺氧、发绀和呼吸困难症状的先天性膈疝患儿，常被称为重症先天性膈疝，其肺发育不良较重，病死率为 60% 以上。

在胎儿期有少量脏器疝入或无脏器疝入的膈疝患儿肺发育不全较轻，出生时可无呼吸困难。出生后随时间推移，因为胸腹腔压力差的存在，疝入脏器逐渐增加，出现呼吸困难。突发呼吸困难的患儿往往存在诱因，如肺炎、腹腔压力骤然增高（剧烈咳嗽、呕吐等），使疝内容物突然增加而致心肺受压加重。该类患儿如能及时手术，还纳疝入胸腔的脏器解除压迫、修补膈肌，则预后较好。

参 考 文 献

1. 施诚仁. 小儿外科特色治疗技术. 北京：科学技术文献出版社，2004：370-389.
2. Doyle NM，Lally KP. The CDH study groupand advances in the clinical care of the patient with congenital diaphragmatic hernia. Semin Perinatol，2004，28（3）：174-184.
3. Braby J. Current and emerging treatment for congenital diaphragmatic hernia. Neonatal Netw，2001，20（2）：5-15.
4. Lally KP，Lally PA，Van Meurs KP，et al. Treatment evolution in high-risk congenital diaphragmatic hernia：Ten years' experience with diaphragmatic agenesis. Ann Surg，2006，244（4）：505-513.
5. Schnitzer JJ. Control and regulation of pulmonary hypoplasia associated with congenital diaphragmatic hernia. Semin Pediat r Surg，2004，13（1）：37-43.

三、先天性膈疝的临床表现

先天性膈疝的临床表现主要因疝的位置、大小、

疝内容物以及疝入胸内的脏器功能的不同而异。膈疝的临床表现主要和腹腔脏器疝入胸腔后压迫心、肺有关,引起不同程度的呼吸困难、缺氧、心动过速、纵隔移位等。以呼吸系统症状最为突出,严重者出生后数小时就出现呼吸急促,并有明显青紫,发作往往为阵发性,即在哭闹或吃奶、变动体位时加重。这是因为哭闹时呼吸更为有力,胸腔内产生更大负压,将更多腹腔脏器吸入胸腔,造成极度呼吸困难;吸奶后有更多的液体和空气进入位于胸腔的胃肠道,使呼吸窘迫,如不及时恰当地处理可发生死亡。消化系统症状中呕吐不多见,往往在肠管嵌顿时发生。有些患儿在出生时无明显呼吸困难,出生几个月甚至几年后,随着疝入脏器的增多,才出现临床表现并逐渐加重。膈疝的迟发(症状出现晚于生后 6 小时)临床表现包括反复肺部感染、呼吸困难、呕吐等。

患儿体征包括:呼吸急促、三凹征、患侧胸廓饱满、呼吸运动减弱,纵隔、气管移位;腹部平坦柔软,婴儿蛙腹消失;按疝入胸腔内的脏器不同,胸部叩诊可呈浊音或鼓音;患侧呼吸音减弱或消失,有时胸部可闻及肠鸣音。

参 考 文 献

1. 刘均澄,李桂生. 现代小儿外科治疗学. 广州:广东科技出版社,2003:133-137.
2. 刘贵麟. 小儿外科手术学. 第 2 版,北京:人民军医出版社,2005:18-28.

四、先天性膈疝的诊断

对 CDH 的正确诊断须建立在对其病理生理的认识以及对病史、症状、体征和临床检查的综合分析上。胚胎形成过程中的肺发育不全及由此形成的肺动脉高压是重症先天性膈疝的病理生理特点。出生后 24 小时内出现症状的患儿多合并较重的先天性肺发育不全。绝大多数以"生后气促、发绀数小时"为主诉急诊入院,对以此为主诉的新生儿应考虑到有先天性膈疝的可能。生后 1 岁内出现症状的患儿肺功能基本可维持生存,但由于有不同程度的肺发育不全和腹腔脏器疝入胸腔造成的肺膨胀不全,易有反复肺部感染,多以"反复咳嗽、发热数月"为主诉入院,急诊入院者常诉"突发呼吸困难"或"呼吸困难加重"。常见体征为呼吸急促、三凹征、发绀、舟状腹,胸部检查可见患侧胸部饱满、中下肺可闻及肠鸣音、呼吸音减弱等。胸部 X 线可见:纵隔移位、胸腔内有不规则充气的肠袢影或胃泡影、患侧肋膈角消失、膈面不清。有报道膈疝被误诊为肺炎、液气胸、

肺大疱、先天性肺或支气管囊肿、囊性畸胎瘤、神经源性肿瘤、肠梗阻,也可能出现漏诊,如合并先天性心脏病、气道食管瘘。在难以确诊时,考虑插入鼻胃管,一可减压缓解症状,二可经鼻胃管注入碘油或碘水等对比剂,在正侧位照片上见到含对比剂的胃肠道疝入胸腔这种典型的膈疝 X 线征象,即可确诊膈疝;若无显影也不能完全排除膈疝,因为当发生疝嵌顿时,造影剂不能通过疝环口流进疝入的空腔脏器内。胸部 CT 检查具有明显优点,它能显示疝入的网膜及胃肠道,如为胃肠道可见肠曲内气体或液体,如疝入物为肝、脾、肾等实质脏器,增强扫描很容易确定其性质。

病例 1 中患儿反复感冒、进食差,伴呼吸困难,呼吸 60 次/分,SpO_2 90%,查体发现:左胸膨隆,心尖搏动右移;左肺未闻及呼吸音,右肺呼吸音低,可闻及湿啰音;腹部较平坦。胸部 X 片:纵隔及气管明显右偏,左膈显示不清,左侧胸腔内密度一致性增高,并见肠管及胃泡影,左肺组织压迫性不张。大部分患者如病例 1 根据其病史、症状、体征和胸部 X片结果基本可诊断膈疝。

先天性膈疝也可以在产前得到诊断,产前诊断一般采用无损伤性的超声波检查,先天性膈疝最早在妊娠早期(15 周)即可检测到。当超声发现胎儿胸腔内有肿物且表现为肝、肠或胃时即可诊断为先天性膈疝,同时可发现心脏移位和腹腔内容物减少,还可进一步了解其他器官是否有畸形。

参 考 文 献

1. 刘均澄,李桂生. 现代小儿外科治疗学. 广州:广东科技出版社,2003:133-137.
2. 刘贵麟. 小儿外科手术学. 第 2 版. 北京:人民军医出版社,2005:18-28.
3. 刘文英. 先天性膈疝的诊治. 中华妇幼临床医学,2009,5(1):6-8.
4. 施诚仁. 小儿外科特色治疗技术. 北京:科学技术文献出版社,2004:370-389.

五、先天性膈疝的治疗及预后

新生儿先天性膈疝是新生儿时期危重症之一,早期手术是其唯一的治疗方法。手术治疗是将疝入胸腔的腹腔脏器复位,并修复膈肌裂孔。影响新生儿先天性膈疝预后的关键问题是肺发育程度和通气功能,围术期的适当处理是提高患儿生存率和生存质量的重要保证。过去对于这一类患儿常做急诊处理,一旦确诊,则及早手术,减少疝内容物对肺的压

迫,以改善呼吸。但近年的研究发现:新生儿先天性膈疝往往合并肺发育不良,手术修补并不能挽救同时存在的肺发育不良;肺发育不良的程度越重,症状出现越早,病死率亦越高,急诊手术并不能提高其存活率,且部分重症患儿在紧急手术后,病情反而很快恶化。因此目前认为:在呼吸循环功能改善之前,行急诊手术,可进一步降低患儿发育不良肺的顺应性,加重对肺功能的损害,使气体交换功能进一步降低。而适当延迟手术时机,积极改善患儿呼吸循环功能后再择期手术,既可增加患儿手术耐受力,也可提高CDH患儿,尤其是重症CDH患儿的存活率。因此,对患先天性膈疝的新生儿合并有严重呼吸障碍者,首先需充分的复苏。复苏处理方法包括支气管插管、神经肌肉阻滞及正压通气,但为防止将气体吹入胃或小肠内,应避免使用面罩通气。

肺发育不良的新生儿,常规呼吸机治疗不能满足机体的氧供,必须借助体外膜肺(extracorporeal menmbrane oxygenation,ECMO)才能生存。体外膜肺在某些特殊的医疗中心使用,以维持那些通过常规呼吸机不能维持氧合状态和通气的婴儿。其实质是提供了部分心脏-肺旁路而使肺得到休息,在此期间新生儿发育不全的肺进一步成熟。ECMO必须使用至婴儿肺部疾患改善并能使其生存下去为止。

为改善患儿的呼吸循环功能,术前采取的主要措施有:监测生命体征,鼻导管吸氧,面罩吸氧时应用手轻压腹部以免过多气体进入消化道而进一步加重症状,并可用呼吸机辅助呼吸,以保持呼吸通畅及血氧饱和度稳定,一般要求血氧饱和度达到95%以上,必要时加用多巴胺、多巴酚丁胺等改善循环,还应监测机体内环境的变化,若水、电解质紊乱、酸碱平衡失调,则应积极补充电解质和液体,一般将尿量作为液体复苏是否充分的指标。

对非重症CDH患儿,由于其合并肺发育不良症状较轻,通常发病年龄也较大,急诊或非急诊手术对疗效影响不大。胸骨后疝具有嵌顿或绞窄危险,故发现后应及时手术治疗。对胸腹裂孔疝的患儿,如果呼吸困难较轻可安排择期手术;如果呼吸困难较重,出现呼吸衰竭,则应急诊手术。病例2中患儿呼吸困难急性加重,三四征明显,发绀,血气分析显示Ⅰ型呼吸衰竭,胸片显示纵隔和心脏严重右移,排咖啡色果冻样大便怀疑肠绞窄,因此拟行急诊手术。术前经多种手段处理使患儿病情稳定数小时(4~16小时),纠正缺氧低灌注状态更利于手术成功,提高

成活率。

胸腹裂孔疝可选择经腹或经胸手术。左侧胸腹裂孔疝可经腹手术,其优点为:①不需要特殊体位、可快速开始手术、进入胸腔内的腹腔脏器容易复位,病例3中的患儿即采用经腹路径,从开腹到将疝入脏器回纳仅用时4分钟;②手术创伤小、对呼吸的影响小;③同时便于处理消化道畸形。右侧胸腹裂孔疝如果采用腹部入路较难暴露,胸部切口手术野显露较好,便于分离粘连和回纳腹内脏器,膈肌的修复也较方便,对于合并气胸者还可以修补裂孔行肺复张术,如病例2。胸骨旁裂孔疝一般采用高位腹部正中切口做疝修补术。腹腔镜或胸腔镜技术的应用,使外科手术向微创化发展,有利于减少创伤、术后恢复,但部分重症CDH患儿因肺发育不良严重,呼吸障碍明显,不能使用,急诊患儿需要尽快使疝内容物复位解除压迫,需要视具体情况而定。缩短修补CDH的手术时间,可以减少手术对CDH患儿的打击。

先天性膈疝患儿的预后取决于2个主要因素:一是肺发育不全的程度;二是有无合并其他畸形。其病死率高的主要原因在于患儿常合并不同程度的肺发育不良。先天性膈疝患儿的肺发育不良,包括肺泡、支气管数量减少和肺血管异常。肺发育不良的程度与腹腔脏器进入胸腔的时间有关,疝入的时间越早,肺发育不良的程度越重。严重的肺发育不良预示着高的病死率;而肺发育不良不明显时,其预后往往很好。先天性膈疝的患儿还会出现左心室发育不良,这将导致左心功能不全。有的患儿合并心血管畸形,如:房间隔缺损、室间隔缺损、主动脉缩窄和法洛四联症,心血管畸形占所有畸形的13%～23%,如病例1中的患儿即合并有完全性心内膜垫缺损;此外还可能合并其他畸形,如:中枢神经系统占28%,如脊柱裂、脑积水;胃肠系统占20%,如:内脏转位、食管闭锁、肠闭锁等;泌尿系统及其他中线结构异常。膈疝患儿合并畸形发生率>10%,麻醉医师在评估患儿病情时应注意查看有无合并影响麻醉的畸形。

参考文献

1. 刘均澄,李桂生. 现代小儿外科治疗学. 广州:广东科技出版社,2003;133-137.
2. Kattan J,Godoy L,Zavala A,et al. Improvement of survival in infants with congenital diaphragmatic hernia in recent years;effect of ECMO availability and associated factors Pediatr Surg Int,2010,26(7);671-676.

3. Lally KP, Lally PA, Van Meurs KP, et al. Treatment evolution in high-risk congenital diaphragmatic hernia: Ten years' experience with diaphragmatic agenesis. Ann Surg, 2006, 244 (4):505-513.

4. Downard CD, Jaksic T, Garza JJ, et al. Analysis of an improved survival rate for congenital diaphragmatic hernia. J Pediatr Surg, 2003, 38(5):729-732.

5. Moyer V, Moya F, Tibboel R, et al. Late versus early surgical correction for congenital diaphragmatic hernia in newborn infants. Cochrane Database Syst Rev, 2002, (3): 1695.

6. 施诚仁. 小儿外科特色治疗技术. 北京:科学技术文献出版社, 2004:370-389。

7. Gomes Ferreira C, Reinberg O, Becmeur F, Neonatal minimally invasive surgery for congenital diaphragmatic hernias: a multicenter study using thoracoscopy or laparoscopy. Surg Endosc, 2009, 23(7):1650-1659.

六、先天性膈疝的术前访视及麻醉前准备

先天性膈疝多见于新生儿和婴儿,其手术的麻醉同时具有儿科手术和胸外科手术麻醉的特点,更重要的是其疾病本身的特点给麻醉带来了种种困难。因此,它不仅仅是小儿外科也是麻醉专业的一大难题。

膈疝时大量腹腔内容物进入胸腔,不仅患侧肺脏受压,对侧同样受压。这严重影响呼吸功能,使潮气量降低,即使呼吸频率加快亦不能有效代偿,致使PaO_2降低,$PaCO_2$升高,出现酸中毒。纵隔向健侧移位,心脏和大血管受压扭曲,导致回心血量减少、心排出量下降,血压下降,心率加快,有时发生急性心衰。呼吸和循环改变亦引起肺血管痉挛,肺血管阻力增加,可出现经动脉导管、卵圆孔和肺内血管的右至左分流,进一步加大体循环的低氧血症和酸中毒,造成恶性循环。消化器官疝入胸腔,引起消化系统梗阻,导致水电解质紊乱。呕吐虽少见,但消化系统梗阻可导致胃内容物进入肺脏,造成误吸。

因为先天性膈疝具有上述病理生理特点,所以麻醉医师在围麻醉期应加倍细心,加强管理,主要注意以下几个方面:

(一)先天性膈疝术前访视注意要点

因为先天性膈疝患儿很多是新生儿,因此我们首先应该了解患儿是否足月,是否顺产,出生时的Apgar评分,患儿的年龄和体重,发育是否良好。其次了解患儿症状出现的早晚及性质。了解呼吸困难的程度,呼吸困难加重和缓解的因素。观察患儿呼吸状态,呼吸频率,是否有三凹征。仔细听诊患儿双肺呼吸音,患侧是否有呼吸音,健侧呼吸音是否清晰,是否存在干湿啰音。消化系统方面,应了解患儿有无腹胀、进食呕吐和便血。仔细听诊患儿心音,了解是否存在某些先天性心脏疾病。查看患儿胸片,了解健侧受压情况及是否存在肺部感染。查看实验室检查,了解患儿是否存在贫血、电解质紊乱。查看患儿血气分析结果,了解患儿通气困难的严重程度。了解患儿有无合并其他畸形。如病例2的患儿,除了有先天性膈疝外,还合并有左侧肺不张、右肺下叶炎症、卵圆孔未闭,同时伴发了呼吸性酸中毒+代谢性碱中毒,低钾、低钠和低氯血症。患儿病情危重,需向患儿家属充分说明患儿病情和麻醉风险,获得家长理解和签署麻醉同意书。

(二)先天性膈疝的麻醉前准备

首先应经鼻腔插入胃管连接负压引流,可排出胃内积气及其他内容物,降低胃肠腔内压力,以便减轻其对肺、心脏、大血管的压迫。对病例2中的患儿,还应在术前积极纠正缺水和电解质紊乱。该患儿存在呼酸合并代碱,只有改善患儿的通气功能,去除原因才能得到纠正。如果患儿存在代谢性酸中毒,在通气得到改善前给予碳酸氢钠纠正酸中毒,则产生的CO_2排不出来,会加重呼吸性酸中毒。如果患儿存在严重的呼吸困难和酸碱紊乱,建议行气管插管,机控呼吸,改善呼吸状态。如果患儿合并较严重的贫血,也应在术前予以纠正。循环不稳定时可给予血管活性药物。

麻醉前应准备好监护仪,调整至新生儿模式,设定新生儿心率、血压报警限。选择适合新生儿的血压袖带、将电极片修剪成合适大小(电极片过大影响麻醉过程中患儿肺部听诊)、腕带式脉搏氧饱和度及便携式脉搏氧饱和度各一个(两者同时连接使用,防止SpO_2受到干扰或监测不准确,从而误导麻醉医师)、呼气末二氧化碳监测和温度探头。检查呼吸机,设定为压力通气模式,设置合适的参数。准备适合新生儿的面罩和简易呼吸器。准备好新生儿的气管插管用具:新生儿直喉镜片,合适的气管导管、管芯及吸痰管。患儿入室前将手术室温度上调至25~26℃,并将水温毯或空气加温毯预热。将麻醉药物和抢救药物适当稀释备用。如有条件可准备小儿专用输液泵。还应准备术后转运患儿需要的氧气瓶和暖箱。

参 考 文 献

1. Chen ZX, Liu WY, Xiong ZX, et al. Perioperative manage-

ment of congenital diaphragmatic hernia. Chin J Pediat r Surg,2005,26(9):457-460.

2. G. Edward Morgan, Maged S. Mikhall, Michael J. Murray. 岳云译.摩根临床麻醉学.第4版.北京:人民卫生出版社,2007:786.

3. 余萍.小儿先天性膈疝的麻醉处理.现代实用医学,2004,16(12):731.

七、先天性膈疝的麻醉管理要点

(一)麻醉诱导

入室后应防止患儿因哭闹加重缺氧。已有静脉通道者可给予咪达唑仑0.01mg/kg镇静及0.01~0.02mg/kg阿托品。给予面罩不加压吸氧,连接监护。面罩吸氧时应用手轻压腹部以免过多气体进入消化道而进一步加重症状。患儿背部和头部垫薄枕抬高上半身呈半卧位,可防止腹腔脏器进一步进入胸腔。充分抽吸胃肠减压管,以尽量排除胃肠道内的气体和液体。

先天性膈疝修补术均采用气管插管全身麻醉,也有报道采用插管全麻+硬膜外麻醉。有人主张行快速顺序诱导,控制呼吸时采用高频率低潮气量的方式,但是小儿特别是新生儿氧储备相当有限,多不能耐受这种诱导方式。病例3中麻醉诱导气管插管时保留自主呼吸,待疝内容物还纳后再应用肌松剂进行正压通气,这是为大多数麻醉医师所赞同的。

我们认为:自主呼吸和肌张力正常时膈肌收缩,使疝环始终处于收缩状态,避免了更多的脏器疝入胸腔;麻醉诱导给予肌松药后,膈肌肌肉松弛,疝环扩大,疝入的内容物增多,心、肺、大血管受压加重;这类小儿由于大部分胃肠道在胸腔内,插管前行控制呼吸难免会造成胃肠的进一步充气,一方面增加反流误吸的风险,同时胃肠充气又会进一步压迫肺,导致缺氧或者加重缺氧;插管后正压通气会使原来萎缩的肺脏膨胀,加重对心脏和大血管的压迫,严重时甚至导致心搏骤停;新生儿呼吸肌发育不全,气管插管后呼吸道阻力增加,呼吸肌负担加重,若自主呼吸时间过长,容易引起呼吸肌疲劳,严重可致呼吸衰竭。保留自主呼吸至疝内容物还纳,立即给予肌松剂并采取控制呼吸,较好地解决了上述问题,也有利于手术修补。

吸入七氟醚是一种很好的保留自主呼吸的诱导方法。应该注意CDH患儿的吸入麻醉诱导与其他患儿不同,吸入七氟烷应从低浓度开始,一般从1.5%开始逐渐增加至3%,密切关注患儿呼吸,防止呼吸抑制。如果诱导过程中患儿出现呼吸抑制、

SpO_2下降,则应立即停止吸入或降低吸入浓度,必要时应高频率低潮气量辅助通气。吸入维持时间应足够长(10分钟左右),以防止插管时麻醉深度不足。气管插管时应达到一定的麻醉深度,否则患儿出现喉痉挛、支气管痉挛,会导致出现危及生命的情况。因此在吸入麻醉的基础上可以给予少量的芬太尼和异丙酚。静脉用药应稀释,分次小量给予。

在病例3中,吸入七氟醚后,给予咪达唑仑、芬太尼、异丙酚,准备行咽喉部和气管内局部表面麻醉时发现呼吸停止,立即改行气管插管。患儿迅速发绀,不能通气,发生时间在30秒之内。当时在完全不能确认气管导管没有误入食管的情况下,立即拔出气管导管应该是正确的选择。拔出导管后仍不能通气,目前推测可能是喉痉挛,发生原因可能是麻醉偏浅,立即给予异丙酚也是出于这样的考虑。为何本例患儿用异丙酚解除喉痉挛没有解决通气困难的问题,可能在前期的面罩加压通气过程中已有较多的气体进入消化道,而因大部分消化道在胸腔内,故肺压缩可能较为严重。这就是为何要将患儿坐立并拍打背部,目的是让部分的胸腔脏器回到腹腔。本病例显示这一方法有一定的效果。随后尽管气管插管成功,但通气仍然困难,与消化道胀气有很大关系。当时立即让外科医师开始手术,回纳胸腔内的腹腔脏器使病情立即缓解。目前回顾事件经过时,有一种办法也许应该试一试,就是立即经胃管抽气。也许这类患儿在诱导过程中就应该将胃管与吸引器连接,行持续胃肠减压。而患儿心率下降的原因,一是因为缺氧,二是因为胃肠胀气加重了对心脏的直接压迫。综上,麻醉深度应恰到好处,麻醉过深难以保持良好的自主呼吸,麻醉过浅插管容易出现喉痉挛。气管插管应由熟练的麻醉医师来实施,达到减轻插管刺激、缩短插管时间、一次插管成功的目的。

对这类患儿,确认气管导管是否在气管内的最佳方法是呼气末二氧化碳。

(二)麻醉中的呼吸管理

先天性膈疝患儿在气管插管成功后,自主呼吸最好保留至胸腔内的疝入脏器还纳入腹腔,再给予肌松剂行控制呼吸。如果患儿插管后没有了自主呼吸,可以给予高频低潮气量通气,迅速手术还纳脏器。由于巨大的胸腔占位和肺发育不良使胸肺顺应性下降,如增加通气压力,将进一步增加肺循环阻力,减少回心血量,使通气/血流比例失调更加严重,并且有气压伤的风险;因此,通气模式最好选择压力控制模式。呼吸频率适当调高可在30~60次/分、

吸气峰压维持在 1.96～2.45kPa(20～25cmH₂O)，并根据 SpO₂、呼吸末二氧化碳和血压、心率等参数合理调整呼吸频率和气道压力，以维持最佳通气和氧合。膈疝患儿在插管后早期往往 EtCO₂ 数值较高，机控呼吸后调整呼吸参数使其缓慢下降，并维持在正常高限即可。

由于婴幼儿气道狭窄、黏膜血管丰富、腺体分泌旺盛，先天性膈疝患儿还多合并肺部感染，加之气管插管影响纤毛运动，极易造成痰液堵塞引起肺不张、气管导管堵塞。在气管插管呼吸机控制呼吸期间，应密切观察气道压力或潮气量的变化、呼吸末二氧化碳和血氧饱和度的变化，常规每半小时听诊双肺呼吸音 1 次，以及时了解到双肺呼吸音的强、弱、性质，是否对称，是否有痰，如果有痰应立即负压吸引清除，防止痰液堵塞。新生儿氧储备低，吸痰应迅速，时间不超过 10 秒，动作轻柔，吸引负压不超过 20.0kPa(150mmHg)，以免引起气道黏膜出血或缺氧窒息。

先天性膈疝患儿围麻醉期容易发生氧饱和度下降，原因有很多。膈疝患儿由于一侧胸腔被疝内容物占据，对侧肺被挤压，导致肺容量下降；纵隔和心脏移位，导致回心血量减少，肺血流下降，这些都会引起氧饱和度降低。患儿烦躁不安、哭闹时呼吸更为用力，胸腔内产生更大负压，将更多腹腔脏器吸入胸腔，造成呼吸困难加重、低氧发作。体位不当也可使疝入胸腔脏器增加。该类患儿氧储备很低且对麻醉药物高度敏感，病例 3 中患儿吸入 3% 的七氟烷即出现呼吸抑制，氧饱和度迅速降低。病例 3 中第一次气管插管误入食管，手控通气致疝内容物膨胀，加重对肺、心脏、胸腔大血管的压迫，导致氧饱和度迅速降低。对于有疝环的膈疝患儿特别是存在嵌顿时，气管导管位于气管内时手控通气也可能导致氧饱和度下降，因为健侧肺膨胀加重了对心脏、胸腔大血管的压迫。例 4 患儿发生心搏骤停的原因可能就是如此。患儿状态突然不好时还要想到气胸发生的可能性，特别是要想到对侧气胸的发生，尤其是在控制呼吸时。

疝内容物复位前，若发生心搏骤停，如病例 4 所示，一定不可采取胸外按压，胸外按压加重对心脏压迫，不易复苏成功。除了使用药物复苏外，最有效的抢救措施是立即开胸将疝内容物复位或拉出胸腔，同时进行正压通气和胸内心脏按压。因此，CHD 患儿的麻醉应该待外科医师入室后才开始。

（三）麻醉中的体温管理

小儿的体温调节中枢发育不完善，容易随环境温度而变化，加之胸腹腔手术热量丧失过多，先天性膈疝患儿在围术期容易出现低温。低体温可导致麻醉苏醒延迟、心肌缺血、代谢性酸中毒、凝血障碍和伤口感染等，严重者将导致死亡。特别是在新生儿，低温可导致新生儿硬肿症；低温增加肺动脉阻力，有恢复胎儿型循环而导致低氧血症的危险；低温增加氧耗，最后还增加葡萄糖的消耗，可诱发新生儿低血糖症，加重患儿酸中毒。

低体重儿、早产儿和新生儿术前和术后应置于暖箱或辐射床保温。所有患儿术中均应采取保温措施，包括调高室温、输液加温、使用空气加温毯或变温水毯等。手术全过程持续行肛温或鼻咽温监测，防止患儿体温过低或过高。

（四）麻醉中的液体管理

膈疝患儿常合并发热、呕吐和呼吸急促等临床情况，可有不同程度的脱水。膈疝诊断一旦明确多予以禁食禁饮并安置胃肠引流，合并有肠梗阻的患儿可能存在进行性的血容量丢失和第三间隙的液体转移。麻醉医师应对患儿的循环容量进行正确评估。首先应该了解患儿术前的补液量和尿量，对婴幼儿可通过观察黏膜、眼球张力和前囟饱满程度对失水进行粗略评估，体重减轻也是判断脱水的良好指标。婴幼儿心血管代偿能力差，对容量过多的耐受性差，容易出现心衰。特别是新生儿，两侧心室厚度相近，液体负荷过重易出现全心衰。液体丢失过多，易导致出现低血容量、低血压，严重者可使肺血流减少，引起低氧血症和酸中毒，致使动脉导管开放并可能恢复胎儿循环。婴幼儿肾脏对水、电解质的调节能力也差。因此围术期液体应严格计算和调控。

围术期液体治疗的目的在于提供基础代谢的需要（生理需要量），补充术前禁食和手术野的损失量，维持电解质、血容量、器官灌注和组织氧合正常。手术期间维持性输液根据患儿体重按小时计算（表 20-4）。补充手术创伤引起的液体丢失，一般小手术 2ml/(kg·h)，中等手术 4ml/(kg·h)，大手术 6ml/(kg·h)，膈疝患儿的术中创伤丢失在 4～6ml/(kg·h)。小儿手术过程中不建议常规输注葡萄糖液，但对于低体重儿、新生儿和长时间手术的膈疝患儿应采用含糖液(2.5%葡萄糖)维持，并应监测血糖。输液时建议使用微泵或带有计量器的输液器，控制输液速度和输液总量，应注意计算液体总量时应包括稀释药物用的液体。

表 20-4 小儿维持液需要量

体重(kg)	每小时液体需要量
0～10	4ml/kg
10～20	40ml＋2ml/kg*
>20	60ml＋1ml/kg**

*（体重－10）部分，每 kg 增加量；**（体重－20）部分，每千克增加量

参 考 文 献

1. 孟庆云，柳顺锁. 小儿麻醉学. 北京：人民卫生出版社，1997；168-169.

2. 岳云，吴新民，罗爱伦. 摩根临床麻醉学. 第 4 版. 北京：人民卫生出版社，2007；772，782-783，786

3. 陈煜，吴新民，连庆泉，等. 小儿围术期液体和输血管理指南. 2009.

八、先天性膈疝的麻醉后处理原则

肺发育不良和术后并发症是先天性膈疝患儿术后死亡的主要原因。术后对呼吸和循环的支持、防止术后并发症是患儿恢复的基础。重症或急诊膈疝患儿如上述病例术后均送重症监护室，行呼吸循环支持、保暖、维持水电解质平衡、营养支持及抗感染治疗。

新生儿先天性膈疝多合并肺发育不良，导致患儿出现持续性肺高压和持续性胎儿循环（persistent fetal circulation，PFC），不少患儿在进行膈疝修补术后，仍受肺血管高压困扰；由于长时间肺萎缩，肺膨胀后可发生复张性肺水肿；为避免发育不良的肺发生气胸和肺损伤，一般不主张在术毕过度膨肺，患儿可能存在部分肺泡不张；婴幼儿以腹式呼吸为主，疝内容物复位会使腹腔压力大大增加，影响患儿呼吸；大多数患儿还存在不同程度的肺部感染。综上，术后机械辅助通气有利于肺复张、提高氧张力，有利于患儿顺利度过危险期。伴有肺高压者，可使用镇静、肌松药，防止患儿躁动致氧耗增加。我们认为重症膈疝患儿还应延长机械辅助通气时间，可能需要数天，直至呼吸、循环稳定，血气分析满意后，才可拔管。

先天性膈疝患儿因为脱水、纵隔移位、贫血和左心发育不良导致心功能不良，术后应严密监测血压、末梢循环的变化和尿量。必要时以多巴胺 5～10μg/(kg·min)强心，辅助利尿，减轻心脏前负荷，改善心肺功能。维持循环的相对稳定，注意液体的出入量、内环境的平衡。此外还应适当补充葡萄糖、氨基酸和脂肪乳等能量和营养物质。合理使用抗生素控制感染也有利于患儿预后。

参 考 文 献

1. Koumbourlis AC, Wung JT, Stolar CJ. Lung function in infants after repair of congenital diaphragmatic hernia. 2006,41(10):1716-1721.

2. 王艳玲. 新生儿先天性膈疝的术后护理. 全科护理，2009，15,1333-1334.

3. David J, wilkision, Paul D Losty. Management of congenital diaphragmatic hernia. Paediatrics and Child Health. 2009, 19(12):555-558.

九、Key Points

1. 以活婴来统计，先天性膈疝的发病率为 1/4000，90%～100% 为胸腹裂孔疝，其死亡率仍高达 30%～60%。

2. 在先天性膈疝的新生儿，合并其他先天畸形的发生率>10%。

3. 其临床表现主要以呼吸系统和心血管系统症状为主。

4. 先天性膈疝的诊断主要依据其临床表现、体格检查和 X 线片，造影和 CT 检查可进一步确诊。

5. 治疗原则以手术治疗为主，选择好手术时机，麻醉前尽量将患儿的各种生理紊乱予以纠正。

6. 多数麻醉医师赞同保留自主呼吸诱导插管，并且自主呼吸应保留至疝内容物还纳。

7. 注意麻醉中的呼吸管理。

8. 注意麻醉过程中的体温和液体管理。

9. 重视术后重症监护室的呼吸和循环支持治疗。

（方利群 王儒蓉）

第八节 小儿腹腔镜手术麻醉

一、临 床 病 例

【病例 1】

患儿，男，3 天，体重 2.5kg。诊断先天性幽门梗阻，拟全身麻醉下腹腔镜辅助幽门环肌切开术。术前生命体征平稳，电解质在正常范围。麻醉诱导：给予氯胺酮 1～2mg/kg、异丙酚 1～2mg/kg、维库溴铵 0.05～0.1mg/kg 诱导插管后采用压力控制模式机械通气，限压 1.27～2.16kPa（13～22cmH₂O），吸呼比 1∶1，呼吸频率为 20～30 次/分，术中保持 CO_2 气腹

压力 13.3kPa（10mmHg）。CO_2 气腹 20 分钟后观察 $P_{ET}CO_2$ 持续升高，调节呼吸频率，逐渐增加限压，$P_{ET}CO_2$ 仍大于 5.99kPa（45mmHg），SpO_2 逐渐下降，听诊双肺呼吸音对称，立即通知外科医师停止气腹，以上指标逐渐恢复后再次开始气腹继续手术，平稳结束。

1）气腹中出现了什么问题？

2）如何处理？

3）其病理生理学依据是什么？

【病例 2】

患儿，男，2 天，体重 2.5kg。诊断先天性幽门梗阻，拟全身麻醉腹腔镜辅助幽门环肌切开术。术前生命体征平稳，电解质在正常范围。麻醉诱导平稳，术中采用定压模式机械通气，限压 13 ～ 22cmH_2O（1cmH_2O＝0.098kPa），吸呼比 1：1，呼吸频率为 20～30 次/分，CO_2 气腹压力为 0.93kPa（7mmHg），气腹后 5 分钟观察 $P_{ET}CO_2$ 持续升高，调节呼吸频率，逐渐增加限压，$P_{ET}CO_2$ 仍大于 6.00kPa（45mmHg），SpO_2 逐渐下降，听诊双肺，未闻及左肺呼吸音，导管拔出少许，听诊双肺呼吸音对称，观察 $P_{ET}CO_2$ 逐渐趋于平稳，气腹时间共 25 分钟，手术平稳。

1）气腹时出现了什么问题？

2）术中处理是否正确？

【病例 3】

患儿，女，1 岁，体重 8.5kg。诊断先天性巨结肠，拟全身麻醉复合骶管阻滞下腹腔镜辅助先天性巨结肠根治术。麻醉诱导平稳，术中采用定压模式机械通气，CO_2 气腹压力设定为 1.33kPa（10mmHg），当气腹充入时，出现心动过速，低血压，听诊可闻及心脏 millwheel 杂音，随之 $P_{ET}CO_2$ 下降，SpO_2 下降。立即停止充气和气腹排气。头低位左侧斜坡卧位，100% O_2 通气，5 分钟各项生命指标正常。

1）气腹充入时出现了什么问题？

2）术中处理是否正确？

3）如果术中处理方法无效，还应继续哪些处理措施？

二、小儿腹腔镜手术麻醉背景

随着光学技术的发展，电视摄像内镜技术在医学领域应用越来越广泛。自 1987 年法国外科医师 Phillipe Mouret 报道首例腹腔镜胆囊切除术（Laparoscopic cholecystectomy，LPC）以来，由于手术创伤小、安全、简单、术后恢复期短、住院时间短、术后疼痛时间减少等优点，已在临床广泛开展，现称为"Keyhole Surgery"的内镜外科。我国于 1991 年开始应用腹腔镜行胆囊切除术，近二十年来腔镜外科取得了突飞猛进的发展。随着腹腔镜技术在妇产科和成人普通外科的成功开展，20 世纪 70 年代，美国《小儿外科杂志》（Journal of Pediatric Surgery）主编 Steven Gans 应用腹腔镜诊断胆道闭锁和性腺发育异常，标志着小儿腹腔镜外科开始起步。在很多小儿外科医师的共同探索下，腹腔镜用于小儿外科很快显示出巨大潜力，经腹腔镜能够安全地完成大多数小儿剖腹手术。我国小儿腹腔镜外科起步较晚，1981 年 Steven Gans 把小儿腹腔镜技术引入我国，此后特别是在近几年中，我国小儿腹腔镜外科技术有了飞跃的发展。随着腹腔镜手术器械的不断改进和创新，腹腔镜手术的术式也将会不断完善，不久的将来大部分常规手术将会被腹腔镜手术所取代。

参 考 文 献

张金哲. 小儿腹腔镜发展述评. 中国微创外科杂志,2010,2: 5-6.

三、小儿腹腔镜手术病理生理学

腹腔镜手术时要求患者处于 Trendelenburg 体位（头低 20° 仰卧位，T 体位），从腹腔微小创口向腹腔置入 Veress 针，其目的是经 Veress 针向腹腔充入 CO_2，因腹内充气流的不同，腹内压（intra-abdominal pressure，IAP）波动于 1.60 ～ 2.00kPa（12 ～ 15mmHg）。腹内充气完毕，撤出 Veress 针，腹腔镜录像探头置入腹腔，手术视野经数码高清晰度相机和监测系统在电视屏幕上显示。

腹腔镜手术同常规开腹手术在病理生理学方面有显著性差别，腹腔镜手术本身具有的两个主要因素占其生理学变化的重要组成部分：首先是将 CO_2 气体注入腹腔以获得工作空间所带来的不利因素，包括 IAP 增高和高碳酸血症，这些生理影响在气体撤除后短时间内便可消除。第二个显著不同的因素是腹腔镜手术造成的创伤程度比开腹手术要小得多。

【呼吸系统】 全身麻醉下大多数患者的氧合受影响。腹腔镜充气所选用的气体多为 CO_2，它具有不易燃及高溶解性的特点。成人平卧位，气腹后膈肌上升，FRC 减少到 0.7 ～ 0.8L，麻醉后减少到 0.4 ～ 0.5L；当FRC 降低小于闭合气量时则易发生气道关闭或肺不张。头低位这种现象加重,更易导致 FRC 降低和胸腔顺应性减少以及气道阻力升高。

腹腔镜手术患者的生理改变与体位、腹腔充入 CO_2 后 IAP 的增高和 $PaCO_2$ 升高有关。

腹腔镜手术操作时,内脏的回缩是有限的,最大限度地利用重力作用,通过患者的体位来获得暴露是必不可少的方法,一般来说,T 体位时,由于内脏重力作用压迫膈肌影响通气和氧吸入,则患者 V_T、FRC 和总 LV 降低,肺顺应性也降低,而呼吸功增加。

气腹可引起通气/血流灌注的不匹配,IAP 升高时,膈肌活动受限,FRC 降低,可发生肺不张。而自主呼吸的患者,腹腔 CO_2 弥散入血,则 $PaCO_2$ 升高,高碳酸血症时,分钟通气量增加,血压升高,心率加快。SaO_2 下降,无效腔量和潮气量的比值增加,$P_{ET}CO_2$ 增加。这时应增加通气避免 $PaCO_2$ 过度增加,防止高碳酸血症和呼吸性酸中毒。

Manner 等曾报道 10 名 1～15 岁的儿童腹腔镜手术中,T 体位时肺顺应性由 $33L/cmH_2O$ 降到 $27L/cmH_2O$。CO_2 充气,IAP 到 $1.60kPa(12mmHg)$ 时可引起平均肺顺应性降到 $24L/cmH_2O$;头低位时机械通气平均吸气的峰压由 $1.33kPa(13.6cmH_2O)$ 增加到 $2.15kPa(16.2cmH_2O)$,CO_2 充气时增加到 $1.75kPa(17.9cmH_2O)$;$P_{ET}CO_2$ 由基础值的 $4.40kPa(33mmHg)$ 增加到 $5.45kPa(41mmHg)$。

一些学者研究了使用其他气体充气来代替 CO_2 吸收带来的通气功能的影响。Leighton 等人在动物模型中,使用氦气替代 CO_2 充气,不会引起心动过速。在人类中这种现象也有发现。但如果氦气进入疏松组织或腹膜后发生皮下气肿,常需要几星期才能吸收。另一些气体也可用来充气,但有各自的问题。最常用 CO_2 是因为高溶解性,残余气体可迅速吸收,术后腹部不适的时间短。然而它的吸收可导致心动过速,腹腔内的 CO_2 因膈肌刺激可引起术后肩痛。尽管腹腔镜中使用氧化亚氮(笑气)可以减少腹腔刺激,但是它比 CO_2 吸收慢。最重要的是在腹腔中使用电灼或激光时,氧化亚氮(笑气)容易燃烧,氢气和甲烷也有这种情况,同时使用这些气体充气,气栓发生的可能性也较大,综上所述,CO_2 充气仍为首选。

【循环系统】 常规的手术很少有心率、血压以及外周循环等心血管系统的明显变化;腹腔镜手术中血流动力学的变化主要与体内 CO_2 水平、增高的 IAP 及体位有关。

首先为获得工作空间要将 CO_2 气体注入腹腔,CO_2 气腹引起的血流动力学变化的机制主要有两方面:IAP 的增高和 CO_2 吸收所引起的生理学影响。这两者引起的不良后果与气腹的持续时间和 IAP 增高的程度有关。正常腔静脉压力为 $0.67kPa(5mmHg)$,当 IAP 增高到 $1.33～2.00kPa(10～15mmHg)$ 时,腔静脉部分受压,静脉回流开始减少。使用腹腔镜手术,CO_2 气腹可引起腹腔吸收 CO_2 增加,膈肌上升可导致肺活量以及 FRC 的减少,影响呼吸功能,出现高碳酸血症。另外长时间 CO_2 气腹、CO_2 吸收可发生高碳酸血症,初期腹膜及腹壁快速吸收 CO_2,随着时间延长吸收减少,原因为腹膜表面扩张使血管受压。

除了术中发生的心动过速外,未排尽的 CO_2 也可引起术后的心动过速。因为肌肉和骨骼组织不能排除 CO_2,所以只有通过改变通气参数来排除多余的 CO_2。但术后残余的吸入性麻醉剂、上腹部手术后膈肌功能不良以及术后镇静剂的使用均会损伤患者术后每分通气量的增加,CO_2 不能及时排除,导致心动过速。

IAP 增高引起的心血管反应是较复杂的。大多数临床研究表明 CO_2 气腹造成的血流动力学变化结果是心率、外周血管阻力和中心静脉压的增高,而心排出量降低,平均动脉压可以增高、不变或降低。心动过速是机体对静脉回流减少和高碳酸血症的一种代偿性交感神经反应。体循环阻力因 IAP 的增加而增加,后负荷增加可导致心室功能曲线右偏,静脉回流因体循环压力增加而减少,这些均引起心排出量减少。

另外充盈压也受影响。理论上讲,心排出量依赖于静脉回流、心肌收缩力和心脏后负荷。正常心脏容易适应后负荷的增加,而全麻下气腹后正常心脏在后负荷增加的情况下容易失代偿,导致心排出量的变化。IAP 低时由于腹腔静脉血的自体回输,静脉回流可以增加;如果 IAP 小于 $1.33kPa(10mmHg)$,心排出量可以增加。腹腔镜手术期间 IAP 在 $1.33～2.00kPa(10～15mmHg)$ 范围内,常可以因气腹引起胸腔内压力以及右房压的增高,进而导致中心静脉压的增高,心排出量减少。IAP 继续增加,体循环压力增加,则心排出量进一步下降,平均血压下降。

法国儿童麻醉医师学会做了回顾性研究发现 IAP 低于 $2.0kPa(15mmHg)$ 时,4 个月以下的婴幼儿循环呼吸系统的变化同成人接近。如果 IAP 超过 2.0kPa（15mmHg），新生儿及 4 个月以下的婴幼儿会因为左心室的收缩性和顺应性严重受损导致心排出量明显下降。在 12 名健康婴幼儿腹腔镜手术中使用食管超声探头检查心血管变化。IAP 维持在 1.33kPa（10mmHg）时调整通气可避免高碳酸血症。气腹可以导致动脉血流和每搏输出量分别明显下降到 67% 和 68%，体循环阻力比术前增加 62%。动脉血压没有明显变化。腹腔放气后以上变化彻底恢复。

T 体位对心血管系统的影响是下腔静脉回流增加，心脏的前负荷增加，心排出量增加。反 Trendelenburg 体位（头高位 20°，反 T 位）时，由于血流和下肢体位的共同重力作用，减少了静脉回心血量，直接降低心脏前负荷，最终导致心排出量减少。心脏的节律和频率的变化可影响心排出量。高碳酸血症或浅麻醉可引起心动过速，而内脏受牵拉和 IAP 增加可引起迷走神经兴奋导致心动过缓。

实验表明，全麻时在恒定的条件下，体位的变化明显影响静脉回流量。全麻患者由于机体容量感受器调节机制受到抑制，导致体位变化后由于重力作用使回心血量减少或增加，从而引起心排出量、SVR 的减少或增加。气腹时 IAP 增加和 CO_2 吸收引起的高碳酸血症是全麻患者交感神经兴奋儿茶酚胺增加的原因，也是血流动力学改变的重要因素。IAP 升高对心血管系统的影响不一。Kelman 等观察指出：IAP 中度升高时（≤2.00kPa），心排出量随 IAP 增高而增加。当 IAP 继续升高时，腔静脉血回流将减少，心排出量下降。腹腔镜手术对心血管的影响也与高碳酸血症诱发心律失常、静脉空气栓塞、腔静脉受压、气胸和纵隔积气有关。腹腔镜手术中，由于有气腹的影响、变化体位后血容量的改变常常可以因增加了后负荷导致心排出量下降。这种反应是复杂的，表现为 65% 的体循环阻力增加，90% 肺循环阻力增加以及 20%～60% 心指数下降。CO_2 气腹后循环系统表现为兴奋效应，交感肾上腺轴反应较为强烈。这是由于全麻时腹腔内脏大小神经均未被阻滞，CO_2 气腹使 IAP 增高，腹腔血管收缩，对腹膜的刺激引起交感神经兴奋，使血浆肾上腺素、皮质醇、血糖均升高，且血中儿茶酚胺及血管紧张素水平明显升高。

头高位进一步减少静脉回心血量。心脏的节律和频率的变化可影响心排出量。高碳酸血症或浅麻醉可引起心动过速，而内脏受牵拉和 IAP 增加可引起迷走神经兴奋导致心动过缓。

【神经内分泌系统】 腹腔镜手术神经内分泌的变化表现为：气腹短时间内血浆多巴胺、血管紧张素、肾上腺素、去甲肾上腺素、肾素、可的松等均可增加。血管紧张素与去甲肾上腺素的增加与心排出量、平均血压及 SVR 的变化呈正相关。

【体液平衡】 一些患者由于气腹导致液体过量。比起常规开腹手术来讲，腹腔镜手术的体液丢失量是少的。增加 IAP 可减少肾小球滤过率，导致尿量减少，但永久性的肾脏损害未见报道。所以补液量并不需要很多。

【体温】 围术期使体温降低的有害因素包括心功能不全、心律失常、呼吸抑制、低钾血症、易感染性增加、负氮平衡、血小板减少、凝血因子耗减等。寒战作为一种增加体温的代偿性表现，也会显著地增加耗氧量。麻醉药可影响体温调节机制如小儿裸露在凉的手术环境中带来的迅速热量散发等。另外冷的静脉输液，开放性手术中由于增加了暴露的表面积导致水分蒸发增加，小儿的年龄、体表面积、手术时间长短等综合因素可影响低体温程度和结果。

与开腹手术相比，腹腔镜手术保持在一个密闭的空间，体温随着 CO_2 气腹时间的延长会略有上升，钠石灰中吸收呼出的 CO_2 也有轻度的产热作用，同时术者使用腹腔镜热光源的操作的影响及小儿的体温中枢发育调节不完善，会使体温有所升高。杜怀清等观察 40 例婴幼儿先天性胆总管囊肿腹腔镜下手术麻醉的患者共有 7 例体温超过 38℃，采取冰袋物理降温或暂停气腹后有所下降。尽管如此，CO_2 气腹引起低体温的可能性仍存在。当压缩的 CO_2 通过调节器从 179.55～5000.8kPa（1350～37 600mmHg）的压力降到 2.00kPa（15mmHg）时，气体容易变凉。在穿刺口和经常交换器械时出现的漏气情况下，保持适宜的气腹状态，通常需要高速的气流补充，故潜在性的冷却反应大大存在，外科医师和麻醉医师要注意最大限度地减少腹腔镜术中产生低体温的因素，特别是伴有气体泄露的长时间的手术过程，使用保温毯值得推荐。因此，在小儿 CO_2 气腹麻醉过程中，除对血流动力学及肺通气监测外，还需注意体温的监测，力求小儿腹腔镜麻醉的安全性。

【颅压（ICP）】 曾经有报道脑室分流的患者做腹腔镜手术，虽然 IAP 不高，$PaCO_2$ 正常，但是 ICP 增加很明显。其机制可能是脑室分流，分流远端梗阻，静脉回流受限，脑血管充血。高碳酸血症增加脑血液回流，ICP 增加，头低位时更明显。IAP 增加导致 ICP 增加,心排出量降低及胸内压的增加可引起脑灌注压的明显下降。

参 考 文 献

1. Coté CJ, Hartnick CJ. Pediatric transtracheal and cricothyrotomy airway devices for emergency use: which are appropriate for infants and children? Paediatr Anaesth, 2009,19 (Suppl 1):S66-S76.

2. Baroncini S, Gentili A, Pigna A, et al. Anaesthesia for laparoscopic surgery in paediatrics. Minerva Anestesiol, 2002,68(5):406-413.

3. Manner T, Aantaa R, Alanen M. Lung compliance during laparoscopic surgery in paediatric patients. Paediatr Anaesth,1998,8(1):25-29.

4. Leighton T, Pianim N, Liu SY, et al. Effectors of hypercarbia during experimental pneumoperitoneum. Am Surg, 1992,58(12):717-721.

5. Leighton TA, Liu SY, Bongard FS. Comparative cardiopulmonary effects of carbon dioxide versus helium pneumoperitoneum. Surgery, 1993,113(5):527-531.

6. Aksoy F, Belviranli M, Vatansev C, et al. A comparison of the hemodynamic and metabolic effects of extraperitoneal carbon dioxide and nitrous oxide insufflation. Am J Surg, 2001,182(5):486-490.

7. Kamolpornwijit W, Iamtrirat P, Phupong V. Cardiac and hemodynamic changes during carbon dioxide pneumoperitoneum for laparoscopic gynecologic surgery in Rajavithi Hospital. J Med Assoc Thai,2008,91(5):603-607.

8. Sanders JC, Gerstein N. Arterial to endtidal carbon dioxide gradient during pediatric laparoscopic fundopli cation. Paediatr Anaesth,2008,18(11):1096-1101.

9. Greim CA, Broscheit J, Kortländer J, et al. Effects of intra-abdominal CO2-insufflation on normal and impaired myocardial function: an experimental study. Acta Anaesthesiol Scand,2003,47(6):751-760.

10. Baroncini S, Gentili A, Pigna A, et al. Anaesthesia for laparoscopic surgery in paediatrics. Minerva Anestesiol, 2002,68(5):406-413.

11. Falabella A, Moore-Jeffries E, Sullivan MJ, et al. Haemodynamic changes during low-pressure carbon dioxide pneumoperitoneum in young children. Paediatr Anaesth, 2003,13(1):18-25.

12. Nelson R, Lew M. Cardiac function during steep Trendelenburg position and CO_2 pneumoperitoneum for robotic-assisted prostatectomy:a trans-oesophageal Doppler probe study. Int J Med Robot,2007,3(4):312-315.

13. Kelman GR, Swapp GH, Smith I, et al. Caridac output and arterial blood-gas tension during laparoscopy. Br J Anaesth,1972,44(11):1155-1162.

14. 杜怀清,许幸,符莹莹,等.婴幼儿先天性胆总管囊肿腹腔镜手术麻醉的探讨.北京大学学报(医学版),2006,38(2):209-210.

15. Rapan A, Bellotti A, Iaccarino C, et al. Intracranial pressure patterns after endoscopic third ventriculostomy. Preliminary experience. Acta Neurochir (Wien),2004, 146(12):1309-1315.

四、小儿腹腔镜麻醉处理原则

(一) 麻醉前准备和麻醉前用药

术前禁食的目的是降低反流、误吸的发生率,避免发生吸入性肺炎。传统观念认为小儿术前禁食的时间应为 8 小时,禁饮 4～6 小时。研究表明,胃的排空可用半排空时间表示,水的半排空时间为 12 分钟,表明摄入水 1 小时将有 95% 被排空。母乳半排空时间为 25 分钟,人工配制品为其 2 倍。美国麻省总医院的研究表明,6 个月以内婴儿麻醉前 6 小时可进食固体食物和牛奶,麻醉前 3 小时可进糖水或果汁,36 个月以内小儿麻醉前 6 小时禁食牛奶及固体食物,麻醉前 2 小时禁食清流质。如手术推迟,应静脉补液。

小儿术前哭闹,不但影响麻醉过程平顺,也引起家长的不安、焦虑,因此,应予术前镇静。与传统肌内注射给药方法相比,口服给药具有无痛、作用快和可靠等优点,更适合于小儿。目前,小儿麻醉前用药较多为咪达唑仑,口服咪达唑仑剂量范围可达 0.25～1mg/kg,临床常用 0.5mg/kg;氯胺酮口服具有相同的药效;二者在合适的剂量下均可作为有效的小儿麻醉前用药。在具体实施过程中应加强对呼吸及循环功能的监测,以确保安全。

(二) 麻醉方法选择

1. 全身麻醉　腹腔镜手术多采用全身麻醉,使用机械通气控制呼吸。急症手术要考虑胃内容物反流的危险,应选择快速诱导气管内插管以减少肺误吸的发生。氧化亚氮(笑气)因扩张肠管可引起术后恶心和呕吐,应避免使用。短时间的腹腔镜诊断可以采用面罩或喉罩给氧保持自主呼吸。麻醉药和肌松药在麻醉后易出现迁延性呼吸抑制,对于新生儿尤其明显。一些因素可导致高碳酸血症,包括麻醉药和肌松药引起的呼吸抑制、腹腔内吸收 CO_2、气腹对通气的影响以及气腹所致通气的机械损伤和特殊体位等。

2. 硬膜外麻醉复合全身麻醉　近年来,硬膜外麻醉复合全身麻醉的应用逐渐增多,其优点在于用药灵活,相互取长补短,减少麻醉不良反应的发生;

硬膜外腔应用利多卡因可以增强机体对 CO_2 引起的通气反应;硬膜外麻醉不仅为外科手术提供良好的肌松、镇痛环境,而且阻断了应激反应的传出神经,削弱应激反应的心血管效应,从而可减少高血压和心动过速的发生。硬膜外麻醉复合全身麻醉使全麻药量用量减少,对患者的苏醒尤为有利;硬膜外麻醉良好的止痛作用使苏醒阶段更加舒适,苏醒质量更高。小儿对硬膜外麻醉的反应较成人为佳,新生儿及婴幼儿的神经髓鞘形成不完善,神经纤维细,应用较低浓度的局麻药就可以阻滞完善,由于复合全麻插管机械通气,可以改善通气条件,不致引起缺氧和 CO_2 蓄积,而且较低的局麻药浓度本身对运动神经纤维的影响较小;硬膜外麻醉复合全麻减弱了应激反应避免了单纯全麻引起的诱导期血压增高。同时因全麻药用量明显减少,术后吞咽反射可迅速恢复,拔管后呼吸平稳。新生儿腹腔镜麻醉,腹腔容积小,气腹要求肌松充分,单纯全麻无法保证术后及时清醒,而使用硬膜外麻醉复合短时效的麻醉药可以提供较理想的镇痛镇静环境,苏醒迅速,恢复及时。

(三)麻醉药物和麻醉技术的应用

1. 丙泊酚 丙泊酚已广泛应用于麻醉的各个领域。因其独特的药动学特性,近年来已广泛应用于小儿患者,自 1999 年开始被批准用于 3 岁以下小儿。丙泊酚用于小儿全麻诱导的显著特点是起效快而平顺,能在一次臂脑循环时间内发挥作用。年龄越小或体重越轻的小儿,单位诱导剂量越大。早期研究显示:未用麻醉前用药的 3~12 岁小儿丙泊酚平均诱导剂量为 2.3~2.9mg/kg;进一步研究发现,使小儿睫毛反射消失的 ED_{95} 为 2.0mg/kg,确保入睡及对紧闭面罩不产生挣扎反应的 ED_{95} 为 2.3mg/kg,故小儿推荐麻醉诱导剂量为 2.5~3.0mg/kg。成人丙泊酚静脉麻醉维持合适麻醉深度的注射速度需 4~12mg/(kg·h),在小儿则需 9~15mg/(kg·h),血药浓度维持在 1~5μg/ml 才能发挥相应的麻醉作用。丙泊酚用于麻醉维持的特点是可控性强,术中血流动力学相对稳定,兴奋性副作用发生率低。丙泊酚静脉麻醉恢复期最大特征是恢复时间早,功能恢复完善,患儿脑功能如精神活动、认知能力的彻底恢复明显快于其他静脉麻醉药和吸入麻醉药;丙泊酚静脉麻醉另一显著优点是术后恶心呕吐(postoperative nausea and vomiting, PONV)发生率极低,有研究比较丙泊酚 3.0mg/kg 和硫喷妥钠 5.0mg/kg 诱导麻醉的恢复情况,丙泊酚比硫喷妥钠苏醒时间短,且 PONV 发生率低。

2. 瑞芬太尼 瑞芬太尼是一种新型 μ 受体激动剂,其药效强,起效迅速,作用消失快,无蓄积作用,可控性强,对肝肾功能影响小。小儿瑞芬太尼诱导剂量为 1~4μg/kg,注射速度不宜过快,一般要求静脉注射时间大于 60 秒。否则,肌肉僵直的发生率会显著增高。约 20％患儿静注瑞芬太尼麻醉诱导插管后,可能引起心动过缓或血压降低(与剂量关系不明显)。因此术前应给予抗胆碱能药物。如果瑞芬太尼以恒速静脉输注进行小儿麻醉诱导,则至少需以 0.12μg/(kg·min)左右的速度输注 10 分钟以上,达到一定麻醉深度水平后才能进行插管。在一项前瞻性的研究中,Foubert 等复合瑞芬太尼和七氟醚应用于 15~20 个月的婴幼儿,发现该药物组合能够提供稳定的血流动力学稳定性,而且麻醉恢复迅速、充分。Munoz 等的研究认为瑞芬太尼输注速率达 0.122±0.103μg/(kg·min)时能够充分抑制手术切皮刺激引起的小儿躯体反应,达(0.127±0.106)μg/(kg·min)时能够充分抑制手术切皮刺激引起的小儿自主神经反应。而成人的相对应剂量范围分别为(0.110±0.102)μg/(kg·min)和(0.111±0.102)μg/(kg·min)。因此小儿的瑞芬太尼输注速率至少为成人的 2 倍。在一项 1~12 岁小儿下腹部手术应用瑞芬太尼的研究中,以瑞芬太尼 0.125μg/(kg·min)的输注速率复合异氟烷或 N_2O 能够达到于硬膜外和骶管麻醉相当的镇痛效果,并能充分抑制手术刺激引起的生理反应。由于瑞芬太尼独特的体内代谢过程,几乎不受肝、肾功能的影响,即使应用于 <2 岁的婴幼儿,术后呼吸恢复依然满意,可以早期拔除气管导管。有研究认为,对于术前心肺功能正常的足月新生儿或婴幼儿,以瑞芬太尼为基础的麻醉术后呼吸抑制和呼吸暂停的发生率明显低于以氟烷为基础的麻醉。Davis 等比较瑞芬太尼与芬太尼的一项临床研究显示,瑞芬太尼组的拔管时间显著短于芬太尼组。

3. 瑞芬太尼复合丙泊酚全凭静脉麻醉 瑞芬太尼复合丙泊酚静脉麻醉是近年来小儿麻醉常用的方法之一。通常小儿瑞芬太尼 1μg/kg 和丙泊酚 1~2mg/kg 合用进行麻醉诱导,瑞芬太尼可降低达到意识消失所需的丙泊酚的量。与阿芬太尼比较,在常规快速气管插管时,瑞芬太尼组 3μg/kg [0.5μg/(kg·min)持续输注]诱导时心率、平均血压分别上升 28％和 17％。Zaba 等以双盲法进行了丙泊酚复合瑞芬太尼和阿芬太尼的对比研究,所有患者选用全身麻醉气管插管,全部静注丙泊酚

2mg/kg 后以 150μg/(kg·min) 速率输注；瑞芬太尼组静注 1.0μg/kg 后以 0.5μg/(kg·min) 速率输注；阿芬太尼组静注 20μg/kg 后以 2μg/(kg·min) 速率输注；结果表明，瑞芬太尼比阿芬太尼能更好地保持血流动力学稳定，苏醒时间缩短，但是术后需要追加镇痛药的比率瑞芬太尼组(87%)较阿芬太尼组(65%)明显增多，提示瑞芬太尼复合丙泊酚静脉全身麻醉要及早进行术后镇痛。

4. 罗库溴铵　罗库溴铵是一相对低效价、中时效的甾类非去极化肌松药。效价强度仅为维库溴铵的 1/10～1/8。其主要优点为起效迅速。罗库溴铵有轻微的类阿托品样作用，可引起短暂的心率增快，不释放组胺。罗库溴铵的药代动力学与维库溴铵相似，主要由肝脏代谢，其次是肾消除。与维库溴铵不同的是，罗库溴铵的代谢产物没有药理学活性。小儿腹腔镜麻醉中肌松药的选择多用罗库溴铵。儿童使用丙泊酚麻醉诱导后，给予罗库溴铵 0.6mg/kg 后 60 秒时达到的气管插管条件与给予 1mg/kg 氯化琥珀胆碱相似。增加罗库溴铵的剂量可更早提供满意的插管条件。当罗库溴铵由 0.6mg/kg 增加至 0.9mg/kg 时，其起效时间缩短 28%，但其肌松维持时间可延长 55%。如进一步增至 1.2mg/kg，30 秒后即可产生与氯化琥珀胆碱 1.5mg/kg 相似的插管条件，但其第一肌颤搐(T_1)恢复时间较氯化琥珀胆碱明显延长[分别为(17.3±21.7)分钟和(5.05±2.5)分钟]。罗库溴铵的效能在婴儿高于儿童，但在儿童起效更迅速。平衡麻醉时婴儿和儿童的肌松恢复相似。因罗库溴铵的血浆代谢清除率具有年龄依赖性增加的特性，在 4～11 岁儿童中的肌松维持时间较婴儿和成人缩短。罗库溴铵可增加儿童心排出量，使肌松药从神经肌肉接头消除速度加快，可能也是其作用时间较成人缩短的原因之一。给予新斯的明拮抗后，其肌松作用的消退速度儿童比成人迅速。另有报道使用罗库溴铵后可引起过敏样反应。

5. 靶控输注　靶控输注(target-controlled infusion, TCI)是静脉麻醉给药方法的重要改进。它以药代动力学和药效动力学为基础，通过调节目标药物血浆或效应室浓度来控制麻醉深度，是目前全凭静脉麻醉较为准确的输注方式。超短效静脉麻醉药丙泊酚和新型超短效阿片药瑞芬太尼 TCI 已广泛用于临床麻醉。

丙泊酚 TCI 能维持效应室或血浆丙泊酚的浓度在有效的范围，避免有效浓度的波动带来的术中知晓、循环、呼吸抑制等并发症。异丙酚 TCI 诱导

所需选择的目标浓度除了根据小儿的药动学参数，更应针对每个小儿诱导时的临床征象来确定。有研究表明，在无伤害性刺激时丙泊酚的血药浓度与 BIS 有相当好的相关性。对于一些有严重心血管疾病的小儿，难以完全根据血压、心率等临床征象判断诱导深度时，可以根据 BIS 值来判断诱导剂量是否合适。Klemola 等研究发现在 3～9 岁小儿中，用瑞芬太尼 4μg/kg 加丙泊酚 3.0mg/kg 诱导时，插管效果良好。诱导时加用麻醉性镇痛药不影响丙泊酚引起的 BIS 值改变，但可以消除或减弱插管时 BIS 值的升高。加用麻醉性镇痛药仅影响伤害性刺激存在时的 BIS 值。麻醉维持中一般先选定阿片类镇痛药的目标浓度，然后根据术中的刺激强度和患者的反应，再调节异丙酚的目标浓度。一般设定芬太尼的靶控浓度在 1～2μg/L，舒芬太尼 0.2～0.4μg/L，阿芬太尼 50～150μg/L，瑞芬太尼 0.5～5.0μg/L。根据情况选择丙泊酚的靶控浓度，一般选用 5～6mg/L。TCI 停药后从麻醉状态转到清醒状态可以用 BIS 值来判断，停药后 BIS 值逐渐升高，听觉诱发电位(auditory evoked potential, AEP)从麻醉状态转到清醒状态前约 1 分钟突然升高，因而从 AEP 变化更容易判断拔管时机。有报道小儿丙泊酚靶控输注后的苏醒浓度为 2μg/ml。但需要注意的是在联合使用丙泊酚和瑞芬太尼时，不能依赖计算机预计的清醒浓度来判断小儿的苏醒情况，而应考虑药物相互作用对苏醒时间的影响。

(四) 麻醉监测

麻醉监测的主要作用是使患者更舒适，同时将麻醉药物的不良反应降到最低。小儿腹腔镜手术的麻醉常规监测包括：心电图、脉搏血氧饱和度、听诊、平均动脉压、体温和呼气末二氧化碳分压的监测等。

需要指出的是小儿腹腔镜麻醉时的呼吸控制并不能完全依赖呼气末二氧化碳分压来决定每分通气量，尤其是对于合并呼吸系统疾病，新生儿及小婴儿以及其他存在较大无效腔通气的情况，此时血气分析是调整呼吸参数最好的参照依据。

人工气腹对循环系统的影响使得血流动力学监测十分必要。目前用于监测其血流动力学变化的方法很多，而 HemosonicTM100 是一种新型、无创、连续的经食管超声心功能监测仪。它是将配有 M 型超声和多普勒超声系统的探头放入食管作降主动脉直径和降主动脉血流的监测，从而更准确地计算出心排出量等各项参数，是一种操作简单、容易定位、连续显示和安全的监测方法，可提供全面准确的血

流动力学信息,从而有利于精确调整各种药物的使用,维持血流动力学的稳定。

参 考 文 献

1. Cullen DJ. Anesthetic pharmacology and critical care. Acute Care,1988-1989,14-15:3-25.

2. Kattoh T,Katome K,Makino S,et al. Comparative study of sublingual midazolam with oral midazolam for premedication in pediatric anesthesia. Masui, 2008, 57（10）: 1227-1232.

3. Gunter JB. Benefit and risks of local anesthetics in infants and children. Paediatr Drμgs. 2002,4(10):649-672.

4. Mellon RD,Simone AF,Rappaport BA. Use of anesthetic agents in neonates and young children. Anesth Analg, 2007,104(3):509-520.

5. Sloan IA. Propofol syndrome in children. CMAJ, 2003, 168(6):669.

6. Foubert L,Reyntjens K,De Wolf D,et al. Remifentanil infusion for cardiac catheterization in children with congenital heart disease. Acta Anaesthesiol Scand, 2002,46(4): 355-360.

7. Muñoz HR,Guerrero ME,Brandes V,et al. Effect of timing of morphine administration during remifentanil-based anaesthesia on early recovery from anaesthesia and postoperative pain. Br J Anaesth,2002,88(6):814-818.

8. Davis PJ,Finkel JC,Orr RJ,et al. A randomized, double-blinded study of remifentanil versus fentanyl for tonsillectomy and adenoidectomy surgery in pediatric ambulatory surgical patients. Anesth Analg,2000,90(4):863-871.

9. Zaba Z,Bienert A,Drobnik L,et al. Spectral frequency index monitoring during propofol-remifentanil and propofol-alfentanil total intravenous anaesthesia. CNS Drugs, 2007,21(2):165-171.

10. Plaud B,Meretoja O,Hofmockel R,et al. Reversal of rocuronium-induced neuromuscular blockade with sμgammadex in pediatric and adult surgical patients. Anesthesiology,2009 , 110(2):284-294.

11. Laxenaire MC,Mertes PM. Groupe d'Etudes des Réactions Anaphylactoïdes Peranesthésiques. Anaphylaxis during anaesthesia. Results of a two-year survey in France. Br J Anaesth,2001,87(4):549-558.

12. Klemola UM, Hiller A. Tracheal intubation after induction of anesthesia in children with propofol--remifentanil or propofol-rocuronium. Can J Anaesth, 2000, 47（9）: 854-859.

五、并发症及处理

大量研究表明,腹腔镜手术中麻醉、体位改变及

CO_2 气腹对呼吸、血流动力学及内分泌激素的产生等均有影响,可产生相应的并发症。

【CO_2 皮下气肿】　CO_2 皮下气肿是一种意外情况下造成的腹膜外充气所致的并发症,但在某种需要腹膜外充气腹腔镜手术操作中也是一种无法避免的并发症,如腹股沟疝修补术。除此之外,在腹腔镜胃折叠术修补裂孔疝过程中,需将覆盖在膈肌裂孔上的腹膜打开,这会造成 CO_2 通过压力梯度进入纵隔而达到头颈部。VCO_2 和 $PaCO_2$ 以及 $P_{ET}CO_2$ 相伴增高。因此,在 $P_{ET}CO_2$ 达到高度平台后的任何增高,需要考虑这种并发症。VCO_2 的增高可以通过调节防止高碳酸血症的机械通气的方法来避免。在这种情况下,必须暂时停止腹腔镜操作等待 CO_2 的排出,在高碳酸血症纠正后可使用低压充气重新开始。实际上,CO_2 压力决定皮下气肿的程度和 CO_2 的吸收量。因此,在进行腹股沟疝修补术切开腹腔时,皮下充气维持一定的 CO_2 低压（1.33kPa）,$P_{ET}CO_2$ 的增加与 CO_2 气腹时观察的现象相同。一旦充气停止,CO_2 皮下气肿较为容易解决。因此,CO_2 皮下气肿甚至颈部的气肿,在手术结束后并不是拔管的禁忌证。

【气胸,纵隔气肿,心包气肿】　在气腹充气时气体会进入胸腔,造成纵隔气肿,单侧或双侧气胸,以及心包气肿。当腹腔内压力增加时,胚胎时期残留的腹腔、胸腔和心包腔之间潜在的通道会被开放。气体可以通过横膈膜的缺损或主动脉的薄弱处以及食管裂孔进入胸腔。气胸会导致胃食管接口处胸膜撕裂（裂孔疝胃折叠术）。与通常开放的腹胸导管主要在右侧胸腔（与腹水和腹腔透析引发右侧胸腔积液相同的径路）相反,胃折叠术引发的气胸通常位于左侧。另外,由于气腹时分钟通气量的增加,已存在的肺大泡会破裂导致气胸。这些并发症的潜在危险性可能导致呼吸和循环障碍。CO_2 气胸减少胸肺的顺应性并且增加气道阻力。VCO_2、$PaCO_2$ 增高,此后 $P_{ET}CO_2$ 升高。实际上,不仅仅是 CO_2 的吸收面积增加,并且胸膜的吸收能力也比腹膜强。肺泡破裂造成的气胸,因为心排出量的下降,$P_{ET}CO_2$ 并不增高反而下降。血流动力学和毛细血管去氧合作用并不是恒定不变的,但张力性气胸会出现心肺功能障碍。腹腔镜手术者观察到的一侧横膈的异常运动对诊断也有帮助。诊断必须通过听诊和 X 线检查来确实。需要注意的是颈部和上胸部的皮下气肿可以不伴有气胸。

如果引起气胸的气体弥散度高,如 N_2O 和

CO_2，并且患儿不伴有肺部创伤，则气胸在排气后30～60分钟可缓解。因此，腹腔镜手术中发生 CO_2 气胸，可按以下原则处理：①停止给予 CO_2；②调整通气设置，纠正低氧血症；③给予 PEEP；④尽可能减低 IAP；⑤与外科医师密切协作；⑥除非必须，避免胸腔穿刺，因为在排气后气胸会自行缓解。

由先天性肺大泡破裂引发的气胸，PEEP 禁止使用并且必须进行胸腔穿刺。

【支气管内插管】 气腹过程中的横膈头侧移位同样导致气管隆突的头侧移位，潜在有支气管插管的危险性。最近小儿外科腹腔镜头低位的操作中报道有支气管内插管的病例。

【气栓】 尽管气栓较少发生，但却是最危险的腹腔镜手术并发症。针头和 trocar 直接置入血管，或气体直接充入腹腔脏器中都会导致气体直接充入血管内。这种并发症主要发生于气腹充入时，特别是有腹腔手术史的小儿。因此，腹腔内开始充入 CO_2 时一定要缓慢（例如，速率不要超过 1L/min）。实际上，早期诊断和处理，可以减少气栓的大小和其引发的效应和后遗症。气栓也可出现在手术末期。CO_2 是最常用的腹腔镜气腹气体，因为它在血液中的溶解度高于空气、氧气甚至 N_2O。由于碳酸氢盐缓冲对，血红蛋白以及血浆蛋白的原因，CO_2 的血液携带量较高。这些特性可以解释 CO_2 气栓治疗后临床症状缓解较快的原因。所以，致死剂量的 CO_2 气栓比空气大约 5 倍。

气栓的病理生理改变取决于气栓的大小和气体进入静脉的速率。在神经外科手术中，小气泡缓慢进入血管，会被肺血管截留，然而在腹腔镜手术中，高压下的快速充气可能会在腔静脉或右心房形成"气锁"；静脉回流障碍导致心排出量下降甚或引发循环衰竭。人群中 20%～30% 的患者存在卵圆孔未闭，而急性右心室高压可能导致卵圆孔开放，这会导致脑和冠状动脉的栓塞。这种栓塞亦可以发生在没有卵圆孔的患者中。通气/血流失调会增加生理无效腔并加重低氧血症。CO_2 气栓伴有空气栓塞并不会导致支气管痉挛或肺顺应性的改变。但是在 CO_2 气栓的报道中存在有气道压增高的现象。

气栓的诊断取决于右心发现气体栓子或气栓引发病理生理的表现。早期，小于 0.5ml/kg 气体，包括多普勒超声改变和平均肺动脉压力的增加。当栓子大小增加时（2ml/kg 气体），会出现心动过速，心律失常，低血压，中心静脉压增高，心音改变（mill-wheel 杂音），发绀，以及右心劳损的心电图改变；所有这些改变很少一致阳性。肺水肿也可以是气栓的早期表现。尽管经食管超声，食管或心前区多普勒超声，肺动脉导管是病理生理表现前较敏感的探测少量气体的方法，但是因为腹腔镜手术中这类并发症的发生率较低，所以不适宜将这些侵入性或昂贵的检查列为常规操作。但是脉氧监测仪可以有效地监测低氧血症，二氧化碳监测仪和监测图对于气体栓塞可以更为有效地提供早期诊断并确定栓塞程度。$P_{ET}CO_2$ 的下降是由于心排出量的下降和生理无效腔的增加所造成的。有趣的是，CO_2 栓塞可以造成两阶段的 $P_{ET}CO_2$ 改变：起初 $P_{ET}CO_2$ 下降，随后由于 CO_2 吸收入血所造成的排出增加，而 $P_{ET}CO_2$ 升高。自中心静脉内吸出气体或泡沫样血液可以确定性诊断气栓。但这些方法并没有被证明是有道理的。

CO_2 气栓的治疗包括立即停止充气和气腹排气。患者置于头低位左侧（Durant）斜坡卧位。如果患者处于此体位，气体进入肺循环的量较少，因为气泡会置于心尖一侧远离右心室流出道。停止 N_2O 可以维持 100% 的 O_2 通气纠正缺氧，随后可减少气栓的大小和后续反应。由于生理无效腔的增大，高通气量可以增加 CO_2 的排出量。如果这种简单的方法没有效果，可以通过中心静脉或肺动脉导管吸出气体。如需要心肺复苏应及时进行。心外按压可以将 CO_2 栓子粉碎成小气泡。CO_2 血中的高溶解性，导致其会被血流快速吸收，临床上 CO_2 栓塞的症状可迅速缓解。心肺旁路可以成功地用于大量 CO_2 气栓。如果怀疑脑部气栓，一定要考虑高压氧治疗。

在使用 Nd：YAG 激光的内镜治疗中也曾有气栓的报道。Nd：YAG 激光的蓝宝石手术刀，为避免激光引发温度损伤，刀头需要持续的气体冷却，CO_2 或 N_2。蓝宝石刀头不小心穿入腹腔脏器，就可以导致气栓。因此，麻醉医师一定要警惕这种可能性。

【误吸】 进行腹腔镜手术的患者可能会导致酸误吸综合征。然而，腹内压的增加使食管下端括约肌维持了胃食管接口处压力梯度，这可能会减少反流的危险性。而且，头低位有助于防止反流液体进入气道。

【心率变异性改变】 心率变异性（heart rate variability，HRV）是反映自主神经系统对心脏和血管调节动态平衡的无创指标。近年来麻醉学界已经开展将 HRV 用于术中监测的研究。它是指连续心跳间期的微小差异，心率变异功率频谱分析可以定量评估心脏交感与迷走神经张力、均衡性及对心血管系统活动的影响。低频（low frequency，LF）（0.03～0.15Hz）受交感神经和迷走神经的共同作用，其中交感神经占优势；而高频（high frequency，HF）（0.15～0.35Hz）与呼吸节律有关，反映迷走神经张力；LF/HF 代表交感迷走张力的平衡状态。

在小儿腹腔镜手术中，麻醉、体位变化、气腹及手术操作均可能引起 HRV 的变化。

首先，不同的麻醉剂对自主神经系统有不同方面、不同程度的影响。吸入麻醉剂能抑制压力反射，减弱自主神经系统活性，吸入异氟烷后，LF、HF 呈剂量相关性下降。异丙酚对 HRV 各成分均有抑制，其降低交感活性更明显，副交感活性相对上升。阿片类药物减弱交感成分，通过刺激中枢迷走神经核团提高副交感神经的张力。去极化肌松剂氯化琥珀胆碱能刺激交感及副交感神经节的胆碱能及烟碱能受体，非去极化肌松剂则有阻断自主神经受体的作用。因此，在小儿腹腔镜手术麻醉诱导和维持中应采用平衡麻醉的方法，复合应用多种药物，这些麻醉剂通过各自的药理学特性和相互作用，对自主神经系统产生影响。

其次，小儿腹腔镜手术常采用不同的体位。反 T 体位可能激活交感反射。有研究表明，腹腔镜胆囊切除手术体位变化可引起血管紧张素升高，外周血管阻力升高。反 T 体位无论是清醒或麻醉状态与平卧位相比，HRV 无明显变化。

第三，CO_2 气腹可引起自主神经系统失衡。有研究表明气腹后心交感活性提高。可能有以下几种机制：①腹内压增加可造成明显的血流动力学变化，包括静脉回流受阻，血液淤积在下肢，心排出量降低，心排出量的降低程度与 IAP 的升高程度成正比，反射性地引起交感活性提高，造成全身及肺动脉血管阻力升高。②CO_2 气腹常造成高碳酸血症，CO_2 通过腹腔吸收以及肺通气/血流失调是导致 $PaCO_2$ 升高的主要原因。有研究表明，机械通气条件下充气后 15 分钟 $PaCO_2$ 明显升高，$PaCO_2$-$P_{ET}CO_2$ 有升高趋势。高碳酸血症可以直接刺激交感系统，还可以通过增加应激激素分泌间接刺激交感系统（气腹期间肾上腺素、去甲肾上腺素、皮质醇、肾素-血管紧张素-醛固酮系统中各激素，特别是血管加压素，都明显升高。③气腹造成腹壁肌肉牵张，膈肌牵张，膈神经分布区域受刺激，可能作为直接的伤害性刺激而引起交感兴奋。有研究表明，皮肤切开后 HRV 的 LF/HF 值的增加随着镇痛程度增加

而降低，HRV 可敏感地反应全麻中镇痛程度。根据上述交感活性增高的几方面原因，对那些合并有心脏疾病的小儿实施腹腔镜手术，应尽量避免或减轻交感活性增高的不利影响，以提高手术安全性。

【心律失常】 自主呼吸麻醉下，CO_2 气腹过程中，注意高碳酸血症。然而，腹腔镜手术中出现心律失常是否与升高的 $PaCO_2$ 相关被提出疑问。实际上，心律失常与 $PaCO_2$ 并不相关，而在充气早期，$PaCO_2$ 并不可能升高的时候，也可出现心律失常。

突然牵拉腹膜可能反射性增加迷走神经张力，心动过缓，心律失常，甚至心脏停搏都可能发生。如果小儿麻醉过浅或小儿已经服用 β 受体阻滞剂，胆囊牵拉可激发迷走神经反射，这些反应可以容易而快速的逆转。治疗包括终止充气，停止牵拉，给予阿托品，在心率恢复后加深麻醉。

心律失常通常出现在病理生理改变最剧烈的充气早期。心律失常通常反映了患有已知或潜在心脏疾病的小儿对这些血流动力学改变的耐受性差。

气栓也会造成心律失常。

【应激反应】 机体的应激反应通过神经内分泌系统引起一系列生理反应。首先发生交感肾上腺髓质反应，导致机体内儿茶酚胺分泌增多，表现为心率增快，心肌供氧/耗氧失常，平均血压升高，各脏器血流灌注减少。其次下丘脑-垂体-肾上腺等内分泌轴激活，皮质醇分泌增多，引起一系列代谢改变，出现免疫抑制。

胆囊切除术的小儿，腹腔镜术式与开放术式相比，可以减少术后的急性期反应，反应组织损害的 C-反应蛋白和白介素-6 的血浆浓度显著降低。腹腔镜术后的代谢反应（高血糖，白细胞增多）同样减少。因此，可能更有效地维持了氮平衡和免疫系统功能。腹腔镜减少了开放暴露和对小肠的操作，并减少了腹膜切开和创伤。所以，腹腔镜术后肠梗阻发生率显著降低，禁食、静脉输液时间和住院日显著缩短。这些因素可以减少经济费用，减轻患者经济负担。

尽管腹腔镜手术减少了常规手术的创伤，但与开放的胆囊切除术相比内分泌变化无明显差别：可的松和儿茶酚胺的血浆浓度，和尿液代谢产物、麻醉药需要量两种操作几乎相同。腹腔镜胆囊切除术硬膜外复合全麻与单独全麻相比并不减少应激。继发于腹膜牵拉的疼痛和不适，和气腹引发的血流动力学改变及通气改变可能参与腹腔镜的应激。然而腹腔镜减少了体腔神经的传入，而体腔神经的传入可

能是术后高血糖,内脏伤害感受的重要因素。术前给予 α_2 激动剂可能减少术中应激反应。

在麻醉方法的选择上,有研究发现,单纯全麻组气腹期间和拔管时平均血压、心率及血糖水平均明显升高,而全麻联合硬膜外麻醉组则升高不明显,提示单纯全麻时交感-肾上腺轴反应较为强烈。其原因可能是硬膜外麻醉除可阻滞交感-肾上腺髓质的传出神经冲动外,还能阻滞伤害性刺激信号从手术区域向中枢神经系统的传导,减少了应激反应引起的高代谢和下丘脑-垂体-肾上腺系统的兴奋,且硬膜外麻醉所致的外周血管扩张可部分消除气腹及高应激激素增多所致的体循环阻力增加。有文献证实,全麻联合硬膜外麻醉可有效抑制手术区域神经元的兴奋性,从而能减低血中儿茶酚胺等浓度的增高,有助于维持血流动力学平稳。另外,单纯全麻只能抑制大脑皮质边缘系统或下丘脑对大脑皮质的投射系统,不能有效地阻断手术区域伤害性刺激向中枢传导;硬膜外麻醉可以从源头上直接阻断神经冲动的传导,将应激反应调控在一个较低的水平,使血流动力学平稳,有助于患儿术后恢复。但单纯硬膜外麻醉用于小儿腹腔镜手术时,小儿常不能耐受,故两种方法联合用于小儿腹腔镜手术,是一较合理的麻醉选择。

【术后疼痛】 外科创伤可能导致疼痛和肺功能不全。腹腔镜显著减少了术后疼痛和镇痛剂的使用量。疼痛性质随外科方式的不同而不同;剖腹手术术后,患者主诉体腔外壁(腹壁)疼痛,而腹腔镜胆囊切除术后,患者主诉内脏痛(胆道绞痛),腹腔镜术后 24 小时 80% 的患者主诉颈肩部疼痛,48 小时 50% 的患者主诉疼痛。CO_2 与 N_2O 相比,作为充气气源更易引起不适。缓解疼痛的方法不同:腹腔内给予局麻药(80ml0.5% 利多卡因或 0.125% 布比卡因和肾上腺素)在右膈下区域可以减少肩部疼痛,但是腹腔镜胆囊切除术术后并不减少。气腹后的 CO_2 残留,可能导致术后疼痛,排气后,仔细吸出残留 CO_2 同样显示有效。胸段硬膜外镇痛可显著减轻术后疼痛,但仅能在第一个 24 小时。诊断性腹腔镜阻滞双侧腹直肌鞘的操作可能会产生同样的效应。术前多种类型镇痛药物的应用同样可以减轻术后疼痛。

【小儿腹腔镜 PONV】 PONV 是手术和麻醉后最常见的并发症,术后 24 小时的发生率约 30%,腹腔镜手术后更高达 50%。PONV 是由多种因素通过乙酰胆碱、多巴胺、5-羟色胺(5-hydroxytryptamine,$5\text{-}HT_3$)等递质刺激外周反射,发出神经冲动,传至呕吐中枢引起的一种不良反应,$5\text{-}HT_3$ 在其中起了主要作用。腹腔镜术后恶心、呕吐的原因包括:药物如吸入麻醉药、阿片类药物;晕动病;既往有 PONV 的病史;年龄;性别;人工气道;麻醉诱导期面罩通气;肥胖等。

氟哌利多是丁酰苯类药物,通过阻滞中枢神经系统的多巴胺受体而发挥镇吐作用,与目前常用的止吐药物如抗胆碱药东莨菪碱,抗组胺药异丙嗪等一样,会出现嗜睡、低血压、锥体外系反应等不良反应。因而,限制了在临床上的应用。

地塞米松抗恶心、呕吐的机制至今仍不完全明了。可能是通过外周和中枢两种途径抑制 $5\text{-}HT_3$ 的产生和释放,也可能与改变血-脑屏障对白蛋白的通透性,降低了血液中 $5\text{-}HT_3$ 作用于大脑极后区催吐感受区的浓度,从而抑制恶心、呕吐。

格拉司琼是一种 $5\text{-}HT_3$ 受体特异性拮抗药,具有较强的止吐作用,已被用于预防治疗 PONV。其作用机制为高度选择性地阻断位于迷走神经末梢的 $5\text{-}HT_3$ 受体,从而达到中枢和外周的双重作用。

盐酸阿扎司琼是一种新型的高选择性 $5\text{-}HT_3$ 受体拮抗剂,已被证实可用于化疗引起的恶心、呕吐,其用于预防 PONV 原理是通过刺激肠嗜铬细胞释放 $5\text{-}HT_3$,对抗中枢神经系统化学感受区、上消化道传入迷走神经释放的 $5\text{-}HT_3$ 受体,从而预防术后恶心、呕吐。

参考文献

1. Gupta R, Singh S. Challenges in paediatric laparoscopic surgeries. Indian J Anaesth,2009,53(5):560-566.
2. Proietti L, Longo B, Gulino S, et al. Techniques for administering inhalation anesthetic agents, professional exposure, and early neurobehavioral effects. Med Lav,2003,94(4):374-379.
3. Tsou CH, Kao T, Fan KT, et al. Clinical assessment of propofol-induced yawning with heart rate variability:a pilot study. J Clin Anesth,2008,20(1):25-29.
4. Bickel A, Yahalom M, Roguin N, et al. I mproving the adverse changes in cardiac autonomic nervous control during laparoscopic surgery, using an intermittent sequential pneumatic compression device. Am J Surg,2004,187(1):124-127.
5. Alijani A, Hanna GB, Band M, et al. Cardiovascular autonomic function in patients with hemodynamic instability at induction of capnoperitoneum:a case-control study. Surg Endosc,2004,18(6):915-918.
6. Duerr FM, Twedt DC, Monnet E. Changes in pH of peri-

toneal fluid associated with carbon dioxide insufflation during laparoscopic surgery in dogs. Am J Vet Res, 2008, 69(2): 298-301.

7. Bickel A, Kukuev E, Popov O, et al. Power spectral analysis of heart rate variability during helium pneumoperitoneum: The mechanism of increased cardiac sympathetic activity and its clinical significance. Surg Endosc, 2005, 19 (1): 71-76.

8. Araújo Filho I, Honorato Sobrinho AA, Rego AC, et al. Influence of laparoscopy and laparotomy on gasometry, leukocytes and cytokines in a rat abdominal sepsis model. Acta Cir Bras, 2006, 21(2): 74-79.

9. Senoglu N, Yuzbasioglu MF, Oksuz H, et al. Effects of epidural-and-general anesthesia combined versus general anesthesia alone on femoral venous flow during laparoscopic cholecystectomy. J Laparoendosc Adv Surg Tech A, 2010, 20(3): 219-223.

10. Lang SA. Combined general/epidural anaesthesia. Can J Anaesth, 1998, 45(9): 915.

11. Neudecker J, Sauerland S, Neugebauer E, et al. The European Association for Endoscopic Surgery clinical practice guideline on the pneumoperitoneum for laparoscopic surgery. Surg Endosc, 2002, 16(7): 1121-1143.

六、几种特殊腹腔镜手术的麻醉

（一）新生儿腹腔镜手术的麻醉

新生儿的呼吸系统和循环系统与成人相比有很大不同，新生儿的肺顺应性小，弹性回缩性也小，较软的胸壁在吸气时不能产生足够的对抗力来对抗膈肌的下降，同时不能维持其功能通气量。肺泡发育差，肺组织发育不成熟，肺表面活性物质相对不足，肺泡表面张力增大容易导致肺不张，肺顺应性减低，分泌物易阻塞细小的支气管，增加呼吸做功。

新生儿的心脏收缩成分较少，比儿童和成人少30%，新生儿的心肌顺应性较成人差，其收缩效率也不如成人的心肌。由于心室顺应性较低，舒张末期心室容积的较小改变可引起心室舒张末压的显著性变化。新生儿心排出量大小是依赖心率的，如果心率减慢时引起心脏容量负荷增加，那么低顺应性的心肌会限制心脏的增大，Frank-Starling 机制不明显。婴儿每搏输出量相对固定，因此增加心排出量的唯一有效途径是增加心率。肺血管反应较敏感，低氧血症和酸中毒可增加肺血管阻力，减少肺血流，导致进一步缺氧，增加右心后负荷。动脉中的低氧血症、酸中毒和高碳酸血症会使循环模式向胎儿模式转变。

新生儿的腹腔镜手术中，呼吸循环参数的明显改变报道较少，CO_2 气腹可引起腹腔吸收 CO_2 增加，膈肌上升可导致肺活量以及 FRC 的减少，影响呼吸功能，出现高碳酸血症，新生儿的呼吸系统发育尚不完全，FRC 小，闭合气量较高，因而新生儿呼吸储备差，易缺氧，在麻醉过程中宜使用高浓度氧，较大 V_T。

新生儿腹腔镜手术中，IAP 增高引起的心血管反应是较复杂的。成人使用硬膜外麻醉，因部分交感神经受到阻滞，迷走神经活动相对亢进，气腹刺激腹腔牵张感受器，通过腹腔神经丛及迷走神经反射致心率减慢，气腹后心排出量随心率和体循环阻力下降明显减少。新生儿的心肌顺应性较成人差，其收缩效率不如成人的心肌，故维持心排出量不变的有效途径是增加心率。

（二）后腹腔镜手术对小儿机体的影响

自电视腹腔镜技术用于临床以来，应用范围不断扩大，20 世纪 90 年代初，采用腹腔镜技术，直接于腹膜后持续充气，建立"后腹腔镜"，以获得手术操作空间。临床主要应用于小儿泌尿外科手术。

从理论上讲，CO_2 气腹后还有以下因素可能影响肺气体交换：①气腹后 IAP 升高、膈肌上移，胸廓及肺顺应性下降，加上全身麻醉本身对通气/血流比的影响，可使 A-aDO2 增加；②IAP 及胸内压增高致使静脉回流受阻，导致心排出量下降，通气/血流比失调，无效腔通气增加。根据公式：$DV/V_T = (PaCO_2 - P_{ET}CO_2)/PaCO_2$，$PaCO_2 - P_{ET}CO_2$ 可视为反映无效腔通气的指标。在 V_T 相同的情况下，后腹膜腔充气对 IAP 影响较小，膈肌上移较轻，因而后腹膜腔气腹对 Ppeak 的影响小于腹膜腔气腹。然而有研究报道与此并不相符，认为此种后腹腔镜手术 CO_2 吸收率较腹腔镜手术高，对血流动力学的影响也并不低于腹膜腔气腹，麻醉与手术期间的潜在风险可能更大。该问题尚有待于进一步研究。

参 考 文 献

1. Teramoto S. Present status and future observation of membrane oxygenator, Kyobu Geka, 1989, 42(8 Suppl): S665-S669.

2. de Boode WP. Clinical monitoring of systemic hemodynamics in critically ill newborns. Early Hum Dev, 2010, 86(3): 137-141.

3. Giebler RM, Kabatnik M, Stegen BH, et al. Retroperitoneal and intraperitoneal insufflation have markedly different cardi-

ovascular effects. J Surg Res,2001,68:153-157.

4. 王永光,张利东,徐建国,等.后腹腔镜与腹腔镜手术对全麻患者通气功能的影响.临床麻醉学杂志,2004,20(3):146-148.

七、结 语

小儿腹腔镜手术已成为大多数小儿腹部疾病的诊断和手术方法之一。当前人们对小儿腹腔镜手术的麻醉研究正在深入进行,虽已清楚了它的基本原理,并熟悉了麻醉的基本原则,但对 CO_2 气腹时小儿尤其是新生儿所能耐受的最低限度;理想麻醉方法的选择和麻醉用药等问题尚无统一认识,有待于进行进一步的基础和临床研究。因此目前进一步研究致力于:①在临床实践中不断发展和完善小儿腹腔镜麻醉的理论基础和科学依据;②不同麻醉方法和麻醉药物的合理选择,以确保麻醉平稳;③麻醉并发症的预防和治疗。

八、Key points

1. 了解人工气腹对小儿病理生理学影响有助于术中呼吸循环等并发症的及时发现和正确处理。

2. 选择合适的麻醉方法有利于预防麻醉并发症,提高麻醉质量。

3. 麻醉中机械通气,不能完全依据 $P_{ET}CO_2$ 来调整呼吸参数,血气分析是调整呼吸参数最准确的参照依据。

4. 术后及时预防和处理疼痛以及恶心呕吐等并发症,提高小儿围术期生活质量。

(李丽伟 张 卫)

第九节 新生儿心肺复苏

一、临床病例

【病例 1】

患者,女,31 岁,因"孕足月、阵发性腹痛 2 小时"入院。产科情况:骨盆外测量各径线均在正常范围,宫高 33cm,腹围 110cm,胎方位 LOA,胎心音 165 次/分,预测胎儿体质量 3830g,肛诊:宫口开大 50cm,未破膜,S=-4。入院诊断:G1Po 产孕 40^{+3} 周,纵式左枕前位临产。入院后待产,当宫口开大至 8.0cm,S=0,破膜后发现羊水 II°,胎方位为左枕横位,此时胎心音 168 次/分。给予 5% 葡萄糖 500ml 加缩宫素 2.5U 缓慢静脉滴注。宫口开全后 50 分钟左右胎心音突然缓慢,86 次/分,因胎儿宫内窘迫及持续性枕横位,行会阴侧切术及胎头吸引术,在会阴侧切、胎头吸引术助产下娩出男婴 1 名,脐带绕颈 1 周,1 分钟 Apgar 评分 2 分。立即清理吸呼吸道,正压给氧同时请儿科医师到场协助抢救,5 分钟后评 4 分,后转入儿科抢救治疗。3 天后新生儿头部 CT 检查提示有蛛网膜下腔出血。临床诊断:新生儿重度窒息、新生儿缺血缺氧性脑病、新生儿蛛网膜下腔出血、右顶枕头皮下血肿、呼吸衰竭。

问题:

1)产科处理妥当吗?

2)分娩过程中胎儿出现了什么?进一步应作何考虑?

3)何为 Apgar 评分?

【病例 2】

患者,女,25 岁,孕 37^{+5} 周伴妊娠高血压,因突发腹痛阴道流血 1 小时入院。查体:T37℃,血压 11.44/7.71kPa(86/58mmHg),心率 110 次/分。患者面色略苍白,恶心、呕吐。心肺听诊无异常,B 超提示:在胎盘基底板与子宫之壁之间有形态不规则的液性暗区。胎心 88 次/分。诊断 G3P0^{+2} 37^{+5} 周宫内孕,胎盘早剥,急诊行剖宫产术,取出一女婴,新生儿 Apgar 评分 1 分钟 2 分,救治后 10 分钟 Apgar 评分 7 分转入儿科病房。

问题:

1)母体有什么问题?

2)胎儿可能出现什么情况?

3)如何正确处理新生儿?

【病例 3】

患者,女,23 岁,因孕 34^{+4} 周,心悸、呼吸困难,不能平卧入院。查体:患者端坐呼吸,口唇发绀,心率 135 次/分,血压 10.64/7.98kPa(80/60mmHg),肺部闻及大量湿啰音,SpO₂78%,心脏 B 超提示室间隔缺损 20mm,右向左分流,重度肺动脉高压。胎儿心率 80 次/分。经镇静、强心利尿,吸氧等处理,患者肺部湿啰音减少,心率减慢,氧饱和度上升至 90%,急诊行剖宫产术,娩出一男婴,术中见羊水 III° 粪染。胎儿娩出后新生儿 Apgar 评分 1 分钟 5 分,10 分钟 9 分,救治后转入新生儿病房。

问题:

1)母体发生了什么?

2)如何处理?

3)该如何判断胎儿及新生儿情况怎样处理?

二、新生儿复苏的对象及流行病学

以上 3 个病例虽然原因各异都有新生儿窒息发生。分娩时胎儿从母体宫腔突然过渡到宫外成为新生儿的过程是一生中所经历的最危险的时刻。90%以上的新生儿会非常顺利地完成；10%新生儿在出生时需要一些帮助才能开始呼吸；1%的需要各种复苏手段才能存活。

新生儿复苏对象是新生儿窒息。新生儿窒息是导致全世界新生儿死亡、脑瘫和智力障碍的主要原因之一。根据世界卫生组织统计，全世界每年有 400 万～900 万新生儿窒息，有 20%的新生儿死亡，超过百万有严重窒息的新生儿留有后遗症包括脑瘫、智障、听力、视觉、会话和学习能力缺失。文献报道全世界每年 400 万儿童死亡病例中＜5 岁者约为23%，其中 8%与出生时的窒息有关。我国妇幼卫生监测结果显示：2005 年前三位死因为早产、出生窒息及肺炎，窒息仍为第 2 死因。在我国新生儿窒息的发生率（卫生部数据）：2003 年 4.26%，死于分娩现场的窒息新生儿 3.8 万。自 2005 年新生儿复苏培训项目开展以来，我国新生儿死亡率逐渐下降。2006 年 2.88%；死于分娩现场的窒息新生儿 2.4万。体重＜3000g 复苏率更高．

新生儿窒息的概念：新生儿窒息的本质是缺氧，新生儿可表现出发绀、心动过缓，低血压，呼吸抑制，肌张力低下。实验室检查显示：脐血 pH＜7，动脉氧分压＜7.98kPa（60mmHg），二氧化碳分压＞9.31kPa（70mmHg）。

参 考 文 献

1. 2005 American Heart Association Guidelines for Cardio-pulmonary Resuscitation and Emergency Cardiovascular Care Part 13:Neonatal Resuscitation Guidelines Circula-tion,2005,112(suppl):IV-138-IV-195.
2. www. mnh. jhpiego. org. This publication was made possi-ble through support provided by the Office of Health and Nutrition, Center for Population, Health and Nutrition, Bureau for Global Programs, Field Support and Research, U. S. Agency for International Development, under the terms of Award No. HRN-A-00-98-00043-00. The opin-ions expressed herein are those of the author(s) and do not necessarily reflect the views of the U. S. Agency for International Development.
3. Ambalavanan N,Carlo WA,Shankaran S,et al Predicting outcomes of neonates diagnosed with HIE Pediatrics,
2006,118:2084-2093.
4. 虞人杰.新生儿窒息复苏的热点与挑战.中华儿科杂志，2007,45(9):641-643.
5. 张友忠,荣风年主译.施耐德与莱文森产科麻醉学.第 4版.济南:山东科技出版社,2005:1721.

三、新生儿窒息的病理生理

新生儿窒息的病理生理主要有呼吸不全、循环不全及其他。

【胎儿呼吸生理特点】　胎儿呼吸生理特点是胎儿通过胎盘呼吸，肺泡被肺水充满，肺血流量仅占循环血流量的 5%～10%，肺没有交换功能，但有微弱的呼吸动作。胎儿肺的循环情况是：肺小动脉收缩，肺血流很少，血液经过动脉导管分流（图 20-23）。

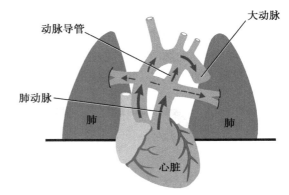

图 20-23　出生前血液经动脉导管分流并绕开肺脏

【新生儿呼吸的启动】　从胎儿到新生儿呼吸系统生理变化最显著。出生后肺水 1/3 在分娩中产道挤压经鼻、咽排出，2/3 呼吸启动后通过淋巴管血管排出，肺扩张充气。胎儿从宫内到宫外，由于温度、压力、亮度的改变，刺激皮肤、本体、化学感受器导致呼吸中枢兴奋进而呼吸启动。出生后氧分压下降和血 pH 的降低刺激主动脉化学感受器启动呼吸；结扎脐带引起交感神经兴奋，颈动脉压力感受器受到刺激启动呼吸。呼吸启动后肺泡扩张、肺血管阻力下降肺水排出（图 20-24）。

【呼吸不全】　新生儿肺表面活性物质缺乏可引起肺不张；胎儿在宫内因各种原因缺氧出现呼吸活动羊水吸入肺内；早产儿通过阴道时受压较少或剖宫产儿未受阴道挤压，肺残余液较多均可导致新生儿窒息。新生儿如果无肺通气，5 分钟以后氧分压可降至 0.27kPa（2mmHg）以下，CO_2 分压升至13.3kPa（100mmHg）。pH 可降至 7 或更低。当缺氧状态不能改善 PaO_2＜2.67kPa（20mmHg），pH＜6.9 时，生命器官心脑受损。

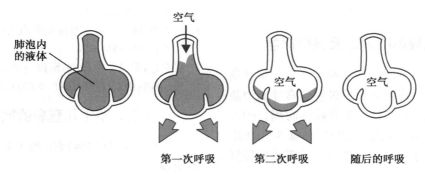

图 20-24

【胎儿循环解剖特点】 一条脐静脉含有来自胎盘的氧分较高、营养丰富的血进入胎儿体内；二条脐动脉含有来自胎儿氧分较低的混合血由胎体注入胎盘与胎盘间隙母血交换；左右心房有卵圆孔相通；肺动、静脉之间有动脉导管相通；静脉导管为脐静脉末支与下腔静脉相通。未建立肺循环，无纯动脉血，氧分压较低；卵圆孔、动脉导管开放左右心相通；全身各部氧含量有差别，肝、心、头、上肢的氧含量较高；

心率 120～160 次/分；心排出量是成人的 3 倍。

【新生儿循环变化】 胎儿娩出后，脐带结扎，脐静脉入右心血流阻断，右室压力降低；肺泡充气，肺血管松弛，肺血管阻力下降，肺小动脉扩张，肺血流增加，肺循环开始血流由肺获得氧气。血氧含量上升，动脉导管收缩闭锁，卵圆孔也闭锁。血流经肺动脉到肺进行交换然后回到左心房再至左心室通过主动脉到全身（图 20-25）。

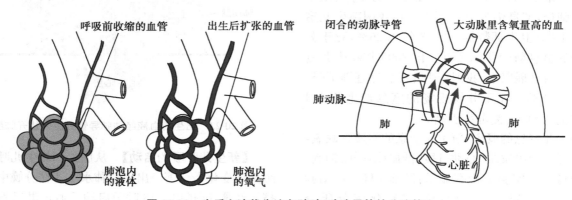

图 20-25　生后血液优先流向肺脏，动脉导管的分流停止

【循环不全】 胎儿娩出后，血流动力学与心血管解剖学发生互为因果的变化。出生后如有窒息、缺氧、酸中毒，肺小动脉扩张受限，肺动脉压力持续增高使卵圆孔、动脉导管开放产生继发性、持续性胎儿循环导致低氧血症及代谢性酸中毒。缺血缺氧可导致一系列损害，脑细胞水肿坏死引起缺血缺氧性脑病；无氧代谢增加发生低血糖；肠壁缺血引起坏死性小肠结肠炎、肾小球坏死、肺出血；白蛋白与胆红素结合的能力降低发生新生儿黄疸。

四、新生儿窒息的原因及表现

凡影响母体和胎儿间血液循环和气体交换的原因都会造成胎儿缺氧，发生产后窒息。包括母体因素，分娩过程中各种因素影响，胎儿因素，新生儿因素。

【母体因素】 重度子痫前期、严重贫血、休克、心衰、糖尿病、产前用药和麻醉等影响胎盘灌注造成胎儿低氧血症。

脐带异常包括脐带过长、过短、假结、脐带绕颈、绕体、脱垂等使胎儿-胎盘血流中断或受阻。

【胎盘异常】 胎盘钙化、前置胎盘、胎盘早剥。

分娩过程中各种因素影响难产、头盆不称、胎位不正、产钳使用不当、多胎妊娠、急产等。

【麻醉因素】 不恰当地应用麻醉性镇痛药，地西泮、硫酸镁或麻醉药引起的呼吸抑制，母体缺氧引起胎儿缺氧。脊麻后血压下降、仰卧位低血压综合征等可导致胎盘供血不足。

胎儿因素早产、先天畸形（膈疝、严重心血管畸形）、宫内感染、胎粪吸入、肺透明膜病、肺发育不良。

【新生儿因素】 生产时窒息，低体重儿、新生儿休克、羊水胎粪污染。

胎儿宫内缺氧危及胎儿健康和生命则为胎儿宫内窘迫。胎儿宫内窘迫可分为急性胎儿窘迫和慢性胎儿窘迫。

急性胎儿宫内窘迫主要表现为：胎心率的变化，正常的胎心率在 120～160 次/分，而胎儿窘迫时开始胎心率＞160 次/分，甚至＞180 次/分，随后胎心率减慢，每分钟不到 120 次，甚至少于 100 次，且在窘迫初期，胎儿的胎动频繁，继而转弱并次数减少，进而消失；羊水胎粪污染。

慢性胎儿窘迫是在慢性缺氧的情况下发生的，可以出现胎儿发育及营养不正常，形成胎儿宫内发育迟缓，临产后易发生进一步缺氧。妊娠妇女在孕后期一般会定期产检，进行胎心监测及 B 超检查，对于发现慢性胎儿窘迫有一定帮助。在孕后期，正常胎动每 12 小时超过 10 次，妊娠妇女每天相同时间早、中、晚自行监测胎动各 1 小时，3 次胎动次数相加乘以 4 即 12 小时的胎动，可以预知胎儿安危，需要注意的是胎动过频是胎动消失的前驱症状，胎动消失后 24 小时胎心率也会消失，不可延误抢救时机。

分析上述病例，病例 1 对妊娠妇女住院时经胎心监测已存在胎儿宫内窘迫（165 次/分）没有重视，未予处理，对于脐带绕颈未予重视。胎儿较大，宫口开大 5.0cm 而胎头 S＝－4cm，错误采取继续试产方式，未及时行剖宫产，最后导致新生儿重度窒息、脑瘫。

病例 2 则是在妊娠高血压的基础上突发腹痛阴道出血。根据母体和胎儿表现及 B 超提示考虑胎盘早剥。胎盘早剥分为轻型和重型两种。此患者有妊娠高血压，发病后出现母体休克，胎儿心率减慢，考虑重型胎盘早剥，其剥离面积超过胎盘的 1/3，由于剥离面积较大和母体失血较多发生胎盘血流量急剧减少，胎盘灌注不足导致急性胎儿宫内窘迫。处理应该及时终止妊娠，剖宫产是快速结束妊娠抢救母儿生命的有效措施。

病例 3 是因为母体妊娠合并先天性心脏病肺动脉高压伴急性左心衰。母体缺氧导致胎儿在慢性缺氧的基础上急性缺氧产生急性胎儿宫内窘迫，处理原则，在适当控制心衰后及时终止妊娠。

以上病例尽管原因不同但均有胎儿宫内窒息，必须做好新生儿复苏处理。

五、新生儿窒息的诊断

胎儿娩出后有发绀，心动过缓，低血压，呼吸抑制，肌张力低下，要考虑新生儿窒息。实验室检查显示：脐血 pH＜7，动脉氧分压＜7.98kPa（60mmHg），

二氧化碳分压＞9.31kPa（70mmHg），可以进一步证实。

Apgar 新生儿评分法（10 分）

新生儿 Apgar 评分是 1952 年 Virginia Apgar 医师介绍的一种简单明确的，评估新生儿状况及判断复苏效果的评分法。具体评分方法如下：

	0 分	1 分	2 分
心率（次/分）	无	＜100	＞100
呼吸运动	无	不规则	佳、哭声响
肌张力	松弛	四肢略屈曲	四肢运动
反射	无	有动作皱眉	哭、喷嚏
皮肤色泽	青紫或苍白	躯干红四肢紫	全身粉红

Apgar 评分的意义与窘迫程度

Apgar 评分　　窘迫程度

0～3 分　　严重窘迫

4～6 分　　中度窘迫

7～10 分　　无窘迫或轻度窘迫

与动脉血 pH 和临床抑制关系

Apgar 评分　　动脉血 pH

9～10　　7.3～7.4（正常）

7～8　　7.2～7.29（轻度酸中毒）

5～6　　7.1～7.19（中度酸中毒）

3～4　　7.01～7.09（明显酸中毒）

0～2　　7.00 以下（重度酸中毒）

六、新生儿复苏

新生儿复苏目的不应仅仅只为挽救生命，而且应最大限度地预防急性缺氧所致的后遗症，所以复苏的速度和成功率是非常重要的。

（一）复苏设备、条件及人员准备

1. 每次分娩时有 1 名熟练掌握新生儿复苏技术的医护人员在场，其职责是照料新生儿。

2. 复苏 1 名严重窒息儿需要儿科医师和助产士（师）各 1 人

3. 多胎分娩的每名新生儿都应由专人负责。

4. 复苏小组每个成员都需有明确的分工，每个成员均应具备熟练的复苏技能。

5. 检查复苏设备、药品齐全，并且功能良好。

（二）新生儿复苏设备包括

远红外保温床、聚乙烯袋、吸引器及吸引装置、吸引管、听诊器、氧及加压面罩，婴儿通气道、喉镜（直型、弯型）、气管导管（F8、10、12）、急救药物、测血压的超声血流仪、脐血管插管用具、T-组合复苏

器(T-Picec 复苏器)喉罩,在有条件的单位应配置空气-氧混合装置(空-氧混合器),测氧浓度仪及经皮氧饱和度仪等。

(三)复苏的步骤

在 ABCD 复苏原则下,新生儿复苏可分为 4 个步骤:

A. 稳定心肺功能的初始步骤(擦干全身和保暖,摆正体位,评估气道,刺激婴儿呼吸)

B. 通气,人工呼吸包括面罩或气管插管正压人工呼吸

C. 胸外心脏按压

D. 药物治疗或容量扩张

(四)复苏的基本步骤

包括快速评估、初步复苏及评估;出生后数秒钟内需进行"快速评估"(即足月妊娠否? 羊水清? 有呼吸或哭声? 肌张力好?)以上四项中有一项为否则进行初步复苏。然后主要基于呼吸和心率进行评估。通过评估确定每一步骤是否有效及下一步处理。明显降低的心率对于决定进入下一步骤是最重要的。评估-决策-措施在整个复苏中不断循环重复。

新生儿复苏具体流程如图 20-26:

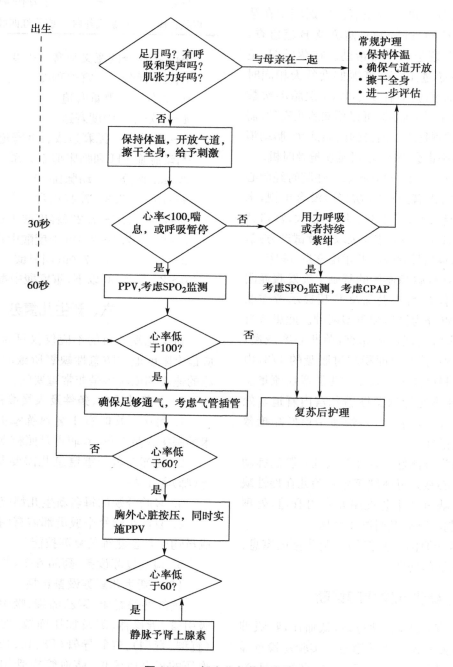

图 20-26 新生儿复苏具体流程

（五）初步复苏

1. 保暖 室温、空气的对流过大、婴儿磅的低温、婴儿身上的湿毛巾没及时撤走都可能造成体热丢失。为防止体热丢失，可将新生儿放在辐射热源下，全身擦干，拿走湿毛巾。或因地制宜采取保温措施如用预热的毯子裹住新生儿以减少热量散失等。孕周小于28周的新生儿在出生后应立即使用聚乙烯袋包裹至新生儿颈部，然后放入辐射加温台并同时进入标准模式复苏。婴儿应该一直被包裹直到确认体温正常且允许转出为止。孕周小于28周的新生儿分娩室温度应至少26℃。因高温可以引起呼吸抑制，缺血时及缺血后高体温与脑损伤有关，应注意避免高温。

2. 体位 置新生儿头轻度仰伸位（鼻吸气位图20-27）。

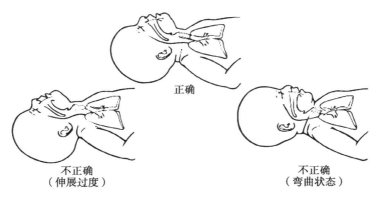

正确

不正确
（伸展过度）

不正确
（弯曲状态）

图 20-27

3. 吸引 在肩娩出前助产者用手将新生儿的口咽、鼻中的分泌物挤出。对健康的新生儿，进行口鼻吸引通常会有心肺并发症。对进行了插管、镇静、瘫痪的复苏新生儿，在无分泌物的情况下进行气管内吸引可能导致低氧、脑血流和颅压增加，且肺顺应性降低。所以，对母体羊水清亮或者羊水受胎粪污染的新生儿不再推荐进行常规的口咽或者鼻咽吸引。

必须吸引时应限制吸管的深度和吸引时间（10秒），吸引器的负压不超过13.3kPa（100mmHg）。

4. 擦干 快速擦干全身。

5. 刺激 用手拍打或手指轻弹患儿的足底或摩擦背部2次以诱发自主呼吸，如这些努力无效表明新生儿处于继发性呼吸暂停，需要正压人工呼吸。

（六）气囊-面罩正压人工呼吸

1. 指征 呼吸暂停或抽泣样呼吸；心率100次/分；持续的中心性发绀。

2. 方法 正压呼吸需要2.67～3.33kPa（20～25cmH₂O），少数病情严重的初生儿起初可用2～3次，4.00～5.33kPa（30～40cmH₂O）以后维持在2.67kPa（20cmH₂O）；频率40～60次/分（胸外按压时为30次/分）；有效的人工呼吸应显示胸廓起伏、有心率，心率迅速增快，肤色转红润；如正压人工呼吸达不到有效通气，需检查面罩和面部之间的密闭性，是否有气道阻塞（可调整头位，清除分泌物，使新生儿的口张开）或气囊是否漏气。面罩型号应正好封住口鼻，但不能盖住眼睛或超过下颌；经30秒100%氧的充分人工呼吸后，如有自主呼吸，且心率≥100次/分，可逐步减少并停止正压人工呼吸。如自主呼吸不充分，或心率100次/分，须继续用气囊面罩或气管导管施行人工呼吸。如心率60次/分，继续正压人工呼吸并开始胸外按压；持续气囊面罩人工呼吸（＞2分钟）可产生胃充盈，应常规插入8F胃管，用注射器抽气和在空气中敞开端口来缓解。

（七）喉罩气道和T-组合复苏器

1. 喉罩 新生儿复苏时如气囊-面罩通气无效，气管插管失败或不可行时喉罩气道能提供有效的通气困难气道包括小下颌或相对大的舌如Robin综合征和唐氏综合征。

2. T-组合复苏器 T-Picec复苏器是一种由气流控制和压力限制的机械装置，用于新生儿和早产儿正压人工呼吸。

（八）喉镜下经口气管插管

1. 气管插管指征

（1）需要气管内吸引清除胎粪时。

（2）气囊面罩人工呼吸无效或要延长时。

（3）胸外按压的需要。

（4）经气管注入药物时。

（5）特殊复苏情况，如先天性膈疝或出生超低体重儿。

2 气管导管的选择

一般根据新生儿的体重来选择相应的气管导管

型号。下表列出不同体重气管导管型号的选择和相应的插入深度。

表 20-5　不同体重气管导管型号和插入深度的选择

体重(g)	导管内径(ID)mm	唇-端距离 cm*
≤1000	2.5	6
1000~2000	3.0	7
2000~3000	3.5	8
>3000	~4.0	9

3. 确定导管位置的正确方法

(1)胸廓起伏对称。

(2)听诊双肺呼吸音一致,尤其是腋下,且胃部无呼吸音。

(3)无胃部扩张。

(4)呼气时导管内有雾气。

(5)心率、肤色和新生儿反应好转。

4. 胎粪吸引指征　羊水胎粪污染黏稠或Ⅲ度羊水胎粪污染,不管其稠或稀,处理时应看新生儿是否有活力。有活力(呼吸规则或哭声响亮、肌张力好、心率>100次/分)即不需要气管插管吸引;新生儿如无活力(3条中有1条不好)则立即置于保暖台摆正体位气管插管吸引胎粪。胎粪吸引管的使用(如图 20-28 所示):施行气管内吸引胎粪时,将胎粪吸引管直接连接气管导管,以清除气管内残留的胎粪。吸引时复苏者用右手示指将气管导管固定在新生儿的上腭,左手示指按压胎粪吸引管的手控使其产生负压,边退气管导管边吸引,3~5秒将气管导管撤出。必要时可重复插管再吸引。

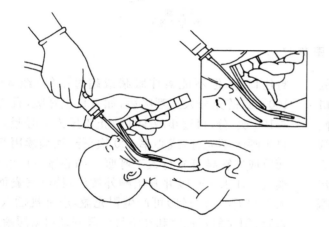
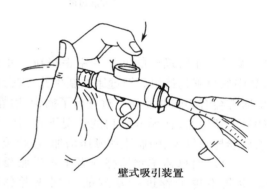

壁式吸引装置

图 20-28　胎粪吸引管的使用

(九)胸外按压

1. 指征　纯氧充分正压人工呼吸 30 秒后心率60 次/分。在正压人工呼吸同时须进行胸外按压。

2. 方法

(1)拇指法:双手拇指端压胸骨,根据新生儿体型不同,双拇指重叠或并列双手。环抱胸廓支撑背部。此法不易疲劳,能较好地控制压下深度并有较好的增强心脏收缩和冠状动脉灌流的效果。新生儿胸外按压应该将双拇指法作为优选。

(2)双指法:右手示、中两个手指尖放在胸骨上,左手支撑背部。其优点是不受患儿体型大小及操作者手大小的限制。

按压部位应在胸骨体下 1/3 进行,按压深度约为前后胸直径的 1/3,产生可触及脉搏的效果(如图20-29 所示)。按压和放松的比例为按压时间稍短于放松时间,放松时拇指或其他手指应不离开胸壁。

胸外按压和人工呼吸的比例应为 3∶1,即 90 次/分按压和 30 次/分呼吸,达到每分钟约 120 个动作。因此,每个动作约 1/2 秒,2 秒内 3 次胸外按压 1 次正压呼吸。30 秒重新评估心率,如心率仍<60 次/分,除继续胸外按压外,考虑使用肾上腺素。

3. 药物　在新生儿复苏时,很少需要用药。新生儿心动过缓通常是因为肺部充盈不充分或严重缺氧,而纠正心动过缓的最重要步骤是充分的正压人工呼吸(表 20-6)。

4. 肾上腺素

(1)指征:心搏停止或在 30 秒的正压人工呼吸和胸外按压后,心率持续<60 次/分。

(2)剂量:静脉用药采用 0.1~0.3ml/kg 的 1∶10 000 溶液;气管注入采用 0.3~1ml/kg 的 1∶10 000 溶液,需要时 3~5 分钟重复 1 次。浓度为 1∶1000 肾上腺素会增加早产儿颅内出血的危险。

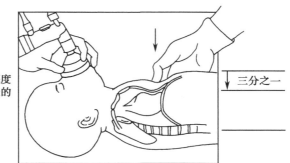

胸外心脏按压的深度
大约为胸廓前后径的
三分之一

三分之一

图 20-29 新生儿胸外心脏按压的深度

表 20-6 新生儿复苏常用药物

药物名称	浓度	剂量/途径	速度
肾上腺素	1：10 000	0.01～0.03mg/kg 2～20μg/(kg·min) 静脉或气管内重复给药直到 0.1mg/kg	快速给药,气管内给药要稀释
扩容剂	生理盐水或血	10ml/kg 静脉或脐静脉	给药时间超过 5～10 分钟
纳洛酮	0.4mg/ml	0.1mg/kg 静脉或脐静脉	快速给药
碳酸氢钠	0.5mmol/ml (4.2%溶液)	2mmol/kg(4ml/kg)静脉或脐静脉	缓慢给药时间超过 2 分钟
多巴胺		2～20μg/(kg·min)	

(3)用药方法:首选脐静脉导管(或脐静脉)注入,可经脐静脉导管给药。如在进行脐静脉插管操作过程尚未完成时,该初生窒息儿具有使用肾上腺素指征者,可气管内注入 1：10 000 的肾上腺素 0.3～1ml/kg。

5. 扩容剂

(1)指征:有低血容量、怀疑失血或休克的新生儿在对其他复苏措施无反应时考虑扩充血容量。

(2)扩容剂的选择:可选择等渗晶体溶液,推荐生理盐水。大量失血则需要输入与患儿交叉配血阴性的同型血或 O 型红细胞悬液。

(3)方法:首次剂量为 10ml/kg,经外周静脉或脐静脉(>10 分钟)缓慢推入。在进一步的临床评估和反应观察后可重复注入 1 次。给窒息新生儿和早产儿不恰当的扩容会导致血容量超负荷或发生并发症,如颅内出血。

6. 碳酸氢钠和纳洛酮 在新生儿复苏时一般不推荐使用碳酸氢钠和纳洛酮。新生儿使用纳洛酮需两个指征同时出现:①正压人工呼吸使心率和肤色恢复正常后,仍出现严重的呼吸抑制;②母亲分娩前 4 小时有注射麻醉药史。在注射纳洛酮前,必须要建立和维持充分的人工呼吸。剂量:0.1mg/kg

经静脉、气管导管或肌肉、皮下给药。由于麻醉药药效时间通常比纳洛酮长,可能需要重复注射纳洛酮防止呼吸暂停复发。对于母体阿片类药物成瘾者新生儿不能用,因为紧急撤药新生儿将陷入毒瘾发作状态。碳酸氢钠仅用于呼吸性酸中毒即将发展为代谢性酸中毒或证明是代谢性酸中毒或所有的其他方法都无效时。有小量的随机试验认为碳酸氢钠应该在那些出生后 5 分钟仍需正压通气且症状没有改善或有致命性危险的新生儿使用。注意:①碳酸氢钠的高渗透性和产生 CO_2 的特性可对心肌和大脑功能有害,应在建立充分的人工呼吸和血液灌流后应用;②再次使用碳酸氢钠治疗持续代谢性酸中毒或高钾血症时应根据动脉血气或血清电解液等而定;③因有腐蚀性不能经气管导管给药。

7. 脐静脉插管 脐静脉是静脉注射的最佳途径,用于注射肾上腺素或纳洛酮以及扩容剂和碳酸氢钠。可插入 3.5F 或 5F 的不透射线的脐静脉导管,导管尖端应仅达皮下进入静脉,轻轻抽吸就有回血流出。插入过深,则高渗透性和影响血管的药物可能直接损伤肝脏。务必避免将空气推入脐静脉。

8. 脉管通路 在新生儿复苏时,如果在几分钟之内不能建立有效的脉管通路(特别是静脉通路),那么骨内给药可以作为液体和药物的有效途径。

9. 氧的使用 在目前新生儿复苏中争议较大。我国新生儿复苏指南推荐复苏时用纯氧,也可用21%～100%浓度的氧对足月儿或早产儿进行复苏。如用非纯氧复苏至出生后 90 秒时仍无改善则应将氧浓度提高到 100%。但也有人认为 100%的纯氧复苏其科学依据还没有确立。不管是临床试验还是动物实验不断证实纯氧复苏对于所有的新生儿来说并不是最佳选择。因为在新生儿复苏使用高浓度的氧在新生儿组织中间形成过高的活性氧引起组织损伤。由于许多小于 32 周的早产儿使用空气达不到靶浓度,此时,应果断使用混合氧,最好使用脉搏氧饱和度监测仪来指导。应该避免出现高氧血症和低氧血症。如果没有混合氧,应该首先使用空气开始复苏。

10. 新生儿氧合监测 有明确的证据表明氧合的增加和肤色的改善也许需要好几分钟,即使是健康的婴儿。此外,越来越多的证据表明:从细胞和功能学水平上来看,新生儿高氧血症对许多器官是有害的。基于此种原因,肤色不再作为氧合或复苏有效性的指征。氧饱和度监测仪可用来指导健康足月生婴儿的给氧。对需要进行进一步复苏或者呼吸支持治疗或者两者兼而有之的婴儿,应该使用脉搏氧饱和度监测仪。传感器应在连接到仪器前安置在婴儿的右手或者手腕上。由于持续获得精确的测量结果具有重要意义,因此在新生儿复苏时脉搏氧饱和度监测应和临床评估同时进行而不是取而代之。

新生儿复苏何时停止:对于一个出生时没有可触及心跳的婴儿,如果复苏 10 分钟仍不能恢复心跳,就应该考虑停止复苏。

不启动复苏:当孕周、出生体重或是先天性缺陷会确切地导致早期死亡或不能接受的高发病率且很少存活时,不推荐实施复苏。对于那些成活几率高或能接受的发病率时,应该积极复苏。对于那些预后不确切,能够存活但是相对发病率高且会对婴儿产生很大负担时,是否复苏应该考虑父母意见。医师和父母亲的意见一致是十分重要的,且应与伦理学规定一致。

参考文献

1. 新生儿窒息复苏指南. 中华人民共和国卫生部妇幼保健与社区卫生司(2007 修订).

2. Jonathan Wyllie (Co-chair)*, 1, Jeffrey M. Perlman (Co-chair) 1, John Kattwinkel, Dianne, et al 2010 International Consensus on Cardiopulmonary Resuscitation and Emergency Cardiovascular Care Science with Treatment Recommendations_ Part 11: Neonatal resuscitation. Resuscitation, 2010, 81Suppl 1: e260-e287.

3. Lokesh L, Kumar P, Murki S, et al. A randomized controlled trial of sodium bicarbonate in neonatal resuscitation-effect on immediate outcome. Resuscitation, 2004, 60: 219-223.

4. Ellemunter H, Simma B, Trawoger R, et al. Intraosseous lines in preterm and full term neonates. Arch Dis Child Fetal Neonatal Ed, 1999, 80: F74-75.

5. Glaeser PW, Hellmich TR, Szewczuga D, et al. Five-year experience in prehospital intraosseous infusions in children and adults. Ann Emerg Med, 1993, 22: 1119-1124.

6. Ramji S, Ahujia S, Thirupuram S, et al. Resuscitation of asphyxic newborn infants with room air or 100% oxygen. Pediatr Res, 1993, 34: 809-812.

7. Saugstad OD, Rootwelt T, Aalen O. Resuscitation of asphyxiated newborn infants with room air or 100% oxygen: An international controlled trial. The Resair Study Pediatrics, 1998, 102: E1.

8. Vento M, Asensi M, Sastre J, et al. Resuscitaion with room air instead of 100% oxygen prevents oxidative stress in morderately asphyxiated term neonates. Pediatrics, 2001, 107: 642-647.

9. Saugstad OD, Ramji S, Irani SF, et al. Resuscitaion with 21% or 100% oxygen: Follow-up at 18 to 24months. Pediatrics, 2003, 112: 296-300.

10. Ramji S, Rasaily R, Mishra PK, et al. Resuscitaion of asphyxiated with room air or 100% oxygen at birth: A multicentric clinical trial. Indiatr, 2003, 40: 510-517.

11. Saugstad OD. The role of oxygen in neonatal resuscitation Clin Perinatol, 2004, 31: 431-443.

12. Saugstad OD. Ramji S. Vento M. Resuscitaion of depressed newborn infants with ambient air or pure oxygen: A meta-analysis. Biol Neonate, 2004, 87: 27-34.

13. Kutzsche S, Ilves P, Kirkedby OJ, et al. Hydrogen peroxide production in leukocytes during cerebral hypoxia and re-oxygenation with 100% or 21% oxygen in newborn piglets. Pediatr Res, 2001, 49: 834-842.

14. Rabi Y, Rabid Yee W. Room air resuscitation of the depressed newborn: A systematic review and meta analysis. Resuscitation, 2007, 72: 353-363.

15. Higgins RD, Bancalari E, Willinger M, et al. Executive summary of the depressed newborn in the workshop on oxygen in neonatal therapies: Controversies and opportunities for research. Pdiaics, 2007, 119: 790-796.

七、Key points

1. 新生儿复苏的对象是新生儿窒息,其本质是缺氧,新生儿复苏中最重要和有效的措施就是提供通气让氧气进入婴儿的肺部。

2. 新生儿复苏遵循 ABCD 的复苏原则。

3. 新生儿复苏贵在迅速,第一个 30 秒内要完成快速评估＋初步复苏＋开始评估。

4. 呼吸道的管理在新生儿复苏中至关重要:

气囊面罩正压通气:在有呼吸暂停或抽泣样呼吸;心率 100 次/分;持续的中心性发绀可用;

喉罩:新生儿复苏时如气囊面罩通气无效,气管插管失败或不可行时可以喉罩气道通气;

气管插管:需要气管内吸引清除胎粪;气囊面罩人工呼吸无效或要延长时;胸外按压的需要经气管注入药物;特殊复苏情况,如先天性膈疝或出生超低体重儿。

5. 心脏按压:无心率或 30 秒正压人工呼吸后心率持续<60 次/分可采用。按压部位应在胸骨体下 1/3 进行,按压深度约为前后胸直径的 1/3。胸外按压和人工呼吸的比例应为 3∶1,即 90 次/分按压和 30 次/分呼吸,达到每分钟约 120 个动作。

6. 药物治疗:新生儿复苏较少用药:药物主要有肾上腺素、扩容剂、纳洛酮、碳酸氢钠。

肾上腺素在 30 秒用 100% 氧充分正压人工呼吸和胸外按压配合后心率仍<60 次/分可给予。

扩容剂:有低血容量、怀疑失血或休克的新生儿在对其他复苏措施无反应时考虑使用。推荐生理盐水。大量失血则需要输入与患儿交叉配血阴性的同型血或 O 型红细胞悬液。

纳洛酮:新生儿使用纳洛酮必须两个指征同时出现即正压人工呼吸使心率和肤色恢复正常后,仍出现严重的呼吸抑制和母亲分娩前 4 小时有注射麻醉药史。对于母体阿片类药物成瘾者新生儿不能用,因为紧急撤药新生儿将陷入毒瘾发作状态。

碳酸氢钠仅用于呼吸性酸中毒即将发展为代谢性酸中毒或证明是代谢性酸中毒或所有的其他方法都无效时。

（黄　蔚）

第十节　小儿术后镇痛

一、临床病例

【病例 1】

患儿,男,3 岁 4 个月,体重 14kg,因"发现尿道外口异常,阴茎下曲 3 月"入院,诊断为:"尿道下裂,阴茎下曲畸形"。予充分术前准备后择期行"尿道下裂成形术"。因其为当日第 2 台手术,术前禁食 12 小时,病房静脉予 5% 葡萄糖盐水补液,麻醉方式选择经口插管全麻,手术时间约 3 小时。术后拔管前安置持续静脉输注镇痛泵(200ml),配制方法:舒芬太尼 0.3μg/ml 加用格雷司琼 15μg/ml 预防恶心呕吐,背景剂量 2ml/h,冲击剂量 0.5ml,锁定时间 15 分钟。术后在 PACU 静脉给予舒芬太尼 1μg 作为负荷剂量,约半小时后送回病房。患者回到病房后半小时完全清醒,大声哭闹,在病床上手脚挣扎,身体辗转,家属无法安慰。告知值班医师后,值班医师告知家长按压镇痛泵上按钮镇痛。告知家长尽力安慰患儿,患者术后疼痛是正常表现,后患儿因反复挣扎,手术部位出血,外科医师予盐酸哌替啶肌注,出血部位加压包扎处理后出血停止,疼痛很快改善。

1)术后疼痛的定义和流行病学是什么?

2)术后疼痛的影响因素有哪些?

3)怎样评估小儿术后疼痛程度?

【病例 2】

患儿,男,4 岁 2 个月,体重 17kg,因"右上肢出血畸形 5 小时"入院,诊断为:"右肱骨骨折",次日晨予"右肱骨骨折切开复位内固定术"。术前禁食 8 小时,麻醉方式选择基础麻醉加超声定位下肌间沟入路臂丛神经阻滞,局麻药物选择罗哌卡因及利多卡因,手术时间约 40 分钟。术后予双氯芬酸钠栓剂塞肛,安置持续静脉输注镇痛泵(200ml),配制方法:舒芬太尼 0.35μg/ml 加用格雷司琼 15μg/ml 预防恶心呕吐,背景剂量 2ml/h,冲击剂量 0.5ml,锁定时间 15 分钟。术后在 PACU 未予镇痛药物,观察约半小时后送回病房。告知患者家属镇痛泵使用正确方法,患者回到病房后完全清醒。患儿稍有哭闹,家长可语言安慰。

1)小儿术后疼痛如何处理及用药?

2)影响小儿术后疼痛评估的因素?

3)小儿术后镇痛的常见并发症?

二、术后疼痛的定义和流行病学

急性术后疼痛是由手术中的组织创伤引起的，或可以由手术损伤所描述的一种复杂的反应，是一种不愉快的主观感觉和情绪体验。急性术后疼痛为儿童最常见的有害刺激和感受之一，与之相伴的不良反应包括：焦虑，回避，躯体症状和患儿家长的紧张、焦虑和无助。曾有研究表明40%的小儿术后患者经历过中到中度疼痛，而75%的患儿没有得到充分的镇痛。随着现代医疗手段和制药技术的进步和发展，术后疼痛是能够治疗和控制的。

三、术后疼痛程度的影响因素

影响小儿术后疼痛的因素很多。主要有以下几点：

1. 手术种类及时间长短。手术的种类、部位、方式、时间等均是影响术后疼痛的因素，一般手术时间长，操作复杂，创伤及切口大的手术术后疼痛较明显。普外科、泌尿外科、骨科及烧伤整形科等较大手术，如：肾脏切除术、尿道成形术、脊柱畸形矫正术、较大切口的骨折切开复位术、切痂植皮术等被认为术后会有较为严重的疼痛（详见小儿术后镇痛专家共识），需要术中充分镇痛及术毕多模式镇痛（采取不同途径、不同方法及不同类型药物联合使用）。

2. 术中所采用的麻醉方法、麻醉深度。术中足够的麻醉深度是保证术后镇痛效果的前提，可以预防中枢系统敏化。病例2中的麻醉方式为神经阻滞，所使用药物为长效局麻药物，其术后镇痛时间较长。

3. 术后是否行神经阻滞等处理，若手术医师在切口创面行局部浸润麻醉，可以改善术后疼痛。

4. 术后对疼痛的评估及处理等。病例1中外科医师对患儿疼痛程度评估及处理不够准确、有效。

四、怎样评估小儿术后疼痛程度？

1. 因为疼痛是一种主观感受，所以自我评估通常被认为是评估的金标准。但是因为受儿童发育和认知水平的影响，在某些年龄阶段并不能有效应用，所以就需要使用其他评估方法。所以在不同年龄阶段使用不同的评估方法是准确进行评估的保证。

2. 没有任何一种单一的方法能够准确有效地评估所有儿童及所有类型的疼痛。自我评估联合至少其他一种评估方法也许是更好的选择。

3. 为了有效地评估疼痛，在任何必要和适宜的时候，都应与患儿、家长或监护人及疼痛管理的相关人员进行交流。

4. 研究证明是否能将疼痛评估的结果用于实践并及时进行再评估决定了治疗的有效性，评估和记录不良可导致处理结果不佳。规律地评估和记录可以保证急性疼痛治疗的安全性和有效性。

5. 医护人员需要进行疼痛的教育和训练，同时也需要熟练地应用评估方法和量表。良好的组织和临床路径可以改良疼痛的处理效果。

6. 应告知患儿家长和监护人有关术后疼痛的信息，要求他们给患儿情感上的支持，明确他们在疼痛处理中的作用。如需要家长进行评估，则教会他们方法。

（一）疼痛评估方法

1. 自我评估 自己评估和表达疼痛的程度。

2. 行为学/观察评估 测量疼痛相关的行为学应激表现或者评估由患儿父母或监护人提供的疼痛感受。

3. 生理学评估 主要评估由于疼痛引起的生理学变化。

（二）评估工具

1. 自我评估 ①Wong and Baker 脸谱量表适合3～18岁（图20-30）。

②面部表情评分法-改良版适合4～12岁（图20-31）。

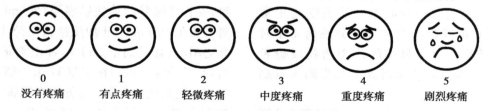

| 0 | 1 | 2 | 3 | 4 | 5 |
| 没有疼痛 | 有点疼痛 | 轻微疼痛 | 中度疼痛 | 重度疼痛 | 剧烈疼痛 |

图 20-30 Wong-Baker 面部表情量表

③视觉模拟量表：

无痛0　　　　　　　　　10 剧痛

0：无痛　　　1～4：轻度痛　　　5～6：中度痛
7～10：重度痛

2. 行为学评估 根据疼痛相关行为学表现或对患儿照顾者提供疼痛相关行为的叙述进行评估，这种方法适用于婴幼儿或交流有困难的患儿。评估时可避免对患儿不必要的打扰。

（1）CRIES（Cry，Requirement of O_2，Increase of HR and BP，Expression，Sleep）评分：通过哭泣、呼吸、循环、面部表情和睡眠等进行评估。各项相加后总分最低 0 分，最高 10 分。分数越高，认为疼痛越严重（表 20-7）。

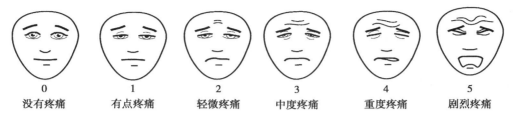

图 20-31 改良脸谱疼痛评分（Faces pain scale-Revises FPS-R）
（"0"表示"没有疼痛"。脸谱表示"越来越疼痛"。最右边脸谱表示"非常疼痛"（或最疼痛）。
叫小孩指出"适合表示现在疼痛程度的脸谱"）

表 20-7 CRIES 疼痛评估量表

		0	1	2
哭泣		无	哭泣声音响亮，音调高	不易被安慰
是否需要吸氧（$SpO_2 > 95\%$）		否	氧浓度<30%	氧浓度>30%
循环体征		心率和血压<或 = 术前水平	心率和血压较术前水平升高<20%	心率和血压较术前水平升高>20%
表情		无特殊	表情痛苦	表情痛苦/呻吟
睡眠困难		无	经常清醒	始终清醒

（2）FLACC（Face，Legs，Activity，Cry，Consolability）评分：常用于 2 个月～7 岁患儿术后疼痛的评估。分值 0～10 分（表 20-8）。

表 20-8 FLACC 评分量表

	0	1	2
Face（脸）	微笑或无特殊表情	偶尔出现痛苦表情，皱眉，不愿交流	经常或持续出现下颚颤抖或紧咬下颚
Leg（腿）	放松或保持平常的姿势	不安，紧张，维持于不舒服的姿势	踢腿或腿部拖动
Activity（活动度）	安静躺着，正常体位，或轻松活动	扭动，翻来覆去，紧张	身体痉挛，成弓形，僵硬
Cry（哭闹）	不哭（清醒或睡眠中）	呻吟，啜泣，偶尔诉痛	一直哭泣，尖叫，经常诉痛
Consolability（可安慰性）	满足，放松	偶尔抚摸拥抱和言语安慰后可以被安慰	难于被安慰

不同年龄段适用不同的评估方法是进行准确评估的保证。8 岁以上的儿童可以使用成人的评估量表，3～7 岁可以使用表情评分量表，新生儿和婴儿可以使用 CRIES 量表。不能正常沟通的患儿可以使用 CRIES 或 FLACC 量表评分。

3. 生理学评估 生理学的参数如心率变异度，唾液腺的皮质醇变化可以反映疼痛。但是在新生儿、婴儿和 0～3 岁龄的儿童，手术后因为患儿的生理学指标受其行为影响较大，故血压、心率、呼吸等生理学参数则可能成为不准确的指标。

病例 1 中的患儿根据 FLACC 评分标准，应评估为重度疼痛。病例 2 中患儿疼痛程度应综合术中术后各因素综合分析，如患儿性格、体位、饥饿感、需要安慰等都可能影响评估效果。可在排除其他影响因素后再对疼痛进行评估。

五、小儿术后疼痛管理的注意事项

1. 术后镇痛方案应该在术前与家长或监护人

及镇痛治疗团队的其他成员沟通,患儿的麻醉医师有责任启动术后镇痛。患儿的疼痛应在 PACU 得到有效控制,并确定有可行的止痛方案后才能准其离开。

2. 各个科室的医护人员应该有一定的儿童疼痛评估和处理原则的知识并分享术后治疗的经验。

3. 在出院之前,必须明确告知患儿家长疼痛的评估和给药方法,还有必要告知家长是可以给孩子镇痛药物的。

4. 术后镇痛应根据患儿年龄、手术过程、临床情况合理给药,提供安全、有效、个体化的镇痛并减少不良事件的发生。

5. 在术后 24~72 小时内疼痛是最为严重的,但是也可能持续数日或数周。在术后早期可以按照时间规律给药,而在后期可以疼痛评估结果按需给药。如果需要时,可以使用如止吐药等药物来控制镇痛药物产生的副作用。

6. 术后应经常评估疼痛的程度,镇痛药物的给予应按照个体差异,不同患儿对镇痛药物的敏感性和药物的需求量不同,个体化给药。

7. 如果没有严格的禁忌证,应该联合给药。比如:阿片类药物,局麻药,非甾体抗炎药,对乙酰氨基酚可以联合给药,但不应超过推荐的最大剂量。

小儿术后疼痛的用药

【局麻药物】 布比卡因是一种起效慢、作用时间较长的酰胺类局麻药。通常使用时,药物浓度在 0.062 5%~0.75%(0.625~7.5mg/ml)。依照其浓度不同,可以产生感觉阻滞和运动阻滞。0.062 5%~0.125% 的浓度很少会引起运动阻滞,0.25% 的浓度可以引起不完全的运动阻滞,0.5% 的浓度可以引起广泛的运动神经阻滞,而 0.75% 的浓度则可引起完全的运动神经阻滞和肌肉松弛。

罗哌卡因是一种酰胺类局麻药,起效时间和维持时间和布比卡因类似,但运动神经阻滞的发生和持续时间较短,强度也较弱,其应用浓度为 0.2%、0.75%、1%。

布比卡因和罗哌卡因的毒性反应取决于注射部位,患者的情况和操作过程。给予试验剂量通常可以预防血管内注射。在婴儿,要注意单次反复给药和持续输注造成的药物蓄积。

布比卡因和罗哌卡因的推荐最大用量见表 20-9。

表 20-9 布比卡因和罗哌卡因的推荐最大用量

	最大剂量	
	单次注射	持续术后输注
婴儿	2mg/kg	0.2mg/(kg·h)
儿童	2.5mg/kg	0.4mg/(kg·h)

利多卡因是一种酰胺类局麻药,用于浸润麻醉和神经阻滞,起效时间快,通常在数分钟内起效,维持时间适中,加入血管收缩药物后可以减少药物全身吸收的速率,加快起效时间和延长作用时间。通过局部皮肤黏膜给药,可能会大量快速吸收而引起全身效应。

利多卡因的毒性反应取决于注射部位和操作过程,但是一般来说,使用时的最大剂量不要超过 3mg/kg(最大 200mg)。除了在口腔手术使用 1:80 000 的肾上腺素之外,一般不要使用浓度超过 1:200 000 的肾上腺素。含有肾上腺素溶液的利多卡因不能用于肢端的手术,比如阴茎手术和手指足趾手术。利多卡因软膏适用于黏膜和皮肤的麻醉,利多卡因凝胶适用于尿道和溃疡的麻醉,利多卡因溶液适用于口,喉和上消化道的黏膜表面麻醉。

【中枢性镇痛药物】 见表 20-10。

表 20-10 中枢性镇痛药物剂量推荐

药物	单次剂量	连续输注剂量	副作用
可乐定	1~2μg/kg	0.08~0.2μg/(kg·h)	镇静,剂量依赖性低血压和心动过缓,迟发性呼吸抑制和婴儿的心动过缓
氯胺酮	0.25~1mg/kg		大剂量时引起幻觉
吗啡	15~50μg/kg	0.2~0.4μg/(kg·h)	恶心呕吐,瘙痒,小便潴留,呼吸抑制
芬太尼	0.5~1μg/kg	0.3~0.8μg/(kg·h)	恶心呕吐
曲马多	0.5~2mg/kg		恶心呕吐

【阿片类药物】 见表 20-11。

表 20-11 阿片类药物剂量推荐

药物	与吗啡的效价比	单次剂量(口服)	静脉连续输注
曲马多	0.1	1~2mg/kg	100~400mg/(kg·h)
可待因	0.1~0.12	0.5~1mg/kg	
吗啡	1	200~400mg/kg	10~40mg/(kg·h)
氢吗啡酮	5	40~80mg/kg	2~8mg/(kg·h)
芬太尼	50~100		0.1~0.2mg/(kg·min)或使用 TCI 技术
瑞芬太尼	50~100		0.05~4μg/(kg·min)或使用 TCI 技术

【非甾体抗炎药(NSAIDs)】 见表 20-12。

表 20-12 非甾体抗炎药剂量推荐

NSAID	剂量(mg/kg)	间隔时间(h)	日最大剂量[mg/(kg·d)]	应用年龄
布洛芬	5~10	6~8	30	3 月以上
双氯芬酸	1	8	3	6 月以上
酮咯酸	0.5	6	2	
萘普生	7.5	12	15	
吡罗昔康	0.5	24	0.5	
酮洛芬	1	6	4	

六、小儿术后镇痛的常见并发症

小儿术后镇痛常见并发症除了神经阻滞的常见并发症外,主要还包括各种镇痛药物的常见并发症。

(一)阿片类药物的并发症

1. 中枢神经系统 镇痛,镇静,烦躁,欣快,恶心呕吐,瞳孔缩小,癫痫,瘙痒,心理模仿,兴奋。

2. 呼吸系统 呼吸抑制,频率,潮气量,对二氧化碳的反应下降,抑制咳嗽反射。

3. 心血管系统 对心排出量有轻度影响,常见心动过缓,扩血管作用(吗啡远强于其他药物)。

4. 消化系统 肠道蠕动功能降低,括约肌张力增高(Oddi 括约肌、回结肠括约肌)。

5. 泌尿生殖系统 张力增高(子宫,膀胱,膀胱逼尿肌)

6. 骨骼肌系统 胸壁肌肉强直。

动物实验证实大剂量的酮咯酸可影响骨融合,所以引起有关 NSAIDs 药物影响骨折患者骨愈合的争论,但是在有关人的研究中却不被支持。并且短时间使用 NSAIDs 的镇痛收益要明显高于其假定的影响骨愈合的风险。

NSAIDs 药物现在不被推荐用于新生儿是因为其可能影响脑和肺的血流调节。

在所有现在使用的 NSAIDs 类药物中,布洛芬是引起不良反应最少,使用安全证据最多的药物。

(二)NSAIDs 的不良反应

因为其作用机制,故在治疗血浆水平可能引起不良反应:

1. 超敏反应。

2. NSAIDs 影响血小板凝集,延长出血时间,故限用于有出血性疾病和行抗凝治疗的儿童。

3. NSAIDs 抑制前列腺素介导的肾功能,特别是在有肾脏疾病和脱水的患者,已经证实布洛芬可使新生儿肾小球滤过率降低 20%。NSAIDs 不能与有肾脏毒性的药物合用。

4. NSAIDs 可以使胃激惹和引起胃出血,所以其相对禁忌证是有患儿消化道溃疡的病史。布洛芬的胃刺激性最小,在术后的患者限用 1~3 天的 NSAIDs 药物,其消化道的不良事件率较低。在存在高风险的患者,合用质子泵抑制剂如奥美拉唑和 H 受体拮抗剂可以降低风险。

5. 因为 NSAIDs 可使白三烯增加,故可能加重哮喘。对于有哮喘病史的儿童,询问以前是否安全地使用过 NSAIDs 药物是必需的,应避免对急重症的哮喘患儿使用 NSAIDs。

6. 在有严重湿疹,鼻息肉,过敏体质的患儿应慎用 NSAIDs 药物,在肝功能衰竭患者,应避免使用。

病例 2 中采用直肠内用药避免了静注、肌注等方法给患儿带来的再次惊吓和疼痛,使用双氯芬酸钠配合阿片类静脉镇痛,减少了阿片类药物可能带来的毒副作用。需要再次强调的是阿片类药物在婴儿的使用要非常小心,需要有经验的医护人员定时进行评估及调整剂量。

七、Key points

1. 小儿术后疼痛应被外科医师和麻醉医师充分认知和重视。

2. 术后疼痛的定义决定了疼痛是患者的主观感受,不要用医护人员的经验来代替床旁的评估。

3. 不同的手术种类和手术操作对术后疼痛有很大的影响。

4. 术中足够的麻醉深度,术毕伤口周围局麻药浸润,多模式联合镇痛可以有效地减轻术后疼痛的程度。

5. 术后要对患儿疼痛程度进行及时准确评估后再进行个体化镇痛处理,然后定时进行再次评估和及时治疗。

6. 小儿术后镇痛的副作用较成人更易发生且后果严重,需及时观察及预防。

(李晓强 左云霞)

第二十一章

神经外科手术麻醉

第一节 颅脑外伤患者麻醉

一、临床病例

【病例1】

患者,男,45岁,既往健康,6小时前从高处坠落,头部着地,伤后意识丧失,约30分钟后清醒,自述头痛,3小时前再次出现意识丧失而急诊入院。查体血压20.8/12.8kPa(156/96mmHg),心率56次/分,呼吸规律,18次/分,经鼻导管吸氧SpO_2 92%,CT提示"右额颞硬膜外血肿",决定行开颅血肿清除术。

1)应采取什么插管方法?

2)如何维持麻醉?

3)术中输液有哪些原则?

【病例2】

患者,女,32岁,3小时前车祸伤,意识丧失,CT提示"右额颞硬膜外血肿,脑内血肿",拟行颅内血肿清除术。患者平素体健,无高血压病史,现意识昏迷,血压24.0/13.3kPa(180/100mmHg),心率50次/分,呼吸不规律,8~10次/分,胸部听诊可闻及干啰音。

1)此患者无高血压病史,为何现在出现血压明显升高?

2)胸部听诊可闻及干啰音提示什么?

3)麻醉中应进行哪些监测以保证患者安全?呼气末二氧化碳该如何控制?

二、颅脑外伤的临床特征

颅脑创伤(traumatic brain injury,TBI)多发生于儿童和青壮年人,若没能得到及时救治,致死率和致残率极高,给社会和家庭都带来沉重的负担。目前手术仍然是TBI的主要治疗手段,围术期正确的

麻醉管理对改善患者的转归至关重要。

颅脑创伤通常发生在青少年、年轻人和75岁以上的老年人,在所有年龄组,男性遭受重度颅脑创伤的发生率是女性的两倍以上。

按照创伤发生时间,TBI可分为原发性颅脑创伤(primary brain injury)和继发性颅脑创伤(secondary brain injury)。原发性颅脑创伤在创伤即刻发生,是对颅骨和脑组织的机械撞击和加速减速挤压引起的颅骨骨折和颅内损伤,主要有脑震荡、弥散性轴索损伤、脑挫裂伤和原发性脑干损伤等。继发性颅脑创伤发生于伤后数分钟、数小时或几天后,表现为起源于原发性损伤的一系列复杂过程,主要有脑缺血、缺氧、脑水肿和颅内血肿,后者按血肿的来源和部位又分为硬脑膜外血肿、硬脑膜下血肿和脑内血肿等,加重损伤的因素还包括缺氧、高碳酸血症、低血压、贫血和高血糖,这些因素大多都是可以预防的。伤后若出现癫痫、感染和败血症会进一步加重脑损伤,必须及时防治。

硬膜外血肿通常由车祸引起,原发创伤撕裂脑膜中动静脉或硬脑膜窦,可导致昏迷。受损血管发生痉挛和血栓时出血停止,患者可重新恢复意识,在接下来的几个小时血管再次出血,特别是动脉出血时,病情会迅速恶化,应立即开始治疗,常需要紧急清除血肿。静脉出血性的硬膜外血肿发展比较缓慢。

急性硬膜下血肿的临床表现差异较大,轻者无明显表现,重者出现昏迷、偏瘫、去皮层状态和瞳孔放大,也可有中间清醒期。硬膜下血肿的最常见原因是创伤,但也可源于凝血障碍、动脉瘤和肿瘤。若72小时内出现症状称为急性,3~15天者为亚急性,2周后为慢性。亚急性或慢性硬膜下血肿多见于50岁以上患者,有可能没有头部外伤史。这些患者临床上可表现为局部脑功能障碍、意识障碍或器质性脑外伤综合征,急性硬膜外血肿多伴有颅压升高。

在血肿清除前后都需要积极治疗以纠正颅压（intracranial pressure，ICP）升高和减轻脑水肿。

脑内血肿患者轻者无明显症状，重者可深度昏迷，大的孤立性血肿应及时清除。新鲜出血引起延迟性神经功能障碍者也应清除，但有可能预后不佳。根据脑损伤的程度，脑内血肿患者需要积极治疗以控制颅内高压和脑水肿。撞击伤和对冲伤通常会导致脑挫伤和脑出血，一般情况下不需切除挫伤脑组织，但偶尔会切除挫伤的额叶或颞叶的脑组织以减轻水肿和预防脑疝。

TBI 后典型表现为颅内血肿形成、脑血管自主调节功能障碍、ICP 升高和脑血流（cerebral blood flow，CBF）降低。创伤局部 CBF 降低导致脑细胞缺血缺氧，引起细胞毒性脑水肿，而 TBI 又常常伴发不同程度的血-脑屏障（blood brain barrier，BBB）破坏，并发血管源性脑水肿。由于颅腔是一个几乎封闭的结构，颅内血肿和脑水肿的形成都会导致 ICP 升高，这时机体会启动代偿机制抑制 ICP 的增加，初期以减少颅内脑脊液容量为主，后期全脑 CBF 进一步降低，形成缺血-水肿恶性循环，最终导致脑疝。

TBI 患者的预后与入院时格拉斯哥昏迷评分（Glasgow Coma Scale，GCS，表 21-1）、脑 CT 表现、年龄、循环呼吸状态、继发性颅脑创伤的救治等相关，重度脑创伤（GCS≤8）患者死亡率可达 33%，轻度（GCS 13~15）和中度（GCS 9~12）脑创伤患者约 50% 可能后遗致残和认知功能障碍。

表 21-1　格拉斯哥昏迷评分

睁眼	不睁眼	1
	刺激睁眼	2
	呼唤睁眼	3
	自动睁眼	4
言语反应	无发声	1
	只能发声	2
	只能说出（不适当）单词	3
	言语错乱	4
	正常交谈	5
运动反应	无反应	1
	异常伸展（去脑状态）	2
	异常屈曲（去皮质状态）	3
	对疼痛刺激屈曲反应	4
	对疼痛刺激定位反应	5
	按吩咐动作	6
总分		15

脑创伤的全身性影响是多种多样的，可使治疗复杂化，包括心肺（气道阻塞、低氧血症、休克、急性呼吸窘迫综合征、神经源性肺水肿、心电图改变）、血液（弥散性血管内凝血）、内分泌（垂体功能障碍、尿崩症、抗利尿激素分泌综合征）、代谢（非酮症高渗性糖尿病昏迷）和胃肠道（应激性溃疡、出血）的影响。

由于出血、呕吐和脱水利尿治疗等，绝大多数 TBI 患者伴有不同程度的低血容量，但临床上多表现为高血压，是机体为了维持 CBF 的代偿性反应，高血压又会反射性地引起心动过缓。当创伤累及心血管中枢时会出现各种心律失常，当心电图出现高 P 波、PR 间期和 QT 间期延长，以及深 U 波、ST 段和 T 波改变、严重的室性期前收缩或传导阻滞时提示预后不良。

吸入性肺炎、液体超负荷和创伤相关的急性呼吸窘迫综合征是脑创伤患者肺功能障碍的常见原因，也可能会出现急性肺水肿。神经源性肺水肿主要表现为肺循环显著充血、肺泡内出血和蛋白水肿液，特点是发病迅速、与下丘脑病变、α 受体拮抗剂和中枢神经抑制密切相关。现认为神经源性肺水肿是由于创伤后高颅压引起交感神经强烈兴奋所致。传统的心源性肺水肿的治疗方法常常对此无效，结果往往是致命的，其治疗包括药物或手术解除颅内高压、呼吸支持和液体管理。

脑创伤患者可能存在凝血异常，轻、重度脑创伤、缺氧性脑损伤后有发生弥散性血管内凝血的报道，可能是由于脑组织凝血活酶释放入循环引起。对潜在疾病的治疗通常会使凝血功能障碍自然恢复，偶尔需要输入冷沉淀、新鲜冰冻血浆、浓缩血小板和全血。

腺垂体功能不全是颅脑创伤后一种罕见的并发症，创伤后尿崩症可能引起延迟性腺垂体激素障碍并需要替代治疗。脑创伤后更容易出现神经垂体功能障碍，颅面部创伤和颅底骨折后可出现尿崩症，临床表现为多尿、烦渴、高钠血症、高渗透压和尿液稀释，创伤后尿崩症通常是暂时的，治疗主要是基于液体治疗。如果患者不能维持体液平衡，可补充外源性血管加压素。抗利尿激素分泌综合征与低钠血症、血浆和细胞外液低渗透压、肾脏钠排泄、尿渗透压大于血浆渗透压、正常肾脏以及肾上腺功能相关，患者会出现水中毒表现（厌食、恶心、呕吐、烦躁、性格改变、神经系统异常）。这种综合征通常出现于伤后 3~15 天，若治疗得当一般不超过 10~15 天。

参 考 文 献

1. Mazzeo AT, Kunene NK, Choi S, et al. Quantification of ischemic events after severe traumatic brain injury in humans: A simple scoring system. J Neurosurg Anesthesiol, 2006, 18:170.
2. Teasdale G, Jennett B. Assessment of coma and impaired consciousness: A practical scale. Lancet, 1974, 304(7872):81-84.

三、颅脑外伤患者的麻醉管理

TBI 患者麻醉处理的原则是迅速恢复心肺和代谢功能稳定、维持脑灌注压（cerebral perfusion pressure, CPP）和脑氧合，降低 ICP 和脑水肿，避免继发性脑损伤并提供满意的手术条件。

（一）TBI 患者的麻醉前评估

对 TBI 患者的诊治要争分夺秒，应在最短的时间内对患者的脑创伤程度、呼吸和循环状态进行快速评估，包括既往病史、受伤过程和时间、最后进食水时间、意识障碍的程度和持续时间、ICP 情况以及是否并发颈椎、颌面部和肋骨骨折以及内脏器官出血等。通过已有的辅助检查如头颅 CT、MRI、胸片、血常规、出凝血时间、血生化、血电解质和血气分析等迅速了解患者的一般状态并制订麻醉方案。

（二）TBI 患者的呼吸管理

TBI 患者多为饱胃，常合并颅底骨折、呼吸道出血和通气不足等。大多数轻、中度 TBI 患者的呼吸功能仍可维持稳定，不需要紧急气管插管，应尽早实施面罩高流量吸氧，密切观察，可待麻醉诱导后进行气管插管。GCS≤8 分的 TBI 患者应立即行气管插管以保护呼吸道、防止误吸、保证足够的通气、避免缺氧、低碳酸血症和高碳酸血症，不必等麻醉诱导后才进行。气管插管会引起 ICP 进一步升高，但此时控制呼吸道、和改善通气更为重要，不可因为顾虑 ICP 而延误。

在气管插管前应评估重度颅脑创伤患者的神经功能状态和合并创伤情况。大约 2% 入院时诊断为闭合性头部外伤的患者合并有颈椎骨折，而 GCS≤8 者这一比例可高达 8%～10%，侧位放射线检查对于颈椎骨折漏诊率可达 20%，因此推荐还要同时照前后位和齿状突位，有报道可使骨折漏诊率降至 7%。对此类患者进行气管插管操作有导致脊髓损伤的风险，因此除非已经有影像学指标明确排除颈椎损伤，在插管过程中所有患者都应进行颈椎保护。临床上对于饱胃、颈椎损伤和预计困难气道的患者常常采用纤维支气管镜清醒插管法，但 TBI 患者通常不能合作而难以实行。

在怀疑颅底骨折、严重面部骨折时要避免经鼻插管。出现中耳腔出血、耳漏、乳突和眼周瘀斑时强烈怀疑颅底骨折，颅底骨折时经鼻腔插管有可能将污染物直接带入脑组织，因此应尽量避免。目前认为仍应以经口插管为主。插管时由助手用双手固定患者头部于中立位，保持枕部不离开床面可以维持头部不过度后仰，颈部下方放置颈托也有助于保护颈椎。颈椎固定后增加了喉镜暴露和气管插管的难度，而 TBI 患者对缺氧的耐受性很差，必须事先准备好应对插管困难的措施，如训练有素的助手和各种插管设备等，紧急时应迅速行气管切开。

应保证 PaO_2 在 8.00kPa（60mmHg）以上，对于合并肺挫伤、误吸或神经源性肺水肿的患者可能需要呼气末正压通气（positive end-expiratory pressure, PEEP）来维持充分的氧合，但应尽量避免过高的 PEEP，胸腔内压力的上升会影响脑静脉回流和增加 ICP。

一般认为过度通气可通过引起脑血管收缩、减少脑血容量而达到降低 ICP 的目的，通过机械过度通气使动脉血二氧化碳分压（$PaCO_2$）达到 3.33～4.00kPa（25～30mmHg）一度是脑创伤救治的常规，但近年来其应用价值受到了广泛质疑。临床研究表明脑创伤患者在伤后 24 小时内处于脑缺血状态，在此类患者，过度通气会进一步减少 CBF 和加重脑缺血，所以美国颅脑创伤基金会指出在 TBI 后 5 天内，尤其是重度颅脑创伤后最初 24 小时内进行预防性过度通气（$PaCO_2$≤35mmHg）。在难治性 ICP 升高时应用过度通气控制 ICP 时，$PaCO_2$ 应维持在 4.00～4.67kPa（30～35mmHg）内以降低脑缺血相关风险。另外过度通气的缩血管效应时效较短，研究发现其降低 CBF 的效应仅能维持 6～18 小时，所以不应常规长期应用，目前的指南建议在过度通气时应进行连续监测颈静脉球血氧饱和度或 CBF 以指导治疗。而且不要使 $PaCO_2$ 降至 3.33kPa（25mmHg）以下。对 TBI 患者是否采用过度通气应根据 ICP 和脑组织是否膨出等个体化应用，且尽量短时间使用，当患者临床情况不再需要或已有脑缺血的表现时，应及时将 $PaCO_2$ 恢复正常，但也应逐步进行，快速升高 $PaCO_2$ 也同样会干扰脑生理功能。

（三）TBI 患者的循环管理

控制呼吸道后应立即开始稳定心血管系统功能。颅脑创伤患者，尤其是年轻人，常表现为高血压、心动过速和心排出量增加,还有心电图异常和致命性心律失常的报道。脑创伤后肾上腺素水平的剧烈升高可能是引起循环高动力反应和心脏电生理活动改变的主要原因,可使用拉贝洛尔和艾司洛尔控制高血压和心动过速。

在一些患者中,严重的 ICP 升高会引起高血压和心动过缓,称为库欣(Cushing's)三联症,在循环方面表现为高血压和心动过缓,是机体为了提高脑灌注的重要保护性反射(CPP＝MAP－ICP),所以在此时不可盲目地将血压降至正常水平,ICP 升高的患者若伴有低血压会严重影响脑灌注。心率若不低于 45 次,一般不需要处理,若用抗胆碱药宜选用格隆溴铵,阿托品可通过血-脑屏障(blood brain barrier,BBB),可能引起中枢抗胆碱综合征(central anticholinergic syndrome),表现为烦躁、精神错乱和梦幻,甚至可出现惊厥和昏迷,应避免用于 TBI 患者。

TBI 患者出现心动过速和持续低血压多提示伴有其他部位出血,应采取积极的输液和输血治疗,必要时应用心血管活性药。

TBI 早期 CBF 大多先明显降低,然后在 24～48 小时内逐步升高,TBI 后脑组织对低血压和缺氧十分敏感,多项研究证实轻度低血压状态就会对转归产生明显不利影响,所以目前认为对 TBI 患者应给予积极的血压支持。

正常人平均动脉压(MAP)在 6.67～20.0kPa(50～150mmHg)范围内波动时,通过脑血管自主调节功能可使 CBF 保持恒定,而 TBI 患者这一调节机制受到不同程度破坏,有研究表明约 1/3TBI 患者的 CBF 随脑灌注压(CPP)同步改变,所以此时维持 CPP 至少在 8.00kPa(60mmHg)以上对改善 CBF 十分重要(儿童推荐维持 CPP 在 6.00kPa 以上)。

对于无高血压病史的 TBI 患者,为保证 CPP＞8.00kPa(60mmHg),在骨瓣打开前应将 MAP 至少维持在 10.7～12.0kPa(80～90mmHg)以上。血压过高也会增加心肌负担和出血风险,应给予降压治疗,但一定小剂量分次进行,谨防低血压的发生。手术减压后(打开骨瓣或剪开硬膜)ICP 降为零,此时 CPP＝MAP,同时脑干的压迫缓解,Cushing 反射消失,很多患者会表现为血压突然降低和心率增快,在此期应维持 MAP 高于 8.00～9.33kPa(60～70mmHg),可通过使用血管收缩药和加快输液提升血压。由于骨瓣打开后血压降低的程度很难预料,所以不提倡预先预防性给予升压药。在关颅期一般需要将 MAP 维持于

9.33～10.7kPa(70～80mmHg)以上。

(四) TBI 患者的液体治疗

常规的开颅手术多提倡适当地限制输液以减少脑水含量和提供脑松弛,但此原则不适用于 TBI 患者。TBI 患者多伴有不同程度的低血容量,但往往被代偿性的高血压状态所掩盖,所以此时液体治疗不要仅以血压为指导,还要观察尿量和中心静脉压(central venous pressure,CVP)等的变化,往往需要输入大量的液体,尤其是伴有其他部位出血时。

液体复苏时的顾虑是加重脑水肿,动物实验证明血浆总渗透压是影响脑水肿形成的关键因素。当血浆渗透压下降时,无论是正常还是异常脑组织都会出现水肿,这主要是因为钠离子不能通过血-脑屏障。输入低于血浆钠离子浓度的含钠液会使水进入脑组织,增加脑水含量,因此,较 0.9％氯化钠溶液相比,0.45％氯化钠溶液和乳酸林格液更容易引起脑水肿。使用大量等渗晶体液进行液体复苏时可引起胶体渗透压下降,导致外周组织水肿,然而在这方面脑和其他组织表现不同,动物实验发现在正常脑组织和某些脑创伤模型中即使血浆胶体渗透压大幅下降也不会引起脑水肿。由于血-脑屏障的独特结构,胶体渗透压对于脑水的移动的影响小于总渗透压。

在围术期应避免血浆渗透压降低以防加重脑水肿,0.9％盐水属轻度高渗液(308 mosm/L),适用于神经外科手术中,但大量使用时可引起高氯性酸中毒,乳酸钠林格液可避免此情况,但它属于低渗液(273 mosm/L),大量使用时会引起血浆渗透压降低,所以在需要大量输液的情况下,可以混合使用上述两种液体并在术中定期监测血浆渗透压和电解质作为指导。

关于 TBI 手术中晶体液和胶体液的选择方面一直存在争议。一项随机对照研究比较了在重症创伤患者应用 4％白蛋白和 0.9％生理盐水的效果,结果发现生理盐水组患者的预后明显优于白蛋白组,提示在重度颅脑创伤患者的液体复苏方面,生理盐水优于白蛋白。目前认为对于出血量不大者不需要输入胶体液,但需要大量输液时应考虑加入胶体液。胶体液可选择白蛋白、明胶和羟乙基淀粉等,前两种有引起变态反应的风险,而后者大量使用时会影响凝血功能,要注意 TBI 本身即可引发凝血异常。对于低血容量的颅脑创伤患者来说,新鲜全血才是最佳胶体液。

甘露醇和呋塞米都可以用来降低脑组织细胞外

液容量,甘露醇起效快且效果强,对于 BBB 破坏严重的患者使用甘露醇有加重脑水肿的顾虑,但目前临床上仍将其作为脱水治疗的首选。甘露醇的常用剂量为 0.25～2.0g/kg,使用后可有效地降低 ICP 或提供脑松弛时可考虑继续应用,而无效或血浆渗透压已经超过 320mosm/L 时则不推荐继续使用。

近年来高渗盐水(3％或 7.5％)用于 TBI 患者的效果引起了广泛的兴趣,尤其在多发创伤患者的急救方面。高渗盐水可降低 ICP、升高血压,还可能改善局部 CBF,在脑创伤者的低容量复苏中用处极大。高渗盐水对脑组织可产生与其他高渗溶液如甘露醇相似的渗透性脱水作用,但一项随机对照研究结果显示,与传统液体复苏方法相比,高渗盐水没能起到显著改善预后的效果。在某些情况下,如难治性颅压升高、提供脑松弛和维持血管内容量方面,高渗盐水可能优于其他利尿药。长期使用高渗盐水的顾虑是血浆渗透压升高引起的生理紊乱,如意识障碍和惊厥等,需要进一步的研究以确定其剂量-效应关系和安全性。

高血糖状态与不良的神经系统预后密切相关,所以应尽量避免单纯使用含糖溶液。

围术期应将血细胞比容维持在 30％以上,不足时应输入浓缩红细胞,闭合性脑创伤可进行自体血回输。小儿本身血容量就很小,单纯的帽状腱膜下血肿和头皮撕裂即可引起相对大量的失血,往往易被忽视。

(五)术中常规监测

除了心电图、袖带血压、脉搏血氧饱和度、呼气末二氧化碳、体温和尿量等常规监测外,还应定期进行血气、血细胞比容、电解质、血糖、血浆渗透压和凝血功能监测,但要注意的是尽早实施开颅手术对于 TBI 患者至关重要,所以建立监测手段应以不延误手术为原则。急诊手术患者都应行有创动脉压监测,但建议在麻醉诱导后进行。术中需大量快速输液者应考虑深静脉穿刺置管,此时股静脉穿刺具有操作成功率高,且不影响手术医师头部操作的优点,缺点是无法进行准确的 CVP 监测,而且增加了深静脉血栓的发生率,这方面颈内静脉和锁骨下静脉优于股静脉,但会影响手术医师头部消毒等,在实际工作中应根据具体情况综合考虑。

(六)特殊监测

1. 脑电图(electroencephalogram,EEG)　CBF 和脑氧饱和度显著降低都可导致 EEG 活动的抑制和特征性改变,是诊断脑缺血的敏感指标,但要注意

大多数麻醉药物都剂量依赖性地抑制 EEG,另外低温也通过降低脑代谢使 EEG 频率减慢。

2. CBF 监测　大多数监测绝对 CBF 的方法都不适用于术中应用,临床上常用的经颅多普勒超声(transcranial Doppler,TCD)是监测相对 CBF 的方法,可以连续无创性地测量 Willis 环大血管的血流速度,测量 CBF 的相对变化,TCD 的波形还可以定性的评估 ICP、CPP、脑血流自动调节和二氧化碳反应性。

3. ICP 监测　监测方法包括脑室切开术、蛛网膜下腔螺栓法、硬膜外腔探头和纤维光束脑实质内监测法,其中纤维光束脑实质内监测法还可同时监测脑温。

4. 感觉诱发电位(sensory evoked potentials,SEPs)　缺血缺氧可引起诱发电位的传导抑制,由于可监测到皮质下缺血,所以理论上 SEPs 较 EEG 有优势。低温和麻醉药物也影响皮质诱发电位,和 EEG 不同的是,SEPs 对静脉麻醉药耐受性较强。

5. 脑组织氧合　将微型电极置于脑实质内可对 TBI 患者进行脑组织氧分压监测,有助于评估氧供和氧耗的平衡,缺点是只能反映局部而不是全脑的氧合水平。

6. 颈静脉球氧饱和度(sjv O₂)监测　组织氧合监测可提供脑组织局部信息,而颈静脉球饱和度监测可以连续或间断地评估全脑的氧供和氧耗的平衡,有助于诊断术中脑灌注不足和过度通气导致的脑缺血,目前在许多神经重症医疗中心已经成为常规。

(七)麻醉诱导

对于面部受伤患者,最简单和最快捷的插管方法是预吸氧,然后快速麻醉诱导,过程中保持环状软骨压迫和保持头部中立位。所有颅脑创伤患者都应视为饱胃。在严重创伤者可考虑不使用任何麻醉药经口清醒插管,但在清醒、不合作和挣扎的患者很难施行。根据患者的心血管状况,几乎所有静脉麻醉药都可用来麻醉诱导。

麻醉诱导的原则是快速建立气道,维持循环稳定,避免呛咳,临床上常用快速诱导插管法。给药前先吸入 100％氧气数分钟,静脉注射丙泊酚、硫喷妥钠、依托咪酯或咪达唑仑后立即给予插管剂量的肌肉松弛药,饱食患者不可加压通气,待自主呼吸停止即进行气管插管。除非明确排除颈椎损伤,插管过程中应保持头部中立位,助手持续环状软骨压迫直到确认导管位置正确、套囊充气。

低血容量患者使用丙泊酚会引起明显的低血压,可选用依托咪酯或咪达唑仑,循环衰竭患者可不使用任何镇静药,在置入喉镜前90秒静脉注射利多卡因1.5mg/kg可减轻气管插管引起的ICP升高反应。

虽然氯化琥珀胆碱可引起ICP升高,但程度较轻且持续时间短暂,在需要提供快速肌肉松弛时仍不失为一个较好的选择。传统观点认为氯化琥珀胆碱引起的肌颤可升高胃内压,增加反流的几率,但实际上其增加食管下段括约肌张力的作用更强,并不会增加误吸的发生率。

神经外科患者紧急插管时肌松药的选择一直是多年来争议的问题,氯化琥珀胆碱可以增加颅压,然而在急性呼吸道阻塞、饱胃、需要插管后进行神经学检查的患者,快速起效和清除的氯化琥珀胆碱的好处要超过短暂颅压升高带来的风险。

苄异喹啉类非去极化肌松药如筒箭毒碱和阿曲库铵等可引起组胺释放,导致脑血管扩张,引起CBF和ICP升高,而全身血管扩张又会导致MAP降低,进一步降低CPP,所以不主张用于TBI患者。甾类非去极化肌松药对CBF和ICP无直接影响,适用于TBI患者,但泮库溴铵的解迷走作用可使血压和心率升高,用于脑血流自动调节机制已损害的患者则可明显增加CBF和ICP,应慎用。维库溴铵和罗库溴铵几乎不引起组胺释放,对血流动力学、CBF、脑氧代谢率($CMRO_2$)和ICP均无直接影响,尤其后者是目前临床上起效最快的非去极化肌松药,静脉注射1.0mg/kg后约60秒即可达到满意的插管条件,尤其适用于氯化琥珀胆碱禁忌时的快速气管插管。

(八)麻醉维持

麻醉维持的原则是不增加ICP、$CMRO_2$和CBF,维持合理的血压和CPP,提供脑松弛。静脉麻醉药除氯胺酮外都可收缩脑血管,而所有的吸入性麻醉药都可引起不同程度脑血管扩张和ICP升高,因此,当ICP明显升高和脑松弛不良时,宜采用静脉为主的麻醉方法,若使用吸入麻醉药应小于1 MAC,气颅和气胸患者应避免使用氧化亚氮。

临床剂量的阿片类药物对ICP、CBF和$CMRO_2$影响较小,可提供满意的镇痛并降低吸入全麻药的用量,对于术后需保留气管插管的患者,阿片类药物的剂量可适当加大。头皮神经阻滞或手术切口使用局部麻醉药有助于减轻手术刺激引起的血压和ICP的突然增高,避免不必要的深麻醉。

血糖宜维持在4.44~8.33mmol/L(80~150mg/dl)之间,高于11.1mmol/L(200mg/dl)时应积极处理。应定期监测血浆渗透压并控制在320mmol/L以内,常规使用抗酸药预防应激性溃疡。TBI患者术后有可能出现惊厥,如果没有禁忌证,可考虑在术中预防性应用抗惊厥药如苯妥英钠。

糖皮质激素可减轻肿瘤引起的脑水肿,之前也大量应用于TBI患者,以期减轻脑水肿。2005年发表了一项关于重度颅脑创伤后使用糖皮质激素的国际性随机、安慰剂对照研究,观察了10 008名成人脑创伤患者早期输注48小时甲泼尼龙对预后的影响,结果显示接受糖皮质激素组伤后2周内的死亡率和致残率都高于对照组,由此得出结论不再常规推荐糖皮质激素用于颅脑创伤治疗。

颅脑创伤患者液体复苏的目标是维持血浆渗透压和循环血容量、避免胶体渗透压明显下降,应尽早防治低血压和维持CPP在7.98kPa(60mmHg)以上。目前推荐使用等渗晶体液恢复血容量,应避免输入含糖液。动物和人体试验都提示高血糖症不利于缺血脑组织的转归。失血量大时应输入新鲜全血,血细胞比容至少应维持在30%~33%以保证氧供。

如病情需要,可插入ICP监测探头以指导液体复苏和预防ICP的剧烈升高,降低ICP对于提高CPP十分重要,常用的控制ICP的方法见表21-2。

表21-2　降低ICP的方法

1	头部处于中立位,并抬高15°以利于颅内静脉和脑脊液回流
2	静脉注视甘露醇0.25~1g/kg可快速降低ICP,也可考虑使用高渗盐水
3	插管后给予肌松药,通过机械通气使$PaCO_2$维持在4.66kPa(35mmHg)。如有脑疝表现应使$PaCO_2$达到3.99kPa(30mmHg)以快速降低ICP。如其他方法均无效,可考虑将$PaCO_2$维持在3.99kPa(30mmHg)以下、巴比妥治疗和脑脊液引流
4	合理监测,避免低血压

脑肿胀或手术部位脑膨出会影响手术,这可能是由于患者体位不当、合并对侧血肿、静脉回流障碍和脑室出血引起的急性脑积水等引起,应该给予相应处理。

(九)麻醉恢复

术前意识清楚,手术顺利的患者术后可考虑早期拔管，拔管期应避免剧烈的呛咳和循环波动。术前意识障碍的患者宜保留气管导管，待呼吸循环状态良好、意识恢复时再考虑拔管，为了抑制气管导管引起的呛咳反射，在手术结束后可在监测下追加小剂量的镇静药和阿片类药物，高血压、咳嗽或气管导管引起的屏气都可能引起颅内出血，应尽量避免，可选用拉贝洛尔或艾司洛尔控制高血压，巴比妥类药有助于患者镇静。创伤程度重，预计需要长时间呼吸支持者应及时行气管切开术。

参 考 文 献

1. SAFE Study Investigators；Australian and New Zealand Intensive Care Society Clinical Trials Group；Australian Red Cross Blood Service；George Institute for International Health；Myburgh J，Cooper DJ，Finfer S，et al. Saline or albumin for fluid resuscitation in patients with hypotension and severe traumatic brain injury，N Engl J Med，357：874-884.

2. Crosby ET. Airway management in adults after cervical spine trauma. Anesthesiology，2006，104：1293-1318.

3. Bendo AA，Kass IS，Hartung J，Cottrell JE. Anesthesia for neurosurgery//Cullen BF，Stoelting RK. Clinical Anesthesia. Philadelphia：Lippincott Williams & Wilkins，2006：746-789.

4. Edwards P，Arango M，Balica L，et al. Crash Trial Collaborators：Final results of MRC CRASH，a randomized placebo controlled trial of intravenous corticosteroid in adults with head injury-outcomes at 6 months. Lancet，2005，365：1957-1959.

四、颅脑外伤患者的脑功能保护

TBI 后创伤核心区发生严重脑缺血，极短时间内即出现脑细胞坏死，治疗时间窗极其有限，而核心区周围的缺血半影区脑缺血程度较轻，如果局部 CBF 得到恢复，脑细胞坏死的程度和速度会明显改善，所以及时恢复缺血半影区的脑血流是临床上进行脑保护的关键，在此过程中，血压、$PaCO_2$、血糖和体温管理等对 TBI 患者的转归起到重要影响。

低温可通过降低 $CMRO_2$、减少兴奋性氨基酸和自由基释放等发挥脑保护作用，大量的动物实验证实浅低温（32～34℃）既可明显减轻脑和脊髓缺血后的神经功能损害，临床研究也发现 24～48 小时的低温治疗可能改善 TBI 患者的转归。尽管一些临床试验得出了令人鼓舞的结果，但都没能表现出统计上的显著改善。低温治疗对临床经验和仪器设备的要求较高，期间应进行严密的监护以避免副作用

的发生，例如低血压、心律不齐、凝血功能障碍和感染等，而且复温应缓慢进行，复温不当时反而会加重脑损害，所以目前不推荐将低温作为一种常规治疗方案。围术期体温升高会严重影响预后，必须积极处理。

为维持足够的 CBF，应保证 TBI 患者的 CPP 至少在 7.98kPa（60mmHg）以上，也有很多学者认为将 CPP 保持在 9.31kPa（70mmHg）以上更为合适。为了达到这一目标，临床上常常使用血管收缩药将血压提升基础值的 20% 左右，但应注意升压过快过高也会增加颅内出血的发生率。TBI 后低血压状态是导致预后不良的重要因素，必须积极纠正，α 受体激动剂去氧肾上腺素提升血压的同时不引起 CBF 降低，是较为合适的选择。

葡萄糖在缺氧状态下会引起乳酸性酸中毒，加速脑细胞坏死，所以必须积极防治 TBI 患者的高血糖状态，可以通过输入含胰岛素的葡萄糖液调控血糖。对于将血糖控制到何种程度尚无定论，目前一般认为应将其维持 100～180mg/dl 的范围内。治疗期间应加强血糖监测，随时调整胰岛素用量，避免血糖过低。

TBI 后惊厥会加重脑缺氧，应积极地采取防治措施。苯二氮䓬类药、巴比妥类药、依托咪酯和丙泊酚等都可快速处理惊厥，需长期抗惊厥治疗时考虑苯妥英钠等。

尽管大量的动物实验支持钙通道阻滞剂、自由基清除剂和甘氨酸抑制剂等具有明确的脑保护作用，但无一能在临床上得到有效验证。药物脑保护的主要是通过降低脑氧代谢率（$CMRO_2$），巴比妥类药是唯一证实具有这种保护作用的药物，使用大剂量的巴比妥类药物可降低脑组织间液乳酸盐和兴奋性氨基酸含量，有助于难治性颅内高压患者的 ICP 控制，但要注意其循环抑制作用。目前认为 TBI 后药物的脑保护作用是十分有限的，我们更应该将治疗的重点放在维持足够的 CPP、合理使用过度通气、积极控制血糖、避免体温升高和惊厥等生理治疗上。

参 考 文 献

1. Peterson K，Carson S，Carney N. Hypothermia treatment for traumatic brain injury：A systematic review and meta-analysis. J Neurotrauma，2008，25：62.

2. Polderman K. H. Induced hypothermia and fever control for prevention and treatment of neurologic injuries. Lancet，2008，371：1955.

五、s

1. GCS≤8 分的 TBI 患者应立即行气管插管以保护呼吸道、防止误吸和保证通气，不应等麻醉诱导后才进行。

2. 收缩压（SBP）＜11.97kPa（90mmHg）或 PaO_2＜7.98kPa（60mmHg）对预后影响极大，应尽早纠正。

3. 在围术期应避免血浆渗透压降低以防加重脑水肿。

4. 不再常规推荐糖皮质激素用于颅脑创伤治疗。

5. TBI 后药物的脑保护作用有限的，应将治疗的重点放在维持足够的 CPP、合理使用过度通气、积极控制血糖、避免体温升高和惊厥等生理治疗上。

（金海龙　王保国）

第二节　巨大脑膜瘤手术麻醉

一、临床病例

【病例1】

患者，女，58 岁。3 年前因其子做生意失败，出现失眠早醒，多卧少动，精神不振，不愿主动与人交往。被诊断为抑郁性神经症，服用氯米帕明症状缓解，停药症状即加重，故一直服用氯米帕明。半个月前其夫发现患者鼓腮时口角歪向右侧，左侧上、下肢无力来北京天坛医院复诊。查体发现神志清楚，简单问话能回答，但反应迟钝，表情淡漠，言语少，查体合作，露齿时口角歪向右侧，鼓腮及吹气右侧漏气，右侧肌力正常，左侧肌力减退，生理反射存在，病理反射未引出，视力右 0.3，左 0.4，双侧视盘边界模糊不清，生理凹陷消失，可见出血，视网膜水肿，静脉迂曲扩张，血管走向不清，黄斑区星状渗出及中心凹反光消失。经 MRI 检查诊断为右颞叶巨大占位，5cm×8cm×6cm，脑膜瘤可能性大。拟于全麻下行右额颞开颅肿瘤切除术。

问题：

1）脑膜瘤的常见临床症状有哪些？

2）脑膜瘤如何诊断？

【病例2】

患者，女，53 岁，主诉：间断头痛两年多，近半月内头痛加重，伴恶心呕吐。MRI 示：右侧颞叶有 8.1cm×7.8cm×6.6cm，右侧颞叶及顶叶可见大片水肿区，脑干、右侧基底核、下丘脑、右侧脑室受压明显，中线移位。MRI 诊断：右侧颞叶肿块伴周围水肿，脑膜瘤？临床诊断为：右颞叶脑膜瘤。术前实验室检查均正常。拟于全麻下行右额颞开颅肿瘤切除术。

问题：

1）该患者是否具有颅压升高？正常颅压是多少？高于多少定为颅内高压？

2）临床上常用的降低颅压的方法有哪些？

3）围麻醉期间可采用哪些方法降低颅压？

【病例3】

患者，男，45 岁，左侧面部麻木 6 年，复视、左耳鸣、间断左眼周闪电样疼痛 2 年，加重 3 年。查体：左眼内及上抬受限，双瞳左∶右＝3.5∶2.5，余正常。MRI：蝶鞍内及左侧鞍旁，岩尖内不规则 T_1 略长于 T_2 信号，病变大小 7.0cm×5.8cm×4.8cm，均匀强化，界限清楚，MRI 诊断：鞍区偏左、左侧岩尖上方投影区巨大占位，脑膜瘤可能性大；幕上脑室稍大；左侧颈内动脉虹吸段被团块包裹，左侧大脑中动脉、后动脉受压移位。临床诊断：岩斜区脑膜瘤。实验室检查均正常，拟于全麻下行左侧颞底入路肿瘤切除术。

问题：

1）该患者术前需做哪些准备工作？

2）该患者麻醉维持注意事项有哪些？

3）手术中可能涉及哪些重要的血管、神经？对此麻醉可采用哪些配合措施？

4）围术期血液保护可采用哪些措施？

二、脑膜瘤的临床症状、好发部位

脑膜瘤（meningiomas）很常见，占颅内肿瘤的 15.31%，仅次于胶质瘤，居第二位。成年较多，老年与儿童较少，婴幼儿更少。女性稍多于男性。脑膜瘤原发于蛛网膜内皮细胞，凡属颅内富于蛛网膜颗粒与蛛网膜绒毛之处皆是脑膜瘤的好发部位。矢状窦旁，大脑凸面，大脑镰旁者多见，其次为蝶骨嵴、鞍结节、溴沟、小脑脑桥角与小脑幕等部位，生长在脑室内者很少，也可见于硬膜外。尚有异位的脑膜瘤，偶见于颅骨板障、额窦、鼻腔头皮下或颈部，系来自异位的蛛网膜组织，并非转移，脑膜瘤有多发性，占 1%～2%，可多达几十个，散在于同一部位，其中一个大的瘤结节，还有小的肿瘤，大如核桃，小如粟粒，幕上脑膜瘤远多于幕下。此外，脑膜瘤可与胶质瘤、神经纤维瘤同时存在于颅内，也可与血管瘤并存。

根据 CT 表现和术中测量,按照国际分型标准,肿瘤最大径在 7cm 以上被诊断为巨大脑膜瘤。

脑膜瘤是一种缓慢生长过程的肿瘤,它与其他脑实质外肿瘤一样,产生症状是由于肿瘤对邻近脑组织、脑神经的压迫而非肿瘤浸润,其次由于瘤体大影响脑部血液回流或阻碍脑脊液的循环与吸收,因而出现颅压增高的症状包括头痛与视力障碍,晚期可能双目失明。脑膜瘤具有颅内占位病变的共同表现:①如进行性头痛、呕吐和视乳头水肿等颅压增高症状;②多先有刺激症状(如癫痫等),继之出现麻痹症状(如瘫痪等);③肿瘤生长缓慢,病程长;肿瘤虽大,但症状轻。不同部位的脑膜瘤,使邻近脑神经组织受累,可引起相应的神经功能缺损的症状或刺激症状。①大脑凸面、矢状窦及镰旁脑膜瘤可有癫痫、精神异常、肢体肌力弱、失语等症;②颅底脑膜瘤(蝶骨嵴、鞍结节、桥小脑角、斜坡等),具有相应的定位症状;③脑室系统脑膜瘤则主要表现为颅内高压症。

参 考 文 献

1. 樊伟,李宗平,万衡. 颅内巨大脑膜瘤的外科治疗(附 26 例报告). 华西医学,2005,20(4):92.
2. 蒋福刚,林开义,宋显兴,等. 幕上巨大脑膜瘤的显微手术治疗(附 42 例分析). 中国微侵袭外科杂志,14(7):18-19.

三、脑膜瘤的诊断和治疗

脑膜瘤的临床特点是发病缓、病程长。不同部位脑膜瘤可有不同的临床表现,因成年人发病较多,故凡成年人有慢性头痛、精神改变、癫痫,一侧或两侧视力减退甚至失明、共济失调或有局限性颅内包块等,特别是伴有进行性加重的颅压增高症状时,要考虑脑膜瘤的可能性。眼底检查常发现慢性视乳头水肿或已呈继发性萎缩。

肿瘤的确诊还需依靠辅助性诊断检查。诊断脑膜瘤,其有重要参考价值的检查包括颅骨平片、CT 扫描和 MRI 扫描。不仅可以达到定位,还可以了解肿瘤大小和定性。

1. 颅骨平片 颅内脑膜瘤需要常规摄颅骨平片,约有 75% 病例在平片上可以显示出颅内肿瘤的征象,而 30%~60% 的病例可根据平片的征象作出脑膜瘤的诊断。X 线颅骨平片的征象,一部分属于颅内肿瘤,颅压增高的间接征象,如蝶鞍骨质侵蚀与扩大,脑回压迹明显与松果体钙化斑移位,少数情况下,颅缝分离。另一部分是脑膜瘤直接引起的征象,包括肿瘤局部骨质增生与破坏,肿瘤血运增加引起的脑膜动脉沟变宽与增多,肿瘤钙化,局部骨质变薄

等,这几点常是脑膜瘤可靠的诊断依据。

2. CT 扫描 在脑膜瘤的诊断上,CT 扫描已取代放射性核素脑扫描、气脑和脑室造影、脑膜瘤多为实质性且富于血运,CT 检查方便、快捷,其准确性能够达到发现 1cm 大小的脑膜瘤。在 CT 扫描图像上,脑膜瘤有其特殊征象,在颅内显示出局限性圆形密度均匀一致的造影剂增强影像,可有骨质增生,肿瘤周边出现密度减低的脑水肿带,相应的脑移位,以及脑脊液循环梗阻引起的脑积水征象。

3. 头颅 MRI 大多数脑膜瘤为低信号(T_1 加权)和高、等信号(T_2 加权),注射 Gd-DTPA 造影剂后信号均匀提高;肿瘤与脑组织间有一低信号环或带;伴瘤周水肿,清晰显示肿瘤与血管、静脉窦的关系。

对脑膜瘤的治疗,以手术切除为主。原则上应争取完全切除,并切除受肿瘤侵犯的脑膜与骨质,以期根治。脑膜瘤属实质外生长的肿瘤,大多属良性,如能早期诊断,在肿瘤尚未使用周围的脑组织与重要脑神经、血管受到损害之前手术,应能达到全切除的目的。但是有一部分晚期肿瘤,尤其是深部脑膜瘤,肿瘤巨大,与神经、血管、脑干及下丘脑粘连太紧,或将这些神经、血管包围不易分离,这种情况下,不可勉强从事全切除术,以免加重脑和脑神经损伤以及引起术中大出血的危险,甚至招致病人死亡或严重残疾。宜限于肿瘤次全切除,缩小肿瘤体积,辅以减压性手术,以减少肿瘤对脑的压迫作用,缓解颅压,保护视力。或以分期手术的方法处理。对确属无法手术切除的晚期肿瘤,行肿瘤组织活检后,仅做减压性手术,以延长生命。恶性者可辅以放疗。

参 考 文 献

Zhao X, Sun JL, Wang ZG, et al. Clin Neurol Neurosurg. Clinical analysis for an unusual large cystic meningioma:case report and review of the literature. Epub, 2008, 110(6):605-608.

四、围术期控制颅内高压的方法

脑膜瘤能引起颅腔内动力学的改变。由于其生长缓慢,在病变的最初颅腔内容积的增加可以通过脑脊液(CSF)的回流和邻近的脑内静脉收缩所代偿,从而阻止颅压(ICP)的增加。当病变继续扩张,代偿机制耗竭,肿瘤大小的增加将导致颅压的急剧升高。脑室受压,到临界点后,患者表现为肿瘤很大,但是神经系统功能受损较轻,ICP 升高,和脑组织中线结构移位。如果肿瘤继续增大,ICP 显著增

加,发展为肿瘤中心组织坏死出血和广泛的脑组织水肿。在这样的颅腔顺应性的条件下,动脉压的轻度增加,会导致脑血流(CBF)的显著增加,进而引起颅腔内容积和颅压的显著增加。当 ICP 增高达到临界点时,颅内容积继续有小量增加,ICP 将迅速增高。如进行 ICP 监测,压力达到 $6.38 \sim 13.3$ kPa($48 \sim 100$ mmHg)时,则出现高原波,高原波反复出现,持续时间长,即为临床征象。

对于术前存在 ICP 急剧增高与脑疝危象的患者,需采取紧急脱水治疗,如快速静脉滴注 20% 甘露醇 1g/kg,呋塞米 $20 \sim 40$ mg,以缓解颅内高压和脑水肿。围术期内可采用的控制颅压的方法如下:

1. 利尿药 渗透性利尿药(如甘露醇、高渗盐水)能够紧急性升高血浆渗透压,降低脑水含量,进而缓解脑水肿,降低 ICP,提高脑顺应性。甘露醇的常用剂量为:$0.5 \sim 1$ g/kg(20% 甘露醇 $150 \sim 400$ ml)静脉输注,切除肿瘤前快速给予负荷量后,缓慢静滴直至完全切除肿瘤。对 ICP 能够快速起效,颅内脱水最大量达 90ml,持续 $2 \sim 3$ 小时。通常将渗透压控制到至少 320mosm/L。

2. 静脉麻醉药 所有的经脉麻醉药(氯胺酮除外)都可以降低 $CMRO_2$ 和 CBF,进而降低 CBV 和 ICP,减轻脑肿大。

3. 低温疗法 可以降低 $CMRO_2$ 和 CBF,减轻脑肿大,降低 ICP。目前可供临床使用的方法为头颅局部物理降温联合人工冬眠疗法,可使脑血流量下降、脑体积缩小,不仅可降低高颅压,还可降低脑代谢率,增加脑组织对缺氧的耐受力。

4. 过度通气 可采用用机械辅助呼吸或非插管患者用急救面罩增加通气次数($16 \sim 20$ 次/分)可达到过度换气,造成呼吸性碱中毒,使血管收缩及脑血容量减少而降低颅压。但避免动脉血 CO_2 分压的过度下降,过度通气的靶目标是使 $PaCO_2$ 在 $3.99 \sim 4.66$ kPa($30 \sim 35$ mmHg)波动。

5. 激素 肾上腺皮质激素和地塞米松亦有降低颅压的作用,近年来主张开始应用冲击剂量的地塞米松,每次 $0.5 \sim 1$ mg/kg,每 6 小时一次静脉注射,$2 \sim 4$ 次,病情好转后,可迅速减至每次 $0.1 \sim 0.5$ mg/kg。也可以给予甲泼尼龙 1mg/kg。

参 考 文 献

1. Latorre JG,Greer DM. Management of acute intracranial hypertension:a review. Neurologist,2009,15(4):193-207.
2. Wolfe TJ,Torbey MT. Management of intracranial pres-

sure. Curr Neurol Neurosci Rep,2009,9(6):477-485.

五、巨大脑膜瘤的术前准备

1. 控制颅压、减轻脑水肿 对于术前存在 ICP 急剧增高与脑疝危象的患者,在术前要适当降低颅压,给予甘露醇、激素、呋塞米等药物,降低颅压。(具体内容见上段)。

2. 改善术前一般状态 长期颅内高压、频繁呕吐、不能进食、有脱水及电解质紊乱者,术前应尽量纠正,同时采取降颅压、高营养及纠正电解质紊乱,待衰竭状态改善 $3 \sim 5$ 日,病情稳定后再开颅手术。

3. 控制并预防癫痫 对癫痫状态应在术前使用抗癫痫药和镇静药以制止癫痫发作,常用地西泮 $10 \sim 20$ mg 或德巴金 800mg 静脉缓慢注射,也可配合冬眠合剂。发生在颞叶或其他部位有癫痫的可能,但没有症状的患者,术前 2 日常规口服预防性抗癫痫药物。对癫痫持续状态可用 2.5% 硫喷妥钠或德巴金缓慢静脉滴注以缓解发作,并推迟手术 $1 \sim 2$ 日。

4. 充足备血、充分讨论 对于位于颅底部位的巨大脑膜瘤,术中可能涉及大的血管和神经,术前要详细了解病史,和神经外科医师充分讨论沟通,充足备血,必要时术前采集自体血。

5. 制订麻醉方案 维持血流动力学的稳定,维持 CPP;避免使用增加 ICP 的技术和药物;建立充足的血管通路,以便进行监测和必要时输入血管活性药物或其他;必要的监测;根据手术要求决定麻醉方式。

参 考 文 献

1. Herzer G,Trimmel H. Neuroanaesthesia. Principles of optimized perioperative management Anaesthesist,2010,59(4):371-382.
2. Bendo AA,Kass IS,Hartung J,et al. Anesthesia for Neurosurgery//Barash PG. Clinical Anesthesia. 5th ed. Philadelphia:Lippincott Williams & Wilkins,2005:58-101.

六、巨大脑膜瘤的麻醉注意事项

1. 麻醉前用药 常规在手术间内使用术前药物,静脉滴定麻醉性镇静药或镇痛药,咪达唑仑 0.05mg/kg。根据患者心率情况给予抗胆碱能药物,阿托品 0.5mg 或盐酸戊乙奎醚 0.02mg/kg。颅压增高严重的患者可给予甲泼尼龙 1mg/kg,或地塞米松 10mg。

2. 开放血管通路和完善的监测 开放两条或

两条以上的横截面较大的血管通路,常规开放中心静脉。在预计大量出血的时候可开放两条中心静脉。可选择足背动脉或桡动脉进行动脉穿刺以监测有创动脉压,在预计大出血的患者桡动脉为佳,这在巨大肿瘤切除大出大入的时候对监测血压及血气分析尤为重要。麻醉中除常规的心电图、有创动脉压和 CVP、脉搏氧饱和度外,麻醉深度监测对于颅底脑膜瘤尤其是术中需神经功能监测的肿瘤切除的患者十分必要。必要时监测颅内环境和脑功能,如脑组织氧分压监测(btPO$_2$)则监测在脑缺血的高危区域监测局部组织氧供是否充分;术中 B 超监测脑血流、肿瘤血供及其确切位置,等。

3. 麻醉诱导　诱导方案的选择以不增加 ICP,保持血流动力学的稳定为前提。推荐的诱导方案如表 21-3。

表 21-3　推荐的麻醉诱导方案

- 充分镇静、开放静脉通路
- 预充氧,随后给予芬太尼 1～2μg/kg(或阿芬太尼,舒芬太尼,瑞芬太尼)
- 2%利多卡因 2～5ml
- 异丙酚 1.25～2.5mg/kg,或依托咪酯 0.4～0.6mg/kg,最后静注非去极化肌松药
- 根据患者状态,适度追加 β 受体阻滞剂或可乐定
- 手控通气(PaCO$_2$≈4.66kPa)
- 气管插管
- 上头钉前,追加镇痛药(单次静注芬太尼 1～3μg/kg 或舒芬太尼 0.1～0.2μg/kg,瑞芬太尼 0.25～0.5μg/kg)或 0.5%罗哌卡因局部浸润麻醉
- 适当的头位,颈静脉未受到压迫

4. 麻醉维持　巨大脑膜瘤往往出血较多,术前合并有颅内高压症状,因此术中维持血流动力学稳定,维持 CPP,避免升高 ICP 尤为重要。通过降低 CMRO$_2$、CBF 来降低脑部张力,将颅内环境维持在理想状态,进行神经保护。呼吸系统的维持以维持正常的动脉血二氧化碳分压为主。虽然,从理论上,过度通气有利于控制颅内高压,但是在临床麻醉工作中,越来越多的倾向于维持正常的血碳酸水平,以避免由于动脉血二氧化碳分压过低,造成局部脑血流,尤其是瘤周组织"缺血半影带"的局部 CBF 的下降,所带来的更进一步的损伤。对于颅底部位的巨大脑膜瘤,术中涉及许多重要的血管和神经,术中既要配合神经功能监测,避免麻醉过深影响监测敏感

度,又要避免中枢神经系统觉醒,维持足够的麻醉深度(表 21-4)。

表 21-4　推荐的麻醉维持方案

不配合电生理功能监测	配合电生理功能监测
●0.5%罗哌卡因局麻,芬太尼 2μg/kg 或舒芬太尼 0.1～0.2μg/kg(放置头皮钉,切开头皮)	●0.5%罗哌卡因局麻,芬太尼 2μg/kg 或舒芬太尼 0.1～0.2μg/kg(放置头皮钉,切开头皮)
● 异丙酚 50～150μg/(kg·min),	● 异丙酚 50～150μg/(kg·min),
● 七氟烷 0.5%～1.5%,或地氟烷 3%～6%	● 瑞芬太尼 0.05～0.2μg/(kg·min)
● 间断追加镇痛药:芬太尼 1～2μg/(kg·h),或舒芬太尼 0.1～0.2μg/(kg·h)	● 七氟烷 0.5%,或地氟烷 3%
● 间断给予非去极化肌松剂	● 术毕前 30 分钟追加曲马多 100mg(或芬太尼 1～2μg 或舒芬太尼 0.1～0.2μg/kg)
	● 少量肌松剂或不给予肌松剂

5. 麻醉苏醒　根据手术部位及要求不同,可采用快速苏醒,或术毕保留气管导管,缓慢苏醒。在术前意识状态良好,心血管系统稳定,术中无体温正常,氧合良好,无重要脑组织的损伤,不涉及后组脑神经(Ⅸ～Ⅻ)的手术,可以进行快速苏醒。苏醒期患者应表现安静,合作,能服从指令。对于涉及后组脑神经损伤的颅底巨大脑膜瘤,需要保留气管,必要时术后 1 日进行气管切开。

参 考 文 献

1. Bedford RF. Anesthetic management for supratentoriai tumor surgery. Journal of Neuro-Oncology, 1983, 4: 319-326.

2. Simpson P. Neurosurgical anaesthesia//Aitkenhead R, Smith G. Textbook of Anaesthesia. 5th ed. Singapore: Harcourt Asia, 1999: 603-618.

3. Gelb AW, Craen RA, Rao GS, et al. Does hyperventilation improve operating condition during supratentorial craniotomy A multicenter randomized crossover trial. Anesth Analg, 2008, 106: 585-594.

4. Bruder N, Ravussin P. Recovery from anesthesia and postoperative extubation of neurosurgical patients: A review. J Neurosurg Anesth, 1999, 11: 282-293.

5. Schubert A, Deogaonkar A, Lotto M, et al. Anesthesia for minimally invasive cranial and spinal surgery. J Neurosurg Anesthesiol, 2006, 18: 47-56.

6. 梁禹.神经外科麻醉进展.医学综述,2008,14:3805-3808.

七、围术期血液保护的措施

巨大脑膜瘤因为肿瘤巨大,个别肿瘤毗邻重要的血管(如颈内动脉、椎动脉),往往会涉及大量出血,因此完善的术前血液准备和适当的血液保护措施对于患者的安全来说尤为重要。

1. 充足备血　术前充分考虑肿瘤的部位、与重要血管的关系以及肿瘤的血液供应等方面,准备充足的异体红细胞、血浆,必要时准备血小板、纤维蛋白原等,以备大量出血时及时补充有效血液成分。

2. 贮血式自身输血(PAT)　PAT是指患者在接受手术前,有计划的采集其全血或血液成分并做适当保存,在术中或术后再将预先储存的全血或血液成分进行回输的一种自体输血方法。我国规定首次采血量为200ml(1U),以后每次最大采血量男性体重超过55g者为400ml/次,女性体重超过50kg者为400ml/次。对体重低于50kg的患者,按照不超过8ml/kg的采血量实施。采血间隔时间为不少于3天,最后一次采血至少要在术前72小时之前进行。

3. 血液稀释(hemodilution)　围术期常采用的是急性高容量性血液稀释,即通过加深麻醉的方法使血管容量得到一定程度的扩张,同时快速补充相当于20%自身血容量的胶体液,使血液稀释,达到减少术中红细胞丢失量的目的。但对于颅内高压的患者、循环系统代偿能力较差者及老年患者应慎用。

4. 自体血液回收　在脑膜瘤手术中常规进行自体血液回收,在快速大量出血的时候,同时用2～3根吸引器同时收集出血,还应使用大容量(3000ml)的贮血罐,以防出血汹涌处理不及,导致血液的溢出造成浪费。出血汹涌时,还可适当加大吸引器的负压,以加快吸引速度,保证吸引效果。抗凝应充分,应注意根据术中出血情况及时调整抗凝剂滴速,并注意间断轻轻摇动储血罐以利于抗凝剂与收集的血液均匀混合。同时保证有效的清洗和过滤。

5. 监测凝血功能、成分输血　巨大脑膜瘤手术,大量出血回收、清洗、回输时,由于血浆、血小板、凝血因子丢失过多,会造成稀释性低蛋白血症和凝血功能障碍,应进行适当补充。出血量超过50%自身血容量时,应根据凝血功能的检验(凝血相、床旁凝血块的黏弹性检验、血小板计数以及术者对术野凝血情况的评价)、手术的进展情况(是否已结束主

要出血步骤)以及患者的临床情况(代偿能力)来决定是否补充凝血成分。术野凝血表现尚好,无快速大量出血仅床旁凝血块的黏弹性检验参数轻度异常时,可先补充冻干人纤维蛋白原;术野渗血较多、出血量或输血量相当于患者自身血容量时可按照10～15ml/kg的剂量输入新鲜冰冻血浆。由于血液回收过程中血小板被大量清除,因此当出血量达到1倍以上患者自身血容量时还应注意检测血小板计数,术中应尽量维持血小板计数不低于$100×10^9$/L。

6. 血管活性药物　巨大脑膜瘤手术,发生快速大量出血,在快速补足血容量的同时,尚不能维持血流动力学的稳定的时候,可适当减浅麻醉,尤其是静脉麻醉药物的泵注剂量(如异丙酚、瑞芬太尼等),可持续泵注血管活性药物,如多巴胺$1～5μg/(kg·min)$。在监测麻醉深度的同时,必要时间断给予咪达唑仑类药物,以避免发生术中知晓。

参考文献

1. Shander A, Moskowitz DM, Javidroozi M. Blood conservation in practice: an overview. Br J Hosp Med, 2009, 70 (1):16-21.

2. McEwen J, Huttunen KH. Transfusion practice in neuroanesthesia. Curr Opin Anaesthesiol, 2009, 22(5):566-571.

3. Murray D. Acute normovolemic hemodilution. Eur Spine J, 2004, 13 (s1):S72-S75.

4. Erman T, Hanta I, Haciyakupoglu S, et al. Huge bilateral pulmonary and pleural metastasis from intracranial meningioma: a case report and review of the literature. J Neurooncol, 2005, 74(2):179-181.

5. Krajewski K, Ashley RK, Pung N, et al. Successful blood conservation during craniosynostotic correction with dual therapy using procrit and cell saver. Craniofac Surg, 2008, 19(1):101-105.

6. American Society of Anesthesiologists Task Force. Practice guidelines for perioperative blood transfusion and adjuvant therapies. Anesthesiology, 2006, 105:198.

八、Key points

1. 控制颅压、减轻脑水肿,改善术前状态。

2. 详细了解病史,与神经外科医师充分讨论,了解手术所可能涉及的组织、神经以及可能出现的出血情况。

3. 麻醉诱导和维持,以维持血流动力学稳定、提供及维持一个"松弛的脑"为目的。具体方法如下:降低脑代谢率($CMRO_2$),脑血流(CBF),维持脑灌注压(CPP);适度过度通气($PaCO_2≈4.66kPa$);

严格控制 CPP 平衡;脑脊液引流;渗透性治疗。

4. 根据术中情况和手术步骤判断是否进行快速拔管,还是保留气管导管。早期快速拔管有利于术后神经功能的及早判断和术后患者恢复。

5. 适当的血液保护:可采用贮血式自身输血、血液稀释、血液回收、成分输血等方法维持循环稳定,必要时输注血管活性药物。

（安立新　王保国）

第三节　颅底及脑干手术麻醉

一、临 床 病 例

【病例 1】

患者,男,31 岁,诊断:三室后占位,梗阻性脑积水,拟行右顶枕开颅枕下小脑幕上(Poppen)入路肿瘤切除术。麻醉诱导后患者侧俯卧位并予以头架固定。手术去除骨瓣后静脉窦大量出血,予以血液回收。剪开硬膜时手术医师发现颅压较高,给予降颅压治疗效果较差。术野暴露不良,勉强手术。手术后 CT 检查示:右枕脑组织挫伤。

1)神经外科手术中导致颅内高压的原因?

2)降低手术中颅压的措施是什么?

3)神经外科手术中使用血液回收的适应证和禁忌证是什么?

【病例 2】

患者,男,21 岁,诊断:右侧听神经瘤,拟行右乙状窦后入路 CPA 肿瘤切除术。手术中行面神经、三叉神经和后组脑神经肌电监测;肿瘤压迫脑干,在切除肿瘤时患者血压心率波动明显。

1)神经外科手术的麻醉中如何配合肌电监测且同时保证麻醉和手术安全?

2)如果手术中发生脑干刺激,如何优化手术后治疗确保患者安全?

3)在什么情况下需要在手术中保留自主呼吸?

4)监测脑干的功能有哪些? 这些监测方法各有哪些优缺点?

【病例 3】

患者,女,12 岁,诊断:巨大颅咽管瘤,拟行冠状切口右额部开颅术,经额下及纵裂入路肿瘤切除。手术过程顺利,手术后患者带气管插管转入 ICU 病房。患者在苏醒后出现抽搐,抽搐后患者呈浅昏迷状态。

1)患者在 ICU 发生抽搐的原因? 简述这些并发症的发病原因。

2)如何预防和治疗这些围术期并发症?

二、颅压的控制／脑松弛

颅底及脑干手术麻醉中颅压(intracranial pressure,ICP)的控制是维持脑组织足够的灌注压(cerebral perfusion pressure,CPP),防止脑疝的形成;使颅内容物松弛以利于手术野的暴露。由于颅底及脑干解剖结构的复杂性,手术中对颅压的控制要求更加严格。

根据颅压-容量关系曲线,颅脑手术中降低 ICP 是通过减少颅内成分及其容量实现的(表 21-5)。

表 21-5　颅内成分及其容量调节的方法

成分	容量控制方法
细胞(神经元、神经胶质细胞、肿瘤和外渗性积血)	手术切除
体液(细胞内液和细胞外液)	利尿药、激素
CSF	引流
动脉血	减少脑血流量
静脉血	增加脑静脉引流

在临床实践中建立系统的临床处理程序,应对手术中 ICP 升高(表 21-6)。

表 21-6　颅内高压／手术野过紧的原因和处理程序

筛查

1. 有关压力控制了吗?

　颈静脉压

　　头部扭转或颈部扭曲?

　　直接颈部压迫?

　　头部姿势?

　气道压

　　气道受阻?

　　支气管痉挛?

　　呛咳? 呼吸机抵抗?

　　气胸?

　　$PaCO_2$ 和 PaO_2

　　动脉压

2. 脑代谢控制了吗?

　疼痛/觉醒

　痉挛

3. 使用血管扩张剂了吗?

　N_2O、挥发性麻醉药、硝普钠、钙通道阻断药

4. 有未知脑损伤吗?

　血肿、气颅

如果按照上表仍不能解决问题,可以尝试以下方案:脑脊液的排出(包括脑室穿刺引流,脑室内CSF吸引和腰大池引流);利尿;降低脑代谢率;降低平均动脉压和脑叶切除。

麻醉医师在神经外科手术中最常使用的降低ICP的措施包括合理地选择麻醉药物;适当的过度通气和利尿。

1. 麻醉药物的选择 通常认为静脉麻醉药物和镇痛药(除氯胺酮外)降低脑血流量和脑代谢率,对ICP无不良影响。挥发性麻醉药物在使用初期会由于降低脑代谢率而减少脑血流量,从而抵消其脑血管扩张作用,但在达到一定镇静深度后,其脑血管扩张作用随剂量的加大而增大。在常用的挥发性麻醉药中,血管扩张作用的排序为恩氟烷>异氟烷>地氟烷>七氟烷。挥发性麻醉药物与麻醉性镇痛药合用可以安全地用于大多数开颅手术,但在ICP升高和手术野紧张时应该改用静脉麻醉药。

2. 适当地过度通气 麻醉和外科医师都应在实施过度通气前明确两个问题:①低碳酸血症的脑血管收缩效应在某些情况下可导致脑缺血;②通过过度通气降低CBF的效应不是持续不变的。

正常脑组织在$PaCO_2>2.66kPa(20mmHg)$时不会出现缺血,但对于受损脑组织,尤其在基础脑血流量已经降低时,例如脑血管疾病、部分颅脑损伤和撑开器压迫的脑组织,过度通气可以加重脑组织缺血。

所以,过度通气不能作为神经外科手术麻醉的常规,同其他降低ICP的措施一样存在副作用,无适应证时应当避免使用。

3. 利尿 临床常用的利尿药物包括渗透性利尿药和袢利尿药。最常用的渗透性利尿药是甘露醇,在血清渗透压达到320mosm/L时效果较差;而在血-脑屏障受损时,甘露醇进入脑实质会加重脑水肿。有医师提倡合用袢利尿药和渗透性利尿药。

参 考 文 献

1. Kroda Y, Murakami M, Tsuruta J, et al. Blood flow velocity of middle cerebral artery during prolonged anesthesia with halothane, isoflurane, and sevoflurane in humans. Anesthesiology, 1997, 87:527-532.
2. Petersen KD, Landsfeldt L, Cold GE, et al. Intracranial pressure and cerebral hemodynamics in patients with cerebral tumors: A randomized prospective study of patients subjected to craniotomy in propofol-fentanyl, isoflurane-fentanyl, or sevoflurane-fentanyl anesthesia. Anesthesiol-ogy, 2003, 98:329.
3. Muizelaar JP, Marmarou A, Ward JD, et al. Adverse effects of prolonged hyperventilation in patients with severe head injury: A randomized clinical trail. J Neurosurg, 1991, 75:731.
4. Gopinath SP, Robertson CS, Contant CF, et al. Jugular venous desaturation and outcome after head injury. J Neurol Neurosurg Psychiatry, 1994, 57:717.
5. Kaufmann AM, Cardoso ER. Aggravation of vasogenic cerebral edema by multiple-dose mannitol. J Neurosurg, 1992, 77:584.

三、神经外科手术中的血液回收

神经外科手术中使用血液回收的适应证包括:失血量达到血容量的20%;稀有血型患者的手术。禁忌证包括:手术野污染的手术和恶性肿瘤手术。

颅底及脑干手术中有可能开放鼻窦或通入鼻、咽腔而污染手术区域,麻醉医师应当关注手术过程,在手术区域被污染前要求暂时更换普通吸引器以及及时处理开放的鼻窦。这要求麻醉医师了解颅底及脑干解剖。

颅内肿瘤手术的血液回收的安全性一直困扰着临床医师,主要的问题是肿瘤细胞经由血液途径播散。研究证明血液回收系统能够清除回收血液中的绝大部分脑膜瘤细胞和大部分的垂体腺瘤细胞,而且没有肿瘤因使用血液回收造成播散的病例,因此认为血液回收技术可以安全的用于此类手术。由于神经胶质瘤细胞无法被血液回收系统去除,考虑到其恶性程度较高,此类手术不应使用血液回收。

恶性肿瘤手术作为血液回收的禁忌证,始终是临床医师不断探索的领域。有研究证实,在恶性肿瘤手术中回收的血液经射线照射后可以有效地去除肿瘤细胞,而且射线照射对回收的红细胞不会造成危害。

参 考 文 献

1. Kudo H, Fujita H, Hanada Y, et al. Cytological and bacteriological studies of intraoperative autologous blood in neurosurgery. Surg Neurol, 2004, 62(3):195-199.
2. Hansen E, Bechmann V, Altmeppen J. Intraoperative blood salvage in cancer surgery: safe and effective? Transfus Apher Sci, 2002, 27(2):153-157.

四、颅底及脑干手术中的电生理监测

颅底及脑干手术中的电生理监测主要包括肌电图监测、体感诱发电位监测和脑干听觉诱发电位

监测。

1. 肌电图监测 肌电图监测可以在颅后窝和脑干手术中监测有可能损伤的面神经、三叉神经以及舌咽神经。因为面神经监测能够改善听神经瘤切除术患者面神经的功能，从而改善神经功能的预后，建议所有的听神经瘤切除术患者术中均应监测面神经功能。面神经微血管减压术中监测面神经功能可以提醒外科医师，避免损伤神经，并在术中提示手术是否充分并成功改善患者的术后症状。

进行肌电图监测的患者，麻醉方法的选择不是十分重要，但监测过程中应当避免或限制肌松药的使用。有临床研究探讨如何在不使用肌松药的情况下避免手术中的体动，也有少量临床医师在肌电图监测中使用低剂量肌松药避免手术中的体动。

2. 体感诱发电位监测 体感诱发电位监测用于监测混合神经传导通路结构和功能的完整性，广泛地应用于神经内外科多个领域。

由于颅底及脑干解剖结构和手术操作的复杂性，手术中由于机械刺激或损伤和颅内血流动力学的改变引起的重要神经通路或皮质的损伤时有发生。虽然并不完美，但体感诱发电位监测在一定程度上可以改善涉及颅底重要血管和脑干手术的预后。在体感诱发电位潜伏期或波幅变化时可以提示手术医师优化手术操作和麻醉医师通过血流动力学的调节改善缺血区域的灌注。

大多数临床常用的静脉麻醉药和挥发性麻醉药都会对体感诱发电位的潜伏期和波幅产生影响。监测体感诱发电位时选择麻醉技术的原则包括：静脉麻醉药的影响明显较等效剂量挥发性麻醉药小；复合几种麻醉药物产生相加作用；在手术中尽量保持稳定的麻醉深度；监测皮质体感诱发电位时，挥发性麻醉药呼气末浓度应当小于 1.3MAC，复合麻醉性镇痛药时可以进一步降低到 1.0MAC；皮质下（脊髓和脑干）感觉诱发电位对麻醉药的耐受能力很强，如果皮质下反应可以给手术提供足够信息，所选择的麻醉技术并不重要，皮质记录的反应可以被忽略。

3. 脑干听觉诱发电位监测 脑干听觉诱发电位监测用于听觉通路或其周围部位的手术，以及有可能危及整个脑干功能的颅后窝手术。经常用到脑干听觉诱发电位监测的手术包括脑神经微血管减压手术（面神经和三叉神经）、听神经瘤切除手术、颅后窝占位、基底动脉瘤夹闭术等。脑干听觉诱发电位监测可以明显降低颅后窝手术操作导致的听力损伤

的发病率。脑干听觉诱发电位监测只能估计听觉通路相关结构是否正常，没有直接监测网状上行系统和皮质的功能。

临床剂量的静脉麻醉药和挥发性麻醉药对脑干听觉诱发电位的影响很小。手术操作和生理变化可能明显改变脑干听觉诱发电位，包括内耳道周围强烈的刺激和操作，低血压和低碳酸血症。

五、脑干刺激与损伤

第四脑室底部上端和脑桥小脑角以及邻近部位的手术操作对脑桥下部、延髓上段和三叉神经会造成刺激，由这些刺激引起的心血管反应包括心动过缓和低血压、心动过速和高血压、心动过缓和高血压或室性心律失常。颅后窝手术时，必须认真观察心电图和直接动脉压的变化，当邻近脑神经核和呼吸中枢有受损危险时提醒神经外科医师。由于这些刺激引起的心血管反应通常是暂时的，在保证适度的麻醉深度时，不建议使用血管活性药物。

由于颅后窝空间相对小，其代偿空间比幕上更有限，较轻的水肿就能引起意识、呼吸驱动力和心脏运动功能异常，无论手术中是否出现脑干刺激，麻醉医师和神经外科医师都应就是否拔除气管导管、拔管时间和拔管地点等决定进行协商。

因为脑干中的呼吸中枢和心脏运动区在解剖上很接近，可用心血管体征来判断呼吸中枢受损的情况，现已很少在手术中保留自主呼吸以监测手术中机械性刺激对呼吸中枢的损伤。但是对于由脑干血运改变引起的呼吸中枢的损伤，监测呼吸模式的变化可能更加重要。

参 考 文 献

1. Acoustic neuroma. Consens Statement, 1991, 9:1.
2. Miller AR, Jannetta PJ. Microvascular decompression in hemifacial spasm: Intraoperative electrophysiological observations. Neurosurgery, 1985, 16:612.
3. Raudzens PA. Intraoperative monitoring of evoked potentials. Ann N Y Acad Sci, 1982, 388:308.
4. Drummond JC, Todd MM. Acute sinus arrhythmia during surgery in the fourth ventricle: An indicator of brain-stem irritation. Anesthesiology, 1984, 60:232.
5. Manninen PH, Cuillerier DJ, Nantau WE, et al. Monitoring of brainstem function during vertebral basilar aneurysm surgery. The use of spontaneous ventilation. Anesthesiology, 1992, 77:681.

六、尿崩症

尿崩症（diabetes insipidus,DI）是鞍区手术的一种并发症,颅咽管瘤患者并发尿崩症比较常见。抗利尿激素（ADH）在下丘脑视上核合成,经视上核-垂体转运到神经垂体。肿瘤生长和手术操作对相应解剖结构的刺激和损伤均会导致抗利尿激素分泌的减少,引起尿崩症,可能发生在围术期的任何时间。

临床表现为多尿[>30ml/（kg·h）或成年人尿量>200ml/h]和血浆渗透压升高（>300mosm/L）。低渗尿和血浆渗透压升高支持该诊断。尿比重通常低于1.002,但在血浆渗透压较高时,尿比重可能增高。高钠血症的非特异性症状包括意识障碍、肌阵挛、肌无力、共济失调、应激反应、痉挛、思维混乱、癫痫、昏迷,由于血浆渗透压增加和血容量下降可能造成颅内出血。

当DI确诊后,治疗的目的是恢复血钠水平,出入量平衡防止液体超负荷。合适的补液方案为每小时的维持量+2/3前一个小时的尿量或前一个小时尿量-50ml+维持量。液体的种类根据患者电解质检查结果而定,通常使用低渗和低钠液体。在使用5%葡萄糖时需要监测血糖变化。若尿量连续2小时大于300ml/h,应每6小时肌注或皮下注射一次5～10U的加压素;或每8小时静脉注射一次人工合成的ADH 0.5～2μg,或经鼻吸入10μg。当进行激素替代疗法时,应给予去氨加压素（DDAVP）,可以通过静脉、皮下、口服、经鼻给药。静脉或皮下给药剂量是0.3μg/（kg·d）,分两次给予。口服给药剂量是0.05～1.2mg/d,分2～3次给予。经鼻给10～40μg,每天1～3次。一旦血管内容量恢复,持续存在的高钠血症可以使用噻嗪类利尿药,如氢氯噻嗪,50～100mg/d静脉注射。

需要强调的是,尿崩症是多种神经外科疾病的并发症,有时在手术前即存在或在手术中出现。麻醉状态掩盖了尿崩症的症状,手术中使用的渗透性利尿药物和袢利尿药导致的尿量增多会掩盖其临床表现,使尿崩症在手术中易被漏诊。因此,手术中监测血钠浓度、血/尿渗透压,早期诊治尿崩症非常重要。

参考文献

王保国,韩如泉. 神经外科麻醉手册. 北京:人民卫生出版社,2009.

七、key points

1. 学习神经外科、神经影像学、神经电生理等神经外科麻醉相关专业知识对做好神经外科手术麻醉工作非常重要。

2. 颅底及脑干手术复杂且手术时间长,容易产生与重要解剖结构相关的严重并发症。麻醉医师对手术中可能出现的并发症应当有预判,并做好预防和治疗。

3. 麻醉医师应当具备团队精神,应当参与术前准备和术后管理,争取做到手术前对患者病情充分了解,对手术后并发症做好术中预防,以改善患者预后为治疗目标。

（袁　义　王保国）

第四节　颅内动脉瘤手术麻醉

一、临床病例

【病例1】

患者,男,36岁,体重60kg,因突发剧烈头痛伴意识丧失,恶心、呕吐而紧急就诊,入院3小时后意识恢复,既往健康。辅助检查:CT提示环池、蛛网膜下腔、三室内高密度出血影。MRI:左侧鞍旁可见一异常占位影像,呈长T_1短T_2影像,大小约3.5mm×2.7mm×2.4mm。入院诊断:蛛网膜下腔出血,颅内占位性病变（鞍旁、左）动脉瘤?

问题:

1)患了什么病?是动脉瘤破裂引起的蛛网膜下腔出血吗?

2)颅内动脉瘤的定义及流行病学是什么?

3)颅内动脉瘤的病理特点和临床特征是什么?

4)颅内动脉瘤的手术时机及手术方式是什么?

【病例2】

患者,女,46岁,体重55kg,因头痛、头晕、吞咽困难、饮水呛咳而就医。既往行阑尾炎手术。神经系统检查:神清,言语欠清晰,精神好,双瞳孔等大等圆,直径3mm,光反射灵敏,眼动充分,面纹对称,伸舌居中,强迫头位,不能转头及低头,四肢自主活动好,肌张力正常,生理反射存在,病理反射未引出,右侧肢体共济较差。辅助检查:电解质和全血细胞分析正常,ECG正常,头颅CTA显示:基底动脉主干巨大梭形动脉瘤。诊断:基底动脉主干巨大梭形动脉瘤。拟在气管内全麻下行"左侧额颞、颧弓、颞下、远外侧联合入路，上颌动脉-桡动脉-大脑后动脉 P2 旁路移植、左侧椎动脉夹闭、颅后窝去骨瓣减压、右侧桡动脉取材术。术前服用阿司匹林，术中应用肝素，术后继续应用阿司匹林抗血小板治疗。

问题：

1）术前如何评估？

2）该患者麻醉诱导时应注意些什么？应如何进行诱导？

3）怎样进行术中麻醉管理？

4）术中需要哪些监测？

5）围术期抗凝治疗应注意什么？

【病例3】

患者，男，55岁，体重60kg，因突发剧烈头痛，伴恶心、呕吐到医院就诊。既往健康，辅助检查：不正常心电图Ⅲ、AVL 可疑 q 波，$V_{4\sim6}$ T 波倒置和低平。CT 提示环池、蛛网膜下腔出血影。MRI：提示基底动脉顶端动脉瘤，MRA：双侧椎动脉明显增粗，基底动脉顶端可见动脉瘤，双侧颈内动脉闭塞。DSA：基底动脉顶端可见动脉瘤染色，双侧颈内动脉闭塞。诊断：动脉瘤（基底动脉顶端），双侧颈内动脉闭塞。拟在气管内全麻下行基底动脉顶端动脉瘤夹闭术。

问题：

1）本患者拟行动脉瘤夹闭术，麻醉管理要注意哪些问题？

2）如何控制动脉血压？

3）如何处理夹闭时动脉瘤破裂？

4）如何进行液体管理？

二、颅内动脉瘤的定义及流行病学

1. 颅内动脉瘤的定义　颅内动脉瘤是先天性或后天性因素导致颅内动脉壁正常结构发生改变，随着血流的冲击，在动脉壁异常处形成的突起。颅内动脉瘤多发生于颅内动脉分叉处，因为该处受到较强的血流冲击。颈内动脉系统占绝大多数，以单发多见。颅内动脉瘤引起的出血和严重的脑血管痉挛是导致残死率较高的原因。

2. 颅内动脉瘤的发病原因　颅内动脉瘤的发病原因是多因素的，其破裂可引起蛛网膜下腔出血（SAH）。由于瘤体一般很小，在破裂出血之前很少被发现。按不同病因分为五类：①先天性（发育性）动脉瘤；②感染性动脉瘤；③外伤性动脉瘤；④动脉硬化性动脉瘤；⑤剥离性动脉瘤（壁间动脉瘤、夹层动脉瘤、动脉剥离）。通常常见的为囊性动脉瘤（saccular aneurysm）或浆果样动脉瘤（berry aneurysm）。

临床上根据瘤体大小归纳为 4 类：①小于0.5cm 直径为小动脉瘤；②直径等于或大于 0.5cm 及小于 1.5cm 为一般动脉瘤；③等于或大于 1.5cm 或小于 2.5cm 为大型动脉瘤；④等于或大于 2.5cm 为巨型动脉瘤。15.5% 的颅内动脉瘤为小动脉瘤，而巨型动脉瘤仅占 7.8%。还有一种特殊的梭状（fusiform）动脉瘤，它是延长的、雪茄样动脉扩张，病例 2 患者是属于此种动脉瘤。

3. 颅内动脉瘤的流行病学　发病概况：北美脑动脉瘤流行病学调查（表 21-7）显示，每年的颅内动脉瘤的发病率为 28,000 人/年。颅内动脉瘤可见于任何年龄。颅内动脉瘤发病的高峰年龄为 40～60 岁，另外，女性发病率略多于男性，且绝经后女性发病率高于绝经前女性，吸烟、酗酒、高血压、高血脂、高血糖等均是颅内动脉瘤的危险因素。但儿童及青年发病较少，而婴儿及儿童更为少见，首都医科大学北京三博脑科医院 2010 年报道了一例年龄仅为 80 天的婴儿颅内动脉瘤，成功地进行了夹闭术。

好发部位：好发于脑基底动脉及其邻近动脉的主干上，常在动脉分叉处呈囊状突出。过去的统计数字表明 85%～90% 的动脉瘤发生在脑基底动脉环的前半部。发生在椎-基底动脉系者占 3%～15%。颅内动脉瘤多为单发，仅 10%～19% 为多发，好发部位为颈内动脉与后交通动脉交接处（约40%），其次是前交通动脉（约 30%），大脑中动脉主干分叉处（约 20%），以及其他动脉（约 10%）。

发病率：动脉瘤发病率居于脑血管意外患者中的第三位，仅次于脑血栓形成及高血压脑出血。据统计，蛛网膜下腔出血的发病率为 5～20/（10 万人口·年），其中约有 34% 由动脉瘤造成。

表 21-7　北美脑动脉瘤流行病学

SAH 患者/年 28 000	血管痉挛	3000
立即死亡 10 000	并发症	1000
到医院就诊 18 000	手术并发症	2000
死亡/残疾 9000	功能保存	9000
再出血 3000		

三、颅内动脉瘤的病理生理特点和临床特征

起源于 Willis 环动脉瘤的破裂引起蛛网膜下腔

出血(SAH),使发病率与死亡率明显升高。动脉瘤形成与破裂的潜在危险因素已经明确,高血压是动脉瘤形成的危险因素,也是动脉瘤破裂的重要因素。

因为动脉瘤破裂及蛛网膜下腔出血后全身和神经系统反应很大(表21-8),能影响各个器官系统。可根据几个评分系统中对动脉瘤引起SAH的患者进行分级(表21-9、表21-10),以利于评价外科治疗及麻醉的危险性、预后和身体状况。分级越高,或临床表现损伤越大的患者,容易出现脑血管自动调节功能受损,对低碳酸血症的反应性受损,脑血管痉挛,颅内高压,水电解质平衡失调,心功能不全,心律失常,呼吸功能不全,凝血异常(表21-11)。增加手术的死亡率(表21-12)。

表 21-8 动脉瘤破裂后体内变化

颅内血肿致 ICP 增高	全身水电解质紊乱
CSF 紊乱:脑积水	心脏异常
直接脑破坏	呼吸功能不全
血管痉挛致脑梗死	

表 21-9 SAH 临床分级:Hunt 和 Hess 改良法

0 级	动脉瘤未破裂
1 级	无症状,或轻微头痛和轻度的颈僵直
2 级	中重度的头痛,颈僵直,除脑神经的麻痹外无其他神经功能缺失
3 级	嗜睡,意识模糊或轻度局部神经系统功能障碍
4 级	昏迷,中重度偏瘫,可能有早期去脑强直发作,自主神经功能紊乱
5 级	深昏迷,去大脑强直,垂死状态

表 21-10 世界神经外科医师协会分级记分(WFNS)

WFNS 级别	GCS 记分	运动功能缺陷
I	15	无
II	13~14	无
III	13~14	有
IV	7~12	有或无
V	3~6	有或无

若有严重的全身疾患如高血压、糖尿病、严重动脉硬化、慢性肺部疾患及动脉造影上有严重血管痉挛者,要降一级。

颅内动脉瘤约55%的患者属于I~II级,III级占30%,IV级占10%,V级占5%。本患者属于I级。

表 21-11 动脉瘤破裂 SAH 后的体征

脑膜刺激征	恶心呕吐
极度头痛	体温升高
假性脑膜炎	ECG 异常
畏光	交感神经兴奋性增高,高血压
局部神经系统体征	血容量减少
意识水平下降	低钠、电解质紊乱
昏迷	凝血异常
脑神经瘫	白细胞增高
抽搐	蛋白尿、糖尿

表 21-12 SAH 后预见死亡的因素

意识水平下降	高血压
高龄	有其他并发症
CT 显示蛛网膜下腔内凝血块较厚	基底动脉动脉瘤

1. 颅内动脉瘤的手术时机 关于颅内动脉瘤破裂后最佳手术时机的选择的客观指标一直有争议,其焦点是在蛛网膜下隙出血(SAH)后"早期(出血后48小时至8天内)"和"延期(从出血后8天至3周后)"手术的问题。①延期手术的理念是在再次出血之前处理动脉瘤(再出血的高峰时间为SAH后7~10天);②早期手术的理念是在脑血管痉挛发生之前(SAH后第4天前)处理动脉瘤。不论基于哪种理念,以下几个意见可做参考。

(1)脑脊液压力降至 400mmH$_2$O 时为手术最佳时机,继续下降易发生再次破裂出血。

(2)循环时间由 SAH 后减慢到恢复正常。

(3)脑血管造影已无明显脑血管痉挛。

(4)脑血流量(CBF)测定:SAH 后 CBF 降低。当 CBF > 30ml/(100g · min),脑血管对 CO$_2$ 及 MAP 的反应(自动调节功能)已恢复正常,为最佳手术时机。

(5)CT 检查脑水肿和蛛网膜下隙大量积血,预示将发生严重的血管痉挛,应推迟手术。

(6)如能使动脉瘤破裂的患者安定生存1周以上,则动脉瘤的手术问题已近于解决;如能将手术安全地推迟12天,则脑血管痉挛将得以缓解。

2. 颅内动脉瘤的手术方式

常用以下几种方法:

(1)动脉瘤颈夹闭或结扎术(clipping and ligation of the neck of aneurysm):为首选手术方式,临

床应用最多。

（2）载瘤动脉夹闭及动脉瘤孤立术（clipping of feeding artery of aneurysm and isolation of aneurysm）：由于载瘤动脉很可能是颈内动脉或其分支，也可能是椎-基底动脉，因此手术危险性很大，有可能造成瘫痪，偶尔可致命，所以必须慎重行事，最好先行颅内-外动脉吻合后再夹闭。

（3）动脉瘤包裹术（trapping of aneurysm）：适用于瘤颈过于宽大，梭形动脉瘤或瘤颈内有钙化斑不宜夹闭或结扎者，方法是采用不同的材料加固动脉瘤壁。

（4）经血管内栓塞动脉瘤（endovascular embolization of aneurysm）：用于开颅手术失败或全身情况及局部条件不适宜开颅手术者。

参考文献

1. Broderick J P, Viscoli C M, Brott T, et al. Major risk factors for aneurysmal subarachnoid hemorrhage in the young are modifiable . Stroke, 2003, 34(6)：1375-1381.
2. 刘承基. 脑血管外科学. 南京：江苏科学技术出版社，2001：27.
3. 李恒林，王大柱，等. 神经外科麻醉实践. 北京：人民卫生出版社，2004：317.
4. Kassell NF, Torner JC. Epidemiology of intracranial aneurysms：Anesthetic considerations in the surgical repair of intracranial aneurysms//Varkey GP. International Anesthesiology Clinics, Boston：Little, Brown, 1982：20：89.
5. Guy J, McGrath BJ, Borel CO, et al. Perioperative management of aneurysmal subarachnoid hemorrhage：Part I. Operative management. Anesth Analg, 1995, 81：1060.
6. Kassell NF, Torner JC, Haley EC, et al. The International Cooperative Study on the Timing of Aneurysm Surgery. Patt I：Overall management results. J Neurosurg, 1990, 73：18.

四、颅内动脉瘤的麻醉前评估

以上病例的患者均为颅内动脉瘤，有合并蛛网膜下腔出血，有合并基底核腔隙性脑梗死、双侧颈内动脉闭塞，及基底动脉主干巨大梭形动脉瘤，麻醉和手术风险极高。患者都有不同程度的头痛、恶心、呕吐、短时昏迷，依据改良的 Hunt 与 Hess 分级标准，为 2～3 级。这就提示患者脑自主调节功能和颅压已经有改变，在围术期仍然有进一步恶化的可能。除一般状态的评估外要特别关注颅压、动脉瘤破裂和脑血管痉挛。

首先要了解病情，从病史、疾病过程特点、结合CT、CTA、MRI、MRA、脑电图、脑干诱发电位检查做出疾病的诊断。同时要了解重要脏器功能情况，手术的方式、基本步骤，术中可能出现的特殊情况，如大出血、血压升高、脑肿胀、呼吸循环衰竭。

1. 神经系统评估　依据病情急缓、神经系统定位症状和 ICP 增高情况判断病情严重程度。ICP 的高低可根据患者的主诉：头痛、呕吐、强迫头位、眼底水肿及腰穿测压。但了解 ICP 的确切方法是用颅压监护仪进行 ICP 连续监测，对 ICP 压力波形分析，观察 ICP 动态变化。麻醉维持和诱导要密切注意患者的 ICP 变化，并采取必要的措施降低颅压。

由于 Willis 环紧邻下丘脑，这一区域动脉瘤破裂引起 SAH 可使 ECG 的变化、体温不稳定、内分泌（垂体）功能不同程度的改变、电解质紊乱，是由于下丘脑的功能障碍引起机体一系列功能紊乱。

2. 循环系统评估　颅内动脉瘤破裂后有 50%～100% 患者 ECG 异常。ECG 变化包括 ST 段的改变，上升或降低，T 波倒置或低平，出现 U 波，QT 间期延长，以及心律失常，ECG 的变化与手术并发症的发病率与死亡率的增加无必然联系。SAH 会损伤下丘脑后部，引发肾上腺髓质和心交感神经末梢释放去甲肾上腺素，后者或导致心脏后负荷增加并产生心肌损害，使心内膜下缺血或出血，30%～50% 的患者出现 CK-MB 升高，同时还表现出不同的心律失常，称脑心综合征。通常在 SAH 后 10 天左右就可恢复不需要特殊处理，如存在由心律失常或暂时性的心内膜下缺血造成的心力衰竭，要进行适当的治疗，尽力保持心肌的氧供需平衡。神经源性的心肌改变，只有在解除神经系统疾病和神经功能得到恢复后才能有所好转，可预防性的应用受体阻滞剂或自律拮抗剂，能改善某些 SAH 患者的心脏预后。

3. 水及电解质平衡　1/3 以上 SAH 患者可出现与临床级别相关的血管内容量减少；30% 脑血管痉挛患者可出现伴随血容量减少的低钠血症。这些都是脑积水后脑室扩张性内分泌功能紊乱，或反应性抗利尿激素分泌亢进所造成。此时，应予补充等渗或高渗盐水（3%）以升压和扩容，改善脑灌注。此外，有 1/2～3/4SAH 患者容易出现低钾血症，与 SAH 后低钙血症及使用利尿药有关，需做相应的合理处理。

4. 肺水肿　SAH 后继发性心源性和神经源性肺水肿和肺炎是导致死亡率高的原因之一，常于发病后 3 个月内出现，应加强监控。

5. 肝肾功能损伤 SAH 后两周内发生肝功能不全者占 24%,严重肝功能不全者占 4%。伴肝功能不全的 SAH 患者,其中近 1/2 同时伴有肺水肿,提示肝功能不全系被动性充血所致。肾功能不全者容易在使用抗生素治疗的患者发生。

五、颅内动脉瘤的麻醉管理

1. 麻醉前用药 神经外科手术患者使用术前用药应慎重,特别是颅压增高的患者对神经抑制药特别敏感,因此一般不必使用。但对颅内血管疾患、颅内动脉瘤患者需要镇静,在入手术室后可给予咪达唑仑 0.05~0.1mg/kg 静脉或肌内注射,也可给地西泮 0.1~0.2mg/kg 静脉或肌内注射。麻醉性镇痛药可抑制呼吸而导致高碳酸血症和脑血流、颅压增加的危险,应避免术前给药。术前应用该通道阻滞剂尼莫地平或尼卡地平、抗惊厥药、皮质激素要继续应用直到手术开始。同时在麻醉诱导前要给予降低胃酸的药物(奥美拉唑或西咪替丁)和加快胃排空的药物。

2. 麻醉诱导 患者入手术室后开放双路静脉通路,常规监测动脉血压、ECG、SpO_2、呼末二氧化碳(ETCO_2)、尿量,根据患者情况选择使用抗胆碱能药物阿托品 0.5mg 肌注或东莨菪碱 0.3mg 静注,咪达唑仑 0.05~0.1mg/kg 静脉或肌内注射。局麻下行桡动脉穿刺置管监测有创动脉压,必要时进行动脉血气分析。麻醉诱导必须力求平稳。应尽可能减少气管插管所引起的心血管反应。应采取较深的麻醉。以芬太尼 3~5μg/kg 或舒芬太尼 0.2~0.5μg/kg,丙泊酚 1.0~2.0mg/kg 或依托咪酯 0.2~0.4mg/kg,维库溴铵 0.06~0.1mg/kg 或顺式阿曲库铵 0.2~0.3mg/kg 进行诱导,气管插管前端涂抹利多卡因胶浆或在气管插管前用利多卡因 5ml 喷喉,顺利插管,血压、心率波动控制在正常范围。使用作用于心脏的药物可以减轻置入喉镜和气管插管时的高血压反应,β 肾上腺素能受体拮抗剂普萘洛尔 1~2mg 或艾司洛尔 0.5mg/kg,可阻断交感神经刺激引起的血管反应,有 α 和 β 肾上腺素能受体双重拮抗作用的拉贝洛尔 5~20mg,可治疗高血压并产生低血压,同时不影响 CBF,对 ICP 没有明显的影响。在麻醉诱导期间要特别警惕动脉瘤破裂。虽然麻醉诱导期中的动脉瘤破裂发生率仅为 1%~2%,但死亡率却可高达 75%。气管插管操作持续时间要短。必要时采取特殊体位插管。例 3 患者是强迫头位,不能低头,头不能转动,只能侧卧位,而且血压不平稳。为防止因体位改变引起动脉瘤破裂,我们成功地采用了不改变患者的体位侧卧位诱导插管,这种体位直至手术开始不变,避免了由于体位的变化而带来的风险。

3. 麻醉维持 气管插管后接麻醉呼吸机行机械通气,维持 $P_{ET}CO_2$ 4.00~4.67kPa(30~35mmHg)。连续输注瑞芬太尼 0.1~0.3μg/(kg·min),或舒芬太尼 0.1~0.2μg/kg.min,或芬太尼 1~4μg/kg.min;丙泊酚血浆靶浓度 3~5μg/ml 或连续输注丙泊酚 2~4mg/kg.min,吸入七氟烷或异氟烷 0.8~1.1MAC。同时连续输注维库溴铵 0.02~0.04mg/kg.min 或顺式阿曲库铵 0.1~0.15mg/kg.min。

手术操做到分离瘤体、夹闭动脉瘤、进行血管旁路移植时和手术操作完成时,要控制动脉血压。原则上,在保证脑灌注压的同时,尽量减小透壁压,谨慎降低 MAP。Glaskow 级别低的患者(0~2 级)其 ICP 一般是正常的,可将 MAP 降低基础血压的 30%~35% 或收缩压 13.3kPa(100mmHg)以下,对无脑缺血表现的患者一般无害。相反,Glaskow 级别高的患者(4~5 级)因已存在高颅压和低脑灌注压,而两者一并可致严重脑缺血,此时,降低 MAP 则脑缺血的危险性显著增高。

4. 术中需要哪些监测 除了常规监测无创血压、脉搏血氧饱和度、ECG 和 $PaCO_2$ 之外,动脉瘤手术的患者应进行有创动脉穿刺以监测动脉血压,气管插管后行深静脉置管以监测 CVP 和紧急输血输液。为防止脑缺血,避免引起脑缺血的因素,还要进行特殊监测。

(1)神经电生理监测:①脑电图(EEG):利用脑电图(EEG)数据的计算机衍化分析,对确定脑组织能够承受的最低血压具有指导性,尽管 EEG 监测结果容易受到干扰,但发现经计算机处理的双侧大脑半球 EEG 改变记录,与术后治疗结果相符合。因此,在暂时阻断脑循环时,施行 EEG 监测仍然具有指导阻断持续时间或麻醉用药的作用;②体感诱发电位(SSEP),前后脑动脉瘤手术中施行体感诱发电位(SSEP)监测;主要观察中枢传导时间(CCT),CCT 为 N_{14}~N_{20} 的峰间潜伏期,当 CBF 小于 30ml/(100g·min)时,CCT 延长;③脑干诱发电位(BAEP),椎基底动脉系统动脉瘤术中施行脑干诱发电位(BAEP)监测的研究指出,在临时或永久阻断时施行此两项监测,可进一步提高监测的敏感性和特异性;④直接皮质反应(DCR)观察,直接皮质反应(DCR)观察,两半球间差(IHD3)为(0.2±0.2)ms,

若大于0.6ms为异常。

对于涉及脑神经周围的动脉瘤,尚要相关的面、舌咽、副、舌下神经的监测。

(2)脑氧分压值:可直接反映脑代谢与脑供血之间的平衡。动物实验显示:脑白质氧分压正常值为$3.26\sim3.92kPa(24.5\sim29.5mmHg)$。有人指出,脑 $PaO_2 < 1.33kPa(10mmHg)$、脑 $PaCO_2 > 8.00kPa(60mmHg)$、脑 $pH<7.0$,提示患者的预后不良。Kett-White 等证实,神经外科患者手术中施行微电极脑氧含量测定是可行、安全的,认为术中脑 PaO_2 明显低于供血动脉阻断前的基础水平,颅内动脉瘤手术预后不良的几率将显著加大。

(3)脑血流变化:经颅多普勒超声监测(TCD)虽仅限用于颞窗大脑中动脉(MCA),但 MCA 流量(Vmca)占同侧颈内动脉血流量的$75\%\sim80\%$,当脑血管半径相对稳定时,Vmca 可代表同侧半球脑血流,从而可反映脑血流量(CBF)的相对变化。术中 Vmca 及波形改变,可用作为评价控制性低血压期间患者脑血管自动调节能力和打开硬脑膜前动脉瘤是否破裂的辅助诊断。现代麻醉诱导技术虽已可使动脉瘤破裂的发生率不足1%,但必须等到打开硬脑膜时才能确定;如果动脉瘤已经破裂,不仅可致脑肿胀淤血,也增加技术难度,甚至手术失败。利用 TCD 确诊麻醉诱导瞬间的动脉瘤破裂,可为手术成功提供有利的依据和准备。术中也可利用激光血流仪直接检测脑表面和血管血流,尤其是颅内外血管旁路移植患者。

参 考 文 献

1. Eng CC, Lam AM. Cerebral aneurysms:Anesthetic considerations//Incottrell JE, Smith DS. Anesthesia and Neurosrgery. 3 rd ed. st. Lonis: Mosby-Yearbook,1994:376.

2. Davis TP, Alexander J, Lesch M. Electrocardiographic changes associated with acute cerebrovascular disease:A clinical review. Prog Cardiovasc Dis, 1993, 36(3):245.

3. Jain R, Deveikis J, Thompson BG. Management of patients with stunned myocardium associated with subarachnoid hemorrhage Am J Neuroradiol, 2004, 25:126-129.

4. Lee VH, Oh JK, Mulvagh SL,et al. Mechanisms in neurogenic stress cardiomyopathy after aneurysmal subarachnoid hemorrhage. Neurocrit Care, 2006, 5:243-249.

六、麻醉管理期间应注意的几个问题

颅内动脉瘤患者手术治疗时,麻醉管理的主要问题是麻醉诱导及手术过程中动脉瘤有破裂的可能,其次为脑血管痉挛和颅压增高。

1. 防止动脉瘤破裂 麻醉诱导气管插管时血压升高致颅内动脉瘤破裂占该手术患者的$1.5\%\sim2\%$。手术过程中破裂可发生在剪开硬膜 ICP 降至大气压水平、分离动脉瘤、夹闭瘤蒂、持夹钳脱离、过度的脑回缩引起反射性高压等期间。因此麻醉全过程应注意避免动脉瘤跨壁压(TMP)的增高和维持适当低的 MAP。

TMP 等于 MAP 减 ICP。正常人 TMP 为$11.3kPa$。动脉瘤 TMP 和壁的应力之间呈直线相关。由于动脉瘤壁的应力与其承受的压力成正比,与瘤的半径平方成正比,因此压力一定时,瘤越大,壁越薄,应力就越大。麻醉中,不论是 MAP 的增高(浅麻醉、通气障碍等),还是 ICP 的过度降低(如脑室引流、过度通气、脑过度回缩)都将增加动脉瘤的跨壁压和壁的应力,增加动脉瘤破裂的危险。

由于收缩压与动脉流速成正比,流速快时可以形成湍流损害瘤壁,若与动脉瘤发生共振则损害更大,故适当低值的降压,有防止动脉瘤破裂之功效。但要首先保证足够脑灌注,要维持血压在脑血流自动调节限度内(MAP $6.67\sim8.00kPa$)以保证足够脑灌注。高血压病患者需维持较高的平均压,血压降低不超过术前 MAP 的40%为安全低血压的限度。在脑自动调节功能完整的患者,MAP 不低于$6.67kPa(50mmHg)$;已有脑自动调节功能失调者则不应低于$8.00kPa(60mmHg)$。

控制血压前必须维持足够的血容量,降压过程不应以减少输液量来控制血压。患者对药物降压个体差异甚大,且受多种因素影响,如麻醉深度等,因此,降压时应从小剂量开始。一般动脉瘤分离时血压不需过低,夹闭时只需加深麻醉进一步降压,可减少降压药用量及副作用。

暂时性血管阻断,可降低跨壁压,减少动脉瘤破裂及避免控制性低血压可能引起的并发症。有学者认为,暂时性阻断血管法比较安全,且不增加并发症及死亡率。Samson 等认为血管阻断时间超过$15\sim20$分钟可引起术后脑梗死,而且提到有些因素与术后发生脑缺血有关。例如,老年或神经系统状态差的患者较年轻及状态好的患者更不能耐受暂时性血管阻断,且与有无蛛网膜下腔出血、血管痉挛、动脉瘤大小及阻断血管的范围等有关。也有学者主张阻断时间最好不超过10分钟,关于阻断血管可引起永久性灶性脑损害的时间尚无确切定论。

对于一次开颅不能全部处理的多发动脉瘤患

者,在麻醉恢复期一定要控制血压升高。要有效地术后镇痛,气管拔管前要给予降压药物防止拔管反应。

2. 脑血管痉挛的处理 治疗总的原则是使用钙通道阻滞剂和"3H(高血压、高血容量、血液稀释)"治疗。

颅内动脉瘤破裂发生 SAH 后,30%~50%患者出现脑血管痉挛,手术后发生率可更高,经脑血管造影证实有颅内血管狭窄,并与血红蛋白和它的裂解产物、氧自由基、前列腺素、血管紧张素、组胺、儿茶酚胺和血清素有关。近几年多数学者认为脑血管平滑肌内钙离子浓度增高是各种原因引起的血管痉挛的共同途径,因此,应用钙离子拮抗剂可阻断钙离子通道,防止细胞外钙离子进入胞浆内,从而防止血管收缩。术前 2~3 周口服尼莫地平 60mg/4h,术中按 0.5μg/(kg·min)静脉滴注,能有效地缓解脑血管痉挛。SAH 后 96 小时内应用尼莫地平或尼卡地平,可使颅内动脉瘤患者的预后不良发生率降低 40%~70%。由于全身血管扩张可引起术前低血压,所以这些患者术中血压也较低,给予小剂量的降压药即可产生(控制性)低血压,在围术期要严密监测血压和血管内容积。

另外,SAH 后 30%~40%的患者脑血管内膜有损伤,血小板在损伤处凝集,释放出血管收缩物质和血栓素 A_2(TXA_2)引起血管痉挛,前列环素(PGI_2),的作用与 TXA_2 相反,因此有抗血小板凝集和扩张血管的作用。有作者指出腺苷降压用于脑动脉瘤手术可使脑动静脉氧差减少 37%,而乳酸无增加。

3. 颅内高压 动脉瘤原发破裂或再出血都具有占位效应,可同时并发颅内高压和局部脑灌注压降低,并出现脑水肿和急性脑积水(占 15%)。采用快速降低颅压(ICP)措施,可使动脉瘤壁透壁压(MAP-ICP)梯度增加,从而会导致进一步出血。

大部分进行颅内动脉瘤夹闭术患者,颅压已正常,但可能存在颅内顺应性的降低。如已有脑血管扩张、脑水肿、血肿或脑积水,则颅压可能增加,需紧急手术。对已有颅内高压的患者,在颅骨切开前避免应用吸入性麻醉药,如需要行异氟烷控制性降压时,必须先采用过度通气,保持呼气末二氧化碳在 3.32~3.99kPa,从而抵消吸入性麻醉药引起的脑血管扩张作用。当然,更应避免发生高血压、过浅麻醉、呛咳及高碳酸血症等,防止 ICP 进一步升高。

其他降颅压的措施,开颅前快速输注甘露醇可增加血管内容量,降低颅压,有脑保护作用。入颅后作脑室引流或侧裂池引流放脑脊液可进一步降低颅压及脑容积,使脑松弛。也有人主张麻醉后腰穿留置导管,术中酌情引流脑脊液,降低颅压。

七、颅内动脉瘤围术期抗血小板治疗注意事项

颅内动脉瘤旁路移植手术术中、术后保持移植血管的畅通是最关键的问题,为防止术中脑缺血发生,病例 2 患者术前应用阿司匹林抗血小板治疗,在血管临时阻断时间超过 30 分钟时,术中静脉给予低分子肝素,使凝血时间延长一倍,直到临时血管阻断解除。术中血管吻合后不需要逆转肝素化,以免发生移植血管内血栓。常见的血管阻塞有两种类型,其中之一是肝素化不够充分,吻合后移植血管内没有血流或最初有血流,继而血流减慢,直至停止。这时要检查患者的出凝血时间,确定患者术中已有足够肝素化。术后充分肝素化 3 天,以后长期服用阿司匹林 80mg/d,RAG 旁路移植,需要至少服用 1 年。

围术期应用抗血小板治疗的患者,在术前访视时要特别注意凝血功能和血小板功能,了解 PT、APTT 的时间。术中使用肝素前要查出凝血时间、血小板功能,肝素化后要即时查出凝血时间、血小板功能,确定患者术中是否已足够肝素化。同时也要观察术野,看是否有出血倾向和渗血情况。手术结束后根据患者的出凝血时间、血小板功能来决定是否需要逆转肝素化,可给予鱼精蛋白,新鲜冰冻血浆。

参 考 文 献

1. JUVELA S. Prevalence of risk factors in spontaneous intra-cerebral hemorrhage and aneurysmal subarachnoid hemo-rrhage . Arch Neurol, 1996, 53(8):734-740.
2. 周琪琪,张小锋. 神经监测技术在临床手术中的应用. 北京:中国社会出版社,2005:275-282.
3. Cole DJ, Drummond JC, Osborne TM, et al. Hypertension and hemodilution during cerebral ischemia reduce brain injury and edema. Am J Physiol. 1990 Jul;259(1 Pt 2):H211-7; H211-217.

八、夹闭时动脉瘤破裂的麻醉管理

要预防为主。在手术过程中,要维持麻醉足够的深度,在上头架、切皮、去骨瓣及打开硬脑膜等刺激强的手术操作时,一定要加深麻醉。防止血压升

高。还可使用过度通气,渗透性利尿及应用巴比妥类药物等方法使大脑处于松弛状态,有利于手术操作。

术中一旦发生动脉瘤破裂,必须迅速主动控制病情,将 MAP 降至 5.33 ～ 6.67kPa（40 ～ 50mmHg）,以便于及时阻断供血动脉或暴露瘤颈以进行夹闭。也可压迫同侧颈动脉 3 分钟,以减少失血。阻断供血动脉后,要随即提高血压至正常水平,以增强侧支循环血流。如果出血量大而出现低血压时,应快速静脉输入全血、血制品或胶体液,以维持血容量。

暂时性阻断脑循环:一般认为,15～20 分钟是暂时阻断脑循环是否出现脑梗死的时间界限,但脑血流（CBF）低于 5～10ml/（100g·min）持续 10 分钟,同样也可引起脑细胞死亡。当动脉瘤涉及基底动脉远端或大脑中动脉水平段穿支的动脉供血区、术前神经状况差或年龄＞61 岁时,对近端血管的暂时性阻断都可导致神经功能损害。因此,在阻断期应维持 MAP 在正常高限水平,以改善 CBF 和 CPP,以防止缺血区脑组织损伤。静注多巴胺、α 受体激动药去氧肾上腺素（苯福林）或去甲肾上腺素,虽使 MAP 升高,但并不直接收缩脑血管和增加 CBF,对冠心病患者还需特别注意防止心肌缺血。

对于术中发生低血压或采用脑循环阻断的患者应及早给予脑保护治疗。

九、脑 保 护

1. 自由基清除剂的脑保护　在缺氧及再灌注损伤过程中使用自由基清除剂,如维生素 C、维生素 E、过氧化氢酶、谷胱苷肽过氧化物酶、超氧化物歧化酶、黄嘌呤氧化酶抑制剂等,对于自由基引起缺血性损害的脑保护作用是十分有限的。

2. 异氟烷的脑保护　异氟烷对局部脑缺血虽无明显改善作用,但与其他挥发性麻醉药相比,异氟烷对不全性区域性脑缺血仍然具有较好的保护作用。研究证明:颈动脉内膜切除术中的缺血性脑电图发生率,在异氟烷麻醉为 18%,氟烷麻醉为 25%,恩氟烷麻醉为 26%,显然异氟烷的发生率明显低,采用异氟烷麻醉施行颅内动脉瘤夹闭术的效果好。

3. "Sendai 鸡尾酒"法脑保护　甘露醇（100g）、维生素 E（500mg）和地塞米松（50mg）称之为 Sendai 鸡尾酒法。使用它有良好的脑保护临床效果。阻断前给予高剂量甘露醇 2g/kg,可增加缺血区血流,改善循环,延长阻断脑血管的耐受时间。有报道,采用甘露醇脑保护的病例,阻断 80 分钟而仍未发生神经系统后遗症。

4. 丙泊酚的脑保护　丙泊酚可减轻缺血性脑损伤,特别是局灶缺血,丙泊酚可显著减小脑梗死面积,其脑保护作用与巴比妥相当。丙泊酚产生暴发性抑制的剂量可减少死亡的神经元数目,并可抑制不完全性缺血导致的促凋亡相关蛋白的表达。丙泊酚的脑保护作用可持续至损伤后两周,丙泊酚的脑保护作用可能与其抗氧化特性,抑制细胞内钙超载、调节 γ-氨基丁酸受体、抑制细胞凋亡等机制有关。

5. 低温麻醉　对高热及需要较长时间阻断主要供应血管或体外循环时,可采用低温麻醉,但须注意,低温可使麻醉及术后苏醒延迟,复温过程易出现寒战,增加机体耗氧量等。美国在 30 个中心进行了一项随机试验,对 1001 例蛛网膜下腔出血行动脉瘤夹闭术的患者,随机分为术中低温组（目标温度 33℃,应用体表冷却技术）或常温组（目标温度 36.5℃）进行比较。研究结果表明,与常温组相比,术中低温组在重症监护病房停留时间、住院总天数、随访期病死率或出院目的地（回家或转院）等方面无显著差异。得出结论:在动脉瘤性蛛网膜下腔出血分级较好的患者中,开颅手术时术中低温并不能改善神经功能的转归。

十、颅内动脉瘤术中液体管理

神经外科患者围麻醉期液体临床管理的关键为:①正常脑组织及血管内水的转移依赖于总的渗透梯度,胶体液对脑水含量及 ICP 的影响较小,等张晶体液被广泛用于神经外科麻醉,慎用低张液;②在维持正常血管内容量的前提下,保持恰当的高渗状态;③避免过分严格限制液体而导致的低血容量,以免出现低血压和脑灌注不足;④避免血容量过多,以免引起高血压和脑水肿;⑤降低脑水含量,在降低 ICP 和提供脑松弛的同时,维持血流动力学稳定和脑灌注压。

液体的管理过去认为如无特殊脱水及低血容量应以 3～4ml/（kg·h）的速率静滴乳酸林格液补充禁食及排尿所需要量。如需甘露醇利尿脱水时,再补入利尿过程的相当 1/2 量的乳酸林格液,防止过度扩容。由于颅内手术不存在胸腹腔手术的所谓第三间隙体液丢失,因此输液量不宜过多。但是,近几年认为脑动脉瘤手术的患者,为防止脑血管痉挛,倾向于扩容性血液稀释,将术中 Hct 维持在 30% 左右,这有助于脑灌注及逆转神经功能的损伤。也有作者认为颅内动脉瘤患者,术前血容量低于正常人的17%,其原因是:①仰卧多尿;②卧床休息使红细胞生成抑制;③氮的负平衡。因此主张贫血的患者在颅内动脉瘤夹闭后,立即输入200~400ml血液,如手术失血量大于500ml时,应再补充200ml,使CVP大于0.49kPa,Hct为30%~35%即可。Cole等研究指出,适度血液稀释使血细胞比容维持在30%~35%,可以改善脑灌注,但过度稀释不利于改善脑供氧和控制脑水肿。麻醉后血管扩张造成的补偿性扩容量目前多主张以胶体液补充,剂量为5~7ml/kg。目前推荐的晶胶比为1~2∶1。必须注意晶体用量过大可能导致脑水含量的增加。

十一、颅内动脉瘤术后管理

动脉瘤手术后常见的是血压波动,也是使术后并发症及死亡发生率升高的主要因素,治疗高血压对预防脑水肿或血肿是非常重要的。以下几方面可有效控制血压的波动。

1. 保留一定时间机械通气,继续应用镇静药物 咪达唑仑0.15~0.2mg/心率,右美托咪啶0.2~0.4μg/kg。心率维持气管导管,以便机械通气。

2. 术后镇痛 术后疼痛可引起血压升高,二氧化碳蓄积。术后可用阿片类、非甾体类药物进行术后止痛。

3. 预防脑血管痉挛 动脉瘤夹闭后,脑血管痉挛见于35%的蛛网膜下腔出血的患者,它严重威胁神经系统的完整性,是脑出血的最常见原因,血管痉挛的严重程度与蛛网膜下腔出血的部位、出血的量显著相关。应用钙通道阻滞剂可预防脑血管痉挛,尼莫地平2mg/心率持续静脉输注,可降低脑血管痉挛发生率。

参考文献

1. Pinaud M, Savron R, LelausqueJ N, et al. Cerebral blood flow and cerebral oxygen consumption during nitroprusside-induced hypotension to less than 50mmHg. Anesthesiology, 1989, 70(2):255-60.

2. Charbel FT, Ausman J, Dias FG, et al. Temporary clipping in aneurysm surgery: techniques and results. Surg Neurol, 1991, 36(2)83-90.

3. Samson D, Hunt B, Bowman G, et al. A clinical study of the parameters and effects of temporary arterial occlusion in the management of intracranial aneurysms. Neuro surgery, 1994, 34(1):22-29.

4. 李宏建. 颅内动脉瘤术中亚低温治疗不能改善转归.《国外医学》麻醉与复苏分册,2005,13(1):45.

5. 张辉,黄文起,等. 大脑中动脉夹闭的麻醉管理. 中华麻醉学大查房. 2010,2:38.

6. Adembri C, Venturi L, Tani A, et al. Neuroprotective effects of propofol in models of cerebral ischemia: inhibition of mitochondrial swelling as a possible mechanism. Anesthesiology, 2006, 104: 80-89.

7. Bayona NA, Gelb AW, Jiang Z, et al. Propofol neuroprotection in cerebral ischemia and its effects on low-molecular-weight antioxdants and skilled motor tasks. Anesthesiology, 2004,100:1151-1159.

8. Cole DJ, Drummond JC, Osborne TM, et al. Hypertension and hemodilution during cerebral ischemia reduce brain injury and edema. Am J Physiol. 1990 Jul;259(1 Pt 2):H211-7; H211-217.

9. Andrews CJ, Intracranial aneurysms: perioperative management. Br J Hosp Med, 1989, 41:485-488.

十二、Key points

1. 详细的术前评估对于颅内动脉瘤手术的麻醉选择和管理有重要作用。

2. 麻醉诱导必须力求平稳。严禁清醒插管。应尽可能减少气管插管所引起的心血管反应。避免动脉瘤破裂。

3. 维持麻醉深度,严格控制血压,保证脑血流灌注。

4. 避免颅压升高。

5. 术中发生动脉瘤破裂,必须迅速主动控制循环,将MAP降低。必要时暂时性阻断脑循环。尽早给予脑保护措施。

6. 积极预防和治疗脑血管痉挛,总的治疗原则是使用钙通道阻滞剂,"3H治疗(高血压、高血容量、血液稀释)"。术中尼莫地平0.5μg/(kg·min)静脉滴注,能有效地缓解脑血管痉挛。

(王双燕　王保国)

第五节　功能性神经外科手术麻醉

一、临床病例——癫痫

【病例1】

任××,女性,33岁。

主诉:反复发作性意识丧失伴肢体抽搐18年。

现病史:18年前患者无明显诱因突然出现意识丧失,四肢抽搐,双眼凝视,牙关紧闭,口吐白沫,舌咬伤,并伴小便失禁,持续约 3 分钟后缓解,发作后感头痛、全身酸痛,劳累,嗜睡。遂就诊于当地医院行头 CT 示"左额软化灶",诊断为"癫痫",口服卡马西平、苯巴比妥抗癫痫治疗,最初八个月内癫痫未再发作,遂自行改用中成药治疗,效果不佳,癫痫控制在 1～2 次/月,发作形式均同第一次,时常伴有摔倒,多于夜间发作。12 年前患者曾行 10Gy 伽马刀治疗,效果欠佳。此时患者无明显诱因出现愣神、双手摸索动作,持续约 1 分钟后缓解,此种发作频率 3～4 次/月,发作前无先兆,发作后无明显不适。患者目前服用卡马西平、丙戊酸钠及托吡酯(妥泰)50mg 抗癫痫治疗。今为行视频脑电图检查收入院。

既往史:家属回顾患者 3 岁时曾无明显原因出现剧烈呕吐,当时无 CT 检查,对症处理后好转,考虑"脑外伤",否认心脏病,血液病等病史,否认"肝炎、结核"病史。无过敏史。

体格检查:血压:16.8/10.8kPa(126/81mmHg);脉搏:100 次/分;呼吸:20 次/分;体温:36.2℃;体重:75kg;神志清,精神可。双眼视力粗测正常,双瞳等大等圆,对光反射灵敏,双眼各向运动充分,腭垂居中,咽反射存在,耸肩对称有力,伸舌居中;感觉系统未见明显异常,双侧肢体肌力Ⅴ级,生理反射存在,病理反射未引出。

辅助检查:

胸部 X 线平片两肺心膈未见明显异常;脑部 MRI 左额软化灶;脑电图全导棘慢波慢波,右颞额起源可能性大;凝血功能 PT、APTT 等均正常。

初步诊断:症状性癫痫。

病程记录:患者入院后第一天,患者入院后大发作一次,头转向左侧,四肢抽搐,双眼凝视,牙关紧闭,口吐白沫,舌咬伤,并伴小便失禁,持续约 3 分钟后缓解。神经外科医师综合考虑分析患者影像资料及视频脑电检查,视频脑电提示与 MRI 软化灶不符合,需行电极埋藏手术监测,进一步明确致痫灶确切位置。于入院后 4 天在局麻镇痛下行电极埋藏术。术后继续视频脑电监测,患者大发作一次,显示左额外侧棘波明显。癫痫灶初步定位为左额,有手术指征,无明显手术禁忌。拟于全身麻醉下行"左额开颅癫痫灶切除术"。在保证患者安全和神经功能的情况下,尽可能切除癫痫病灶,术中行脑电监测进一步明确癫痫灶的范围。

1)癫痫患者施行癫痫病灶切除手术麻醉原则及注意事项是什么?

2)如需明确致痫灶位置,施行癫痫埋藏手术麻醉如何处理?

3)不同种类麻醉药物对癫痫患者脑电图的影响,何种麻醉药物及麻醉方法适用于癫痫患者手术的麻醉?如何选择?

【病例 2】

李××,男性,23 岁。

主诉:发现颅内动静脉畸形伴反复发作性意识丧失 8 年,头痛 2 月。

现病史:8 年前患者无明显诱因突然出现意识丧失,四肢抽搐,持续约数分钟后缓解,就诊于当地医院行头 CT 示"左顶枕占位伴出血",行 X 刀治疗,具体不详,治疗后 4 年无再发意识丧失及再发出血。4 年前,突发头痛,右上肢麻木,右眼外侧视物不清,行头颅 CT 检查发现出血性改变,于白求恩医科大学行左枕动静脉畸形栓塞治疗,术后约 3 个月发作意识丧失伴四肢抽动一次,持续 3～5 分钟后缓解,约半年发作一次,性质同前,未规律服用抗癫痫药物。2 月前再次突发头痛,为枕部跳痛,伴有恶心,未呕吐,行头颅 CT 检查示左枕出血,于郑州医学院附属医院保守治疗后好转,就诊于北京宣武医院,行全脑 DSA 检查提示左顶枕动静脉畸形,为求进一步诊治入北京天坛医院。

体格检查:未有明确阳性体征。

辅助检查:

头颈部 CT 血管造影术示左顶枕动静脉畸形;全脑数字造影术,左顶枕动静脉畸形;头颅 CT 示左侧脑室及三脑室积血;脑电图全导棘慢波;凝血功能 PT、APTT 等均正常。

初步诊断:左顶枕动静脉畸形,继发性癫痫。

病程记录:患者入院后服用丙戊酸钠 500mg 每,未有癫痫发作。完善术前检查,择期行左顶枕开颅脑深部动静脉畸形切除手术。术晨停用抗癫痫药物,予咪达唑仑(3mg)抗焦虑及预防癫痫,予 1mg 盐酸戊乙奎醚术前给药,使用常规药物诱导后予丙泊酚 6mg/kg,瑞芬太尼 0.2μg/(kg·min)持续静脉泵注维持麻醉,手术过程较为顺利,当外科医师处理深部动静脉畸形时,患者出现四肢及躯干不自主抖动,予相关处理后好转,考虑为术中癫痫发作,完整切除动静脉畸形,患者恢复佳。

(1)癫痫患者术前评估原则是什么?如果手术当日出现癫痫发作是否应该暂停手术?

(2)术中术后出现癫痫发作的紧急处理原则是什么?可以预防吗?

(3)如果是功能区占位引发的癫痫，术中麻醉如何选择可以最大限度切除病灶同时保护相应功能？

二、癫痫患者手术类型及麻醉方法选择原则

WHO癫痫的定义是：癫痫是多种病因导致的具有发作性症状的脑病。一般分为原发性癫痫（primary epilepsy）和继发性癫痫（secondary epilepsy）。原发性癫痫指没有大脑结构或代谢异常，但有遗传因素的癫痫；继发性癫痫是由脑疾病或损伤，如外伤、肿瘤、脑炎、脑血管病或缺血缺氧等引起。

药物治疗是癫痫患者主要治疗手段，只有药物治疗无效或不能耐受药物副作用的局限性病灶患者才是外科手术的适应证。癫痫的外科治疗主要分为三种：癫痫灶切除术、癫痫放电传导通路的阻断术、提高癫痫放电阈值的手术。癫痫的外科手术也可以根据是否需要脑电图监测和电刺激分为需要脑电图监测和电刺激、仅需要脑电图监测和不需要脑电图监测三种。需要术中脑电图监测和电刺激的手术主要是感觉、运动区的致痫灶切除术和前颞叶切除术。仅需要脑电图监测的手术包括非功能区的单纯致痫灶切除、选择性海马杏仁核切除术、多处软膜下横切术。不需要脑电图监测的手术包括大脑半球切除术、胼胝体切开术、Forel核毁损术和增强癫痫放电的手术（包括迷走神经刺激术、小脑刺激术、脑移植术等）。另外，为了配合癫痫的外科治疗，更加准确的定位致痫灶，也常于正式手术前1～2日进行相关皮质电极植入手术，以进行24小时皮质视频脑电监测。

癫痫手术一般采用全身麻醉，其优点是患者舒适、不动，循环呼吸系统监测完善，可以控制颅压，可以联用诱发电位监测或是术中唤醒麻醉技术以观察保护患者的感觉运动功能。另外，全身麻醉也适用于小儿癫痫。

只有颅内电极植入术、立体定向手术、迷走神经刺激术、小脑刺激术等创伤小、时间短的手术仍应用局部麻醉（也称为清醒镇静/神经安定麻醉）。

另外，功能区占位（尤其是语言功能区）引发的癫痫病灶的切除可以采用术中唤醒麻醉（又称麻醉-清醒-麻醉技术）。

病例1为原发性癫痫，先后施行两次手术，第一次为颅内电极植入手术，目的是进行视频脑电持续监测，因其仅植入6导电极，手术时间短，操作相对简单，故选用局部麻醉，如果病变范围弥散，需要植入多导片状电极，则需要选择全身麻醉。确定致痫灶后，第二次施行癫痫病灶切除手术，选择全身麻醉。病例2为继发性癫痫，有明确的颅内占位，所以直接施行病变切除手术，选用全身麻醉，因占位部位不在功能区，所以不需要施行术中唤醒麻醉。

参 考 文 献

1. Al-Ghanem SS, Al-Oweidi AS, Tamimi AF, et al. Anesthesia and electrocorticography for epilepsy surgery: a Jordanian experience. Middle East J Anesthesiol, 2009, 20(1): 31-37.
2. Benish SM, Cascino GD, Warner ME, et al. Effect of general anesthesia in patients with epilepsy: A population-based study. Epilepsy Behav, 2010, 17(1):87-9.
3. Cheng MA, Tempelhoff R. Anesthesia and epilepsy. Curr Opin Anaesthesiol, 1999, 12(5): 523-528.
4. Davidson AJ. Anaesthesia for paediatric epilepsy surgery. J Clin Neurosci, 2004, 11(3): 280-282.
5. Herrick IA, Gelb AW. Anesthesia for temporal lobe epilepsy surgery. Can J Neurol Sci, 2000, 27(Suppl 1): S64-S67.

三、麻醉药物与癫痫患者脑电变化

所有全身麻醉药物及部分局麻药物都会对脑电活动产生影响。大多数全麻药物随着浓度的变化，会引发EEG频率、波幅和波形上的变化。一般说来，麻醉药物可以产生一种可逆的与意识障碍病理状态极为相似的电生理学改变，不同麻醉药物其改变特征不尽相同，而癫痫患者的发病机制在某种意义上也是基于神经结构的异常电信号变化，因此探讨麻醉药物与癫痫患者EEG变化之间的关系将变得极为复杂。

（一）全身麻醉药物对EEG影响的规律性

全身麻醉药物对EEG活动的影响千差万别，但是随着麻醉深度的加深脑电变化还是有其规律可循。一般说来，随着麻醉深度的增加，脑电活动慢波化，振幅加大。清醒时以α波为主，给药后迅速出现快波期（因目前多采用多种药物联合应用快速诱导，此期短暂，常不宜捕获），接着EEG振幅加大，节律明显变慢，α波，β波频率减少，δ频数增加，θ变化不明显，此期为适合手术的临床麻醉期，随着麻醉的加深，脑电活动会出现暴发性抑制直至完全停止活动。

（二）麻醉药物对EEG影响的特异性

不同麻醉药物对中枢神经系统的作用一定是不同的，即使是相同种类的麻醉药物其作用也一定不同，加之中枢神经系统的高度复杂性，而我们目前的

监测手段 EEG 又相对粗糙，使得麻醉药物对中枢神经系统的影响错综复杂，这里只是尝试提供经典药物对脑电活动基本的影响，至于具体患者，具体药物应用，术中术后引发的脑电活动改变以及这些改变是否具有临床意义，是否需要处理均需具体情况具体分析。

1. 吸入麻醉药　呈剂量依赖型抑制，临床少见低剂量兴奋期。临床常见吸入性麻醉药特点：

（1）恩氟烷：惊厥性棘波是恩氟烷深度麻醉的特征，较高浓度（3%～3.5%）可能出现阵挛性抽搐，癫痫患者手术应慎用恩氟烷。

（2）异氟烷：不诱发惊厥性棘波活动，是癫痫致痫灶切除常用的麻醉维持方法。在低浓度时会出现广泛的 β 波，1.5MAC 时产生突发的抑制，超过 2MAC 时出现等电位的 EEG。癫痫患者在异氟烷麻醉下，术中皮质脑电图棘波的频率明显低于术前，但当术中皮质脑电图棘波的频率大于 1 次/分时，仍可较好地反映清醒状态下皮质脑电图棘波出现的频率。异氟烷可用于控制癫痫持续状态。1.0～1.3MAC 的异氟烷可较好地用于癫痫患者的麻醉维持。

（3）七氟烷：七氟烷用于成人和儿童麻醉诱导时，可导致癫痫样脑电图变化，但明显弱于恩氟烷。北京天坛医院研究认为 0.7～1.3MAC 七氟烷可以安全用于癫痫患者的麻醉维持，七氟烷是北京天坛医院目前癫痫手术麻醉吸入麻醉药的主力品种。

（4）地氟烷：地氟烷没有致痫作用，在超过 1.25MAC 时会对 EEG 产生明显的抑制作用，地氟烷已成功地应用于癫痫持续状态的治疗。地氟烷与七氟烷不同，浓度的快速增高并不导致癫痫样脑电图变化。

（5）氧化亚氮：吸入 50%～70% 氧化亚氮不引起脑电图的明显改变，仅致 α 波的节律消除，出现以 β 波为主的快波活动，伴随有 θ 波的出现，吸入浓度达 80% 时，出现高波幅慢波活动。一般认为氧化亚氮作为麻醉的辅助用药对癫痫患者棘波几乎没有影响。但 50% 的氧化亚氮与 1.5MAC 的七氟烷复合用于癫痫患者麻醉时，癫痫患者脑电棘波的频率低于单纯使用 1.5MAC 七氟烷时。

2. 静脉麻醉药

（1）巴比妥类：由于巴比妥类的副作用较大，多已不用于镇静和催眠。但在麻醉中一些超短效的巴比妥类如硫喷妥钠仍在应用，长效的苯巴比妥钠仍应用于癫痫的治疗。应用巴比妥类药物后正常的 α 波常被快速的 β 波替代，剂量进一步加大会出现 δ 波，随后出现突发的抑制和电静止。低浓度时硫喷妥钠有一定的致痫作用，可使癫痫患者产生突发的快棘波，大剂量时有抗痫作用。硫喷妥钠和苯巴比妥钠均被用于治疗术后癫痫和癫痫持续状态，但不改变远期疗效。

（2）丙泊酚：丙泊酚麻醉诱导时对脑电图的影响存在剂量相关性，低浓度时 β 波增多，此后会出现高频的 δ 波和突发的抑制。丙泊酚具有起效快、作用短、解痉镇静抗癫痫效应。在癫痫患者为抑制脑电图棘慢波出现所需的丙泊酚血药浓度为 6.3mg/L，此时可出现暴发抑制。当慢速注射丙泊酚产生镇静作用时脑电图常见表现为 β 波活动增多，低剂量的丙泊酚对癫痫和非癫痫患者均有一定的致痫性，可激发癫痫波，可用于术中癫痫灶的定位。丙泊酚可有效地用于对地西泮无效的癫痫持续状态的治疗。

（3）依托咪酯：依托咪酯是一种超短效的咪唑酯类镇静药物，麻醉中 60%～87% 的患者会出现神经兴奋症状，并可出现癫痫棘波或症状，在癫痫患者可以诱发癫痫脑电波及症状。可用于术中癫痫灶的定位，对有癫痫病史的患者应用要相当小心，在大剂量应用时产生抗癫痫作用。

（4）苯二氮䓬类：苯二氮䓬类是用于抗癫痫活动的主要药物之一，特别是安定类的劳拉西泮（氯羟安定）应用最多，目前尚未见其在麻醉中或麻醉后出现癫痫。地西泮是通过抑制痫灶放电电位向皮质扩散，不能消除痫灶的放电。ECG 临床监测发现，地西泮用量为 0.5mg/kg 时，未见对痫灶电位有抑制作用。其抑制痫灶电位向皮质广泛扩散的作用，有助于痫灶定位和确定切除范围。咪达唑仑具有抗癫痫作用，持续输注可有效的应用于癫痫持续状态的控制。

（5）阿片类镇痛药：阿片类镇痛药对脑电图的影响呈剂量依赖趋势，高浓度、大剂量时可以导致癫痫发作或脑电图出现棘波。使用阿片类药物进行麻醉诱导的患者中 60% 出现癫痫样脑电活动，其中 40% 有明显的脑电图异常，深部脑电在用药后的两分钟最容易发生变化。在癫痫患者中应用要慎重。10μg/kg 的芬太尼，50μg/kg 的阿芬太尼明显诱发癫痫活性，海马部位尤为明显，阿芬太尼的作用强于芬太尼。2.5μg/kg 的瑞芬太尼单次注射也明显诱发棘波出现，此三种药物均可用于帮助术中癫痫灶的定位。但目前尚不清楚阿片类药物致痫性的原因，也不清楚所诱发的棘波是否代表癫痫灶活性。

（6）氯胺酮：一般认为氯胺酮作为非竞争性NMDA受体相关性通道阻滞剂，可激发癫痫波，用于术中癫痫灶的定位。氯胺酮具有一定的脑保护作用，能够减少癫痫发作相关的脑损害。但由于氯胺酮可使中枢神经系统兴奋，有时甚至可发生肢体阵发性强直性痉挛或全身惊厥，用于癫痫患者麻醉诱导时应伍用咪达唑仑以避免出现癫痫大发作。氯胺酮本身有明显的抗痫作用，可以用于癫痫持续状态的治疗。

3. 局部麻醉药 局部麻醉药对 EEG 有双向影响，血药浓度低时利多卡因有抗痫作用，但在高浓度时有兴奋作用，甚至可诱发癫痫发作，但诱发癫痫往往发生在超过中毒剂量时，而且首先会出现抽搐等神经兴奋症状。因此术中作皮质脑电时尽可能避免应用大剂量局麻药。

4. 肌肉松弛药 一般认为神经肌肉阻滞对癫痫没有明显影响。术中不用电刺激的患者可持续应用肌松剂，但对需要电刺激者在癫痫病灶切除或通路切断前最好应用中、短效肌松剂，保证需要刺激时患者拇内收肌肌力可迅速恢复到正常的 90%。大部分非去极化肌松剂都与抗癫痫药物有拮抗作用，在长期接受药物治疗的癫痫患者中作用时间可缩短一半，这是因为大部分抗癫痫药物均是肝药酶的诱导剂，从而加快了非去极化肌松剂的代谢。同时，癫痫手术中常用的类固醇药物也缩短肌松药的作用时间。还有报道琥珀胆碱在接受药物治疗的癫痫患者会起到相反的作用。

（三）诱发电位与麻醉

一般说来，癫痫病灶手术较少应用诱发电位监测，如术中确需应用（如运动区功能监测，术中唤醒麻醉监测），请见相关参考书籍。

（四）术中癫痫灶定位

1. 麻醉药物对癫痫灶的影响

（1）吸入麻醉药物异氟烷、七氟烷和地氟烷被证明较低吸入浓度（1MAC 左右）不会影响癫痫灶定位。

（2）静脉麻醉药物丙泊酚、依托咪酯、阿片类镇痛药物在临床剂量对癫痫灶定位影响较小。

（3）局部麻醉药物在临床剂量对癫痫灶定位影响较小。

（4）肌肉松弛药几乎没有影响。

（5）氯胺酮禁用于癫痫灶定位。

2. 皮质脑电图描记 剪开硬脑膜后，将电极直接置于可能的癫痫灶及其邻近的皮质部位描记脑电图。还可将微电极插入皮质或者海马或杏仁核放置深部电极。

3. 药物诱发癫痫灶描记 如果皮质脑电描记不能确定癫痫灶，可使用小剂量药物诱发的方法，如美索比妥 10～50mg，硫喷妥钠 25～50mg，丙泊酚 10～20mg，依托咪酯 2～4mg。如果患者已经全身麻醉，可以给予阿芬太尼 20～50μg/kg 或恩氟烷。

参 考 文 献

1. Kurita N, Kawaguchi M, Hoshida T, et al. The effects of sevoflurane and hyperventilation on electrocorticogram spike activity in patients with refractory epilepsy. Anesth Analg, 2005, 101(2)：517-523.
2. Kuruvilla A, Flink R. Intraoperative electrocorticography in epilepsy surgery：useful or not?. Seizure, 2003, 12 (8)：577-584.
3. Mirsattari SM, Sharpe MD, Young GB. Treatment of refractory status epilepticus with inhalational anesthetic agents isoflurane and desflurane. Arch Neurol, 2004, 61 (8)：1254-1259.
4. Oda Y, Toriyama S, Tanaka K, et al. The effect of dexmedetomidine on electrocorticography in patients with temporal lobe epilepsy under sevoflurane anesthesia. Anesth Analg, 2007, 105(5)：1272-1277.

四、癫痫手术的麻醉前准备

（一）癫痫患者施行非癫痫灶治疗手术

1. 麻醉前准备 癫痫并非手术禁忌证，当患有其他疾病需要手术治疗时，麻醉选择基本同于非癫痫患者，但术前应特别重视抗癫痫药物治疗及术前评估。

2. 麻醉方法选择 根据非癫痫灶治疗手术需要选择麻醉方法，但要备好抗癫痫发作药物。

（二）癫痫患者施行癫痫治疗手术

1. 麻醉前准备。

2. 全身一般情况的评估和准备。

3. 癫痫患者特殊注意：

（1）与癫痫相关的精神疾病；

（2）抗癫痫药物类型、时间、用量及相关不良反应情况，如药物性肝损害、骨髓抑制、皮疹、嗜睡等；尤其要注意长期服用某些抗癫痫药物，如丙戊酸钠等，可造成纤维蛋白原降低，造成术中凝血困难，需要术前或术中补充纤维蛋白原。

（3）对术中需要进行脑部电生理检查的患者，除了个别癫痫发作十分频繁者，术前一日应该停用任何有抗癫痫作用的长效镇静药物，至少于术前48

小时停用抗癫痫药。

（4）若非抢救急诊手术，对手术当日麻醉前有癫痫发作者应延期手术；

（5）癫痫发作特性。

（6）术前脑电监测。

（7）癫痫患者的精神状态，如焦虑等。

（8）患者知情和配合，如术中可能需要短时清醒，但是过程短暂而无痛。

4. 术前用药　一般不需特殊术前用药。

高度紧张患者可选用小量镇痛或镇痛药物，如咪达唑仑（0.3mg），芬太尼（0.05mg），盐酸戊乙奎醚（0.02mg/kg）或东莨菪碱（0.3mg）等；有作者认为术前给予苯二氮䓬类药物可能影响脑电监测结果，以笔者的经验小量咪达唑仑不会产生明显影响；

不宜使用大剂量氯丙嗪或阿托品等，因可能诱发异常脑电图；

推荐术前给予激素，如地塞米松10mg或甲泼尼龙80mg；

若出现术前癫痫发作，首选药物为苯巴比妥、苯妥英钠和地西泮；如给予苯巴比妥130mg静脉注射（速度＜100mg/min）。

（三）麻醉选择

根据手术特点和患者情况综合考虑。

五、癫痫患者手术的麻醉

（一）全身麻醉

1. 麻醉与管理总原则　根据手术特性、是否脑电监测及诱发电位监测及患者特点可选用吸入麻醉、静脉麻醉和静吸复合麻醉。其麻醉管理和监测总的原则包括：

（1）避免使用可能诱发癫痫的药物。

（2）适当增加麻醉药物的用量。

（3）长时间手术应考虑给予抗癫痫药物。

（4）过度通气可能诱发癫痫发作，除非手术需要，应予避免。

（5）由于麻醉药和手术中身体生理状态改变影响抗惊厥药物的血药浓度，术后可能发生癫痫。

2. 全身麻醉的实施

（1）入室常规开通静脉，吸氧，可能存在癫痫发作者备好抗癫痫药物及地塞米松或甲泼尼龙，肥胖，预计气道困难，大血管瘤患者应予重视。

（2）常规检查麻醉机，监护仪，插管或喉罩，准备麻醉药物。

（3）连接无创监护仪器，获得患者基础参数；可以连接麻醉深度监测装置，如BIS监测等。

（4）麻醉诱导，同普通神经外科手术麻醉，适量降低影响脑电监护药物用量（如苯二氮䓬类药物）；

（5）较大手术应进行中心静脉置管及动脉置管监测；考虑可能出血较多者应充分备血及准备术中自体血液回收装置。

（6）手术开始前，如果采用唤醒技术，需进行耳颞神经、枕神经、颞浅神经、眶上神经和滑车神经阻滞；手术切皮部位常规局部浸润阻滞；药物常规采用0.5％罗哌卡因。

（7）麻醉管理要注意：

1）使用0.7～1.3MAC七氟烷或异氟烷吸入麻醉已被证明安全且对脑电监护影响较小。

2）丙泊酚和瑞芬太尼或芬太尼或舒芬太尼组合的TIVA是安全的，且对脑电监护影响较小。

3）静吸复合麻醉可以综合二者优势。

4）长期应用抗癫痫药物者可能需要增加阿片类药物用量。

5）术中肌松药物适量使用，以中短效非去极化肌松药物为主，我们的经验是可以酌情减量或延长追加时间。

6）慎用氧化亚氮。

7）术中进行硬膜外或皮质脑电（ECoG）监测时适当降低麻醉药物浓度。

8）唤醒麻醉实施特点见后。

9）术中诱发电位监测时要适当降低麻醉药物浓度，适时停用肌肉松弛药物待肌松残余作用恢复或使用肌松拮抗药物，期间需严密观察患者并适当加大阿片药物用量。

10）术中磁共振成像需要特殊仪器并且注意防护。

11）围术期液体治疗类似其他神经外科开颅手术。

12）根据北京天坛医院统计，癫痫病灶切除手术平均出血量约为866ml，除非肿瘤继发癫痫，术中自体血常可全程回收（注：目前手术入路及技巧提高，出血量有下降趋势）。

13）根据北京天坛医院正在进行临床试验初步证明，如非使用特殊抗癫痫药物或处于癫痫临床发作，BIS监测数值基本可以反映患者麻醉深度。

14）术中的癫痫大发作多与应用皮质刺激有关，术中电刺激前预防性应用小剂量巴比妥盐（咪达唑仑或硫喷妥钠）或丙泊酚有良好效果；术后的癫痫发作与血液中抗癫痫药物水平的改变有关，有报道患者术后血浆药物浓度会有明显降低,所以术后立刻应用抗癫痫药物并及时监测血药浓度有重要意义;控制癫痫发作时,万一发生呼吸抑制,应立即气管内插管给氧及人工呼吸,循环抑制酌情使用血管活性药。

15)手术近结束,缝合硬膜时可以适当给予抗呕吐药物(如昂丹斯琼),必要时可追加小剂量中长效镇痛药物(如芬太尼,曲马多等)以避免短效镇痛药物撤退引起的躁动。

16)如无特殊要求,可于手术室内拔出气管导管,指征同神经外科开颅手术,注意避免过度呛咳及诱发癫痫发作。

17)术后可入 PACU 观察,强烈建议采用 PCIA 方式进行术后镇痛。

18)术后随访。

(二)术中唤醒麻醉

又称麻醉-清醒-麻醉技术。是在局麻基础上发展而来的,需特殊注意:

1. 在开颅和关颅期间采用全身麻醉,控制或不控制通气,采用吸入或静脉麻醉药物。

2. 控制气道,常采用喉罩或气管内导管。

3. 术中神经功能检测时,患者完全清醒,拔出气道辅助设备。

4. 切除肿瘤后,重新开始全身麻醉,置入气道辅助设备。

5. 神经监测后,如果头部固定,重新置入气道辅助设备难度增加。

6. 多采用丙泊酚和瑞芬太尼联用麻醉方式。

7. BIS 监测对于唤醒麻醉非常有帮助,BIS 值 70 以上常可唤醒。

(三)局部麻醉

清醒镇静或神经安定麻醉,其麻醉与管理总原则包括:

1. 术前患者良好的心理准备,术者、麻醉医师、手术室护士与患者良好的沟通。

2. 入室后常规监测,吸氧。

3. 注意体外舒适。

4. 手术开始前,需进行耳颞神经、枕神经、颞浅神经、眶上神经和滑车神经阻滞;手术切皮部位常规局部浸润阻滞;药物常规采用 0.5% 罗哌卡因。

5. 尽量减少输液,避免输入含糖液体,导尿并非常规。

6. 采用短效麻醉药配以阿片类药物,可以输注丙泊酚 25～100μg/(kg·min)和瑞芬太尼

0.012 5μg/(kg·min)。

7. 严密观察患者呼吸循环体征。

8. 必要时给予抗呕吐药物(如昂丹斯琼)及镇静镇痛药物(如右美托咪定)。

9. 手术过程的非药物治疗手段,如经常地安慰、间断地允许患者活动、事先告知下一步可能出现的噪声或疼痛等。

10. 后备计划,如果患者不能继续合作或是出现颅内出血或癫痫持续发作等则可选用喉罩或气管内插管等方案。

11. 手术近结束时可以使用苯二氮䓬类药物镇静及遗忘。

病例 1,2 均选用全静脉麻醉,术中过程顺利。

参 考 文 献

1. Sarang A, Dinsmore J. Anaesthesia for awake craniotomy–evolution of a technique that facilitates awake neurological testing. Br J Anaesth, 2003, 90(2): 161-165.

2. Sarco DP, Burke JF, Madsen JR. Electroencephalography in epilepsy surgery planning. Childs Nerv Syst, 2006, 22(8): 760-765.

3. Schwartz TH. MRI-negative Temporal Lobe Epilepsy: Is There a Role for PET?. Epilepsy Curr, 2005, 5(3): 118-119.

4. Skucas AP, Artru AA. Anesthetic complications of awake craniotomies for epilepsy surgery. Anesth Analg, 2006, 102(3): 882-887.

5. Soriano SG, Bozza P. Anesthesia for epilepsy surgery in children. Childs Nerv Syst, 2006, 22(8): 834-843.

六、癫痫手术的围术期处理

(一)围术期液体治疗

1. 维持有效循环血量和内环境稳态　癫痫手术患者一般没有明显血流动力学变化,其术中特点与其他神经外科手术无异。术中应维持一定的血细胞比容(>30%～35%),术中如果出血较多,在监测 Hb 和 Hct 的情况下可以酌情考虑术野血液回收、异体血输入或其他血液保护措施。术中应维持一定得胶体渗透压,可以于手术开始时输入适量人工胶体,术中酌情补充新鲜冰冻血浆。术后可根据病情特点进行液体治疗。

2. 术中颅压控制　癫痫手术患者术前一般无颅内高压,但是术中输血、输液、麻醉、药物、体位和手术操作等可影响颅压。尽管过度通气可以有效降低颅压,目前观点仍然主张适度过度通气,保持 ET-

CO_2 在 $4.00 \sim 4.67kPa(30 \sim 35mmHg)$ 为宜。如果有明确颅内高压征象,可以通过加深麻醉深度,控制血压,注射有降颅压作用麻醉药物(如硫喷妥钠、丙泊酚、芬太尼),激素或快速输注甘露醇等方法来解决。如仍不能有效解决,则可通过脑脊液引流或切除部分脑组织的方法解决。

(二)围术期癫痫的处理

1. 术前抗癫痫药物的应用　对于术中不需要脑电监测或者电刺激的癫痫患者术前(包括手术当日)可以正常服用抗癫痫药物,并在术前应用短效的苯二氮䓬类或巴比妥类药物进行镇静。对术中需要进行脑部电生理检查的患者,除了个别癫痫发作十分频繁者,术前一日应该停用任何有抗癫痫作用的长效镇静药物,至少于术前 48 小时停用抗癫痫药。若非抢救急诊手术,对手术当日麻醉前有癫痫发作者应延期手术。

2. 癫痫发作的控制　患者在任何时候都可能发作癫痫,特别是突然停药后,所以在术前要准备好抗癫痫药。如果在麻醉诱导过程中出现强直-痉挛性癫痫发作,可以经静脉应用甲乙炔巴比妥钠、硫喷妥钠、丙泊酚或者咪达唑仑,静脉注射困难时可以肌内注射大剂量咪达唑仑。术中的癫痫大发作多与应用皮质刺激有关,术中电刺激前预防性应用小剂量巴比妥盐(咪达唑仑或硫喷妥钠)或异丙酚有良好效果。术后的癫痫发作与血液中抗癫痫药物水平的改变有关,有报道患者术后血浆药物浓度会有明显降低,所以术后立刻应用抗癫痫药物并及时监测血药浓度有重要意义。控制癫痫发作时,万一发生呼吸抑制,应立即气管内插管给氧及人工呼吸,循环抑制酌情使用血管活性药。

病例 1 应提前植入电极进行 24 小时视频脑电检查,停用抗癫痫药物,有癫痫发作确定了致痫灶范围。尽管目前所有文献资料均强调"若非抢救急诊手术,对手术当日麻醉前有癫痫发作者应延期手术",但病例 1 在发作当日施行了癫痫病灶切除手术,未出现明显并发症。所以,手术当日如果癫痫发作者可以根据实际情况决定是否手术,癫痫发作并不是手术绝对禁忌证。病例 2 于术中出现癫痫,于手术刺激皮质有关,当时处理是暂停手术,保护术野,保证气道和通气,即刻静脉推注丙泊酚,同时静脉给予丙戊酸钠输注,很快控制癫痫发作,术后未有明显并发症。

参 考 文 献

1. Benish SM, Cascino GD, Warner ME, et al. Effect of general anesthesia in patients with epilepsy：A population-based study. Epilepsy Behav, 2010 Jan；17(1)：87-9.
2. Cheng MA, Tempelhoff R. Anesthesia and epilepsy. Curr Opin Anaesthesiol, 1999，12(5)：523-528.
3. Davidson AJ. Anaesthesia for paediatric epilepsy surgery. J Clin Neurosci, 2004，11(3)：280-282.
4. Herrick IA, Gelb AW. Anesthesia for temporal lobe epilepsy surgery. Can J Neurol Sci, 2000，27 (Suppl 1)：S64-S67.

七、Key points

1. 由于手术治疗的癫痫患者多是经过长期的药物治疗而效果不佳者,所以常常存在肝肾功能较差、凝血功能障碍等合并问题和心理问题。术前一定要做好认真评估。

2. 根据不同手术类型和患者状态选择合适的麻醉方法。一般来说,癫痫患者手术多选用全身麻醉,对于功能区占位可采用术中唤醒麻醉方式。

3. 麻醉医师应该了解不同的麻醉药物对癫痫患者脑电图的影响不同,麻醉可能抑制也可能诱发癫痫活性,而且癫痫手术术中脑电监测对于癫痫病灶确定和切除范围的确定有着重要的意义,因此适当的麻醉药物和麻醉方法的选择尤其重要。

4. 围术期任何时间癫痫都可能发作,麻醉医师应该掌握控制癫痫发作的方法和药物特性。

八、临床病例——帕金森病

【病例 1】

刘××,男,50 岁,大学文化。

主诉:右侧肢体僵硬、运动迟缓 6 年,加重伴左侧肢体僵硬 3 年。

现病史:患者 6 年前无明显诱因自觉右侧肢体僵硬、沉重感、动作变慢,右上肢写字较前变差,越写越小,走路尚可,伴长时间走路后右脚麻木。5 年前患者自觉右侧肢体僵硬感较前加重,说话含混,表达及理解力正常,走路步幅变小,给予苯海索(安坦)、金刚烷胺治疗有效。3 年前患者自觉左侧肢体僵硬感,伴记忆力减退、反应慢、多汗、便秘、尿不尽感,加用美多巴片有效,之后逐渐增加用量。目前口服美多巴、珂丹、金刚烷胺、泰舒达、森福罗、息宁等药物。

入院查体:生命体征平稳,神清,构音障碍,面具脸,记忆力减退,理解力、判断力及定向力可。双瞳孔等大正圆,对光反射灵敏,眼动充分未见眼震,软腭动度可,双侧咽反射差。四肢肌力 5 级,四肢肌张力铅管样增高,右侧明显,四肢未见不自主运动及抖动,四肢腱反射活跃,双侧病理征阴性,感觉及共济查体正常。走路幅度小,双侧摆臂动作减少。余查体阴性。

辅助检查:头颅磁共振:双侧侧脑室旁点状长 T_1 长 T_2 信号;脑实质散在脱髓鞘改变。

初步诊断:帕金森综合征,帕金森病可能性大。

诊治经过:入院后完善检查,调整药物用量,控制症状有效,但患者存在开关现象,药物用量较大,有肝肾功能影响,患者对多巴胺类药物有效,没有手术禁忌,拟施行双侧 STN-DBS 手术。

九、帕金森病患者施行脑深部电极植入术(DBS)的特点

帕金森病是继阿尔茨海默病的第二大的神经退行性疾病。帕金森病的发病率随着年龄增长而增加,从 55～65 岁的每年 3/万分到 85 岁以上的每年 44/万。帕金森病导致的功能障碍呈进行性,增加死亡率而且明显降低生命质量。

功能性立体定向神经外科手术在近十几年呈明显增加趋势。尤其是脑深部刺激术(deep brain stimulation,DBS)手术已经成为帕金森病有效的治疗手段之一。丘脑 DBS 首先用于震颤控制。随后,丘脑下核(STN)刺激也被研究应用。STN 刺激可以很大程度改善帕金森症状,成为此病最常用的靶部位。这种神经刺激作用的确切机制仍然不很清楚。然而,在首次帕金森病患者应用成功后,DBS 已经被考虑应用到其他运动功能障碍性疾病,如特发性震颤,肌张力障碍,慢性疼痛及精神病学治疗。在 STN-DBS 有禁忌时,严重震颤仍可采用丘脑 DBS,GPi 刺激可以用于严重运动障碍者。

新近研究提示,帕金森病患者有自底丘脑核至苍白球间的纤维兴奋过强的现象,因此认为高频刺激底丘脑核或苍白球也将对帕金森病治疗有效,可以改善帕金森病的所有症状,且能扭转左旋多巴引起的副作用并可大大减少左旋多巴的用量。目前,电刺激术基本可代替经典的射频毁损性手术,在帕金森病的治疗方法中占据着重要的地位。

十、DBS 手术的麻醉管理

DBS 手术术前评估与神经外科其他手术基本相同,特殊注意的是电极植入手术可能会对已有植入物如心脏起搏器等产生干扰,一定要在术前确定类似注意事项。

脑深部电刺埋藏治疗帕金森的过程包括三个过程,第一步,安装调试头架,并进行头部 MRI 扫描;第二步,调试埋藏植入电极;第三步,埋藏电刺激器。该系统系统由植入电极、连接导线和电刺激器 3 部分组成。前两个过程通常在局部浸润麻醉下完成,最后一个过程需要全身麻醉。因为调试埋藏电极过程需要患者主动明确充分表达自主感觉,所以一般 DBS 术前不给任何术前用药。可以在术前 12 小时停用抗帕金森药物以增加术中测试的效能。

1. 立体定向头架的安装和调试　该过程通常在头皮浸润麻醉下完成。北京天坛医院的经验一般采用 0.5% 罗哌卡因局部头皮浸润或者进行相关头皮神经阻滞。

2. 调试埋藏电极　患者行头颅 MRI 扫描后进入手术室,在局麻下(0.5% 罗哌卡因)颅骨钻孔,在立体定向仪引导下将电极植入到刺激的靶点,并将电极暂时固定于颅骨骨孔处,与皮下接收器、导线及电刺激器相连接。术中先进行试验性刺激,观察刺激效果,调整刺激参数,直到震颤完全消失。术后 3～5 天连续调整刺激参数,直至效果稳定为止。

立体定向神经外科手术由于患者头部安装头架的限制,因此整个手术过程中麻醉医师难以对患者的气道实施有效掌控,所以只要患者能够耐受,手术过程中镇静往往没有必要,尤其是中度乃至重度镇静应该避免,否则呼吸抑制的危害更大。

良好的疼痛控制,精确的患者体位,注意温度控制,避免过多液体输入导致膀胱充盈的不适也很重要。患者要在术前排尿,而且尿管尤其是男性患者是难以忍受的,选用带鞘导尿管可能更好。注意到细节,良好的沟通,使者宽心等也是需要的。

右美托咪定可以在意识镇静同时保持患者的反应性,同时对语言指令可以合作,是国外文献推崇的用药,不过我们尚无相关经验。

有部分不合作和配合困难的患者,或者考虑电极埋藏和调试时间过长而患者不能耐受者可以采用全身麻醉,外科医师可以通过电信号改变判断电极植入位置但是不能获得患者有效的反馈信息。

3. 埋藏电刺激器　将电极通过导线与电刺激器连接,电刺激器通常埋藏在同侧的锁骨下窝,两者之间的连接导线还需要在头皮以及颈部打通皮下隧道,手术刺激较大,因此通常采用气管内全麻为主,麻醉的具体方法与其他类型的常规全麻没有什么不同,即麻醉诱导、气管插管和机械通气维持麻醉,由于在术中需要经常转动患者的头,因此喉罩并不适合此类手术的麻醉。北京天坛医院的经验,帕金森

病患者多为老年久病患者,体质较弱,术前禁食水,焦虑状态及前两步手术测试影响,全麻后患者出现苏醒延迟的可能性明显增加,采用超短效镇痛药瑞芬太尼诱导可以有效避免这一问题的发生。因为帕金森病多发于老年人,而且由于丙泊酚引起快速代谢和起效的特点而广泛应用,丙泊酚可能是最安全的诱导用药。在帕金森病患者我们使用丙泊酚作为诱导标准用药。尽管没有充分证据,目前已有关于硫喷妥钠和氯胺酮不利于帕金森病患者的报道,用于帕金森病患者一定要慎重。吸入麻醉药对脑内多巴胺浓度有复杂影响,抑制突触对多巴胺的重新摄取,增加细胞外浓度,并且引发自发去极化导致多巴胺释放。是否这些改变在帕金森病进展方面起作用尚不清楚。有报道帕金森病患者使用芬太尼后出现肌肉强直,作者尚未遇到类似病例。有报道,帕金森病患者使用琥珀胆碱出现致命高钾血症,因此帕金森病患者应禁用琥珀胆碱,建议使用罗库溴铵诱导。

十一、DBS 围术期并发症

　　术中并发症包括:高血压、静脉气栓、癫痫发作等,麻醉医师应及时发现及时处理。

　　DBS 术后主要并发症之一是颅内出血。术后 CT 或 MRI 是必需的,许多医学中心在刺激器置入前即进行 MRI 扫描。手术过程顺利者也需要术后监护。术后短暂的易激惹和意识错乱有报道在 PD 患者术后可达 15%,动脉高血压可能是术后血肿的

风险因素。如果可以,术后应该尽快给予抗帕金森药物治疗以降低不适,减少急性多巴胺能耗竭的风险,降低恶性高热的风险。

参 考 文 献

1. Kakenka A, Schwarz A. Anaesthesia and parkinson's disease: Phow to manage with new therapies?. Curr Opin Anaesthesiol, 2009, 22: 419-424.

2. Poon C C M, Irwin MG. Anaesthesia for deep brain stimulation and in patients with implanted neurostimulator devices. British Journal of Anaesthesia, 2009, 103(2): 152-165.

十二、Key points

　　1. 在特殊帕金森病例,DBS 是可供选择的治疗方式;术前并发症的评估和疾病并发症以及药物治疗情况十分重要。

　　2. 麻醉医师在电极植入和调试时要参与其中,这一过程多是在患者清醒状态下完成,对于麻醉是个挑战;避免使用可能产生影响的药物和并发症的处理是此类患者麻醉的重中之重。

　　3. 电刺激器埋藏可以即刻施行也可以分期施行,即刻施行要注意患者状态和麻醉用药可能的影响。

　　4. 注意防治围术期并发症。

(金　旭　王保国)

第二十二章

口腔手术麻醉

第一节 口腔肿瘤手术麻醉

一、临床病例

【病例1】

患儿,男,5月,4.5kg,1月前发现左颈部包块,20天前在院外行"左颈部包块切开引流术",术前诊断"左颈部巨大囊性占位"拟行"左颈部包块切除术"。检查:患儿发育较差,颈短、舌头大,左颈部包块较大使其头后仰部分受限,无呼吸困难表现。颈部彩超:左颈部查见一 6cm×5cm 大小的囊性占位,边界不清,其内可见多个分隔;颈部照片和CT显示:左颈部有一软组织占位影,对气管有轻度的推移,但气管无明显受压征象。麻醉经过:患儿术前 30 分钟肌注阿托品 0.1mg,入室后常规监护,心率 143 次/分、BP 9.60/5.60kPa(72/42mmHg),T 36.8℃,吸空气下 SpO_2 为 91%,吸氧后达到 100%,准备在麻醉下保留自主呼吸插管,静脉先后给予少量咪达唑仑、氯胺酮、异丙酚及芬太尼,保留自主呼吸下插管,插管中发现:其会厌小、位置高,暴露声门极其困难,且患儿氧储备差,多次暴露中患儿出现严重发绀,最后终于插入 ID 3.0mm 带套囊气管插管,术中以静吸复合维持麻醉,术中患儿气道阻力逐渐增加,呼气末二氧化碳(ET-CO_2)持续高达 9.31~10.64kPa(70~80mmHg),手控呼吸也难以下降。

手术历时 1 小时,手术结束后,患儿呼吸恢复,但频率极快最高达 60 次/分,双肺听诊可闻及痰鸣,吸引气道,患儿清醒睁眼、不能耐受导管,拔除气管导管后患儿一哭闹就立即发绀、不能脱氧,观察 2 小时有好转,送 ICU,检查拔除的导管发现其尖端有部分痰阻塞。

1)此患儿麻醉前的特殊准备有哪些?

2)术中患儿 $ETCO_2$ 持续增加的原因是什么?

怎么处理?

3)拔管后患儿长时间不能脱氧的原因是什么?

【病例2】

患者,男,73 岁,诊断"右侧上腭黏膜腺样囊性癌",拟行肿瘤切除术及单侧颈淋巴清扫术。原有慢支、肺气肿、糖尿病多年。心电图:窦性心律,不完全性右束支传导阻滞。入室测血糖 9.8mmol/l。无创血压 18.7/11.3kPa(140/85mmHg),脉搏 80 次/分,脉氧氧饱和(SpO_2)98%。麻醉诱导:地塞米松 10mg,咪达唑仑 2mg,丙泊酚 130mg,阿曲库铵 50mg,此时血压下降到 10.0/6.0kPa(75/40mmHg),立即插管,患者出现呛咳,血压升至 25.94/14.7kPa(195/110mmHg),静注芬太尼 0.1mg,半分钟后血压 24.0/13.97kPa(180/105mmHg),予硝酸甘油 2~3 滴滴鼻(1mg 稀释到 5ml),呼吸机控制呼吸。1 分钟后测血压,未测出,再手动测量,血压 8.0/4.0kPa(60/30mmHg),脉搏与脉氧监护仪上不显示,听诊未听及心音,桡动脉未触及搏动。停麻醉药物,立刻静脉给予肾上腺素 1mg。接心电图示:室性心律,145 次/分。再次测血压 20.0/12.0kPa(150/90mmHg),脉搏 140 次,脉搏氧饱和度(SpO_2)99%,手控呼吸。血压维持 5 分钟后再次下降,多巴胺 20mg 静脉泵入。此时为窦性心律。1 个小时后患者呼吸恢复,再过半个小时后患者清醒,拔管,对答清楚,送返病房。

1)术前访视的重点是什么?

2)颌面肿瘤患者气管内插管注意事项有哪些?

3)老年患者如何麻醉?

二、肿瘤对麻醉插管的影响

口腔颌面部肿瘤系头颈部肿瘤的重要组成部分,好发于颜面部、唇、牙龈、颌骨、颊黏膜、舌及舌根、腭及上颌窦等部位。恶性肿瘤多来源于上皮组织,尤其是鳞状上皮细胞癌多见,约占口腔颌面部恶性肿瘤的

80%以上;其次是腺源性上皮癌及未分化癌;肉瘤主要为纤维肉瘤和骨肉瘤,间叶组织来源的有恶性淋巴瘤等。其特点是癌多见于老年人,肉瘤多见于青壮年,生长速度快,年龄越小肿瘤生长速度越快,瘤体呈浸润性生长,常侵犯和破坏周围组织,界限不清,活动受限,多有局部疼痛、麻木、头痛、张口受限、面瘫、出血等,常因迅速发展,肿瘤转移、侵犯重要脏器、阻塞性呼吸障碍及恶病质而危及生命。目前,治疗口腔颌面肿瘤最主要和有效的方法仍然是手术切除,对于年龄小或肿瘤位于咽喉部、且体积较大、影响通气功能,常实施联合根治和各种骨及软组织瓣修复手术。由于口腔颌面部组织血运丰富,手术创伤大,出血量多,肿瘤影响呼吸通路,术后组织肿胀,颌颈部包扎固定及分泌物残留等均不利于气道通畅,甚至引起急性上呼吸道窒息而危及患者生命。据报道 410 例颌面部手术后,出现急性上呼吸道梗阻 8 例,其中立即行气管切开 2 例,死亡 1 例。因此,做好口腔颌面部肿瘤围术期呼吸道管理,确保呼吸道通畅是保障口腔颌面肿瘤手术成功和患者生命安全的关键。

三、麻醉前准备

纠正或改善病理生理状态:麻醉前应认真了解病史,术前应改善营养不良状态,必要时可少量多次输血使血红蛋白达 90g/L 以上,血浆白蛋白达 30g/L 以上。因为营养不良可导致贫血、低蛋白血症、低血容量及某些维生素缺乏,使患者对麻醉、手术创伤及失血的耐受能力降低。使用 β 受体阻滞剂治疗心绞痛、心律失常或高血压者,最好术前停药 24~48 小时,如因停药后症状加重者,可恢复用药直至手术当天。合并高血压者,虽然不强调术前必须将血压降至正常,但应经过内科系统治疗以控制血压稳定;在选择抗高血压药时,应避免用中枢性降压药或酶抑制剂,以免麻醉期间发生顽固性低血压和心动过缓;其他降压药可持续用到手术当天,避免因停药而发生血压过度波动,伴有心肌缺血者应采用极化液治疗一周,以提高心肌的贮备能力。合并呼吸系统疾病者,术后肺部并发症可高达 70%,而肺正常者仅为 3%,术前应常规检查肺功能、血气分析和肺 X 片,停止吸烟至少 2 周,并进行呼吸功能训练,行雾化吸入和胸部物理治疗以促进排痰,应用有效抗生素 3~5 天以控制急、慢性肺部感染。合并糖尿病者,择期手术应控制空腹血糖不高于 8.3mmol/L,尿糖低于(++),尿酮体阴性。急诊伴酮症酸中毒者,应静滴胰岛素消除酮体、纠正酸中毒后手术;如

需立即手术者,也可在手术过程中补充胰岛素、输液并纠正酸中毒,但麻醉的风险性明显增加。

气管内插管相关问题的准备:术前要认真了解患者张口度、头后仰、颈部活动度、鼻孔通气及鼻道情况,重点了解肿瘤在口腔的位置、出血等,综合判断是否存在气管内插管困难,是否存在面罩正压通气困难,并结合手术方法预测术后是否可能存在阻塞性通气障碍,有针对性地在术前做好气管内插管相关准备工作。

麻醉机、监测仪、麻醉用具及药品的准备:为了使麻醉和手术能安全顺利进行,防止任何意外事件的发生,麻醉前必须对麻醉机、监测仪、麻醉用具及药品进行准备和检查。无论实施何种麻醉,都必须准备麻醉机、急救设备和药品。麻醉期间除必须监测患者的生命体征,如血压、呼吸、ECG、脉搏和体温外,还应根据病情和条件,选择适当的监测项目,如 SpO_2、$ETCO_2$、有创动脉压(IBP)、中心静脉压(CVP)等。在麻醉实施前对已准备好的设备、用具和药品等,应再一次检查和核对。主要检查麻醉机密闭程度、气源及其压力、吸引器、麻醉喉镜、气管导管及连接管等,术中所用药品,必须经过核对后方可使用。尤其要做好困难气管内插管的准备工作,如顶端带活叶的喉镜片,经鼻腔气管导管、纤维喉镜或纤维支气管镜、逆行气管内插管用具,喉罩、食管气管联合导管、枪式喷雾器,麻醉前预测可能存在困难气管内插者应做好气管切开准备,以防不测。

四、气管内插管

口腔颌面肿瘤手术大多需在全身麻醉下实施手术,为了在不同体位下保证患者的呼吸道通畅,有效地管理患者的呼吸道和呼吸,保证手术中患者的通气和换气功能正常,常需将特制的气管导管,常规通过鼻腔置入患者气管内,完成气管内插管。气管内插管可减少呼吸道无效腔,有利于肺泡通气,便于吸入麻醉药的应用,亦能防止异物进入呼吸道,也便于及时清除气管和支气管内的分泌物。

1. 适宜的强化麻醉　患者进入手术室前,成人一般用阿托品 0.3~0.5mg 肌内或皮下注射,儿童为 0.01~0.02mg/kg;对于心率快,手术时间长者,可选择对心脏作用弱,对心率变异性和心肌耗氧量影响小的盐酸戊乙奎醚注射液,成人用量为 0.5~1mg 肌内注射,以减少分泌物。进入手术室后给予适当的镇静,常用咪达唑仑 0.05~0.08mg/kg,芬太尼 0.001~0.002mg/kg,根据患者的反应适当增减。

2. 完善的上呼吸道表面麻醉　上鼻腔点滴麻黄碱,并用喷壶喷雾1%丁卡因于鼻孔、鼻道、口咽部,特别注意舌根部和会厌的麻醉,以达到收缩鼻孔血管,减少出血;再用1%丁卡因或1%利多卡因2ml,迅速穿过环甲膜向声门方向快速将药注入气管,嘱患者咳嗽使局麻药沿气道内扩散,使插管通路达到较完善的表面麻醉,以降低应急反应给患者带来的危险。

3. 经鼻清醒盲探气管插管　导管选择鼻腔异型管或带钢丝的气导管,成人气管导管的型号一般为6.5～7.5,2岁以上小儿导管型号＝(年龄/4)＋4 估算,实际型号比口腔插管小 0.5 左右,这可减少鼻腔黏膜损伤。根据手术需要、鼻腔大小、鼻中隔等情况决定导管从哪一侧鼻腔插入,原则上两侧鼻孔均可插管。一般情况下,经右鼻孔插管,导管斜口正对着鼻中隔,可减少对鼻甲的损伤,经左鼻孔插管,导管尖端易接近声门,容易插入气管,常首选。导管前 1/3 应涂润滑剂,左手翻开鼻翼,插管的时候应缓慢进入,右手持气管导管插入鼻孔后,即使之与鼻纵线垂直沿鼻底经总鼻道出鼻后孔,到咽后壁的时候适当旋转导管,使其斜面和咽后壁一致,并顺圆弧缓慢推进,成人当导管插入 17～20cm 时,可感觉到呼气气流,在气流最大时的吸气期缓慢推进导管,50%～60%可一次插入成功。如第一次插入失败,麻醉者可通过适当旋转导管角度、调整患者头的前后位或左右位,需依靠导管内的呼吸气流强弱或有无,来判断导管斜口端与声门之间的位置和距离,导管口越正对声门,气流越强,反之,越偏离声门,术者可一边用左手调整头位,一边用右手调整导管前端的位置,当调整至气流最强时快速而轻柔的插入声门,多易成功。如清醒探插时出现呛咳,证明插管成功,插管成功后导管口有连续呼吸气流。如果插管有阻力,万不可用暴力猛插,徒劳无益,反而会损伤声门或喉头等部位,造成水肿和出血,严重的时候甚至会将导管插入黏膜下组织,造成出血不止。确定导管进入气管后,开始诱导给药。

4. 盲探插管受阻时的纠正方法　主要包括:

(1)误入梨状窝:如盲探插管受阻,管口呼气气流中断,可能导管滑入一侧梨状窝,在颈侧近喉结处可见隆起肿包。应退出导管 2～3cm,向反方向旋转45°～90°,再向中线探插,同时嘱助手轻压甲状软骨,使声门接近插管径路。

(2)误入会厌谷:如同时出现窒息症状,常为头位过度后伸,导管前端置于会厌谷,致使会厌被盖声门造成窒息。在颈部可见甲状软骨上方隆起肿包,应稍退导管,使头位抬高前屈后,再沿最大气流方向探插导管。

(3)导管误入食管:如导管探插阻力消失而管口呼气气流中断,多为头前屈过度,导管误入食管所致。应稍退导管,将头后伸,使导管向前转向插入气管,或向导管气囊注入空气,在抬高导管前端位置后缓慢插入导管,当导管前端进入声门后,放掉气囊空气插入导管,切忌用暴力探插。

(4)导管误入咽后间隙:多为导管抵鼻后孔遇阻力时施行暴力探插所致,偶尔可听到"咔嚓"声,同时气流中断,即可能沿咽鼓管误入咽后间隙。应将导管逐渐后退,当听到气流声后,稍将导管旋转 90°,重新探插,多能离开"盲道"抵达咽喉腔。如鼻导管弧度过度弯曲,导管前端易顶在喉前壁受阻,应更换导管。如盲探插管困难,又允许经口置入喉镜,则可明视下用气管插管钳把出后鼻孔的鼻导管挟住送入声门。

5. 纤维支气管镜完成气管内插管　在盲探插管困难时,应借助纤维喉镜或纤维支气管镜完成气管内插管。采用纤维支气管镜插管前期准备和气管导管型号的选择同经鼻清醒盲探气管插管,先将气管导管插入一侧鼻腔至咽后壁,然后将纤支镜杆插入气管导管内,如有分泌物则尽量予以吸净以充分暴露视野,看到声门后将纤支镜缓慢推入声门,直插至气管中段,此时可看见气管软骨环和下方的隆突,证实纤支镜在气管内,然后将气管导管顺纤支镜送入气管,并退出纤支镜,确认气管导管长度和位置后固定。

插管成功后,即刻接呼吸机行机械通气。如果气道分泌物多,先在短时间吸纯氧,使 $SpO_2 \geqslant 96\%$,再快速对气管或支气管内分泌物、出血等进行吸引,以通畅呼吸道。插管过程中持续给氧并严密监测心率、血压、心电图及 SpO_2。

五、气管内插管的并发症

1. 瘤体及呼吸道损伤　受口腔颌面部肿瘤的影响,正常气道通路发生改变是这类手术患者主要特点,如插管时动作粗暴或用力不当,易导致鼻腔、咽喉部黏膜、肿瘤损伤出血。应该经过严格、正规的培训后,才能够实施气管内插管。气管内插管过程中,必须严格遵循操作常规,特别要避免动作粗暴或用力不当。导管过粗、过硬,容易引起喉头水肿,长时间留置甚至会出现喉头肉芽肿。应该根据患者性别、年龄和身高,选用与患者气管内径相匹配的气管内导管。

2. 过度应激　在麻醉和手术过程中,气管内导管对患者是最强的刺激,强化麻醉下进行气管内插管,可引起剧烈呛咳、憋气或支气管痉挛,有时由于自主神经系统过度兴奋而产生心动过缓、心律失常、血压升高、室性期前收缩、心室纤颤，甚至心搏骤停。因此，行气管内插管前应达到足够的麻醉深度，完善的上呼吸道表面麻醉，减少导管通过声门时对咽喉部的刺激，减少插管的应激反应，这些措施对于高血压和心脏病患者尤为重要。

3. 呼吸道梗阻或肺不张　气管导管过细、过长、过软会增加呼吸阻力，或因压迫、扭折而使导管堵塞；呼吸道分泌物较多，未能及时吸出，时间稍长后，分泌物在导管内积聚、变干，使导管内径变窄，甚至堵塞导管，影响患者正常通气，导致二氧化碳潴留。气管内导管插管过深，误入支气管内，一侧肺不通气，引起通气不足、缺氧或术后肺不张。因此，气管内插管完成后，应仔细进行胸部听诊，确保双肺呼吸音正常，避免气管内导管置入过深。

六、气管导管拔除及注意事项

全身麻醉手术结束后，当患者自主呼吸频率和潮气量基本达到正常水平，各反射比较活跃，主要是吞咽和呛咳功能恢复，最好还能按指令睁眼、抬头等可拔除气管导管。在拔管时可发生呼吸、循环等多方面的问题，严重者可危及生命，对于口腔颌面肿瘤手术后如何正确把握拔管时机更为重要，除严格遵守常规气管导管拔管原则外，着重应考虑拔除导管后是否存在上呼吸道梗阻问题。

1. 做好拔管前准备工作　手术即将结束时，麻醉一般均已停止，患者已开始处于恢复阶段。若生命体征平稳，自主呼吸已恢复，潮气量足以满足全身的需要，神志已渐清醒，即可做拔管准备。拔管前应吸净口腔、鼻、咽喉及气管内分泌物，气管内吸引时应采用较细、富有一定弹性的无菌吸引管，其直径不应超过气管内径的一半，一次吸引时间不应超过 30 秒钟，以避免造成肺不张及吸引性缺氧。以此间断重复几次，吸净即可，吸引前后应常规吸氧。

2. 选择拔管时机　拔管时机应与外科医师讨论，重点分析手术创伤及修复在术后引起急性上呼吸道梗阻的可能性，如没有梗阻的可能性或很小，当患者情况达到拔管指征，吸入空气 SpO₂ 达 95% 以上，即可考虑拔管；如手术创伤大、手术创口主要位于咽喉部、上下颌骨支撑力不足，修复体因水肿和出血可能影响通气等应延期拔管，一般延迟到术后 3 天，当创伤水肿高峰过后在严密监护下拔管，拔管时必须有能够实施紧急气管切开的医师在场，并做好气管切开准备。

3. 拔管后应注意事项　①拔管前应准备好面罩、喉镜以及气管导管。以备拔管后出现异常需再次插管。②拔管前应纯氧通气 3～5 分钟，以达到足够的氧储备。③将气管导管套囊中气体抽出，避免遗漏放气对声带的挤压，造成声音嘶哑、声带麻痹或杓状软骨脱位，拔管时还应以导管的弯曲度顺应性拔除，以减少对声门的刺激。④拔管后应继续面罩吸氧几分钟，观察患者呼吸动度与拔管前有无异常，若存在舌后坠或口腔内分泌物，应给予调整与吸引，保持上呼吸道通畅。拔管即刻可能会出现呛咳和（或）喉痉挛，需加以预防，对伴有高血压、冠心病患者不宜在太清醒情况下拔管，以免发生血压过高、急性心肌缺血和脑出血等严重并发症，可在拔管前 1～2 分钟静脉注射利多卡因 50～100mg，有利于减轻呛咳和喉痉挛。⑤对于困难性气管插管患者，应备好各种抢救用具，一旦需要可行再插管或进行其他相应处理。

参 考 文 献

1. 张志愿.加强口腔颌面肿瘤的临床科研.口腔颌面外科杂志，2009，19(1)：2-5.
2. 黄慧萍，胡晓宏.77 例口腔颌面部肿瘤术后护理及并发症分析.临床口腔医学杂志，2004，20(5)：315-316.
3. 李雅冬，杨凯，张劲松，等.口腔颌面部鳞癌颈淋巴清扫术的并发症及防治.山西医科大学学报，2008，39(2)：183-184.
4. 王永刚，王冬梅，王志刚，等.头颈部肿瘤术后急性危重并发症的处理.中外医疗，2008，13：65-67.
5. 杜桂茹，齐秀云.气管插管患者意外拔管的原因分析及对策.吉林医学，2008，29(10)：828-829.
6. 陈强.清醒经鼻盲探气管插管 30 例体会.山西医药杂志，2008，37(4)：323-324.
7. Christopher K，Todd W，Thomsen，et al. Orotracheal Intubation. NEJM，2007，356(17)：e15.
8. 刘义山.螺旋丝增强型气管导管经鼻气管内插管 201 例的麻醉体会.中国乡村医药，2009，16(2)：19-20.

第二节　唇腭裂手术麻醉

一、临床病例

【病例 1】

小儿先天性唇裂手术，全麻插管，小儿 2 岁，体重 11kg，化验及各项检查都正常，麻醉处理如下：术前氯胺酮（KTM）55mg 肌注，入室后开放静脉通道，诱导用药芬太尼 0.05mg，维库溴铵 1mg，在常规快速气管内插管后接呼吸机，潮气量 130ml/min，频率 20 次/分，恩氟烷吸入浓度为 1%，铺单消毒后手术开始即关闭吸入麻醉剂。手术结束时小儿有自主呼吸，很弱，需辅助，但无其他生理反应，心率不稳定，90～130次/分，手术结束 1 小时，给予纳洛酮 0.1mg，但仍无反应，呼吸无明显改善，在术后 1.5 小时自主呼吸空气情况下 SpO_2 92％，又给予纳洛酮 0.1mg，反应如前，小儿开始出汗，术后 2.5 小时给予新斯的明 0.02mg，小儿继续出汗，心率 110 次/分左右，患儿术后 3 小时睁开眼，但不哭不闹，不吸氧状态下 SPO_2 92％，吸痰拔管后小儿仍不哭不闹，送回病房，吸氧状态下 SPO_2 94％，但无哭闹，直至术后 10 小时才开始哭。

　　1)患儿术前用什么药？
　　2)术前患儿禁食时间需多长？
　　3)为什么出现苏醒延迟？

【病例 2】

　　某唇裂患儿，6 个月，10kg，择期行唇裂修补术。术前用阿托品 0.1mg，入手术室后，常规吸入七氟醚，开放静脉通道。诱导用地塞米松 2.5mg，芬太尼 0.025mg，异丙酚 25mg，维库溴铵 1mg，暴露声门困难，插管失败。此时患儿出现吸气时伴有鸡鸣音，轻度三凹征。

　　1)患儿最可能的诊断是什么？
　　2)什么原因导致？
　　3)如何处理？

二、唇腭裂可能伴有的畸形

　　唇腭裂孩子伴有先天性心脏病的发生率高达 3％～7％，以单纯的房间隔和室间隔缺损最为常见。唇腭裂畸形和近 150 种综合征相关，以颅面、四肢的畸形较为多见，因而处理气道困难成了麻醉管理的主要问题。有时唇腭裂只是全身性综合征在唇腭部的表现，因此唇腭裂的患儿还应该做全身的系统检查。大多数的唇腭裂患者都不会合并智力障碍。

三、唇腭裂的影响

　　唇裂有损患儿的容貌，腭裂会影响患儿的发声，唇腭裂患者可能出现上颌骨的发育不良，出现上颌后缩、面中部凹陷、反颌畸形，牙槽嵴裂的患者由于牙弓的连续性受到破坏，可能存在牙列不齐、咬合异常、牙齿萌出障碍等。唇、腭裂患儿有吸吮困难，有的容易发生上呼吸道感染，有些还容易罹患耳朵的疾病。由于容貌的缺陷、发声的障碍，随着年龄的增长，这些孩子往往出现严重的心理问题。

四、术前用药的选择

　　合理适当的术前用药能使患儿得到充分的镇静，减轻患儿对手术和麻醉的紧张情绪，使麻醉诱导及苏醒平顺，有利于术中管理，特别呼吸道管理。由于唇腭裂患儿迷走神经张力较高，且多因营养不良而发育欠佳，患儿经常处于上呼吸道感染状态，口腔分泌物多，而氯胺酮又会引起唾液腺和支气管黏膜腺体分泌增多，术前 30 分钟阿托品 0.02mg/kg 肌内注射，可抑制唾液腺和支气管黏膜腺体分泌，使呼吸道处于相对干燥状态，利于保持呼吸道通畅，对 <1 岁的患儿术前用药用阿托品 0.02mg/kg；>1 岁的患儿用阿托品 0.02mg/kg，苯巴比妥(鲁米那) 3～5mg/kg。

五、气 道 管 理

　　全身麻醉是唇腭裂小儿手术最常用的方法，呼吸道管理则是全麻管理的重点。为建立有效气道并保障通畅，减少麻醉意外与并发症，避免麻醉管理失误，保证小儿围术期的安全，需要注意以下几点：

　　1. 新生儿、小婴儿头颅大，颈部细软，头部易转动方向，不易固定，面罩通气以及喉镜显露声门较为困难，同时有可能你无意中使用成人托下颌的手法而使你的手指把气管压扁了，造成面罩通气困难。

　　2. 鼻腔狭窄、仰卧位时患儿多经鼻腔呼吸，头侧静脉回流欠畅，很容易引起鼻黏膜水肿、分泌物阻塞而导致通气障碍。

　　3. 个别患儿舌体大，很容易贴近软腭及咽喉壁，造成口腔通气障碍，这就是为什么我们有时在面罩通气过程中看不到胸廓的抬动，反而出现氧饱和度的下降，此时，不妨把患儿的口张开，推开紧贴软腭及咽喉壁的舌体；同时大舌和小口时也妨碍喉镜显露声门。

　　4. 会厌呈倒"V"或倒"U"字型，喉镜显露喉头时，会厌易遮住声门，导致插管较为困难，若刺激会厌时间过长，易致水肿，更易阻塞声门，致使拔管后出现呼吸困难。

　　5. 喉头呈漏斗型，喉头最狭窄的部位在环状软骨处，在气管内插管时，导管虽可插入声门，但稍粗则难以通过环状软骨狭窄处。

　　6. 小儿气管导管较柔软，易弯曲，气管内插管建立后，术中稍有不慎导管易在口腔内弯曲、打折，甚至脱出声门(尤其是头面部、颈部及呼吸道手术)，有时不易被及时发现，故更应予以重视。

　　7. 新生儿与婴儿总气管短，仅为 4.0～4.3cm，加至无牙齿依托，固定导管较难，因此气管内插管后其管尖很难处于最佳位置，稍深则刺激隆突或进入支气管,稍浅则容易脱出。

8. 小儿新陈代谢旺盛,唾液及呼吸道分泌物较多,即使气管插管建立后,也可由此而引起呼吸道阻塞。

六、输血输液管理

小儿体液占体重的比例较成人大,水代谢较成人快,所以麻醉期间输血输液是保障手术安全的重要措施,但在输血输液上需计算正确且速度不易过快。先要根据补液公式和最大容许出血量初步估计补液量、速度和种类,然后根据临床表现和监测结果调整,必要时监测血常规和血电解质。

七、气管拔管的时机

小儿的喉及气管口径狭小,黏膜脆弱,富有血管和淋巴组织,患儿在清醒期频频吞咽,对喉、气管黏膜刺激明显,术后易发生喉水肿;若术毕过早拔管患儿因潮气量不足,同时喉反射未完全恢复,极易造成误吸而发生气道阻塞。因此确定拔管时机非常重要。据临床观测:术毕患儿的肌力基本恢复,自主呼吸正常,呼吸交换量满意(潮气量>8ml/kg)自主呼吸空气,SpO_2>96%,患儿开始有烦躁,刺激时有吞咽反射或咳嗽反射以及睁眼反射,即可拔管,拔管时应彻底清除分泌物(吸痰时间不宜过长<10秒,观察10分钟,待生命体征平稳后即可送入病房。

八、喉痉挛的处理

(一)病因

1. 气道内操作 浅麻醉下吸痰、放置口咽或鼻咽通气道、气管插管或拔管对咽喉部产生的刺激。

2. 气道内血液、分泌物或呕吐、反流的胃内容物等刺激诱发所致。

3. 手术操作 浅全身麻醉下剥离骨膜、扩肛手术,扩张尿道,牵拉内脏等。

4. 搬动患者。

5. 药物 刺激性挥发性麻醉药(如乙醚)以及某些静脉麻醉药如硫喷妥钠,盐酸氯胺酮等。

6. 缺氧,二氧化碳蓄积。

7. 麻醉环路故障。

(二)临床征象

1. 吸气性喉鸣,呼吸道梗阻。

2. 吸气用力增加,气管拖曳。

3. 胸腹运动矛盾。

(三)分度

1. 轻度 吸气性喉鸣声调低(鸡啼样喉鸣),无明显通气障碍。

2. 中度 吸气性喉鸣声调高、粗糙,气道部分梗阻,呼吸"三凹征"(锁骨上凹,胸骨上凹,肋间凹)。

3. 重度 具有强烈的呼吸动作,但气道接近完全梗阻,无气体交换,发绀,意识丧失,瞳孔散大,心跳微弱甚至骤停。

(四)预防

1. 术前给予足量的抗胆碱药如阿托品0.5mg肌内注射。

2. 及时清除呼吸道分泌物、血液等。

3. 避免浅全身麻醉下行口腔、咽喉和气道内操作。

(五)紧急处理

1. 面罩加压纯氧吸入。

2. 轻提下颌可缓解轻度喉痉挛。

3. 立即停止一切刺激和手术操作。

4. 立即请求他人协助处理。

5. 加深麻醉可缓解轻、中度喉痉挛,常用的方法为:静脉注射诱导剂量的20%或增加吸入麻醉药浓度。

6. 暴露并清除咽喉部分泌物,保持呼吸道通畅。

7. 对重度喉痉挛,紧急情况下可采用16号以上粗针行环甲膜穿刺给氧或行高频通气。

8. 对重度喉痉挛亦可应用琥珀胆碱1.0~1.5mg/kg静脉注射或4.0mg/kg肌内注射后行气管插管。

9. 面罩气道持续加压(CPAP)或间歇性正压通气(IPPV)。

10. 伴有心动过缓者,阿托品0.01mg/kg,静脉注射。

11. 已放置气管导管,但又难以改善通气者,其原因可能为导管扭曲、异物堵塞、支气管痉挛、张力性气胸等。

12. 气管导管远端梗阻者:经气管导管插入管芯使其通过远端或将梗阻物推向一侧支气管,采用单侧肺通气立即更换气管导管。

13. 反流误吸者见"反流误吸处理"。

参 考 文 献

1. 刘俊杰,赵俊. 现代麻醉学. 第2版. 北京:人民卫生出版社,1998;841-842.

2. 孟庆云,柳顺锁. 小儿麻醉学. 北京:人民卫生出版社,1998;98,101.

3. David J. Steward. Anesthesia for patients with cleft lip and

palate Original Research Article Seminars in Anesthesia. Perioperative Medicine and Pain, 2007, 26(3): 126-132.

4. Michael Tremlett. Anaesthesia for cleft lip and palate surgery. Current Anaesthesia & Critical Care, 2004, 15(4: 309-316.

5. M Milić, T Goranović, P Knežević. Complications of sevoflurane-fentanyl versus midazolam-fentanyl anesthesia in pediatric cleft lip and palate surgery: a randomized comparison study. International Journal of Oral and Maxillofacial Surgery, 2010, 39(1): 5-9.

第三节 颌面部外伤手术麻醉

一、临床病例

【病例1】

男性,30岁。车祸后致上、下颌骨多发性骨折拟急诊行气管切开后上下颌骨骨折切开复位内固定术。患者意识模糊,头面部肿胀明显,张口度基本为0,颈椎、颅底无异常,但硬腭有少量出血创面(外科医师表述)。查 ECG 示预激综合征(B型)、完全性右束支传导阻滞,心率 120 次/分,血压 13.97/7.98kPa(105/60mmHg),SpO_2 88%。口腔内明显血性分泌物等,鼻腔有出血,吸引不配合。右侧肱骨上端骨折(外科意见石膏固定)。

1)如何实施气管切开术的麻醉?

2)麻醉如何管理?

【病例2】

男,46岁,因"坠落伤半月"入院。既往有高血压病史两年,长期服用"得高宁",血压控制可,双侧颌面部略不对称,右侧面部塌陷,于右耳屏前可见一Z形伤口瘢痕,张口受限,约两横指,咬合尚可。颈部颈托固定。肝肾功能、电解质基本正常,胸片及心电图正常。颈部 CT 示:第三颈椎骨折,C_5、C_6 棘突骨折、C_7 右侧上关节突及横突骨折。拟行颌面部骨折切开复位内固定术。

1)颈椎骨折麻醉关注点是什么?

2)关于气管插管的问题,应该怎么选择插管方式?

二、口腔颌面创伤特点

随着现代交通的飞速发展,因交通事故导致口腔颌面部创伤的病例正日益增多。口腔颌面部处于消化道和呼吸道的入口端,邻近颅脑和颈部,解剖位置的特殊性使这一部位损伤的麻醉处理有别于其他部位。颌面部损伤的伤情与身体其他部位创伤一样,也可分为闭合伤、开放伤、盲管伤、贯通伤、挫裂伤、切割伤等,但由于解剖和生理上的特殊性,口腔颌面部损伤有其特点。口腔颌面部解剖生理特点的特殊性是构成损伤特点的重要原因,也是临床上颌面部创伤救治的基础。

1. 口腔颌面部血运丰富 颌面部的血液供应来源于颈外动脉及锁骨下动脉,颈内、外动脉和锁骨下动脉之间都有吻合,同时左右两侧同名动脉之间也有吻合,因此,面颈部的血运十分丰富。丰富的血运使组织具有再生与抗感染力,利于伤口的愈合,在颌面创伤处理中,初期清创缝合的时限则宽于身体其他部位,即使伤后 24～48 小时或更长时间,只要伤口无明显感染,清创后仍可作初期缝合。另一方面,丰富的血运使创伤后出血多,容易形成血肿,同时组织水肿反应迅速,如口底、舌根等部位损伤,则可因血肿、水肿压迫呼吸道,甚至引起窒息。

2. 口腔内牙齿与损伤的关系 口腔内牙齿的存在对创伤也有其利弊。颌面创伤常合并颌骨骨折、牙齿移位或咬合关系的改变。临床上治疗牙槽骨、颌骨创伤时,牙齿可为其提供固定的条件,同时,恢复正常的咬合关系是治疗颌骨骨折的"金标准",也就是说,有利于骨折的诊断与复位固定。但另一方面,颌面部创伤常累及牙齿,特别是火器性伤,高速投射物致伤牙齿,吸收能量而使碎裂的牙齿向四周飞溅,形成所谓的"二次弹片"伤及周围组织并形成异物;此外,颌骨骨折线上的病灶牙(如龋齿、根尖周炎等)可导致感染,影响骨折愈合。

3. 口腔系消化道和呼吸道的始端 由于口腔与呼吸道和消化道的直接关系,颌面部损伤可因组织肿胀、移位、舌后坠、异物等阻塞影响呼吸道通畅,严重者可发生窒息;同时,颌骨骨折或软组织损伤,会不同程度影响张口、咀嚼和吞咽功能,妨碍正常摄食。因此,颌面部创伤的伤员应注意和保持呼吸道通畅,并注意口腔卫生和营养的摄取。

4. 口腔颌面部毗邻颅脑 颌面部与颅脑有着密切的解剖关系,特别是颅面诸骨相互嵌合,因此颌面部损伤的伤员常伴有不同程度的颅脑损伤,如脑震荡、脑挫伤、颅内血肿及颅底骨折等,使伤情加重和复杂,所以在处理颌面部损伤伤员时,应高度重视和排除有无合并颅脑损伤,避免漏诊而延误抢救时机。

5. 口腔颌面部解剖结构复杂 口腔颌面部有唾液腺、面神经和三叉神经分布,损伤后可出现涎瘘、面神经功能障碍及面部麻木等症状,在诊治过程中应注意是否合并相应部位的其他重要组织损伤，应认真检查并给予合理的处理。

6. 口腔颌面部腔窦多　口腔颌面部有口腔、鼻腔、咽腔、鼻窦等，在这些腔窦内存在大量细菌，而口腔颌面部损伤常与这些窦腔相通，也就是说容易发生感染，因此，在救治伤员过程中，应尽早关闭与窦腔相通的伤口，减少感染的机会。

三、颌骨骨折与麻醉插管

颌骨骨折包括上颌骨骨折和下颌骨骨折，分为开放性骨折和闭合性骨折。根据致伤原因，又可分为火器性损伤和非火器性损伤两大类。颌骨骨折后组织移位致软腭下垂或舌后坠、口咽腔及颈部软组织肿胀或血肿形成、咽喉处血液或分泌物阻塞、破碎组织阻挡等均可造成急性上呼吸道梗阻，若不迅速清理气道，有发生窒息的危险。还可影响患者的张口及提颌功能，给麻醉诱导时面罩通气及气管插管操作带来困难。

（一）上颌骨骨折

1901 年 LeFort 将上颌骨骨折分为三个类型。这个分类法虽然不很完善，但仍适合多数上颌骨骨折患者的情况，故沿用至今。上颌骨有三个薄弱位置（薄弱线），骨折由于暴力方向的不同，容易在这三个薄弱线上出现，LeFort 的三个分型就是按照骨折发生在上颌的三个不同位置而划分的（图 22-1）。

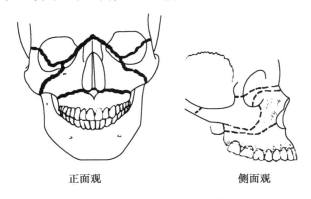

正面观　　　　　侧面观

图 22-1　上颌骨骨折三种类型

1. LeFort Ⅰ型骨折　骨折线发生在低位薄弱线上，这条线经过鼻底部的上方，包括鼻中隔下 1/3 和上颌窦及腭骨之一部分，翼板下 1/3，是上颌骨水平方向的骨折。骨折端可向后或向前侧移位，也可沿轴线转动移位。很少有并发症，很少威胁生命，多数尚能张口，无呼吸困难症状。这种骨折一般可经口气管插管，也可谨慎经鼻气管插管，但遇有骨折累及鼻中隔时要谨慎从事。

2. LeFort Ⅱ型骨折　骨折线发生在中位薄弱线上，起始于鼻梁底部，向两侧延伸，经过眶内侧壁、眶下孔、上颌骨侧鼻翼板，进入翼上颌凹。从正面看整个骨折部似椎体形状，故称椎体骨折。此型骨折受力相当大，常伴有颅底骨折的可能。如存在颅底骨折，往往有脑脊液流出。此型大多数只能经口气管插管，经鼻气管插管应列为禁忌，这主要是由于骨折线横过鼻底部的缘故。

3. LeFort Ⅲ型骨折　发生在高位薄弱线，这是上颌骨折最严重的一型。暴力使面部中 1/3 与颅底完全分离（颅面分离）。骨折线通过鼻额缝，横越眶底，经颧额缝及颧弓向后达翼突。特大暴力的结果，常伴有颅底骨折等严重复合伤，患者常有昏迷、误吸，或其他原因导致的气道梗阻。此时患者之颅底与鼻道呈开放性连通，经鼻气管插管很可能会直接插向颅内，也可能带来继发性的脑感染，因此经鼻气管插管绝对禁忌。许多患者可直接做气管切开。

（二）颞下颌关节损伤

颞下颌关节是由颞骨的下颌关节窝、下颌骨的髁状突及关节盘所组成。下颌关节窝与旁边的颅骨中凹之间仅有薄骨板相隔。颌部损伤时，除关节本身受累外，还可造成颅脑损伤。颧骨颧弓部位骨折时，会阻碍喙突运动，可造成张口受限。对麻醉医师来说，更加关心颞下颌关节及其邻近组织受损伤后，患者的张口度能有多大。患者如受伤后不能张口，甚至引起牙关紧闭，可能是直接由于关节本身受伤，骨碎片嵌入关节腔内，或者因为咬肌血肿所致，这是属于机械性的原因所致的张口困难。但也可能是因为创伤后疼痛，或咬肌反射性痉挛所致的张口限制，这是属于非机械性的原因。这种非机械性的原因所引起的张口限制，是能够被全身麻醉和肌肉松弛药所解除的。也就是说，患者被麻醉后，原来不能张开的口，变成能够张开的。然而，如果是关节本身受损，亦即上述机械性的原因，则全身麻醉药及肌松药均无法改变其牙关紧闭，经口气管插管是不可能的。颞下颌关节损伤若超过 2 周时，由于咬肌的纤维化，此时张口困难的状态不能被全身麻醉药或肌松药解除。

（三）下颌骨骨折

下颌骨位于面下部突出部位，是颌面部单个骨骼中面积最大者，也是颌面部唯一可动的骨骼，遭遇外力伤害发生骨折的机会远比其他颌面骨高；下颌骨的外形呈马蹄弓状结构，颏联合、颏孔、下颌角及髁突颈是结构上的薄弱部位，遇外力时容易发生骨折。据统计下颌骨骨折的发生率占据颌面损伤的第一位，占颌面部骨折的 50%～84%。下颌骨上附有强大的咀嚼肌,这些肌肉附着于下颌骨的不同部位,在下颌骨骨折后,附着在骨折层上肌肉牵拉,造成骨折移位。下颌骨骨折的特点对麻醉处理有一定影响:

1. 对麻醉插管的影响 下颌骨骨折后对麻醉插管的困难程度明显加大,主要与两个因素有关:①下颌骨变形,以致患者张口度受影响,或能张开一部分,或者完全不能张口;②下颌骨骨折引起舌床狭窄,舌根后缩,咽喉腔变形,用咽喉镜暴露声门时感觉声门"很高",很难看到声门。不同部位的下颌骨骨折,会产生不同的后果。

2. 下颌骨正中颏部骨折 如果是简单的线型骨折,由于骨折线左右两侧的牵拉力量相等,方向相反,所以不会有明显移位现象。但如果是颏部正中的粉碎性骨折,情况就不同了。这时由于两侧下颌舌骨肌的牵拉力向中线方向移动,使下颌骨前端变窄,此时舌根会向后退缩,可引起呼吸困难,甚或发生窒息。如果下颌骨颏部有两条骨折线,即双发骨折,这两条骨折线之间的骨折段可被牵拉向舌根部移位。舌骨肌、颏舌肌、下颌舌骨肌等都参与这牵拉力量。这种状况也会引起舌根后退而堵塞呼吸道,致呼吸困难甚或窒息。颏孔区骨折时,其后端骨折段因受升颌肌群牵拉而向上方移位,但前端骨折则受降颌肌群之牵拉而向下舌根部移位,其结果是使口底明显缩小,舌体随之后退,此时会阻塞上呼吸道,发生呼吸困难甚至机械性窒息。

3. 下颌骨体部骨折 虽然不至于引起舌根明显后缩,但可以发生舌根向左或向右显著移位,左侧骨折时舌根向右移,反之则向左移。这样也会改变喉部正常解剖关系位置。用咽喉镜会感到声门特别"高",甚至于根本看不到声门所在。其他如下颌骨角部骨折及髁状突骨折都可能会有张口困难,都会对咽喉镜的使用带来一些困难。

(四)麻醉插管

对于严重口腔颌面部创伤患者应在充分的表面麻醉下行清醒气管插管或慢诱导下经口或经鼻气管插管为较安全的麻醉方法,临床常用插管方法:

1. 经口清醒气管内插管 应用适量的镇痛与镇静技术,在保留自主呼吸的前提条件下、经鼻腔或环甲膜穿刺用1‰丁卡因进行上呼吸道充分的表面麻醉,然后用喉镜显露咽喉部,如声门显示良好可顺利将气管导管插入气管。如若声门显示不良或见会厌边缘,可借助插管钳,或应用可调节角度的导管芯将气管导管内插入气管。

2. 经鼻清醒盲探气管内插管 在合适的安定镇痛和充分上呼吸道表面麻醉下,实施经鼻清醒盲探气管内插管术。

经鼻气管内插管的注意事项:①重视技术掌握,切忌粗暴,不宜多次插管,减少组织损伤;②选择气管导管不宜过粗,只要能达到有效通气又不增加气道阻力,导管应越细越好,插管时容易调节导管方向,同时能减少鼻腔黏膜损伤;③采用喷壶、喷雾管及环甲膜穿刺实施完善的上呼吸道表面麻醉,这是顺利完成经鼻清醒盲探插管和纤维支气管镜插管的重要步骤,可提高患者对插管过程的耐受性,有效降低应激反应;④在清醒状态下实施气管插管,合适的强化麻醉能使患者达到意识淡漠,疼痛阈值提高,顺行性遗忘,对外界刺激反应迟钝,但需保留自主呼吸,并对指令性语言能做出正确反应,可有效增加患者的舒适性。

3. 经鼻清醒光引导气管内插管 经盲探气管内插管多次试插失败后,可采用光引导管气管内插管,先从鼻腔置入气管导管于气流最畅通处,再从气管导内放入引导管,经调整角度后引导管可先进入气管,然后在光源和引导管引导下将气管导管推进气管。

4. 纤维支气管镜经鼻气管内插管 在盲探插管困难时,应借助纤维喉镜或纤维支气管镜完成气管内插管。采用纤维支气管镜插管前期准备和气管导管型号的选择同经鼻清醒盲探气管插管,先将气管导管插入一侧鼻腔至咽后壁,然后将纤支镜杆插入气管导管内,如有分泌物则尽量予以吸净以充分暴露视野,看到声门后将纤支镜缓慢推入声门,直插至气管中段,此时可看见气管软骨环和下方的隆突,证实纤支镜在气管内,然后将气管导管顺纤支镜送入气管,并退出纤支镜,确认气管导管长度和位置后固定。

5. 逆行引导气管内插管 当经口或鼻清醒插管失败后,在无纤维支气管镜的条件下可采用逆行引导气管内插管。①患者取仰卧位,采用适当的安定镇痛和充分上呼吸道表面麻醉;②颈前消毒,用16号硬膜外穿刺针在环甲膜中点靠近下缘处穿刺,勺面指向声门,有落空感后抽出针芯,见气后经穿刺针置入带钢丝硬膜外导管,由口腔或鼻腔引出,作为导引管;③将气管导管套在导引管外,拉紧导引管两端,将气管导管沿导引管推向声门,闻有呼吸音后,将导管送入气管内,然后放松导引管;④气管导管进入气管后,剪断颈部导引管并由气管导管外口拉出,完成气管内插管。

6. 气管切开气管内插管 当以上任一一种方法插管失败或因病情需要可采用气管切开气管内插

管术。①在给予适度的安定镇痛基础上，患者取仰卧位，肩下垫一小枕，头后仰，使气管接近皮肤，暴露明显，并固定头部，保持正中位；②颈前常规消毒，以1％利多卡因浸润麻醉；③在甲状软骨下缘至接近胸骨上窝处，沿颈前正中线切开皮肤和皮下组织，用血管钳沿中线分离肌肉暴露气管，于第 2～4 气管环处，用尖刀片自下向上挑开 2 个气管环；④以弯钳或气管切扩张器，撑开气管切口，插入大小适合的气管导管，吸净分泌物，并检查有无出血；⑤彻底止血，在气管导管上、下两端适度缝合皮下及皮肤，并用缝合线固定气管导管。

　　7. 气管导管拔除及注意事项　全麻醉手术结束后，当患者自主呼吸频率和潮气量基本达到正常水平，各反射比较活跃，主要是吞咽和呛咳功能恢复，最好还能按指令睁眼、抬头等可拔除气管导管。在拔管时可发生呼吸、循环等多方面的问题，严重者可危及生命，对于口腔颌面肿瘤手术后如何正确把握拔管时机更为重要，除严格遵守常规气管导管拔管原则外，着重应考虑拔除导管后是否存在上呼吸道梗阻问题。

　　(1)做好拔管前准备工作：手术即将结束时，麻醉一般均已停止，患者已开始处于恢复阶段。若生命体征平稳，自主呼吸已恢复，潮气量足以满足全身的需要，神志已渐清醒，即可做拔管准备。拔管前应吸净口腔、鼻、咽喉及气管内分泌物，气管内吸引时应采用较细、富有一定弹性的无菌吸引管，其直径不应超过气管内径的一半，一次吸引时间不应超过 30 秒钟，以避免造成肺不张及吸引性缺氧。以此间断重复几次，吸净即可，吸引前后，应常规吸氧。

　　(2)选择拔管时机：拔管时机应与外科医师讨论，重点分析手术创伤及修复在术后引起急性上呼吸道梗阻的可能性，如没有梗阻的可能性或很小，当患者情况达到拔管指征，吸入空气血氧饱和度达95％以上，即可考虑拔管；如手术创伤大、手术创口主要位于咽喉部、上下颌骨支撑力不足、修复体因水肿和出血可能影响通气等应延期拔管，一般延迟到术后 3 天，当创伤水肿高峰过后在严密监护下拔管，拔管时必须有外科医师在场，并备好气管切开包。

　　(3)拔管后应注意事项：①拔管前应准备好面罩，喉镜以及气管导管，以备拔管后出现异常需再次插管；②拔管前应纯氧通气 3～5 分钟，以达到足够的氧储备；③将气管导管套囊中气体抽出，避免遗漏放气对声带的挤压，造成声音嘶哑，声带麻痹或杓状软骨脱位，拔管时还应以导管的弯曲度顺应性拔除，

以减少对声门的刺激；④拔管后应继续面罩吸氧几分钟，观察患者呼吸动度与拔管前有无异常，若存在舌后坠或口腔内分泌物，应给予调整与吸引，保持上呼吸道通畅。拔管即刻可能会出现呛咳和(或)喉痉挛，需加以预防，对伴有高血压、冠心病患者不宜在太清醒情况下拔管，以免发生血压过高、急性心肌缺血和脑出血等严重并发症，可在拔管前 1～2 分钟静脉注射利多卡因 50～100mg，有利于减轻呛咳和喉痉挛；⑤对于困难性气管插管患者，应备好各种抢救用具，一旦需要可行再插管或进行其他相应处理。

四、合并颅脑损伤的麻醉处理

　　口腔腔颌部创伤合并颅脑损伤患者的围术期处理的重点在于尽量避免加重因脑部原发损伤所引起的继发性脑损伤。减轻继发性脑损伤的两个最基本的原则是：①迅速恢复和稳定患者的心肺功能；②监测能反映继发性脑损伤的生理指标并迅速予以干预。合并严重的颅脑损伤，继发性脑损伤可导致不良的后果。继发性脑损伤通常都认为是缺血引起的，主要与损伤后的低血压、低氧血症和颅压增高有关。可能的机制包括脑血管痉挛和脑循环压力自主调节机制受损。严重的颅脑损伤后出现低血压(收缩压<12.0kPa)提示患者的预后不佳。为了降低患者的死亡率和发病率，严重颅脑损伤的患者在术前、术中和术后进行积极的治疗，尤其积极有效地做好围术期管理。

　　1. 正确地麻醉前治疗与评估　合并颅脑损害患者术前要及早进行复苏治疗和麻醉前评估，伴有低血压及休克患者早期采取有效治疗措施对预后可产生明显的影响。Glasgow 昏迷评分(GCS)可提供对预后判断有用的信息。严重颅脑损害患者(即 GCS 评分≤8)的总体死亡率平均为 33％。

　　2. 紧急控制气道　脑损伤患者气管插管可保证全身的氧合、CO_2 的清除、防止误吸、维持血压、减少颅压(ICP)的升高以及避免脊椎损伤加重。插管时，不能为了降低 CBF、脑血容量(CBV)、脑氧代谢率($CMRO_2$)或 ICP，而忽略对心肺功能的关注。

　　3. 麻醉方法及药物选择　麻醉方法采用以静吸复合全身麻醉。对同时伴休克患者，吸入麻醉和静脉麻醉药尽可能选择对心血管抑制轻的药物，在不同的手术阶段调整麻醉深度。一般来说，涉及头位的变动(如调整体位)、切开皮肤及皮肤的缝合刺激较强，应有预见性地加深麻醉和应用心血管活性药物。

4. 控制颅压 术中务必联合应用多种方法使降低 ICP 的效果在剪开硬脑膜之前达到峰值,有利于神经外科的手术操作。

5. 液体治疗 术中使患者的收缩压和平均压(MAP)迅速恢复对预后十分重要。虽然恢复循环容量是治疗的主要措施,但临床应用血管活性药物将有助于提高脑灌注压。没有哪种液体是治疗颅脑损伤后低血压的理想液体。由于患者的血-脑屏障功能障碍增加了血清钠离子浓度变化对脑水含量的影响,因此生理盐水或含 0.9% 氯化钠的胶体液对增加脑水含量的影响低于低张液(如乳酸钠林格液)。Drummond 等的实验研究证实,严重颅脑损伤后输注胶体液对维持较低脑水含量的作用优于晶体液。伴有低血压的颅脑损伤患者,采用 7.5% 的氯化钠溶液输注对改善患者预后的作用优于传统的液体疗法。

6. 术中脑保护 临床研究证实,常规使用巴比妥类药物、糖皮质激素、钙通道阻滞剂、氧自由基清除剂、谷氨酰胺拮抗剂等药物,都具有一定脑保护作用。主动或被动降温可降低 $CMRO_2$ 和 ICP,轻度的低温(约 34℃)可改善严重颅脑损伤患者的预后,但也有学者认为颅脑损伤的患者在术中不宜采用降温措施。然而,对于体温升高,也应及时发现并治疗。

参考文献

1. 李晓彬,刘禄斌,刘丹彦.口腔颌面部创伤的急救和麻醉处理.创伤外科杂志,2003,2:135.
2. 王强.颌面部创伤急诊治疗的几点体会.沈阳医学院学报,2005,3:276.
3. 薄冰,顾晓明,周树夏,等.交通伤颌面骨折病例回顾性研究.口腔颌面外科杂志,1999,8:9.
4. 毛天球.口腔颌面损伤//邱蔚六.口腔颌面外科理论与实践.北京:人民卫生出版社,1998:435-499.
5. 杨国君.272 例口腔颌面部创伤的临床分析.青海医药杂志,2001,8:735.
6. 李逸松,田卫东,李声伟等.颌面创伤 3958 例临床回顾.中华口腔医学杂志,2006,7:641.
7. 徐惠芳.颅脑外伤患者的麻醉管理.国外医学麻醉学与复苏分册,1997,18:100.
8. Wailliams AR, Burt N, Warren T. Accidental Middic Turbinectomy. Anesthesiology, 1999,6:1782.
9. Christopher K, , Todd W, Thomsen, Gary S, Setnik and Ron M. Orotracheal Intubation. N Enegl J Med, 2007, 17:e15.

第四节 颌骨畸形、颞下颌关节疾病手术麻醉

一、临床病例

【病例 1】

患者,女,22 岁,诊断"偏殆畸形",拟行正殆矫治术。检查面中线右偏,前牙浅覆盖;长面型,直面型,高角,下颌体长度左右不对称,下颏左偏。

【病例 2】

患者,男,20 岁,因儿时从树上摔下,面部着地,致渐进性张口困难收入院。检查小颌畸形,呈鸟嘴样,张口受限,张口度约 1cm。诊断"双侧颞下颌关节强直",拟行双侧颞下颌关节关节成形术。

1)选用何种插管方式?
2)麻醉关注什么?
3)如何减少手术中出血?

二、常见颞下颌关节疾病

(一)颞下颌关节紊乱综合征

颞下颌关节紊乱综合征是一种慢性退行性疾病,病程长,虽然有自限性,但是不少病程迁延,反复发作。其中相当多的患者为慢性疼痛综合征,症状不断加重,还有行为和心理改变,自觉症状复杂,涉及许多部位和器官,甚至累及整个口颌系统以及其他部位,是口腔疾病中难治疾病之一。流行病学的调查资料表明,颞下颌关节紊乱综合征的症状和体征在人群中相当普遍,可发生于任何年龄组。近十几年来,有关该类疾病的基础研究和临床研究已有了很大的进展,但迄今为止其病因机制仍未完全明了。目前,颞下颌关节紊乱综合征主要依靠保守方法治疗,然而,对部分保守治疗无效或症状严重者,手术治疗仍应是切实可行的有效方法之一。

由于病因未明,颞下颌关节紊乱综合征尚缺乏统一的分类方法。现将口腔颌面外科教科书中沿用至今的分类叙述如下:

1. 咀嚼肌功能紊乱 为神经肌肉功能紊乱,主要包括咀嚼肌的功能不协调,功能亢进和痉挛、僵硬以及挛缩。实际上是关节外疾病,关节的结构和组织正常。临床表现为张口度(包括张口过大和张口受限)、张口型异常以及受累肌疼痛和功能障碍。

2. 关节结构紊乱 为关节盘、髁状突和关节窝之间的结构紊乱,尤其是关节盘-髁状突这一精细而

复杂的结构关系的异常改变。主要临床表现为张口运动中各个不同时期的弹响和杂音,或发展为弹响消失,出现张口受限。

3. 关节器质性改变　通过 X 线片和造影可以发现关节骨、关节盘以及覆盖关节骨的软骨有器质性改变。临床表现为除同时出现咀嚼肌功能紊乱和关节结构紊乱的症状外,关节运动时可出现连续的摩擦音或多声破碎音。

颞下颌关节紊乱综合征的致病因素难以确定,症状复杂,类型繁多,治疗方法也各不相同。在治疗过程中应注重详细了解病史,全面检查口颌系统,在正确分析、诊断的基础上,选择一个合理的治疗程序进行治疗。

主要治疗措施包括:①可逆性保守治疗:包括温和保守治疗(休息、软食、热敷、放松肌肉、药物)和针对性保守治疗(理疗、氯乙烷、各种封闭、激素治疗);②不可逆性保守治疗:包括各种垫治疗、调颌、正畸治疗、修复治疗等;③关节镜外科治疗:包括滑膜下硬化剂注射、关节盘移位复位术、关节盘粘连松解术等;④手术治疗:包括关节盘摘除术、关节盘复位和修复术、囊内髁状突高位切除术等;⑤通常关节镜外科治疗多采用局部麻醉,作耳颞神经阻滞或盘后区浸润麻醉;关节的手术治疗则需在全身麻醉下进行。

(二) 颞下颌关节脱位

下颌骨髁状突运动时如超越正常限度,脱出关节凹而不能自行复位,即为颞下颌关节脱位。临床上多为前方脱位,可以发生于单侧或双侧。颞下颌关节前脱位常因突然张口过大,如大笑、打呵欠、或因张口过久,如作口咽部检查或手术时,使用开口器过度,使髁状突脱离了关节凹、移位于关节结构之前而发生脱位。临床表现为下颌运动异常,呈开口状态而不能闭合。语言不清,唾液外流,咀嚼、吞咽困难。下颌前伸、颏部下移,面形相应变长。触诊时耳屏前可扪到凹陷区。单侧前脱位时,下颌微向前伸,颏部中线偏向健侧。临床上,颞下颌关节脱位按性质分类如下:

1. 急性前脱位　临床表现为下颌运动失常。下颌前伸,颏部前突,因髁状突脱位,耳屏前方触诊有凹陷,而关节结节前方则隆起,在颧弓下可触到脱位的髁状突。关节前脱位在临床上较为常见,见于原有关节结构紊乱或咀嚼肌功能紊乱者以及关节部或下颌骨体部受外力打击、全麻插管或放置开口器时施用暴力等情况。治疗以手法复位为主,手法复位有困难者,宜局部热敷后,在关节周围及咬肌神经

封闭后才得到复位。个别病例需全身麻醉下配合肌松剂后复位。

2. 复发性脱位　临床表现与急性前脱位相同,仅轻微的下颌运动即可发作,且反复发作,甚至一天数次。治疗方法包括颌间固定,限制关节活动;关节囊内注射硬化剂,使关节囊产生纤维化;关节囊缩短术等。

3. 陈旧性脱位　前两者脱位如数周末复位者称陈旧性脱位。临床表现与前脱位相同,唯下颌可以作一定程度的开闭口运动。治疗以手术复位为主。

(三) 颞下颌关节强直

颞下颌关节强直疾病概述颞下颌关节和关节周围及颌间部位,由于纤维瘢痕或骨性粘连,致使下颌骨运动障碍或下颌骨不能运动,叫颞下颌关节强直。颞下颌关节强直最常见的原因是外伤,关节结构、肌肉及邻近组织的创伤可引起出血和炎症,继而发生的纤维和骨形成可造成永久性的运动受限。在出生时,创伤可以由产钳直接作用于关节区或产钳作用于下颌骨其他部分或臀产引起。随后发生的创伤同样可造成关节强直,经常是由于颏部遭受打击,间接形成关节创伤。关节外强直可由于下列因素引起:喙突创伤,颧骨凹陷性骨折,烧伤瘢痕,口腔癌烧灼治疗等。因器质性病变导致长期张口困难或完全不能张口者称为颞下颌关节强直。临床分类及相应治疗如下:

1. 颞下颌关节内强直　病变可发生在一侧或两侧关节内,最后造成关节内的纤维性成骨性粘连,称为关节内强直,也称真性关节强直。临床表现为进行性张口困难,或完全不能张口;面下部发育障碍和畸形;咬合关系错乱,髁状突活动减弱或消失。

2. 颞下颌关节外强直　病变是在关节外上下颌骨间的皮肤、黏膜或深层组织,也称为颌间挛缩、假性关节强直。临床表现为张口困难,程序由关节外瘢痕粘连的程度决定。口腔或颌面部瘢痕挛缩或缺损畸形,髁状突活动减弱或消失。

3. 混合性强直　为关节内强直和关节外强直同时存在,兼有两者的症状表现。

颞下颌关节强直的治疗,除了关节外强直中的个别瘢痕范围小且病变处于早期者可采用保守方法外,一般都需在全麻下进行外科手术治疗。

三、麻醉处理特点

颞下颌关节疾病是口腔疾病中的常见病。许多颞下颌关节疾病都可导致颞下颌关节强直,诸如下颌骨骨折错位、颌面肿瘤根治术后、关节外软组织瘢

痕挛缩、放疗后口腔颌面部组织广泛粘连、骨关节坏死等,均可引发颞下颌关节强直,造成张口困难。有些颞下颌关节长期功能紊乱的患者,迁延不愈,最终因器质性病变也可导致张口困难或完全不能张口,发生颞下颌关节强直。发生在幼年的关节强直可造成咀嚼功能的减弱和下颌的主要生长中心髁状突被破坏,下颌骨发育畸形随年龄的增长而日益明显。双侧强直者,可形成特殊的小颌畸形面容,严重的甚至伴发阻塞性睡眠呼吸暂停综合征,并由此引发心肺功能异常或全身发育不良。而这些均使得其在麻醉处理上具有一定的特殊性。

(一)气管插管困难或面罩通气困难

颞下颌关节强直可造成张口困难。发病在儿童期者可形成小颌畸形面容(下颌内缩、后移,俗称鸟嘴),睡眠时甚至已有鼾声或憋醒现象。全麻诱导达一定深度时可因舌后坠造成气道梗阻,此时,应使头部后仰,上提下颏,但置入口咽通气道和施行气管插管均会存在一定困难,甚至发生面罩通气无法维持,麻醉后辅助通气无法使患者双侧胸廓有效上抬。对于这类患者,麻醉前应有充分估计。插管前慎用镇静、镇痛药物。

(二)经鼻插管

颞下颌关节疾病造成张口困难,常采用鼻插管。有些患者需做口内切口,进行试正畸,给予颌间结扎、口内护板等,对气管导管的固定也有特殊要求。经鼻气管插管,能尽可能少地干扰手术区域,并使导管固定稳定,不易滑脱。但是,若遇外伤致鼻骨、上颌骨及颅前窝颅底骨折并存时,经鼻通路解剖会出现异常,强行经鼻插管操作会使导管误入鼻窦或颅底裂缝,导致颅内感染,或使骨片松动,组织脱落,引起大出血,甚至发生呼吸道梗阻。在这些患者不宜采用经鼻插管,可在麻醉前实施气管切开术。

(三)远距离操作

颞下颌关节手术医师与麻醉医师共同争夺一个工作空间,使麻醉医师不得不远离患者头部进行操作。在这类手术中,由于手术的需要,术中常需变更体位;口内操作又会使血液流至咽腔,造成误吸;且患者头部被手术巾覆盖、周围为手术者所占据。因此,这种"远距离操作"无疑使麻醉管理的难度大大增加。一方面,须使用带有套囊的气管导管并用纱条填塞咽腔,同时要求术中止血彻底,及时吸净口内的血液和分泌物,以免血液漏至下呼吸道导致呼吸道梗阻的发生。另一方面,麻醉医师应熟练使用通气功能监测仪、脉搏血氧饱和度仪、呼气末二氧化碳

监测仪和血气分析仪,协助观察和诊断病情,以便及时发现和处理术中可能发生的误吸、气管导管滑脱、扭曲、折叠等情况。

(四)不良神经反射

口腔、颌面神经丰富,痛觉敏感,手术操作刺激易引起三叉神经、颈动脉窦反射,使呼吸暂停、血压下降、心动过缓,甚至心搏骤停。因此,要求麻醉完善,持续监测患者的生命体征变化,及时发现,予以防治。

(五)小儿和老人

伴颞下颌关节内强直的小儿,由于下颌骨发育障碍和下颌后移形成下颌不对称或小颌畸形,造成咽腔过小,导致入睡后舌后坠发出明显鼾声。患儿常被憋醒,不能安睡和平卧,病程长者可发展成慢性缺氧,影响全身正常发育,故主张早期进行手术,以便早期恢复咀嚼和通气功能,改善下颌及面部的发育。由于小儿呼吸系统解剖和疾病的特殊性,致使这类患儿的气管插管难度极大。因小儿咽喉组织娇嫩,一般不宜采用单纯的经鼻盲探气管插管法。气管插管须由经验丰富、手法熟练的麻醉医师操作,并且选择管径合适的气管导管,以防发生喉水肿。老年患者大多为恶性肿瘤放疗术后或根治术后复发,导致张口受限、进食困难,常同时伴有营养不良、电解质、酸碱平衡紊乱,术前需给予积极改善。合并有其他老年疾病,如高血压、心脏病、老慢支、糖尿病等,术前还需妥善控制,并加强术中监测,及时对症处理。

四、控制性降压的操作与管理

口腔、颌面部组织血流丰富,对于较大而又复杂手术(如复合性上下颌骨骨折,颞下颌关节病,舌、牙龈、腭骨和口底各类肿瘤,包括眶距过宽及颌骨畸形的各种正颌手术等)常常出血量大,有时出血速度快又难以止血,及时快速输血虽是一种很好的治疗手段,如管理不当,输血不足或不及时,对患者生命有一定威胁,有的甚至可危及患者生命,必须引起重视,输血还可引起免疫性和非免疫性并发症,包括血液有形成分和血浆相关的免疫输血反应,还可传播各种肝炎、获得性免疫缺陷综合征等并发症。此外,对一些面部整形和血管神经吻合等精细的手术,如果手术区充满血液,病灶及其周围组织的解剖关系辨认不清,手术难度将增加。因此,如何做到主动控制、减少术中的失血量和出血速度,为手术提供便利的条件,保障患者安全是麻醉和外科临床上的一个重要问题。目前临床上主要采用各种方法和药物使血管扩张主动降低手术区血管内压,以使手术出血

减少,这种方法称为控制性降压。

(一)麻醉要求

要做到麻醉平稳,全身麻醉必须达到适当的深度,显然吸入或静吸复合全麻较全凭静脉麻醉为佳,硬膜外阻滞并用扩血管药物降压,则硬膜外阻滞必须完善,并有适当的阻滞范围。因此麻醉医师要具备熟练的麻醉技术和正确处理病情的能力,并要求手术者充分配合,以确保安全。

(二)失血量

要尽量精确估计,及时作适量补充,严防在控制性降压时发生低血容量,所以必须保证静脉输液通畅。

(三)降压程度

不能单纯以血压下降的数值或手术野不出血作为控制性降压的目标,这样显然不够全面。必须按照患者的具体情况、结合手术的具体要求,并参考心电图、心率、脉压、动脉血氧饱和度和中心静脉压等指标作全面衡量,硬膜外阻滞并用血管扩张药降压尤应注意患者意识状态和有无不适与恶心等症状,从而随时调整降压的速度和程度。健康状况良好的患者可较长时间耐受 8.00～9.33kPa(60～70mmHg)的低收缩压,对有血管硬化、高血压和老年患者应酌情分别对待,一般以血压降低不超过原水平的30%～40%,或收缩压降至比术前舒张压低 0～1.33kPa(0～10mmHg)范围之内,可基本保证安全。在满足手术要求的前提下尽可能维持较高的血压水平,并注意防止降压速度过快,以使机体有一个调节适应过程。

(四)调节体位

降压时改变患者体位,促使血液潴留于下垂部位,可使有效循环血量相对减少,心排出量适度降低而血压下降。因此降压中可充分利用体位的改变来调节降压的程度和速度。平卧时身体各部位的压力基本上与心脏水平一致。体位改变或抬高肢体时,较心脏水平每垂直升高 1.3cm,则升高部位的血压将降低 0.13kPa(1mmHg)。若头高斜坡25℃时,头部比心脏水平可高25cm,此时如果心脏水平的平均压为 9.33kPa(70mmHg),则头部的血压将是 6.67kPa(50mmHg)。如果再把上肢抬高,手部的血压更低,几乎可达到完全少血状态;相反,足部的血压将相应增高,并伴有静脉淤血。在控制性降压时应尽量设法使手术部位高于身体其他部位,此在肢体手术较易做到;颅脑或颈部手术中可取头高斜坡 10°～25°,并根据手术野出血情况随时进行调节。

(五)停止降压

手术主要的步骤结束后,即应逐渐停止降压,待血压回升至接近原水平,并经彻底止血后再缝合切口,以避免术后继发出血。用神经节阻滞药者,由于药效长,停止用药后,血压回升较慢,故颇不理想。目前临床采用作用时效短的降压药,停药后经调整患者体位、麻醉深度和补足血容量,血压回升当不成问题。

(六)控制性降压的并发症

降压控制失当,超越生理代偿限度时,必然会发生脑、心和肾等各种并发症,以及降压药逾量会引起组织中毒以致死亡。常见的有:①脑栓塞和脑缺氧;②冠状动脉供血不足、栓塞、心力衰竭和心搏骤停;③肾功能不全、少尿、无尿;④血管栓塞;⑤呼吸功能障碍;⑥反应性出血;⑦持续低血压和苏醒延迟等,严重者足以致命。

注意事项:控制性降压是临床常用的减少术中出血的有效方法,在实施降压中应注意下列几项:①在气管内麻醉下进行降压 较为安全;②降压标准以渗血减少或大血管张力减低为宜,最低限度不低于 8.00kPa(60mmHg);③用药物降压应使血压下降缓慢为宜,切勿骤然降低;④降压时间越短越好,一般以 30～60 分钟较安全;⑤升压后应注意止血;⑥加强病情监测,预防可能发生术后反跳性出 血、肾功能损害、冠状动脉或脑动脉血栓等并发症。

参 考 文 献

1. 郑德源.颞颌关节功能紊乱的综合治疗.中华现代临床医学杂志,2004,1:56.

2. 卢玲玲,徐礼鲜.经鼻气管内插管盲探法和明视法用于颌外手术麻醉的比较.陕西医学杂志,1998,4:212.

3. 黄忠.逆行导引气管内插管 12 例.右江民族医学院学报,1999,3:452.

4. 朱也森,姜虹.介绍一种困难气管插管新方法.麻醉重症与监测治疗,1996,2(3):41.

5. 林学正,施更生.口腔颌面部恶性肿瘤手术的麻醉:附300例分析.浙江实用医学,1999,5:59.

6. 尹忠义.颞下颌关节紊乱病新发病因及药物治疗.中华中西医杂,2005,5:463.

7. 李彤,连文洁,王淑梅.小儿颞颌关节强直矫治术的麻醉处理.实用口腔医学杂志,2006,1:47.

8. 史晓燕.52 例颞颌关节强直鼻腔盲探插管术的体会.实用医技杂志,2003,6:561.

9. 李源,刘蕊,张惠,等.经鼻盲探气管插管术临床麻醉教学体会.医学理论与实践,2007,1:38.

(徐瑞芬 徐礼鲜)

第二十三章

产科手术麻醉

一、临床病例

【病例1】

患者女性,26 岁,G_2P_0,孕 40^{+2},LOA,头盆不称急诊入院行手术治疗。术前 ASA 分级 I 级,术前检查未见明显异常,血小板计数和凝血时间在正常范围内,急诊入院行剖宫产。手术室心电图、血压、血氧监护,BP 14.7/10.0kPa(110/75mmHg)心率 95 次/分,SpO_2 97%。体重 80kg,身高 165cm 左右。开通静脉后摆体位,$L_{2\sim3}$ 间隙穿刺,细针穿刺入蛛网膜下隙,注入 1% 丁卡因和 10% 葡萄糖(1∶1 共 1.8ml),产妇平卧后测麻醉平面上界为 T_6,产妇诉呼吸困难,呕出大量胃内容物,此时测 SpO_2 97%,血压(BP)8.66/6.00kPa(65/45mmHg),心率(心率)110 次/分,静脉快速输注乳酸林格液并注射麻黄碱 15mg,3 分钟后,BP 11.3/8.00kPa(85/60mmHg)心率 150 次/分,呼吸困难无明显缓解,使产妇向左侧倾斜 15°,右侧臀部抬高,BP 17.1/10.0kPa(128/75mmHg),心率 125 次/分,产妇呼吸困难、恶心呕吐等症状明显好转。

1)急诊剖宫产手术产妇禁饮禁食的最低要求是什么?

2)麻醉后产妇出现呼吸困难、呕吐的原因是什么?

3)产妇发生仰卧位低血压时怎么处理?是否需要使用升压药?使用哪种升压药对胎儿影响最小?

4)仰卧位低血压在单纯硬膜外麻醉与蛛网膜下腔麻醉的发生率是否有异同?

5)麻醉方式对产妇及胎儿有影响吗?

【病例2】

患者,女,33 岁,73kg。入院诊断:①$G_2P_0$39^{+6}周妊娠;②LOA 临产;③妊娠合并先天性心脏病、室间隔缺损;④心功能 Ⅲ 级。拟行子宫下段剖宫产术。

入手术室情况:患者仰卧位,血压:18.7/11.3kPa(140/85mmHg)。心率:98 次/分,呼吸 18 次/分,血氧饱和度:96%。拟行硬膜外麻醉。选择腰 2~3 间隙行硬膜外穿刺,置管 4cm,翻身平卧后给实验量:2% 利多卡因 3ml,5 分钟后给 2% 利多卡因 10ml。麻醉平面:T_8-S。手术开始,麻醉满意,肌松良好。取出胎儿后,患者突然出现心率增快,口鼻涌出大量白色泡沫样分泌物,血氧饱和度迅速下降至 58% 立即行气管插管,人工辅助呼吸并给咪达唑仑 5mg,芬太尼 0.1mg 静注,给予静脉注射毛花苷丙(西地兰)0.4mg,呋塞米 20mg。血氧饱和度缓缓上升至 95%,血压 15.30/9.31kPa(115/70mmHg),心率 88 次/分。手术历时 90 分钟,术后产妇安返 ICU,次日拔除气管导管返回普通病房。

1)妊娠合并心脏病的产妇麻醉方式如何选择?

2)胎儿取出后,产妇的血流动力学会发生哪些改变?

3)围术期产妇出现心力衰竭的处理措施是什么?

4)各型心脏病产妇麻醉要点有哪些?

【病例3】

患者,女性,32 岁,77kg,孕期 35 周,孕后期合并重度妊娠期高血压疾病。入院时血压 190/110mmHg,呼吸 20 次/分,心率 100 次/分,心电图示心室肥厚,无心力衰竭症状,下肢水肿 Ⅱ°,尿蛋白(+++)。入院后经 3 天降压治疗无明显效果,决定择期剖宫产以终止妊娠。术前常规肌注阿托品和苯巴比妥(鲁米那)。入室时血压 26.4/14.7kPa(198/110mmHg),呼吸 20 次/分,心率 106 次/分,SPO_2 94%,血小板计数 5×10^9/L,PT 11.4 秒,APTT 36.7 秒。予以丙泊酚 140mg,罗库溴铵 50mg,瑞芬太尼 50μg 静脉诱导后插入气管导管,开始手术,5 分钟后胎儿取出,1 分钟 APGAR 5 分,5 分钟 APGAR 10 分,给予产妇推注芬太尼 0.2mg,

继续手术,约1小时后手术结束,产妇安返病房。

　　1)妊娠高血压的产妇是否适合行蛛网膜下腔阻滞或腰硬联合麻醉?

　　2)对于妊娠高血压的产妇,围术期降血压的策略是什么?

　　3)产妇的血小板计数低于多少时不能实施椎管内麻醉?

　　4)产妇实施全身麻醉时如何选择麻醉药物?

　　5)是否所有的肌肉松弛药都可以安全的应用于产妇,对胎儿没有影响?

　　6)新生儿呼吸循环不稳定时如何急救与复苏?

【病例4】

　　患者,女性,32岁,体重76kg,G₃P₀,孕39⁺⁵周,阴道分娩,硬膜外腔穿刺点选腰2～3椎间隙,穿刺成功后向头侧置管3～4cm。耐受到宫口扩张3cm,硬膜外腔内注射1％利多卡因3ml,观察5分钟确定无脊麻和局麻药中毒征象,追加含芬太尼2μg/ml的0.125％罗哌卡因复合液8ml,10分钟后产妇疼痛缓解,测镇痛平面上界在胸10神经节段水平,继续使用微量输液泵以5ml/h的速度持续输注上述混合液,宫口开至10cm后停药。宫口开全1小时后胎儿顺利娩出。

　　1)分娩相关的痛觉神经支配如何?

　　2)硬膜外分娩镇痛常用的药物及配方是什么?

　　3)硬膜外行分娩镇痛的时机如何把握?

　　4)良好的硬膜外行分娩镇痛是否会延长产程?

二、妊娠后的病理生理变化

(一)生殖器官

妊娠后,生殖器官的变化最为明显,具有以下共性:组织增生、肥大、充血、水肿、松软及呈紫蓝色(略)。

(二)循环系统

1. 血容量增加　从孕6周起开始增加,至妊娠32～34周达高峰,平均增加35％,约1500ml,维持此水平至分娩。血浆约增加1000ml,红细胞容量约增加500ml,血浆增加更明显,出现血液稀释。

2. 循环系统改变　由于新陈代谢旺盛,血容量增加,母体心排出量自妊娠第10周开始增加,至妊娠28周左右达最高峰,较正常增加30％～50％。心率逐渐增加,最高较未孕时约增加10次/分。妊娠合并心脏病的患者,妊娠中后期因心脏负担加重,心功能恶化。由于体循环阻力降低,先天性心脏病妊娠妇女,原先左向右分流,可能会变成双向分流甚至右向左分流。椎管内麻醉时,可因体循环阻力进一步下降,加重右向左分流。妊娠中后期子宫增大,横膈上升,使心脏向左前方移位,大血管轻度扭曲,心尖部可产生收缩期杂音及肺动脉瓣第二心音亢进,但心电图正常。正常心脏具有代偿功能,故能胜任孕期的负担,但心脏病患者在妊娠、分娩或产后各期,易出现不同程度的心功能代偿不全。妊娠妇女血压一般无变化,若比原有水平升高2.67kPa(20mmHg)以上或达17.3/12.0kPa(130/90mmHg)以上者,则为病理现象。

3. 仰卧位低血压综合征　从妊娠26周开始,增大的子宫在患者仰卧位时,可能压迫子宫,使下腔静脉系统回流障碍,子宫静脉回流障碍,回心血量下降,心排出量减少,母体血压下降。当动脉压力下降时,子宫对腹主动脉的压迫作用增强,子宫血流进一步减少,使胎儿宫内窘迫。由于下腔静脉在近骨盆处位于脊柱右侧,将增大的子宫推向左侧或将患者右侧垫高(子宫偏向左侧)可以缓解子宫对下腔静脉的压迫。

4. 下肢静脉淤积　由于增大子宫的压迫,静脉回流障碍,产生下肢水肿。在妊娠合并心脏病的妇女,易于发生静脉栓塞、静脉栓塞脱落、肺动脉栓塞。

(三)消化系统

早孕期常有食欲缺乏、恶心、呕吐、选食及唾液分泌增多等现象,数周后多自愈。因胃液分泌减少,胃酸减少,可影响铁的吸收,故妊娠妇女易患贫血。由于妊娠后期腹内压升高,胃肠道蠕动减弱,胃排空减慢。一项研究提示:对于健康志愿者和非临产的妊娠妇女,在进食4小时后胃内将检测不出固体食物,对于临产的产妇,即使禁食8～24小时,仍有41％的产妇胃内存在固体食物。另外,部分产科患者,由试生产困难后转剖宫产,患者在第一产程早期,常进食进饮以补充体能消耗,饱胃患者居多。故产科患者多视为饱胃。

(四)呼吸系统

妊娠子宫增大,挤压横膈使之上升,最高可达4cm,妊娠妇女的功能残气量减少,易于发生缺氧。同时妊娠后代谢旺盛,故呼吸频率增加2～4次/分,换气量每分钟增加40％。孕晚期肺底部可能听到细湿啰音,在深呼吸或用力咳嗽后消失。妊娠妇女有过度换气,血中CO_2排出增加,CO_2分压降低,较非妊娠期减少6％～10％,但血浆pH值仍保持正常。值得注意的是,妊娠中后期,妊娠妇女体重增加,颈脖增粗,气管插管难度增加;同时,患者功能残气量减少,氧贮备减少,代谢旺盛,易于缺氧;胃排空时间延长,易于发生反流误吸。上述因素使足月产妇的呼吸道管理较普通人明显困难。有报道认为孕产妇的死亡事件主要发生在全身麻醉时,而尤其以全身麻醉诱导时的困难气道问题最为显著。麻醉前应该仔细观察张口度、Mallampati 气道分级、颈的长度与活动程度和上下颌的发育情况。即使麻醉前评估没有困难气道的可能,也不能排除在实际插管过程中遇到困难气道,做好困难气道的处理准备。

(五)血液系统

由于血浆容量的增加大于红细胞的增加,妊娠妇女出现贫血。妊娠期间血液处于高凝状态,血小板略有减少。一般认为如果产妇麻醉前血小板记数在 $80 \times 10^9/L$ 以上,可以实施硬膜外麻醉,血小板记数在 $50 \times 10^9/L$ 以上可以实施蛛网膜下腔阻滞(腰麻),前提是患者没有出血倾向,血小板功能正常。血小板记数在 $(50 \sim 80) \times 10^9/L$ 属于实施硬膜外麻醉的相对禁忌证,血小板记数在 $50 \times 10^9/L$ 的不主张腰麻。考虑到了我国目前的医疗环境,遇到这种患者,术前一定进行充分知情谈话,充分权衡全麻与椎管内麻醉可能带来的出血风险。对于那些有 HELLP 综合征和凝血系统疾病的产妇,直接采用全身麻醉。有胎盘早剥的产妇,麻醉手术前可能已经有一定量的出血和血小板消耗,椎管内麻醉前需要 4 小时内的血小板计数。

(六)泌尿系统

妊娠时,由于母子代谢产物的排泄量增多,增加了肾脏的负担,肾脏血液量及肾小球的滤过率均增加,至足月时比孕前可增加 $30\% \sim 50\%$。早孕时增大的子宫及妊娠末期下降的胎头,可压迫膀胱而引起尿频。妊娠中期以后,在孕激素的影响下,输尿管蠕动减弱,加以输尿管常在骨盆入口处受妊娠子宫的压迫,致尿流迟缓,易引起泌尿系的感染。

参 考 文 献

1. Singer AJ, Brandt LJ. Pathophysiology of the gastrointestinal tract during pregnancy. Am J Gastroenterol, 1991, 86(12):1695-1712.
2. Carlin A, Alfirevic Z. Physiological changes of pregnancy and monitoring. Best Pract Res Clin Obstet Gynaecol, 2008, 22(5):801-823.
3. Lain KY, Catalano PM. Metabolic changes in pregnancy. Clin Obstet Gynecol, 2007, 50(4):938-948.
4. Lockwood CJ. Pregnancy-associated changes in the hemo-static system. Clin Obstet Gynecol, 2006, 49(4):836-843.
5. Wise RA, Polito AJ, Krishnan V. Respiratory physiologic changes in pregnancy. Immunol Allergy Clin North Am, 26(1):1-12.
6. Carp H, Hayaram A, Stoll M. Ultrasound examination of the stomach contents of parturients. Anesth Analg, 1992, 74:683-687.
7. Rocke DA, Murray WB, Rout CC, et al. relative risk analysis of factors associated with difficult intubation in obstetric anesthesia. Anesthesiology, 1992, 77:67-73.
8. American Society of Anesthesiologists Task Force on Obstetric Anesthesia. Practice Guidelines for Obstetric Anesthesia. Anesthesiology, 2007, 106:843-863.
9. van Veen JJ, Nokes TJ, Makris M. The risk of spinal haematoma following neuraxial anaesthesia or lumbar puncture in thrombocytopenic individuals. Br J Haematol, 2010, 148(1):15-25.

三、剖宫产常用麻醉方式

(一)椎管内麻醉

椎管内麻醉是近几年国内外施行剖宫产术的首选麻醉方法。这种麻醉方法止痛效果确切,对产妇和胎儿的影响较小,使用药物较少,费用较低。禁忌证一般认为只要产妇没有实施椎管内麻醉的绝对禁忌证(低血容量、出凝血功能障碍、穿刺路径感染与全身感染)就应该实施椎管内麻醉。由于支配子宫及宫颈痛觉的神经纤维来源于 $T_{11} \sim T_{12}$ 和 $S_2 \sim S_4$,而剖宫产手术的切口上缘一般在脐下,因此理论上将麻醉平面的上界控制在 T_{10} 即可,但是由于一些皮下组织、肌肉及腹膜的痛觉受更高节段的神经支配,因此一般需要将麻醉平面的上界控制在 T_8 左右。即使将麻醉平面的上界控制在 T_8 左右仍有相当一部分产妇在牵拉腹膜时出现疼痛感。有学者认为只有当麻醉平面的上界达到 T_4 左右,并且呼吸循环稳定的前提下,产妇才能感觉最舒适(经典操作流程见表 23-1)。

(二)硬膜外麻醉

硬膜外麻醉操作相对简便、镇痛效果确切、麻醉并发症较少,麻醉平面、阻滞程度易于控制、可长时间维持麻醉。缺点是起效较慢,所需药物剂量较大。

穿刺部位一般选择 $L_{1/2}$、$L_{2/3}$ 或 $L_{3/4}$,向头侧置入硬膜外导管 $3 \sim 4cm$。临床上常用的硬膜外阻滞的药物包括 2% 利多卡因、0.5% 布比卡因、0.75 罗哌卡因及 3% 氯普鲁卡因。这些药物中氯普鲁卡因起效最快,适合紧急的剖宫产手术;利多卡因起效次于氯普鲁卡因;布比卡因和罗哌卡因起效较慢,维持时间较长。产妇椎管内静脉丛扩张,硬膜外腔较小,因此硬膜外用药剂量应该酌情减少,一般需要使用10~15ml 的局麻药,将麻醉平面控制在合适的平面。

(三)蛛网膜下腔阻滞

该麻醉方法起效迅速、麻醉效果确切、所需药物较少。缺点是操作相对复杂、麻醉维持时间短、需要损伤硬脊膜、仰卧位低血压和术后头痛发生率高。

穿刺部位应在 L_3 或 L_4 或以下避免损伤脊髓圆锥,蛛网膜下腔阻滞的药物一般选择重比重布比卡因或丁卡因。重比重的布比卡因可以维持1.5~2 小时,与手术时间最为匹配。产妇的蛛网膜下腔也因静脉丛扩张而容积减少,行蛛网膜下腔阻滞的药物剂量为非产妇的 1/2~2/3 即可达到满意的阻滞平面(T_8~S)。

为了弥补蛛网膜下腔阻滞时间的缺陷,有人使用连续蛛网膜下腔阻滞和腰硬联合麻醉。

(四)全身麻醉

因为全身麻醉管理操作相对复杂,用药不当可能导致新生儿呼吸循环抑制,因此只有在椎管内麻醉有禁忌时才被实施。目前常用的全身麻醉方案如下:产妇经过消毒铺单后开始麻醉诱导,经典的诱导方案是:硫喷妥钠 4~5mg/kg,琥珀胆碱 1.5mg/kg,60 秒后气管插管(经典操作流程见表 23-2)。近年来,随着新一代镇静镇痛药物的出现,有人主张麻醉诱导使用如下方案:丙泊酚(2~2.5mg/kg)、瑞芬太尼(0.5~1μg/kg)和罗库溴铵(0.6mg/kg),麻醉维持选择丙泊酚、瑞芬太尼和阿曲库铵,胎儿娩出后再给予咪达唑仑和芬太尼等药物。

(五)局部麻醉

主要是针对一些饱胃的产妇,行椎管内麻醉和全身麻醉的风险高,适合使用局部麻醉。但是局部麻醉效果非常不确切,不能完全消除手术疼痛,肌肉也不够松弛,局麻药用量过大后可引起母婴中毒。

(六)麻醉用药对母体、胎儿及新生儿的影响

胎盘膜和血-脑屏障一样都是脂质屏障,由磷脂构成,具有蛋白质性质。凡脂溶性高、分子量小、电离度小的物质均易通过胎盘。绝大多数麻醉用药物都可以被动扩散的方式通过胎盘。很多因素都可影响药物的扩散速度,包括胎盘两侧的药物浓度差,膜的厚度以及扩散面积,子宫以及脐静脉的血流速度;药物的因素包括分子量的大小(小于 500Da),高脂溶性,低蛋白结合率,低离解度。几乎所有的麻醉、

镇痛、镇静药都能迅速通过胎盘。而对于神经肌肉阻滞药,包括去极化和非去极化肌松药,都因低脂溶性和高离解度而不易通过胎盘,因此对胎儿影响不大。

(七)镇静安定药

1. 地西泮 地西泮在分娩过程中可用于镇静和抗焦虑,但其容易通过胎盘,静脉注射 10mg 在30~60 秒内,或肌内注射 10~20mg 在 3~5 分钟内即可进入胎儿。地西泮在新生儿的半衰期较长,可能导致胎儿出生后镇静、肌张力减退、发绀以及对应激的损害。

2. 咪达唑仑 咪达唑仑为高度亲脂性,微溶于水,可迅速透过胎盘,但透过量少于地西泮,影响新生儿的 Apgar 评分,多不主张在胎儿产出前使用。

(八)静脉麻醉药

1. 硫喷妥钠 硫喷妥钠是产科最常应用的全麻诱导药。临床研究表明,全麻时用 4~7mg/kg 硫喷妥钠诱导,对新生儿并没有明显的影响。虽然硫喷妥钠可迅速通过胎盘,但临床检测胎儿脑血硫喷妥钠的浓度却并不高,因为进入胎儿的硫喷妥钠绝大部分被胎儿肝脏代谢或被胎儿体循环的血液稀释。大剂量硫喷妥钠可能抑制新生儿呼吸,故应限制剂量不超过 7mg/kg。因胎儿窒息而需作急症剖宫产时由于巴比妥类药对脑似有保护作用,故仍可考虑用本药作麻醉诱导。

2. 丙泊酚 为新的静脉催眠药,催眠效能较硫喷妥钠强 1.8 倍。起效快,维持时间短,苏醒迅速。该药可透过胎盘,大剂量使用(用量超过 2.5mg/kg)可抑制新生儿呼吸。该药说明书强调:妊娠期异丙酚除用作终止妊娠外,不宜用于产科麻醉。但也有人报道:丙泊酚用于剖宫产有许多优点,患者迅速苏醒,并未引起新生儿长时间抑制。但丙泊酚无论用于全麻诱导或维持,很多产妇发生低血压,易影响胎儿血供,故应慎重。

3. 氯胺酮 氯胺酮可迅速通过胎盘,但静脉用 1~1.5mg/kg 氯胺酮对胎儿没有明显影响。有报道静脉用 2mg/kg 以上的氯胺酮对胎儿产生了呼吸抑制,因此,产科麻醉一般不超过 2mg/kg。氯胺酮有交感兴奋作用,故高血压的妊娠妇女禁用。

4. 依托咪酯 依托咪酯 0.3mg/kg 可用于妊娠妇女的麻醉诱导,但插管反应较强,新生儿评分和硫喷妥钠相似。

(九)麻醉性镇痛药

1. 哌替啶 哌替啶在产科镇痛中常用,一般肌

注 50~100mg 或静脉 25~50mg,最强镇痛效应出现在肌注后 40~50 分钟或静注后 5~10 分钟。哌替啶使新生儿 Apgar 评分以及神经行为能力评分降低,但在胎儿娩出前 1 小时内或 4 小时以上给常规剂量的哌替啶,对新生儿的呼吸抑制程度与没有用药的新生儿差别不明显。

2. 芬太尼　迅速通过胎盘,其产科麻醉或镇痛的常用剂量为肌注 50~100μg 或静脉 25~50μg,静脉注药后 3~5 分钟作用达高峰,维持时间 30~60 分钟。剖宫产全麻时,多在胎儿产出后给母体使用芬太尼,有时用于硬膜外分娩镇痛,低浓度的局麻药复合 2μg/ml 的芬太尼,镇痛效果良好且对母婴无明显不良影响。

3. 吗啡　因为胎儿的呼吸中枢对吗啡极为敏感,产科患者很少使用。

4. 瑞芬太尼　强效的 μ 受体激动剂,被血液中非特异性酯酶代谢,作用时间短,易于通过胎盘屏障,但可被新生儿迅速代谢。剖宫产全麻使用瑞芬太尼,可使新生儿产生呼吸抑制,但时间较短。

5. 布托啡诺和纳布啡　人工合成的阿片受体激动-拮抗药,布托啡诺 2mg 或纳布啡 10mg 对呼吸的抑制作用和吗啡 10mg 的作用相当。和前述的阿片类对比,在产科患者中使用没有什么特别的优点。

6. 曲马多　部分激动 μ 受体,部分通过中枢的 5-羟色胺受体和去甲肾上腺素受体起作用,分娩时,单次静脉内注射 100mg 曲马多,对母婴没有明显不良影响。

（十）肌肉松弛药

1. 琥珀胆碱　该药脂溶性低,半衰期短,极少向胎盘转移,对胎儿影响小。

2. 目前使用的常用非去极化肌肉松弛药　如阿曲库铵、维库溴铵和罗库溴铵,均为大分子水溶性肌肉松弛药,极少透过胎盘,对胎儿影响小。

（十一）吸入麻醉药

1. 氧化亚氮　除用于分娩镇痛外,还经常用于产科麻醉的维持,不影响子宫收缩,常用浓度为 50%。胎儿产出后,常将其浓度上调至 66%,以减少其他吸入麻醉药的浓度,减少其对子宫收缩的抑制作用。

2. 氟烷、安氟烷、异氟烷和地氟烷　可以安全地用于剖宫产全麻,但对子宫的收缩有一定的抑制作用,故胎儿取出后,常升高氧化亚氮的吸入浓度,降低挥发性吸入麻醉药的使用浓度,以减少其对宫缩的抑制,减少产后出血。

（十二）局部麻醉用药

产科麻醉和镇痛常用的局麻药包括利多卡因、布比卡因、罗哌卡因、氯普鲁卡因。

1. 布比卡因　一种酰胺类长效的局麻药,通常用于产科蛛网膜下腔阻滞或硬膜外分娩镇痛。布比卡因具有较高的蛋白结合率,胎盘的转运率较低(脐血和母血的浓度比为 0.3 左右),从硬膜外进入母血的布比卡因只有极少量进入胎儿,临床常用的低浓度布比卡因用于分娩镇痛对胎儿没有影响。布比卡因低浓度时有明显的运动-感觉神经阻滞分离的特点,因此较早地应用于分娩镇痛。现在临床上分娩镇痛常用的布比卡因的浓度为 0.07%~0.125% 布比卡因与 1~2μg/ml 芬太尼混合液,对运动神经影响轻微且对产程影响小。术后镇痛布比卡因浓度超过 0.15%,有产生永久性神经损伤的危险。

2. 罗哌卡因　低浓度时运动-感觉神经阻滞分离的特点更明显。比布比卡因蛋白结合率更高,脂溶性低,而胎盘的转运率相似,相对布比卡因更为安全。罗哌卡因最常用于硬膜外分娩镇痛,其浓度和布比卡因相似,一般为 0.075%~0.125% 罗哌卡因和 1~2μg/ml 芬太尼混合液,以 0.1% 罗哌卡因和 1μg/ml 芬太尼混合液最为常用,其对运动神经的影响比布比卡因更小,有腰硬联合麻醉后使用 0.20% 的罗哌卡因镇痛产生马尾综合征的病例。

3. 左旋布比卡因　为布比卡因的 S 异构体(即左旋),和布比卡因的临床药效相似,但其安全性高于布比卡因,适用于剖宫产的硬膜外麻醉。和布比卡因一样,左旋布比卡因也能通过胎盘。研究表明,择期剖宫产手术中使用 0.5% 左旋布比卡因和布比卡因,两者在感觉和运动神经阻滞的起效时间、消退时间、麻醉效力以及肌松方面效果相当。

4. 利多卡因　产科常用局麻药,其起效迅速并且能用于维持麻醉,其心脏毒性小,对母婴影响小,较为安全。

（十三）麻醉方式对产妇及胎儿的影响

1. 硬膜外麻醉准备时间较长,有时效果不满意,但新生儿的评分最好,不适用于需要紧急手术的患者,如严重胎儿宫内窘迫。

2. 蛛网膜下腔麻醉相对起效快,阻滞完全,效果满意,缺点是手术时间受到限制,新生儿出生时脐带血的 pH 值最低,不利于胎儿宫内的氧供。目前常用的局麻药布比卡因作用时间达 2~3 小时,能满足绝大多数剖宫产手术的需要。

3. 可以减少麻醉至切皮的时间,但是全身麻醉增加母体的麻醉风险,新生儿的 Apgar 评分可能受到影响。

选择何种麻醉方式应该根据具体情况:包括麻醉、产妇和胎儿三方面的因素,总体上讲,椎管内麻醉优于全身麻醉,对于急诊剖宫产来说,连续硬膜外麻醉同样可以起到快速起效的效果。如果选择腰麻应该尽可能地使用细针穿刺以降低腰麻后头痛的发生率,如果遇到胎儿心动过缓、子宫破裂、严重的胎盘早剥和严重的产科出血,全身麻醉将是最佳的选择(表 23-1,2)。

表 23-1 剖宫产产妇实施椎管内麻醉的推荐程序

1. 麻醉诱导前非颗粒性的口服抗酸药物

2. 安排产妇侧卧,监测产妇的血压、心率和氧饱和度,监测胎儿心率

3. 快速输入 1000ml 左右的平衡液,同时给予产妇面罩或鼻导管吸氧

4. 检查抢救药物与器械是否在位:麻醉机、喉镜、气管导管、安定类药物、麻黄碱和吸引器

5. 开始实施麻醉

    腰麻

    尽可能选择细针,选择穿刺点

药物选择:

    7~10mg 的重比重丁卡因

    60~75mg 利多卡因

    12~15mg 布比卡因

可添加药物:

    肾上腺素 0.2mg

    舒芬太尼 $5\mu g$

    芬太尼 $10\mu g$

    吗啡 0.1~0.25mg

硬膜外麻醉

穿刺、置管

药物选择(总剂量 15~30ml)

    1.5%~2% 利多卡因

    0.5 布比卡因

    3% 氯普鲁卡因

    0.5 罗哌卡因

    肾上腺素 1:200 000

阿片类药物:

续表

    芬太尼 $2.0\mu g$ /ml 或舒芬太尼 $1.0\mu g$ /ml;吗啡 3~5mg

6. 左侧卧位

7. 胎儿出生前监测母亲血压 1 分钟 1 次,胎儿出生后监测血压 5 分钟 1 次

8. 如果 SBP 下降 30% 或低于 12.0kPa(90mmHg),加快输液,使用麻黄碱 5~15mg,可重复使用

9. 处理产妇的焦虑状态或麻醉效果欠佳的措施

        0.25~1mg 咪达唑仑;0.5~1μg/kg 芬太尼;40%~50% 氧化亚氮;0.25mg/kg 氯胺酮;腹腔注射 0.5% 利多卡因 10~20ml

10. 麻醉效果差,及时行全身麻醉

11. 决定术后镇痛方案

表 23-2 部宫产产妇实施全身麻醉的推荐程序

1. 麻醉诱导前非颗粒性的口服抗酸药物,也可以使用 H_2 受体阻滞药或甲氧氯普胺(胃复安)

2. 安排产妇左侧 20° 卧位,监测产妇的血压、心率、氧饱和度和呼气末二氧化碳

3. 同时给予产妇面罩高流量吸氧(大于 6L/min)

4. 产科医师准备就绪,环状软骨压迫直至插入气管导管套囊充气后

5. 给予硫喷妥钠 4~5mg/kg,琥珀胆碱 1.5mg/kg,60 秒后气管插管

6. 吸入 50% 的氧化亚氮和 0.5% 的氟烷或 0.75% 异氟烷或 1% 安氟烷,必要时再次使用肌肉松弛药

7. 避免产妇过度通气

8. 阻断脐带后,加深麻醉

9. 手术结束产妇苏醒后拔除气管导管

参 考 文 献

1. American Society of Anesthesiologists Task Force on Obstetric Anesthesia. Practice Guidelines for Obstetric Anesthesia. Anesthesiology, 2007, 106:843-863.

2. 姚尚龙,吴新民,赵晶,等. 产科麻醉临床指南专家共识. 2008.

3. Moon PF, Erb HN, Ludders JW, et al. Perioperative risk factors for puppies delivered by cesarean section in the United States and Canada. Journal of the American Animal Hospital Association, 2000, 36:359-368.

4. Pascoe PJ, Moon PF. Periparturient and neonatal anesthesia. Vet Clin North Am Small Anim Pract, 2001, 31: 315-340.

四、妊娠合并心脏病的麻醉

在我国,妊娠合并心脏病以风湿性心脏病和先天性心脏病为主,前者约占妊娠合并心脏病中的近 30.0%,后者约占 35.0% 以上。动脉硬化性心脏病、二尖瓣脱垂和贫血性心脏病均少见。妊娠期特有围生期心肌病亦少见。妊娠合并心脏病的发生率为 1%～2%,但却是麻醉手术死亡的第 2、3 位原因。

妊娠期循环血量增加 30%～40%,32～34 周时达高峰。心排出量亦相应增加,心率较非孕期增快 10 次/分,水钠潴留,胎盘循环建立,体重增加,随子宫增大膈肌上升心脏呈横位,心脏负荷加重,心脏病的妇女可导致心力衰竭。分娩期疼痛、宫缩,增加了氧的消耗和心脏负荷;宫缩时外周阻力增加,回心血量增加,心排出量也增加,使心脏前、后负荷进一步加重;产程时间长进一步加重患者的风险。胎儿娩出子宫血窦关闭,胎盘血液循环停止,子宫内血液进入循环,腹压骤降回心血量增加,而后负荷骤减,对心功能影响较大。产褥期体内蓄积的液体经循环排出,加重心脏负担,是发生心力衰竭和肺水肿最危险的时期,产后 1～2 天仍是发生心力衰竭的危险期。另外,静脉快速滴注缩宫素也可能导致血管一过性扩张,加重血流动力学的变化。

麻醉注意事项:

妊娠合并心脏病时患者麻醉时应重点关注:①避免使用抑制心肌的药物;②避免增加心肌氧耗的各种因素,气管插管、麻醉维持时,需要使用阿片类药物,以减轻血流动力学的波动;③术前心功能不佳的患者,由于循环不良,下肢静脉淤积,可能发生下肢静脉血栓脱落;④注意不同心脏病患者病理生理变化,注意调整心脏的前后负荷及心率,维持血流动力学的稳定;⑤避免加重肺动脉高压的因素。

病例 2 中的产妇在使用椎管内麻醉后,由于外周血管阻力下降,右向左分流而导致 SpO_2 下降。胎儿出生后,回心血量迅速增加,心脏前负荷增加,导致心力衰竭的发生,这种心力衰竭的处理原则是利尿、扩血管与增强心肌收缩力。

各种类型心脏病的麻醉要点

1. 二尖瓣狭窄　二尖瓣狭窄占妊娠期风湿性心脏病的 90%,大约 25% 的患者在妊娠期间才出现症状。最主要病理生理改变是二尖瓣口面积减小导致左房向左室排血受阻,左室充盈不足,心排出量下降。同时左房容量和压力增加,导致肺静脉压和肺毛细血管楔压升高,引起肺间质水肿、肺顺应性下降、呼吸做功增加。最终可发展至肺动脉高压、右心室肥厚扩张、右心衰竭。妊娠能加重二尖瓣狭窄,解剖上的中度狭窄可成为功能性的重度狭窄。而且妊娠合并二尖瓣狭窄发生肺充血、房颤、室上速的发生率增加。

麻醉注意事项:①避免心动过速。因为心动过速时,舒张期充盈时间缩短更明显,导致心室充盈减少。若存在房颤,尽量控制室率在 110 次/分以下。②保持适当的血容量和血管容量。术中过快过量输液、强烈子宫收缩等都可导致心脏意外如右心力衰竭、肺水肿、房颤等。③避免加重肺动脉高压。CO_2 蓄积、缺氧、酸中毒、肺膨胀过度、前列腺素类子宫收缩剂等都可增加肺动脉阻力,应予以重视。④保持体循环压力稳定。对于重度二尖瓣狭窄,全身血管阻力下降时心率代偿增快,应及时纠正,必要时用 α 受体激动剂。

麻醉选择:经阴道分娩者,建议优先选择连续腰段硬膜外阻滞镇痛,能较好保持血流动力学稳定。近年也有学者认为腰麻-硬膜外联合阻滞也是较好的镇痛方法。药物可采用局麻药加阿片类药,特别是加用阿片类药能降低局麻药浓度又不增加交感神经阻滞。在产程早期,可硬膜外或蛛网膜下腔单独应用阿片类药物,也能取得很好的镇痛效果。对于椎管内麻醉禁忌者还可采用阴部神经阻滞的方法。

剖宫产麻醉的选择应考虑麻醉技术导致的体液转移、术中出血等问题。优先选择是硬膜外麻醉,可通过缓慢注药来避免血流动力学波动。切忌预防性应用麻黄碱和液体预扩容。对于有症状者,术中补液应根据有创监测结果慎重进行。有些患者术前限制补液、应用 β 受体阻滞剂和利尿药等,硬膜外麻醉时可发生严重低血压,此时可小心使用小剂量去氧肾上腺素(不增加心率、不影响子宫胎盘血流灌注)及适当补液来维持血压。房颤患者若出现室率过快,可予以毛花苷丙(西地兰)控制心室率,或给予 β 受体阻滞剂静脉注射。

重度二尖瓣狭窄者或硬膜外阻滞禁忌者需行全身麻醉。关键在于控制心室率,避免心动过速和维持血流动力学稳定。

2. 二尖瓣关闭不全　二尖瓣关闭不全在妊娠合并心瓣膜病变中位居第二位,年轻患者中,二尖瓣脱垂是二尖瓣关闭不全的主要原因。单纯的二尖瓣关闭不全患者能很好耐受妊娠。但后期容易出现房颤、细菌性心内膜炎、体循环栓塞以及肺动脉充血。

主要病理生理改变是由于二尖瓣关闭不全,左室收缩期血液反流入左房,导致左房扩大。早期不易出现肺充血的表现,中后期左房和肺毛细血管楔压升高及肺充血。左室慢性容量负荷过多,导致左室心肌肥厚、扩大,难以耐受血容量增加。妊娠时外周血管阻力降低可增加左室前向性血流,相反分娩时或麻醉不完善时的疼痛、恐惧以及子宫收缩都可增加儿茶酚胺的水平而导致体循环阻力增高。

麻醉注意事项:①保持轻度的心动过速,较快的心率可使二尖瓣反流口相对缩小;②维持较低的外周体循环阻力,降低前向性射血阻抗可有效降低反流量;③避免应用能导致心肌抑制的药物。

麻醉选择:分娩时提供有效镇痛能避免产痛所致的外周血管收缩,从而降低左室后负荷。连续硬膜外阻滞和腰硬联合阻滞是首选的镇痛方法。

剖宫产麻醉也优先选择连续硬膜外或腰硬联合阻滞麻醉,因为这种麻醉能阻滞交感神经,降低阻滞区域的外周血管阻力,增加前向性血流,有助于预防肺充血。但需缓慢注药,避免血流动力学剧烈波动。

3. 主动脉瓣狭窄 主动脉瓣狭窄是罕见的妊娠合并心脏病,发病率仅 $0.5\%\sim3\%$。正常主动脉瓣口面积超过 $3cm^2$,当瓣口面积小于 $1cm^2$ 时出现症状,一旦出现症状,死亡率高达 50% 以上。主要病理生理学改变是主动脉瓣狭窄导致左室排血受阻,左室压力负荷加大,室壁张力增加,左室壁向心性肥厚,顺应性下降,需要心房收缩维持左室充盈,维持窦性心律极为重要。左室心肌肥厚及心室肥大导致心肌缺血,加之左室收缩射血时间延长降低舒张期冠状动脉灌流时间,最终发生左室功能不全,肺充血。

主动脉瓣狭窄的风险程度取决于瓣膜口的面积及主动脉瓣口两端的收缩期压力梯度。收缩期压力梯度$>6.67kPa(50mmHg)$表明重度狭窄,风险极大。妊娠期由于血容量增加及外周阻力下降可增加收缩期压力梯度。

麻醉注意事项:①尽量保持窦性心律,一旦发生房颤,需要立即考虑电复律。避免心动过速和心动过缓;②维持充足的前负荷,特别要避免下腔静脉受压,以便左室能产生足量的每搏排血量;③保持血流动力学稳定,只允许其在较小的范围内波动。

麻醉选择:经阴道分娩者建议行分娩镇痛。剖宫产麻醉,区域麻醉和全身麻醉都可谨慎选用。但到底哪种麻醉方式更适合,存在争论。无论何种麻醉镇痛方式,均要考虑如何维持血流动力学稳定,且只允许其在较小的范围内波动。

4. 主动脉瓣关闭不全 主动脉瓣关闭不全可以是先天性或后天性的。约 75% 的病例是由风湿热所致。大部分主动脉瓣关闭不全的患者都能安全度过妊娠期,但仍有 $3\%\sim9\%$ 的患者可能出现心力衰竭。主要病理生理学改变是由于主动脉瓣关闭不全时,舒张期反流,左心室容量长期超负荷,产生左室扩张、左室舒张末期容量(LVEDV)降低以及射血分数降低等。当心率增快、外周血管阻力下降时,可以减少舒张期反流。妊娠可轻度增加心率,降低外周血管阻力,因此可相对缓解主动脉瓣关闭不全的症状。

麻醉注意事项:①避免体循环阻力增加。需要提供完善的镇痛,避免儿茶酚胺增加而导致 SVR 上升。术中可用硝普钠或酚妥拉明来降低 SVR。②避免心动过缓。此类患者对心动过缓耐受性很差,因心动过缓延长心室舒张期的持续时间,主动脉的反流量也增加,应维持心率在 $80\sim100$ 次/分。③避免使用加重心肌抑制的药物。

麻醉选择:经阴道分娩者建议优先选择硬膜外或腰硬联合行分娩镇痛。因为其降低后负荷、预防 SVR 上升和急性左室容量超负荷。

在心脏瓣膜置换术后的患者,重点应注意功能状态以及注抗凝剂的使用情况。以免引起心功能的恶化,椎管内麻醉引起硬膜外血肿、蛛网膜下腔出血等副作用的发生。

5. 先天性心脏病 主要有房间隔缺损(VSD)、室间隔缺损(VSD)及动脉导管未闭(PDA)、法洛四联症等。能耐受妊娠的患者多是病变程度较轻、心功能较好的患者。主要的病理生理改变是左右心间的压力平衡引起的向左、向右分流,早期多为左向右分流,引起肺循环血流增加。后期因肺血管改变阻力增加,导致双向分流、右向左分流,发绀,心脏失代偿引起的心功能不全。

麻醉注意事项:①避免体循环阻力过低,引起右向左分流,加重患者组织缺氧;②避免肺循环阻力升高,特别是已有双向分流的患者,以减少右向左分流;③避免心脏负荷过重,维持稳定的心率、前后负荷,已经有心功能不全的患者,避免心肌抑制的因素;④静脉输液一定要排净气泡,以免产生体循环栓塞。具体麻醉方法不限。

6. 妊娠合并心肌病 又称围生期心肌病(peripartum cardiomyopathy,PPCM),是指既往无心脏病病史,又排除其他心血管疾病,在妊娠最后 1 个月或产后6个月内出现以心肌病变为基本特征和充血性心力衰竭为主要临床表现的心脏病,原因不明,高龄、多产、多胎、营养不良的产妇中发病率较高。主要病理生理学改变是,心肌收缩能力下降,心排出量下降,分娩和手术应激进一步加剧心肌损害。

麻醉注意事项:①避免使用抑制心肌的药物;②保持窦性心律和正常心率;③避免增加心肌氧耗的各种因素;④谨慎使用利尿药和血管扩张剂,注意控制液体输入量;⑤注意术中血栓脱落。

麻醉选择:经阴道分娩的产妇优先选用连续硬膜外阻滞镇痛,不要常规给予预防性扩容或预防性使用血管活性药物。第二产程避免过度使用腹压,必要时可采用产钳或头吸器助产。产后慎用缩宫素。此类患者选用全身麻醉的比例有所下降,可选用一氧化氮、依托咪酯、瑞芬太尼等对心血管影响较小的药物。区域阻滞可优先选择硬膜外麻醉,但需避免过快建立麻醉平面,导致血流动力学过剧改变。腰硬联合麻醉也可用于该类患者,但需控制腰麻药物剂量,注意维持血流动力学稳定。若出现心力衰竭,可扩血管、利尿。该类疾病风险较大,须做好充分的术前准备,必要时联合心内科医师会诊,做出正确判断,制订合理预案。

参考文献

1. van Mook WN, Peeters L. Severe cardiac disease in pregnancy, part Ⅱ: impact of congenital and acquired cardiac diseases during pregnancy. Curr Opin Crit Care, 2005, 11(5):435-448.
2. Ioscovich AM, Goldszmidt E, Fadeev AV, et al. Peripartum anesthetic management of patients with aortic valve stenosis: a retrospective study and literature review. Int J Obstet Anesth, 2009, 18(4):379-386.
3. Bhakta P, Biswas BK, Banerjee B. Peripartum cardiomyopathy: review of the literature. Yonsei Med J, 2007, 48(5):731-747.
4. Kuczkowski KM, van Zundert A. Anesthesia for pregnant women with valvular heart disease: the state-of-the-art. J Anesth, 2007, 21(2):252-257.
5. Dob DP, Yentis SM. Practical management of the parturient with congenital heart disease. Int J Obstet Anesth, 2006, 15(2):137-144.

五、妊娠期高血压疾病的麻醉

妊娠期高血压疾病(pregnancy-induced hypertension syndrome, PIH 简称妊高征)是妊娠期特有的疾病,发生于妊娠20周以后,发病率约为10.32%。临床表现为高血压、蛋白尿、水肿,严重时出现抽搐、昏迷、心力衰竭,甚至发生母婴死亡。基本病理改变为全身小动脉痉挛,造成管腔狭窄,周围阻力增大,内皮细胞损伤,通透性增加,体液和蛋白渗漏,表现为血压上升、蛋白尿、水肿和血液浓缩等。全身各器官组织因缺血和缺氧而受到损害,严重时脑、心、肝、肾及胎盘等的病理生理变化可导致抽搐、昏迷、脑水肿、脑出血,心、肾衰竭,肺水肿,肝细胞坏死及被膜下出血,胎盘绒毛退行性变、出血和梗死,胎盘早期剥离及凝血功能障碍而导致 DIC 等。

控制血压:硫酸镁是治疗重度妊娠期高血压疾病的首选药,其他常用的降压药是肼屈嗪和拉贝洛尔。硫酸镁有一定的血管扩张作用,应该常规观察用药后的尿量,有无呼吸抑制,检查膝反射、心率和心电图,有无房室传导阻滞,如有异常应查血镁离子浓度,一旦有中毒表现应该给予钙剂拮抗治疗。一般术前将血压降至18.7~20.62/12.0~13.97(140~155/90~105mmHg),如果降得太低就会影响子宫胎盘的血液灌注。钙通道阻滞药硝苯地平也是很好的抗高血压药,对于严重的高血压患者可短期使用硝酸甘油和硝普钠,两药的开始剂量都是 $0.5\mu g/(kg \cdot min)$,然后根据血压随时调整,短期小剂量使用硝普钠一般不会引起胎儿氰化物中毒。

麻醉选择:终止妊娠是治疗重度妊娠期高血压疾病的重要措施,如果产妇没有行椎管内麻醉的禁忌证,应该首选椎管内麻醉。硬膜外麻醉简单实用,既可以阻滞交感神经,使血管扩张,血压下降,缓解高血压症状,也可减少母体儿茶酚胺的释放,降低子宫-胎盘血管阻力,增加脐血流量和绒毛间腔血流量,改善微循环,防止或减轻胎儿宫内窘迫,减少剖宫产儿呼吸困难,也便于术后硬膜外镇痛给药。但硬膜外阻滞的失败率或阻滞不完全性较高,在剖宫产患者可达25%以上。腰麻-硬膜外联合阻滞除有硬膜外阻滞的优点外,还具有用药量小、镇痛起效更快、效果更确切、可控性更强等优点,在妊娠期高血压疾病剖宫产手术中的优势日渐明显。腰硬联合麻醉可安全应用于妊娠期高血压综合征患者,镇痛效果更为完善且对血流动力学的影响与单纯硬膜外麻醉没有明显差异。对于合并心力衰竭、肺水肿、先兆子痫患者在合理强心、利尿、镇静、降压、解痉后仍可选用腰硬联合麻醉,但需特别注意用药量比一般剖宫产患者要小。对于同时有前置胎盘、胎盘早剥、凝血功能异常，DIC、HELLP综合征时，应及时准备好全血、浓缩红细胞、新鲜冰冻血浆、凝血因子、肝素，以维持循环、凝血功能及各器官功能的稳定。

椎管内麻醉禁忌或对子痫发作、意识不清无法有效配合者，宜选用全身麻醉者可行全身麻醉。此类患者麻醉，与普通剖宫产全麻相似。值得注意的是，麻醉诱导插管需要使用阿片类药物，以避免严重的血流动力学反应。另一点就是术前使用硫酸镁控制血压的患者，使用肌松药维库溴铵时，可能引起长时间的阻滞，其他非去极化肌松药包括罗库溴铵、阿曲库铵没有类似的报道。

（一）麻醉管理

1．麻醉力求平稳，减少应激反应　避免麻醉诱导时血压大起大落，避免使用氯胺酮。麻醉期间的高血压可适当使用吸入麻醉药。对呼吸、循环功能尽力控制在生理安全范围。血压不能降得太快降得过低，控制在（140～150）/90mmHg对母婴最有利。预防仰卧位低血压综合征。

2．维护心、肾、肺功能　适度扩容，以血红蛋白、血细胞比容、中心静脉压、尿量、血气分析、电解质检查为依据，调整血容量，维持电解质和酸碱平衡。

3．积极处理并发症　凡并发心力衰竭、肺水肿、脑出血、DIC、肾衰竭、HELLP综合征时，应按相关疾病的治疗原则积极处理。

4．麻醉的基本监护　包括ECG、SpO_2，血压、中心静脉压、尿量、血气分析，保证及时发现问题及处理问题。

5．做好新生儿窒息的抢救准备

6．麻醉手术后送ICU病房，继续予以监护、治疗，直至患者脱离危险期。

7．应该给予患者良好的术后镇痛。

（二）产科手术麻醉过程中可能发生的危急情况及防治

仰卧位低血压　仰卧位低血压定义为仰卧后收缩压小于90mmHg或比基础值降低30%，常见的临床表现是血压下降、头昏、呼吸困难和恶心呕吐。发生率，各家报道不一，低者为1%～2%，高者达30%。范围如此之大，分析其原因主要与统计方法不同有关，低者仅报道重症患者，高者将轻症也统计在内。仰卧位低血压综合征主要发生于妊娠晚期妇女，偶见于腹腔巨大卵巢肿瘤患者，一般认为主要与妊娠妇女体位有关，妊娠晚期子宫增大，如取仰卧位，增大的妊娠子宫可压迫下腔静脉，使下腔及盆腔内静脉回流受影响，回心血量减少，右心房压下降、心搏出量随之减少，从而引起血压下降出现休克的一系列表现。临床发现多胎妊娠、羊水过多症等子宫异常增大的妊娠妇女更易患本征，也提示其发生与下腔静脉受压有关。因此，又有人称其为下腔静脉综合征或体位性休克。但并非所有妊娠妇女都发生仰卧位低血压综合征。仰卧位低血压的处理措施是：左侧倾斜10°～15°、右臀抬高、扩容和使用血管活性药物。

（三）仰卧位低血压在硬膜外麻醉与蛛网膜下腔麻醉时发生率是否有异同？

产科麻醉指南认为，蛛网膜下腔麻醉与单纯硬膜外麻醉相比，虽然蛛网膜下腔麻醉可以缩短麻醉到切皮的时间，但是仰卧位低血压、脐带血pH值和新生儿Apgar评分没有差异。

（四）预先扩容对产妇椎管内麻醉后的低血压是否有治疗作用？

首先可以肯定扩容可以减轻椎管内麻醉后的低血压的程度，但是没有必要预先给予一定的容量负荷。换言之，可以在施行椎管内麻醉的同时行容量治疗，同样可以缓解椎管内麻醉后的低血压。

（五）剖宫产产妇在手术中是否可以输入葡萄糖溶液？

剖宫产产妇在手术中输入葡萄糖可以导致胎儿高血糖、胎儿代谢性酸中毒和新生儿低血糖，这些变化势必加重胎儿的缺血缺氧状态。因此一般不主张给产妇在手术过程中输入含葡萄糖的溶液。

（六）使用哪种血管活性药物可以较好地处理产妇的仰卧位低血压？

麻黄碱和去氧肾上腺素都可以用来治疗椎管内麻醉后的低血压，如果产妇没有心动过缓，更主张使用去氧肾上腺素，因为与麻黄碱相比，去氧肾上腺素可以改善胎儿的酸碱平衡状态。

参 考 文 献

1. American Society of Anesthesiologists Task Force on Obstetric Anesthesia. Practice Guidelines for Obstetric Anesthesia. Anesthesiology, 2007, 106: 843-863.
2. Philipson EH, Kalhan SC, Riha MM, et al. Effects of maternal glucose infusion on fetal acid-base status in human pregnancy. Am J Obstet Gynecol, 1987, 157(4 Pt 1): 866-873.
3. Jamal A, Choobak N, Tabassomi F. Intrapartum Maternal Glucose Infusion and Fetal Acid-Base Status. Int J

Gynaecol Obstet. 2007，97(3)：187-9.

六、新生儿急救与复苏

（一）复苏准备

1. 每次分娩时有1名熟练掌握新生儿复苏技术的医护人员在场，其职责是照料新生儿。

2. 复苏1名严重窒息儿需要儿科医师和助产士(师)各1人。

3. 多胎分娩的每名新生儿都应由专人负责。

4. 复苏小组每个成员都需有明确的分工，每个成员均应具备熟练的复苏技能。

5. 检查复苏设备、药品齐全，并且功能良好。

（二）复苏的基本程序

此评估-决策-措施的程序过程在整个复苏中不断重复。评估主要基于以下3个体征：呼吸、心率、肤色。通过评估这三个体征中的每一项来确定每一步骤是否有效。尽管你同时评估这三项措施与决策，但明显降低的心率对于决定进入下一步骤是最重要的。

（三）复苏的步骤

1. 快速评估

出生后立即用几秒钟的时间快速评估4项指标：①足月妊娠？②羊水清？③有哭声或呼吸？④肌张力好？如以上4项中有1项为"否"，则进行以下初步复苏。

2. 初步复苏

(1)保暖：将新生儿放在辐射保暖台上或因地制宜采取保温措施如用预热的毯子裹住新生儿以减少热量散失等。有条件的医疗单位对体重<1500g、孕周<32周的极低出生体重(VLBW)儿可将初生早产婴的头部以下躯体和四肢放在灭菌的塑料袋内或盖以塑料薄膜置于辐射保暖台上，摆好体位后继续初步复苏的其他步骤。因会引发呼吸抑制也要避免高温。

(2)体位：置新生儿头轻度仰伸位(鼻吸气位)。

(3)吸引：在肩娩出前，助产者用手将新生儿的口咽、鼻中的分泌物挤出。娩出后，用吸球或吸管(8F或10F)先口咽后鼻腔清理分泌物。过度用力吸引可能导致喉痉挛和迷走神经性的心动过缓并使自主呼吸出现延迟。应限制吸管的深度和吸引时间(<10秒)，吸引器的负压不超过13.3kPa(100mmHg)；羊水胎粪污染时的处理：当羊水有胎粪污染时，无论胎粪是稠或稀，初生儿一娩出先评估新生儿有无活力，新生儿有活力时，继续初步复苏；如无活力，采用

胎粪吸引管进行气管内吸引。活力的定义是规则呼吸或哭声响亮、肌张力好及心率>100次/分。以上3项中有一项不好者为无活力。

(4)擦干：快速擦干全身。

(5)刺激：用手拍打或手指轻弹患儿的足底或摩擦背部2次以诱发自主呼吸，如这些努力无效表明新生儿处于继发性呼吸暂停，需要正压人工呼吸。

（四）进一步复苏

1. 面罩正压人工呼吸

1)指征：①呼吸暂停或抽泣样呼吸；②心率<100次/分；③持续的中心性发绀。

2)方法：①正压呼吸需要$1.96\sim2.45$kPa($20\sim25cmH_2O$)，少数病情严重的初生儿，起初可用$2\sim3$次$2.94\sim3.92$kPa($30\sim40cmH_2O$)以后维持在1.96kPa($20cmH_2O$)。②频率$40\sim60$次/分(胸外按压时为30次/分)。③有效的人工呼吸应显示心率迅速增快，由心率、胸廓起伏、呼吸音及肤色来评价。④如正压人工呼吸达不到有效通气，需检查面罩和面部之间的密闭性，是否有气道阻塞(可调整头位，清除分泌物，使新生儿的口张开)或气囊是否漏气。面罩型号应正好封住口鼻，但不能盖住眼睛或超过下颌。⑤经30秒100%氧的充分人工呼吸后，如有自主呼吸，且心率≥100次/分，可逐步减少并停止正压人工呼吸。如自主呼吸不充分，或心率<100次/分，须继续用气囊面罩或气管导管施行人工呼吸。如心率<60次/分，继续正压人工呼吸并开始胸外按压。⑥持续气囊面罩人工呼吸(>2次/分)可产生胃充盈，应常规插入8F胃管，用注射器抽气和在空气中敞开端口来缓解。

2. 喉镜下经口气管插管

1)指征：①需要气管内吸引清除胎粪时；②气囊面罩人工呼吸无效或要延长时；③胸外按压的需要；④经气管注入药物时；⑤特殊复苏情况，如先天性膈疝或超低出生体重儿。

2)准备：进行气管插管必需的器械和物品应保存在一起，在每个产房、手术室、新生儿室和急救室应随时备用。常用的气管导管为上下直径一致的直管、不透射线和有刻度。如使用金属管芯，不可超过管端。

3. 胸外心脏按压

不管通气与否，如果心率小于60次/分，就必须行胸外心脏按压。心脏按压的位置是胸骨下1/3，按压的深度是胸腔前后径的1/3。一般心脏按压的手法有两种：一种是两手拇指按压，其余手指环绕胸部并托起后背；另一种手法是用两

只手指按压心脏,另一只手托住后背。按压的次数为 90 次/分,正压通气的次数为 30 次/分,应该协调好心脏按压和呼吸的次数,避免心脏按压与呼吸运动同时发生,一般推荐心脏按压 3 次,做一次人工呼吸。如果自主心率大于等于 60 次/分,则可以停止心脏按压。

4. 药物治疗　如果进行有效的心脏按压和正压通气后,心率仍小于 60 次/分,则需要使用肾上腺素等药物。一般推荐从气管导管内注射肾上腺素,因为在临床上这种路径比静脉通道更加迅速与方便,当然如果存在静脉通道或建立了静脉通道,肾上腺素应该从静脉直接给予,肾上腺素的推荐剂量是:静脉每次 0.01~0.03mg/kg,气管内每次 0.1mg/kg,肾上腺素的配置浓度为 0.1mg/ml。

如果怀疑新生儿有出血、休克等表现应该给予液体治疗,推荐给予 10ml/kg 的等渗盐水,必要时可以多次使用,但是避免输入过快导致循环负荷过重。

在辅助呼吸后,新生儿呼吸功能不全,可以考虑使用纳诺酮,一般推荐经静脉或肌内注射 0.1mg/kg,给予纳诺酮的新生儿应该仔细观察,防止呼吸暂停或低通气的再次发生。

5. 复苏停止的标准

(1)早产低体重或存在严重畸形并且早期死亡率高的患儿,如胎龄小于 23 周、体重低于 400g、无脑儿和严重的染色体疾病。

(2)如果胎龄大于 25 周,应该积极地进行新生儿复苏,除非存在宫内感染、缺氧和严重的多系统畸形。

(3)如果不能确定新生儿生存希望或患儿生存希望不大,如果父母要求,可以积极抢救患儿。

参 考 文 献

1. 2005 American Heart Association Guidelines for Cardiop-ulmonary Resuscitation and Emergency Cardiovascular Care. Part 13：Neonatal Resuscitation Guidelines. Circulation. 2010 Nov 2；122(18 Suppl 3)；S862-75.

2. 2005 American Heart Association（AHA）guidelines for cardiopulmonary resuscitation（CPR）and emergency cardiovascular care（ECC）of pediatric and neonatal patients：neonatal resuscitation guidelines. Pediatrics，2006，117：989-1044.

3. Saugstad OD, Ramji S, Vento M. Oxygen for Newborn Resuscitation：How Much Is Enough?. Pediatrics，2006，118：789-792.

4. 2005 International Consensus on Cardiopulmonary Resuscitation and Emergency Cardiovascular Care Science with Treatment Recommendations. Part 7：Neonatal resuscitation. Resuscitation，2005，67；293-303.

5. Thaler MM, Stobie GH. An improved technique of external cardiac compression in infants and young children. N Engl J Med，1963，269；606-610.

6. David R. Closed chest cardiac massage in the newborn infant. Pediatrics，1988，81；552-554.

7. Todres ID, Rogers MC. Methods of external cardiac massage in the newborn infant. J Pediatr，1975，86；781-782.

8. American Heart Association. Neonatal Resuscitation Guidelines. Circulation，2005，112：188-195.

七、Key points

1. 麻醉手术前,充分认识产妇全身的病理生理改变,充分评估产妇与胎儿的情况,评估麻醉手术的风险,确定合理的麻醉方式。

2. 熟悉并掌握产妇全身麻醉与椎管内麻醉的方法、给药方案、操作程序与相关并发症的处理。

3. 熟悉并掌握妊娠期高血压疾病、妊娠合并心脏病的产妇的麻醉。

4. 熟悉并掌握新生儿急救与复苏的相关知识。

（孙　杰　丁正年）

第二十四章

耳鼻喉科手术麻醉

第一节　呼吸道外伤手术麻醉

一、临床病例

【病例1】

男性患者,30岁,因"颈部外伤致呼吸困难"进入急诊室。患者神志清楚,呼吸困难2度,SpO_2 88%。颈外部没有明显伤口,但皮下气肿明显。CT显示:环状软骨不完全断裂。急诊科请麻醉科医师行抢救插管,建立气道。作为麻醉科医师应该如何处理?

【病例2】

男性患者,18岁,因"骑摩托车摔伤"入急诊室。急诊科医师查体发现患者有面部和右大腿骨折,患者神志清楚,无其他外伤存在。约几分钟后患者出现轻度咯血同时伴发声音嘶哑。耳鼻喉医师进行进一步检查。发现喉软骨内黏膜损伤,左侧声带固定,喉结消失,右侧喉结处有一小贯通伤,患者虽然没有呼吸困难,但咽下部有活动性出血。患者立即被送入手术室,局麻下完成气管切开。此例患者提示我们在判断和处理气道损伤方面应注意什么?

【病例3】

女性患者,25岁,因"被暴力拉断项链造成颈部贯通伤",入急诊室时颈部重度疼痛,呼吸困难,吞咽困难,发声困难,患者精神差并有躁动。收缩压仅8.00kPa(60mmHg),心率167次/分,SpO_2无法显示,循环不稳定,处于休克状态。胸廓双侧出现捻发音和哮鸣音,腹部正常。局部检查:颈前部约10cm破口,气管于近环甲膜处破裂,颈双侧未见大血管破裂,食管无损伤。纤维喉镜检查见咽喉部明显出血,常规吸引不能使视野清晰。在输液输血控制循环稳定的同时,麻醉医师到场进行检查判断,并做进一步处理,以保证手术能够顺利进行。如何对此例患者进行气道管理?

【病例4】

男性患者,50岁,从马背上摔下,前额着地,颈部过伸。患者陈述颈部疼痛,左上肢无力并感觉障碍,无意识丧失史。入急诊室后立即带颈托,生命体征平稳。CT示双C_1,右C_4骨折,常规治疗。伤后20小时为进一步明确上肢神经损伤情况行MRI,在检查过程中患者突然出现呼吸困难和声嘶,MRI提示咽后血肿,见图24-1。外科医师和麻醉医师立刻到场。欲清醒下经鼻行气管内插管。给予抗胆碱药后2%利多卡因鼻腔黏膜表麻,纤维支气管镜经鼻咽,声门进入气管。咽部和上段气管明显受压变窄,7mm导管经纤维支气管镜入,置于隆嵴上3cm。整个过程患者无不适,颈部完全制动,同时一名外科医师随时准备,一旦纤维支气管镜引导插管不成功,立即行气管切开。气道建立后手术解除压迫。术后MRI如图24-2。术后1天在Cook换管器帮助下成功拔管,术后2天离院。

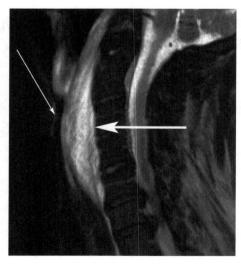

图 24-1　矢状位 MRI

椎前软组织明显突起,源自扩大的血肿引(粗箭头),进而导致口咽部狭窄(细箭头)

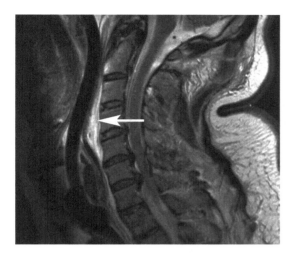

图 24-2 外科解压后血肿明显缩小（箭头）

二、呼吸道外伤分类及临床症状

呼吸道外伤一般由机械性碰撞引起，这些损伤多数来自高速的钝性创伤，可以产生严重的闭合性颈部损伤以致伤及喉和气管。一般分为开放性与闭合性损伤。因外伤的部位不同，又可分为上气道损伤（咽、喉和气管）和下气道损伤（隆嵴下）。下气道损伤见胸部外伤有关章节。

喉部外伤后没有标准的特征性表现。内部损伤的发展可能不伴有外部体征，特别是钝性损伤的患者。但可出现喘鸣及发绀。气管损伤也可能是由于创伤导致气管撕裂，断裂，勺状软骨脱位及环甲关节破裂等。多数情况下，身体其他出血明显的部位损伤转移了医师的注意力，使之忽略了细小的气道问题，如声嘶，声音微弱或气管的牵引感。

一些气道的症状是迟发性的。这些症状包括：喘鸣、咳嗽、咯血、声音改变、说话费力或吞咽困难。呼吸困难的原因很多，如局部软骨嵌顿、甲状腺腺体嵌顿、出血等。有时会出现捻发音和颈前的突起（喉结）消失，意味着气管或咽喉部的撕裂。此时如果患者用力，或给予正压通气，气体就会漏到气管旁，进而造成气胸。

在闭合性损伤中，最常见的是皮下气肿，其次是口腔出血及声嘶。由于没有外部伤口，气体漏到皮下疏松组织，因此这类患者常见皮下气肿。开放性损伤常见的三种症状是外出血，从伤处漏出气体以及皮下气肿。

三、呼吸道外伤的诊断

病史和临床表现：有明确的外伤史及临床症状。

应注意，急诊科医师在气道外伤的临床症状的判断上往往会出现一定的偏差，特别是患者身体其他部位的外伤情况较严重的情况下，会对医师的判断产生误导或将注意力集中在出血严重的部位。当患者存在颈部外伤时应高度重视气道情况，因为有些气道症状的发生较晚，容易引起忽视。

【颈部 CT，MRI】 影像学诊断可以为我们提供气道受伤的具体情况，包括受伤位置、出血和肿胀程度、软骨是否破坏、气道狭窄程度等。这些资料不仅为专科医师提供诊断依据，也为麻醉科医师处理气道提供参考，帮助我们选择气道工具，使建立气道的方法更加有效快速，减少盲目操作带来的并发症。

【纤维支气管镜】 与影像学不同，纤维支气管镜可以从内部了解气道损伤的情况，包括出血、水肿、断裂和软骨损伤，以及气道的狭窄程度等。在合适的时机还可以引导进行清醒气管插管，安全快速有效的建立气道。

图 24-3、4 为同一个患者分别用影像学和纤维支气管镜所显示的征象。

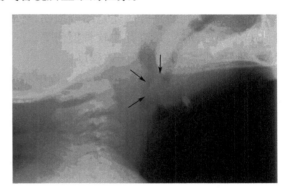

图 24-3 会厌肿胀影像学（箭头所指）

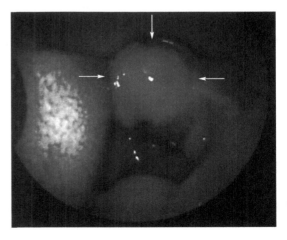

图 24-4 纤维支气管镜所见会厌肿胀（箭头所指）

四、呼吸道外伤患者的麻醉风险

1. 呼吸道外伤患者的风险 由于要在已经损伤、解剖结构已经改变的情况下建立有效的气道,进行有效的通气,因此对存在呼吸外伤(traumatic airway injuries,TAI)的患者建立气道是非常困难并具有挑战性的。加拿大的 Carmen Kummer 等人对 104 名气道外伤患者的统计表明:闭合性气道外伤比开放性气道外伤发生率低,临床表现迥异,但死亡率高;低位气道损伤死亡率高于高位气道损伤;早期进行气道评价并建立有效气道是非常重要的,患者死亡的主要原因是建立气道的困难和氧合不足。

呼吸道外伤患者气道损伤类型多样,必须利用有效手段明确气道情况,才能确定有效建立气道。如果盲目进行气管内插管,可能导致呼吸困难加重,甚至造成人为的进一步损伤以致因窒息而死亡。

2. 呼吸道外伤者的评估

(1)全身情况:包括生命体征,身体其他部位受伤情况,既往病史等。

(2)气道损伤情况:

1)损伤类型:判断是开放还是闭合损伤,气管是完全还是不完全断裂,是否存在软骨损伤等。

2)呼吸困难是否存在及严重程度。

3)导致呼吸困难的原因:骨片,出血,甲状腺嵌入等。

(3)充分与外科医师协商,了解外科处理情况。

(4)初步拟定建立气道及(或)实施麻醉的方案。

进行气道评估的依据:患者的临床症状,CT 及纤维支气管镜检查结果。其中纤维支气管镜检查是必做的,其可以辅助麻醉科医师制订麻醉方案,更能帮助选择建立有效气道的最佳方法。通过纤维支气管镜可以看到口咽部、喉、声门以及主气管的内部情况,是否有活动出血、组织嵌入、骨片脱离、气管断裂等。

五、呼吸道外伤患者的处理

1. 呼吸道外伤的外科处理 无明显症状,无咽喉部软骨移位者可以进行保守治疗,严密观察病情变化。开放或闭合性外伤者,无论气管完全离断还是不完全离断,一般需要对破裂处或断裂处缝合。如果喉软骨损伤,还要进行修补重建,同时进行气管周围组织的探查、止血。对同时伴有食管损伤者也需进行处理。这些操作均需在全麻下进行。

2. 麻醉科对呼吸道外伤患者的处理 呼吸道外伤患者需要进行严密的诊断,麻醉医师必须具备良好的气道处理技术。了解损伤的机制,可能出现的并发症,合理制订应对措施。麻醉科医师关键是要保证建立气道的有效性,气管导管套囊要越过受伤部位。气道外伤患者中有 80% 以上需要手术治疗,这需要麻醉科和耳鼻咽喉科医师密切配合。由于两个科室共用一个气道,应从患者的风险和安全角度进行综合评估及处理。主要方法包括:经口或经鼻气管内插管、纤维支气管镜引导气管插管、环甲膜切开、气管切开(在麻醉医师监护下由外科医师进行)。由于气道结构的改变,喉罩是不可以使用的,因其会加重损伤。

对于存在呼吸困难的患者必须建立人工气道。先行气管插管还是气管切开,需要综合权衡和评价。必须从患者的安全角度考虑,如果气管内插管无法完成,或有可能造成进一步的损伤以致致命,则必须先行气管切开,保证气道后再行全身麻醉下的手术。如果气管插管可以在纤维支气管镜引导下顺利完成,则可先行气管内插管。

(1)经鼻清醒插管:如果患者意识清楚,存在自主呼吸,可行清醒经鼻气管插管。气道建立过程中不需要使用肌松药,也不建议经鼻的盲探插管,因为咽喉部解剖结构的改变会导致气管导管位置的变化。纤维支气管镜引导下的清醒经鼻插管是最好的手段,但要求操作医师具有娴熟的技术。通过纤维支气管镜可以完全了解上气道的情况,插管成功率高,而且可以观察到其他检查方式遗漏的问题,并作出判断和处理。

(2)经口插管:通过喉镜的暴露我们可以了解咽部及声门周围的情况,如气道塌陷、出血、血肿等。选择合适型号的导管,在直视下将导管置入气管。经口插管的弊端是需要患者头后仰,有时需要借助纤维支气管镜的引导,并且需要给患者很好的镇静。在细致观察并作出判断的基础上,如果必须使用肌松药,外科医师应做好紧急气管切开的准备。

(3)环甲膜切开:当患者同时存在面部或颈部损伤时,做环甲膜切开是有效快速的方法。环甲膜切开比正规的气管切开迅速,对成人来说是紧急状况下建立气道的措施。对于此项技术目前有两种切入方法,纵向切口和横向切口。我们建议采用纵向切口。因为这种切入法可以避免损伤颈前部静脉,而且有利于扩大切口。常用 10～15 号刀片。

(4)气管切开(图 24-5):对于儿童或不适于气管插管或插管不成功的成人可以选择气管切开。由于患者气道解剖结构变得复杂,气管切开存在较大的风险。如血管破裂出血,血液可以从气管破裂处流入引起窒息,并增加气管查找难度。因此气管切开最好在手术室完成,而且需要麻醉科医师实施监护,一旦意外,可以及时复苏。气管切开是采用纵切口,从第 2、3 气管环之间切入,关键在于术者的操作经验。气管切开可以很大程度地保护正常的气管,并且提供更好的机会进行气道修复和重建。

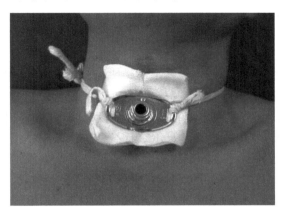

图 24-5　气管切开

（5）T 管植入:建立紧急气道保证通气后,进而需要修复损伤部位,包括一期修复和二期修复。在存在软骨骨折的情况下,可能出现喉部和主气管的塌陷,为支撑喉和气管,一般需置入一个硅胶的 T 形管。T 管分为主管和侧管,主管一端放于声门下,另一端在主气管,侧管的开口从气管切开处露出用来通气。带管时间从几个月到一年不等,视气道情况而定。如果气道自身可以支撑,即可拔出 T 管,再换成气切时用的金属管作为过渡,可将金属管封堵,待情况稳定后拔出金属管,关闭气切造口。

T 管植入患者无论做何种手术,均需采用全身麻醉。使用机械通气或喷射通气,视手术方式而定。机械通气者可将气管导管经气切口置入,套囊充气,连接麻醉机。也可以以一较细硬质塑料管经气管套管插入,采用喷射通气方式。在使用喷射通气时最关键一点就是要保证呼出气的排出,否则由于只进不出将导致肺气压伤或气胸。

（6）气管支架:气管外伤如果出现塌陷,可在气管内放一带钢丝的硅胶支架（图 24-6）。支架可放置几周到一个月不等,根据情况可以拔出或更换。图 24-7 所显示的为更换的气管支架。如果支架在气管内移位导致呼吸困难,则需行进一步调整和更换。更换时,一般采用全麻。图 24-6 显示在支撑喉镜显示下气管导管通过气切口放入气管支架内维持机械通气。

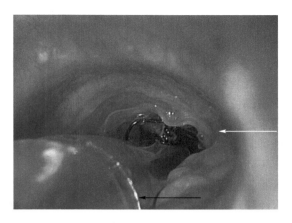

图 24-6　白色箭头为气管支架,蓝色箭头为气管导管

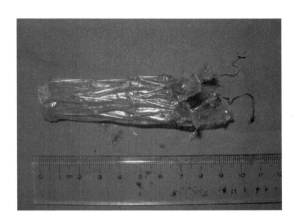

图 24-7　更换下来的气管支架

病例 1:虽然该患者颈外部未见明显伤口,但临床症状及 CT 检查明确提示存在喉部损伤,而且有环状软骨的不完全断裂。此时,如果行气管内插管会加重损伤,因此要求耳鼻喉科医师在局麻下行气管切开,然后再在全麻下做进一步的处理。

病例 2:对于喉外部损伤的患者,快速做出气道判断是必需的。气道判断包括患者的上气道的症状和体征,颈部皮下气肿是否存在以及喉结是否消失。用纤维支气管镜及间接喉镜对喉部进行检查,对于可以配合的患者是一个很好的方法。此例患者有声嘶和咯血,但不伴有呼吸困难。纤维支气管镜提示有黏膜和软骨的损伤,颈部有外伤性气肿和喉结消失,因此不需要再做 CT 检查。喉部损伤分为重度损伤和轻度损伤,重度损伤包括喉软骨撕裂和暴露,本例属于此类。对于该类患者,由于气管内插管有可能进一步对喉造成损伤,因此应行气管切开建立气道。喉部钝性损伤的患者其喉部表现可能被身体其他部位的异常掩盖,因此对这类患者不能掉以轻心,要认真观察临床症状的变化。同时这样的患者早期进行手术干预,其术后声音的恢复就越快。

病例3：此例患者首先稳定循环，纠正休克，同时控制气道，建立通气，由于创面较大，因此需在全麻下进行伤口探查和处理。麻醉医师可在局麻下进行经口气管插管，观察插管深度，要保证导管套囊越过受伤部位，如有出血则可经导管进行吸引。插管时要求操作轻柔，同时放置胃管。也可通过气管破裂处插管。常规诱导及维持麻醉。

患者(图24-8)术中发现破裂处位于环甲膜下方，气管断裂前2/3圈，后1/3尚相连。F7.0气管切开套管经裂开处置入，止血，逐层缝合后送ICU。机械通气72小时，患者清醒，拔出套管后伤口自然愈合。拔管后患者出现声嘶，几天后正常发声(图24-9)。

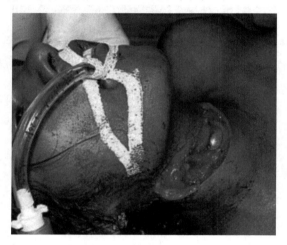

图 24-8　经口气管插管

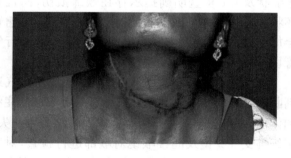

图 24-9　术后 14 天

气管贯通伤并不常见，我们通常称为"晾衣绳损伤"或"chain snatching"。受伤部位通常位于环状软骨与气管相连处，因为此处的组织最薄弱。同时也可伴有邻近组织的损伤，如大血管、食管、神经、甲状腺等，这些都可以成为致死的主要原因。在检查时，CT和MRI被认为是最准确的。但一般情况下如果出现通气障碍，必须首先及时解决气道问题，而不要用宝贵的时间来做影像学检查，因为气道损伤可以很快转变成气道梗阻，导致窒息，甚至死亡。紧急情况下，应该用常规气管导管从受伤处插入气管

内，不仅能快速建立气道，而且为外科手术提供了便利条件。如果情况允许，最好是在局部阻滞下经口气管插管。如有颈部损伤，头部固定者，可借助纤维喉镜引导。

病例4：咽后空间是一个潜在的空间位于颊咽筋膜后包裹喉、颈椎和胸椎椎体前方，向双侧延伸到颈鞘。可以引起咽后血肿的原因包括：椎体前方肌肉损伤，前纵韧带或椎体前动脉损伤。这些损伤一般常与颈椎损伤和抗凝治疗有关。相关因素还包括颈内静脉置管、动脉造影、急性颈部扭伤、吞食异物、颈动脉瘤、颈动脉窦按摩等。当血肿扩大，导致咽腔变窄，气管受压，引起气道梗阻。血肿的发展与症状的出现可能会出现在受伤后一段时间，几个小时或1天，因此最初的影像学诊断不会有什么阳性结果。对于伴有呼吸困难的患者一定要快速建立气道，因为病情发展很可能引起急性气道梗阻甚至致死。此例患者在伤后20小时才出现呼吸困难，使用清醒气管插管是明智的选择。因此，对于头部或颈部外伤的患者一定要警惕呼吸困难的出现，做好各种急症气道的准备。

六、Key points

1. 呼吸道外伤可产生严重的闭合性颈部损伤以致伤及喉和气管。一般分为开放性与闭合性损伤。

2. 气道内部损伤的发展可能不伴有外部体征，容易被忽略。一些气道症状是迟发性的。这些症状包括：喘鸣、咳嗽、咯血、声音改变、说话费力、吞咽困难、气胸和皮下气肿，甚至呼吸困难。

3. 明确的外伤史和临床症状通常可诊断呼吸道外伤，有条件的应完善如颈部CT、MRI和纤维支气管镜等辅助检查。

4. 术前评估除全身状况外，应重点评估气道损伤的类型、部位及呼吸困难的严重程度。

5. 处理的关键是如何有效地建立人工气道，包括经鼻清醒插管、经口插管、环甲膜切开、气管切开。

6. T管置入和气管支架用于防止气管外伤所出现的塌陷，通常在全麻下完成。可选择喷射通气控制呼吸。

参考文献

1. Open and Closed Injuries to the Neck and Larynx. 6th ed. Miller：Miller's Anesthesia, Churchill Livingstone 2009 2540-2541.

2. Carmen Kummer, et al. A review of traumatic airway injuries: Potential implications for airway assessmentand management. Injury, Int. J. Care Injured, 2007, 38, 27-33.

3. Kevin S. Hara. Fiberoptic Bronchoscopy in the Evaluation of Acute Chest and Upper Airway Trauma. Chest, 1989, 96:627-630.

4. Micheal G, et al. Upper Airway Injury and Its Management. Thoracic and Cardiovascular Surgery, 2008, 20: 8-12.

5. Yen PT, Lee HY, Tsai MH, et al. Clinical analysis of external laryngeal trauma. J Laryngol Otol, 1994, 108: 221-225.

6. Sengoda Gounder Venkatachalam, DA Palaniswamy Selvaraj et al. An unusual case of penetrating tracheal ("Cut toat") injury due to chain snatching: The ideal airway management, 2007, 11(3):151-154.

7. Glinjongol C, Pakdirat B. Management of tracheobrochial injuries: A 10-year experience at Ratchaburi hospital. J Med Assoc Thai, 2005, 88:32-40.

8. Hurford WE, Peralta R. Management of tracheal trauma. Can J Anesthesia, 2003, 50:R1-6.

9. Gonzalez RP, Falimirski M, Holevar MR, et al. Penetrating zone II neck injury: Does dynamic computed tomographic scan contribute to the diagnostic sensitivity of physical examination for surgically significant injury? A prospective blinded study. J Trauma, 2003, 54:61-65.

10. Laurie W Lazott, John A Ponzo, et al. Severe upper airway obstruction due to delayed retropharyngeal hematoma formation following blunt cervical trauma. BMC Anesthesiology, 2007, 7:2.

11. Suzuki T, Imai H, Uchino M, et al. Fatal retropharyngeal haematoma secondary to blunt trauma. Injury, 2004, 35:1059-1063.

12. El Kettani C, Badaoui R, Lesoin FX, et al. Traumatic retropharyngeal hematoma necessitating emergency intubation. Anesthesiology, 2002, 97:1645-1646.

（李　梅　李天佐）

第二节　阻塞性睡眠呼吸暂停低通气综合征(OSAHS)手术麻醉

一、临床病例

【病例1】

男性患者,47 岁,体重 92kg,身高 170cm。主诉:打鼾 4 年,伴夜间憋醒、日间嗜睡两年。既往病史:高血压 3 年,糖尿病 2 年。专科检查:鼻中隔偏曲,软腭及腭垂形态:松弛、塌陷、肥厚。

1)根据病史提示什么诊断?

2)如要进一步明确诊断需做什么检查?

【病例2】

男性患者,51 岁,体重 88kg,身高 169cm。主诉:打鼾伴憋气 10 年,常有憋醒,日间嗜睡。既往病史:无特殊。专科检查:鼻中隔右偏,咽腔狭窄,呈近圆形。初步诊断:符合重度睡眠呼吸暂停低通气综合征,以阻塞性为主。符合中度低氧血症,夜间最低脉搏血氧饱和度（SpO$_2$）65%。术前血压 21.3/13.3kPa（160/100mmHg）,心率 78 次/分。拟行 UPPP 手术。

麻醉经过:入室,血压 21.3/13.3kPa（160/100mmHg）,心率:66 次/分。静脉给予 2mg 咪达唑仑后出现明显镇静、嗜睡,呼之睁眼并可按指令张嘴、深呼吸,伴呼吸暂停,SpO$_2$ 最低 70%,经提醒呼吸并面罩吸氧可缓解。盲探经鼻气管插管一次成功,无出血和呛咳。舒芬太尼、阿曲库铵、异丙酚完成诱导。

1)此患者术前评估重点是什么?

2)诱导前发生的问题如何解释?

3)为何选择经鼻气管插管?

【病例3】

男性患者,46 岁,体重 98kg,身高 174cm。睡眠呼吸暂停 7 年,诊断为"睡眠呼吸暂停低通气综合征"。既往病史:高血压 5 年,降压药物控制血压为 20.0～22.7/12.7～14.7kPa（150～170/95～110mmHg）, 最高血压 25.3/15.30kPa（190/115mmHg）。糖尿病 3 年,降糖药物控制尚满意。冠心病 2 年。拟行 UPPP 手术。

1)请问导致该患者并发症的病理生理机制是什么?

2)术前脏器功能如何评估?

3)如何选择麻醉方法?

4)术中管理要点?

【病例4】

男性患者,52 岁,体重 88kg,身高 165cm。诊断"睡眠呼吸暂停低通气综合征"。并发症:高血压、糖尿病、血液黏度增高,肾功能轻度受损。查体:颈短,Mallampati 评估为 IV 类气道。血压 21.3/13.3kPa（160/100mmHg）,心率 84 次/分。多导睡眠监测显示 AHI＝10,最低血氧饱和度 75%。拟行 UPPP 手术。

1)针对该患者,如何进行麻醉诱导?

2) 鼻腔气管插管的要点有哪些?

3) 麻醉恢复期如何管理?

4) 如何进行术后镇痛?

二、OSAHS 的病因、诊断及流行病学

阻塞性睡眠呼吸暂停低通气综合征(obstructive sleep apnea-hypopnea syndrome,OSAHS)与上气道的解剖生理基础有关。人的上气道分为鼻腔、咽腔、喉腔和颈段气管。其中咽腔是一个缺乏骨性结构支撑的肌性管道。正常清醒时,肌肉张力维持咽腔的开放,睡眠时肌张力降低,可导致上气道狭窄和塌陷。发生在局部的塌陷导致吸入的空气扇动声带、舌头或会厌软骨而出现打鼾和呼吸浅慢;如果咽部肌肉张力降低导致咽部结构全部塌陷,则会出现呼吸暂停。睡眠过程中的呼吸暂停和呼吸浅慢构成了睡眠紊乱性呼吸,并由此产生微觉醒。微觉醒激活了咽部肌肉使咽部气道开放,再次进入深睡眠,并如此反复进行。

1. OSAHS 的病因

(1) 肥胖:肥胖与 OSAHS 高度相关,是发病的独立危险因素。病例 1~4 患者均存在肥胖。肥胖者咽部脂肪增多,导致咽部空间减少。衡量肥胖的指标中,体重指数(BMI)较体重更能反映肥胖的程度,但 BMI 与 OSAHS 的严重程度并无相关性,与严重程度相关的是肥胖者的颈围。在肥胖患者中,颈部软组织外壁的压力由于局部沉积的脂肪而增加。因此,当肥胖患者进入深睡眠的时候和在既定的咽部肌肉张力松弛度和咽部结构塌陷的情况下,外部的压迫力度越大,咽部呼吸阻塞越严重。

(2) 颅面发育异常:颅面发育畸形也是发生 OS-AHS 的独立危险因素。小颌畸形和缩颌畸形的舌体通常在较靠后的位置,其固有口咽腔体积缩小伴舌后坠,舌体越后置,咽部阻塞的程度越严重。

(3) 咽部异常:咽部异常或疾病导致的气道狭窄是 OSAHS 的潜在危险因素。OSAHS 患者呼吸暂停的阻塞部位 70% 在口咽部,其中 50% 是从口咽延伸到舌根部位。舌体肥大、腭垂软腭肥大、咽侧壁肥厚均可导致咽腔变窄。儿童 OSAHS 的主要病因是扁桃体、腺样体肥大。

(4) 鼻腔阻塞:鼻腔阻塞导致睡眠相关呼吸紊乱,包括慢性肥厚性鼻炎、鼻中隔偏曲(病例 1、2)、鼻息肉、鼻肿瘤、过敏性鼻炎等。鼻腔阻塞的程度越重,咽部阻塞的程度越严重。

(5) 遗传因素:OSAHS 的遗传倾向与肥胖、软组织分布、颅面结构异常的遗传性有关。无论 OS-AHS 的症状及严重程度均存在明显的家族聚集现象。

(6) 内分泌疾病:糖尿病引起的周围神经病变导致神经肌肉功能下降,增加上气道塌陷性。甲状腺功能减退患者上气道软组织出现黏液性水肿、软腭和舌体松弛,可使上气道阻塞。肢端肥大症并发 OSAHS 与颈围、示指围径、年龄、生长激素和胰岛素样生长因子水平有关。

2. OSAHS 的诊断 首先是病史,出现以下三种情况则提示 OSAHS 的可能:①呼吸暂停或是呼吸浅慢伴打鼾;②夜间突醒;③嗜睡。病例 1,病史包括打鼾、憋醒及嗜睡,提示存在 OSAHS 的可能。该患者进一步诊断则需行多导睡眠监测。根据呼吸暂停低通气指数(apnea hypopnea index,AHI)定义 OSAHS 虽然存在一定局限性,但通常认为,夜间 7 小时睡眠时间内 AHI≥5 且伴日间嗜睡或至少有 30 次呼吸暂停及低通气(每次呼吸暂停和低通气至少持续 10 秒钟以上)即可明确诊断 OSAHS。

一个呼吸暂停事件是指没有气流超过 10 秒钟;一个呼吸浅慢事件是指潮气量少于正常清醒状态下的 50% 超过 10 秒钟;一个血氧饱和度下降事件是指血氧饱和度下降了 4%;一个觉醒事件是指临床表现有翻身等动作或是在脑电图上有突发的脑电波产生。频数是指一个小时内事件的发生率,呼吸暂停和呼吸浅慢指数(AHI),是指患者一个小时内呼吸暂停或是呼吸浅慢的发生次数;血氧饱和度下降指数(ODI)是指一小时内患者血氧饱和度下降超过 4% 的次数;觉醒指数(AI)是指每个小时内患者觉醒的次数。OSA 的严重度,通常用 AHI 来表达,6~20 是轻度,21~40 是中度,>40 是重度。

3. OSAHS 的流行病学 OSAHS 患病率的报道差异较大,其影响因素涉及诊断标准不同(AHI取值不同、是否将嗜睡纳入标准)、研究对象的构成、抽样方法的差异等。

年龄对 OSAHS 的发病率有显著影响,每增加 10 岁,发病率增加一倍。以 AHI≥5 次/小时为标准,成人发病率在 3%~28% 之间。老年男性和中年男性 OSAHS 患病率分别是 42% 和 22%。有研究表明,65 岁以前年龄和 OSAHS 发病率呈正相关,65 岁以后发病率相对平稳甚至有下降趋势。男性 OSAHS 发病率明显高于女性(4 例患者均为男性)。亚洲人病情较白种人重,亚洲人颅面解剖结构异常是导致疾病发生发展的危险因素,而在白种人

肥胖是 OSAHS 发病的危险因素。

参考文献

1. 韩德民.睡眠呼吸障碍外科学.北京:人民卫生出版社,2006.
2. Goldberg A, Schwab R. Identifying the patient with sleep apnea:Upper airway assessment and physical examination. Otolaryngol Clin,1998,31:919-930.
3. Chervin RD, Guilleminault C. Obstructive sleep apnea and related disorders. Neurol Clin, 1996, 14(3):583-609.
4. KrygerMH, RothT, DementWC. Pringciples and practice of sleep, medicine. 4th ed. philadephia. PA:Elsevier Saunders, 2005:702-1421.

三、OSAHS 的病理生理特点

由于长期反复的通气不足引起的低氧和(或)高碳酸血症导致全身病理生理改变,涉及多个器官。

1. **心血管系统** 每一次睡眠觉醒导致了交感神经系统的激活,反过来又引起体循环和肺循环的过度紧张。由于睡眠中反复发作上呼吸道阻塞,导致低氧和高碳酸血症、睡眠片段化等,通过颈动脉体功能失调、呼吸暂停过程中对低氧血症的自主神经反应不正常、交感神经活动增强等机制引发高血压。国外流行病学资料显示,30%的高血压患者合并OSAHS,45%~90%的 OSAHS 患者伴有高血压,提示 OSAHS 与高血压密切相关,高血压也是 OSAHS 的主要并发症(4 例患者均合并高血压)。无论是否合并高血压,OSAHS 患者昼夜血压的生理性勺形变化规律消失,24 小时血压曲线为非勺形改变,表现为夜间血压升高。晨起舒张压升高尤为明显。晨间血压升高与其年龄和病情的严重程度有关,且这种改变通常对单纯药物治疗无效。

OSAHS 患者心律失常更多发生在睡眠时,且睡眠期间心律失常发生率明显高于非 OSAHS 患者,与心自主神经功能紊乱有关。超过 75%的睡眠呼吸暂停患者会出现心律变异。80%以上患者在呼吸暂停期间有明显的窦性心动过缓,10%以上有二度房室传导阻滞,57%~75%发生室性异位搏动,频繁的室性异位搏动发生率约 3%。当呼吸暂停结束即刻,心率和收缩压升高时,常常发生室性异位搏动。迷走神经兴奋性增加可能是缓慢及阻滞性心律失常发生的原因,而低氧血症可能与室性异位搏动相关。呼吸暂停持续时间越长、SaO_2 降低的程度越低,发生心律失常的危险性越大。

低氧血症会导致心肌缺血,OSAHS 与冠心病具有较大的相关性。国外资料显示,冠状动脉造影有单支或多支冠状动脉狭窄的冠心病患者,35%合并有 OSAHS。有监测因心绞痛接受冠状动脉造影的 226 例 OSAHS 患者,发现夜间 ST 段压低发生率较高。

2. **呼吸系统** OSAHS 患者呼吸中枢对低氧和高碳酸血症的敏感性降低,呼吸调节功能降低,易导致呼吸肌乏力及肺泡低通气。OSAHS 患者由于肥胖出现补呼气量(ERV)和功能残气量(FRC)下降,与单纯肥胖者比较,气体交换障碍更严重,导致动脉血氧分压下降、二氧化碳分压升高和 pH 值降低。OSAHS 患者睡眠中随呼吸暂停的发生可反复出现肺动脉压升高。

3. **中枢神经系统** 慢性缺氧及脑血流的减少引起中枢神经系统的损害,表现为头痛、头晕和记忆力减退。睡眠结构的紊乱也可导致中枢神经系统的受损,诱发和加重脑血管病。流行病学调查发现OSAHS 是脑血管病的一种危险因素。OSAHS 引起的许多病理生理改变均可促进或诱发脑血管病,如血压升高、血黏度增高、脑血流动力学改变、低氧血症及高碳酸血症导致的脑水肿、颅压增高。长期的血压增高及交感神经兴奋可促使动脉硬化,OSAHS 患者脑血流速度减慢,脑血流量下降。睡眠呼吸暂停可引起认知功能障碍,表现为注意力、警觉状态、解决复杂问题的能力和短期记忆力受损。精神改变时 OSAHS 的伴随症状,包括抑郁、焦虑和烦躁,其中抑郁最常见。

4. **内分泌系统** OSAHS 患者血清中生长激素的水平降低,以次日晨水平下降最明显。OSAHS 脑血管病睡眠时合成代谢占主导地位,尤以脂肪和糖合成最明显,因此易患高脂血症、糖尿病和肥胖等代谢疾患。例 1、3、4 均合并有糖尿病。

5. **其他系统** OSAHS 患者慢性缺氧导致红细胞生成素明显增加,血红蛋白明显增加,血细胞比容升高,血液黏度增加。OSAHS 患者的蛋白尿是可逆性的,随 OSAHS 好转可减少或消失。夜间肾功能的改变引起夜尿增多。呼吸暂停时下食管括约肌跨压增大导致夜间胃食管反流。长期慢性缺氧和睡眠质量下降也可造成机体免疫功能下降。

参考文献

1. 李延忠,王廷础,王欣,等.阻塞性睡眠呼吸暂停综合征合并高血压患者的睡眠监测分析.山东大学基础医学院学报,2003,17(5):257-260.

2. Ferini-StrambiL，ZucconiM，OldaniA，et al. Heart rate variability during sleep in snorers with and without obstructive sleep apnea. Chest，1992，105(4)：1023-1073.

3. KoehlerV，SchaferH. Is obstructive sleep apnea(OSAS) a risk factor for myocardial infarction and cardiac arrhythias in patients with coronary heart disease(CHD)？ Sleep，1996，4：283-286.

4. 张挪富,钟南山. 阻塞性睡眠呼吸暂停低通气综合征与脑血管疾病的关系. 中华结核和呼吸杂志,2003,9：513-514.

四、OSAHS 的治疗原则

OSAHS 患者的治疗包括保守治疗和手术治疗,其中外科治疗又分多种不同术式,简要介绍如下。

1. 腭咽成形术 对于口咽部平面气道狭窄导致的 OSAHS,腭垂腭咽成形术(uvulopalatopharyngoplasty,UPP)和腭咽成形术(palatopharyngoplasty,PPP)是有效的治疗手段。最初 Fugita 等人所介绍的 UPPP 的特点是切除部分肥厚的软腭、腭垂及多余的咽侧壁软组织,其疗效为 33%～77%。此后,为了最大限度地解除腭咽部梗阻,在提高手术疗效的同时,保持咽腔的正常生理形态,人们进行了多次改良。韩德民教授首次提出腭帆间隙的概念,通过解剖腭帆间隙,在切除扁桃体、脂肪及肥厚的黏膜组织同时保留腭垂、软腭部重要肌肉和黏膜组织,恢复了咽腔功能,极大地降低了并发症。

术后并发症为：①术后窒息：手术本身造成的水肿、麻醉药物的残余作用及局部分泌物增多等均可导致拔出气管导管后窒息；②术后出血：多因术中止血不彻底引起,常见部位为扁桃体下极和咽侧壁创面；③心脑血管并发症：重度阻塞患者由于长期严重缺氧,术后易发生心脑血管以外；④长期腭咽关闭不全：导致鼻腔反流和开放性鼻音；⑤鼻咽腔狭窄闭锁：主要由于术中损伤过大或瘢痕体质引起。

2. 软腭前移术 Woodson 首先将该术式用于 UPPP 手术失败的重度阻塞性睡眠呼吸暂停患者。通过截短硬腭后缘部分骨组织,将软腭重新固定在新形成的硬腭后缘,使软腭前移,达到扩大鼻咽腔和软腭后气道。出血是最易出现的并发症,常见部位在鼻底黏膜和腭大动脉附近。

3. 颏前徙术 通过颏部骨的前移引起颏舌肌附着点前移,进而牵引舌根前移,使舌根与咽喉壁间距加大,达到扩张上气道口径的目的。术后并发症主要为感染或软组织愈合不良以及口底血肿。

——— **参 考 文 献** ———

韩德民. 睡眠呼吸障碍外科学. 北京：人民卫生出版社,2006.

五、OSAHS 手术的术前评估及准备

(一) OSAHS 患者术前评估

1. 困难气道评估 OSAHS 者困难气管插管的发生率较高。OSAHS 患者多体形肥胖、短颈、上颌骨位置偏后、咽腔窄小、舌体肥大,软腭过长、腭弓过低、下颌过窄及下颌骨发育不良,此类解剖异常给气管插管造成很大困难。与快动眼睡眠作用相似,麻醉诱导会放松咽喉部的肌肉。这使得面罩通气不能维持,并且口腔通气道与鼻通气道也很难明显改善这种情况。如果采用常规的快速诱导,肌松药的应用可使肌张力下降,上呼吸道塌陷,使声门暴露困难。甚至由于喉头向前移位,不利于维持呼吸道的通畅,面罩加压给氧的效果也不佳。同时,盲目反复试插会进一步增加插管的难度,处理起来非常被动。因此,麻醉前预测困难气道的严重程度,将有助于选择针对性的措施。UPPP 手术主要解决口咽上部的梗阻,而麻醉科医师更加关注口咽下部的狭窄,特别是声门的显露程度。

评估气道困难的方法很多,但迄今为止,尚无一种方法在预测 OSAHS 患者气道困难上具有很高的特异性和敏感性。根据上气道的特点,应在常规气道困难评估的基础上,结合影像学检查结果进行综合判断。

(1)病史：OSAHS 患者既往是否接受过全麻手术,以及全麻过程的顺利与否,对于困难气管插管的判断具有很大的参考意义。特别是近一年内曾接受全身麻醉的经历更有价值。如果既往气管插管不顺利,则此次麻醉诱导应高度警惕气道困难的发生。另外,应特别关注最后一次全麻后的重要事件。如体重是否明显增加、呼吸道手术是否导致结构改变、颌面部外伤等。这些因素均有可能增加困难气管插管的发生率。

(2)一般体检：目测患者是否具有明显的颈短胖、下颌短小、牙齿松动和突出、开口度、头颈活动程度等。虽然这些对于经鼻气管插管来说并不是主要的困难因素,但当需要直接喉镜暴露下辅助经鼻气管插管时,会明显妨碍声门的显露。

(3)专项检查

1)舌、咽的相对大小：根据舌体占据口腔的程度来预测舌遮住咽部的可能性。Mallampatis 试验(图

24-10):患者对面端坐,头居中,用力张口伸舌,将咽部显露程度分为四类。Ⅰ类:可见软腭,腭咽弓,腭垂;Ⅱ类:可见软腭,腭咽弓,但腭垂被舌根部分遮盖;Ⅲ类:仅见软腭;Ⅳ类:未见软腭。直接喉镜显露时,Ⅰ~Ⅱ类气道,插管多无困难;Ⅲ~Ⅳ类气道,插管常发生困难。

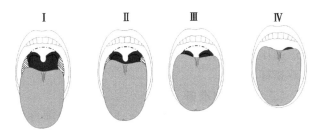

图 24-10　Mallampati 测评结果分级

(虚线表示软腭和硬腭交界处)

2)下颌间隙:下颌骨与舌和喉所位居的空间关系密切。当此间隙较小时,如果舌根部较大,舌和喉的相互拥挤可使喉相对于舌根部的位置前移,从而使喉镜显露声门更加困难。评价下颌间隙的指标是甲颏间距和下颌骨水平长度大小。甲颏间距:下颌至甲状软骨切迹的距离。正常成年人大于 6.5cm,如小于 6cm 插管有困难。下颌骨水平长度:下颌角至颏凸距离。正常成年人长度大于 9cm,小于 9cm插管困难发生率高。

3)开口度:开口度指最大张口时上下门齿间的距离,正常值于 3.5~5.6cm,小于 3cm 气管插管显露困难,小于 1.5cm 无法用常规喉镜插管。

4)颈部活动度:指仰卧位下做最大限度头后仰时,上门齿前端至枕骨粗隆的连线与身体纵轴交角。正常值大于 90°;小于 80°时,插管可能困难。

5)间接喉镜检查:间接喉镜可以比较详细了解咽和喉部解剖情况,但不能直接判断和说明直接喉镜能否满意显露声门,其对困难气管插管阳性预测率仅 31%。

6)直接喉镜检查:采用直接喉镜在舌根部表麻后试显露会厌和声门,则可直接判断气管插管有无困难。

7)纤维鼻咽镜结合 Muller 检查:纤维鼻咽镜主要是对上气道进行动态评估,并通过 Muller 动作了解气道内陷及其随下颌骨前移的扩张能力。根据评估结果上气道梗阻情况分为三类,Ⅰ类:口咽部轻度狭窄;Ⅱ类:口咽部及下咽部狭窄(A:口咽部气道过度狭窄;B:口咽部气道狭窄伴下咽部气道狭窄);Ⅲ类:下咽部异常(下颌后缩或小颌畸形致舌根后移)。

下咽部位的梗阻反映舌根和会厌水平的咽梗阻,对于预测困难气管插管有一定意义。但清醒与睡眠时观察的阳性率有很大差别。

(4)影像学检查:咽腔的组织结构复杂,相互之间的位置关系变化较大,且与 OSAHS 的发病有着密切关系。应用影像学检查测量咽腔的横截面积,不仅可以为 OSAHS 的定位诊断提供有意义的参考依据,也能对预测困难气管插管具有很大帮助。随着 CT、MRI 等检查的广泛应用,为咽腔测量提供了可行性。

1)X 线头颅定位片:X 线头影测量在一定程度上反映鼻咽、口咽骨组织与软组织结构特点,可较好地评价 OSAHS 患者的颅面类型,具有简便、定位、可重复的优点,且已形成一整套标志和测量体系,对于了解气道的狭窄有一定的帮助。OSAHS 患者睡眠期间上气道梗阻好发于口咽部,可能与组成口咽部气道前壁为活动的软腭和舌有关。OSAHS 患者仰卧位下更趋向于使上气道变窄,尤其是软腭后方气道间隙减小。仰卧位舌骨及会厌谷位置明显前移,舌背位置升高,舌背与硬软腭之间空隙减小,舌和(或)软腭后气道之间的大小比例异常在仰卧位更趋严重。这种仰卧位下口咽腔隙的改变对于气管插管有一定的影响。因此,仰卧位 X 线头颅定位片更有意义。X 线检查属于二维影像指标,其在判断阻塞程度上仍不如三维影像的 CT 和 MRI。但在舌体、软腭的观察上与三维的影像学检查相关性较好。

2)CT 与 MRI:CT 与 MRI 均为三维水平的形态学工具,可以较准确地反映真实的上气道,用以了解上气道全貌和周围结构,包括气道、骨、软组织。对鼻咽顶部到声门之间的区域进行连续扫描,可以精确测定软腭后区、腭垂后区、舌后区和会厌后区的气道横截面积、矢状径、冠状径、咽侧壁和咽后壁软组织厚度。合并舌后区、会厌后区狭窄者,气管内插管可能发生困难。

影像学检查被用于定位 OSAHS 气道狭窄,麻醉诱导中更关注的是其所提供的下咽水平的狭窄对气管插管的影响,二者之间的相关性尚在临床观察中。

2. 重要脏器功能的评估　研究表明,OSAHS 患者围术期并发症发生率约 13%,其中与呼吸道梗阻有关的并发症约 77%,术后心律失常的发病率约 6%,术后严重并发症的发生率远远高于无 OSAHS 的对照组。病情越重,心、脑、肾等重要器官的损害越大,手术的潜在危险越大,患者对缺氧、药物的耐受性越差,易在术中出现血流动力学不稳定。因此,术前评估重要器官功能尤其重要。评估的重点应放在重要器官的受损程度及储备功能上,同时,要重视术前睡眠监测的指标,特别是最低血氧饱和度和呼吸暂停指数。

(1)心血管系统评估:OSAHS 合并高血压病患者血压整体水平较高,晨起舒张压升高尤为明显。晨间血压升高与其年龄和病情的严重程度有关,且这种改变通常对单纯药物治疗无效。术前合并高血压的 OSAHS 患者,是否与术中血压剧烈升高密切相关? 对于 OSAHS 患者,其整体交感神经活动性增加,发生术中或麻醉诱导时血压剧烈升高的机制可能不同。OSAHS 患者由于缺氧引发的自主神经系统调节改变,术中血压剧烈升高的发生率较高,术前合并高血压的患者更易发生。

对于合并高血压的 OSAHS 者,应评估其血压波动的程度以及药物控制的情况。不应片面地追求术前血压降到正常,关键在于控制能否使血压稳定,且患者没有明显的症状。对合并晨起高血压患者,CPAP 治疗能够有效配合降压药物,达到短期内稳定降压的目的,从而减少了围术期高血压危象的发生。

对于心律失常的评估应考虑几个方面:

1)是否有严重心律失常,如频发的室性心律失常、严重的传导阻滞等。

2)室性心律失常是否持续存在。

3)存在的心律失常是否引起了血流动力学的明显改变。

4)心脏储备功能是否受到影响。

5)药物对心律失常的控制是否有效。一般的心律失常在没有对血流动力学和心功能产生明显影响时,是可以耐受手术及麻醉的。

OSAHS 与冠心病具有较大的相关性。合并冠心病的 OSAHS 患者并非需要术前冠状动脉造影,但应对其心脏功能进行客观评估。除了心电图外,超声心动图应作为常规检查。

(2)呼吸系统功能的评估:OSAHS 患者呼吸中枢对低氧和高碳酸血症的敏感性降低,呼吸调节功能降低,易导致呼吸肌乏力及肺泡低通气。肺功能检查除了可以了解通气和弥散功能外,还可以了解肺的储备能力和顺应性情况。更简单的方法就是屏气试验,一般屏气试验短于 20 秒,说明储备能力明显不足,应引起重视。

(3)肾功能评估:了解肾功能的状况对于麻醉方法及用药的选择有很大帮助。低氧血症及所继发的高血压均能造成肾小球、肾小管的病理损伤。由于 OSAHS 患者通气功能障碍可合并高碳酸血症,肾小管功能障碍使体内酸性物质不能排除,HCO_3^- 不能回吸收,尿钾、钠交换失衡,可造成患者由单纯呼吸性酸中毒转为合并代谢性酸中毒的双重酸碱失衡和电解质紊乱,进一步损害肾脏。因此尿酸化功能及渗透压测定是观察 OSAHS 患者机体损害程度的有效指标。

(二)麻醉前准备

麻醉前准备除了常规的全身麻醉一般项目外,重点应放在困难气道处理的准备和重要脏器功能的调整上。应在对 OSAHS 病变严重程度、困难气道预测结果和重要脏器储备能力的判断基础上,进行针对性的术前准备。

1. 困难气道处理的准备 严格意义上讲,所有 OSAHS 患者均应视为存在困难气道。相应的处理准备包括:了解双侧鼻腔的通畅情况、口咽表面麻醉的药品和装置、鼻腔气管插管的全套器械、经鼻异型气管导管、光导纤维支气管镜、喉罩、特殊气管插管设备、紧急气管切开装置等。

2. 重要脏器功能的调整 首先对重要脏器受损及储备能力进行判断,如心、肺储备能力明显下降或高血压控制不稳定,应进行调控处理,尽量使患者处于稳定期。红细胞增多症有血栓栓塞的危险,当 HCT>0.55 时,术前可放血或血液稀释。对于并存心肺并发症的患者,如能提前请麻醉科医师会诊,则可较充分地进行病情的控制和准备,有利于提高围术期安全性。

大部分患者经术前调整均能达到接受手术麻醉的条件。由于此类患者心血管功能不稳定,特别是具有晨间血压高的特点,加之紧张因素,入室后,监测血压往往较麻醉前一天明显升高。甚至有些患者的舒张压升高到 13.3kPa(100mmHg)以上。此时,如果暂缓手术,患者回到病房后血压将很快恢复。因此,不应以单纯的血压升高决定是否暂停手术,应在适量镇静药的基础上,静脉应用一定剂量的降压药物和(或)β 受体阻滞剂,血压常会比较满意的降低。

3. 麻醉前用药 麻醉时上气道梗阻与自然深睡眠状态下的上气道梗阻密切相关。所有的中枢及神经肌肉抑制药均有减弱肥胖成人睡眠呼吸梗阻咽扩张肌的作用,加大了负荷脂肪的咽部塌陷。一般的,对上呼吸道肌肉活动的影响与对膈肌活动、呼吸运动的影响相似。然而在低剂量时,上呼吸道肌肉可能会单独受影响。OSAHS 患者对所有中枢抑制药均较敏感,使用镇静剂或麻醉性镇痛药后有发生呼吸暂停、上呼吸道梗阻、过度镇静等危险,故术前应慎用镇静剂,通常阿托品 0.5mg 或东莨菪碱 0.3mg 即可。

4. 患者心理准备 尽管决定接受 UPPP 手术治疗,但其、对麻醉的风险缺乏认识,或盲目的恐惧。此类麻醉多在清醒下完成经鼻腔气管插管,患者的配合很重要。即使在拔管期和术后镇痛期也需要患者的合作。因此,术前会诊时的心理准备应到位。除了客观交代可能出现的风险外,应让患者了解麻醉诱导、拔管对安全的意义,告之如何配合,并取得信任。术后镇痛的成败,患者的参与很重要。应使其了解镇痛的意义和注意事项,施行 PCA 者,更应在术前教会患者如何操作。

参 考 文 献

1. American Society of Anesthesiologists. Practice guidelines for management of the difficult airway. a report by the American Society of Anesthesiologists Task Force on Management of the Difficult Airway. Anesthesiology, 1993, 78:597-602.
2. 薛富善. 麻醉科特色治疗技术. 北京:科学技术文献出版社, 2003:187-200.
3. 任雨青. 阻塞性睡眠呼吸暂停综合征术前纤维内镜 Muller's 法检查的临床意义. 青海医药杂志,2004,4:9-10.
4. 刘月华,曾祥龙,傅民魁,等. OSAS 患者直立位和仰卧位 X 线头影测量研究. 口腔正畸学,1998,3:107-109.
5. 李树华,董莘,石洪金,等. CT 测量在阻塞性睡眠呼吸暂停综合征上呼吸道狭窄定位诊断中的意义. 中华耳鼻咽喉科杂志,2002,2:133-136.
6. Caballero P, Alvarez-Sala R, Garcia-Rio F, et al. CT in the evaluation of the upper airway in health subjects and in patients with obstructive sleep apnea syndrome. Chest, 1998, 113:111-116.
7. Esclamado R M, Glenn M G, McCulloch T M, et al. Perioperative complications and risk factors in the surgical treatment of obstructive sleep apnea syndrome. Laryngoscope, 1989, 99:1125-1129.
8. Hanning C D. Obstrcutive sleep apnea. Br J Anaesth. 1989, 63:477-488.
9. Mooe T, Franklin K A, Wilklund U, et al. Sleep disordered breathing and myocardial ischemia in patients with coronary artery disease. Chest, 2000, 117:1597-1602.
10. 闫铁昆,董丽霞,李扬,等. 阻塞性睡眠呼吸暂停综合征对肾脏影响. 中国中西医结合肾病杂志,2004,4:231.

六、OSAHS 手术的麻醉选择

麻醉方法的选择应综合考虑几个方面:

(1)OSAHS 患者存在特殊的困难气道问题,诱导期风险较高,需要特殊对待。

(2)麻醉与手术共用同一气道,同时术中口腔须保持开放状态,充分暴露咽腭。麻醉方法的选择应在保证安全的前提下,为手术操作提供便利。

(3)手术操作在开口器暴露口咽部下进行,刺激很强,需提供足够的麻醉深度。

(4)OSAHS 患者因慢性缺氧导致的心血管功能的改变,加上强烈的刺激,术中循环剧烈波动的发生率很高,需进行有效控制。

(5)确保有效的供氧不仅与机械通气方式有关,还涉及整体的呼吸管理。

(6)麻醉方法的选择还要兼顾清醒期的风险防范。可选择的麻醉方法包括:局部麻醉、全身麻醉,后者又分为静脉吸入复合麻醉和静脉麻醉。就整体安全性和可控性而言,全身麻醉方法具有明显的优势。

1. 局部麻醉 对于轻度 OSAHS 患者可以采用咽腔局部浸润麻醉。但由于 OSAHS 患者特殊困难气道以及手术操作在口咽部进行,非常不利于通气的有效维持。同时,局部麻醉给患者带来的紧张和疼痛刺激,以及咽反射的敏感,均使术者难以从容地操作。特别是出现术中出血时,由于患者舌体肥厚,舌背高隆,咽腔暴露欠佳,给手术止血操作造成极大困难,还有误吸、气道梗阻的危险。一旦出现紧急情况,气管内插管将会非常困难。因此,局部麻醉弊端很多,不适合此类手术。

2. 全身麻醉 全身麻醉是 UPPP 手术的首选方法。全身麻醉的优点包括:

(1)麻醉科医师可以有效地控制呼吸道,确保术中通气的安全。

(2)为手术医师提供从容操作和止血条件。

(3)足够的麻醉深度不仅可以达到满意的镇痛,还可以有效地控制血流动力学的稳定。随着麻醉学科的发展,麻醉用药和麻醉手段的可选择性明显增加。静吸复合全麻及静脉复合麻醉均可选择。如果患者术后保留气管导管入 ICU 恢复,静吸复合全麻可以维持到手术结束。如术毕需在手术室内拔除气管导管,则在手术操作后期改静吸复合全麻为静脉麻醉,或直接选择静脉复合麻醉。

七、OSAHS 手术的麻醉诱导方法

对于 OSAHS 患者存在的困难气道,其处理原则为:

(1)客观评估气管插管的难易程度。

(2)认真准备各种插管手段。

(3)选择清醒麻醉诱导。

(4)充分的鼻腔收缩及鼻腔、口咽、气管内表麻。

(5)适度的镇静。

经鼻腔气管插管应为首选,理由是:

(1)相对于经口气管插管,鼻腔插管更利于手术的操作和术野暴露。

(2)经口气管插管时,开口器常对气管导管造成挤压,采用经鼻气管插管则可减少挤压的影响。

(3)OSAHS 患者存在困难气管插管,经鼻腔较经口腔气管插管更易获得成功。

(4)鼻腔插管非常有利于术后需延迟拔管的管理。常规的诱导方法是在表面麻醉和清醒镇静的条件下,经鼻气管插管,然后静脉注射静脉麻醉剂和肌松剂完成诱导。OSAHS 患者的困难气道不仅表现在气管插管的难度,还存在面罩加压控制呼吸的困难。因此,常规应选择慢诱导气管插管。在没有绝对把握完成气管插管时,不可盲目地进行快速诱导。

八、OSAHS 手术中管理

术中麻醉管理的原则主要是维持有效的通气、控制稳定的血流动力学稳定以及提高麻醉恢复期的安全性。良好的术中管理涉及麻醉的方法、通气的模式、药物的选择及监测。

(一)麻醉维持方法

1. 静脉吸入复合麻醉　可用氧-氧化亚氮-含氟麻醉剂复合维持麻醉,辅助非去极化肌松剂行机械通气。根据手术时间的长短追加少量肌松剂。当需加深麻醉时,可调节麻醉挥发罐浓度,或静脉推注芬太尼、丙泊酚。如术毕患者入 ICU 观察,并延长拔管时间,则吸入麻醉可维持到手术结束。若需在手术室内拔管,则应在手术后期停止吸入麻醉,改为静脉麻醉,防止麻醉恢复期的躁动。

2. 静脉复合麻醉　随着新的阿片类药物在国内的推广及静脉麻醉给药模式的发展,静脉复合麻醉获得较好的清醒质量。其中,丙泊酚复合瑞芬太尼持续输注效果比较理想。丙泊酚为超短效静脉麻醉药,与阿片类药合用在消除伤害性刺激方面具有很强的协同作用,且术后清醒质量较好,并可减轻术

后恶心呕吐。但其缺乏镇痛作用。瑞芬太尼是“超短效”阿片类药,时间相关半衰期相对恒定,无论输注时间长短,均为 3~5 分钟。丙泊酚复合瑞芬太尼靶控输注应用于 UPPP 手术,不仅可获得满意的麻醉效果,还可有效地控制心血管反应,且患者清醒更快,清醒质量更好,利于早期拔管。

(二)麻醉中呼吸管理

由于手术医师在患者口腔内操作,麻醉医师远离气道,使术中管理不便。强调持续监测呼气末二氧化碳分压,必要时监测动脉血气。开口器可能挤压导管,头部的移位也可能导致气管导管扭曲、打折,甚至脱出和套囊破损。特别是气管导管出鼻孔处很容易打折,造成通气阻力加大,气道压明显升高。因此,当完成气管插管并开始机械呼吸时,应即刻观察并记录气道压力,以此作为基础水平并随时了解气道压力的变化。当术中出现气道压力明显高于基础水平时,应考虑到上述因素的可能,及时与术者沟通,共同管理好气道。另外,过度肥胖者,气道压较高,应动态观察,及时调整有关参数。

(三)控制术中血流动力学的变化

术中血流动力学的变化主要表现为血压的剧烈升高、心率增快及各种心律失常。特别是在诱导气管插管期、固定开口器及麻醉苏醒期更易出现,术前高血压者更为显著。对于术中血流动力学波动的处理应首先保证足够的麻醉深度,另外从诱导期开始就应该对血流动力学进行控制,一旦出现剧烈的血压升高和心率增快再处理就比较被动。随着麻醉学科的发展,特别是丙泊酚、瑞芬太尼在临床中的应用,提高了 UPPP 手术麻醉的可控性。术中丙泊酚和瑞芬太尼持续静脉泵入,可获得较满意的稳定的血流动力学。通常丙泊酚的用量为 6~8mg/(kg·h),瑞芬太尼的用量为 0.1~0.2μg/(kg·min)。根据血压心率的变化,调整用量。丙泊酚和瑞芬太尼靶控输注则可控性更强。对于顽固的血压增高和心率加快还可静脉应用压宁定、短效 β 受体阻滞剂或鼻腔滴入硝酸甘油控制。

九、OSAHS 手术麻醉恢复期安全控制

OSAHS 患者麻醉恢复期存在较大风险,集中表现在呼吸道的急性梗阻。在手术室拔管导致危及生命的拔管后呼吸道梗阻发生率为 5%。拔管时期一旦出现紧急的气道问题,处理非常困难。选择合适的拔管时机是保证围术期安全的重要环节。无

疑,手术后推迟拔管时间,患者完全清醒并确保没有出血、分泌物和水肿的情况下,拔管是一种可行的好办法,但如何使患者清醒时耐受气管插管是解决这一问题的关键。

OSAHS 患者麻醉恢复期具有以下特点:

(1)UPPP 手术主要解决的是口咽上部的梗阻和狭窄,而合并多处狭窄者,其口咽下部的梗阻仍然存在。

(2)手术结束即刻,由于开口器的压迫、操作引起的组织反应等造成舌体及其周围组织水肿,加上血性分泌物等,均可能导致拔管后气道梗阻。

(3)手术结束,麻醉减浅,创面在口咽部、疼痛刺激强烈、气管导管和清理呼吸道分泌物等刺激,患者会剧烈呛咳。这种呛咳会伴随头部和肢体离开床面,甚至出现严重的躁动。剧烈的呛咳直接引起创面的出血,麻醉医师须即刻进行呼吸道清理,而不能贸然拔管。清理血液的刺激和导管的存在进一步引发剧烈的呛咳。特别是在诱导期表现为困难气道患者,如果此时拔管,则发生呼吸梗阻,紧急气管再插管成功的可能性很小。但保留气管导管,反复吸引清理口腔内的出血,将进一步加重躁动,更增加拔管的顾虑,导致恶性循环。患者肥胖和高体重,使躁动时制动很困难,很容易导致静脉通路的脱出,使进一步处理变得被动。

对于 UPPP 手术而言,如需术后拔出气管导管,则应综合掌握拔管时机,高度警惕拔管后急性气道梗阻,同时防止术后躁动。

根据此类患者特点,对存在明显气道困难者,术后以回 ICU 更为安全。术毕可在较深的麻醉状态下,保留气管导管并应用简易呼吸器控制呼吸,返回 ICU。国外文献认为,术后是否需要进入 ICU 监护应考虑如下因素:BMI、AHI、心肺疾患的严重程度、术后镇痛药的需求。如果上述因素有一个是严重的均需进入 ICU 观察。

参 考 文 献

Jonathan Benumof. Obesity, Sleep Apnea, the airway and anesthesia. ASA annual meeting refresher course lectures. 2004, 216.

十、OSAHS 术后监护

UPPP 术后,呼吸道梗阻症状不会马上消除,睡眠时上呼吸道的功能不会即刻改善。局部创面的水肿和渗血、麻醉药物的残留作用以及阿片类药物的术后镇痛镇静均会加重呼吸困难。特别是在术后第一个 24 小时内,应高度警惕创面的出血和呼吸道的梗阻。UPPP 术后,睡眠结构紊乱,术后前三天期间,伤口评分最高,NREM 的 3、4 期及 REM 期常被抑制。剧烈的疼痛导致镇痛需求强烈,所以在药物诱导的睡眠期,呼吸暂停的发生率增加。在接下来的三天,较深的 REM 睡眠回弹。在这个时期,由自然睡眠引起的危及生命的呼吸暂停增加。因此,对于 OSAHS 患者而言,术后风险将持续一周时间。国外文献报道,UPPP 术后的夜间氧合可能低于其术前测量值。平均窒息时间,术前和术后没有明显不同,但术后最低脉搏血氧饱和度可能低于术前水平。

带气管导管回 ICU 或 24 小时恢复室观察患者,通常在呼吸机控制或辅助呼吸下逐渐恢复,需专人监护管理。为了使患者较好地耐受气管导管并适应呼吸机的治疗,应辅以恰当的镇静镇痛。常用的药物为吗啡 1mg/h、咪达唑仑 0.1mg/(kg·h),必要时加用丙泊酚。呼吸治疗中,应及时清理呼吸道的分泌物。导管套囊应定时短暂放气,防止压迫损伤。术后第二日应较早停用镇静药,使患者意识逐渐清醒并耐受气管导管。在决定拔出气管导管前,应确保自主呼吸恢复正常、意识完全清醒、创面无明显出血。对气管插管困难、插管可能造成喉损伤、喉水肿者,拔管时应谨慎小心。除适时使用皮质激素外,拔管前将套囊气体抽空,并将导管封堵,在自主呼吸下观察是否有气体自口腔泄漏,如没有或很少气体外漏则提示有喉水肿的可能,不得贸然拔管,应请耳鼻喉科医师会诊共同处理。

即使术后回到普通病房恢复,也应强调常规的监测,包括血压、心率、心电图和脉搏血氧饱和度。呼吸的管理首先应确保气道的通畅。由于咽部伤口疼痛,患者惧怕吞咽动作,这样口咽会淤积分泌物,加上创面的渗血,很容易造成气道不通畅。另外,药物的残留作用,仍会发生呼吸抑制。肌松拮抗剂作用消失后,呼吸肌可能再次被抑制,也增加了呼吸梗阻的风险。应及时有效地清除呼吸道的血性分泌物,并鼓励患者咳痰及做吞咽动作。特别应注意睡眠时呼吸道是否通畅以及通气量是否足够,应常规鼻导管吸氧,脉搏血氧饱和度监测可及时发现呼吸问题。

参 考 文 献

Jonas T. Johnson, Mark H. Sanders. Breathing during sleep

immediately after uvulopalatopharyngoplasty. Laryngoscope, 1986，96：1236-1238.

十一、OSAHS 术后镇痛

UPPP 手术后多发生急性咽喉痛，一般持续 1 周左右。国外报道，静息状态下，UPPP 术后疼痛 VAS 评分为 4～6 分。部分患者咽喉部疼痛持续存在，并发展成慢性咽痛。

用于 UPPP 术后镇痛的药物：

1. 阿片类镇痛药　阿片类药物是术后镇痛的主要用药。芬太尼在产生镇痛的同时，还具有镇静、催睡及抑制呼吸的作用，特别是在与镇静药合用以及用于 OSAHS 病例，极易产生呼吸抑制。如果以此单一药物镇痛，在达到满意镇痛的同时，也导致呼吸抑制和上气道张力下降，并且在入睡时更易发生。用药剂量过大时，还可增加术后恶心呕吐。另外，芬太尼并非完全能解决 UPPP 术后疼痛，部分患者在应用芬太尼下，仍存在明显的疼痛。

2. 非甾体抗炎药　非甾体抗炎药（NSAIDs）是一类化学结构并非相关，但临床作用相似的药物。该类药物在产生镇痛的同时，无镇静、嗜睡和呼吸抑制等不良反应。但与阿片类药物比较，镇痛强度较弱。因此在 UPPP 术后宜作为镇痛的基础成分来使用，若镇痛不足，应补充阿片类药物。

3. 曲马多　为中枢神经系统抑制药中的非成瘾类镇痛药，其化学结构与阿片类衍生物相似，与吗啡受体的亲和力约是吗啡的 1/6000。临床常用剂量不会出现成瘾、呼吸抑制等严重并发症。一般可静脉持续泵入曲马多。需要控制镇痛剂量，防止头晕，甚至过度镇静。另外，应嘱患者小心下床活动，减少由此而加重的头晕及恶心、呕吐。使用曲马多常引起多汗，但通常不需要特殊处理。

4. 镇静抗焦虑药　镇静抗焦虑药是术后镇痛的辅助用药，可大大加强镇痛效果，减少镇痛药的使用量，提高术后早期的睡眠质量，利于术后恢复。但是，该药剂量个体差异大，特别是用于 UPPP 术后，易继发呼吸抑制，因此应在完善监护的条件下或在 ICU 中使用。

UPPP 术后安静时的咽喉痛一般可较好解决，但吞咽时的咽喉痛尚无较好的方法。国外有报道，采用布比卡因行双侧舌咽神经阻滞，但效果并不理想。可采用双氯芬酸钠于术毕即刻创面喷雾，术后按需间断喷雾，取得一定效果。

OSAHS 患者因慢性缺氧导致全身器官功能改变，术前需全面评估。麻醉最关注的问题就是困难气道，应从术前预测、麻醉诱导、术中管理、麻醉清醒期进行全程重视。所采取的措施涉及鼻腔气管插管技术、麻醉方法、术后躁动的防治和气管导管拔除时机的选择。同时，在围麻醉期应维持血流动力学稳定，并采取有效的措施缓解术后疼痛。

参 考 文 献

Jukka Virtaniemi, Hannu Kokki, Elina Nikanne, et al. Ketoprofen and fentanyl for pain after uvulopalatopharyngoplasty and tonsillectomy. Laryngoscope, 1999, 109：1950-1954.

十二、Key points

1. 阻塞性睡眠呼吸暂停低通气综合征与上气道的解剖生理基础有关。

2. OSAHS 病因涉及肥胖、颅面发育畸形、遗传倾向、咽部异常、鼻腔阻塞、内分泌疾病等。

3. 以下三种情况提示 OSAHS 的可能　①呼吸暂停或是呼吸浅慢伴打鼾；②夜间突醒；③日间嗜睡。明确诊断需行多导睡眠监测。

4. OSAHS 的病理生理特点　长期反复的通气不足引起的低氧和（或）高碳酸血症导致全身病理生理改变，涉及多个器官。

5. OSAHS 与高血压、脑血管病、冠心病、糖尿病等高度相关。

6. OSAHS 全麻手术麻醉前评估重点是困难气道和重要脏器功能。

7. 麻醉诱导要点为清醒镇静状态下，气道表面麻醉，经鼻气管插管。

8. 麻醉恢复期仍存在较大风险，应慎重选择拔管时机，建议延迟拔管。

（李天佐）

第三节　激光喉显微外科手术麻醉

一、临 床 病 例

【病例 1】

女性患者，23 岁，诊为"声带小结"。声音嘶哑半年余。门诊频闪喉镜检查发现左声带小结，拟在全身麻醉下行"激光手术治疗"。

1) 激光喉显微外科手术常用激光的种类有哪些？

2)激光喉显微外科手术的气管内导管的选择原则?

3)激光喉显微外科手术的风险?

【病例 2】

男性患者,67 岁,喉癌垂直半喉切除术后 8 个月。术后常规放疗治疗。呼吸困难 1 月余,夜间憋醒 1 周。专科查体发现一侧声带缺如,对侧活动不良,前联合有新生物,触之易出血。拟在"支撑喉镜下行病理活检和激光手术治疗"。

1)针对该患者,如何进行术前气道评估?

2)喷射通气在激光喉显微外科手术中应用的意义?

3)如何处理激光喉显微外科手术术中气道着火?

【病例 3】

男性患者,64 岁,诊断为"巨大会厌囊肿"。主诉:咽喉部异物感 3 月余,吞咽困难伴睡眠憋醒 1 个月。左侧卧明显。术前专科查体:会厌未见充血,会厌舌面中部偏左广基黄白色囊性膨出。拟在全麻下行"激光肿物切除术"(图 24-11)。

1)麻醉诱导期应注意哪些问题?

2)激光喉显微外科手术的优点是什么?

3)如何进行激光喉显微外科手术风险防范?

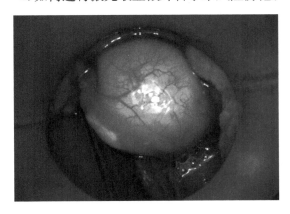

图 24-11　巨大会厌囊肿

二、激 光 治 疗

(一)激光

1. 定义　电磁辐射被激发后光放大(light amplification by stimulated emission of radiation,Laser)。

2. 特点　集中提供高强度能量,并将大量能量迅速传递至远方。目前临床应用的激光每秒可产生几千度的高温。

3. 激光系统由四部分组成

(1)激光介质。

(2)放置激光介质的光腔。

(3)光泵源。

(4)光导装置。

4. 激光与自然光的区别(表 24-1)

表 24-1　激光和自然光的区别

特点	激光	自然光
方向性	单一频率的强烈的平行辐射光束	从点状光源向各个方向发散
波长范围	有限,单色	宽谱
相干性	光子同步振荡,具有相干性	光子随机振荡

(二)临床上常用的激光

二氧化碳激光(CO_2 激光)、Nd-YAG 激光、KTP 激光均已被用于临床气道手术。

临床中最常用的是 CO_2 激光。CO_2 激光为长波激光,工作波长为 10 600 nm,不可见的,使用氦氖光束作为标记物。精确度最高,可被所穿过的前几层细胞的胞液完全吸收,产生精确的爆破汽化,导致目标组织浅层爆破汽化,而深层细胞不受损伤,最大限度减少对周围组织的损伤。当激光技术与显微镜联合应用时,可以使汽化的病变部位更精确,出血量和水肿程度更小,具有明显的优势。缺点是无法通过纤维支气管镜来聚焦。

Nd-YAG(Neodymium-yttrium aluminum garnet)激光,是短波激光,高能量,波长为 1 064nm。产生的近红外激光光束可用于凝血。可通过纤维支气管镜传输。

KTP(potassium tetanal phosphate,KTP)磷酸钛氧钾激光,为绿激光,短波激光,波长为 532nm。具有很窄激光脉冲宽度和极高的功率密度,在手术时热扩散效应极小,具有很强的汽化组织能力,主要表现手术中低平均功率和高峰值功率,使得能有效汽化病变组织,而对周围组织损伤小可通过纤维支气管镜传输。

三、激光喉显微外科手术的优点和适应证

1. 激光喉显微外科手术的优点　出血少,小血管凝固,保持无菌状态,组织反应轻,手术操作更精确,可保留正常组织。

2. 激光喉显微外科手术的适应证　对良、恶性肿物均适用。如:复发性呼吸道乳头状瘤、声门下血管瘤、声带突肉芽肿、接触性溃疡、淋巴管瘤、声带

癌、喉癌、喉软化、囊肿、喉膨出、声带麻痹、喉蹼、声门下和声门狭窄等。

四、激光喉显微手术的风险和防护

1. 激光喉显微外科手术的风险 最危重也是最独特的风险是气管内导管燃烧，导致气道内着火，图24-12即为燃烧后破损的气管导管。如果处理不及时危及生命。

在氧气和氧化亚氮等助燃气体存在时，高能激光束可引起气管导管、医用敷料及组织碎屑燃烧或爆炸（图24-12,13）。激光烧穿导管壁，可产生火焰及毒气，导致肺实质损害。燃爆所致的器官组织伤害包括热力损伤和化学损伤。热力损伤多发生于声门下、舌基部及口咽部，有时火焰沿镜腔蔓延可灼伤唇及面颊。直接击穿导管的燃爆产生强大的冲气压，可即刻烧毁导管。如果在吸气相发生燃爆意外，瞬间产生的气压可直接导致肺损伤。化学损伤是指燃爆所产生的各种有害物质对肺及呼吸道产生的直接和间接损害。

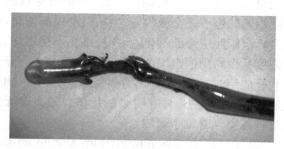

图24-12 燃爆后破损的气管导管

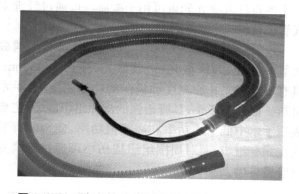

图24-13 呼气相发生燃爆后，气管内导管和螺纹管

损伤其他邻近结构，如：食管穿孔、黏膜损伤、肺炎，声门前后联合损伤后瘢痕形成造成继发的声带功能异常。

【损伤眼睛】 激光可被任何光洁金属面反射而引起正常组织的意外伤害，以眼睛最易受损。激光能量可在极短瞬间内全部进入眼球，严重可致失明。

【污染】 组织被激光汽化，释放出含水分、破坏的组织、含致热原、病毒颗粒，甚至有活性的病毒DNA等物质的烟雾及微粒（0.1~0.8μm）。有毒颗粒被释放入大气，可以散落在患者及手术室人员暴露的皮肤上。动物实验发现微粒沉积于肺泡可引起间质性肺炎、支气管痉挛、肺泡水肿及广泛肺不张，并降低黏膜纤毛清除率，诱发肺炎或病毒感染，构成了手术室工作人员的潜在感染源。

2. 激光喉显微外科手术的防护

（1）患者的防护：使用水溶性润滑剂将患者上下眼睑闭合，并用胶布粘贴；或用湿纱布或金属性眼罩覆盖，以避免术中损伤患者眼部。在进行激光操作时应将患者身体覆盖起来，避免对身体其他部位造成损伤。有报道认为，将患者的面部、头部和颈部用湿手术巾包起来可以降低起火的风险。但该种做法临床实践中很少使用，因为在术中可能联合使用单极电刀，湿的敷料可能对患者造成伤害。

（2）手术室工作人员的防护：

1）面罩：手术室工作人员应佩戴特制的可过滤激光烟雾颗粒的面罩，以降低污染物或颗粒进入气管和支气管分支的风险。CO_2激光产生微粒较多，通常的口罩只能滤除3μm以上的微粒，防护效果差，应采用特制细孔口罩。目前层流手术室应有良好的废气排放系统。

2）激光防护眼镜：强调手术人员均需戴防护眼镜，以衰减激光能量。可采用针对各种激光频率特别设计的环绕式护目镜来保护手术室人员的眼睛。使用CO_2激光时，一般玻璃或塑料镜片均有防护功效（隐形眼镜除外）。透明的环绕式护目镜可阻挡CO_2激光的长波长光线。采用其他激光器时，需根据波长采用不同的滤色片，特定颜色的护目镜可防护短波长激光。如Nd-YAG激光，需用能遮断波长1μm的淡绿镜片；氩或氪激光需用琥珀黄镜片；而KTP-Nd-YAG激光应使用能滤过红光的镜片。

3）其他：身体其他部位也要细心保护，以免不慎出现激光损伤。

五、激光喉显微外科手术的麻醉要点

激光喉显微外科手术的麻醉具有明显的特殊性。激光的使用、喉部本身的病变及支撑喉镜的固定均对麻醉影响极大，手术与麻醉中的呼吸控制同在狭小的咽喉空间，麻醉的实施和管理需特殊对待。

1. 一般原则

（1）对气道有明显梗阻者，麻醉诱导期慎用或不用麻醉镇痛药和安定类镇静药。

（2）术前估计插管困难或有明显呼吸道梗阻者应在表麻下清醒气管插管，必要时用纤维喉镜引导气管插管，或多种技术联合应用。

（3）根据呼吸道梗阻的部位、程度，气管内插管的难易程度，选择合适的通气技术。

（4）首选气管内插管（较细气管导管）控制气道维持通气。

（5）选择不易燃烧的气管导管，有条件可用金属导管。麻醉中注意对气管导管的保护和固定。制订好导管被激光穿破时的紧急预案。

（6）维持足够的麻醉深度，有效控制血流动力学的急剧波动。

（7）加强监测，特别是脉搏血氧饱和度。

（8）采用短效麻醉药，起效迅速，作用时间短，苏醒迅速，术毕尽早恢复。

（9）术中咬肌和咽喉肌保持一定程度的松弛，使声带处于固定状态，避免呛咳。

2. 术前评估和准备　激光喉显微外科手术病变在上呼吸道，气道管理难度大，麻醉风险高，应高度重视术前评估，尤其是气道的评估。

高度重视气管插管的难度。肿瘤生长在声门或气道的任何部位。声带及声门上肿瘤梗阻气道，甚至仅有小的通气缝隙，或者既往手术改变局部解剖，困难气道的风险明显增加。小儿患者术前缺乏频闪喉镜检查结果，仅可依靠病史和体征来预测气管插管的难易程度，加之患儿的不配合，使难度成倍增加。

喉癌患者常有吸烟史，应于术前戒烟，并评估肺功能。患者多为老年男性，术前应对其全身状况进行全面的评估和调整，控制并发症。部分喉切除术后的患者，声门附近的结构可能发生了明显的改变和移位，应结合主诉、体征特点及频闪喉镜的报告结果，制订严密的麻醉诱导方案。术前复查频闪喉镜，了解咽喉部、声门附近的最新情况。

术前接受放疗治疗的患者，颈部活动度、张口度可能发生明显的改变，须要做好术前的评估。

麻醉开始之前，麻醉医师应该与耳鼻喉科医师共同讨论病情。麻醉医师应该理解手术方案，制订既能维持通气和氧合，又能满足手术需要的麻醉方案，同时术中与手术医师密切配合、沟通。特殊的仪器设备（如激光、喷射通气机、支气管镜等）必须处于备用状态。

备好困难气道车，耳鼻喉科备好紧急气管切开用具。麻醉诱导期，有经验的高年资耳鼻喉科医师需在场。

3. 麻醉技术　该手术多于支撑喉镜下完成，特点是刺激强、手术时间短、术毕要求即刻清醒。局部麻醉由于缺乏有效的镇痛和满意的肌肉松弛，加上剧烈刺激导致的心血管系统不良反应，显然不适合这类手术。随着麻醉学的进展，全身麻醉逐渐成为首选。

目前临床上，对于术前不存在困难气道的患者，通常选择快速诱导，插入较细的气管导管，既不影响术者操作，又能保证足够的通气和充分的氧合。对于困难气道的处理，尤其是声门附近肿物的患者，应尽量在明视声门下气管内插管，以免损伤声门，造成肿物的出血或脱落，引起气道阻塞。可采用喉镜明视下插管，纤维喉镜引导插管，可视硬光纤喉镜（如视可尼）引导插管等多种困难气道的处理方式。必要时可能需要两个人配合使用两种插管工具进行插管。对于术前评估有明确插管问题的患者，先行气管切开也不失为一种明智的选择。

理想的情况是采用能保证患者安全氧合的最低吸入氧浓度，降低气道着火的风险。

所有麻醉用药均应选择短效为原则。诱导用药可以选择咪达唑仑、丙泊酚、琥珀胆碱、罗库溴铵、芬太尼、瑞芬太尼等。麻醉维持为全凭静脉麻醉或静吸复合麻醉。多数情况下，采用丙泊酚、瑞芬太尼进行全凭静脉麻醉可能更好。由于吸入麻醉剂在气道燃烧时分解出的混合物可能有毒，有报道建议在激光气道手术中不使用吸入麻醉剂。

术中通气的维持可采用气管插管，麻醉呼吸机控制呼吸或喷射通气。值得注意的是，当导管过细或仅通过套在喷射头外面的细管行喷射通气时，必须高度警惕二氧化碳的排出困难。否则，气体只进不出，很快便会造成气胸和皮下气肿，甚至心搏骤停。

当需处理声门附近或气管内的肿物时，气管导管可能妨碍操作，可采用间断呼吸暂停的方式。在充分氧合的前提下，拔出气管导管，术者迅速用激光切除瘤体。当脉搏血氧饱和度下降到一定程度，立即在明视下将导管经支撑喉镜重新置入气管内或使用喷射通气给氧。脉搏血氧饱和度上升后，可再次暂停呼吸，多次重复操作，直至瘤体切除干净。尤其对于复发性喉多发性乳头状瘤患儿，是目前普遍采用的方式。也可以降低气道着火的风险。

术前镇静药的应用需要谨慎。术前可使用抗胆碱药,可减少气道分泌物,避免在麻醉诱导期间由于分泌物的影响加大气管插管的难度。

术者置入支撑喉镜时,可能引起迷走神经反射,导致心率减慢甚至心搏骤停,尤其对于声门暴露困难的患者。应密切关注手术操作,有情况及时通知术者暂停手术或给予阿托品(0.5~1mg)纠正严重的心率减慢。

六、激光喉显微手术气管内导管的选择

目前临床上最常用的气管内导管是聚氯乙烯导管。由于价格较低,如果术者小心操作,气道着火的风险并不高,仍广泛应用于激光喉显微外科手术。一般选择较细的型号,成人一般为 ID 5.5~6.0,儿童则选择套囊充气后不漏气的最细导管。既保证有效通气,对术者操作的影响又最小。

激光手术操作时,激光束的聚焦点紧邻气管导管。高能量的激光束可点燃气道内的任何碳氢化合物,包括气管内导管,尤其是在全身麻醉气道内高氧的环境下。几乎所有的橡胶或塑料气管导管都可被点燃而烧毁,其发生率为 0.5%~1.5%。

所有普通的气管内导管都有可燃的风险,可燃性与制造气管导管的材料有关。现在临床上最常见的聚氯乙烯导管(PVC)最易燃烧,比以前的红橡胶更易燃烧,产生的燃烧产物多、毒性强,炭粒沉积广泛。橡胶导管较耐燃,炭粒较少,灼伤轻。硅胶导管最不易起燃,但产生大量白色硅雾,且质软易受压变窄。

关键在于提供最不易燃的混合气体。氧化亚氮同氧气一样易燃,较理想的混合气体包括空气-氧气或氦气-氧气混合气体。与氮气相比,氦气的热传导性更强,可将气管内导管的燃烧推迟若干秒。理论上,氦气密度较低,因而较少产生湍流,通过较细气管内导管时的阻力较低。

除了将气道内氧气浓度降至可耐受的最低程度以外,另外可以选择有反射性的金属胶带(如铝或铜胶带)包裹气管导管的外表面。用金属胶带包裹PVC导管之前,导管外壁应清洁无油,使得金属胶带容易粘贴上。气管导管直径应比通常使用的小1~2mm。应该从导管远端或从套囊近端开始包裹,直到腭垂水平,胶带远端应剪成 60°角,螺旋形包绕气管导管相互重叠 30%,避免出现锋利的边缘,也不要露出 PVC 的表面。

如果使用带套囊的气管导管,不能使用这种办法保护套囊本身。套囊破裂使得高氧的气体进入声门下,增大了着火的风险。预防的方法是将套囊内充入加有指示作用颜料(如亚甲蓝)的生理盐水,一旦套囊破裂,可以及时发现。套囊还应该用湿纱布或者神经外科用的脑棉片覆盖,可以延缓升温。

美国 FDA 批准的可以用于激光手术的气管导管包括金属和硅酮材料的导管。金属导管(图 24-14):Laser Flex 导管,是一根密闭的不锈钢螺旋导管,远端有两个聚氯乙烯套囊,如果一个套囊破裂,另一个套囊仍然可以阻挡含氧气体进入声门下。另一种导管是采用硅酮为基本材料,外覆含铝的激光反射膜,或者在有反射性能的铝膜外再覆一层氟塑料。这种导管有一种特殊设计的可以自动充气的套囊,内充泡沫海绵,即使激光穿通后也依然充胀。但是僵硬、笨重,限制了常规应用。虽然这些导管与普通导管相比可以长时间耐受激光打击,但是太长时间暴露与激光后仍然会燃烧。

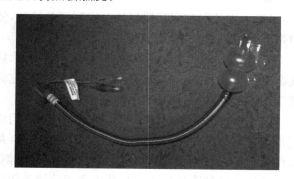

图 24-14 金属抗激光导管(Laser Flex)

七、喷射通气

1. Venturi 效应 最初用于描述狭窄管道中的流体效应。当流体通过两端开放导管的狭窄部位时加速。与此同时,其流体静力压下降。压力下降与流量成比例,并可以在不干扰流体的情况下测量管道中的流量。

2. 喷射通气的原理 上呼吸道手术喷射通气技术是由 Sanders 于 1967 年引入的。将一种高压气源连接于一根硬质狭窄导管,置于喉镜的进气口处。通过手工转换,可以单次喷送气体。在喉镜腔内,高速气流与静态气体相遇,将静态气体向前推,每次喷射通气都使得周围的气体通过开放的喉镜入口被卷入,显著增大了气体的流量,稀释了喷射口的氧气浓度。

3. 喷射通气的使用 喷射通气技术是将高压气流经狭细的管道口喷入气道。由于高速喷射气流产生 Venturi 效应将周围的空气卷吸带入气道,从

而达到肺通气。高频喷射通气（HFJV）是将喷射通气与高频率低潮气量通气两种技术相结合。常频喷射通气较常用的频率为 18～22 次/分，驱动压成年人 80～120kPa，儿童 60～100kPa，吸呼比为 1∶2。高频喷射通气常用频率为 60～120 次/分，成年入的驱动压为 120kPa。

喷射通气有声门上和声门下两种通气方法。后者更具优势，表现在喷射导管的位置控制性好、通气效果稳定、声带的活动度较小，且血液和异物不会进入气管内。与高频通气相比，常频通气易于二氧化碳的排出。一般认为，通气频率在 60 次/分以下，不会产生二氧化碳蓄积。喷射呼吸机输出的潮气量大小是由输出压力控制，因此，使用喷射通气时应观察胸廓运动，防止吹压过高或肺的气压伤。

起始喷射压力的设定，婴儿和儿童为 34～69kPa，成人是 100～138kPa。然后喷气压逐渐升高压力，直到胸廓起伏明显可见。喷射通气能够产生良好的胸部扩张，并根据患者年龄相应的设定合适的频率。吸呼比值的设定应该允许患者在喷射通气间歇期完全的被动呼气。术中必须监测血氧饱和度，也必须通过听诊和触诊监测通气。

4. 喷射通气的并发症　黏膜干燥，通气氧合不满意、胃扩张、胃食管反流甚至胃破裂。纵隔气肿和气胸也有报道。

5. 麻醉维持　因为喷射通气时不能使用吸入麻醉剂（手术室污染，不能精确调控吸入麻醉药浓度），多数情况下选择全凭静脉麻醉。联合使用丙泊酚和短小的阿片类药物（瑞芬太尼）是比较理想的，能够实现镇静、遗忘和镇痛，同时术后可以迅速恢复清醒。

6. 喷射通气的适应证和禁忌证　最适合用于气道正常、无梗阻、肺和胸壁顺应性正常的患者。

在喷射通气间歇能够完全呼气非常重要。如果不能做到这点（声门病变、显著杓状软骨间瘢痕、喉痉挛），就不可以使用喷射通气。

肥胖等胸壁顺应性下降的患者，可能会发生胃扩张。

晚期慢性阻塞型肺疾病的患者存在呼气期延长，因而不适于采用喷射通气。

肺大疱患者使用喷射通气也是非常危险的。

7. 注意事项

（1）对于肥胖、呼吸道梗阻等限制性通气障碍的患者，除根据胸廓起伏运动外，还应密切监测氧合情况，综合判断并通过调整输出压力，以达到满意的氧供。

（2）应特别注意二氧化碳的排出。气体经一定压力被送到远端肺组织，但其排出完全靠胸肺的弹性回缩。任何排出路径的狭窄或梗阻均影响二氧化碳的排出，不仅导致二氧化碳的蓄积，反复高压气体的输入还直接引起气压伤。因此，气管导管内径应足够气体的排出或导管周围应有一定的空间。

（3）声门上通气要确保喷射出口的固定，以达到气体准确有效地送到下呼吸道。

（4）在气道不能密闭的情况下，注意出血及分泌物的误吸。

八、气道着火的处理

气道内着火是激光喉显微手术最危重也是最独特的危险。必须准备好术中出现气道着火的有效处理预案。

万一发生气道着火，要求采取迅速有效的处理措施。

处理原则如下：

1. 术者立即停用激光的使用，停止通气供氧，终止吸入麻醉。

2. 采用静脉麻醉，维持合适的麻醉深度。

3. 即刻拔除气管导管，改用口咽通气道或麻醉面罩吸入纯氧。

4. 仔细检查烧伤范围，采用冷生理盐水冲洗咽部。

5. 备好灭火注射器。

6. 为防止灼伤及毒雾的继发损害，施行支气管镜检，清理灼伤创面，摘除残留异物，冲洗气管。

7. 在上述处理后，小心插入较细的气管导管以维持通气。

8. 根据灼伤程度决定是否行低位气管造口术，或保留气管插管并施行机械通气。

9. 取头高体位，局部喷雾激素以减轻水肿。

10. 使用抗生素预防或治疗呼吸道及肺部感染。

11. 术后空气消毒隔离，分泌物作细菌培养。

12. 检查灼伤程度，每隔 3～5 日做 X 线胸部检查等。密切观察可能发生的气道出血、水肿和呼吸衰竭。

九、术　后　管　理

对于喉激光显微手术患者，术后尤其是早期，可能发生喉水肿、喉痉挛等问题，因此，在麻醉后恢复室应密切观察患者情况，及时发现问题并解决。

1. 喉水肿、声门下水肿　咽喉部手术术后喉水肿较为常见,一般对于成人仅表现为声嘶、喉痛,往往术后2、3天可以自愈。婴幼儿气管细、环状软骨部位呈瓶颈状缩窄,因此一旦发生喉水肿或声门下水肿,往往因窒息而致命。小儿拔管后声门下水肿主要表现为拔管后30分钟内出现,先为轻度喉鸣音,并出现呼吸困难征象。可能出现胸壁凹陷、吸气性喉鸣。

关键在于预防,包括选择合适的气管导管,插管手法轻柔。在术中,给予类固醇类激素(如:地塞米松、甲泼尼龙等),有助于预防喉水肿的发生。一旦发生应密切观察并积极处理。给予吸氧,雾化吸入,合理使用激素,必要时使用抗生素。

若喉水肿进行性加重,呼吸困难明显,血压升高,心率增快,大量出汗、发绀等呼吸道梗阻时,应立即做气管切开。

2. 喉痉挛　喉部的高反应性。小儿发生的几率高。

预防:在喉部应用局麻药。

处理:

(1)去除刺激因素

(2)如果发生在手术间内,可加深麻醉

(3)通过面罩加压给予100%的氧气,严重者需辅用小剂量的氯化琥珀胆碱(正常插管剂量的1/10,0.1mg/kg静脉内注射)。

3. 气压伤　喷射通气使用不当,可发生气压伤。

4. 肺不张、肺部并发症　较少发生在术后早期。应注意患者的护理,早期下床活动、使用雾化吸入,预防性的应用抗生素,促进排痰。

5. 术后躁动　可能是缺氧、疼痛的表现,应密切观察病情变化,去除致躁动因素,避免更严重的并发症的发生。

十、Key points

1. 激光喉显微外科手术气管内导管的选择与保护。

2. 正确的术前评估,尤其是气道评估。

3. 有效气道的建立。

4. 激光喉显微外科手术术中呼吸管理,喷射通气的使用。

5. 气道着火的预案和处理原则。4E原则:Extract(取出燃烧物)、Eliminate(除去氧源)、Extinguish(灭火)、Evaluate(评价受损伤程度)。

6. 激光手术的危险和正确防护措施。

参考文献

1. Donlon JV, Doyle DJ, Feldman MA. Anesthesia for eye, ear, nose, and throat surgery//Miller RD, ed. Miller's anesthesia. 6th ed. Philadelphia:Churchill Livingstone, 2005:2527-2556.
2. Jaquet Y, Monnier P, Van Melle, et al. Complications of different ventilation strategies in endoscopic laryngeal surgery, A 10 year review. Anesthesiology, 2006, 104:52-59.
3. Borland LM. Airway management for CO2 laser surgery on the larynx:ventilation and alternatives. Int Anesthesiol Clin, 1997, 35:99-106.
4. Rampil IJ. Anesthesia for laser surgery//Miller RD. Miller's anesthesia. 6th ed. Philadephia:Churchill Livingston, 2005:2573-2588.
5. McRae K. Anesthesia for airway surgery. Anesthesiol Clin North America, 2001, 19:497-541.
6. Rezaie-Majd A, Bigenzahn W, Denk DM, et al. Superimposed high-frequency jet ventilation (SHFJV) for endoscopic laryngotracheal surgery in more than 1500 patients. BJA, 2006, 96:650-659.
7. 庄心良,曾因明,陈伯銮. 现代麻醉学. 第3版. 北京:人民卫生出版社,2003:992,1163.
8. Ihra G, Hieber C, Adel S, et al. Tubeless combined high-frequency jet ventilation for laryngotracheal laser surgery in paediatric anaesthesia. Acta Anaesthesiol Scand, 2000, 44:475-479.
9. Werkhaven JA. Microlaryngoscopy-airway management with anaesthetic techniques for CO2 laser. Paediatric anaesthesia, 2004, 14:90-94.
10. Handa KK, Bhalla AP, Arora A. Fire during the use of Nd-YAG laser. Int J Pediatr Otolaryngol, 2001, 60:239-242.
11. Ilgner J, Falter F, Westhofen M. Long-term follow-up after laser-induced endotracheal fire. J Larungol Otol, 2002, 116:213-215.
12. Mattucci KF, Militama CJ. The prevention of fire during oropharnggeal electrosurgery. ENT-Ear, Nose, and Throat J, 2003, 82:107-109.
13. Smith TL, Smith JM. Electrosurgery in otolaryngology - head and neck surgery:principles, advances, and complications. Laryngoscope, 2001, 111:769-780.
14. Green GE, Bauman NM, Smith RJ. Pathogenesis and treatment of juvenile onset recurrent respiratory papillomatosis. Otolaryngol Clin North Am, 2000, 33 (1):187.

(林　娜　李天佐)

第四节　儿童喉乳头状瘤手术麻醉

一、临床病例

【病例1】

男性患儿,6岁。主诉:呼吸困难半月,喉乳头状瘤术后4天。患儿1个半月前行"喉乳头瘤切除术",半月前出现呼吸困难,4天前在外院行"喉及气管内乳头状瘤切除术"。术后症状未见明显缓解。5年前在外院第一次行"喉乳头状瘤切除术",同时行"气管切开术"。至今共行"喉乳头状瘤切除术"20次,间隔时间4天至8个月。查体:心率110次/分,呼吸27次/分。神志清,唇色尚红,咽部无充血,双扁桃体无肿大,喉部检查不合作。颈前气管造口下方见瘤体,气管明显狭窄,吸气呼气均困难,吸气性三凹征(+),双肺呼吸音尚清。

1)此例患儿困难气道的特殊性表现在哪里?

2)儿童喉乳头状瘤发病特点是什么?

3)该患儿的主要治疗手段是什么?

【病例2】

患儿,男性,3岁,13kg。因"气管切开术后9个月,复发性喉乳头瘤术后5月,喘憋20天"入院。患儿9个月前开始出现呼吸困难,喘憋,夜间明显,在外院行"气管切开术,喉乳头瘤切除术"。术后3个月后复发,再次行"喉乳头瘤切除术"。20天前出现呼吸困难,喘憋,于外院保守治疗无效。3天前患儿开始嗜睡,呼吸困难明显加重,1天前开始呼之不应,急诊入院。近半年2次肺部感染。

入院查体:患儿昏睡,呼之不应,呼吸急促,四肢挣扎状。Ⅳ度呼气性呼吸困难,三凹征明显,左肺呼吸音极弱,右肺呼吸音弱,双肺满布哮鸣音和痰鸣音。纤维喉镜下可见气切套管口下方满布乳头状新生物,纤维喉镜未能通过。心率129次/分,律齐,无杂音。吸氧状态下 SpO_2 97%。

1)针对该病例,术前准备包括哪些内容?

2)术中选择什么通气方式最适宜?

3)如何进行气管插管及气道管理?

【病例3】

患儿 男性,4岁,因"复发性喉乳头状瘤"收住院。患儿声嘶伴吸气性喘鸣,已接受15次手术。

1)术前如何进行困难气道评估?

2)如何选择麻醉方案?

3)诱导期处理原则是什么?

【病例4】

患儿 男性,5岁,反复接受"喉乳头状瘤切除术"23次。最后一次手术是2个月前,术中发现肿瘤侵及声门下气管内。此次以"急性呼吸困难"收入院。患儿呼吸急促,面色略青紫,三凹征(+)。夜间无法平卧入睡。拟行急诊"喉乳头状瘤切除术"。

1)此患儿麻醉诱导期如何掌握肌松剂的使用?

2)当瘤体遮挡窥视声门时,如何进行气管插管?

3)气管插管后首先应做何处理?

4)术中切除声门瘤体时,如何管理气道?

二、儿童喉乳头状瘤的病因、诊断及流行病学

儿童喉乳头状瘤(juvenile onset Laryngeal papilloma,JLP)于1880年由MacKenzie首次描述。JLP是侵及喉部的一种非浸润性良性上皮肿瘤,主要由人类乳头状瘤病毒(HPV)引起。其特点是反复发作,但临床上无可靠治疗方法。

1. 儿童喉乳头状瘤的病因　目前研究表明,人类喉乳头状瘤病毒6型和11型是造成感染的主要原因。在上呼吸道,HPV易感染区位于喉与气管的连接处,多发性喉乳头状瘤正好多发于此。喉乳头状瘤最常见的感染方式为母婴垂直感染,分娩时产道感染是主要途径。人乳头状瘤与尖锐湿疣病毒为同一病源,妊娠女性若在孕期、产期患有生殖器尖锐湿疣,很可能使HPV以垂直传播方式感染婴儿。

2. 儿童喉乳头状瘤的诊断　JLP患儿初发症状以声嘶最为常见,典型的三联征为声音嘶哑、喘鸣、呼吸窘迫。有的伴有慢性咳嗽、反复呼吸道感染,后期出现呼吸道梗阻、吸气或呼气均有喘鸣甚至可出现鼻翼扇动及吸气性三凹症状。随着病情进展,可出现呼吸困难及喘鸣。喉镜下乳头状瘤主要在喉部,外观呈疣状,多集中于声带游离缘或前联合处,病灶由少而多。根据病史、临床表现及成群的核异型空泡细胞和密集乳头状等组织学改变,结合HPV感染的实验证据,即可确诊。

3. 儿童喉乳头状瘤的流行病学　80%发生于7岁以前,4岁以下更集中,发病高峰是2.5岁左右。临床特征为复发性,或自行缓解。喉乳头状瘤常发生于声带、室带、喉室、会厌喉面以及声门下,还可见于扁桃体。声门下浸润的发生率为35%,但进入气管和相邻的支气管的发生率较少(2%～5%),侵犯到肺的不到1%。喉乳头状瘤的发病率仅为3.6/100 000～4.3/100 000,但却是儿童最常见的喉部良性肿瘤,也是儿童慢性声音嘶哑的主要原因之一。

病程趋势是初期复发相对频繁,随着治疗和病程的发展,复发频率逐渐降低,甚至可以自然消失。提示性激素可能对该病的病程有一定作用,也可能与随着年龄增加,机体免疫力增强有关。

参考文献

1. DANIEL A. LARSON and CRAIG S. DERKAY. Epidemiology of recurrent respiratory papillomatosis. APMIS, 2010, 118(6-7):450-454.
2. Puranen M, Yliskoski M, Saarikoski S, et al. Verical transmission of human papillomavirus (HPV) from infected mothers to their newborn babies and persistence of the Virus in childrenhood. Am J obstet Gynecol, 1996, 174(2):694-699.
3. 叶非常,陈晓红,梅桢峰,等. 幼儿型乳头状瘤病. 中国中西医结合耳鼻咽喉科杂志,2000,8(6):308-310.
4. 黄选兆,汪吉宝. 实用耳鼻咽喉科学. 北京:人民卫生出版社,1998:498-499.
5. Doyle DJ, Gianoli GJ, Espinola T, et al. Recurrent respiratory papillomatosis: juvenile versus adult forms. Laryngoscope, 1994, 104:523-527.
6. Sheeran PW. Index of suspicion. Pediatr Rev, 1995, 16:37-39.
7. Derkay CS. Task force on recurrent respiration papillomas. Arch Otolaryngol Head Neck Surg, 1995, 121:1386-1391.

三、儿童喉乳头状瘤的治疗原则

由于喉乳头瘤的高度复发性,目前仍无满意的治疗方法,50%的儿童需要 10 次以上的治疗。主要的治疗手段仍为手术切除,同时采取综合治疗手段以解除喉梗阻和减缓病灶的复发。手术方法为在支撑喉镜显微镜直视下,用吸引器、喉钳、刮匙切除病灶。手术过程中,最关键的问题是要尽量减少损伤肿瘤周边的正常黏膜,否则不但会影响喉功能,而且易导致乳头状瘤在损伤部位复发。CO_2 激光手术是目前治疗喉乳头瘤较常用的方法。KTP 激光可以经光导纤维传输,是另一个较好的治疗选择。随着科技发展,近年来被广泛应用于喉乳头状瘤手术的显微电动吸切器有取代传统激光手术的趋势。

四、儿童喉乳头状瘤手术的术前评估及准备

1. 特殊困难气道评估　喉乳头状瘤患儿气道是一类极其特殊的困难气道,集中表现为:

(1)术前患儿即存在明显的梗阻性呼吸困难。

(2)肿瘤可生长在声门或气道的任何部位,声带及声门上肿瘤使气道梗阻,甚至仅有小的通气缝隙,影响气道通畅、增加明视下气管插管困难。

(3)患儿经历多次手术,反复的手术操作和气管插管引起正常解剖结构的改变,加上瘤体的遮挡,常难以窥视声门,气管插管难度极大。

(4)由于患儿配合困难,术前对气道阻塞程度以及肿瘤的范围不能精确评估。

(5)患儿无法耐受清醒气管插管,镇静、催眠又可加重气道梗阻,诱导处理需谨慎。

(6)麻醉和手术共用同一气道,操作在气道内甚至声门下气管内实施,对术中呼吸管理是一挑战。

(7)常规的解决困难气道的手段,如喉罩,无法在此类患儿中实施,使得处理困难气道的方法受限。

(8)气管切开虽然是安全的选择,但有引起乳头状瘤播种和沿气管、支气管树播散的可能,因此不能作为首选。据 Cole 等分析 101 例儿童乳头状瘤患者,行气管切开术者发生声门下蔓延者达 56%,而未做气管切开术者仅 3% 有声门下蔓延。

对于此类特殊困难气道的术前评估虽然有难度,但客观的气道评估是保证麻醉安全所必需的。评估困难气道时应考虑如下因素:

1)既往病史及手术史:包括手术次数、上次手术情况(气管插管顺利否、是否进行了声门下操作、距本次手术的时间)。既往手术的情况对于本次术前评估有很大参考价值。

2)呼吸困难程度:由于反复发作、反复手术,家长通常在患儿出现明显呼吸困难时才来就诊,有些经济困难的家庭要等到患儿出现严重憋气才来就诊。因此,患儿术前多存在呼吸困难,通过对呼吸困难的评价可以间接判断梗阻的程度。

3)纤维喉镜或频闪喉镜检查可以直接判断肿瘤的大小、范围及阻塞气道的程度,但大部分患儿难以接受此检查。

4)颈部 CT 检查可以显示肿瘤的大小和位置,但并非常规做法。

5)观察患儿睡眠时呼吸道通常情况非常重要。睡眠时何种姿势能保证通气,以及是否能维持较长时间睡眠,这些对于判断麻醉诱导后能否面罩通气有较大帮助。

2. 全身情况评估　应关注患儿的全身情况,包括营养状况、有无呼吸道感染、供静脉穿刺使用的外周血管情况等。

参考文献

1. Green GE, Bauman NM, Smith RJH. Pathogenesis and

treatment of juvenile onset recurrent respiration papillimatosis . Otolaryngol Clin North Am, 2000, 33:187-207.

2. Cole RR, Meyer CM, Cotton RT. Tracheostomy in children with recurrent respiration papillomatosis. Head Neck Sury, 1989, 11:226-239.

五、儿童喉乳头状瘤手术的麻醉实施及管理

麻醉前准备

1. 麻醉用具准备　气管导管应选择与小儿年龄相当的型号及小于该型号的所有导管,以备插管时选择。同时备好管芯。常规备好喷射呼吸机,并准备好与喷射呼吸机喷射口相匹配的硬质塑料细管,用以在所有气管导管均无法插入时,用此导管供氧。备好气管内吸引管及气道表面麻醉装置。紧急气管切开装置应随时可用。常规用麻醉机、监护仪、喉镜、输液装置均处于待用状态。另外,耳鼻咽喉科所用的硬质气管镜应准备完好。

2. 麻醉药品准备

(1)常规麻醉药品:七氟烷、丙泊酚、氯胺酮、咪达唑仑、阿片类药物、肌松剂等。

(2)急救药品:肾上腺素、激素、血管活性药等

3. 麻醉方案准备

(1)建立人工气道途径:首选经口气管插管,少数气道梗阻严重者应考虑先行气管切开。如患儿术前已有气管造口,则经造口建立人工气道。

(2)诱导方法选择:开放静脉顺利者可选择静脉诱导,吸入诱导也是此类小儿常用的诱导方法,特别是对配合不佳静脉通路难以建立者。

(3)麻醉维持选择:可静脉-吸入复合麻醉,全凭静脉麻醉更多被采用。

(4)紧急预案:在实施麻醉前一定做好紧急预案,即当气管插管不成功而又出现面罩无法有效通气时,应备好紧急预案,包括紧急气管切开、硬质气管镜强行置入等。

(5)麻醉前用药:术前应用阿托品以减少分泌、抑制喉部操作刺激引起的心律失常。

4. 麻醉诱导的实施　儿童喉乳头状瘤手术全麻诱导是最关键、也是风险最大的环节。实施麻醉诱导时应考虑如下因素,控制通气的方式、诱导用药、肌松剂是否使用、气管插管方法、瘤体出血及瘤组织脱落的处理、急性气道梗阻的应急预案等。

有报道,麻醉诱导后直接在支撑喉镜下采用喷射通气控制呼吸。此方法风险很大,肿瘤反复生长、反复切除,加上术前多有明显呼吸困难,瘤体常遮挡声门的大部分,声门上的喷射通气难以达到有效供气。一旦气体无法进入下气道,则即刻出现危及生命的窒息。而且,在气道不密闭的情况下,出血和脱落的瘤体组织很容易导致气道的梗阻。因此,应首先考虑实施气管内插管控制呼吸。

由于患儿无法耐受清醒气管插管,而麻醉后极有可能引起呼吸抑制或急性气道梗阻。因此,麻醉诱导实施的关键在于意识消失后、气管插管前有效通气的维持。目前尚无很满意的方法能解决这一难题,因此,诱导时最好能保留自主呼吸。如术前存在非常严重的呼吸困难,预计插管条件极为不佳者,仍以先做气管造口为安全。

诱导用药可用丙泊酚、芬太尼、咪达唑仑,也可丙泊酚与氯胺酮合用,以减少对自主呼吸的抑制。吸入七氟烷诱导可在保留自主呼吸下达到满足气管插管的条件,是一种较好的诱导用药选择。

在诱导过程中应保持自主呼吸,严禁贸然应用肌松剂。可先将面罩轻扣患者面部,吹入纯氧,提高氧储备。然后进行吸入诱导或小量分次静脉麻醉诱导,并由自主呼吸转为辅助呼吸。待患儿入睡后,首先要做的就是判断是否能有效控制呼吸。待麻醉达到一定深度,即可在喉镜明视下行口、咽、喉头表面麻醉,或直接行气管插管。只有在诱导后可以满意面罩控制通气且术前呼吸困难不严重时,才可以考虑使用肌松剂进行气管插管。气管导管均应使用管芯,且管芯应呈直线状,以助于经狭小缝隙插入气管导管。

一些患者在诱导后部分气道梗阻变成完全急性气道梗阻,面罩通气无效,脉搏血氧饱和度很快进行性降低,情况非常危急。应在面罩加压通气的同时,令助手用双手挤压患儿胸壁辅助通气,此法多可缓解缺氧。此时,用喉镜进行窥视常发现会厌下大团状瘤体直接遮挡对声门的窥视,无法判断插管路径。可通过助手挤压胸壁导致的气体呼出经过瘤体所产生的气泡断定狭窄的缝隙,然后用带管芯的细导管强行通过狭窄进入气管。

插管过程中动作要轻柔,以防肿瘤组织脱落阻塞导管或气管造成呼吸道阻塞。Mary 和 Ioannis 曾报道两例患儿因喉乳头状瘤阻塞气管导管引起脉搏血氧饱和度下降的病例。一旦气管插管完成,首先应通过气管导管进行气管内吸引,通常会吸出一些血液及瘤体组织。然后迅速供氧,并连接呼气末二氧化碳监测确定导管进入气管内。

5. 麻醉维持及术中管理　当气管插管成功后,即刻给予肌松剂,以静脉复合麻醉维持较为适宜。术

中根据情况可间断给氯胺酮、丙泊酚、芬太尼等。采用喷射呼吸机维持通气。研究表明,未发现喷射通气引起的乳头瘤向远端支气管的播散。无论有无气道梗阻都应选择低压通气,避免引起胃胀气和气压伤。当需处理声带肿瘤而气管导管妨碍操作时,可在充分氧合前提下,拔出气管导管,术者迅速用激光切除瘤体。当血氧饱和度下降到一定程度,马上在明视下将导管经支撑喉镜重新置入气管内给氧。血氧饱和度上升后,可再次重复上述操作,直至瘤体切除干净。术毕意识和反射恢复、自主呼吸下氧合良好,可小心拔出气管导管,并送恢复室进一步观察。

需要注意的是,当导管过细或仅通过套在喷射头外面的细管行喷射通气时,必须高度警惕二氧化碳的排除困难。否则,气体只进不出,很快便会造成气胸和皮下气肿,并迅速导致心搏骤停。

参 考 文 献

1. Mary C . Juvenile laryngeal papillomatosis: scary anaesthesia. Paediatric Anaesthesia, 1998, 8:357-361.

2. Ioannis G, Stilianos E. Endotracheal tube obstruction : a rare complication in laser ablation of recurrent laryngeal papillomas. ENT-Ear Nose Throat journal, 2003, 7: 504-510.

六、Key points

1. 儿童喉乳头状瘤反复发作、多次手术。

2. 儿童喉乳头状瘤常发生于声带、室带、喉室、会厌喉面以及声门下,术前即有明显呼吸困难。

3. 儿童喉乳头状瘤困难气道的特殊性表现为:肿瘤可生长在声门或气道的任何部位、直接影响明视气管插管,且小儿术前检查困难,又难以清醒诱导。

4. 困难气道的术前评估应结合病史,重点评估诱导后气道通畅的可能性。

5. 首选经口气管插管,少数气道梗阻非常严重者应考虑先行气管切开。

6. 麻醉诱导实施的关键在于意识消失后、气管插管前有效通气的维持。

7. 在诱导过程中应保持自主呼吸,严禁贸然应用肌松剂。

8. 诱导期出现完全急性气道梗阻时,采取面罩加压通气辅助挤压患儿胸壁通气,此法多可缓解缺氧并有助于探明气管插管路径。

(李天佐)

第五节　小儿气管异物取出术麻醉

一、临 床 病 例

【病例 1】

患儿女,1.5 岁,因"支气管异物 7 天"急诊入院"行气管异物取出术"。患儿精神较差,无明显哭闹,无明显呼吸困难。怀疑异物为花生米。胸片显示:异物在右主支气管。入室,SpO_2 96%~98%,心率130 次/分左右。给予阿托品、地塞米松、咪达唑仑、维库溴铵,静脉泵注丙泊酚诱导,插入 ID 3.0 号气管导管。外科医师应用纤支镜钳取异物,异物退出到主气管时脱落,几次钳夹不成功。此时脉搏血氧饱和度下降,退出纤支镜,经气管导管手控给氧,血氧饱和度持续下降,心率下降,后抢救无效死亡。

1)该患儿的死亡原因是什么?

2)该手术处理过程中有何不妥?

【病例 2】

患儿,4 岁,食花生时出现呛咳、气促、呼吸困难等症状,由于患儿病情危重,故未行胸片、透视检查,紧急入手术室行"异物取出术"。入室吸氧下 SpO_2 90%,呼吸费力。考虑到患儿严重呼吸困难,在手术医师还未进入手术间前即进行诱导紧急插管。给予氯胺酮后,患儿入睡,在喉镜明视下插 ID 4 号带囊气管导管失败,换 ID 3 号导管再次失败,给予肌松药后再次准备插管,此时 SpO_2 直线下降,换 ID 2.5 号导管插入。此时,患儿呼吸心跳停止,抢救无效死亡。

1)作为麻醉医师,遇到上述情况,如何掌握气管插管指征?

2)该病例中肌松药使用是否正确? 为什么使用肌松药后血氧饱和度直线下降?

【病例 3】

患儿,6 月,8 kg,"气管异物 2 天",胸片提示:异物位于右主支气管,急诊行"支撑喉镜下气管异物取出术"。入室,听诊两肺,哮鸣音,口唇稍暗红,血氧饱和度 91%~93%,心率 160 次/分,肌注氯胺酮25mg,患儿入睡。以咪达唑仑、芬太尼、依托咪酯诱导,术中间断推注氯胺酮、丙泊酚维持麻醉,保留自主呼吸,辅以经硬质气管镜高频通气,因声门活跃,异物较大,卡在声门下,反复尝试取出,均未成功。手术医师认为通气妨碍操作,改大号留置针行环甲膜穿刺置管再经套管行高频通气下进行手术,很快取出异物,继续经环甲膜穿刺置管行高频通气,拔出硬质气管镜,等待患儿苏醒。手术医师退出气管镜后,很快患儿血氧进行性下降,心率也随之下降,进而心搏骤停,立即气管插管,明视下声门肿胀严重。观察患儿,全身皮下气肿,腹部膨胀,腹部内容物已进入阴囊。经抢救无效死亡。

1)高频通气要注意什么?

2)该病例中患儿的死亡原因是什么?

二、小儿气管异物的流行病学

以上三个病例均为气管异物患儿在麻醉和插管过程中发生严重不良事件。气管、支气管异物为耳鼻喉科急症之一,常见于 5 岁以下幼儿,约占总发病数的 90%,男性多于女性。异物分内源性和外源性。内源性异物是因呼吸道炎症发生的假膜、干痂、血块、脓液、呕吐物等。外源性异物系经口吸入的各种物体如花生米、瓜子、豆类、带壳/骨食物、塑料或金属制品、软糖、果冻等。任何原因造成异物进入气管、支气管内均可称为气管、支气管异物。病情严重程度取决于异物的性质及气道阻塞程度,轻者可致肺部损害,重者窒息死亡。由于右支气管较粗短,与气管纵轴延长线约成 25° 角,左支气管较右侧细长,与气管纵轴延长线约成 45° 角,气管分叉隆突偏左,右支气管呼吸出入气流比左侧大,因此,异物进入右支气管较左支气管多。

参 考 文 献

1. SWANSON K L, EDEIL E S. Tracheobronchial foreign bodies. Chest Surg Clin N Am,2001,11:861-872.
2. Skoulakis CE,Doxas PG,Papadakis CE,et al. Bronchoscopy for foreign body removal in children. A review and analysis of 210 cases. Int J Pediatr Otorhinolaryngol, 2000,53(2):143-148.

三、小儿气管异物的临床表现及诊断

儿童以外源性异物为主。其临床表现可分为:①异物进入期;②安静期;③呼吸衰竭期。具体表现每期各不相同。异物吸入后患儿会发生剧烈的痉挛性咳嗽、面色潮红、憋气、阵发性呛咳、喉喘鸣等症状,有时异物随气流向上冲击声门下区,偶可听到拍击音,严重者可致呼吸困难,异物大者可窒息。较长时间存留会引起感染,表现为发热、气管、支气管炎及肺炎症状。

诊断依据包括:①多有异物吸入史及异物吸入症状。②发热、咳嗽、咳痰等急性支气管炎或肺炎症状。③颈胸检查:可听到拍击声、笛哨声,喉部可感到拍击感。肺患侧呼吸音弱,可出现肺不张、肺气肿、气胸或纵隔气肿体征。④X 线检查:可发现明确的异物影或气管内软组织影及气道狭窄。肺部可能有纵隔摆动、肺不张、肺气肿等征象。⑤支气管镜检查可确诊。

参 考 文 献

SWANSON K L, EDEIL E S. Tracheobronchial foreign bodies. Chest Surg Clin N Am,2001,11:861-872.

四、麻醉前准备

术前应详细了解病情:包括异物的性质、位置、全身症状、呼吸困难程度。由于手术和通气共用同一气道,术前应与手术医师沟通手术方式、麻醉方法及通气管理策略。术前应充分考虑各种困难,并将相关的措施准备到位。喷射呼吸机仍是常用的设备,术前应先将各种参数设置好,如采用高频通气,可先将频率调到 100 次左右,压力设定在 0.1kPa;如采用常频,可将频率设定在每分钟 30 次左右,吸呼比为 1:2,压力设定在 0.1kPa,术中再根据胸廓起伏、氧合情况调整上述参数。环甲膜穿刺针和紧急气管切开包应随手可及。备好从小号到适于该患者的气管导管,特制细管能连接通气装置并方便插入到气管镜中通气,如术中采用喷射通气,备好 16 号粗针头以备术中紧急胸腔放气。麻醉诱导应在相关各科室到位、并做好手术准备的情况下进行。

五、小儿气管异物的麻醉方案和通气策略

小儿气管异物的麻醉方案可因异物钳取的方法不同及通气管理不同而不同,应用硬质气管镜下手术是目前最常用的钳取异物的方法。较早期开展的手术中,由于通气管理困难,多采用清醒下气管内表面麻醉后直接钳取异物,患儿清醒,自主呼吸,由多人摁住后直接取异物。随着麻醉药物的改进以及通气管理技术的提高,现在一般多采用麻醉下手术取异物,通气以保留自主呼吸为主。保留自主呼吸时,麻醉药物以氯胺酮、γ-羟基酸、丙泊酚、芬太尼、舒芬太尼、瑞芬太尼为主,不予肌松药,也可采用吸入诱导并维持麻醉。诱导时麻醉宜深,以免置入气管镜时出现患者挣扎和严重心血管反应。用药应谨慎,尽可能不影响呼吸。麻醉后,充分面罩给氧,进行口腔、咽部、声门逐级局部表面麻醉,术者置入硬质气

管镜后,随气管镜的推入,对主气管、左右支气管表面麻醉,并从气管镜侧孔给氧。表面麻醉药物以利多卡因、丁卡因为主,控制单位时间内总量,以免局麻药物中毒。麻醉维持以患儿保留自主呼吸、手术过程中无体动为原则。从气管镜侧孔给氧,可持续氧吸入,但多采用喷射呼吸机喷射通气,高频、常频皆可。喷射压力要严格控制,时刻关注手术进程、患者胸廓起伏状态,随时调整喷射压力。喷射通气过程中,以胸廓起伏正常状态、维持可接受的血氧饱和度即可,避免高喷射通气压、胸廓过度起伏和胸廓回缩不良。一旦发现胸廓回缩不好,应迅速调小喷射通气压力。气管镜进入一侧主支气管或更下一级支气管时,可能出现血氧饱和度下降。增加通气压力应慎重,最好将气管镜退回主气管,充分氧供后继续手术。有方法在硬质气管镜手术过程中经环甲膜穿刺置入细管到气管内进行给氧通气,应用此种方法给氧通气时,应确保患者呼气通畅,特别是应用喷射呼吸时,一旦发现胸廓起伏不好或胸廓饱满回缩不良时应立即终止经此途径给氧通气,否则有可能因高气道压力引起支气管、肺泡破裂出现气胸、皮下气肿可能。在病例3中,由于长时间反复操作使声门肿胀、退出硬质气管镜后,声门受到刺激,加之减浅麻醉,使声门紧闭,或者因退出气管镜后其他原因上气道梗阻导致气道呼气受阻,而喷射通气不断从环甲膜穿刺置管给气,造成气胸而致患者死亡。

保留自主呼吸情况下手术过程中,很难保证患者没有体动。患者体动影响术者操作,增加损伤气道的危险,加之无肌松声门张力较高,术中易致损伤肿胀,增加术后气道管理困难。术中辅以肌松,能提供满意的手术条件。但肌松药物的应用应慎重:对于一侧支气管异物而没有明显呼吸困难者可给予肌松;对于主气管异物和不明位置异物应在置入气管镜通气后确认胸廓被动起伏良好时使用肌松药物;对于术前存在明显呼吸困难、异物位置不明者禁忌使用肌松药物。病例2中,患者因气道异物已存在明显的呼吸困难,在不能确保有效通气的情况下应用肌松药物,当患儿失去主动呼吸后,无法及时建立有效的通气,最后导致死亡。对于主气道异物造成明显通气困难时,如果不能即刻取出,应立即将之推至一侧支气管,以保证一侧肺正常通气。病例1中,异物取出过程中滑落在主气管,造成通气困难,手术医师未及时处理,以致患儿气道通气困难,最后死亡。

应用纤维气管镜钳取异物在临床应用越来越多。多采用置入喉罩或气管插管后手术。应用气管

插管时,要明确异物位置,禁忌插管过深,盲视下导管推挤异物。对于一侧支气管异物,可予插管,并要确保导管不要过深进入一侧主支气管。对于主气管异物,插管应慎重,如果主气管异物锐利或异物性质不明,禁忌插管,以免造成因导管推挤使异物损伤甚至刺破气管。

参 考 文 献

1. Tomaske M, Gerber Ac, weiss M. Anesthesia and per Ⅱ nterventional morbidity of rigid bronchoscopy tracheobronehial foreign body diagnosis and removal . Paediat Anaesth, 2006. 16(16):123-129.
2. Litman RS, Ponnurl J, Tmgan I. Anesthesia for tracheal of bronchial foreign body feInov8l in children: a analysis of ninety four cases. AnesthAnalg, 2000, 91(6):1389-1391.
3. Pawar DK. Dislodgment of bronchial foreign body during retrieval in children . PaediatrAnaesth, 2000, 10(3):333-335.
4. Debor KR, Susan HN, Frevor GP. Diasnosis and managementof upper airway obstruction//Rash DK. Clinical manual of pediatric anesthesia. New York: McGraw Hill, 1994:234.
5. Reyle-Hahn M, Niggemann B, Max M, et al. Remifentanil and p ropofol for sedation in children and young adolescents undergoing diagnostic flexible bronchoscopy. PaediatrAnaesth, 2000, 10 (1) : 59-63.
6. Laín A,Fanjul M,Garcí a-Casillas MA, et al. Airway foreign bodies removal with flexible bronchoscopy in children. Cir Pediatr, 2007, 20 (4) : 194-198.
7. Watanabe K, Iagawa K, Kinouchi K, et al. Perioparative management of airway foreign bodies in 35 pediatric patients. Masui, 2007,56(5):1065-1070.
8. Cataneo AJ,Reibscheid SM,Ruiz Junior RL, et al. Foreign body in the tracheobro nchial tree. Clinical Pediatrics, 1997,36(12):701-706.

六、喷射呼吸机的应用

在小儿气道异物的手术中,最常用的通气方式是喷射通气。喷射通气技术在 1967 年最先由 Sanders 引入。这种方法是将高压氧气通过狭窄管道喷射而出,在开放的管道中带动周围的空气前进,形成卷吸气流,进而提供有效通气。喷射出的氧气与卷吸气流混合后进入体内,氧浓度的高低与喷射压力、喷射头的粗细有关。潮气量的大小与喷射压力、喷射方向与管道的角度、气道内的深入程度以及患者胸廓和肺顺应性有关。喷射通气的起始压力在婴幼儿一般设定在 0.1kPa 左右,在通气过程中根

据胸廓的起伏调整合适的喷射压力,在应用气管镜检查的过程中,气管镜位置的变化,进入患者体内的气流量和胸廓的起伏会不同。因此,应密切观察患者的胸廓起伏和血氧饱和度,随时调整喷射通气压力和喷射头的位置。如果采用高频通气,通气频率可设定在 100 次/分钟左右,如果采用常频通气,通气频率可设定在 20～30 次/分钟,通气吸呼比常设定为1∶2,但应确保呼气时胸廓回缩良好。喷射头与气道相连接时不能封闭,保证四周卷吸气流进入。

喷射通气最严重的并发症是气胸和纵隔气肿,与过高的通气压力和呼气不畅有关,其他的并发症包括气道黏膜干燥,通气氧合不满意,低氧血症和高二氧化碳血症。

参 考 文 献

1. 曹勇,等.经气管导管喷射通气 250 例报告(高频通气与常频通气比较).中华麻醉学杂志,1983,3(2)：88.
2. 张志坚,等.高频喷射通气条件对通气效果的影响.中华麻醉学杂志,1986,6(6)：329.

七、围术期并发症

1. 气胸和纵隔气肿。
2. 气道损伤。
3. 低氧血症和高二氧化碳血症。
4. 术后通气障碍。
5. 喉部水肿,喉痉挛。
6. 分泌物存留,肺不张。

八、Key points

1. 术前详细了解病情,明确异物性质、部位及呼吸困难程度。
2. 术前充分准备,做好各种紧急气道建立的措施。手术前应与手术医师交流,双方明确手术方式、通气及麻醉方法。
3. 气管插管应谨慎,避免插管推挤异物。
4. 如手术过程中保留呼吸,宜选择对呼吸影响较小的麻醉药物。
5. 通气管理是关键。时刻关注胸廓起伏,调整喷射通气设置。
6. 确保通气良好的情况下谨慎使用肌松药物。
7. 喷射通气最常见、最危险的并发症是气胸。

(潘楚雄　李天佐)

第二十五章

麻醉苏醒

一、临床病例

【病例1】

女性患者,35岁,诊断"胆囊结石",于全身麻醉下行"腹腔镜下胆囊切除术"。麻醉诱导应用丙泊酚、芬太尼、罗库溴铵,麻醉维持应用七氟烷、异丙酚、瑞芬太尼。诱导期及术中平稳。手术结束后在手术间清醒拔管,拔管后发生呕吐并主诉恶心。给予氟哌利多后入PACU,主诉头晕、恶心,频繁呕吐。

1)什么原因导致该患者出现恶心和呕吐? 如何处理?

2)该患者以后手术时如何避免出现类似的问题?

【病例2】

男性患者,65岁,诊断"腰椎管狭窄",于全身麻醉下行"腰椎减压融合术"。麻醉诱导应用异丙酚、芬太尼、罗库溴铵,麻醉维持应用七氟烷、丙泊酚、瑞芬太尼。诱导期及术中平稳。术后苏醒较慢。既往高血压病史,服用多种药物,但术日晨未用。糖尿病病史,应用胰岛素控制。吸烟史40年。在PACU,血压升至26.6/14.63kPa(200/110mmHg),心率105次/分。偶发室性期前收缩。

1)患者为什么发生术后高血压? 如何治疗?

2)怎样避免患者发生术后高血压?

【病例3】

男性患者,37岁,于全身麻醉下行"腭垂-腭-咽成形术"后入PACU。既往有睡眠呼吸暂停综合征,吸烟每日2包。体重110kg,身高166cm。麻醉诱导应用丙泊酚、舒芬太尼、罗库溴铵,麻醉维持应用异氟烷、丙泊酚、瑞芬太尼。诱导期及术中平稳。手术结束后于手术间拔管,拔管前拮抗肌松作用。入PACU前对指令有反应但嗜睡。入PACU后不久,氧饱和度降至76%。

1)该患者发生低氧血症的原因是什么? 怎样处理?

2)术后可能发生的呼吸系统并发症有哪些?

【病例4】

女性患者,73岁,于全身麻醉下行"直肠癌根治术"。既往有高血压、糖尿病病史。麻醉诱导应用丙泊酚、芬太尼、罗库溴铵,麻醉维持应用异氟烷、丙泊酚、瑞芬太尼、维库溴铵(万可松)。术程6小时。术后入PACU,2小时后意识仍未恢复。血压19.95/10.64kPa(150/80mmHg)、心率88次/分、自主呼吸18次/分、体温35.2℃。

1)该患者苏醒延迟的原因可能是什么?

2)采取哪些措施可促进患者苏醒?

【病例5】

男性患者,76岁,于腰麻下行TURP,历时3小时。手术结束时意识有些淡漠,入PACU观察。入PACU后10分钟,患者主诉头痛、恶心、视力模糊,血压19.95/11.97kPa(150/90mmHg)、心率60次/分、SpO2 96%,2分钟后突然强直发作、意识消失。

1)患者可能出现了什么问题?

2)如何进行诊断和治疗?

【病例6】

女性患者,67岁,70 kg。因"胃癌"在全身麻醉下行"胃癌根治术"。既往高血压病史6年,口服氨氯地平(络活喜),血压控制尚满意。静注丙泊酚、维库溴铵、芬太尼诱导后,气管插管,术中丙泊酚及瑞芬太尼静脉泵注复合异氟烷吸入,间断追加维库溴铵维持麻醉,手术历时2小时。术毕入PACU观察。自主呼吸渐恢复,吸痰后躁动,测血压22.61~25.27/11.97~13.3kPa(170~190/90~100mmHg),心率90~110次/分,呼之睁眼,可依据指令抬头、抬腿,潮气量300~350ml,呼吸25次/分,血压、心率持续增高,遂拔管,鼻导管吸氧,拔管后呼吸道梗阻,SpO2<90%。

1)造成该患者拔管后出现呼吸问题的最主要原

因是什么?

2)拔管前应采取何种监测方式?

【病例 7】

男性患者,75 岁。因"腰椎管狭窄"于全麻下行"腰椎管减压、椎板内固定术"。既往高血压 5 年,糖尿病 4 年,口服降压药、降糖药,平时血压、血糖控制平稳正常,无其他并发症,无精神病病史及家族性精神病病史。术后带静脉镇痛泵安返病房,镇痛效果满意。2 小时后突然出现躁动、幻觉、胡言乱语、不听劝阻自行拔除静脉输液及心电监护导线,强行下床。

1)即刻应采取何种处理措施?

2)术后谵妄的发生有哪些危险因素?

二、麻醉苏醒期的常见并发症

麻醉苏醒期是术后并发症发生的一个主要阶段,及时发现、诊断、治疗各种 PACU 并发症,以及了解特定手术操作的潜在并发症,对于降低术后并发症率和死亡率非常重要。麻醉医师在处理 PACU 急症中具有重要作用。由于样本量、手术类型、麻醉方式等方面的差异,不同研究中的麻醉后并发症发生率有所不同。

一项研究发现,PACU 并发症的发生率为 23.7%。除了疼痛,最常见的问题是恶心、呕吐,占 9.8%,需要治疗的上呼吸道梗阻占 6.9%,低血压占 2.7%。其他并发症包括体温异常、体液和电解质失衡、药物相互作用、神经性问题等。术后事件与手术的大小而非麻醉技术有关,手术严重程度评分比年龄和 ASA 分级能更好地预测术后事件。

另一项研究发现,术后不良事件的发生率为 47%,最常见的是尿潴留(19.7%)、循环系统事件(14%)、严重中枢神经系统事件(7%)、呼吸抑制(5%)、低体温、寒战、药物过敏、躁动。

在一项研究中,PACU 并发症的发生率为 24%。其中术后恶心呕吐(PONV)最常见,约为 10%,其他并发症依次为需要上呼吸道支持(口/鼻咽通气道、气管导管等)(7%)、低氧血症(3%)、低血压(3%)、高血压(1%)、心肌缺血(0.4%)、心律失常(0.1%)、肺水肿(0.1%)。其中气道和血流动力学并发症是最常见的 PACU 急症。

麻醉苏醒期并发症与手术和麻醉均相关。PACU 中的患者通常主要由麻醉医师管理,但多数并发症需要多学科综合诊治。

参 考 文 献

1. Frost EAM. Management of postoperative complications. Curr Opin Anaesthesiol, 1996, 9: 481-487.

2. Ouchterlony J, Arvidsson S, Sjöstedt L, et al. Peroperative and immediate postoperative adverse events in patients undergoing elective general and orthopaedic surgery: The Gothenburg study of perioperative risk (PROPER). Part Ⅱ Acta Anaesthesiol Scand, 1995, 39: 643-652.

3. Hines R, Barash PG, Watrous G, et al. Complications occurring in the postanesthesia care unit: A survey. Anesth Analg, 1992, 74:503-509.

三、术后恶心呕吐的危险因素及其预防和治疗

PONV 是指发生于手术后 24 小时内的恶心和呕吐,是最常见的 PACU 并发症,发生率为 20%～30%,高危患者可高达 70%～80%。恶心和呕吐分别占围术期最不愉快的主观感觉中的第一位和第四位。每发生一次呕吐,离开 PACU 的时间平均推迟 20 分钟。

很多危险因素促使 PONV 发生。与患者相关的包括:女性、非吸烟者、既往 PONV 病史、晕动病史、经前期、糖尿病、妊娠;与手术相关的包括:长时程手术、妇科手术、睾丸固定术、腹腔内手术、腹腔镜手术、神经外科手术、中耳手术、斜视矫正术、眼科手术;与麻醉相关的包括:术中应用氧化亚氮、挥发性麻醉药、阿片类、肌松拮抗剂;术后危险因素包括:疼痛、低血压、脱水、麻醉性镇痛药的副作用、焦虑、早期进食。儿童的呕吐风险随年龄而增加,3 岁以下为 4%,3～5 岁为 11%,6～8 岁为 17%,9～13 岁为 31%。

预防 PONV 可使高危患者的绝对危险降至最低程度。预防 PONV 的最好方法是识别高危患者,针对不同的危险程度采取针对性的预防措施。简化危险评分(Apfel 评分)应用最重要的四项危险因素(女性、不吸烟者、有晕动病和 PONV 病史者、术后应用阿片类,各占 1 分)来预测 PONV 危险,0～4 分的 PONV 危险分别约为 10%、20%、40%、60%、80%。Eberhart 评分用于预测儿童的 PONV 危险,手术时间≥30 分钟、年龄≥3 岁、斜视手术、PONV 病史或亲属有 PONV 病史各占 1 分,0～4 分的 PONV 危险分别约为 10%、10%、30%、55%、70%。高危患者(3 或 4 个危险因素)可受益于联合应用干预措施;中危患者(2 个危险因素)可受益于单一干预措施;低危患者则很少需要预防。

有 PONV 病史或高危患者应接受预防性治疗及术中治疗。应用局部麻醉或区域阻滞麻醉有助于减少 PONV。丙泊酚全凭静脉麻醉可使 PONV 的危险降低达 30%,但对于已经发生的 PONV 无治疗效果。麻醉性镇痛药应尽量少用,可应用镇痛辅助药(例如酮咯酸和非甾体抗炎药);氧化亚氮、依托咪酯、氯胺酮、新斯的明应尽可能避免应用。低血压、疼痛、焦虑等情况必须立即解决。术中保证充分补液以及术前对患者的宣教也很重要。

恶心呕吐涉及多方面病理生理机制。内脏刺激(通过多巴胺和 5-HT)、前庭及 CNS 刺激(通过组胺和乙酰胆碱)、化学感受器触发区刺激(通过多巴胺和 5-HT)均可引起恶心呕吐。呕吐反射中的四种主要受体包括多巴胺能、组胺、毒蕈碱样胆碱能、5-HT。上述受体中任何一种受体的拮抗都可防治呕吐,是多种抗呕吐药物的作用基础。但是,还没有任何一种单独药物能阻断所有通路。麻醉开始时给予 5mg 地塞米松,手术结束时应用的 5-羟色胺受体拮抗剂、1.25mg 氟哌利多,以及全凭静脉麻醉均可以使 PONV 的相对危险降低至相似水平(约为 26%)。上述干预措施的作用相互独立,作用于不同受体,联合应用可起到更好的预防作用。由于相对危险的降低水平相似,应首选最便宜并安全的方案。甲氧氯普胺(胃复安)预防性用药可能无效。

PACU 内一旦发生 PONV 应早期积极治疗。首先针对病因治疗,包括疼痛、低血压、低氧血症、低血糖、上消化道出血、颅压升高、咽喉部血液或分泌物刺激、胃肠道梗阻。止吐药应早期应用。对于未预防用药者,首次出现 PONV 时,可应用小剂量 5-羟色胺受体拮抗剂(剂量约为预防用药的 1/4)、氟哌利多,异丙嗪也可能有效。对于预防用药无效者,应采用未曾用过的止吐药;术后 6 小时内不应再次使用 5-羟色胺受体拮抗剂;地塞米松的间隔时间应不少于 8 小时。对于术后 6 小时以上发生的 PONV,可考虑重复应用 5-HT₃ 受体拮抗剂和氟哌利多。

PACU 内 PONV,应用非药物性治疗也具有一定疗效,例如妇科患者应用针压法、儿童应用针灸或针压法、刺激 P6 区,但尚未得到普及。

参 考 文 献

1. Apfel CC, Roewer N. Risk assessment of postoperative nausea and vomiting. Int Anesthesiol Clin, 2003, 41: 13-32.

2. Habib AS, Gan TJ. Evidence-based management of postoperative nausea and vomiting: a review. Can J Anaesth, 2004, 51: 326-341.

3. Gan TJ, Meyer T, Apfel CC, et al. Consensus guidelines for managing postoperative nausea and vomiting. Anesth Analg, 2003, 97: 62-71.

四、术后循环系统并发症及其处理

心血管系统并发症在术后常见,发生率约为 7.2%,包括高血压、低血压、心律失常、心肌缺血、心搏骤停等。研究显示,PACU 患者发生高血压或心动过速时,计划外入住 ICU 的几率及死亡率均升高;而心动过缓和低血压则与 ICU 入住几率及死亡率升高无关。术后高血压与高龄、吸氧、肾病、女性、心绞痛有关;心动过速与术中心动过速和心律失常有关;心动过缓的危险因素包括年龄、ASA 分级 1 或 2 级、术前 β 受体阻滞剂治疗;低血压与手术时程较长、妇科腹腔内手术有关。除了应用丙泊酚作为诱导和维持用药可增加心动过缓发生率外,麻醉因素在预测心血管事件方面没有显著性意义。

1. 高血压　急性术后高血压(APH)的定义为血压较基础水平升高 20% 或以上,或收缩压 > 21.28kPa (160mmHg),或舒张压 > 13.3kPa (100mmHg);发生率为 4%~35%。APH 常由疼痛、焦虑(残余肌松)、谵妄、低氧血症、高碳酸血症、膀胱胀满、静脉输液过多、用药错误、低体温、恶心引起。既往有高血压史者易发生 APH,尤其在停用术前常规降压药时。无既往史的患者也可发生 APH,但多在 3~5 小时内缓解。某些手术的 APH 发生率较高,包括腹主动脉瘤修补、颈动脉内膜切除术、颈淋巴结清扫、颅内手术、心脏手术。儿童围术期高血压少见,通常是人为因素造成的,例如应用的血压袖带型号不合适。

对于 APH,导致血压升高的共同通路是交感神经系统激活,表现为血浆儿茶酚胺浓度升高,合并动脉硬化者对交感兴奋的反应更为剧烈。APH 可导致严重的神经系统(出血性卒中、脑缺血、脑病)、循环系统(心肌缺血、心律失常、充血性心力衰竭、肺水肿)、肾脏(急性肾损伤、急性肾小管坏死)及手术部位(出血、血管吻合失败)的并发症,需要立即处理以免发生器官功能损害。

发生 APH 时,应检查血压测量是否准确;评估气道并吸氧;复习病史和麻醉记录并检查患者。APH 的处理原则:①高血压患者行择期手术,应服用降压药直到手术当日;②了解术前基础血压作为术后治疗的参考；③治疗 APH 的病因；④排除能引起或加重 APH 的因素后，开始应用静脉短效降压药(硝酸甘油、硝普钠、尼卡地平、非诺多泮、氯维地平、艾司洛尔)；⑤避免血压急剧下降(下降幅度超过 20%)；⑥术后尽快恢复口服降压药治疗以减少反跳性高血压的发生率，尤其是应用中枢作用的 α_2-受体激动剂或 β 受体拮抗剂者，必要时辅用其他药物。

2. 低血压 术后低血压的定义为血压较术前基础水平降低 20%或以上，或收缩压＜10.64kPa(80mmHg)，或舒张压＜6.65kPa(50mmHg)；发生率约为 2.7%。PACU 中发生低血压的原因主要有三类：①低血容量性，包括液体补充不足、失血、麻醉引起的相对低血容量(高位椎管内阻滞)、机械性/梗阻性(气胸、心包积液、腹部填塞、PEEP 过高、上腔静脉综合征)；②心源性，包括心律失常、慢性心衰、急性肺水肿、心肌缺血、急性心肌梗死、肺栓塞等；③分布性，如过敏性休克。

发生低血压时，应检查血压测量是否准确；评估气道并吸氧；复习病史和麻醉记录并检查患者。PACU 中发生的低血压几乎总是因为低血容量或失血、药物过量或相互作用所致，其中低血容量是最常见原因。考虑低血容量时，应静脉补液 250～1000ml，检查引流和敷料以评估失血量，必要时输血。床头低位或抬高患者下肢可改善静脉回流。如果足量扩容未能纠正低血压，必须寻找其他原因，输液过多可能引起肺水肿，尤其是对于左室功能下降的患者。血管张力降低者在补液的同时应使用血管活性药治疗。通过检查患者症状和体征、12 导联 ECG 及基本实验室检查来确定心源性病因，并给予相应治疗。可能有影响静脉回流的心脏原因或机械性原因的患者通常都需入 ICU，例如心包积液或气胸。心肌缺血引起的低血压需要入心脏监护室。

3. 心律失常 PACU 内最常见的心律失常是窦速、窦缓、室性期前收缩、室速、室上速。

(1)窦速可由疼痛、缺氧、高碳酸血症、低血容量、心肌缺血、心衰、肺栓塞、过敏反应、感染、药物等引起。治疗应针对病因。

(2)窦缓可由高位椎管内阻滞、药物、缺氧、通气不足、迷走刺激、心脏事件(栓塞、缺血、心脏压塞)、张力性气胸等引起。交界性心动过缓通常是因为吸入麻醉药与新斯的明的相互作用。有症状或合并低血压者需立即应用阿托品或异丙肾上腺素、氯化钙以及补液治疗；如果无效，可应用经皮或经静脉起搏器。必要时需要 心内科会诊。

(3)室上速的原因包括缺氧、高碳酸血症、酸碱失衡、电解质异常、甲亢、瓣膜性心脏病，可起源于窦房结、心房、房室结。如果患者无低血压，应尽量明确诊断；减慢心室率(静注腺苷 3～6mg、艾司洛尔 10～20mg)可使诊断更容易。如果合并严重低血压，应给予血管加压药，并考虑立即心脏复律。房扑的治疗可静脉注射艾司洛尔 10mg、地高辛 0.25mg，必要时以 10～25J 能量进行心脏电复律。房颤的治疗可应用静脉注射地高辛 0.25～0.5mg、维拉帕米(异搏定)2.5～5mg、艾司洛尔 10mg，或100～200J 心脏电复律。折返型心动过速(包括WPW 综合征)的治疗可应用静脉注射腺苷 3～6mg、普萘洛尔(心得安)0.5mg、维拉帕米(异搏定)2.5～5mg(总量可达 20mg)。避免同时应用钙通道阻滞剂和 β 受体拮抗剂，因为能引起严重低血压。

(4)室速的原因包括缺氧、心肌缺血、酸中毒和低钾血症。新发生的室性心律失常与心肌梗死的危险增加相关。如果患者合并低血压，需要立即心脏复律。稳定性室速的治疗可应用静脉注射利多卡因 1.5mg/kg，然后持续输注 1～4mg/min。

4. 心肌缺血 心肌缺血的常见原因包括低氧血症、贫血、心动过速、低血压和高血压。必须及时发现并立即处理，纠正心肌氧供需失衡，将患者及时转入 ICU 治疗。

参 考 文 献

1. Haas CE, LeBlanc JM. Acute postoperative hypertension：A review of therapeutic options. Am J Health Syst Pharm, 2004，61：1661-1673.

2. Pinsky MR. Hemodynamic evaluation and monitoring in the ICU. Chest, 2007，132：2020-2029.

3. Hines RL, Barash PG, Watrous G, et al. Complications occurring in the postanesthesia care unit：A survey. Anesth Analg, 1992，74：503-509.

4. Rose DK, Cohen MM, Wigglesworth DF, et al. Critical respiratory events in the postanesthesia care unit. Anesthesiology, 1994，81：410-418.

五、术后呼吸系统并发症及其处理

术后呼吸系统并发症的发生率报道差异较大，为 3%～76%；严重呼吸事件在 PACU 中的发生率为 1.3%～6.9%。

1. 通气不足 术后通气不足的原因主要有：①中枢性呼吸抑制，可由麻醉药(吸入麻醉药、麻醉性镇痛药、苯二氮䓬类)引起。阿片类能降低二氧化碳反应曲线的斜率（即降低高 $PaCO_2$ 引起的分钟通气量反应）。②呼吸肌力减弱，可由呼吸肌病或肌松残余作用（肌松药过量或拮抗不充分）引起。③切口导致的制动也能引起术后通气不足。通气不足可引起缺氧、高碳酸血症，最终呼吸暂停及心肌缺血。

2. 低氧血症 在一项研究中，术后 25% 患者 $SpO_2<93\%$；在入 PACU 时，15% 患者 SpO_2 降低。其原因包括肺不张、气胸、误吸、支气管痉挛、喉痉挛、上呼吸道梗阻、通气不足、肺水肿、弥散缺氧等。疼痛、镇静剂、麻醉药、腹胀、膈肌运动障碍、体位等。残留麻醉药作用可抑制低氧性呼吸驱动。低氧血症的早期临床表现是心动过速、呼吸急促、激动、神志改变，晚期表现是低血压、心动过缓、迟钝、心搏骤停。缺氧的表现可与高碳酸血症的表现相重叠。所有患者在转运至 PACU 途中都应吸氧。在 PACU，常规应用脉搏氧饱和度仪可快速、容易地发现低氧血症，动脉血气检查可确诊。早期发现有利于在发生致命性低氧血症之前进行治疗。吸氧可防止绝大多数患者氧饱和度低于 90%。如果可能，坐位和经鼻持续气道正压有助于减少麻醉性镇痛药的并发症。如果低氧血症持续并不能得到有效纠正，应气管内插管后行机械通气治疗。

3. 气道梗阻 术后气道梗阻的最常见原因是未清醒患者舌后坠引起的咽部梗阻；其他原因包括喉痉挛、异物或气道水肿。表现为有呼吸动作，而没有肺泡通气，肋间隙和胸骨上窝凹陷，胸部和腹部运动异常。舌后坠者可通过刺激唤醒患者、侧卧位、头后仰、托下颌等方法来保持呼吸道通畅，必要时置入口/鼻咽通气道。持续气道梗阻或喉痉挛时必须用氧气面罩进行正压通气。立即恢复气道通畅不仅减少负压性肺水肿的发生，更可防止低氧血症。在发生负压性肺水肿时，患者为克服气道梗阻而努力吸气可引起肺泡-毛细血管膜损伤，导致呼吸衰竭，需要 PEEP 机械通气。在怀疑有气管软化者，应先行面罩加压给氧，改善缺氧后立即行气管内插管，必要时可行气管切开术。

4. 支气管痉挛 支气管痉挛通常与哮喘或慢性阻塞性肺疾病、吸烟有关，反应性气道疾病是引起术后支气管痉挛的主要原因。其他少见原因包括对药物（尤其是抗生素）、血液或血液制品、橡胶过敏。支气管痉挛的临床表现包括喘息、哮鸣音、气道压升高、脉搏氧饱和度下降。严重情况下，患者胸部静止，听诊无肺泡呼吸音。如果气管内插管已拔除，发生支气管痉挛时应首先借助面罩以高浓度氧进行人工通气，缺氧改善后多能缓解。雾化吸入 β_2 受体激动剂（特布他林或沙丁胺醇），静脉应用氨茶碱[先缓慢静脉滴入 $5\sim6mg/kg$，继以 $0.2\ mg/(kg\cdot h)$ 持续输注]均可有效缓解支气管痉挛。必要时置入喉罩和正压通气可维持足够的氧合，避免再插管及其诱发的支气管痉挛。如果气管插管尚未拔出，应先以 100% 氧加压给氧以改善低氧血症，必要时可吸入异氟烷或静注氯胺酮（$1mg/kg$）。

5. 喉痉挛 喉痉挛是喉部肌肉反射性收缩引起的声门关闭，可为完全性或部分性。发生率约为 0.87%，儿童远高于成人，$1\sim9$ 岁儿童和 $1\sim3$ 月婴儿的发生率分别为 1.74% 和 2.82%。最近一项研究发现，术前有呼吸道感染者，术中喉痉挛发生率为正常儿童的 2 倍，多发生于年龄较小、气道手术、麻醉医师经验较少的情况。术后发生喉痉挛的危险因素包括：①与患者相关：年轻人、上呼吸道感染、活动性哮喘、长期吸烟（包括被动吸烟）；②与手术相关：扁桃体或腺样体切除术、阑尾切除术、宫颈扩张、尿道下裂手术；③与麻醉相关：缺氧、拔管时麻醉过浅、分泌物对气道的刺激、气道操作如吸痰等。喉痉挛不能及时缓解可导致低氧血症、心动过缓、梗阻后负压性肺水肿、心搏骤停。一旦发生喉痉挛，首先应借助面罩进行加压给氧，缺氧改善后多能缓解。必要时可静脉给予琥珀胆碱 $1\sim2mg/kg$ 和小量丙泊酚后行气管插管。

6. 误吸 误吸的发生率为麻醉中 $0.7/10\ 000\sim4.7/10\ 000$（儿童多于成人），比预期更常见。一项研究显示，20% 误吸者没有典型表现，56% 发生于择期手术，50% 导致严重并发症，4% 死亡。85% 门诊手术患者的胃内容物可超过 25ml，19% 可超过 75ml，pH 低于 2.0，发生误吸的危险增加。妊娠患者特别危险，机械性和激素作用都可延迟胃排空。禁饮的时间对术后呕吐发生率的影响较小。预防性应用 H_2 受体拮抗剂不会降低死亡率或防止肺部并发症。误吸的胃内容物超过 25ml、pH<2.5 可使危险增加。误吸胃酸可引起化学性肺炎，进一步发展为 ARDS；颗粒误吸可引起肺不张；细菌感染可引起肺炎。发生误吸后，可表现为喉痉挛、支气管痉挛、缺氧、肺顺应性下降、心动过缓、心搏骤停。发生反流和呕吐时，应将患者置于头低位或侧卧位，及时清理和吸引咽部和气道（必要时加深麻醉）。人工通气和气管插管时应持续环状软骨加压。一旦发生误吸，可应用支持性呼吸技术，包括气管插管、肺冲洗、机械通气，应用支气管扩张剂，静脉输液以维持血容量正常，应用类

固醇和抗生素。如果患者情况稳定2小时则可转入病房。转入普通病房的标准：情况稳定，$FiO_2 < 50\%$时，$SpO_2 > 95\%$，心率< 100次/分，$RR < 20$次/分，体温正常，胸片正常，支气管扩张剂需要量很小。如果情况不稳定或持续低氧血症，保留气管插管转入ICU。

7. 喉水肿　拔管后喉水肿的发生率为$2\% \sim 15\%$，小儿更容易发生。喉水肿可分为原发性和继发性（过敏反应、血管性水肿）。发生机制包括声门的解剖狭窄（水肿）、声带的外展和内收肌肉神经元性失衡。发病原因包括黏膜水肿（气管导管长期刺激）、静脉引流减少（颈淋巴结清扫术）、淋巴引流减少（既往头颈部放疗）等。临床表现包括喘鸣、辅助肌收缩（鼻翼扇动、胸骨回缩、气管牵引）、声嘶、低氧血症、心动过缓、心搏骤停、呼吸窘迫、金属声样咳嗽。有发生拔管后喉水肿危险的患者在拔管前应进行套囊漏气试验。将插管套囊松开后以20mmHg压力进行人工通气时，有明显漏气发生，拔管是安全的。喉水肿的处理包括：吸入纯氧、应用类固醇（地塞米松$4 \sim 8mg$）、雾化吸入外消旋肾上腺素、直立坐位、颈部处于中立位以免静脉回流受阻、清醒纤支镜插管、紧急气管切开。

8. 肺水肿　发生肺水肿时，过多液体聚积在肺泡，影响经肺泡-毛细血管膜的弥散，导致缺氧。诱发因素包括：液体过负荷、心源性及非心源性因素（气道梗阻后负压性肺水肿、过敏反应、神经源性、误吸、脓毒症、多器官衰竭）。临床表现包括粉红色泡沫痰（诊断性）、呼吸窘迫、呼吸急促、低氧血症、吸气压力升高、捻发音、支气管痉挛等。发生肺水肿后，如病情允许应使患者处于坐位，根据SpO_2调整FiO_2，自主呼吸时应用CPAP，必要时气管插管。药物可应用呋塞米（速尿）、硝酸甘油、正性肌力药、吗啡。

9. 肺栓塞　肺栓塞非常少见，应作为排除诊断；但如果有意外的循环呼吸虚脱时应考虑此诊断。诱发因素包括：肥胖、口服避孕药、静脉曲张、高龄、长期制动、髋部手术、骨折（脂肪栓塞）、妊娠和分娩（羊水栓塞）、应用止血带、凝血异常、恶性疾病（尤其是脑肿瘤）。临床表现取决于栓子大小、阻塞血流范围及部位、原有疾病及发作的急缓程度。临床表现为胸闷、胸痛、咳嗽、咯血、呼吸急促、发绀、血压下降、心动过速、心源性休克、心搏骤停。治疗主要是维持呼吸和循环功能稳定，抗凝、溶栓、肺动脉血栓切除术。有病例报道显示，可成功应用NO来改善气体交换。

----------- 参 考 文 献 -----------

1. Murphy GS, Szokol JW, Marymont JH, et al. Residual neuromuscular blockade and critical respiratory events in the postanesthesia care unit. Anesth Analg, 2008, 107：130-137.
2. Rose DK, Cohen MM, Wigglesworth DF, et al. Critical respiratory events in the postanestnesia care unit. Anesthesiology, 1994, 81：410-418
3. Argalious M. Airway challenges in PACU/ICU. Anesthesiol News, 2005, 31：57-61.

六、中枢神经系统并发症及其处理

1. 苏醒延迟　麻醉后苏醒延迟在临床上并不少见，只有正确判断其病因才能进行有效的治疗。最常见原因是麻醉药的残余作用，多发生于：麻醉药过量，药物的代谢、分布、排泄受损（肝、肾功能下降，低温，高龄等），中枢神经系统对药物的敏感性增加（老年人）。其他原因包括：脑灌注降低、低氧血症、代谢原因（例如低血糖、高渗性非酮症昏迷）、脓毒症、严重低体温、低钠血症、其他电解质和酸碱平衡紊乱。脑血管意外和ICP升高也是苏醒延迟的原因。患者在麻醉后意识恢复缓慢时，必须检查患者的气道是否通畅，呼吸、血压、心率、体温是否正常。必须对患者进行评估（包括神经学检查），回顾麻醉过程和既往病史。行动脉血气分析、检测血糖、电解质、肝肾功能、脑电图等，针对可能病因对症处理。特异性拮抗药物诸如纳洛酮和氟马西尼可分别拮抗麻醉性镇痛药和苯二氮䓬类的镇静作用。

2. 苏醒期躁动　苏醒期躁动比较常见，成人的发生率约为5.3%，儿童和老年人的发生率高于成人，尤其学龄前儿童。苏醒期躁动的发生机制还不清楚，诱发因素中与麻醉有关者包括：术前用药（抗胆碱能药、苯二氮䓬类）、静脉麻醉药（咪达唑仑、依托咪酯、氯胺酮）、吸入麻醉药（异氟烷、七氟烷、地氟烷）、肌松药的残留作用、术后镇痛不全、低体温；与手术有关因素包括：心脏手术、耳鼻喉科手术、胸科手术；与患者相关者包括：儿童和老年人（> 65岁）、术前有认知功能损害、有乙醇滥用和痴呆史者；其他包括：膀胱胀满、尿管刺激、低氧血症、酸中毒、低血糖、脓毒症、ICP升高、低钠血症等。发生苏醒期躁动时，首先应排除脑血管意外、癫痫等中枢神经系统病变，保持气道通畅和充分氧合，维持循环稳定，保证充分的术后镇痛，去除尿管或尿潴留刺激，纠正电解质失衡或低血糖,避免不良环境刺激(眼镜、助听器),治疗谵妄(氟哌啶醇等)。

参 考 文 献

1. Witte DJ, Daniel S. Perioperative shivering. Anesthesiology, 2002, 96: 467-484.
2. Lepouse C, Lautner CA, Liu L, et al. Emergence delirium in adult s in the postanaesthesia care unit. Br J Anaesth, 2006, 96: 747-753.
3. Jerran L. Clinical guideline for the prevention of unplanned perioperative hypothermia. J Perianesth Nurs, 2001, 16: 305-314.

七、术后内分泌和代谢并发症及其处理

1. 体液和电解质失衡 体液和电解质失衡主要发生于老年人和虚弱患者、应用利尿药的高血压患者、糖尿病、神经外科及长时间手术伴大量液体出入患者。上述患者如有任何异常临床表现,均应测定电解质水平。

(1)低钠血症(水中毒):常见原因是抗利尿激素分泌失调综合征(SIADH)、TURP 术中的游离水吸收。SIADH 与应激、全麻、正压通气、肺癌、垂体疾病有关,也是严重头部损伤的一个常见并发症。低钠血症的早期表现是血压和 CVP 升高、心动过缓,后期血压下降;清醒患者出现烦躁不安、意识障碍、头痛、恶心呕吐、视力模糊等脑水肿症状;发生肺水肿时出现呼吸困难、呼吸急促。电解质检查通常可确诊。治疗可应用呋塞米静注利尿,紧急情况下可应用高张盐溶液。

(2)低钙血症:总血清钙浓度降至 4～5mmol/L 以下。病因包括肝衰竭、大量补液、急性胰腺炎、甲状旁腺功能低下、终末期肾病。离子钙浓度急性下降与过度通气、碳酸氢钠注射、快速输注库存血 $[>0.5～1ml/(kg \cdot min)]$ 有关。临床表现包括意识混乱、癫痫发作、低血压、QT 间期延长、肌肉痉挛(包括喉痉挛)。治疗需要纠正过度通气和缓慢输注氯化钙(10～15 分钟内 3～6 mg/kg)。

(3)高镁血症:>2.5mmol/L,可发生于应用硫酸镁治疗的子痫患者、终末期肾病患者。症状包括腱反射抑制、镇静、昏迷;血镁浓度超过 10～15mmol/L 时发生心血管虚脱。治疗包括停药、循环呼吸支持、静脉应用钙剂。

2. 常见内分泌异常

(1)术后急性肾上腺功能不全或甲状腺危象非常少见;常见的内分泌问题与糖尿病有关。

(2)胰岛素依赖性糖尿病和终末期肾病患者对围术期小剂量胰岛素非常敏感。常规胰岛素的剂量应仔细调整,定时监测血糖,尤其在全麻及患者无法表达时。对于行颅内手术或可能应用类固醇激素的糖尿病患者,监测血糖水平非常重要。缺氧或脑血流减少时,葡萄糖经过无氧代谢使乳酸水平升高,后者会增加梗死面积,尤其在脑血流减少区域。

(3)高渗性非酮症昏迷(血糖>33.3mmol/L)是高血糖的一种少见情况,可发生于老年、虚弱患者、感染、急性胃肠炎、严重创伤后(通常是头部损伤)患者。临床表现为严重脱水、循环衰竭、昏迷、惊厥。小剂量胰岛素(10～20U)及静脉补液的治疗效果确切而迅速,同时根据检查结果进行补钾和纠正酸中毒治疗。

(4)尿崩症由抗利尿激素分泌不足引起,通常与头部创伤、垂体切除术、全脑缺氧有关。表现为多尿(>300ml/h)、高钠血症、尿渗透性降低、血浆渗透性升高、尿比重降低、低血压、脱水、昏迷。鞣酸加压素 5～10U 皮下注射是特异性治疗;经鼻吸入或静脉应用去氨加压素(DDVAP)4～8mg 通常有效。

参 考 文 献

Gravenstein D. Transurethral resection of the prostate syndrome: a review of the pathophysiology and management. Anesth Analg, 1997, 84: 428-446.

八、残余肌松作用

1. 残余肌松作用的危害 呼吸系统问题是 PACU 中最常遇到的并发症。肌松药的术后残余作用是麻醉恢复期不良事件的主要原因之一,残余肌松可致全麻患者术后肌力减弱和肌运动失协调,导致上呼吸道梗阻、误吸及肺部并发症;同时也可抑制呼吸中枢、颈动脉体化学感受器,导致呼吸抑制和低氧血症。因此,评估肌松剂的残余阻滞作用与呼吸功能恢复之间的关系是临床麻醉中的一个重要研究课题,愈加引起临床麻醉医师的重视。

2. 残余肌松作用的诊断 由于所用诊断标准、监测方法、肌松剂种类和剂量以及是否进行肌松剂拮抗等的不同,各文献报道残余肌松的发生率不尽相同(8%～52%)。多项研究表明,当 4 个成串反应比值(TOFr)达到 0.7～0.9 时,仍有部分患者会发生上呼吸道阻塞、术后缺氧等并发症。随着对肌松药药理作用认识的不断深入,对残余肌松作用的诊断标准也在不断演变和更新。大致经历了三个阶

段:①20 世纪 50～60 年代主要依靠抬头或抬腿坚持 5 秒、握拳有力 5 秒、呼之睁眼、伸舌、肺活量＞300ml、最大吸气负压≥—2.45kPa（—25cmH$_2$O）等临床经验来判断术后肌力恢复情况。但临床判断的方法难以区分肌松药残余作用还是其他麻醉药的残余作用。②20 世纪 70 年代中期,Ali 等首先提出用 TOFr≥0.7 来界定残余肌松作用,并作为金标准被沿用了近 20 年。但近些年越来越多的研究和观察表明,即使不存在镇静药或阿片类药的残余作用,当 TOFr 为 0.8 时,吸气气流也会受损,在 TOFr 为 0.9 时仍然会有气道保护性反射受损、上呼吸道梗阻、缺氧刺激的通气调节功能减低等。③1997 年 Kopman 等将 TOFr＜0.9 作为残余肌松的判断标准,现已被普遍接受。但应注意临床常用的监测 TOFr 的方法加速度仪（AMG）的恢复明显快于肌机械效应图（MMG）。因此,Capron 等根据 AMG 特点将术后残余肌松恢复标准定为 AMG-TOFr≥1.0,受到不少研究者的赞同。

3. 残余肌松作用的评估方法

(1)临床评估:临床上,主要通过观察患者所能完成的动作来判断肌力恢复情况。临床评估方法简单,不需借助特殊的仪器设备,但需要患者的配合。常用方法有抬头 5 秒、抬腿 5 秒、睁眼、伸舌、抬举一侧上肢放到对侧肩上等临床试验,以及测定潮气量、肺活量、最大吸气压力等指标。过去认为这些临床指征与 TOFr 间具有良好的相关性,但事实上,残余肌松的临床表现存在明显的变异性。上述临床指征除反映肌松剂的作用外,还受其他因素影响,如全身麻醉深度以及中枢神经抑制药的作用等。上述临床测试多数要求在患者清醒合作时进行,在全麻恢复期间,其使用也受到限制,更重要的是用这些方法测定的结果不能精确定量地评估肌松剂的残余作用。研究显示抬头 5 秒试验,60％的志愿者在 TOFr≥0.6 时可以完成,30％在 TOFr 为 0.48～0.55 时即可完成,仅以此来判断肌松已恢复至 TOFr≥0.7 或 0.9 并不十分可靠。Bissinger 的研究中也报道,只有 30％的患者能通过抬头试验监测到 TOFr＜0.70。

(2)肌松监测:

【监测方法】 临床常用的肌松监测方法有肌机械效应图法（mechanomyography,MMG）、肌电描记法（electromyograhy,EMG）、肌肉加速度描记法（acceleromyography,AMG）,近年来还推出肌音描记法（phonomyography,PMG）。MMG 法是公认的准确可靠的监测手段,利用 MMG 法对拇内收肌肌力的测量成为监测神经肌肉兴奋传递功能的金标准。而 AMG 具有便于携带安装,相对价格便宜,监测较精确等优点,已成为临床上最为常用的监测方法。常用的刺激模式有单次刺激（SS）,4 个成串刺激（TOF）,强直刺激（TS）,强直刺激后单刺激肌颤搐计数（PTC）和双短强直刺激（DBS）等。由于 TOF 引起疼痛较强直刺激轻,对神经肌肉传递功能的后效应影响小,间隔 10 秒钟即可重复测试。因此,全麻恢复期最常用的监测方法是以 4 个成串刺激（TOF）模式刺激尺神经,用加速度仪或肌电图记录拇内收肌的 TOFr（T4/T1）。

【监测部位】 刺激尺神经监测拇内收肌的反应早已成为肌松监测的金标准,广泛应用于临床。有研究认为直接刺激拇内收肌优于刺激腕部尺神经,能得到更为可靠的加速度值。此外,还可在面神经颞支-眼轮匝肌及胫后神经-拇短屈肌部位进行肌松监测。而面神经-眼轮匝肌检出衰减的敏感性较差。

【刺激电流强度】 肌松监测时为保证该神经所支配的全部肌群发生反应,需采用较大的刺激电流,对于清醒患者会引起剧烈的疼痛,因此在苏醒期应用受到限制。Murphy 等在全麻苏醒期患者中使用 50mA 刺激电流进行 AMG 监测,术后仅有约 8％的患者回忆起轻微疼痛。因此,对于术后尚处于一定麻醉深度的患者,可以使用 50mA 的刺激电流。

4. 残余肌松作用的影响因素

(1)肌松药的种类:术后残余肌松的发生率与肌松剂的时效有关,长效肌松剂明显高于中效肌松剂。Naguib 等对 1979—2005 年间 24 项研究进行了 meta 分析,术中使用长效肌松剂的患者,术后 TOFr＜0.7 和 TOFr＜0.9 分别为 35.1％和 72.1％;而使用中效肌松剂的患者,分别为 11.5％和 41.3％。即使术中使用中短效肌松药,术后仍然存在残余肌松作用的问题。Debaenes 等使用阿曲库铵、维库溴铵及罗库溴铵,术中不进行肌松监测,术后也不进行肌松拮抗,仅凭临床体征主观判断来决定拔管,拔管后监测肌松状况,结果发现 AMG-TOFr＜0.9 的患者占 42％～47％。闫红珊等研究了术中使用罗库溴铵,术后根据临床指征拔除气管内导管后,残余肌松（TOFr＜0.9）的发生率以及残余肌松阻滞作用对全麻患者术后拔管早期呼吸功能的影响。研究结果表明,残余肌松作用发生率达 37.1％,残余肌松对患者拔管早期呼吸功能产生严重的影响并增加患者发生术后呼吸系统不良事件的可能性。因此术中使用中时效肌松药并不能完全避免术后残余肌松作用的发生。

（2）药物相互作用：术中使用的很多药物可影响肌松剂的作用，如静脉麻醉药、吸入麻醉药、抗生素、抗癫痫药、氨茶碱以及作用于心血管的药物等。

（3）年龄：小儿使用肌松药后术后神经肌肉功能的自然恢复或使用肌松拮抗后的恢复较成人快，术后肌无力或呼吸功能损害并不常见。但是，新生儿和小婴儿对非去极化肌松剂比较敏感，表现为起效快、作用时间长而恢复较慢。这可能因其发育尚未完全成熟、肌松药的分布容积较大以及消除较慢，从而影响肌松药需要量并延长时效。老年人因生理功能减退、慢性疾病、组织退行性变、药物分布容积减少以及肌松药代谢速率减慢而致肌松药作用增强，时效延长，因此发生肌无力的可能性更高，应予足够的重视。

（4）肌松药拮抗：目前临床以胆碱酯酶抑制类药物作为常用的肌松拮抗剂，并复合使用抗胆碱类药物。拮抗剂应待 TOF 出现 2～3 次反应后使用较为安全有效。拮抗剂的使用可降低麻醉后肌松残余的发生率。但即使使用拮抗剂，也不能完全消除残余肌松的发生。不能简单地认为，常规应用拮抗剂是有效和安全易行的消除肌松残余的方法。

（5）其他：残余肌松作用还受其他因素的影响，如低温可使非去极化肌松药的药效有明显的延长；酸碱失衡、水电解质失衡等均可增加对非去极化肌松药的敏感性。

参考文献

1. Sundman E, Witt H, Olsson R, et al. The incidence and mechanisms of pharyngeal and upper esophageal dysfunction in partially paralyzed humans: pharyngeal videoradiography and simultaneous manometry after atracurium. Anesthesiology, 2000, 92:977-984.

2. Viby-Mogensen J. Postoperative residual curarization and evidence-based anaesthesia (editorial). Br J Anaesth, 2000, 84:301-303.

3. Katayama K, Sato K, Matsuo H, et al. Changes in ventilatory responses to hypercapnia and hypoxia after intermittent hypoxia in humans. Respir-Physiol-Neurobiol, 2005, 146(1):55-56.

4. Rudra A, Sudipta Das. Postoperative pulmonary complications. Indian Anaesth, 2006, 50(2):89-98.

5. Capron F, Fortier LP, Racine S, et al. Tactile fade detection with hand or wrist stimulation using train-of-four, double-burst stimulation, 50-hertz tetanus, 100-hertz tet-

anus, and acceleromyography. Anesth Analg, 2006, 102 (5):1578-1584.

6. Samet A, Cap ron F, Alla F, et al. Single acceleromyographic Train-of-four. 100-Hertz tetanus of double-burst stimulation: which best performs better to detect residual paralysis. Anesthesiology, 2005, 102 (1):51-56.

7. Eikermann M, Groeben H, Husing J, et al. Accelerometry of adductor pollicis muscle predicts recovery of respiratory function from neuromuscular blockade. Anesthesiology, 2003, 98(6):1333-1337.

8. Suzuki T, Fukano N, Kitajima O, et al. Normalization of acceleromyo-graphic train-of-four ratio by baseline value for detecting residual neuromuscular block. Br J Anaesth, 2006, 96(1):44-47.

9. Eriksson LI, Sundman E, Olsson R, et al. Functional assessment of the pharynx at rest and during swallowing in partially paralyzed humans: simultaneous manometry and mechanomyography of awake human volunteers. Anesthesiology, 1997, 87:1035-1043.

10. Capron F, Alla F, Hottier C, et al. Can acceleromyography detect low levels of residual paralysis? A probability approach to detect a mechanomyographic train-of-four ratio of 0.9. Anesthesiology, 2004, 100(5):1119-1124.

11. Maybauer DM, Geldner G, Blobner M, et al. Incidence and duration of residual paralysis at the end of surgery after multiple administrations of cisatracurium and rocuronium. Anaesthesia, 2007, 62(1):12-17.

12. 闫红珊, 张欢, 杨拔贤. 残余肌松对全麻患者术后拔管早期呼吸功能的影响. 临床麻醉学杂志, 2010, 26(11): 941-943.

13. Woloszczuk-G B, Wyska E, Grabowski T, et al. Pharmacokinetic-pharmacodynamic relationship of rocuronium under stable nitrous oxide-fentanyl or nitrous oxide-sevoflurane anesthesia in children. Pediatric Anesthesia, 2006, 16(7):761-768.

14. Hadimioglu N, Ertugrul F, Ertug Z, et al. The comparative effect of single dose mivacurium during sevoflurane or propofol anesthesia in children. Pediatric. Anesthesia, 2005, 15(10):852-857.

15. Abdulatif M, Mowafi H, Al-Ghamdi A, et al. Dose-response relationships for neostigmine antagonism of rocuronium-induced neuromuscular block in children and adults. Br J Anaesth, 1996, 77(6):710-715.

16. Soltesz S, Silomon M, Mencke T, et al. Neuromuscular blockade with cisatracurium in infants and children: It's course under sevoflurane anesthesia. Anaesthesist, 2002, 51 (5):374-377.

17. Hemmerling T M, Michaud G, Trager G, et al. Phonomyographyand mechanomyography can be used inter-

changeably to measure neuro-muscular block at the adductor pollicis muscle. Anesth Analg, 2004, 98(2):377.

18. Trager G, Michaud G, Deschamps S, et al. Comparison of phonomyo-graphy, kinemyography and mechanomyography for neuromuscular monitoring. Can J Anaesth, 2006, 53(2):130.

19. Engbaek J, Roed J, Hangaard N, et al. The agreement between adductor pollicis mechanomyogram and first dorsal interosseous eletromyo-gram:a pharmacodynamic-study of rocuronium and vecuronium. Acta Anaesthesiol Scand, 1994, 38(8):869.

20. Nepveu ME, Donati F, FortierLP. Train-of-four stimulation for adductor pollicis neuromuscular monitoring can be applied at the wrist or over the hand. Anesth Analg, 2005, 100(1):149-154.

九、全身麻醉术后寒战

1. 全身麻醉术后寒战对机体的影响　术后寒战是全身麻醉术后常见并发症之一，对患者生理、心理均可造成不良影响。寒战时肌肉痉挛或强直致代谢率增加，耗氧量明显增加，并伴有二氧化碳和每分通气量增加，心率增快，心排出量增加，混合静脉血氧饱和度明显下降。这对于心功能正常的患者影响不大，但对于心肺储备功能低下的患者，由于代谢需求大量增加，但不能达到有效代偿，则导致病情加重，甚至发生意外，寒战严重时还可引起颅压及眼压增高。寒战时肌肉收缩对切口的牵拉可加重切口疼痛，不能自控的肌肉颤动带来的不适感会加重患者在围术期的焦虑。另外，寒战会影响对血压、心电图、脉搏血氧饱和度的监测，不利于正确判断患者术后病情。寒战时肝肾血流减少，也可延长麻醉复苏时间。

2. 全身麻醉术后寒战发生的相关危险因素　全麻后寒战发生率为 6.3%～66%，其发生机制尚不清楚。人体主要的体温调节防御反应包括：体温调节性血管舒缩、非寒战产热、寒战以及发汗。正常的体温调节性寒战是一种长效防御性反应，只会在行为调节和动静脉分流血管强烈收缩都无法维持深部温度时才会出现。由于全身麻醉期间患者意识丧失，不存在行为性体温调节反应，同时全身麻醉药可明显抑制正常的自主体温调节机制，使寒战阈值明显降低，因此，全身麻醉期间很少出现寒战反应，多发生在恢复期。对于体温正常甚至体温升高者，体温调定点的任何上移（发热）都可能与正常体温调节性寒战有关。

(1)中心体温：人体核心部位温度变化很小，包括中枢神经系统、内脏和大血管。正常情况下，外周温度通常比核心温度低 2～4℃，而外周各部位的温度，尤其是四肢，也不一致、不恒定，易受环境影响。启动对温度或寒战调节反应的中心温度阈值的范围很小，一般不超过 0.5℃。但麻醉可降低机体对低体温的反应，阈值范围可扩大至 3～4℃。因而麻醉状态下患者的中心体温易随着热量的丢失而降低。中心体温降低是大多数麻醉后寒战发生的最主要原因。

(2)年龄：Leopod 等通过观察 1340 名全麻后患者，对术后寒战的危险因素做了 logistic 回归分析，认为患者年龄、进入麻醉恢复室(PACU)时的低体温、冗长手术时间、骨科手术是术后寒战的危险因素。其中，年龄的预测能力最大，年轻患者较老年更易出现寒战，这可能与老年人神经系统功能减退，体温调节系统反应迟钝有关。

(3)疼痛：疼痛是引起术后寒战的另一原因。在一项膝关节手术后是否向膝关节内注入利多卡因的对比试验中，寻求疼痛与麻醉后寒战之间的联系。试验表明，关节内未注入利多卡因者，麻醉后寒战的发生率明显高于对照组。另有研究结果显示，全麻术后寒战组与非寒战组疼痛评分有显著差异，疼痛与术后寒战发生率统计学显著相关。因此，重视术后疼痛的预防与治疗可减少术后寒战的发生。

(4)手术创伤大、时间长：复杂手术往往创伤大，历时长，导致受损部位释放更多的细胞因子，如肿瘤坏死因子、白介素-6 等，可引起体温调定点变化，致体温调定障碍引发寒战。同时，因手术时间长，低体温的发生率也相应增加，更增加了寒战发生。

(5)术中输血：大量失血的手术，因术中输血输液增加，外源性致热原的输入增多，可引起体温调定点的变化，增加寒战发生率。若所输血液未经加温，更可造成低体温，促使寒战发生。

(6)其他：如骨科手术术中使用的骨水泥，过敏体质患者术中因使用相关液体、血制品或药物过敏等。

3. 术后寒战的预防和治疗措施

(1)预防低体温：防止麻醉后体温降低的最根本原则是：限制体热的再分布、减少和弥补热量的散失。由于约 90% 的代谢产热量是通过皮肤表面散失的，故保证皮肤温暖可有效地防止体温降低。术中应注意控制室温(不低于 22～24℃)，不能以满足术者需要为理由而过度降低手术室温度。减少皮肤热量散失最简易的方法是在皮肤表面放置隔热物品,较易利用的隔热物品包括棉垫、手术单、塑料包裹单等,隔热物品的种类对防止热量散失的效果没有明显临床差异。皮肤散热量与皮肤表面积成正比,因此保温部位的大小要比保温物品层数的多少更为重要。对于施行较大手术的患者,单纯应用隔热物品不足以维持机体的正常体温,可考虑采取其他积极的保温措施,如使用循环水垫和保温毯等。输入大量冷的晶体液或血液时,可使机体散失较多的热量。所以,对于出血多等需要静脉输入大量液体或血液的患者,应使用输液加温器。

(2)术后疼痛预防与治疗:疼痛是术后寒战发生的原因之一,而寒战时的肌肉颤动、收缩会进一步加重手术部位的疼痛。因此,良好的术后镇痛会降低寒战的发生率。虽然多种镇痛药均具有预防和治疗寒战的作用,但需注意合理选择药物,避免恶心、呕吐等不良反应的发生,可同时辅用预防恶心呕吐的药物。一些用于预防治疗术后恶心呕吐的药物也具有预防治疗寒战的作用。

(3)其他原因所致寒战的防治:非低体温、疼痛所致的寒战,应积极寻找原因,对因处理,如过敏反应者给予抗过敏治疗、发热患者应积极降温等。

(4)药物治疗:很多种药物都可用于预防和治疗寒战,如生物胺类物质、拟胆碱类药、内生肽类等。这些药物原本的药理作用并不是用于抗寒战的,但他们却都有很强的抗寒战作用,可能与干扰机体中枢体温调节机制有关。

1)中枢性镇痛药:吗啡、哌替啶、芬太尼等阿片类镇痛药都对麻醉后寒战有治疗作用。上述药物呈剂量依赖性地降低寒战反应的阈值,但以哌替啶效果更好。哌替啶治疗寒战除通过兴奋 μ 受体,更主要是通过兴奋 κ 受体起作用。此外,哌替啶还具有抑制生物胺的重吸收、拮抗 N-甲基-D-天冬氨酸(NMDA)受体及刺激 α_2 肾上腺素受体的作用,这些都可能参与对寒战反应的抑制。成年人用量 25～30mg 即可有效而迅速地控制寒战。奈福泮、曲马多均为中枢性镇痛药,奈福泮具有很强抗寒战作用,可强烈抑制突触体对 5-羟色胺(5-HT)、去甲肾上腺素(NE)和多巴胺(DA)的摄取,并可轻度降低机体体温。曲马多是一种具有类似作用机制的抗寒战药物,可抑制 5-HT、NE、DA 的再摄取,并促进 5-HT 的释放,使脊髓水平突触小体中的 NE 和 5-HT 浓度增高。目前认为,曲马多主要是通过脑内 α_2 肾上腺素受体来发挥术后抗寒战作用,曲马多 1～2mg/kg 静脉注射在 5 分钟内即可终止寒战。奈福泮、曲马多

对呼吸、循环的抑制较轻,但易发生恶心、呕吐。

2)中枢兴奋药:多沙普仑是一种以兴奋呼吸为主的中枢兴奋药,其治疗麻醉后寒战的可能机制为兴奋呼吸中枢,加快大脑从麻醉药的抑制状态中恢复过来,并由此建立对脊髓反射的正常控制,从而有效地治疗麻醉后寒战。同时,多沙普仑能改善通气,使呼吸频率和潮气量明显增加。静脉注射 1～2mg/kg 可有效地控制寒战。

3)NMDA 受体拮抗剂:NMDA 受体拮抗剂对体温调节的作用可能位于多个层面,应用 NMDA 后可使鼠下丘脑视前区的神经元放电频率增加,而且 NMDA 受体还可调节非肾上腺素能及 5-HT 能神经元的活性。硫酸镁、苯海拉明可通过此机制发挥作用。氯胺酮作为一种竞争性 NMDA 受体拮抗剂,也可抑制术后寒战,但其药理作用复杂,可能有几种药理学特性均与其抗寒战作用有关。比如,它是一种 κ 阿片受体激动剂,能阻止氨基酸在下行抑制性单胺能痛觉通路中吸收,具有局部麻醉药作用与筒箭毒受体相互作用,因此可以通过非寒战温度产生机制控制寒战,通过作用于下丘脑或通过 NE 的 β_2 肾上腺素能作用产生效应。

4)α_2 肾上腺素受体激动药:右美托咪定是一种 α_2 肾上腺素受体激动药,临床应用具有镇静、镇痛和抗焦虑作用,同时降低寒战阈值,可减少术后寒战发生。Bicer 等的研究表明,术中静脉注射右美托咪定 1μg/kg,与哌替啶 0.5mg/kg 静注时减少术后寒战发生率的效果是相同的。

5)其他:前列腺素 E₁(PGE₁),是一种具有促进产热作用的激素,静脉注射 PGE₁(0.05mg/kg)可能会增加机体产热,从而减轻和避免中枢低温,并减少寒战。静脉滴注复方氨基酸,利用其代谢产热,也可预防和控制寒战。昂丹司琼常用作止吐药,其作为特异性 5-HT₃ 型受体拮抗剂,抑制了 5-HT₃ 的重吸收,继而抑制了体温调节中枢对低体温的反应。麻醉前静脉注射昂丹司琼 8 mg,可预防麻醉后寒战的发生。Kelsaka 等发现昂丹司琼与哌替啶有同样的抗寒战的效果。

参 考 文 献

1. Mahajan RP, Grover VK, Sharma SL, et al. Intraocular pressure changes during muscular hyperactivity after general anesthesia. Anesthesiology, 1987, 66: 419-421.

2. Buggy DJ, Crossley AW. Thermoregulation, mild perioperative hypothermia and postanaesthetic shivering. Br J Anaesth, 2000, 84:615-628.

3. Xiong J，Kurz A，Sessler DI，et al. Isoflurane produces marked and nonlinear decreases in the vasoconstriction and shivering thresholds. Anesthesiology，1996，85：240 - 245.

4. Eberhart LH，Doderlein，Eisenhardt G，et al. Independent risk factors for postoperative shivering. Anesthesia Analgesia，2005，101：1849-1857.

5. Vassilieff N，Rosencher N，Sessler DI，et al. Shivering threshold during spinal anesthesia is reduced in elderly patients. Anesthesiology，1995，83：1162-1166.

6. Horn EP，Schroeder F，Wilhelm S，et al. Postoperative pain facilitates nonthermoregulatory tremor. Anesthesiology，1999，91：979-984.

7. Frank SM，Kluger MJ，Kunkel SL. Elevated thermostatic setpoint in postoperative patients. Anesthesiology，2000，93：1426 -1431.

8. 张红，冯艺，潘芳，等. 全身麻醉术后寒战相关危险因素的研究. 临床麻醉学杂志，2010，26：203-205.

9. Sessler DI. Perioperative heat balance. Anesthesiology，2000，92(2)：578-596.

10. De WitteJ，Sessler DI. Perioperativeshivering：physiologyandpharmacology. Anesthesiology，2002，96（2）：467-84.

11. Leslie K，Williams D，Irwin K，et al. Pethidine and skin warming to prevent shivering during endovascular cooling. Anaesth Intensive Care，2004，32(3) ：362-367.

12. Qi YH，Wang GN，Wang SY. Prevention and treatment of shivering after intracranial surgery using different dosages of tramadol. Chin Med Sci J，2005，20(2) ：122.

13. Kelsaka E，Baris S，Karakaya D. Comparison of ondansetron and meperidine for prevention of shivering in patients undergoing spinal anesthesia. Reg Anesth Pain Med，2006，31(1) ：40-45.

14. Bicer C，Esmaoglu A，Akin A. Dexmedetomidine and meperidine prevent postanaesthetic shivering. Eur J Anaesthesiol，2006，23 (2)：149-153.

十、术后谵妄

术后谵妄（postoperative delirum，POD）是指在手术麻醉后数天内发生的一种急性精神状态改变或情绪波动，伴有注意力不集中，思维紊乱和意识水平的改变，是一种可逆的、具有波动性的急性精神紊乱综合征。国内外报道的术后谵妄发病率（8%～78%）存在很大差异，可能与诊断方法、患者年龄、术前并发症、手术种类等多种因素有关。谵妄通常好发于术后7天之内，其中术后24小时内发病率为15%。外科技术和麻醉方法的进步不仅为更多的患者提供了手术治疗机会，而术后谵妄的发生率也因此增多。

1. 术后谵妄的临床特征及其诊断　术后谵妄具有以下临床特征：①急性精神状态的改变和波动的病程（晨轻暮重）；②注意力不集中；③思维紊乱；④意识状态的改变。临床上根据精神运动性兴奋的特征将谵妄分为活动过多型、活动减少型或混合型三类。活动过多型很少以单一形式出现，其预后较好，它以情绪激动、坐立不安、试图拔除导管和情绪不稳定为特征。活动减少型谵妄比较常见，并在长时间内对患者产生更为有害的影响，以感情淡漠，嗜睡和反应性降低为特征，此类患者表现较为安静，因而易被临床医师忽视。在临床上患者往往表现为混合型谵妄。

谵妄缺乏特异临床诊断性检查方法，其诊断主要依据临床表现。随着医学的发展，谵妄的诊断也经历了不断修正发展的过程，而且从适合精神病学专业人员的诊断工具，发展到为非专业人员设计的诊断方法。目前，临床上用于诊断谵妄主要有美国精神病学学会第 4 版《精神病的诊断和统计手册》的诊断标准（DSM-IV），谵妄评定法（CMA），谵妄观察量表（DOM）以及适合特殊病房的诊断如监护室患者评估法（CAM-ICU）等。其中 CAM-ICU 评估法敏感性和特异性值均高于 90%，易于实施，完成评估平均需要时间<2 分钟，并且医务人员仅需要简单的培训，虽对某些 ICU 内最危重患者有局限性，但仍可作为术后谵妄评估的方法。

2. 术后谵妄发生的危险因素　目前，谵妄发生的原因和机制仍不清楚，可能与大脑的氧化代谢降低、中枢神经递质功能障碍〔如乙酰胆碱-去甲肾上腺素平衡失调、γ-氨基丁酸（GABA）活性改变以及褪黑激素水平降低等〕等有关。但一些临床研究探讨了其发生的相关危险因素，可以帮助我们预测其发生的可能性，对于风险高的患者，尽量减少诱因，以降低其发生率。

（1）年龄：高龄作为术后谵妄发生的独立危险因素，已得到众多学者的公认，提示衰老与术后谵妄的发生有重要联系。Thomas 等研究显示，不同年龄段，50～59、60～69、70～79、80～89 岁术后谵妄发生率分别为 22%、42%、72% 和 92%，表明随着年龄的增长，术后谵妄发生率显著增加。另有对比性研究显示，大于 65 岁的老年患者术后谵妄发生率较年轻人高 4～10 倍，大于 75 岁患者则较 65～75 岁患者高 3 倍。一方面中枢神经系统随着年龄增加而改变，包括神经细胞凋亡、脑血流减少以及神经递质系统的改变等;另一方面生理系统的老化也会对中枢神经系统产生影响。老年人的基础认知功能多数术前已经下降,甚至患有痴呆,使其 POD 的发生率远远高于年轻人。

(2)术前健康状况:术前存在痴呆、抑郁症、认知功能障碍的患者,以及既往有谵妄史、神经外科手术史、酗酒史的患者,可作为 POD 发生的预测因素。术前并存疾病,包括糖尿病、高血压、高胆固醇血症、充血性心力衰竭、大血管阻塞、脑梗死、心房纤颤、营养不良、低蛋白血症,可致患者身体状态不佳(ASA≥2),术后谵妄发生率较高。而这些并存疾病更多见于老年患者,与术后谵妄发生具有一定相关性。但是,各种并存疾病是否为术后谵妄的独立危险因素,值得进一步研究。另有研究显示术前听力和视力丧失是老年患者 POD 的危险因素。术前、术中有酸碱及电解质紊乱或葡萄糖代谢紊乱,也可促使术后谵妄发生。

(3)抗胆碱药:乙酰胆碱在唤醒、注意力、记忆和快速动眼(REM)睡眠中起重要作用。研究发现,谵妄患者脑内乙酰胆碱减少。可能由于老龄使合成乙酰胆碱的乙酰胆碱转移酶活性下降,而水解乙酰胆碱的乙酰胆碱酯酶并无变化,致使脑内乙酰胆碱水平全面下降,脑内乙酰胆碱的下降和多巴胺的升高是术后谵妄的重要因素。使用胆碱酯酶抑制剂可以减少 POD 的发生;而术前经常使用的抗胆碱药在减少呼吸道分泌物的同时可增加术后谵妄的发生率。因此对老年患者尤应注意正确合理地应用抗胆碱药。

(4)睡眠紊乱:老年患者发生术后谵妄的机制尚未完全明确,但睡眠紊乱可能是一重要因素。近年来一些文献认为睡眠紊乱与老年人的术后谵妄有着重要的关系。在一些非手术志愿者的禁止睡眠试验中发现被剥夺睡眠的受试者均表现出一定程度的精神功能受损症状,而且认知功能也受到影响。这种受损程度与年龄明显相关,年龄越大,发生率越高。导致术后老年人睡眠紊乱的因素很多,诸如外科手术打击、疼痛、饥饿、药物因素、病房噪声、夜间的护理操作等。

(5)基因因素:载脂蛋白 E(ApoE)基因多态性与高脂血症及冠心病发生率相关,也是老年性痴呆的一个相关基因。有研究报道,在冠心病、老年性痴呆、血管性痴呆人群 ApoEε4 等位基因的出现频率较高,还有研究提出 ApoEε4 等位基因与老年人认知功能损害有关。Leung JM 等也报道携带 ApoEε4 基因者是早期 POD 发生的高危险因素,机制可能是和麻醉、手术相互影响而导致 POD 的发生。

(6)低氧血症和低血压:麻醉和手术期间低血压可致脑灌注不足,进而影响脑氧供。脑血流障碍、低氧血症均可影响中枢神经系统功能,但其所引起的并发症往往影响术后测试结果,故目前尚无法肯定其对术后谵妄的确切影响,其与术后谵妄发生的相关性应取决于其严重程度。

(7)术后疼痛:术后疼痛可能通过对患者神经内分泌功能及睡眠质量和节律的影响而导致谵妄发生。术后疼痛若得不到及时缓解会诱发患者产生癔症样的幻觉,并出现谵妄症状。Lynch 认为静息痛是增加谵妄危险性的唯一疼痛类型,虽然运动痛和最大疼痛可造成剧烈的生理压力,但一天内患者经历静息痛的时间更长,静息痛更容易影响睡眠-唤醒周期和激素环境,谵妄发生时往往伴有睡眠-唤醒周期的紊乱。

(8)麻醉药物:几乎所有的术前用药、麻醉诱导以及维持用药均可对中枢神经系统产生持久但较轻微的影响。镇静药、镇痛药、抗抑郁药、抗精神病药以及其他具有抗组胺、抗胆碱能作用的药物的不合理使用,特别是大剂量使用,均可导致谵妄,突然停用某一大剂量长期使用的药物也会诱发谵妄。Marcantonio 等发现苯二氮䓬类药和哌替啶与谵妄具有相关性。Pandharipande 等最近报道,苯二氮䓬类药是外科和创伤 ICU 患者谵妄发生的一个独立的危险因素。Dubois 等的研究显示阿片类药物(吗啡和哌替啶)可能与内科和外科 ICU 的谵妄发生有关。研究证实,镇静药和镇痛药的作用主要是通过改变 CNS 的神经递质水平而实现的,而神经递质水平的改变可能是谵妄发生发展的基本机制。

(9)发热:有研究显示发热与术后谵妄有关。术后患者的体温升高,除感染因素外,也有非感染因素在发挥作用。细菌或病毒的代谢产物或创伤后的应激反应对神经系统产生影响。发热导致的全身代谢增高加剧了脑灌注不足及神经元损害。对于高龄和脑白质疏松的患者,发热更易导致认知损害。

3. 术后谵妄的预防和治疗 目前尚无单一治疗措施可阻止谵妄发生。减少术后谵妄发生率和严重程度主要依赖医护人员对相关危险因素预防,同时在发病后能及时诊断,采取合理的治疗方法。

(1)预防:术前积极治疗原发病。加强与患者的交流、沟通,提高心理应激耐受力。围术期尽可能维持患者呼吸、循环的稳定,保证通气及脑灌注,防治低氧血症,纠正低血压等。积极调整水、电解质及酸碱平衡紊乱。麻醉恢复期尽量减少不良刺激,使清醒平顺。加强术后疼痛治疗,保证患者充分睡眠。重视术后患者心理护理及治疗,保持患者术后恢复期心理稳定。加强术后监测和治疗,避免发生术后并发症。注意改善病室环境,营造安静舒适氛围。在麻醉和手术过程中,尽量不用一些可引发谵妄的药物。

(2)治疗:对出现谵妄症状的患者应积极采取治疗措施。首先要消除引起谵妄的病因,避免病情恶化。药物治疗的目的是镇静、控制精神症状、改善睡眠质量。避免使用长效镇静剂和可致谵妄加重的抗胆碱药等。对于全麻苏醒期患者出现的急性谵妄可用小剂量丙泊酚(30～50mg)、氟哌利多(1～3mg),术后疼痛患者可复合中枢镇痛药,同时注意预防呼吸抑制,面罩吸氧,多可迅速控制。对于术后康复期出现的谵妄,在镇痛、吸氧及加强心理疏导的前提下,联合小剂量抗精神病药,能有效控制谵妄症状。目前临床和科研中最常用的是丁酰苯类药物,此类药物虽具有强有力的抗精神病、抗焦虑和镇静的特点,但并发症值得注意,尤其第一代抗精神病药物氟哌啶醇可诱发致死性扭转型室性心动过速,其锥体外系副作用亦值得注意。另一新型非典型抗精神病药物奥氮平,能有效治疗各种精神障碍,因较少出现锥体外系、心血管及抗胆碱能等不良反应,与氟哌啶醇相比较,在谵妄患者的治疗中有更高的安全性。

参 考 文 献

1. Morimoto Y, Yoshimuram, Utada K, et al. Prediction of postoperative delirium after abdominal surgery in the elderly. Anesth,2009,23:51-56.

2. Oh YS,Kimdw,Chun HJ,et al. Incidence and risk factors of acute postoperative delirium in geriatric neurosurgical patients. J Korean Neurosurg Soc,2008,43:143-148.

3. Leung JM,Sands LP,Wang Y, et al. Apolipoprotein E e4 allele increases the risk of early postoperative delirium in older patients undergoing noncardiac surgery. Anesthesiology,2007,107:406-411.

4. Klugkistm,Sedemund-Adib B,Schmidtke C, et al. Confusion Assessment Method for the Intensive Care Unit (CAM-ICU):diagnosis of postoperative delirium in cardiac surgery. Anaesthesist,2008,57:464-474.

5. Ely E W,Margolin R, Francis J, et al. Evaluation of delirium in critically ill patients Validation of the Confusion Assessment Method for the Intensive Care Unit (CAM-ICU). Critical Care Medicine,2001,29:1370-1379.

6. Vaurio L E, Sands L P,Wang Y, et al. Postoperative delirium: the importance of pain and pain management. Anesth Analg, 2006, 102:1267-1273.

7. Bickel H,Gradinger R,Kochs E, et al. Incidence and risk factors of delirium after hip surgery. Psychiatr Prax, 2004,31:360-365.

8. 阮静,皋源,杭燕南. 全麻后中枢神经系统并发症. 中国医药导刊,2007,9:387-390.

9. Litaker D, Locala J, Franco K, et al. Preoperative risk factors for postoperative delirium. Gen Hosp Psychiatry, 2001,23:84-89.

10. Pratico C, Quattrone D, Lucanto T, et al. Drugs of anesthesia acting on central cholinergic system may cause post-operative cognitive dysfunction and delirium. Med Hypotheses,2005,65:972-982.

11. Yildizeli B, Ozyurtkan MO, Batirel HF, et al. Factors associated with postoperative delirium after thoracic surgery. Ann Thorac Surg, 2005, 79 :1004-1009.

12. 刘金虎,岳云. 老年非心脏手术患者术后谵妄危险因素分析. 临床麻醉学杂志,2009,25:162-163.

13. Hanania M, Kitain E. Melatonin for treatment and prevention of postoperative delirium. Anesth Analg, 2002, 94 :338-339.

14. Skrobik YK, Bergeron N, DumontM, et al. Olanzap ine versus haloperidol: treating delirium in a critical care setting. Intensive Care Med, 2004, 30: 444-449.

十一、Key points

1. 术前对患者的 PONV 危险因素进行评估,中高危患者组应采取预防措施。

2. 术后常见的心血管事件包括高血压、低血压、心律失常、心肌缺血等,应积极寻找并治疗病因,紧急情况下可应用血管活性药对症治疗。

3. 麻醉苏醒期应常规吸氧,评估患者气道并保证其通畅;减少引起呼吸事件的危险因素。

4. 苏醒延迟和躁动可由多种原因导致,针对不同病因采取相应措施。

5. 残余肌松作用对患者拔管早期呼吸功能产生严重影响,并增加患者术后呼吸系统不良事件发生,应引起高度重视。

6. 肌松监测在临床工作中有重要意义,仅凭临床体征进行的主观评估来判断肌松残余作用是不可靠的。

7. 全身麻醉后应重视体温监测,防止发生低体温。寒战发生时应积极寻找相关因素,予以正确治疗。

8. 对术后谵妄高风险的患者,应尽量减少诱因,降低发病率。一旦发病应予准确诊断并及时治疗。

(张熙哲 张 红 杨拔贤)

第二十六章

术后镇痛

一、临床病例

【病例1】

男性患者,65岁,体重75kg。诊断为"右肺上叶巨大肿瘤",拟行"开胸右肺上叶切除术"。全身麻醉前于$T_5 \sim T_6$放置硬膜外导管,术中采用全身麻醉＋硬膜外联合麻醉,手术顺利。术毕前30分钟经硬膜外给予舒芬太尼$4\mu g$、0.2％罗哌卡因5ml,经静脉给予氟比洛芬酯100mg、托烷司琼5mg;连接硬膜外持续阻滞镇痛泵:0.12％罗哌卡因＋舒芬太尼$0.8\mu g/ml$至250ml,持续输注剂量3ml/h,PCA剂量4ml,锁定时间15分钟。术毕于恢复室内拔除气管导管安返病房。术后第1日早晨患者血压11.31/7.98kPa(85/60mmHg),心率90次/分,镇痛效果好,主诉乏力,无其他不适。患者术后镇痛(PCEA)治疗时间为3天,效果满意。

1)单纯持续硬膜外阻滞镇痛是否可以满足患者的镇痛需求?

2)患者术后第1日出现低血压,你认为与硬膜外阻滞镇痛是否有关? 如何处理?

【病例2】

女性患者,78岁,体重65kg,诊断"左膝关节骨性关节炎",拟行"左膝人工关节置换术"。既往患有高血压20年,规律服药,血压控制平稳。术中采用腰麻-硬膜外联合麻醉,手术顺利。术毕前30分钟经硬膜外给予吗啡1mg,0.25％罗哌卡因5ml,术毕拔除硬膜外导管进恢复室观察,恢复室内给予咪达唑仑1mg,经外周神经刺激仪定位股神经,给予0.375％罗哌卡因20ml后留置导管,配置股神经持续镇痛泵:0.2％罗哌卡因300ml,持续剂量5ml/h,PCA剂量10ml,锁定时间30分钟。术后6小时拔除导尿管,手术当日镇痛效果满意,但于夜间主诉排尿困难,术后第1日下午出现左侧腘窝处疼痛,难以忍受。

1)术后当日夜间出现尿潴留的原因是什么? 如何处理?

2)术后第1日出现腘窝处疼痛的原因是什么? 如何评估及处理患者的疼痛?

3)如果该患者采用硬膜外阻滞镇痛,应注意哪些事项?

【病例3】

女性患者,30岁,体重60kg。诊断为"子宫肌瘤",拟行"子宫肌瘤剔除术"。既往患有十二指肠球部溃疡。术中采用腰麻-硬膜外联合麻醉,手术顺利。术毕前30分钟经硬膜外给予吗啡1.5mg,0.25％罗哌卡因5ml,经静脉给予托烷司琼5mg,术毕配置硬膜外持续阻滞镇痛泵:0.15％罗哌卡因＋吗啡$0.08\mu g/ml$,100ml,持续剂量2ml/h。患者镇痛效果满意,术后第1日出现恶心、呕吐,无法进食。

1)造成该患者术后恶心、呕吐的原因有哪些?

2)应当如何处理上述不良反应?

【病例4】

男性患者,53岁,体重70kg,诊断为"右踝关节骨折",拟行"踝关节骨折切开复位内固定术"。既往体健。患者要求全身麻醉。手术麻醉过程顺利,术毕前30分钟给予舒芬太尼$5\mu g$,术毕静脉给予托烷司琼5mg,配置静脉镇痛泵:舒芬太尼$1\mu g/ml$,250ml,持续剂量2ml/h,PCA剂量2ml,锁定时间15分钟。手术当日夜间伤口疼痛,VAS评分分别为7/6(静息状态/活动状态),按压镇痛泵无明显改善,患者因疼痛无法入睡。

1)造成术后当日镇痛效果不良的原因有哪些?

2)如何处理患者手术当日夜间的疼痛?

二、术后多模式镇痛的定义及其理论基础

上述4个病例均为临床常见案例,基本涵盖了术后急性疼痛治疗的各个方面。病例1提出的问题1是我们常常遇到的困惑,既然硬膜外阻滞镇痛可

以为开胸肺叶切除术提供满意的镇痛效果,那么我们是否有辅助其他镇痛方法、镇痛药物?解答这个问题之前,我们首先来回顾一下术后疼痛的发生机制。

术后疼痛是外科疾病本身及手术创伤对机体产生的一种复杂生理反应,是多种因素综合作用的结果,因此手术后疼痛具有多样性、复杂性的特点。手术切割、器官牵拉所直接导致的外周伤害感受器的激活,产生由外周神经有髓鞘(Aδ)纤维介导的刺痛和外周神经无髓鞘(C)纤维介导的灼痛。而神经末梢受到手术创伤后发生非特异性变性,并在神经损伤一侧形成新芽,产生异常兴奋,导致外周痛觉过敏。局麻药阻滞周围神经及应用作用在中枢的阿片类药物对上述损伤引发的疼痛很有效。此外,手术创伤引起外周神经细胞轴突中胞浆逆向流动,导致神经末梢释放 P 物质,以及受损组织释放炎性致痛物质,如缓激肽、组胺、白三烯、前列腺素和花生四烯酸等,直接刺激伤害性感受器,造成周围神经活化及敏感化,导致疼痛阈值降低及对低阈值的反应增强,因此,即使日常不会引起疼痛的弱小刺激也会激活外周 Aδ 纤维和 C 纤维而产生疼痛,此现象称为触诱发痛或异常痛觉。非甾体抗炎药(NSAIDs)有较强的、其他镇痛药物无法替代的抑制前列腺素释放作用,进而降低炎症反应。同时与阿片类药物有协同镇痛作用,在保证镇痛效果同时,可降低阿片类药物剂量约 30%。由外周传入脊髓的大量神经冲动使脊髓背角神经元释放兴奋性氨基酸(EAA),EAA激活脊髓背角的离子型和代谢型 EAA 受体。离子型受体 EAA 受体包括 NMDA 受体和非 NMDA 受体,非 NMDA 受体是指 AMPA 受体和 Kainate(KA)受体;代谢型 EAA 受体与腺苷酸环化酶相耦联。EAA 受体的激活提高了神经元的兴奋性,使细胞内信息传递系统发生改变,从而产生中枢痛觉过敏,如脊髓伤害感受性神经元的代谢激活及兴奋性增加,感受野扩大及对无害性刺激处理的改变,并且导致中枢神经系统结构及功能的改变。围术期联合应用小剂量氯胺酮(NMDA 受体拮抗剂)即针对此机制。因此术后疼痛是痛觉过敏(外周痛觉过敏和中枢痛觉过敏)及这种敏感向损伤周围组织异常扩散的结果。除外科伤口对神经末梢的机械性损伤引起疼痛外,组织损伤后周围神经和中枢神经系统敏感化是引起术后疼痛的主要原因。

了解了术后疼痛发生机制,至今还没有临床上常用的镇痛方法、镇痛药物可以完全阻断外周痛觉

过敏和中枢痛觉过敏,因此我们提倡术后多模式镇痛,而病例1提出的问题1和问题2也迎刃而解。所谓多模式镇痛,是指联合应用不同作用机制的镇痛药物(阿片类、NSAIDs、局麻药等),或者不同作用途径的镇痛方法(硬膜外、神经阻滞、静脉、口服等),通过多种机制获得更满意的镇痛效果,降低镇痛相关副作用的发生。

开胸手术后疼痛的主要原因:肋间神经挤压损伤、开胸器牵拉肩胛及周围组织、炎症反应、手术创伤。在开胸术后镇痛临床研究中发现,硬膜外阻滞镇痛患者术后 6 个月、12 个月慢性疼痛发生率分别为 54.2% 和 42.1%。术后慢性疼痛的发生机制目前还不是很清楚,但有一点是可以肯定的,即由持续的伤害性感受器兴奋而引发的中枢痛觉过敏是术后慢性疼痛主要发生机制之一。术后慢性疼痛常常为神经病理性疼痛,治疗比较困难,预防是关键。开胸术后疼痛原因复杂,单一镇痛方法很难达到有效满意的镇痛,因此术后急性疼痛治疗在应用硬膜外镇痛基础上适当应用 NSAIDs 可明显提高镇痛满意度。

参 考 文 献

1. Hartrickn CT. Multimodal postoperative pain management. American Journal of Health-System Pharmacy, 2004,61:S4-S10.
2. Hui Ju, Yi Feng, Ba-xian Yang, et al. Comparison of epidural analgesia and intercostal nerve cryoanalgesia for post-thoracotomy pain control. European Journal of Pain, 2008,12(3):378-384.

三、术后疼痛对生理功能的影响

疼痛是一种与组织损伤或潜在损伤相关的不愉快的主观感觉和情感体验。1994 年国际疼痛学会(IASP)将疼痛列为第五大生命体征,可以将其与心率、血压一并记录在外科病历首页上。疼痛是多数疾病共有的症状,对机体各个系统均有影响,积极治疗术后疼痛,有助于改善患者预后。

术后患者常常发生不同程度的呼吸功能障碍,而术后疼痛则是导致呼吸功能障碍的主要原因之一。疼痛导致肺顺应性及通气功能下降,咳嗽、排痰能力降低,诱发肺部感染、肺不张。同时,术后疼痛延缓患者呼吸功能恢复,特别对于复杂性大手术、高危患者。

术后疼痛可以引起患者体内的内源性活性物质释放,包括:①交感神经末梢和肾上腺髓质释放儿茶

酚胺；②肾上腺皮质释放醛固酮和皮质醇；③下丘脑释放抗利尿激素；④激活肾素-血管紧张素系统。这些激素直接作用于心肌和血管，并导致水钠潴留进而增加心血管系统的负担。因此，导致术后患者血压升高、心律失常等不良反应。此外，患者由于恐惧疼痛而卧床不动，容易发生静脉血淤积和血小板聚集，增加了发生下肢深静脉栓塞的危险性。

术后疼痛作为有害刺激可以启动神经内分泌反应，引起体内多种激素的释放，产生相应的病理生理改变。术后疼痛引起多种分解代谢类激素释放增加，肾上腺素、皮质醇、生长激素、胰高血糖素、甲状腺激素等水平的升高，结果是血糖增高、水钠潴留、脂肪及蛋白质分解代谢增强，导致负氮平衡，影响康复。此外，术后疼痛导致内源性儿茶酚胺分泌增加，使外周伤害感受性末梢更为敏感，使患者处于"疼痛-儿茶酚胺释放-疼痛加重"的恶性循环中。

术后疼痛使交感神经兴奋性增加，反射性抑制内脏平滑肌与胃肠道功能，平滑肌张力降低，而括约肌张力增高，常引起术后恶心、呕吐、腹胀、绞痛，延长胃肠道功能恢复的时间。此外，术后疼痛导致膀胱平滑肌张力下降，排尿困难，引起尿潴留，增加泌尿系感染等并发症的发生率。

术后疼痛是一种应激反应，它引起Ⅷ因子、凝血酶原、纤维蛋白原和血小板黏附性增加，同时纤溶功能降低，使得机体处于一种高凝状态。此效应与儿茶酚胺的微血管效应叠加，使卧床患者容易产生深静脉血栓。这对合并心、脑血管疾病患者尤为不利，增加心肌梗死及脑血栓的发生率。

术后疼痛还引起患者恐惧、紧张、易怒、失眠、焦虑等心理和精神状态的变化，甚至谵妄。患者注意力过于集中，情绪过度紧张，烦躁等又会加重疼痛。这均减慢患者术后的康复过程，甚至可产生较为严重的并发症。

术后镇痛效果不佳是术后慢性疼痛的重要危险因素之一，其他原因包括术中神经损伤、化疗、抑郁等。

明确术后疼痛对各个生理系统的影响，更应明确疼痛治疗的目的不仅仅是为了缓解疼痛，更是为

了改善机体各器官系统的功能。

四、术后疼痛的评估

疼痛是一种主观感觉，定量困难，但疼痛的评估对于调整治疗方案至关重要，正如病例2中提到的问题2，其不仅可以评估疼痛强度，同时可以进行疼痛治疗效果的评估。目前术后疼痛强度评估常用的方法有以下四种：

1. 数字评分法（numeric rating scale，NRS）NRS是临床应用最广泛的单元评估方法，此法将一条直线平均分为10份，每个点用0～10共11个数字标记，0为无痛，10为剧痛，由患者评出最能代表其疼痛程度数字。通常1～3分为轻度疼痛，4～6分为中度疼痛，7分以上为重度疼痛。此法简单常用，可重复性强。但术前需要进行宣教，让患者学会使用NRS方法来评估和汇报自身的疼痛强度。

2. 视觉模拟评分法（visual analogue scale，VAS）　VAS是各类疼痛评分法中最敏感的方法。VAS尺是一个100mm的直尺，一端为0，代表无痛，一端为100，代表可以想象的最剧烈疼痛。数字越大，表示疼痛强度越大。疼痛评估时由患者在VAS尺的直线上指出最能代表其疼痛程度的位置，医师读出尺子反面相对应的数值，即为疼痛强度评分；VAS也可以用脸谱图表示，以VAS标尺为基础，在标尺旁边标有易于小儿理解的笑或哭的脸谱，主要适合用于7岁以上、意识正常的小儿的各种性质疼痛的评估。VAS同样需要进行术前宣教，对于部分老年人，因视力减退以及术后可能出现认知功能障碍，很难配合使用VAS尺。

3. 语言分级评分法（verbal rating scale，VRS）将描述疼痛强度的词汇通过口述表达为无痛、轻度痛、中度痛、重度痛。虽然影响VRS因素较多，精确度不够，但易于被医务人员及患者理解，几乎适合于所有人。只要听力和表达能力无障碍均可以使用，比较适合老年人。

4. Wong-Baker面部表情量表（Wong-Baker faces pain rating scale，图26-1）

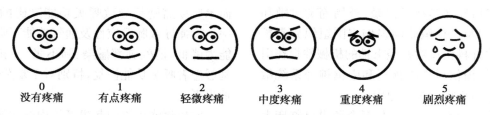

| 0 | 1 | 2 | 3 | 4 | 5 |
| 没有疼痛 | 有点疼痛 | 轻微疼痛 | 中度疼痛 | 重度疼痛 | 剧烈疼痛 |

图26-1　Wong-Baker面部表情量表

由6张从微笑或幸福直至流泪的不同面部表情的图像组成,要求观察者(医师、护士或者家属)根据患者的表情评估疼痛程度,这种方法适用于交流困难,如儿童(3~5岁)、老年人、意识不清或不能用言语准确表达的患者。Wong-Baker面部表情量表可用于术后重症监护病房(intensive care unit,ICU)带气管导管患者及镇静患者的疼痛评估,其评分和VAS能够很好地对照。但对于当面部表情评分法的应用都受限时,医师必须结合患者行为、生理指标等非言语信息。虽然单独依靠这些表现很可能低估患者疼痛的严重程度,但心率及呼吸频率增快、血压升高,伴随出汗或者肢体躁动不安等,均提示身体不适。最后,在评估无法交流患者的不适程度时,可以让患者家属和监护人参与进来。一项关于家属对于患者评估反应的研究显示,虽然他们对疼痛强度的描述准确度较低,但家属对于自己关爱的家人几乎可以在75%的时间里准确地判断出是否存在疼痛。

临床上常用VAS评分法评估疼痛强度,病例2中患者应用VAS评分法评估腘窝处疼痛强度后,再确定镇痛补救方法。

参 考 文 献

1. David A Conn. Assessment of acute and chronic pain. Anaesthesia and Intensive Care Medicine,2005,6(1):14-15.
2. Mularski RA. Pain management in the intensive care unit. Crit Care Clin,2004,20:381-401,Ⅷ.
3. Desbiens NA,Mueller-Rizner N. How well do surrogates assess the pain of seriously ill patients? Crit Care Medicine,2000,28:1347-1352.
4. 中华医学会. 临床诊疗指南:疼痛学分册. 北京:人民卫生出版社,2007.

五、术后镇痛治疗

围术期镇痛治疗包括术前、术中及术后三个阶段,部分患者由于原发疾病需要术前镇痛治疗,即超前镇痛,阻断术前疼痛有害性刺激,术中由麻醉科医师实施麻醉,完成术中镇痛,而前文中病例2、病例4则主要涉及术后镇痛治疗。

术后疼痛与手术创伤及伤害感受直接相关,因此不同手术术后疼痛强度、持续时间不同,疼痛治疗亦不相同。此外,还应根据镇痛治疗对预后的影响、治疗费用、住院时间选择最佳镇痛方式,即实现个体化镇痛。下面将分别介绍常用的镇痛方法。

1. 硬膜外镇痛 硬膜外镇痛具有镇痛确切、降低应激(心血管、呼吸、内分泌、凝血)、降低术后慢性疼痛发生率、加速伤口愈合、促进肠功能恢复、降低肺部感染、改善通气的优点。

硬膜外镇痛也具有局限性,其对硬膜外穿刺操作技术有一定要求,特别是开胸手术后硬膜外镇痛穿刺要求较高,且术后需要严密观察,防止呼吸抑制。但多数下腹部、会阴区及下肢手术均可在椎管内麻醉下完成,因此硬膜外管可继续留置用于术后镇痛。硬膜外镇痛是上述手术最常用的镇痛方法之一。凡有硬膜外麻醉禁忌证的患者均不适宜应用此方法,如凝血功能障碍、穿刺部位感染、中枢神经系统疾患、脊柱严重畸形、患者拒绝等。

(1)硬膜外镇痛穿刺点选择:一般按照手术切口对应的脊神经分布来选择穿刺的椎间隙。

(2)硬膜外镇痛药物选择:研究表明,硬膜外局麻药与阿片类镇痛药联合应用具有协同作用。局麻药的应用使阿片类药物更容易进入蛛网膜下腔,改变脊髓μ受体的构象,使其易于与阿片类药物结合。因此,硬膜外镇痛选择局麻药与阿片类药物合用,降低副作用发生率,达到理想的镇痛效果。

一般选择电子镇痛泵的持续输注+患者自控(PCA)镇痛模式,阿片类药物可选择吗啡为0.05mg/ml,或者芬太尼2~4μg/ml,或者舒芬太尼0.4~0.8μg/ml;局麻药可选用0.1%~0.15%罗哌卡因或者布比卡因。镇痛泵设置:持续输注速度3~4ml/h,PCA为3~4ml,间隔时间为10~15分钟,一般镇痛时间为48~72小时。

对于术后疼痛持续时间短的手术可以选择单次硬膜外镇痛,或者与其他镇痛方法联合应用(见病例2):常用药物有长效局麻药(以布比卡因、罗哌卡因为主)、阿片类药(主要有吗啡、芬太尼、舒芬太尼)。单独硬膜外应用局麻药镇痛时间为4~6小时,吗啡(1~2mg)的镇痛时间可长达12~24小时,芬太尼作用时效较短,很少单独用于单次硬膜外注射镇痛。此法适用于大部分妇科手术,如子宫、附件切除术,这些手术静息痛在术后24小时后明显减弱,所以单次应用吗啡复合口服药物即可达到较满意的术后镇痛效果,且操作简单,费用低廉。

2. 静脉镇痛 硬膜外穿刺困难或有硬膜外镇痛禁忌证的患者可选用静脉镇痛。由于静脉阿片类药物个体差异较大,需要及时随访,调整药物剂量才能达到满意镇痛效果,否则对重度疼痛镇痛效果欠佳,这正是病例4当日镇痛效果不佳的主要原因。静脉镇痛静息效果良好,但在翻身、咳嗽、深吸气时常有痛感,因此作者建议选择电子镇痛泵的持续输注＋PCA模式,常用药物为强中枢镇痛药(主要有吗啡、芬太尼、舒芬太尼或曲马多)和NSAIDs(酮洛酸、可赛风、氟比洛芬酯)。

阿片类药物静脉镇痛副作用发生率较高,并且全身作用明显,可能出现嗜睡、呼吸抑制等,需要术后严密观察。建议与单次周围神经(丛)阻滞联合应用,可提高镇痛效果并降低阿片类用药量。

镇痛泵药物配制中阿片类药物选择吗啡为1mg/ml,或者芬太尼10μg/ml,或者舒芬太尼1μg/ml,药物容量为100-200ml。如无禁忌,泵中可以加入氟比洛芬酯100～200mg。镇痛泵设置:持续输注速度1～2ml/h,PCA为1.5～2.5ml,间隔时间为8～15分钟,一般镇痛时间为72小时。

3. 神经阻滞 神经刺激定位及超声技术的发展使神经阻滞导管置入技术成为可能,其单次或连续术后镇痛效果满意,并且可以减少术后阿片类镇痛药的使用,降低相应并发症的发生率。多数骨科手术患者术后常规应用低分子肝素,特别是低分子肝素口服制剂的作用时间明显延长,多数临床医师对同时应用硬膜外镇痛心存顾虑,另外低分子肝素有明确的抗血栓作用,减低硬膜外阻滞改善高凝状态的优势。因此,神经(丛)阻滞的应用更为广泛并易于接受,此种情况与病例2相似。常用的神经阻滞包括肋间神经阻滞、股神经阻滞、腰丛阻滞、髂筋膜间隙阻滞、腹横肌平面阻滞等。提供良好的术后镇痛的同时,避免了硬膜外镇痛的相关副作用,特别是尿潴留,还可避免对使用抗凝药后引起硬膜外血肿的顾虑。但其缺点是镇痛范围有限,仅对被阻滞神经支配区域具有镇痛效果,这就是病例2中问题2的答案,由于腘窝处皮肤感觉由坐骨神经分支支配,因此患者在术毕单次硬膜外吗啡镇痛效果消失后出现腘窝处疼痛。此时,可以根据疼痛强度,按照多模式镇痛理论,加用口服药物对乙酰氨基酚(泰诺林1～2片,每日2次)、泰勒宁(氨酚羟考酮5mg＋对乙酰氨基酚325mg)1～2片,每日3次,或者静脉给予阿片类镇痛药、NSAIDs(氟比洛芬酯50mg,每日2次等)。

4. 局部伤口浸润 可以选择0.25％～0.5％罗哌卡因或布比卡因15～20ml,镇痛时间为4～6小时,多与其他镇痛方式联合应用。

5. 经肠道镇痛 对胃肠功能影响较小的手术,术后6小时即可进食,可采用经肠道给药的镇痛方式。主要药物有阿片类(吗啡、羟考酮、可待因)、非甾体抗炎药(布洛芬缓释胶囊、对乙酰氨基酚、扶他捷)、选择型环氧化酶Ⅱ抑制剂(西乐葆)等。

(1)口服:主要药物有缓释的中强效镇痛药,如缓释硫酸吗啡(美施康定,10～30mg每12小时1次)、缓释羟考酮(奥施康定5～20mg每12小时1次)、缓释曲马多(奇曼丁,100mg,每日2次),同时联合应用NSAIDs(布洛芬缓释胶囊、对乙酰氨基酚、扶他捷)、选择型环氧化酶Ⅱ抑制剂(西乐葆,200mg,每日2次)等。也可以选择复合制剂氨酚羟考酮1～2片,每日3次。首次应用阿片类药物的患者,应同时服用甲氧氯普胺10mg,每日3次,预防恶心呕吐。

(2)直肠:适用于口服不方便的患者。主要药物包括曲马多、吲哚美辛(消炎痛)、缓释吗啡,但术后多数患者不易接受经直肠给药。

(3)舌下:药物吸收后直接进入循环,避免药物的首关代谢。主要药物有丁丙诺非、二氢埃托非。

参 考 文 献

1. Guay J. The benefit of adding epidural analgesia to gener-alanesthesia: a meta-analysis. Br J Anaesth, 2006, 20: 290-299.

2. Gramke HF, Petry JJ, Durieux ME, et al. Sublingual piroxicam for postoperative analgesia preoperative versus postoperative administration: a randomized, double-blind study. Anesth Analg, 2006, 102(3): 755-758.

3. Morin AM, Kratz CD, Eberhart LH, et al. Postoperative analgesia and functional recovery after total-kneereplace-ment comparison of a continuous posterior lumbar plexus block, a continuous femoral nerve block, and the combination of continuous femoral and sciatic nerve block. Reg Anesth Pain Med. 2005, 30(5): 434-445.

六、术后镇痛管理要点

随着疼痛相关研究的进展,"多模式镇痛"、"个体化镇痛"的概念已成为共识,这些概念提出的目的无外乎以下四点:解除或缓解疼痛,提高患者镇痛治疗的满意度;改善患者各系统脏器功能;减少药物的不良反应;提高生活质量,包括身体状态、精神状态的改善,而上述目的的实现与合理的镇痛治疗管理密不可分。术后镇痛管理包括以下要点:

1. 实施真正意义的多模式个体化镇痛 根据手术类型、患者机体情况、经济水平选择最佳的镇痛方式及药物(表26-1)。

NSAIDs用于急性疼痛治疗已有多年历史,随着多模式镇痛概念的提出,其优势(解热、镇痛、抗炎)被大家重新认识,广泛被用于术后辅助镇痛治疗。同时 NSAIDs 与阿片类药物有协同镇痛作用,在保证镇痛效果的同时能降低阿片类药物用量30%~50%。但应注意其主要不良反应,包括胃肠道出血、血小板抑制后继发出血和肾功能不全。在低血容量或低灌注患者、老年人和既往有肾功能不全的患者,更易引发肾功能损害。此外,动物研究发现 NSAIDs 降低或者延迟骨折的愈合率,因此骨折创伤患者不宜大量长时间应用。

表 26-1　不同类型手术后预期疼痛强度和术后多模式镇痛方案

轻度疼痛	中度疼痛	重度疼痛
如:	如:	如:
腹股沟疝修补术	髋关节置换术	开胸术
静脉曲张	子宫切除术	上腹部手术
腹腔镜检查	颌面外科	大血管(主动脉)手术
		全膝、髋关节置换术
		(1)对乙酰氨基酚和局麻药伤口浸润
		(2)NSAIDs(排除禁忌证)
		(3)硬膜外局麻药复合阿片类或外周神经阻滞或神经丛阻滞或曲马多或阿片类药物注射(PCIA)
	(1)对乙酰氨基酚和局麻药伤口浸润	
	(2)NSAIDs(排除禁忌证)	
	(3)外周神经阻滞(单次或持续注射)或曲马多或阿片类药物注射(PCIA)	
(1)对乙酰氨基酚和局麻药伤口浸润		
(2)NSAIDs(排除禁忌证)		
(3)区域阻滞加弱阿片类药物或曲马多或必要时使用小剂量强阿片类药物静脉注射		

2. 建立镇痛随访制度　最好成立术后镇痛治疗管理团队,由麻醉科医师、麻醉科护士、病房医师、病房护士组成,每天完成定期随访 2 次,记录电子镇痛随访单,同时根据病情变化随时进行镇痛补救。

在病例 4 中,患者手术当日夜间出现中重度疼痛,麻醉医师进行随访,首先应与外科医师一起排除外科情况引起的疼痛,然后分析造成疼痛的主要原因是药量设定不能满足患者的镇痛要求,处理措施如下:单次经静脉给予舒芬太尼 5μg,将 PCA 量上调 1/2,背景量不变,氨酚羟考酮 1~2 片,每日3 次。

术后镇痛随访还应注意镇痛相关操作副作用的发生,即病例 2 中问题 3 的答案。目前骨科手术、开胸手术、妇科恶性肿瘤手术术后大多要进行抗凝治疗,临床多选择肌注低剂量低分子肝素,因此当硬膜外镇痛时须按时观察硬膜外血肿征象,如剧烈腰痛、下肢感觉和运动不恢复或恢复后再次出现障碍。并且要严格按照指南指导的时间进行硬膜外操作:最后一次给予预防剂量低分子肝素 10~12 小时后才能进行有创硬膜外操作,包括穿刺置管和拔除硬膜外导管;最后一次给予治疗剂量低分子肝素 24 小时后才能进行有创硬膜外操作;硬膜外穿刺置管及拔除导管后 2 小时方可给予预防剂量的低分子肝素。而口服低分子肝素因其剂型不同,半衰期各异,因此需根据不同药物来决定不同的硬膜外有创操作时间。

3. 镇痛相关副作用的处理　不同手术采用的主要镇痛方法各不相同,因此均有相关高发的副作用,以下为主要的镇痛副作用的特点及处理措施。

(1)恶心、呕吐:恶心、呕吐是术后镇痛最常见的副作用,致吐机制目前还不完全清楚,与内脏感受器、脑干内的化学感受器、前庭迷路系统以及高级中枢如边缘系统等将神经冲动传入位于延髓的呕吐中枢有关。与患者相关的危险因素包括女性、非吸烟者、术后恶心呕吐或晕动症病史;与麻醉相关的危险因素有 2 小时内使用挥发性吸入麻药,应用氧化亚氮,术中术后应用阿片类药;与手术相关的危险因素包括腹腔镜手术、妇科手术、神经外科手术、耳鼻喉科手术、斜视手术和整形外科手术,手术时间每延长 30 分钟即可增加 60% 恶心、呕吐的风险。

药物治疗:由于引起呕吐的原因是多方面的,因此采取复合应用不同镇吐机制的药物可取得更好的治疗和预防效果(表26-2)。主要药物有5-HT₃拮抗剂，如昂丹司琼4～8mg静脉注射，或托烷司琼5mg静脉注射，或格雷西龙0.35～1mg静脉注射；地塞米松5～10mg；多巴胺受体拮抗药氟哌利多0.625～1.25mg。三联镇吐治疗是指上述三种药物联合应用，其中氟哌利多不应超过1mg。

表26-2　成人术后恶心呕吐(PONV)预防性用药的剂量和时机

药物	剂量	应用时间
昂丹司琼	4～8mg Ⅳ	术毕
多拉司琼	12.5mg Ⅳ	术毕
格雷司琼	0.35～1mg Ⅳ	术毕
托烷司琼	5mg Ⅳ	术毕
地塞米松	5～10mg Ⅳ	诱导前
氟哌利多	0.625～1.25mg Ⅳ	术毕
茶苯海明(乘晕宁)	1～2mg/kg Ⅳ	
麻黄碱	0.5mg IM	
丙氯拉嗪	5～10mg Ⅳ	术毕
异丙嗪	12.5～25mg Ⅳ	术毕
东莨菪碱	透皮贴	术前夜或手术结束前4小时

注：Ⅳ. 静脉注射；IM. 肌内注射

病例3中患者术后第1天出现恶心、呕吐，首先应排除低血容量的可能性，吗啡镇痛泵可以导致恶心、呕吐，此外妇科手术多涉及盆腔脏器，盆腔脏器又主要由交感神经和副交感神经支配，而副交感神经对牵拉刺激敏感，容易引起恶心、呕吐。处理措施：托烷司琼5mg静脉注射，或者给予地塞米松5mg及氟哌利多1mg每日1次。

(2)瘙痒：皮肤瘙痒主要由阿片类药物引起，多集中在前胸部、上肢、面部。皮肤表面外观正常，无红疹。

瘙痒的治疗包括：①改变给药模式：如果患者采用的是连续输注复合PCA的给药模式，可停用连续输注，改为单次给药即PCA模式。②药物治疗：如果患者瘙痒严重，或改变给药模式后仍不能有效缓解症状时可用药物治疗。常用药物为小剂量纳洛酮静脉推注，0.02～0.04mg/次，间隔时间2～3分钟，直至瘙痒缓解。或者丙泊酚10mg/次静脉推注，但维持时间较短。每1mg吗啡中加15μg氟哌利多可有效减少瘙痒的发生。③若上述方式仍不能缓解瘙

痒时，需改用其他镇痛药物。

(3)尿潴留：所有手术和麻醉后均可发生急性尿潴留。手术刺激、术后膀胱颈水肿、疼痛诱发的尿道内外括约肌痉挛都可引起尿潴留。另外高龄、术后应用阿片类药物镇痛，特别是鞘内或硬膜外应用阿片类药物，以及腰骶段硬膜外神经阻滞可增加尿潴留的发生，而吗啡引起的尿潴留发生率较高，使用吗啡硬膜外镇痛，一般常规留置导尿管。

治疗措施：尽早下地活动，针灸、热敷等物理治疗，必要时导尿。

病例2中出现尿潴留的最可能的原因是硬膜外腔使用吗啡造成的，处理措施：导尿。

(4)下肢麻木：主要为低浓度局麻药作用于神经引起的感觉异常。多为单侧肢体麻木，有时伴有感觉功能减退，运动功能可保持正常。

处理措施可以将镇痛泵改为单纯PCA模式，并观察下肢感觉功能恢复情况。多数患者在几个小时后恢复。若同时合并运动功能明显障碍，应停用镇痛泵，改用其他镇痛方法，如口服、静脉注射等。

(5)低血压：术后镇痛引起血压下降的原因有两种，①硬膜外局麻药对交感神经阻滞引起有效循环血量不足，特别是术中失血较多患者；②椎管内吗啡对外周和脑血管扩张引起的体位性低血压。术前禁食、某些手术术中和术后限制入量(如全肺切除)可增加术后发生低血压的几率。

处理措施：补充液体，增加有效循环血容量，必要时给予血管活性药物。严重低血压时，可将镇痛泵暂时改为PCA模式，减轻术后镇痛用药对血压的影响。

病例1患者术后第1日早晨出现低血压，首先应除外外科出血的可能性，然后给予补液治疗，如果治疗有效，维持原有镇痛设置，如果补液治疗无效或者血压继续下降，可将镇痛泵改为单纯PCA模式，如果此法有效，在补液同时将镇痛泵持续输注量减小1/3，PCA剂量减小1/3，继续密切观察血压变化及镇痛效果，再做调整，直至循环稳定，镇痛效果满意。

(6)呼吸抑制：与过量的阿片类药物抑制了低氧和二氧化碳蓄积对延髓呼吸中枢的刺激作用有关，临床表现为呼吸频率降低、每分通气量下降和氧饱和度降低。需要注意的是，硬膜外水溶性吗啡可引起延迟性呼吸抑制，最迟可发生在给药后10～12小时，需要密切监测。

处理措施：停用或降低阿片类镇痛药剂量，经鼻

管吸氧，保证氧供。严重呼吸抑制的同时患者一般都伴有过度的镇静，因此若呼吸频率低于 8 次/分，辅助通气的同时应给予纳洛酮拮抗。美国疼痛协会 APS 推荐治疗呼吸抑制的方法为将 0.4mg 纳洛酮稀释至 10ml，每 1～2 分钟静脉推注 1～2ml，同时观察呼吸状况，避免过度拮抗，因为纳洛酮为广谱阿片类药物拮抗剂，小剂量时可拮抗副作用，大剂量时拮抗镇痛作用，可引起明显的撤药反应，患者会出现强烈的疼痛和烦躁。

参 考 文 献

1. 中华医学会麻醉学分会. 成人手术后疼痛处理专家共识，2009.
2. 中华医学会麻醉学分会. 防治术后恶心呕吐专家意见，2007.
3. The American Society of Anesthesiologists（ASA）. New Guidelines for Opioid-Linked Respiratory Depression，2009.
4. Adam T，Harder and Yuehuei H. An. The Mechanisms of the Inhibitory Effects of Nonsteroidal Anti-Inflammatory Drugs on Bone Healing：A Concise Review . The Journal of Clinical Pharmacology，2003，43：807-815.

七、Key points

1. 术后急性疼痛是痛觉外周敏化和中枢敏化的结果，因此提倡多模式镇痛，即联合应用不同作用机制的药物、镇痛技术，达到多靶点、强效能的镇痛作用。

2. 多模式镇痛的目的是提高患者镇痛治疗的满意度；改善各系统脏器功能；减少药物的不良反应；提高生活质量。

3. 多模式镇痛应根据不同类型手术、麻醉医师技能、医学设备条件、随访人员等因素来实施。

4. 镇痛治疗随访是确保疼痛治疗的关键。

5. 术后抗凝治疗的普及，应提高对硬膜外阻滞镇痛出现血肿的警惕性。

6. 对恶心、呕吐等副作用的治疗与疼痛治疗同样重要，应采取积极的预防治疗措施。

（冯 艺）

第二十七章

癌　痛

一、临床病例

周XX,男,52岁,反复中上腹及背痛3年多。曾诊断为慢性胰腺炎、胰腺囊肿,保守治疗。1年半前怀疑胰腺癌,手术探查、行胰腺癌根治、胆肠吻合术,术后配合化疗及放射抗癌治疗。术后仍明显腹部腰背痛。

问题:

1)患者疼痛的可能原因是什么?

2)如何进行癌性疼痛的临床评估?

3)癌痛治疗的目标是什么?

4)如何选择癌痛的治疗方法? 药物治疗时如何确定镇痛药物的种类和剂量?

患者初期不定时按需口服曲马多缓释剂,疼痛控制不佳,拒绝吗啡等麻醉性镇痛药。

问题:

1)患者用药方式正确吗?

2)其疼痛控制不佳的原因是什么?

疼痛专科医师会诊后,经家属及患者本人同意,行腹腔神经丛无水乙醇毁损,术后疼痛明显缓解。2月后疼痛复发,给予曲马多缓释剂100～200mg每日2次,辅以艾司唑仑(舒乐安定)1mg每晚1次,疼痛控制尚可。数天后疼痛又渐行加重,加硫酸吗啡缓释片30mg每日2次,逐渐增量至120mg每日2次。

问题:

1)如何通过滴定确定镇痛药的剂量?

2)硫酸吗啡缓释片剂量不断增大的原因可能是什么? 可以无限增加吗?

三月前患者出现明显恶心、呕吐、食欲不佳、进食困难。同时还出现左颈肩臂剧烈疼痛,MRI显示颈椎C_6、C_7椎体破坏,提示肿瘤复发并椎体转移。改芬太尼透皮贴剂每72小时1次,同时予口服依托考昔120mg每日1次、静脉输注帕米磷酸二钠。介入科会诊,行椎体局部病灶清除、椎体成形术,疼痛

大部分控制。

问题:

1)导致对阿片类药物反应差的因素有哪些?

2)阿片类药物有哪些常见不良反应? 如何处置?

3)阿片类药物轮换的机制是什么? 如何进行?

4)癌痛的非药物治疗方法有哪些?

二、概　述

本病例是一个典型的癌痛病例。所谓癌痛(cancer pain)就是恶性肿瘤在其发展过程中出现的疼痛。疼痛是癌症患者最为普遍存在的问题,20%～50%的早期癌症患者及55%～95%的晚期癌症患者都存在不同程度的疼痛,在有的晚期癌症患者中,疼痛甚至是其唯一主诉。癌痛不仅影响患者的情绪和生活质量,剧烈持续的癌痛还可能是患者及其家属决定停止积极治疗的一个重要因素。癌痛治疗不仅缓解患者症状,改善其机体功能,提高其生活质量,有利于其他抗癌治疗措施的实施,对于无法治愈的晚期癌症患者还能使他们在无痛舒适的环境下度过生命的最后时光,因而具有非常深远的社会意义。

三、癌痛的病理生理机制

癌痛产生的机制大致有四种,即与癌症发展直接相关的疼痛、与癌症治疗相关的疼痛、与癌症并发疾病引起的疼痛及与癌症患者心理因素相关的疼痛。

1. 与癌症直接发展相关的疼痛　癌细胞侵犯神经,引起受累神经受压,或神经滋养血管堵塞而致神经缺血导致疼痛。神经受累引起的疼痛顽固而严重,性质多为锐痛,向体表神经分布范围放散。当内脏神经受累时,疼痛部位常不明确。癌瘤侵犯管腔脏器,如胆道、肠道、胰腺导管、输尿管等,可引起剧

烈的疼痛,还可能伴有恶心、呕吐、冷汗等。癌瘤侵犯动脉、静脉、淋巴系统,引起组织缺血或血液回流障碍,也可引起严重疼痛。肿瘤侵犯骨骼,引起骨破坏或累及支配骨的感觉神经末梢,可引起难以忍受的疼痛。癌瘤由于自身的崩解,可释放前列腺素、肽类等物质,同时由于组织缺血、炎症、坏死,或并发感染,可引起疼痛或使痛阈降低而加重疼痛。

2. 与癌症治疗相关的疼痛 手术损伤神经,手术后组织瘢痕、粘连形成可产生疼痛。放射治疗引起组织纤维化、瘢痕形成,放射性皮炎、肺炎等导致疼痛。化疗药物的毒副作用,如引起多发性神经炎、各种皮炎等。

3. 与癌症并发疾病引起的疼痛 癌症患者免疫力本身已经下降,再加上放化疗等,可进一步降低患者的免疫力,容易发生带状疱疹,引起带状疱疹性疼痛或带状疱疹后遗神经痛。患者若并发其他痛性慢性疾病如关节炎、颈椎病、痛风、糖尿病性周围神经病等,也会引起疼痛。

4. 与癌症患者心理因素相关的疼痛 患者因某些器官如乳房或子宫切除的患者,可能对丧失本来的生理功能产生自卑感;因工作能力、亲属或社会交往消失产生孤独感;因经济负担加重、对治疗失去信心、对死亡的恐惧不安等,这些都是增加疼痛的因素。

5. 癌痛综合征 由于癌瘤侵犯某个部位或因某种治疗引起的一组以疼痛为主的临床表现,称为癌痛综合征。如因癌瘤侵犯臂丛引起的臂丛综合征等。

6. 癌痛的病理生理学分类 根据疼痛的病理生理学特点,可以把癌痛分为两类。①伤害感受性疼痛;②神经病理性疼痛。

四、癌痛对机体和社会的影响

首先,长期癌痛的折磨会影响患者各项生理功能,最后可能陷入全身衰竭;其次,长期严重的疼痛使患者产生严重的心理障碍,如焦虑、恐惧、抑郁,甚至产生轻生念头;第三,癌痛患者不仅不能参加工作,家庭收入减少,还需要家人的照护,增加家庭的经济负担,也增加家庭其他成员的心理和身体负担;第四,癌痛患者停止对社会贡献,同时还需要社会的照顾,需要消耗昂贵的医疗资源,因而也增加了社会负担。

五、癌痛的临床表现

癌痛的表现存在相当大的个体差异,与癌症的种类、发病部位、发展程度、对重要脏器的影响以及患者的全身状态、心理因素和经济条件等有关。癌组织侵犯到某种组织,如骨组织或神经组织,可引起典型的癌性骨痛或癌性神经痛;而当癌组织侵犯到某个(组)器官,可导致一组症状体征,形成典型的癌痛综合征,如癌性头痛、癌性胸痛等。

六、规范化的癌痛诊疗

规范化的癌痛诊疗(good pain management)实质上是按照 WHO 及其他权威协会推荐的公认的疼痛处理原则及方法,进行癌痛治疗。其内容主要包含:正确的诊断和鉴别诊断;确定疼痛的原因和性质;评估疼痛的强度(VAS);根据个体化原则选择理想的药物或其他治疗方法;规范化使用 VAS 确定起始和滴定剂量;正确的使用方法使药物发挥最大的疗效;正确地面对和处理药物的不良反应;全面提高患者的生活质量。

(一)癌痛的评估及诊断

对任何癌痛患者,必须作癌痛的全面评估。

1. 采集完整的病史 特别注意疼痛的部位,疼痛性质,疼痛的发作、时程、诱发、加重或缓因素,疼痛的强度(VAS、NRS、面部表情评分法、口述分级评分法),疼痛的病理生理类型(躯体性疼痛、内脏性疼痛、神经病理性疼痛),疼痛对日常生活的干扰程度,过去的镇痛治疗措施及效果,不良反应如恶心、呕吐、头痛、头晕、食欲减退、瘙痒、便秘、失眠、焦虑、抑郁等,是否有疼痛控制不良的风险因素。

2. 进行详细体格检查 特别注意进行完整的神经学检查。

3. 必要的实验室检查 根据病史和体检结果提示进行一些必要的实验室检查,如肿瘤标志物、某些生化代谢指标、相关部位的 X 线平片、CT、MRI 或全身骨显像等。

4. 心理学评估 了解患者的心理学状态,治疗目的和对治疗的期望。

根据病史、体检和实验室检查结果,判断疼痛与一些急性肿瘤综合征的关系,如骨折、转移、感染、空腔脏器穿孔等;也判断疼痛与肿瘤治疗或合并其他疼痛疾病的关系,最后通过对上述资料的整理和分析,对患者癌痛的原因、机制、程度、伴发症状有一个全面的认识,作出恰当的诊断,以利下一步诊疗计划的形成。

(二)治疗计划的形成、实施

在对患者完成评估,获得患者的第一手资料后,主要根据疾病的严重程度和预后、患者的身体条件和年龄等作出初步的诊疗计划。并予以实施,密切观察,及时调整。

癌痛治疗的目的是迅速止痛,提高患者在舒适度;改善功能状态;提高生命质量;无痛检查,以便进一步评估与诊断。

要达到上述目的,必须按照癌痛的治疗原则进行。须根据疾病的严重程度和预后、患者的身体条件和年龄等实际情况;多学科多模式治疗计划(含姑息治疗、家属及患者的心理支持及认知教育等);无创优先;密切观察;及时调整。

(三)癌痛的治疗

只要选择得当,使用合理,现有手段能很好地控制80%~95%的癌痛。对因治疗有通过手术、放疗、化疗或微创介入手段,切除或破坏肿瘤生长,从而达到治疗原发病,控制疼痛的目的。然而,癌症往往难以治愈、容易复发,或发现时已是晚期,上述对因治疗对癌痛常常不能奏效,而主要依赖于对症治疗主要方法如药物治疗、介入治疗、替代治疗(理疗、按摩、针灸、认知疗法、催眠疗法、放松疗法)等。

(四)癌痛的药物治疗

1. WHO癌痛"三阶梯"用药原则 癌痛的药物治疗方法目前首选1986年WHO推荐的"癌痛三阶梯治疗方案",在执行癌痛治疗应遵循"三阶梯"用药原则。

三阶梯治疗方案的用药原则是:①阶梯用药;②口服用药;③按时用药;④个体化用药,通过滴定确定具体患者的最佳剂量;⑤注意具体细节,防治药物的副作用。

(1)根据WHO的原则,把镇痛药分为三个阶梯,对应于不同程度的疼痛。当患者为轻度疼痛时,使用对乙酰氨基酚(扑热息痛)、NSAIDs等一阶梯镇痛药;如果患者镇痛不足或中度疼痛,考虑使用弱阿片类药物如可待因或曲马多等二阶梯镇痛药;如果患者仍镇痛不足或为重度疼痛,则使用强阿片类如吗啡、芬太尼、羟考酮等三阶梯镇痛药。各个阶梯均可使用镇痛辅助药,以及配合使用针灸、经皮神经电刺激等物理治疗方法,还有心理社会支持、患者及其家庭成员健康教育等。

(2)用药途径的阶梯方案:用药途径遵循无创或微创优先的原则,第一阶梯:口服;第二阶梯:静脉、皮下或经皮肤;第三阶梯:经硬膜外腔或蛛网膜下腔等。

(3)癌痛患者需要采用按时给药模式,以保持稳定的血药浓度,从而确保持续镇痛。同时,备速释制剂,需要时给予24小时总剂量的10%~20%,以应对患者突发性疼痛。

(4)不同的患者对于镇痛药剂量的需求差异可能非常大。正确的滴定能够使患者对镇痛药的需求个体化。

对从未使用过阿片类药物的患者:疼痛程度>4分或者疼痛未得到很好控制(未达到患者的目标),口服速释吗啡5~15mg(峰效时间60分钟)或静脉吗啡2~5mg(峰效时间15分钟),60分钟(静脉15分钟)后再评估,如果疼痛未变化或加重,增加50%~100%剂量给药,如此重复,直到疼痛控制,进入后续治疗;如果疼痛缓解,疼痛程度降到4~6,剂量不变再给药,如此重复,直到疼痛控制,进入后续治疗;如果疼痛程度降到0~3,维持此剂量,24小时内根据需要可重复给药,然后进入后续治疗。

如果患者已长期使用阿片类药物治疗或阿片类药物耐受:疼痛程度>4分或者疼痛未得到很好控制(未达到患者的目标),计算24小时阿片类药物总量,给予10%~20%(换算成静脉等剂量,给予10%~20%),60分钟(静脉15分钟)后再评估,如果疼痛未变化或加重,增加50%~100%剂量给药,如此重复,直到疼痛控制,进入后续治疗;如果疼痛缓解,疼痛程度降到4~6,剂量不变再给药,如此重复,直到疼痛控制,进入后续治疗;如果疼痛程度降到0~3,维持此剂量,24小时内根据需要可重复给药,然后进入后续治疗。

(5)对于药物副作用的预防和处理,也是癌痛治疗成功的关键之一。常见的阿片类药物的副作用及处理方法见表27-1。值得注意的是,呼吸抑制阿片类药物最严重的副作用,使用时应严密监测,一旦发生,及时处理。

表 27-1 阿片类药物的副作用

副作用	发生率	耐受性	处理措施	
			第一阶段	第二阶段
便秘	约95%	—	缓泻药	改变用药途径
恶心/呕吐	约30%	√	镇吐药	阿片类替换
镇静	约20%	√	阿片类替换	硬膜外用药
幻觉	约1%	—	阿片类替换	氟哌啶醇
皮肤瘙痒	约2%	—	阿片类替换	抗组胺药
呼吸抑制	<1%		预防为主,严密监测,积极救治	

2. 用于癌痛治疗的主要药物及用药途径与剂量

（1）非阿片类镇痛药：主要指非甾体类消炎镇痛药（NSAIDs），是癌痛治疗的一阶梯药物，主要机制是缓解周围性炎性疼痛，多用于轻、中度疼痛。常用的 NSAIDs 见表 27-2。使用注意事项：有消化性溃疡的历史、年龄大于 60 岁、男性、正使用糖皮质激素者慎用，或合用质子泵抑制剂；对罹患间质性肾炎、正使用肾毒性药物/肾泌性化疗药物者慎用。

表 27-2　常用的非阿片类镇痛药，NSAIDs

药物	每日剂量
对乙酰氨基酚	500～100mg×4～6 次
布洛芬	600～800mg×3 次
双氯芬酸	100mg×2～3 次
昔康类：氯诺昔康	8mg×2 次
昔布类：西乐葆	200mg×2 次
考昔类：依托考昔	120mg×1 次

（2）阿片类镇痛药：

1）弱阿片类镇痛药：适用于中度疼痛，属二阶梯镇痛药。主要药物有可待因，60mg 每日 2 次，最大剂量 120mg/d。曲马多三重镇痛机制，不归类于阿片类镇痛药，亦属于二阶梯镇痛药，100mg 每日 2 次，每日最大剂量不能超过 400mg。目前有弱阿片类药物与对乙酰氨基酚按一定配方的混合制剂，如氨酚待因、泰勒宁等。当复方制剂中阿片类药物不能满足患者需要时，应转换为纯阿片制剂。

2）强阿片类镇痛药：适用于重度疼痛，属三阶梯镇痛药，主要药物见表 27-3。癌痛治疗不推荐使用右丙氧芬、哌替啶、混合激动拮抗剂、部分激动剂、安慰剂。

表 27-3　常用强阿片类镇痛药

强阿片类镇痛药	首量	每日最大剂量
吗啡	30mg×2 次或 60mg×1 次	不限
芬太尼透皮贴剂	25μg/小时	不限
羟考酮	5mg×2	不限

3）镇痛辅助药物：主要有抗抑郁药、抗癫痫药、抗焦虑药、镇静药、镇吐药、解痉药、激素、双膦酸钠盐、缓泻剂等。应根据患者癌痛的特点、患者的个性特征、对药物的反应等视情形合理使用。

（五）使用阿片类治疗的常见顾虑

1. 耐受　属正常药理学现象，当药物使用一段时间后，效果降低，需增加药量才取得同样效果。

2. 假性耐受　可能由于疾病加重或发作、躯体活动增加、新的病理变化、治疗依从性差、转化与成瘾，使得原先有效的药物剂量变得效果降低或无效。

3. 躯体依赖性　停药或拮抗引起的戒断综合征。

4. 戒断症状　常见的戒断症状包括肌痛、腹痉挛、腹泻、恶心或呕吐、瞳孔扩大、哈欠、失眠、出汗、鼻涕、立毛、寒战、高热。戒断症状是自限性的，通常 3～10 天，不会威胁生命。可通过每日剂量调整、轮换用药、按计划撤药预防。

5. 成瘾性　对阿片类镇痛药"成瘾性"的认识：目前，世界卫生组织已经不再使用"成瘾性"这一术语，替代的术语是"药物依赖性"，其定义是"在生理以及行为上不同程度地将应用精神活性药物（麻醉药物）作为日常首要的需求，其特点是渴求获得并使用这类药物，并有长期寻求这类药物的行为"。

成瘾性 5 C's 特点：长期、慢性（chronic）；失去控制力（control inpaired）；强迫性（compulsive）；尽管有害仍继续（continue despite harm）；渴望（craving）。通过 5 C's 特点即可判断有无成因成瘾。

阿片治疗与成瘾性：非常罕见，与是否接受治疗无关，发生率与药物的给药方式有关，静脉直接注射，使血药浓度突然增高，容易导致成瘾，由强烈遗传和社会心理因素决定。

6. 假性成瘾　假性成瘾患者因极度痛苦愤怒、失望进而寻求药物。一旦疼痛得到控制，患者行为便恢复正常。

（六）阿片类药物的轮换原则

由于阿片受体的多样性，作用于 μ 受体和 κ 受体不同阿片激动剂可能发生不完全的交叉耐受。当第一种阿片类药物不起作用时（表现为剂量升级失败），或出现明显副作用不能耐受，可以考虑换用另一种阿片类药物，可能恢复满意的止痛效果。药物轮换遵循等效剂量原则，常用阿片类药物等效转换见表 27-4、表 27-5。

表 27-4　单剂量常用阿片类镇痛药等效参考

药物	胃肠外（静脉或肌注）剂量	口服	作用时间（h）
可待因	130mg	200mg	3～4
芬太尼	100μg	—	1～3
吗啡	10	30	3～4
羟考酮	—	15-20	3～5

表 27-5 其他常用阿片类镇痛药与芬太尼透皮贴剂的等效转换

芬太尼透皮贴剂	吗啡		羟考酮	氢吗啡酮		可待因	
	静脉/皮下	口服	口服	静脉/皮下	口服	静脉/皮下	口服
25μg/h	20mg/d	60mg/d	30mg/d	1.5mg/d	7.5mg/d	130mg/d	200mg/d

（七）患者自控镇痛（patient controlled analgesia,PCA）

PCA 使用专门设计的多功能、具有安全控制系统的微电脑输液泵,该泵有长时间持续输注和短时间快速输注药物的功能,能调节给药速度,还有锁定时间和剂量的设置,以保安全。PCA 由专科医师设定给药模式,根据患者药物滴定结果设定一个持续输注的背景剂量,使血药浓度能覆盖患者绝大部分疼痛;设定患者必要时能自行控制按钮,临时快速输注的 BOLUS 剂量,满足患者应对突发痛的需求;设定锁定时间和单位时间的总剂量,防止药物过量,保障患者安全。PCA 是近年来发展起来的先进给药模式,有效、安全、个体化是其优点。根据不同途径,可分为硬膜外型（PCEA）、静脉型（PCIA）、皮下型（PCSA）等。

（八）癌痛的介入治疗

1. 区域性神经阻滞或毁损 适用于疼痛部位比较局限者,包括躯体性疼痛及内脏性疼痛,"三阶梯"方案止痛效果不佳者。神经阻滞疗法效果显著,近来受到广泛关注。局部麻醉药神经阻滞有效者可考虑行神经毁损术。毁损用药常采用 3%～12% 的苯酚或 25%～100% 的乙醇。也可采用冷冻、射频热凝术等方法进行神经毁损术。

内脏神经丛阻滞,适应证:胰腺癌痛。

星状神经节阻滞,适用于头颈胸部、上肢神经病理性疼痛（尚有数十种其他适应证）。由于并发症多,星状神经节毁损需慎重选择。

肠系膜下神经丛阻滞,适应证:盆腔肿瘤性疼痛。

胸膜腔阻滞,适应证:胰腺癌等晚期癌痛。

椎管内阻滞:硬膜外腔/蛛网膜下腔。导管外置系统一般不能长时间置放。蛛网膜下腔置管全内置系统对多发性疼痛治疗效果佳。

2. 癌痛的其他介入治疗方法 外科手术,切瘤减压;放疗、化疗;神经电刺激术:深部脑电刺激术、经硬膜外脊髓电刺激术;微创介入技术如椎体成形术;功能神经外科,立体定向选择性疼痛神经解剖通路毁损等,均可用于癌痛治疗,详见有关参考资料。

（九）化疗、放疗

针对肿瘤本身的化疗、放疗技术是癌痛对因治疗的重要措施,详见有关参考资料。

参 考 文 献

1. NCCN guidline:adult cancer pain,2010 version http://www. nccn. org/clinical. asp.

七、Key points

1. 癌痛是恶性肿瘤在其发生发展过程中出现的疼痛,对患者身心和社会功能造成严重影响,需要积极应对。

2. 癌痛治疗的目标是缓解疼痛、改善功能、提高生活质量。

3. 规范化的疼痛处理是癌痛治疗的根本原则

4. 药物治疗是癌痛治疗的基础,药物治疗应遵循 WHO 三阶梯癌痛治疗原则。

（杨邦祥 刘 慧）

第二十八章

腰椎间盘突出症诊疗

一、临床病例

【病例1】

尚×,男,32岁。腰痛3月,左腿痛2月。3月前因抬重物扭伤腰部后腰痛,2月前感左腿疼痛,疼痛从臀至小腿外侧、足背放射、不能行走,曾行内服、外敷中西药物、推拿、针灸、理疗多种保守治疗,严格卧床休息,症状无明显缓解。

查体:跛行,腰前屈并左侧凸,生理前凸消失,在腰后伸10°时或左侧屈20°并后伸5°时均出现左下肢放射疼痛至足背,$L_{4\sim5}$棘间及左侧椎旁压痛,并放射至左小腿外侧,直腿抬高试验左侧30°(+),加强试验左侧(+),右腿抬高60°时左腿痛。左小腿外侧及足背感觉减退,踇背伸肌力左侧IV级,右侧V级,跟膝腱反射双侧(++)。病理征(-)

X-线平片示:腰生理前凸消失并左侧凸,$L_{4\sim5}$间隙窄,前后等宽。

CT示:$L_{4\sim5}$间盘左后突出6mm,占据左2区、b域、I层,左侧侧隐窝饱满,神经根淹没。

MR:在矢状位T_2加权像示$L_{4\sim5}$水平硬膜囊深压迹,$L_{4\sim5}$间盘信号低,椎间隙变窄,在T_1加权像示$L_{4\sim5}$间盘向后突出,并略下垂,限定在一层范围内。在轴位示$L_{4\sim5}$间盘向左后突出,压迫硬膜囊及神经根。

诊断:$L_{4\sim5}$间盘突出症(突出型)。

治疗:行突入到椎管内髓核组织的靶点射频热凝消融后,再注射$40\mu g/ml$的O_3+O_2混合气体10ml,退针出髓核组织至侧隐窝后注射由复方倍他米松1ml(7mg),甲基维生素$B12_{12}$(甲钴胺)2ml($1000\mu g$),2%利多卡因1ml,生理盐水1ml配制而成的消炎镇痛液5ml,绝对卧床休息1天,地塞米松5mg加入20%甘露醇250ml,静脉滴注1天2次,连续3天,住院5天症状体征消失后出院,休息半个月后改轻工作,1个月后复诊无症状、体征复发,恢复

正常工作。

【病例2】

李××,女,48岁。间歇性发作腹痛2年,腰痛伴双臀及双髋部疼痛2个月。2月前受凉后腰痛并向双臀、双髋走形,多种保守治疗无效。查体:腰生理前凸变浅,腰后伸10°时,腰部痛加重并放射至双臀及髋部,前屈无受限。

$L_4\sim L_5$,$L_5\sim S_1$棘间压痛并放射至双臀股后,直腿抬高试验双侧阴性,下肢感觉肌力反射均正常。

X线平片:生理前凸浅。

CT示:$L_4\sim L_5$,$L_5\sim S_1$间盘向后膨出至1区及左右2区、a域,硬膜囊受压。

MR示:$L_4\sim L_5$及$L_5\sim S_1$间盘信号低,向后弥漫膨出,压迫硬膜囊,椎间隙不窄。

诊断:$L_4\sim L_5$,$L_5\sim S_1$间盘突出症(膨出型)。

治疗:$L_4\sim L_5$,$L_5\sim S_1$旋切减压治疗。

术后处理同病例1。住院7天症状体征消失后出院,休息1个月后复诊无症状、体征复发,恢复正常工作。

【病例3】

王×,男,16岁。腰痛7天,右腿疼痛3天。7天前跳高比赛后突感腰痛,3天前右腿疼痛,不能站立行走,卧位可稍缓解疼痛,常规保守治疗无明显缓解。

查体:痛苦貌,跛行,腰前屈位,后伸及右侧屈受限,$L_4\sim L_5$棘间及右侧椎旁压痛并放射致右外踝部,直腿抬高试验右侧15°(+),加强试验(+),屈颈试验(+),挺腹伸腰试验(+),双下肢感觉肌力及反射正常。

X-线平片示:腰椎生理前凸浅。

CT示:$L_4\sim L_5$间盘右后突出4mm,右2区a域。

诊断:$L_4\sim L_5$间盘突出症(突出型)。

治疗:

1. $L_4 \sim L_5$ 右侧隐窝注射消炎镇痛液 20ml。

2. 静滴脱水剂,每日 2 次,连用 3 天。

3. 卧硬板床。

4. 床头骨盆牵引 20kg,每次 30 分钟,每天 3 次。

5. 局部外用中西药膏,口服消炎镇痛药。

6. 半个月后,腰围固定腰部,下床活动,量力而行,循序渐进。3 周后去腰围锻炼腰背肌。

【病例 4】

张××,男,46 岁。腰痛 10 年,腰痛加重并左腿痛 2 周。10 年前腰痛,疼痛时经休息等对症治疗可缓解。2 周前外伤后腰痛加重伴左腿痛,影响行走。

查体:跛行,腿前屈位,后伸不能。挺腹伸腰试验(＋),直腿抬高试验左 30°(＋),加强试验(＋),右侧直腿抬高试验(－)。

CT 示:$L_4 \sim L_5$ 间盘膨出,并左侧隐窝饱满。

MRI 示:$L_4 \sim L_5$ 间隙窄,巨大间盘髓核组织游离于 L_5 椎体上 1/2 后方和左侧侧隐窝(图 28-1)。

诊断:$L_4 \sim L_5$ 间盘突出症(巨大髓核游离)。

处理:建议手术治疗。

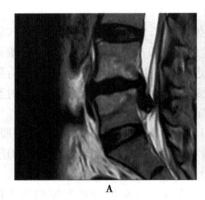 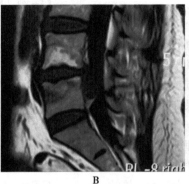 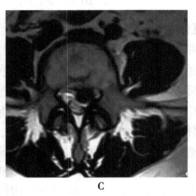

A B C

图 28-1　髓核脱垂游离
A. 矢状位 T1 加权像　B. 矢状位 T2 加权像　C. 轴位 T2 加权像

二、腰椎间盘突出症的定义

以上 4 个病例均为腰椎间盘突出症,但分型不同,治疗方法也不同,病例一、三是突出型,病例二膨出型,病例四是游离型,但临床表现均以腰腿痛为主诉。什么是腰椎间盘突出症?因外伤、劳损或退变致椎间盘突出,突出物压迫神经或突出物刺激神经引起神经根炎,使受累神经分布区域出现疼痛、麻木、肌力减弱或大小便功能障碍,产生以根性坐骨神经痛为主要症状的腰腿痛,上述病理改变及由此而引起一系列临床表现称之为椎间盘突出症。腰椎间盘突出症在疼痛临床上较为常见,故本章主要介绍此病。

三、腰椎间盘突出症的发病机制

目前认为,在椎间盘退行性变的基础上受到损伤,致使椎间盘突出,其发病机制如下:

神经根的机械性压迫学说:椎间盘突出对神经根的机械性压迫是引起腰背痛和坐骨神经痛的主要原因。主要通过以下几点产生疼痛:①背神经根缺乏神经外膜结构(具有较强弹性缓冲作用,因此对压力刺激比较敏感);②神经根慢性受压,局部代谢障碍,缺血、缺氧、静脉淤血,产生疼痛;③神经根受到机械性压迫而变形时,所有神经纤维、神经膜和神经内血管组织受压变形、移位,使神经处于紧张状态而发生渗出和水肿,神经膜内张力增高,痛觉神经受到刺激。

化学性炎症学说:椎间盘突出形成对脊神经根的机械性压迫致使神经根受到压迫与牵引变形可能是下腰痛和坐骨神经痛的重要发病机制之一。炎性改变引起疼痛的原因是:①髓核经纤维环裂隙溢出,内含糖蛋白、白介素、PGE$_2$ 等致炎物质对神经根有强烈的化学刺激性,产生神经根化学性炎性反应。②化学性炎性反应可直接扩张血管和增加微血管通透性作用,神经根水肿,吞噬细胞、肥大细胞释放大量组胺、5-羟色胺,刺激痛觉纤维。③神经根内大量炎性白蛋白渗出,神经内液压(EFP)增高,胞浆内电解质成分改变将直接影响 EFP,干扰毛细血管血流,造成神经局部营养失调。背根神经节(DRGS)比神经根本身更易受化学刺激伤害,更易发生水肿。最近,DRG 作为与放射性痛症状产生机制相关的重要结构更加引起关注。④化学性神经根炎破坏正常神经生理传导,使痛觉传入纤维短路,产生疼痛。

自身免疫学说:椎间盘髓核组织是体内最大的无血液循环的封闭组织,被排除在机体免疫以外。当髓核沿纤维环裂隙突出到韧带下或椎管内,即被新生血管包绕,髓核内糖蛋白、β 蛋白作为抗原,刺激机体产生抗体,发生免疫反应而产生疼痛。

四、腰椎间盘突出症的诊断

一般根据病史、症状和体征即可初步诊断,确诊则需依靠影像学检查。

除了教科书和一般专业书籍所介绍的腰椎间盘突出症的诊断方法和标准外,本章强调在腰椎间盘突出症诊断中的"六个一致"。即症状、体征和影像的一致,这三个一致又具体体现在突出的侧别、水平(椎间隙)和大小三方面:

(1)侧别一致:即影像显示椎间盘突向左侧,临床上就应该是左侧的症状和体征:左腿痛,左侧直腿抬高试验及加强试验(+)。

(2)水平一致:即 $L_{4\sim5}$ 间盘突出,L_4 以下脊神经受累,表现为 L_4 以下脊神经分布区的症状和体征,又因其突出的确切位置不同,受累的具体神经亦有别。如侧隐窝(后外侧型)突出,累及经该处下行的 L_5 脊神经根,表现为 L_5 脊神经分布区的症状、体征:腿痛、麻至小腿外侧、足背、踇趾,该区域感觉减退,踇背伸肌力减弱等。

$L_4\sim L_5$ 椎间孔或椎间孔外口(外侧或极外侧型)突出,则 L_4 脊神经受累,出现 L_4 脊神经分布区域的症状和体征,小腿前内侧痛麻,感觉减退,膝腱反射可减弱。

$L_4\sim L_5$ 突出若偏中央,S_1 脊神经或 S_1+S_2 脊神经受累,则出现 S_1 或 S_1+S_2 脊神经分布区域的痛、麻,感觉减退,跟腱反射减弱或消失。若中央型突出,可累及整个马尾神经,出现相应的症状和体征。

$L_3\sim L_4$ 椎间盘突出,可使 L_3 或 L_4 或其以下的脊神经受累,出现受累神经分布区域的症状和体征。

$L_5\sim S_1$ 椎间盘突出,可累及 L_5 或 S_1 或其以下脊神经受累,除相应区域的痛麻、肌力减弱外,还可出现大小便的功能障碍。

总之,某个间隙的椎间盘突出,可使相同序数或其以下序数的脊神经受累,不会影响到高位脊神经的功能。

(3)程度一致:即症状、体征的轻重与突出的程度(大小)有一致关系,一般突出越大,症状、体征越重。但这种一致性不是绝对的,症状轻重除与突出物大小有关外,更与突出物与神经的位置关系相一致。

仅有影像的椎间盘突出而无相一致的症状和体征,只能判断有椎间盘突出,不能诊断为椎间盘突出症。

五、腰椎间盘突出症的治疗

腰腿痛的患者确诊为腰椎间盘突出症的诊断并排除了其他引起腰腿痛的病因,如肿瘤、结核、退行性腰椎管狭窄症、腰椎滑脱等后,即应采取以下治疗:

(1)保守治疗:病史短,症状轻的腰椎间盘突出症患者,应采用保守治疗,卧硬板床休息,内服外用镇痛药,针灸、推拿、理疗等治疗,突出物不大或膨出型突出,亦可配合牵引治疗。

(2)神经阻滞治疗:椎旁阻滞、硬膜外阻滞和骶管阻滞等均有良好的疗效,尤其是突出物向一侧突出致侧隐窝狭窄者,可行侧隐窝注射镇痛液治疗。

系统正规保守治疗 1 个月,症状不见好转者,应考虑下述治疗。

(3)微创治疗:腰椎间盘突出症的微创治疗是指应用创伤极微小的方法如穿刺,将治疗的药物[如胶原蛋白酶或(和)O_3]或器具(如射频电极、等离子刀头、激光光导纤维、旋切器的螺旋钻等)引入到病变间盘或突出髓核内,进行化学的、物理的或机械的减压、消融治疗。这些操作往往是在影像导引、监测下完成,所以也称为介入治疗。

治疗腰椎间盘突出症的微创技术很多,大体分为间盘减压和靶点消融两大类:

椎间盘减压术包括:低温等离子减压术(coblation)、经皮激光间盘减压术(percutaneous laser disc decompression,PLDD)、旋切减压术(dekompressor)、O_3 注射疗法(ozone injection therapy)。

靶点消融术:包括突出髓核组织内的射频热凝毁损术(radiofrequency thermos coagulation lesion)、胶原蛋白酶溶盘术(collagenase discolysis)、O_3 靶点注射等。

膨出型的腰椎间盘突出症,椎间隙高度不小于正常高度的 75% 者,应选用椎间隙内的椎间盘减压术,若患者同时合并下肢发凉,最好选择 PLDD。

髓核组织已脱入椎管者,应选用靶点消融术。至于选择哪种具体的方法,应根据病变特点和患者的具体情况(身体状况、过敏史、经济条件等)。

（4）手术治疗：突出椎间盘多层面钙化，突出的髓核组织已经游离（如病例4），合并骨性椎管狭窄，已出现马尾神经综合征、保守及微创治疗无效的腰椎间盘突出症必须考虑手术治疗。

六、腰椎间盘突出症的影像学特点

1. X线平片　腰椎侧凸，生理前凸变浅，消失，甚至反曲，椎间隙变窄，左右不等宽，前后等宽或前窄后宽。对鉴别诊断有一定的意义。

2. CT片　可清晰显示间盘突出的位置和大小和性质（硬化或钙化）和方向以及椎管狭窄程度等，并可用区、域和层从三个维度加以描述。

区：描述突出在椎管内的内外位置和大小，即间盘突出的宽度，把轴位CT的椎管横径分成3等份，中间为1区，左右分别为左2区和右2区，椎间孔内

为左3区和右3区，椎间孔外为左4区或右4区（图28-2B）。

域：描述突出物在椎管内的前后位置和大小，即长度，把椎管矢状径分成4等份，由前向后分别叫做a域、b域、c域、d域（图28-2C、图28-2D）。

层：描述突出物的上下位置和大小，即高度。在椎间隙水平，叫Ⅰ层；椎间隙上缘至上椎弓下切迹为Ⅱ层，反映突出髓核上翘的位置大小；椎间隙下缘至下椎弓下切迹为Ⅲ层，反映突出髓核下垂的位置、大小（图28-2A）。

区、域及层的划分如图28-2所示。轴位CT片（图28-3）可显示突出的宽度和长度——区和域，而矢状位CT片（图28-4）软组织窗可清晰显示椎间盘突出的厚度。

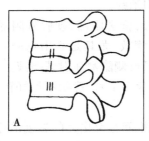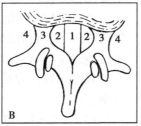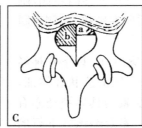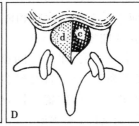

图28-2　区、域、层的划分示意图
A. Ⅰ，Ⅱ，Ⅲ层　B. 1,2,3,4区　C. a,b域　D. c,d域

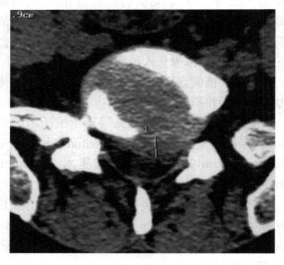

图28-3　轴位CT片显示区和域

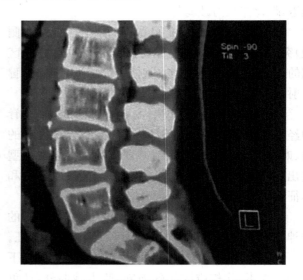

图28-4　矢状位CT片软组织窗显示层

3. MRI　对椎间盘突出有显著诊断和鉴别诊断价值。T_2加权像可显示病变间隙变窄，椎间盘脱水，硬膜囊受压（图28-5）。T_1加权像除显示病变间隙的变化外，还能清楚显示突出椎间盘的直接征象，以及突出的位置和大小（图28-6）。

七、Key points

1. 腰椎间盘突出症可根据病史、症状和体征初步诊断，确诊则靠影像学检查。

2. 挺腹伸腰试验、直腿抬高试验、踇趾背伸、踇屈

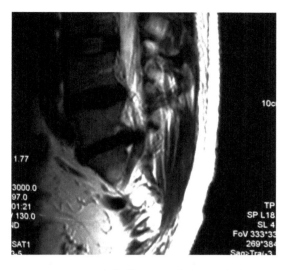

图 28-5　T2 加权像可显示病变间隙变窄，
间盘脱水，硬膜囊受压

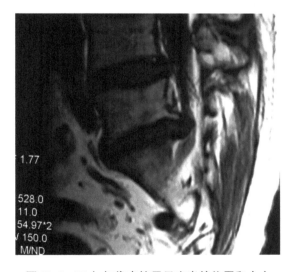

图 28-6　T1 加权像直接显示突出的位置和大小

试验是腰椎间盘突出症的特异性试验。

3. CT 扫描在直接显示椎间盘的位置、形态、大小，突出的方向及突出物有无钙化方面有明显的优势，还可显示是否合并骨性椎管狭窄、椎小关节增生和黄韧带肥厚钙化等，因此近年来，CT 扫描成为椎间盘突出症的诊断的常规检查项目。

4. MRI 在显示突出椎间盘的形态及后纵韧带对硬膜囊压迫的清晰度方面较 CT 扫描更为清楚，CT 和 MRI 可互为弥补，有利于病变的定位和定性，诊断准确率可达 98% 以上。

5. 根据 CT 和 MRI 显示椎间盘突出的位置、大小、性质（硬化或钙化）和方向，可用区、域和层从三个维度加以描述。

6. 系统保守治疗 1 个月，症状不见好转者，应考虑微创介入治疗，主要是椎间盘减压和靶点消融术，选哪种具体的方法，应根据病变特点和患者的具体情况（身体状况、过敏史、经济条件等）。膨出型的腰椎间盘突出症，椎间隙高度不小于正常高度的 75% 者，应选用椎间隙内的椎间盘减压术，髓核组织已脱入椎管者，应选用靶点消融术。

（宋文阁　刘　慧）

第二十九章

急性带状疱疹

一、临床病例

【病例1】

张×,女性,60岁,退休干部。因左小腿持续剧烈疼痛伴阵发性撕裂样痛4天就诊。疼痛突然发生,发病前有受凉及疲劳史。疼痛剧烈,夜间常难以入睡并痛醒。先后去几家医院接受中药、针灸、外敷和口服止痛药物治疗,均不能明显缓解疼痛。体检:脊柱、腰骶区无局部压痛,左侧骶棘肌(腰段L_1～L_4区域)张力轻度增高,伴随轻度按压不适感觉。左小腿前侧、外侧及后侧区域皮肤呈现明显的触诱发痛及痛觉过敏。左下肢活动及行走轻度受限。腰椎X线片及相关骨科检查均正常。

初步诊断为左下肢急性带状疱疹(坐骨神经受累),经口服板蓝根、抗病毒口服液治疗,补充维生素类及坐骨神经阻滞(1%利多卡因6ml含甲钴胺0.5mg、地塞米松5mg)。治疗一次后即控制了阵发性撕裂样剧烈疼痛。在疼痛症状明显缓解的第3天后,患者打来电话告诉:在左侧外踝下方出现疱疹群5～6群。1周后进行第二次治疗,10天左右疼痛完全消失。但是左下肢乏力感无明显缓解,随访一年未发生后遗神经痛,但仍有轻度的左下肢乏力感。

1)为什么绝大部分急性带状疱疹患者在临床上会出现疼痛?

2)急性带状疱疹的发生与身体免疫力降低有关吗?

3)区域神经阻滞治疗有效吗?

【病例2】

刘XX,男性,70岁,退休公安干部。因左侧上肢及胸、背部疱疹伴疼痛3周,来疼痛门诊就诊。疼痛性质以剧烈的刀割样或闪电样为主,频繁发作,寝食难安。发病3周来睡眠严重受影响,由于剧烈疼痛不能缓解,患者自诉多次有自杀念头。来疼痛科门诊前,经多家医院使用口服药物、外用药物以及中医、中药等多种治疗,疼痛剧烈控制不满意。体检所见:患者极度痛苦,扭曲面容,强迫左侧卷曲坐位,呻吟不止。左侧上臂内侧、胸2～5神经区域以及背部相应区域可见点、片状疱疹区域,患区明显触诱发痛,即用棉签轻轻触动患者患区皮肤即出现全身抽搐样剧烈疼痛;VAS法评分为9.5分。本例患者病史3周,院外接受口服药物、外用药物以及中医、中药等治疗,疼痛控制不满意。入院当天首先以定位椎旁神经根介入治疗技术快速缓解了自发性剧烈疼痛,随后使用硬膜外患者自控镇痛泵(PCEA,T_5～T_6向上5cm)神经阻滞治疗、配合口服药物和支持性心理治疗等多种积极的综合治疗,在48小时内患者的剧烈疼痛基本控制,经过两周时间治疗,疼痛基本控制。VAS法评分为2分。疼痛缓解出院。

1)急性带状疱疹疼痛有诱因吗?

2)椎旁神经根介入治疗有效吗?

3)PCEA技术治疗有效吗?

【病例3】

周××,男性,72岁。眼科住院患者。主诉左眼及前额、头顶持续痛伴闪电样发作痛1周。经过常规的消炎、止痛药物治疗效果不明显,尤其自发性闪电样剧烈疼痛不能缓解。在患者的要求下眼科病区医师向疼痛科发出会诊邀请。

患者主诉左侧视力模糊伴随流泪不止、额顶区剧烈疼痛,强烈要求缓解疼痛症状。检查所见:左眼结膜轻度充血,查视力0.2,同侧额、顶区皮肤有触诱发痛,伴有浅感觉减退。患者左额顶发际交界区发现一簇小疱共5只,面积约0.6cm²,诊断为微疱型带状疱疹(眶上神经受累)。经过使用口服抗病毒药物、眶上神经阻滞治疗后迅速控制了闪电样发作痛,1周后实施第二次巩固治疗后疼痛基本消失,左侧视力也逐渐恢复到0.5。经过随访10个月未发生后遗神经痛。

1)急性眼带状疱疹疼痛影响视力吗?

2）早期的有效治疗能够降低疱疹后神经痛吗？

二、急性带状疱疹定义及流行病学

急性带状疱疹是由水痘-带状疱疹病毒引起的一种最具有痛性特征的疾病。临床特征是在受到累及区域出现沿着神经支配区分布的水疱群。由于主要侵犯感觉神经所以绝大部分患者都有明显的疼痛。

1. 年龄与发病率　虽然可因年龄不同而发病率有所差异，大多数病例均为中年以上的人群，尤其老年人和免疫力降低者好发病。急性带状疱疹的发病率根据种族和人群或区域不同而略有差异。根据上海华山医院皮肤科对于 24 万初诊患者的统计，患急性带状疱疹的比例为 0.5%。年龄最小为 12 天，最大 85 岁，男女之比为 3∶2。<30 岁组占 68%，>60 岁组占 6%，<5 岁组占 13.9%；美国 Loeser 统计普通人群的发生率大约每年 125/10 万，年龄之间差异较大，如 1～9 岁组为 0.074%，10～19 岁组为 0.13%，20～29 岁组为 0.258%，30～39 岁组为 0.229%，40～49 岁组为 0.292%，50～59 岁组为 0.509%，60～69 岁组为 0.679%，70～79 岁组为 0.642%，80～89 岁组为 1.01%。

2. 好发部位　急性带状疱疹的发病部位以躯干为主。根据资料统计，急性带状疱疹的好发部位及比例分别为：头面部占 15%，颈项部为 12%，胸背部为 55%，腰腹部为 14%，骶尾部为 3%，全身性占 1%。

三、急性带状疱疹的发病机制和常见原因

水痘-带状疱疹病毒（VZV）是一种具有亲神经和亲皮肤特性的病毒。其形态为长方形，大小210～250mμm。通过皮肤的感觉神经末梢或鼻黏膜侵入人体，通过逆行轴突运转方式入侵神经系统，然后进入脊神经后根的神经节或脑神经的神经节细胞内，长期潜伏存在，呈休眠状态。当机体正常免疫防卫机制受损伤或抑制时便激活而致病。在显微镜下可见到显著的炎性反应包括水肿、炎细胞浸润、出血、灶性坏死。同时受累及的还有邻近的组织如软脊膜、硬脊膜和外周神经等也发生炎性细胞浸润、脱髓鞘和纤维化等炎性反应。上述的病理改变可以从受累的神经节沿感觉神经一直扩展到神经末梢和皮肤。同时受 VZV 感染的真皮层经染色后发现神经末梢网显著减少，现存神经纤维轴突内可见 VZV 颗粒以及神经纤维结构的破坏。

急性带状疱疹痛的诱发因素：

不论临床经验或根据资料报道，急性带状疱疹的大多数患者常常可以找到一些诱发因素。

1. 局部外伤　临床上可以见到在肢体局部外伤后在该肢体发生带状疱疹的病例；也可以在接受注射牛痘疫苗或其他防疫针后 2～3 天发生带状疱疹；有的患者在手术后发病例，如有患者在双侧扁桃体切除术后 3 小时发生带状疱疹。

2. 神经系统疾病　部分患者可能在流行性脑膜炎、结核性脑膜炎、癫痫、麻痹性痴呆、脊髓炎、坐骨神经痛或脑出血后发生带状疱疹。这些神经系统疾患会使神经组织抵抗力减低，使原来入侵的病毒或继之由呼吸道或皮肤进入的病毒有机会激活而侵犯神经系统发病。

3. 急、慢性传染病　许多患者在发生疱疹前 3～7 天有明显上呼吸道感染史。有些患者在传染性肝炎、麻疹或疟疾过程中发病。有资料曾对 57 例累及胸段的带状疱疹患者作 X 线透视或摄片结果发现有肺结核、胸椎结核、胸膜炎或肺炎等病变者达 23 例，占 40.4%。肺结核 18 例中 2/3 以上（13 例）的皮损发生于结核同侧之胸段。

4. 中毒　资料记载 1900 年在英国的曼彻斯特市发生了流行性带状疱疹。经过调查发现与人们经常饮用的啤酒中含有砷元素有关。在我国，临床上使用锑制剂治疗一些疾病的过程中发生带状疱疹的病例也有报道。

5. 其他　引起机体抵抗力减弱的因素或疾病，例如发热、高血压、心脏病、糖尿病、肾脏疾患、红斑狼疮以及分娩等均可成为本病的诱发因素。

四、急性带状疱疹的类型和诊断

急性带状疱疹患者的疼痛和皮肤损害呈现明显的节段性受累区，和正常区域有明显的界限。临床上急性带状疱疹是多部位发生的。当累及三叉神经眼支时疼痛和皮肤损害主要位于一侧眼睛和额顶部皮肤，可出现眼睛的并发症如角膜炎、角膜溃疡或疱疹、结膜炎甚至全眼炎，同时视力可明显下降，偶尔会累及脑神经；如累及膝状神经节可在外耳道和耳廓部位出现疱疹并可伴随同侧面神经瘫及听力下降；如果 VZV 直接经脊神经后根向上入侵中枢神经系统则会引起带状疱疹性脑膜炎，患者可出现头痛、呕吐、神经系统症状甚至小脑功能障碍症状；VZV 入侵内脏神经节时可引起相应的胃肠道和泌尿道症状；而骶神经受累时可能发生尿潴留等。虽

然发生部位临床上以躯干部为常见,四肢末梢及其他部位也会发生;偶尔 VZV 会侵犯胸、腹膜发生胸、腹水。根据临床表现及疱疹的出现,急性带状疱疹的诊断并不困难。但是属于临床特殊类型的少数患者,只出现患区神经痛而缺乏典型的疱疹有时诊断则较困难。

(一)临床类型

根据疱疹的分布可以分为大疱型、微疱型和无疱型。

1. 大疱型 临床检查可见疱疹成群、成片状分布或融合成为大片状,胸、背部带状疱疹除了在躯干腹面有疱疹群分布,在背面相应的脊神经后支支配区也会出现疱疹群。

2. 微疱型 微疱型患者临床上不出现成群或成片状分布的疱疹,仅在某些局部出现细如米粒的小疱疹,如果不仔细检查难以发现。

3. 无疱型 无疱型患者临床上不出现任何形式的疱疹,仅在体检时在受到累及的神经支配区出现相应的疼痛和浅感觉的异常变化。

临床上如果根据检查急性带状疱疹皮肤区浅感觉的变化也可以分为激惹型、麻痹型、复合型和正常型等 4 种亚型。

(1)激惹型:由于外周伤害性感受器过度兴奋,临床表现以对痛觉过敏或超敏,以及触诱发痛(轻轻的触摸即可产生剧烈、难以忍受的疼痛)为特征。

(2)麻痹型:由于去神经支配现象占主导地位,临床表现有明显的浅感觉减退或丧失,而痛觉超敏现象不明显为特征,部分患者伴随触诱发痛现象。

(3)复合型:临床上检查可以发现有浅感觉减退和痛觉过敏、超敏的同时存在的特征。

(4)感觉正常型:极少数患者体格检查时不出现浅感觉和痛觉异常现象。

(二)急性带状疱疹痛的临床表现

根据临床表现可分为前驱期、疱疹期、恢复期和后遗症状期。

1. 前驱期 主要表现为受到累及神经节段区域内或局部疼痛、感觉异常症状和全身不适。此期不同的患者轻重和时间有所差异,一般不超过一周,部分患者可以表现为持续性疼痛超过一周甚至超过10 天。

2. 疱疹期 局部或受到累及神经节段区域内皮肤可出现不规则红斑或粟粒样丘疹、小的疱疹短期内即可变成表面发亮的水疱群,周围有红晕,特征性沿着神经支配区分布。多见单侧性发生,腹背面疱疹常常先后由近向远分批发生。偶尔可以双侧同时发生。早期疱疹可独立分布。治疗及时很快消退、愈合。部分患者有时可融合成大片皮损,发生坏死性疱疹。若处理不当,发生混合感染则皮损更明显。极少数免疫力低下患者可能发生全身性疱疹危险性较高,必须重视临床治疗。此期 2～3 周。

3. 恢复期 根据机体状况而异,一般 1～4 周。如果机体抵抗力较强,疱疹群局限且范围小,则短期内即可恢复。往往在疱疹成熟后即逐渐消退、结痂并脱落;同时主要症状消失仅遗留局部色素改变;反之或再加上发生混合继发感染恢复时间自然延长。

4. 后遗症状期 临床上差异大多数患者经过及时、合理的治疗,疼痛和其他不适感觉逐渐消失达到临床治愈的目标。而部分患者经过 4 周左右的恢复期疼痛依然存在甚至出现更加剧烈的神经性疼痛,则进入后遗痛期。

(三)急性带状疱疹的诊断

根据急性带状疱疹的特征性疼痛和典型的疱疹分布的临床特点,急性带状疱疹的诊断比较容易,但在前驱期和疱疹前期诊断有时困难,临床上有时需要与单纯疱疹区别,后者最常见的发生部位是口唇部或皮肤和黏膜交接处,分布无明显的规律,最主要的临床特征是疼痛不明显。而如果是微皮损和无疱型带状疱疹则诊断较为困难,但是绝大多数患者具备特征性的自发性剧烈神经性疼痛。由于疼痛程度和性质有所不同,只要临床医师多加注意,能够逐渐提高诊断准确率。

五、急性带状疱疹的处理

急性带状疱疹的现代治疗方法包括:

(一)药物治疗原则

1. 抗病毒药物和辅助药物治疗 针对病因治疗,首先选用抗病毒治疗。成人常用的口服药物有:阿昔洛韦(2000～4000mg/d)、泛昔洛韦(750mg/d)、吗啉胍(病毒灵,300～600mg/d)等一般连续使用 7 天;同时口服抗病毒中药制剂(抗病毒口服液、板蓝根冲剂等)、复合维生素或甲钴胺片和注射剂(干扰素注射液、聚肌胞注射液)。

2. 减轻神经源性炎症和促进神经损伤修复治疗 对于炎症过程明显的患者,在加强抗病毒药物治疗的同时配合使用小剂量激素(如地塞米松、泼尼松片)有助于控制剧烈疼痛。同时可以使用神经妥乐平或恩再适,属于从炎性组织中提炼而成的一种非蛋白小分子生物活性物质。其药理作用包括神经修复和营养作用、镇痛作用、改善冷感及麻木等神经症状、双向调节免疫作用等。如发生继发细菌感染的现象可以考虑使用抗生素。

3. 神经病理性疼痛药物　加巴喷丁、普瑞巴林等抗癫痫药物以及抗抑郁药物成为治疗急性带状疱疹神经痛的多个国际性指南推荐的一线药物。

(二) 光疗

作为辅助治疗使用组织穿透力较强的近红外光做受累及神经根局部治疗 1～2 次/日,30 分钟/次,连续两周部分患者能够取得明显的疗效。

(三) 硬膜外腔注药

硬膜外腔是介于黄韧带和硬脊膜之间的潜在间隙,充满了结缔组织、血管、神经根和脂肪。经过硬膜外腔注入的药物后可直接作用于急性带状疱疹患者受累的组织和神经。临床可取得及时、满意的止痛效果并能缩短病程促进急性带状疱疹的康复。常用硬膜外腔单次注药和注射泵法(PCEA 技术)。

患者自控镇痛(PCA)技术:

PCA 技术的最大特色是让患者自己尝试控制自身的疼痛。它将传统的一次性口服、肌注或静注用药方式改为小剂量分次给予,较为客观地满足了个体对止痛药的要求。不仅使镇痛效果趋于完善,而且克服了传统用药不及时、起效慢、镇痛不全和副作用明显的缺点。使患者能主动地面对疼痛以使因恐惧疼痛而引起的机体一系列恶性循环受到抑制或解除。不仅可改善患者情绪,同时使其抗病、抗痛能力增强,临床可达到避免产生有关并发症,促进机体康复的功能。

1. 基本装置

(1)机械控制或微电脑自动控制流量装置、显示和报警装置:由于电子科技的快速发展除了部分机械泵外目前多数的 PCA 泵均配置了由微电脑程序驱动的流量控制、显示、异常流量报警和时间锁定等功能,能够确保临床使用过程中的安全性和准确性。

(2)注药泵:在机械力或微电脑程序驱动下能够精确无误地按照预先设置的方案输注药物剂量。

(3)输注管道和防逆流活瓣。

(4)储药袋和过滤器:可以根据临床病情和患者的需要选择不同容量的储药袋同时也方便重复加药。

(5)PCA 按钮和电源:配置 PCA 按钮方便患者在设定的持续流量不能满足镇痛需要时额外追加剂量。

2. 实施步骤

(1)首次负荷量:目前全部种类的 PCA 泵在使用之初均要根据病情需要给予不同的首次负荷剂量,以便使患者迅速达到无痛状态。其剂量设置因使用的药物种类、病情需要和年龄等不同因素而异。

(2)基础流量:基础流量是临床医师设定的持续注入流量。一般显示为 ml/h,精确度较高可达到 0.1ml/h 水平。其剂量设置因使用的药物种类、病情需要和年龄等不同因素而异。

(3)追加剂量:追加剂量是临床上患者在使用医师设定的剂量下不能满足缓解手术后疼痛,或者缓解不满意的情况下额外追加的剂量。它的设置因使用的药物种类、病情需要和年龄等不同因素而异。

(4)用药间隔时间:即锁定时间,为再次用药而设定的间隔周期。它的设定因使用的止痛方法不同而异。一般为 5～30 分钟不等。

急性带状疱疹痛患者使用经硬膜外腔自控镇痛(PCEA)技术能够快速镇痛的同时还可以缩短病程。但是 PCEA 的操作技术性和无菌性要求高。

(四) 早期椎旁神经根注药和交感神经阻滞

根据临床对比观察,我们主张早期进行椎旁神经根注药或(和)交感神经阻滞,尤其对使用镇痛药效果不佳,临床上剧烈疼痛不能有效控制的患者。早期的神经阻滞除有直接、快速的镇痛作用外,通过阻断过度的疼痛信号向中枢的传导,减弱中枢神经系统对疼痛信号的兴奋性和反应性以及由此产生的不良情绪反应和神经介质释放作用。此外,由于交感神经阻滞后血管扩张,促进血液循环,使神经营养状况得到改善,促进受累的中枢或外周神经系统的修复和功能改善,可能对降低后遗痛的发生率有良好作用。但临床技术操作要求也较高,务必小心,严防并发症。应该常规在 X 线监视下实施治疗以确保安全性和治疗效果。

早期椎旁神经根注药或(和)交感神经阻滞可以达到下列作用:

1. 快速控制急性期的剧烈疼痛,改善患者的生活质量。

2. 明显减轻脊神经后根、脊髓后角内或脑神经节内大量病毒增殖产生的局部炎性过程。

3. 降低中枢神经系统对于疼痛信号的兴奋性和反应性以及由此产生的不良情绪反应和神经介质释放作用。

4. 促进受损伤神经纤维的结构修复和改善功能。

5. 缩短临床病程和促进患者康复。

6. 预防或降低后遗神经痛的发生率。

（五）疱疹病毒血清抗体和疫苗

目前在国外已经生产了无活性水痘疫苗，如果能够成功应用在临床上，必然很受欢迎，这种前景令人鼓舞，因其可能会大幅度降低急性带状疱疹的发生率。另外急性带状疱疹康复期患者的血清抗体可有效抑制病毒的增殖，缓解病情并促进患者的康复。

近年来在我国水痘疫苗技术的研究已经跨入世界先进水平行列，根据中国医学论坛报（2002 年 5 月 30 日）报道，长春生物制品研究所利用首创的旋转培养技术培育引进的水痘病毒 OKa 疫苗株，已经解决了水痘疫苗的制造、储备、疫苗稳定性和运输等关键技术，并经过临床观察证实了疫苗的安全性和有效性。但是目前还难以在我国大面积的开始临床应用。

疱疹是否可以预防呢？近年来美国斯坦福大学医疗中心的研究人员对于一些易感带状疱疹的癌症患者进行了儿童型灭活水痘疫苗注射试验，并且在 2002 年 7 月份发表了他们的研究结果，认为儿童型灭活水痘疫苗注射可以有效预防带状疱疹的发生。结果还表明儿童型灭活水痘疫苗注射也可以有效地用于健康老年人预防带状疱疹的发生。

六、急性带状疱疹的预后评估

如果患者年龄小于 60 岁，大部分急性带状疱疹经过及时、有效的治疗都能够达到临床康复的结果。但是对于年龄超过 60 岁、疱疹面积大、疼痛程度重、长期使用免疫抑制剂以及对于常规药物和治疗方法反应差的患者，以及早期治疗不及时的患者发生疱疹后遗神经痛的可能性较大。

七、急性带状疱疹的临床要点

1. 疼痛特点为沿着神经支配区皮肤自发性刀割样、闪电样发作痛或伴随持续性烧灼痛。部分患者可表现为针刺样痛或持续性烧灼痛；常伴有睡眠和情绪异常。

2. 受累及区域出现沿着神经支配区分布的水疱群。

3. 急性带状疱疹治疗强调及早抗病毒治疗以及以神经阻滞为主的综合治疗。

参 考 文 献

1. 杨国亮,王侠生. 现代皮肤病学. 上海:上海医大出版社,1996:293-297.
2. Bonica JJ. Management of pain. 3nd ed,Philadephia:Led & Febiger,2001:260-268.
3. 王家双. 急性带状疱疹三种疗法的对比观察. 中国疼痛医学杂志,1996,2:158-160.
4. 高崇荣,王家双. 神经性疼痛诊疗学. 郑州:郑州大学出版社,2006:339-364.

（王家双　左云霞）

第三十章

复杂性局部疼痛综合征

一、临床病例

患者,女性,42岁,主诉右手肿胀疼痛2个月。2个月前,患者用力后逐渐出现右手肿胀且不能松拳,数日后出现右手疼痛,为持续性闷胀性疼痛,指压性水肿4个"＋"号,中度感觉过敏,患侧手指不能张开,右腕关节僵直。发病以来,患者的情绪低落,不愿与人交往,睡眠欠佳。就诊前数日,出现精神紧张和抑郁,不讲卫生,不敢回答别人提出的问题。

发病以来,服用非甾体抗炎镇痛药物治疗效果不佳,针灸和物理治疗无效。患者的右手疼痛范围不断扩大,由右手扩大到右上肢,疼痛性质转为撕裂样疼痛。X线检查尚正常,颈部和上肢磁共振检查正常,没有外伤史和其他特殊病史。

诊断为复杂性局部疼痛综合征(CRPS 1型),经右侧颈交感神经节诊断性阻滞后有效,在CT引导下向右侧颈交感神经节置入微导管,经导管用微量泵连续输注利多可因,实施颈交感神经连续阻滞,疼痛逐渐减轻,右手肿胀也减轻,连续治疗20日后,疼痛和肿胀消失,拔出导管出院。随访1年无复发。

问题:
1)复杂性局部疼痛综合征的临床表现是什么?
2)如何诊断复杂性局部疼痛综合征?
3)复杂性局部疼痛综合征治疗方法如何选择?

二、复杂性局部疼痛综合征的定义及流行病学

复杂性局部疼痛综合征(complex regional pain syndrome,CRPS),指继发于局部损伤或全身性疾病之后出现的以严重顽固性、多变性疼痛为特征的临床综合征,常伴发自主神经功能障碍和营养不良,其严重程度与病程远远超过当初致病因素引起的损伤。复杂性局部疼痛综合征是临床不常见疾病,主要以交感神经受累引起疼痛和关节功能障碍为主。

又称反射性交感神经萎缩症、交感神经维持性疼痛、灼痛、重度灼痛、祖德克萎缩、肩手综合征等。以前曾存在反射性交感神经萎缩症(reflex sympathetic dystrophy,RSD)、灼性神经痛(causalgia)、痛性营养不良(algodystrophy)、外伤后骨质疏松(Sudeck's atrophy)及其他许多诊断名称。1995年,世界疼痛研究会(IASP)提出了CRPS的概念,并将反射性交感神经营养不良命名为复杂性局部疼痛综合征Ⅰ型(CRPS Type Ⅰ),将灼性神经痛命名为复杂性局部疼痛综合征Ⅱ型(CRPS Type Ⅱ)。

复杂性局部疼痛综合征中,某些对交感神经阻滞效果良好,称为"交感神经维持性疼痛(sympathetically maintained pain,SMP)";某些对交感神经阻滞无反应,称为"交感神经无关性疼痛(sympathetically independent pain,SIP)";另外一些交感神经阻滞后疼痛反而加重,称为"ABC综合征(angry backfiring c-nociceptor syndrome)"。

复杂性局部疼痛综合征的发病机制还不清楚。其最常见诱发因素是外伤、裂伤、骨折、烧伤和扭伤,都可诱发复杂性局部疼痛综合征。外科手术如腕管切开、膝关节镜也可诱发,但更多情况下损伤很小,甚至难以察觉。其他报道的少见诱发因素包括感染、中枢神经损伤或心肌梗死。约1/3患者没有明显的诱发因素。

三、复杂性局部疼痛综合征的临床表现

1. 典型症状和体征　疼痛是最常见的主诉,通常为灼痛或酸痛,累及单个肢体。与内脏神经损伤疼痛相比,RSD痛没有明显的神经分布,痛觉过敏(刺激敏感性增加)和异常性疼痛导致患者自我保护增强。

血管舒缩紊乱可诱发皮肤改变。血管舒张可出现皮肤红斑发热。收缩则引起皮肤发凉。然后皮毛脱落,皮肤变薄发亮。异常出汗经常出现。水肿时

有发生,早期水肿严重,可快速出现和消退,晚期可能持续存在。

单个或多关节运动受限,通常与疼痛和软组织改变同时发生,这种联系暗示其因果关系,但运动神经症状比其他症状出现早数周或数月,或突然出现。此外,运动神经功能紊乱也可在无疼痛时发生,因此,运动功能受限可导致继发的软组织改变、失用和疼痛,或以后遗症形式存在。

2. 分期 依其严重程度,复杂性局部疼痛综合征分为三个阶段:

第一阶段:出现大量的早期症状,包括持续严重的灼痛或撕裂样疼痛、异常疼痛和感觉过敏。疼痛多局限于受累肢体远端,皮肤有红斑,干燥、发热。时间为发病的前3个月,也可持续6个月,在此阶段治疗,预后最好。

第二阶段:营养不良阶段。典型症状为持续灼痛、酸痛、跳痛和严重的异常性疼痛。皮肤发凉、发绀。皮肤、肌肉、关节和骨开始出现难以恢复的改变,此阶段持续了3~6个月,预后较差,但有可能恢复。

第三阶段:萎缩阶段。灼痛和异常疼痛可减轻,出现皮肤、肌肉萎缩及骨质疏松,疼痛减轻和功能恢复机会很少,此阶段受累肢体可丧失功能。

四、复杂性局部疼痛综合征的诊断

本病是多症状性综合征,多累及单个肢体,也可扩散到其他肢体或身体其他部分。病理生理改变累及神经、皮肤、肌肉、血管和骨骼。主要特征是疼痛,轻至中度,特殊情况也可不出现,其他症状因人而异。

受累区域的传入纤维和交感神经节后纤维组成一个循环通路:异常伤害感受刺激可使交感传入纤维放电,这种交感神经冲动破坏局部的自我平衡,导致水肿、肌肉痉挛、血管舒张紊乱、骨质破坏、运动神经功能紊乱和出汗。

诊断时,依靠临床病史和身体检查,单独一项检查无法明确诊断,在临床诊断的基础上,要进一步做必要的辅助检查。

本病经常有皮肤温度的改变,可定量进行双侧对称性的温度测定,受累侧温度会升高或降低,红外远距温度计可显示受累侧皮肤温度的异常。

早期诊断和治疗至关重要。所有诊断试验中最重要的就是选择性交感神经阻滞。上肢疾病可阻滞星状神经节,下肢疾病阻滞腰交感神经,如果数分钟内,患者疼痛、运动功能、皮肤温度和颜色改善,就可明确诊断,但水肿消退需要1小时或更长。

一旦诊断性交感神经阻滞获得成功,就可用局麻药再次进行交感神经阻滞。有时,诊断性阻滞有治疗作用,可使症状完全永久性减轻。

五、CRPS 治疗原则和方法

1. 总体原则 CRPS 的发病机制及其病理生理学基础尚未完全阐明,因此治疗方法主要依据目前的研究结果及以往的经验。

2. 损伤后早期预防 局部受到损伤后,尽快处理与治疗,充分镇痛,一定程度上可以防止 CRPS 发生,一旦发生则可以改善预后。镇痛能够令患者早期恢复活动与康复,减少失用性功能丧失。对活动受限的患者应在损伤急性期进行物理疗法。一般认为多种疗法联合使用效果较好。

3. 抗交感神经疗法 对 SMP 患者效果较好,常用方法如下:①耗竭交感神经末梢的去甲肾上腺素。胍乙啶 20mg,溶于 30ml 0.5% 利多卡因用于上肢;40mg 溶于 50ml 0.5% 利多卡因中用于下肢,间隔 2~4 天,可产生与反复交感神经节阻滞相似的效果。单独口服酚苄明 5mg,1~2 次/日,或哌唑嗪已能成功地在神经末梢获得交感神经阻滞,它们都是 α 肾上腺素能阻滞剂。②交感神经节阻滞,用局部麻醉药物阻断支配病变部位的交感神经节,包括星状神经节,胸交感神经节,腰交感神经节等。③交感神经切断术,采用手术、化学(如药物)或物理(如射频)方法破坏交感神经的传导,近期效果好,但远期效果不肯定。④其他局部阻滞药物,可以试用溴苄铵、可乐定及酮络酸等。

4. 硬膜外腔与鞘内注射药物 注射局部麻醉药物或阿片类药物或二者联合用药,但易引起膀胱与直肠括约肌功能障碍。可乐定硬膜外腔注射可能缓解上肢与下肢疼痛,口服则无此作用。

5. 经皮电刺激与脊髓刺激 据报道经皮电刺激对 CRPS 的儿童效果较好,对成人则无效。成人可以采用脊髓刺激疗法。

6. 膜稳定药物 周围神经受损后可增加其自发兴奋性,可使用膜稳定药物。利多卡因、卡马西平、苯妥英钠、丙戊酸钠、加巴喷丁(gabapentin)及美西律等。

7. 抗抑郁药 抗抑郁药通过减低伤害性知觉而非通过缓解抑郁起效,其阻滞作用通过抑郁突触前的 5-羟色胺和去甲肾上腺素而实现,抗抑郁药在感知疼痛方面的作用还不清楚,表面看起来是通过调解神经递质而起作用,诊断时不必出现抑郁症状,其治疗剂量比单纯抑郁的治疗要少得多,常用的有阿米替林、多塞平、麦普替林及丙米嗪等。先从小剂量开始服用,逐渐增加剂量。

8. **心理支持疗法** 与其他慢性疼痛综合征一样,恐惧,焦虑,抑郁,功能丧失及失业压力可能在CRPS的发展中起大小不等的作用。心理支持疗法对治疗有很大帮助,如认知疗法,生物反馈疗法及催眠疗法等。

六、Key points

1. 复杂性局部疼痛综合征继发于局部损伤或全身性疾病以顽固性、多变性疼痛为特征,常伴发自主神经功能障碍和营养不良。

2. 疼痛是最常见的主诉,通常为灼痛或酸痛,累及单个肢体,同时由于血管舒缩紊乱诱发皮肤改变。

3. 复杂性局部疼痛综合征诊断依靠临床病史和身体检查,单独一项检查无法明确诊断。

4. 损伤后早期预防。抗交感神经疗法,硬膜外腔与鞘内注射药物和膜稳定药物为主要治疗方法。

参 考 文 献

1. Chung OY,Bruehl SP. Complex regional pain syndrome. Cure Treatment Options Neurol,2003,5:499-511.

2. Merskey H,Bogduk N. Classification of chronic pain. Seattle. WA:IASP Press,1994.

3. Galer BS,Bruehl S,Hartden RN. Diagnostic clinical criteria for CRPS and painful diabetic neuropathy. Clin J Pain,1998,14:48-54.

4. Galer BS,Butler S,Jensen M. Case reports and hypothesis:a neglect like syndrome may be responsible for the motor disturbance in reflex sympathetic dystrophy. J Pain Symptom Mange,1995,10:385-392.

5. Ramamurthy S,Hoffman J. Intravenous regional guanethidine in the treatment of reflex sympathetic dystrophy/causalgia:A randomized,double-blind study. Guanethidine Study Group. Anesth Analg,2005,81:718-723.

6. Kenneth DC,Alon PW. Intravenous regional block for upper and lower extremity surgery. Textbook of Regional Anesthesia,Admir Hadzic,2008,579-605.

(倪家骧 赖光辉 武百山)

第三十一章

急性肾衰竭

一、临床病例

【病例1】

男性患者,55岁,因突发左下肢发凉,麻木疼痛1天余入院。

病史:该患于1天前突感左下肢发凉,麻木疼痛感,伴有左下肢无力感,无胸痛,胸闷憋气及呼吸困难。急送至当地医院,彩超检查显示:左股总动脉,股深动脉,股浅动脉,腘动脉内附加回声(血栓栓塞可能性大),为求明确诊治急转上级医院。急诊以"左下肢动脉栓塞,左下肢坏死,房颤"收入院。既往脑梗死、房颤、心衰病史。吸烟史40余年,约20支/日。

入院情况:体温36℃,脉搏:80次/分,呼吸:18次/分,血压:18.62/10.64kPa(140/80mmHg),房颤心律,一般状况欠佳。检查:心界扩大,左下肢皮色青紫,皮温凉,左股动脉及以远动脉均未及搏动,左下肢肌力Ⅱ~Ⅲ级,皮肤感觉功能欠佳,肢体运动功能减退,右下肢未见明显异常。辅助检查,彩色超声检查显示:左股总动脉、股深动脉、股浅动脉、腘动脉内附加回声(血栓栓塞可能性大);心脏彩超示:左室、左房、右房增大,射血分数23%。

临床初步诊断:左下肢动脉栓塞、左下肢坏死、房颤、心功能不全、心功能Ⅳ级。

诊疗经过:患者入院后完善相关检查,急诊于全麻下行左下肢动脉取栓术、左大腿截肢术。术后入ICU。入ICU时患者意识不清,血压7.18/4.92kPa(54/37mmHg),脉搏:43次/分,心率201次/分,律不齐。给予升压药后,血压维持不佳。实验室检查:血肌酐136μmol/L,血尿素氮6.42mmol/L,谷草转氨酶336U/L,谷丙转氨酶68U/L。给予抗感染、化痰、抑酸、保肝、抗凝、抑酶、升压、输血、补液、维持心功能等综合处理。入室后第3天患者尿量由890ml/24h降至346ml/24h,血肌酐达334μmol/L,

谷草转氨酶604U/L,给予患者连续性肾脏替代治疗(CRRT)1周,后肝肾功能逐渐好转,尿量逐渐增加,循环状态逐渐稳定,意识状态逐渐由不清至蒙眬最后至清醒,尿量1755ml/d,血肌酐138μmol/L,谷草转氨酶185U/L,脱机拔管,停止CRRT治疗。后转回普通病房继续对症支持治疗,患者最终痊愈出院。

1)患者术后回室出现了什么问题?

2)急性肾衰竭的临床表现有哪些?

3)该患者出现急性肾衰竭的诱因有哪些?

4)连续性肾脏替代治疗(CRRT)急性肾衰竭有何意义?

【病例2】

男性患者,37岁,因阵发性视物模糊2个月入院。

病史:该患者于2月前无明显诱因出现阵发性视物模糊,未予特殊治疗,今为求明确诊治故来医院。门诊以"左半球占位"收入院。既往体健。

入院情况:体温:36.8℃,脉搏:84次/分,呼吸:19次/分,血压:15.96/9.31kPa(120/70mmHg),神清语明,四肢肌力、肌张力均正常,病理征(-),头MRI示:左枕占位性病变。

入院诊断:左半球占位。

诊疗经过:患者入院后完善相关检查,行开颅肿瘤切除术,给予大量甘露醇脱水。术后4天出现脑出血,行血肿清除术,术后因呼吸困难转入ICU。患者意识模糊,血压:24.47/12.10kPa(184/91mmHg),心率:94次/分,呼吸:24次/分,SpO₂ 60%~70%,呼吸音粗糙,血气示:pH 7.19,PaCO₂ 8.78kPa(66mmHg),PaO₂ 6.38kPa(48mmHg),Na⁺<100mmol/L,HCO₃⁻ 25.3mmol/L,双肺满布湿啰音,血氧进行性下降,紧急行气管插管,呼吸机辅助呼吸,气管内有血性泡沫痰,血肌酐618μmol/L,血钾高,血钠低,尿少,全身出现多处瘀

斑,给予抗感染、抑酸、化痰、止血、输血、镇痛镇静、纠正酸中毒、调节内环境稳态、脑保护、营养支持及对症治疗,并给予 CRRT 治疗。脱水治疗停用甘露醇,改用呋塞米(速尿)和甘油果糖。治疗过程中患者状态逐渐好转,肌酐每日均有下降,后降至 281μmol/L。气管内痰液由血性泡沫逐渐变为白色,内环境达到稳态,酸中毒得到纠正,尿量恢复正常后停止 CRRT 治疗,患者脱机拔管,意识恢复,转回脑外科继续支持对症治疗。

1)该患者出现急性肾衰的病因有哪些?

2)脑外科患者使用甘露醇过程中应注意哪些问题?

3)急性肾衰的治疗原则是什么?

4)患者治疗过程中还应注意什么问题?

【病例 3】

男性患者,38 岁,因腹泻 5 天,鲜血便 1 天入院。

病史:患者 5 天前进食大量鱼肠、鱼籽后出现腹泻,约 10 次/天,1 天前出现鲜血便。既往否认胃肠道病史。

入院情况:体温:37℃,脉搏:85 次/分,呼吸:19 次/分,血压:110/60mmHg(14.7/8kPa),神清。谷丙转氨酶 183U/L,谷草转氨酶 306U/L,TBIL 78μmol/L,血肌酐 816μmol/L(患者自带),次日因意识蒙眬、呼吸困难转入 ICU,尿量约 50ml/h。

入院诊断:食物中毒;急性肾衰竭;急性肝功能不全。

诊疗经过:转入 ICU 后紧急气管插管,机械通气。气管内吸出血性痰,口腔鼻腔出血,鼻腔纱布条填塞。给予 CRRT 及输血、止血、抗感染等支持对症治疗,CRRT 治疗后第 2 日意识清醒,拔除气管插管,尿量可达 100ml/h 以上,血肌酐 220μmol/L,第 4 日停止 CRRT,后患者病愈出院。

1)患者出现急性肾衰竭的病因是什么?

2)CRRT 治疗的作用有哪些?

二、急性肾衰竭的定义

以上三个病例中患者均出现了急性肾衰竭(acute renal failure,ARF),它是由各种原因引起的肾功能在短时间内(几小时至几周)突然下降而出现的氮质废物滞留和尿量减少综合征。

急性肾衰竭主要表现为氮质废物血肌酐(Crea)和尿素氮(BUN)升高,水、电解质和酸碱平衡紊乱,及全身各系统并发症。常伴有少尿(<400ml/d),但也可以无少尿表现。

(一)肾衰竭严重程度评价

目前缺乏统一的分级标准,但目前比较接受的为 ADQI(Acute Dialysis Quality Initiative)小组提出的 RIFLE 分级诊断标准:

1. 肾功能异常危险期(risk of renal dysfunction);

2. 肾损害期(injury of the kidney);

3. 肾衰竭期(failure of kidney function);

4. 肾功能丧失期(loss of kidney function);

5. 终末肾脏病期(end stage renal disease)。

前 3 期是急性病变期,后 2 期是病变结局期。

(二)具体 RIFLE 标准

第 1 级,高危阶段(risk),Crea↑×1.5 或肾小球滤过率(GFR)↓>25%,尿量<0.5ml/(kg·h)超过 6 小时;

第 2 级,损伤阶段(injury),Crea↑×2 或 GFR↓>50%,尿量<0.5ml/(kg·h)超过 12 小时;

第 3 级,衰竭阶段(failure),Crea↑×3 或 GFR↓>75% 或 Crea≥4mg/dl(或 Crea↑≥0.5mg/dl),尿量<0.3ml/(kg·h)超过 24 小时或无尿超过 12 小时;

第 4 级,丢失阶段(Loss),肾功能丧失持续 4 周以上;

第 5 级,终末期肾脏病(ESKD),肾功能丧失持续 3 个月以上。

三、急性肾衰竭的病因及诊断

广义的 ARF 可分为肾前性、肾性和肾后性三类。狭义的 ARF 是指急性肾小管坏死(acute tubular necrosis,ATN)。

肾前性 ARF 的常见病因包括血容量减少(如各种原因的液体丢失和出血)、有效动脉血容量减少和肾内血流动力学改变等。肾后性 ARF 的特征是急性尿路梗阻。肾性 ARF 有肾实质损伤,常见的是肾缺血或肾毒性物质损伤肾小管上皮细胞。

第 1 例患者起病急骤,突发左下肢发凉,麻木疼痛感伴无力,患侧肢体不能触及动脉搏动,对侧肢体脉搏正常,无慢性肢体缺血征象,左下肢皮色青紫,皮温凉,左股动脉及以远端动脉均未及搏动,左下肢肌力Ⅱ～Ⅲ级,皮肤感觉功能欠佳,肢体运动功能减退,右下肢未见明显异常。超声进一步证实左股总动脉,股深动脉,股浅动脉,腘动脉内附加回声(血栓栓塞可能性大),加上既往无跛行病史或静息痛,有房颤、心衰和脑梗死病史,左心房栓子脱落的可能性极大。所以,此患者可诊断为心源性血栓引起的左下肢动脉栓塞。

该患者出现急性肾衰竭的可能原因有:

1. 在肢体急性缺血早期,如缺血范围较广,血流恢复后,由于组织缺血而产生的代谢产物对全身性的影响会迅速出现。如酸中毒、肌球蛋白血症、肾衰竭、心脏与中枢神经系统的抑制。如已出现明显的组织坏死,血流再通后,可因此迅速致死。

2. 左下肢已坏死,坏死组织分解产生代谢产物、造成明显的代谢性酸中毒,坏死肌肉释放大量钾、肌球蛋白、磷、尿酸进入细胞外液、加上细胞外钙进入受损肌肉内造成低钙血症以及休克和急性肾衰竭。

3. 左下肢截肢术后出现低血容量休克,肾血容量明显减少,生成尿量速减,导致急性肾衰竭。

4. 诊断急性肾衰竭给予肾脏替代治疗(CRRT)1周,肾功能逐渐恢复,尿量增加,最终完全恢复正常。

病例2中患者原发病为左半球占位,给予病灶切除后继发脑出血,血肿清除后使用大量甘露醇脱水,诱发了急性肾衰竭,出现了高钾血症和低钠血症,内环境紊乱等一系列临床表现。甘露醇所致急性肾损伤又称甘露醇性肾病或高渗性肾病。绝大多数发生在应用甘露醇治疗颅脑外伤、脑外伤手术后及脑血管意外诱发的高颅压过程中,因所用剂量过大、时间过长、输注过快,导致患者预后较差。甘露醇引起急性肾损伤的发病率国内外尚未见确切的统计。有学者总结近年来国内文献报道的成人中甘露醇致急性肾损伤的发生率为 0.45%~37.0%,差异比较大。

甘露醇诱发急性肾损伤可能是多因素共同作用的结果,目前认为与以下机制有关:

1. 肾小管上皮细胞损伤。

2. 肾小管-肾小球反馈。

3. 肾血管收缩。

4. 肾髓质缺血。

5. 甘露醇结晶等。

预防甘露醇致急性肾衰竭应注意以下几点:

1. 甘露醇用量不宜过大,血浆水平不宜超过10g/L。多数学者认为甘露醇应用剂量以每次不超过100g,每天不超过200g为宜。甘露醇用药时间不宜过长,以5~7天为宜。

2. 原有肾功能损害或肾移植术后者,应慎用或禁用甘露醇。对于原有肾功能损害的患者每日用量不宜超150g。

3. 使用过程中适当补充水和电解质,维持水、电解质及酸碱平衡。

4. 使用甘露醇时禁用或慎用其他肾毒性药物。

5. 一旦出现急性肾损伤立即停药,改用其他利尿药。

6. 用药期间加强监测,及时监测患者尿量、尿常规、肾功能、水及电解质平衡与血浆渗透压等。

病例3中患者主要是由食物中毒导致的急性肾衰竭、急性肝功能不全。早期开始 CRRT 治疗清除体内代谢废物、毒物,纠正水电解质紊乱,促进肾功能恢复及清除各种细胞因子、炎症介质疗效显著,预后较好。

四、急性肾衰竭的临床表现

1. 起始期　此期常有一些已知的 ATN 的病因,但尚未发生明显的肾实质损伤,随着肾小管上皮细胞发生明显损伤,肾小球滤过率突然下降,临床上急性肾衰竭综合征的表现变得明显,则进入维持期。

2. 维持期　又称少尿期。典型的为7~14天,但也可短至几天,长至4~6周。肾小球滤过率保持在低水平。许多患者可出现少尿(<400ml/d)。但也有些患者可以没有少尿,称为非少尿型急性肾衰竭。然而,不论尿量是否减少,随着肾功能减退,临床上均可出现尿毒症一系列表现:

(1)全身并发症:

1)消化系统症状:食欲减退、恶心、呕吐、腹胀、腹泻等,严重者可发生消化道出血。

2)呼吸系统症状:感染、呼吸困难、咳嗽、胸痛等。

3)循环系统症状:因容量超负荷可出现高血压及心力衰竭、肺水肿等表现;因毒素滞留,内环境紊乱引起心律失常。

4)神经系统症状:意识障碍、躁动、谵妄、抽搐、昏迷等尿毒症脑病症状。

5)血液系统症状:出血倾向。

(2)水、电解质和酸碱平衡紊乱:代谢性酸中毒,高钾血症,低钠血症,还可有低钙高磷等症状。

3. 恢复期　肾小管细胞再生,修复,肾小管完整性恢复。肾小球滤过率逐渐恢复正常或接近正常范围。少尿型患者开始出现利尿,可有多尿表现。每日尿量可达 3000~5000ml,或更多。通常持续1~3周,继而再恢复正常。

五、急性肾衰竭的治疗

治疗应按以下原则进行：

(1)纠正可逆的病因。

(2)维持体液平衡。

(3)补充营养。

(4)处理高钾血症。

(5)治疗代谢性酸中毒。

(6)治疗感染。

(7)对脓毒血症合并急性肾衰竭患者给予一些干预性治疗。

(8)CRRT。

(9)多尿继续治疗。

(10)恢复期一般不需要特殊处理。

CRRT 是采用每天 24 小时或接近 24 小时的一种长时间、连续的体外血液净化疗法以替代受损的肾功能。CRRT 临床应用目标是清除体内过多水分,清除体内代谢废物、毒物,纠正水电解质紊乱,确保营养支持,促进肾功能恢复及清除各种细胞因子、炎症介质。可用于各种心血管功能不稳定的、高分解代谢的或伴脑水肿的急慢性肾衰竭,以及多器官功能障碍综合征、急性呼吸窘迫综合征、挤压综合征、急性坏死性胰腺炎、慢性心衰、肝性脑病、药物及毒物中毒等的救治。因此,例 1 患者诊断动脉栓塞引起下肢坏死诱发的急性肾衰竭,早期应用 CRRT 对急性肾衰竭的病情控制是十分重要且有效的。

治疗甘露醇引起的急性肾衰竭首先停用甘露醇,改为呋塞米(速尿)、托拉塞米(特苏尼)或甘油果糖,纠正水、电解质及酸碱平衡紊乱,对严重、晚期的急性肾损伤应及时行 CRRT 治疗,清除体内残留的甘露醇,肾功能有望完全恢复。

此患者出现肾衰竭的原因主要是由于大剂量长期应用甘露醇引起的,及时发现并给予正确处置,使患者肾衰竭很快恢复,相关其他并发症也得到纠正和控制。

(李海波　李文志)

第三十二章

急性肝功能衰竭

一、临床病例

【病例1】

男性患者,55 岁,因脾切除门奇静脉断流术后 10 天入院。

病史:患者乙型肝炎病史 20 年,肝硬化病史 10 年,5 年前曾因上消化道出血于消化内科非手术治疗后缓解。本次入院前 10 余天无明显诱因呕血 2 次,约 600ml,先后排黑色稀便 1500ml,经当地医院非手术治疗无效,于 11 月 25 日行"脾切除门奇静脉断流术",术后患者恢复尚可,于术后第 5 天进少量流食,第 6 天出现腹胀腹痛,伴尿量减少,呼吸困难,并呈进行性加重,为求进一步治疗转入哈尔滨医科大学附属第二医院。

入院情况:神志清晰、一般状态差、深大呼吸、皮肤黄染、心肺未见异常、腹膨隆、无压痛、腹腔引流为黄色略混浊液体、肠鸣音未闻及、胃肠减压为淡黄色混浊液体。生命体征:血压 10.37/6.78kPa(78/51mmHg),呼吸 34 次/分,心率 140 次/分,SpO_2 92%。化验检查:白细胞 $18.6×10^9$/L,中性粒细胞 74.2%,血红蛋白(血色素)122g/L,血小板 $123×10^9$/L,谷丙转氨酶(AST)72U/L,谷草转氨酶(ALT)34U/L,白蛋白(ALB)22g/L,总胆红素(TBIL)80.6μmol/L,Crea 321μmol/L,BUN 26.78μmol/L。动脉血气分析结果:pH 7.0,PCO_2 2.79kPa(21mmHg),PO_2 11.44kPa(86mmHg),K^+ 4.8mmol/L,Glu 9.4mmol/L,乳酸 > 15mmol/L,HCO_3^- 5.2mmol/L。PT 31.6 秒,APTT 59.1 秒,FbgC 1.91g/L。

入院诊断:乙型肝炎、肝硬化、上消化道出血、脾切除门奇静脉断流术后。

诊疗经过:入院后给予面罩吸氧、完善相关检查、补液、纠正酸中毒、利尿、血管活性药物维持血压、动静脉穿刺、抗感染、抑酸、肝肾功能保护、营养

支持、对症治疗后血压仍较低,持续酸中毒、少尿状态,次日清晨意识蒙眬、呼吸急促、脉搏氧饱和度进行性下降,最低达 84%,血压进行性下降,最低达 6.25/4.26kPa(47/32mmHg),19 小时静脉入量约 5000ml,尿量约 20ml,肝肾功能进一步恶化,AST 947U/L,ALT 2216U/L,ALB 13g/L,TBIL 98.4μmol/L,Crea 350μmol/L,BUN 28.38μmol/L,血气:pH 7.17,PCO_2 4.26kPa(32mmHg),PO_2 7.58kPa(57mmHg),K^+ 5.6mmol/L,Glu 0mmol/L,乳酸> 15mmol/L,HCO_3^- 11.7mmol/L。白细胞 $19.8×10^9$/L,NE% 80.3%,血红蛋白 89g/L,血小板 $108×10^9$/L,凝血象:PT >120 秒,PT% 测不出,APTT 59.5 秒,FbgC 0.94g/L。紧急行气管内插管、呼吸机辅助呼吸、连续肾脏替代治疗(CRRT)、升压药维持血压,生命体征逐渐平稳,但仍处于持续低血压、酸中毒、少尿状态。一天后病情进一步恶化,意识昏迷状态,自主呼吸微弱,血细胞分析:白细胞 $30.6×10^9$/L,血红蛋白 89g/L,血小板 $48×10^9$/L,凝血功能 PT> 120 秒,APTT 53.5 秒,FbgC 0.73g/L,AST>4 250U/L,ALT 2 216U/L,ALB:20g/L,TBIL 172.3μmol/L,Crea 274μmol/L,BUN 16.08μmol/L,血气:pH 7.27,PCO_2 6.92kPa(52mmHg),PO_2 11.04kPa(83mmHg),K^+ 4.2mmol/L,Glu 9.4mmol/L,Lac> 15mmol/L,HCO_3^- 23.9mmol/L,家属放弃治疗及抢救,患者临床死亡。

1)患者最终的死亡原因是什么?

2)急性肝功能衰竭的病因主要有哪些?

3)急性肝衰竭的临床表现有哪些,该患者出现了哪些并发症?

【病例2】

男性患者,53 岁,因腹痛、恶心、呕吐 5 日入院。

病史:患者于入院前 5 日无明显诱因出现发热,体温最高达 39℃,曾到当地卫生所静脉滴注药物治

疗(具体不详),入院前 3 日出现腹痛伴恶心呕吐,继而出现四肢无力,为明确诊断就诊转院,门诊以"腹痛待查"收入院。既往体健。

入院情况:神清语利,面色苍白,一般状态差,巩膜黄染,血压 15.16/9.18kPa(114/69mmHg),脉搏 150 次/分,呼吸 26 次/分,体温 35.8℃,腹硬,右侧中腹压痛,无反跳痛,AST 4 460U/L,乳酸脱氢酶(LDH)16 500U/L。

入院诊断:腹痛待查;四肢肌无力待查;药物性肝损害。

诊疗经过:入院后紧急转入 ICU,入室意识清,呼吸急促,一般状态差,生命体征:血压 13.03/8.51kPa(98/64mmHg),脉搏 98 次/分,体温 36℃,SpO_2 92%,听诊双肺呼吸音粗,腹膨隆,腹部压痛(+),AST 4810U/L,ALT 1860U/L,血小板 19×10^9/L,PT 17 秒,Crea 550μmol/L,TBIL 128μmol/L,血清淀粉酶 425U/L,血气分析:pH 7.18,PCO_2 2.26kPa(17mmHg),PO_2 10.77kPa(81mmHg),K^+ 5.9mmol/L,Glu 17.4mmol/L,Lac 6.3mmol/L,HCO_3^- 6.3mmol/L。给予 CRRT,保肝,纠正酸碱失衡离子紊乱,抗炎等对症治疗。次日凝血功能进一步恶化,PT 不凝集,AST 3859U/L,ALT 1447U/L,TBIL 97.8μmol/L,血小板 38×10^9/L,Crea 354μmol/L,血清淀粉酶 660U/L,血氨 24μmol/L,腹部彩超:肝轻至中度弥漫性病变,胰腺炎声像图,肠管胀气,腹腔少量积液。意识蒙眬,血氧饱和度下降,最低达 78%,行气管插管,呼吸机辅助呼吸,FiO_2 75%,血气:pH 7.42,PCO_2 5.72kPa(43mmHg),PO_2 6.78kPa(51mmHg),K^+ 3.6mmol/L,Glu 21.3mmol/L,Lac 9.3mmol/L,HCO_3^- 27.9mmol/L,给予多器官保护,对症支持治疗。但病情继续恶化,多器官衰竭,3 天后患者临床死亡。

1)该患者临床诊断及诊断依据是什么?

2)如何能改善此类患者的预后?

二、急性肝功能衰竭的定义

急性肝功能衰竭(acute hepatic failure,AHF)是各种损肝因素(如严重感染、创伤、休克、药物与毒物等)直接或间接作用于原无肝病或虽有肝病但已长期无症状者的肝脏 2 周内所引发的,肝细胞广泛坏死或脂肪浸润而肝细胞再生能力不足以进行代偿,以肝细胞合成、解毒和生物转化、转运和排泄等功能障碍为共同病理生理特征,以进行性黄疸、意识障碍、出血和肾衰竭等为主要临床表现的一组临床综合征。

急性肝损伤(acute hepatic injury,AHI)为 AHF 的早期表现,两者是一个连续渐进的病理生理过程,若在 AHI 阶段及时采取措施消除损肝因素,则可限制肝细胞损害的程度和范围;若已发生的损害无限制地加重与扩散,则将导致肝细胞广泛坏死,肝细胞功能急剧减退直至衰竭,一旦出现肝性脑病(hepatic encephalopathy,HE)或多器官功能障碍综合征(multiple organ dysfunction syndrome,MODS)则预后凶险。

AHF 在普通人群中少见,但在重症患者中常见。起病急,早期阶段很难被识别;病情进展快,多于发病两周内出现 Ⅱ 级及以上肝性脑病,病死率高达 70%～80%。

三、急性肝功能衰竭的常见原因

1. 急性缺血性损害　如低血容量性休克、心肌梗死等。

2. 感染　由细菌、真菌、病毒及寄生虫等感染引起的全身炎症反应综合征。在感染过程中肝脏作为全身物质能量代谢的中心而成为最易受损的靶器官之一,急性肝功能衰竭可发生在脓毒症的任何阶段。

3. 肝损药物、毒物　肝损药物如抗结核药、大剂量四环素、对乙酰氨基酚、非甾体抗炎药等;毒物,如毒蕈、四氯化碳、磷等。

4. 代谢异常　如肝豆状核变性、Reye 综合征、妊娠期脂肪肝等。

5. 血管因素　门静脉栓塞、Budd-Chiari 综合征(肝静脉栓塞)。

6. 肝重度幼稚细胞浸润　如淋巴网状恶性肿瘤(恶性组织细胞增生症,非霍奇金淋巴瘤,霍奇金淋巴瘤和 Burkitt 型淋巴瘤);急性白血病(慢性粒细胞型白血病急变期和急性单核细胞性白血病)。

7. 其他　转移性肝癌、自身免疫性肝炎、过高温及过低温、肝移植后移植物急性排异或肝动脉血栓形成、部分肝叶切除超过 70%～80%。

病例 1 中患者患有乙型肝炎、肝硬化,既往出现一次消化道出血,这次入院前再次出现消化道大出血,非手术治疗无效而行脾切除门奇静脉断流术。术后 5 天出现感染性休克、明显代谢性酸中毒、凝血功能障碍、高胆红素血症及肝肾综合征等一系列临床表现,可以明确诊断急性肝功能衰竭、多脏器功能障碍。该患者虽经积极抢救治疗,最终无法逆转病情而死亡。这例患者是临床上常见的肝功能衰竭的病例,在患者出现消化道出血后肝功能急剧恶化,导致肝功能失代偿直至多脏器功能衰竭而死亡。

四、急性肝功能衰竭的临床表现

1. 全身症状 全身状况差、乏力、发热等。

2. 消化道症状及体征 恶心、呕吐、腹胀、肝功异常、胆酶分离等。

3. 凝血机制异常 口腔、鼻、消化道、颅内、弥散性血管内凝血(DIC)。

4. 肝性脑病。

5. 肝臭。

6. 肝肾综合征 尿量减少、肌酐增高等。

7. 心脏及循环系统改变 心悸、气短、胸闷、顽固性低血压及休克。

8. 呼吸衰竭 Ⅰ型呼吸衰竭为主。

9. 电解质紊乱及酸碱失衡。

10. 感染。

此外,部分患者可发生低血糖,不同程度脑水肿,并可见门脉高压、胰腺损害及营养不良等。病例1的患者术后5天出现重症感染(白细胞 $30.6×10^9/L$,中性粒细胞90.9%,血红蛋白89g/L,血小板 $48×10^9/L$),明显代谢性酸中毒(pH 7.0,HCO_3^- 5.2 mmol/L,乳酸>15mol/L,深大呼吸)、凝血功能障碍(PT 31.6s,APTT 59.1秒,FbgC 1.91g/L)、高胆红素血症(TBIL $80.6\mu mol/L$)、肝肾综合征(尿量减少,Crea $321\mu mol/L$,BUN $26.78\mu mol/L$)及低血压休克(血压 10.37/6.78kPa,心率 140 次/分)、肝肾脑病等。病例2患者合并高胆红素血症:TBIL $128\mu mol/L$;肝肾综合征:Crea $550\mu mol/L$;凝血功能障碍:PT 17秒,呼吸衰竭,内环境紊乱:代谢性酸中毒、高钾血症等。

肝性脑病(hepatic encephalopathy, HE):由于肝功能严重减退导致毒性代谢产物在血液循环内堆积引起意识障碍、智能改变和神经肌肉功能损害的一组临床综合征。临床上将肝性脑病从轻微的精神改变到深昏迷分为四期。

Ⅰ期(前驱期),有轻度的性格改变和行为失常,如欣快激动或淡漠少言,衣冠不整或随地便溺。应答尚准确,但吐词不清较慢,双手伸直可有震颤,称为扑翼样震颤。

Ⅱ期(昏迷前期),表现为意识错乱,睡眠障碍,以行为失常为主,较前一期的症状加重。定向力和理解力均减退,对时间、地点、人物的概念混乱,不能完成简单的计算,言语不清、书写障碍、举止反常。多有睡眠时间的倒错,昼睡夜醒、有幻觉、恐惧、狂躁、常被看成一般精神病。这时千万不能忽视患者的体征,此时已出现张力增高,腱反射亢进、脑电图异常及运动失调。

Ⅲ期(昏睡期),患者以昏睡和精神错乱为主,大部分时间呈昏睡状态,但可以唤醒,醒时可应答问话,但常有神志不清和幻觉。四肢运动有抵抗、有扑翼样震颤,脑电图显示异常波型。

Ⅳ期(昏迷期),神志完全丧失,不能唤醒。浅昏迷时,对疼痛刺激和不适体位尚有反应,体检时,各种反射消失,肌张力降低,瞳孔常散大,脑电图明显异常。

五、急性肝功能衰竭的诊断

需要依据病史、临床表现和辅助检查等综合分析而确定。凡是原无肝病或虽有肝病但已长期无症状的急性缺血缺氧、严重脓毒症、急性药物与有毒物质中毒、严重创伤与手术打击、急性妊娠脂肪肝以及病毒性肝炎等原发疾病患者于病程2周内出现Ⅱ级以上 HE 并有以下表现且能排除其他原因,即可诊断 AHF:①极度乏力,并有明显厌食、腹胀、恶心、呕吐等严重消化道症状;②短期内黄疸进行性加深,总胆红素>$34.2\mu mol/L$(2mg/dl);③凝血功能障碍,出血倾向明显,INR≥1.5;④AST>2倍正常值;⑤肝脏进行性缩小。如果出现上述相关表现但没有达到上述标准且无 HE 者,则可诊断为 AHI。

病例2中患者根据临床表现、化验指标和检查结果,可诊断重症胰腺炎、急性肝功能衰竭、急性呼吸窘迫综合征(ARDS)、DIC、急性肾衰竭、多器官衰竭(MODS)。

诊断依据:

1. 发热、腹痛、恶心、呕吐为初始发病症状。

2. 查体 血压 13.03/8.51kPa(98/64mmHg),巩膜黄染,听诊双肺呼吸音粗,腹膨隆,腹部压痛(+)。

3. 血清淀粉酶升高,转氨酶和肌酐明显升高,凝血障碍,代谢性酸中毒。

此患者病程进展快,迅速涉及全身多个器官或系统,导致多器官功能衰竭,尤其肝功能衰竭表现明显,诊断肝功能衰竭有以下几点依据:

1)腹胀、巩膜黄染、意识模糊。

2)转氨酶升高:AST 4810U/L,ALT 1860U/L。

3)高胆红素血症:TBIL $128\mu mol/L$。

4)肝肾综合征:Crea $550\mu mol/L$。

5)血氨:$24\mu mol/L$。

6)凝血功能障碍:PT 17秒。

7）呼吸衰竭：血氧饱和度下降，最低达 78％，行气管插管，呼吸机辅助呼吸。

8）内环境紊乱：代谢性酸中毒、高钾血症等。

此种患者预后极差，往往在发病几小时至几天内死亡，尽管较早期进行干预治疗，呼吸机、CRRT 及药物治疗，效果甚微。这例患者如果更早期给予上述治疗措施，应用人工肝技术，或者肝移植可能还有存活的机会。因此急性肝功能衰竭患者在有上述治疗手段的专门治疗中心，才能显著提高生存率。

六、急性肝功能衰竭的治疗

急性肝功能衰竭的临床过程为进行性多器官功能衰竭，除中毒引起者可用解毒药外，其余情况均无特效疗法。治疗目标是生命支持，期望肝功能恢复或有条件时进行肝移植。需加强防治并发症：

1. 一般措施 密切观察患者精神状态、血压、尿量。

2. 肝性脑病和脑水肿。

3. 感染问题。

4. 凝血功能障碍。

5. 消化道出血。

6. 血流动力学紊乱和（或）肾衰竭。

7. 代谢紊乱。

8. 营养支持。

肝脏辅助装置：肝脏辅助装置又称人工肝支持系统（artificial liver support system，ALSS），根据辅助装置中有无接种肝细胞可以分为两大类：

1. 无细胞去毒辅助装置 为非生物人工肝支持系统，能全面清除蛋白结合毒素及水溶性毒素、降低颅压、改善肾功能，有助于脑水肿、肝肾综合征及多器官功能衰竭的防治。又分为开环和闭环两种，开环系统包括单遍白蛋白透析系统和血浆交换系统，闭环系统包括普罗米修斯（Prometheus）白蛋白透析系统和分子吸附再循环系统（MARS）。开环和闭环系统均存在一些限制，包括清除率的热力学极限、开环系统的非选择性丢失、闭环系统的总清除率与有效灌注时间的平衡极限等。

2. 以细胞为基础的生物人工肝支持系统 肝脏辅助装置中接种了人类或其他哺乳动物的肝细胞，兼具代谢支持和去毒功能。目前已有 5 种以细胞为基础的生物人工肝系统进行了临床评估，包括 ELAD 系统（Vital Therapies）、HepatAssist 系统（Arbios 公司）、MELS（Charite 医学中心）、BLSS（Excorp Medical）及 AMCBAL（阿姆斯特丹医学中心）。这些系统在细胞来源和用量、血浆或全血的应用、灌注率、治疗所需时间（持续或间断）等方面各不相同。细胞量从每柱 100～500g 不等，流速为 20～200ml/min。每种以细胞为基础的生物人工肝系统均存在相应优点和缺点。所有系统看来都安全，但没有任何一种系统被 FDA 批准在美国应用。最近的一个 Meta 分析包括了目前所有类型的肝脏辅助装置，结果发现生物人工肝支持系统对 AHF 治疗无显著疗效。

肝移植：原位肝移植（OLT）是治疗进展期 AHF 唯一有效的方法，也是 AHF 患者生存率提高的根本原因。O'Grady 等根据病因提出 AHF 患者做 OLT 的适应证为：

（1）对乙酰氨基酚（扑热息痛）引起的 AHF，如果动脉血 pH<7.3（不管脑病分期）或Ⅲ、Ⅳ期肝性脑病伴有 PT>100 秒和血清肌酐>300μmol/L 者。

（2）非对乙酰氨基酚（扑热息痛）引起的 AHF，不管脑病分期，如果 PT>100 秒或下列 5 项中具备任何 3 项者：①年龄<10 岁或>40 岁；②病因为非 A 非 B 型肝炎、氟烷诱发肝炎或特异体质药物反应；③脑病开始前黄疸持续时间>7 天；④PT>50 秒；⑤血清胆红素>300μmol/L。OLT 绝对禁忌证包括：不能控制的颅内高压、难治性低血压、脓毒血症和 ARDS。

在全球范围内，应用活体供肝进行肝移植治疗 AHF 的经验较少。虽然公认肝左叶可用于儿童活体肝移植，但其在成人患者中的应用依然存在争论，因为成人患者需要以肝右叶进行活体移植。

肝细胞移植和干细胞移植：肝细胞移植（hepatocyte transplantation，HT）是 20 世纪 70 年代发展起来的一种细胞工程技术。通过 HT 增加存活的或有功能的肝细胞数量，也可作为肝移植前的过渡措施或肝脏自身恢复的过渡措施。与原位肝移植比较，HT 具有操作简单、可重复进行、一肝可以多用、供肝细胞免疫原性低且可冻存、移植失败或产生免疫排斥对受体影响小等优点。动物实验和初步临床应用结果表明，少量的移植细胞通过体内增殖可达到纠正先天性肝脏代谢缺陷、暂时的肝功能支持和受损肝实质的替代等目的。但肝细胞移植 AHF 还处于试验阶段，也无大规模临床对照试验研究报道。还有一些技术上的关键问题（诸如肝细胞的理想来源、输注的最佳肝细胞的数量、移植的最有效途径以及肝细胞的低温贮藏技术等）需要解决。

（李海波 李文志）

第三十三章

急性呼吸窘迫综合征

一、临床病例

【病例1】

女性患者,9岁,因间断发热8天,咳嗽,呼吸困难3天,加重1天入院。

病史:既往右小腿骨折史5年多,腺样体、扁桃体摘除术后2年,有青霉素过敏史。入院8天前无诱因出现头痛、发热,最高体温38.5℃,于当地静脉滴注抗生素(具体不详)后退热。口服中药、"阿奇霉素"及退热药物,仍有间断发热,体温在37.4℃左右。3天前出现剧烈咳嗽,呼吸困难,无痰及发热,伴呕吐胃内容物1次,于当地医院住院治疗,患者腹泻2次,黄色水样便。1天前患者症状加重转上级医院诊治,患儿周围人群中有多名学生有类似症状。

入院情况:查体:呼吸急促,面色潮红,咽部充血。听诊:双肺散在大量湿啰音,窦性心律。化验:白细胞及其分属正常,转氨酶、心肌酶升高、肌钙蛋白升高。胸部CT(自带):左肺及右下肺弥漫性浸润影。血气:pH 7.44,PaO$_2$ 7.73kPa(58mmHg),PaCO$_2$ 5.73kPa(43mmHg),BE 4.6mmol/L。生命体征:心率81次/分,血压16.0/9.60kPa(120/72mmHg),呼吸20次/分,SpO$_2$ 80%(FiO$_2$ 100%)。

临床初步诊断:重症肺炎、ARDS;多器官功能不全;疑似甲型流感(危重型)。

诊疗经过:入室立即给予气管插管,呼吸机辅助呼吸,SIMV模式:PS 1.77kPa(18cmH$_2$O),PEEP 1.18kPa(12cmH$_2$O),FiO$_2$ 100%,呼吸:20次/分。咽拭子检查:甲型H$_1$N$_1$病毒(+),严格隔离治疗。药物治疗方案:达菲75mg,1日2次,莲花清瘟胶囊,丙种球蛋白20g/d,甲泼尼龙240mg/d,基泰1.6mg,隔日1次,泰能,间断输血浆,持续镇静,肺保护性通气等综合治疗。但患者仍处于持续低氧合状态,病情无明显改善。10天后,病情恶化,患儿呼吸循环衰竭,意识昏迷,经抢救无效,临床死亡。

1)ARDS的诊断标准是什么?
2)什么是甲型H$_1$N$_1$流感?
3)甲型H$_1$N$_1$流感临床表现有哪些?

【病例2】

男性患者,46岁,因食管癌术后5天,呼吸困难3天入院。

病史:患者于入院前20天发现食管占位,于入院前5天行食管癌切除术,术后2天出现呼吸困难,给予气管插管,呼吸机辅助呼吸,未见好转,转入我院ICU,既往心脏病病史5年,脑梗死病史3年,高血压病史3年。

入ICU情况:生命体征:心率128次/分,血压20.0/10.4kPa(150/78mmHg),呼吸22次/分,SpO$_2$ 70%。体温38℃。镇静状态,气管插管,面色晦暗,胃管引流深褐色胃内容物,左胸部手术切口包扎完好,胸腔闭式引流无波动,听诊双肺呼吸音弱,右下肺为著,腹平软。血气分析:pH 7.42,PaO$_2$ 12.5kPa(94mmHg),PaCO$_2$ 6.27kPa(47mmHg),FiO$_2$ 80%。

入院诊断:食管癌术后;肺感染 呼吸衰竭。

诊疗经过:给予呼吸机辅助呼吸、抗炎、化痰、抑酸、多器官保护、营养支持。次日,血氧饱和度进一步下降,血气:pH 7.41,PaO$_2$ 6.00kPa(45mmHg),PaCO$_2$ 6.53kPa(49mmHg),FiO$_2$ 80%。血细胞分析:白细胞17.5×10^9/L,中性粒细胞89.3%,血红蛋白97g/L,血小板202×10^9/L。凝血功能及肝肾功未见明显异常,血浆D-D:4.0μg/ml,行气管切开,抗凝,并行连续肾脏替代治疗,但患者仍处于持续重症感染、低氧合状态,白细胞计数最高达34.8×10^9/L,痰培养曾有肺炎克雷白菌、铜绿假单胞菌感染,调整抗生素,调节免疫,改善全身状态,对症支持治疗,13天后,脱离呼吸机,生命体征平稳,转出ICU。

1)气管插管的适应证是什么?

2)该患者 ARDS 的病因是什么?

3)ARDS 的治疗有哪些?

【病例 3】

男性患者,40 岁,因突发头痛伴呕吐 1 小时入院。

病史:入院前 1 小时突发头痛伴呕吐意识清,颈强(+),头 CT 示蛛网膜下腔出血。既往乙醇肝病史 3 年,否认高血压病史。

诊疗经过:行动脉瘤夹闭术,术后当晚出现呕血约 3000ml,胃镜下见食管静脉曲张出血,镜下行套扎术治疗,术后效果佳转回普外科病房。10 日后出现发热咳嗽,呼气困难,血氧饱和度 50%,转入 ICU 治疗。气管切开机械通气,呼吸频率可达 40 次/分以上,给予镇静肌松,小潮气量肺保护性通气。胸片示(图 33-1)双肺弥漫渗出性改变,因条件限制未能行肺脏 CT 检查。痰涂片回报革兰阳性球菌,给予强效广谱抗生素治疗,CRRT 治疗,支气管镜检查及灌洗术。但各种治疗及药物反应不佳且呼吸功能无法维持,肺顺应性差,气道峰压 2.94kPa(30cmH_2O),潮气量仅 200ml 左右。行体外膜肺(ECMO)支持治疗,但血气值无改善:pH 7.27,PaO_2 5.20kPa(39mmHg),PaCO_2 7.20kPa(54mmHg),FiO_2 100%,白细胞持续高水平,血氧饱和度仅能维持 80% 左右,血压持续低水平,最终呼吸循环衰竭患者死亡。

1)患者诊断是什么?

2)患者诊断存在什么问题?

3)体外膜肺(ECMO)支持治疗的意义何在?

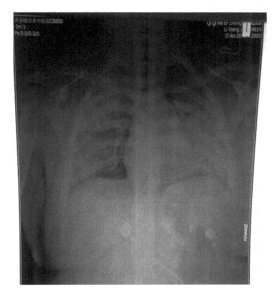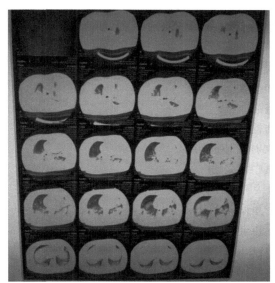

图 33-1 入 ICU 前胸部 X 线及 CT 所见

二、急性呼吸窘迫综合征的定义

急性肺损伤(ALI)/急性呼吸窘迫综合征(ARDS)是在严重感染、休克、创伤及烧伤等非心源性疾病过程中,肺毛细血管内皮细胞和肺泡上皮细胞损伤造成弥漫性肺间质及肺泡水肿,导致的急性低氧性呼吸功能衰竭。以肺容积减少、肺顺应性降低、严重的通气/血流比例失调为病理生理特征,临床上表现为进行性低氧血症和呼吸窘迫,肺部影像学上表现为非均一性的渗出性病变。

2009 年 4 月以来,包括墨西哥、美国和加拿大在内的许多国家发生人感染甲型 H1N1 流感病毒疫情,WHO 已于 2009 年 4 月 29 日将此次流感流行的预警级别不断提升至 5 级。并已明确,引起此次流感疫情的甲型 H1N1 流感的病毒是猪流感病毒的一种新型变异株。我国于 2009 年 5 月 9 日出现首例输入性病例。甲型流感主要是通过呼吸道飞沫和接触传播,患者和隐性感染者为主要传染源。组织病理学检查可发现支气管和细支气管上皮广泛变性坏死,支气管、细支气管腔和肺泡内充满含有中性粒细胞、单核细胞等的渗出液。

中华人民共和国卫生部颁布的甲型 H_1N_1 流感的标准和 WHO 的标准:

出现以下情况之一者为重症病例:

1)持续高热>3 天。

2)剧烈咳嗽,咳脓痰、血痰,或胸痛。

3)呼吸频率快,呼吸困难,口唇发绀。

4)神志改变:反应迟钝、嗜睡、躁动、惊厥等。

5)严重呕吐、腹泻,出现脱水表现。

6)影像学检查有肺炎征象。

7)肌酸激酶(CK)、肌酸激酶同工酶(CK-MB)等心肌酶水平迅速增高。

8)原有基础疾病明显加重。

出现以下情况之一者为危重病例:

1)呼吸衰竭。

2)感染中毒性休克。

3)多器官功能衰竭。

4)出现其他需进行监护治疗的严重临床情况。

病例1患儿符合危重症病例的3条标准,是重症病例。

三、急性呼吸窘迫综合征的常见原因

多种危险因素可诱发 ALI/ARDS,主要包括:

1. 直接肺部损伤因素

(1)严重肺部感染。

(2)误吸。

(3)肺挫伤。

(4)淹溺。

(5)肺栓塞。

(6)放射性肺损伤。

(7)氧中毒。

2. 间接肺部损伤因素

(1)严重感染及感染性休克。

(2)严重非肺部创伤。

(3)急性重症胰腺炎。

(4)体外循环。

(5)大量输血。

(6)大面积烧伤。

(7)弥散性血管内凝血(DIC)。

(8)神经源性损伤。

四、急性呼吸窘迫综合征的诊断

目前 ALI/ARDS 诊断仍广泛沿用 1994 年欧美联席会议提出的诊断标准:

急性肺损伤(ALI)诊断标准:

1. 急性起病。

2. $PaO_2/FiO_2 \leqslant 40.0kPa(300mmHg)$,无论是否使用呼气末正压(PEEP)。

3. X 线胸片示双肺浸润影。

4. 肺动脉楔压(PAWP)$\leqslant 2.40kPa(18mmHg)$或无左心房压力增高的临床证据。

ARDS 的诊断标准:在急性肺损伤 ALI 诊断标准的基础之上,凡 $PaO_2/FiO_2 \leqslant 26.7kPa(200mmHg)$,即可诊断为 ARDS。

ALI/ARDS 的鉴别诊断:

(一)肺水肿的鉴别诊断

心源性或其他非心源性肺水肿:ALI 是具有肺泡毛细血管膜损伤、血管通透性增加所致非心源性肺水肿,因而必须与由于静水压增加等因素所引起的心源性肺水肿鉴别。心源性肺水肿常见于高血压性心脏病、冠状动脉硬化性心脏病、心肌病等引起的急性左心室衰竭以及二尖瓣狭窄所致的左房衰竭;其他非心源性肺水肿见于尿毒症、肝硬化、胸腔抽气抽液过多等所导致的肺水肿。它们都有心脏病或明显其他脏器疾病史和相应的临床表现,如结合胸部 X 线表现胸部浸润影在中央以及血管根部增宽,心电图检查以及相应脏器功能损害化验检查等,诊断一般不难。肺毛细血管楔压(Paw)在左心衰竭时上升(Paw>2.40kPa),对诊断更有意义。但当 ARDS 合并液体负荷过多或伴有充血性心衰,很难与心源性肺水肿相鉴别。而同时在诸如感染性休克过程中亦会出现心肌活动受抑制,因而混淆了两者的鉴别。

(二)与其他常见疾病的鉴别诊断

1. 急性肺栓塞　多见于手术后或长期卧床者,血栓来自下肢深部静脉或盆腔静脉。本病起病突然,有呼吸困难、胸痛、咯血、发绀、PaO_2 下降等表现,与 ARDS 不易鉴别。但长期卧床、手术、肿瘤病史以及深静脉血栓病史等有提示作用;血乳酸脱氢酶上升,心电图异常(典型者 $S_I Q_{III} T_{III}$ 改变),放射性核素,肺通气,灌注扫描等改变对诊断肺栓塞有较大意义。肺动脉造影对肺栓塞诊断意义更大。

2. 重症肺炎　肺部严重感染包括细菌性肺炎、病毒性肺炎、粟粒性肺结核等可引起 ARDS。然而也有一些重度肺炎患者(特别如军团菌肺炎)具有呼吸困难、低氧血症等类似 ARDS 临床表现,但并未发生 ARDS。这类疾病大多肺实质有大片浸润性炎症阴影,感染症状(发热、白细胞增高、核左移)明显,应用敏感抗菌药物可获治愈。

3. 特发性肺间质纤维化　有 II 型呼吸衰竭表现,尤其在合并肺部感染加重时,可能与 ARDS 相混淆。本病胸部听诊有 Velcro 啰音,胸部 X 线检查呈网状、结节状阴影或伴有蜂窝状改变,病程发展较 ARDS 相对缓慢,肺功能为限制性通气障碍等可作鉴别。

病例2中患者术前无肺部基础疾病(图33-2),肺部感染(白细胞 $34.8 \times 10^9/L$,痰培养肺炎克雷白菌、铜绿假单胞菌),继而出现 ARDS。X线提示双肺弥漫渗出(图33-3)。

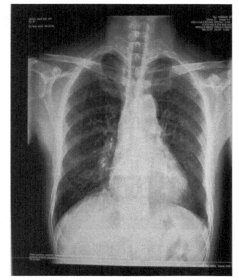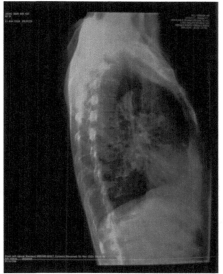

图 33-2 术前胸片

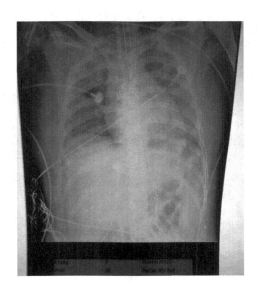

图 33-3 入 ICU 第 2 天胸部 X 线所见

氧合指数小于60,呼吸衰竭,给予气管插管之后气管切开,呼吸机辅助呼吸联合抗凝、抗生素治疗,病情好转,胸部影像学明显改善(图33-4~33-6),最终脱离呼吸机而成功转出 ICU。

病例3中患者诊断为蛛网膜下腔出血、动脉瘤夹闭术后;食管静脉曲张套扎术后;重症肺炎 ARDS 呼吸衰竭。诊断依据有病史,血气指标中氧合指数小于50,胸片示(图33-7、33-8)双肺弥漫渗出改变,肺顺应性低等。但因未做肺脏 CT 尚不能排除肺栓塞的诊断。

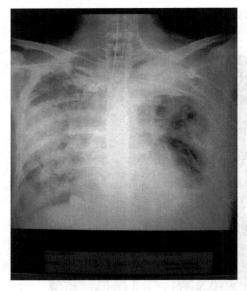

图 33-4 入 ICU 第 2 天胸部 X 线片

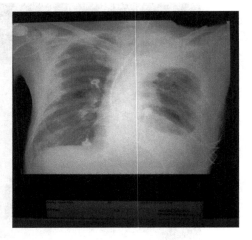

图 33-5 入 ICU 第 5 天胸部 X 线片

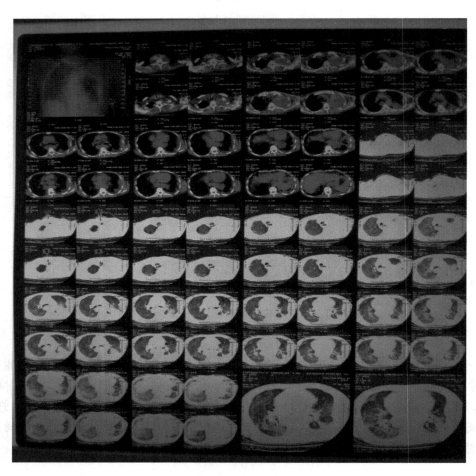

图 33-6 入 ICU 第 10 天胸部 CT

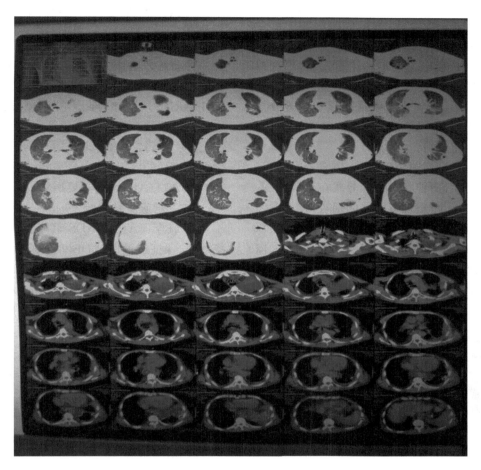

图 33-7　胸部 CT

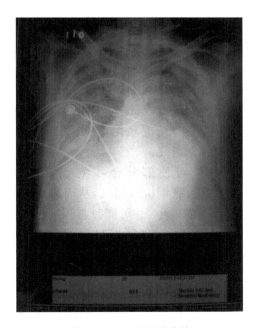

图 33-8　入 ICU 时胸片

五、急性呼吸窘迫综合征的临床表现

ARDS 的早期表现,就是急性肺损伤(acute-lung injury,ALI)阶段。其临床特征:呼吸频速和窘迫,进行性低氧血症,X 线呈现弥漫性肺泡浸润。

ARDS 起病多急骤,典型临床经过可分 4 期:

1. 损伤期　在损伤后 4～6 小时以原发病表现为主,呼吸可增快,但无典型呼吸窘迫。X 线胸片无阳性发现。

2. 相对稳定期　在损伤后 6～48 小时经积极救治,循环稳定而逐渐出现呼吸困难、频率加快、低氧血症、过度通气、$PaCO_2$ 降低,肺体征不明显 X 线胸片可见肺纹理增多、模糊和网状浸润影,提示肺血管周围液体积聚增多和间质性水肿。

3. 呼吸衰竭期　在损伤后 24～48 小时呼吸困难、窘迫和出现发绀,常规吸氧无效,也不能用其他原发心肺疾病来解释。呼吸频率加快可达 35～50 次/分,胸部听诊可闻及湿啰音。X 线胸片两肺有散在斑片状阴影或呈磨玻璃样改变,可见支气管充气征。$PaCO_2$ 和 PaO_2 均降低,常呈代谢性酸中毒合并呼吸性碱中毒。

4. 终末期　极度呼吸困难和严重发绀,出现神经精神症状如嗜睡、谵妄、昏迷等。X 线胸片示融合成大片状浸润阴影,支气管充气征明显。血气分析严重低氧血症、CO_2 潴留,常有混合性酸碱失衡,最终可发生循环功能衰竭。

病例 1 中患者发病即出现高热,体温>38.5℃,入院时有明显气促,白细胞总数和分属在正常范围,出现心肌酶增高,同时出现多脏器的损害,胸部影像学有典型表现,首次胸部影像学检查均提示累及双肺,其中双肺出现大片渗出(图 33-9),在 3~5 天内迅速发展为双肺弥漫渗出,累及双肺各叶。之后持续处于低氧合状态,循环及其他器官系统衰竭恶化,最终临床死亡(图 33-10)。

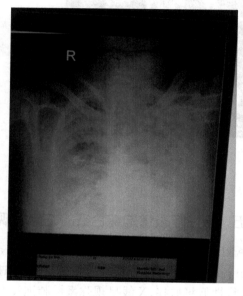

图 33-9　ECMO 后

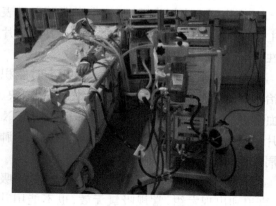

图 33-10　ECMO

六、急性呼吸窘迫综合征的治疗

(一)原发病治疗

目前认为,感染、创伤等原发疾病导致的全身炎症反应是导致 ARDS 的根本病因,也最终影响 ALI/ARDS 预后和转归。控制原发病(骨折固定;烧伤组织移植),积极控制感染(包括有效清创;感染灶充分引流;抗生素合理选用),早期纠正休克,改善微循环,遏制其诱导的全身失控性炎症反应,是预防和治疗 ALI/ARDS 的必要措施。

(二)呼吸支持治疗

1. 氧疗　ALI/ARDS 氧疗目的是改善气体交换功能,保证氧输送,防止细胞缺氧。在维持动脉氧分压(PaO_2)达到 8.00~10.7kPa(60~80mmHg)下使吸入氧浓度尽可能<60%,如吸入更高浓度氧尽可能小于 24 小时,一旦氧合改善就应尽快调整吸入氧浓度。根据低氧血症改善的程度和治疗反应调整氧疗方式。低浓度氧时可使用鼻导管;当需要较高的吸氧浓度时,可采用文丘里面罩或带贮氧袋的非重吸式氧气面罩。ARDS 患者往往低氧血症严重,大多数患者一旦诊断明确,常规的氧疗常常难以奏效,机械通气仍然是最主要的呼吸支持手段。

2. 无创机械通气　无创机械通气(NIV)在 ARDS 急性低氧性呼吸衰竭中的应用仍存在很多争议。迄今为止,尚无足够的资料显示 NIV 可以作为 ALI/ARDS 导致的急性低氧性呼吸衰竭的常规治疗方法。

当 ARDS 患者神志清楚、血流动力学稳定,并能够得到严密监测和随时可行气管插管时,可以尝试 NIV 治疗。如 NIV 治疗 1~2 小时后,低氧血症和全身情况得到改善,可继续应用 NIV。若低氧血症不能改善或全身情况恶化,提示 NIV 治疗失败,应及时改为有创通气。

应用 NIV 可使部分合并免疫抑制的 ALI/ARDS 患者避免有创机械通气,从而避免呼吸机相关肺炎(VAP)的发生,并可能改善预后。免疫功能低下的患者发生 ALI/ARDS,早期可首先试用 NIV。

ALI/ARDS 患者在以下情况时不适宜应用 NIV:①神志不清;②血流动力学不稳定;③气道分泌物明显增加而且气道自洁能力不足;④因面部畸形、创伤或手术等不能佩戴鼻面罩;⑤上消化道出血、剧烈呕吐、肠梗阻和近期食管及上腹部手术;⑥危及生命的低氧血症。应用 NIV 治疗 ALI/

ARDS 时应严密监测患者的生命体征及治疗反应。如 NIV 治疗 1～2 小时后,低氧血症和全身情况得到改善,可继续应用 NIV。若低氧血症不能改善或全身情况恶化,提示 NIV 治疗失败,应及时改为有创通气。

3. 有创机械通气

(1)机械通气的时机选择:ARDS 患者经高浓度吸氧仍不能改善低氧血症时,应气管插管进行有创机械通气。ARDS 患者呼吸功明显增加,表现为严重的呼吸困难,早期气管插管机械通气可降低呼吸功,改善呼吸困难。虽然目前缺乏 RCT 研究评估早期气管插管对 ARDS 的治疗意义,但一般认为,气管插管和有创机械通气能更有效地改善低氧血症,降低呼吸功,缓解呼吸窘迫,并能够更有效地改善全身缺氧,防止肺外器官功能损害。

(2)肺保护性通气:由于 ARDS 发生后大量肺泡塌陷,肺容积明显减少,常规或大潮气量通气易导致肺泡过度膨胀和气道平台压过高,加重肺及肺外器官的损伤。小潮气量通气是 ARDS 病理生理结果的要求。应尽早采用潮气量设置为6～8ml/kg 通气。通气模式选择有研究提示压力控制通气模式比容量控制模式更少产生气压伤,更易达到人机同步,可选择的模式有压力控制反比通气、压力释放通气、双相气道正压通气。

气道平台压能够客观反映肺泡内压,其过度升高可导致呼吸机相关肺损伤。实施肺保护性通气策略时,限制气道平台压比限制潮气量更为重要。推荐维持气道平台压 < 2.45～2.94kPa(25～30cmH$_2$O)。

由于 ARDS 肺容积明显减少,为限制气道平台压,有时不得不将潮气量降低,允许动脉血二氧化碳分压(PaCO$_2$)高于正常,PaCO$_2$<10.7～13.3kPa(80～100mmHg),即所谓的允许性高碳酸血症。允许性高碳酸血症是肺保护性通气策略的结果,并非 ARDS 的治疗目标。研究证实,实施肺保护性通气策略时一定程度的高碳酸血症是安全的。酸血症对心血管严重抑制作用往往限制了允许性高碳酸血症的应用,目前尚无明确的二氧化碳分压上限值,一般主张保持 pH 值>7.20 接近 7.30,否则可考虑静脉输注碳酸氢钠。颅压增高是应用允许性高碳酸血症的禁忌证。

(3)肺复张:充分复张 ARDS 塌陷肺泡是纠正低氧血症和保证 PEEP 效应的重要手段。为限制气道平台压而被迫采取的小潮气量通气往往不利于

ARDS 塌陷肺泡的膨胀,而 PEEP 维持复张的效应依赖于吸气期肺泡的膨胀程度。而且肺复张有利于减少肺泡反复开放与萎陷所致的剪切损害。目前临床常用的肺复张手法包括控制性肺膨胀、PEEP 递增法及压力控制法(PCV 法)。其中实施控制性肺膨胀采用恒压通气方式,推荐吸气压为 4.00～6.00kPa(30～45cmH$_2$O)、持续时间 30～40 秒。临床研究证实肺复张手法能有效地促进塌陷肺泡复张,改善氧合,降低肺内分流。单次肺复张效果一般较短暂,复张后合理的应用 PEEP 变得很重要。

肺复张手法的效应受多种因素影响。一般认为,肺外源性的 ARDS 对肺复张手法的反应优于肺内源性的 ARDS;ARDS 病程也影响肺复张手法的效应,早期 ARDS 肺复张效果较好。

值得注意的是,肺复张手法可能减少心排出量,影响患者的循环状态,还可引起气胸,实施过程中应密切监测。

(4)PEEP 的选择:ARDS 广泛肺泡塌陷不但可导致顽固的低氧血症,而且部分可复张的肺泡周期性塌陷开放而产生剪切力,会导致或加重呼吸机相关肺损伤。充分复张塌陷肺泡后应用适当水平PEEP 防止呼气末肺泡塌陷,改善低氧血症,并避免剪切力,防治呼吸机相关肺损伤。因此应采用能防止肺泡塌陷的最低 PEEP。

ARDS 最佳 PEEP 的选择目前仍存在争议。一般使用 PEEP 在 0.49～1.47kPa(5～15cmH$_2$O)之间,合理选择目标是尽可能避免肺泡萎陷的趋势下将 PEEP 对机体不利影响降到最低。具体措施可以在维持吸入压不变的情况下,逐渐增加 PEEP,观察潮气量以及循环的变化,或参照肺静态压力-容积(P-V)曲线低位转折点压力＋0.20kPa(2cmH$_2$O)来确定 PEEP。

(5)自主呼吸:自主呼吸过程中膈肌主动收缩可增加 ARDS 患者肺重力依赖区的通气,改善通气血流比例失调,改善氧合。尽可能保有自主呼吸是有创呼吸中比较重要的趋势。在循环功能稳定、人机协调性较好的情况下,ARDS 患者机械通气时有必要保留自主呼吸,有助于降低气道峰压,促使肺泡复张,气道廓清并尽可能减少通气支持手段对循环和消化道的影响。

(6)半卧位:半卧位(头部抬高 30°～45°以上)可明显降低误吸所导致的 VAP 的发生率。因此,除非有脊髓损伤等体位改变的禁忌证,机械通气患者均应保持半卧位,预防 VAP 的发生。

(7)俯卧位通气:俯卧位通气通过降低胸腔内压力梯度、促进分泌物引流和促进肺内液体移动,明显改善氧合。对于常规机械通气治疗无效的重度ARDS患者,可考虑采用俯卧位通气。具体实施可采用翻身床或人工垫枕于额、双肩、下腹和膝部。

严重的低血压休克、室性心律失常、颜面部创伤及未处理的不稳定性骨折为俯卧位通气的相对禁忌证。当然,体位改变过程中可能发生如气管插管及中心静脉导管意外脱落等并发症,需要予以预防,但严重并发症并不常见。

(8)镇静镇痛与肌松:机械通气患者应考虑使用镇静镇痛剂,以缓解焦虑、疼痛,减少过度的氧耗。合适的镇静状态、适当的镇痛可保证患者安全和舒适,改善人机同步性。

机械通气的ARDS患者应尽量避免使用肌松药物。仅在通气最困难患者中使用肌松药物,使用过程中应监测肌松水平以指导用药剂量,以预防膈肌功能不全和VAP的发生。

4. 液体通气 部分液体通气是在常规机械通气的基础上经气管插管向肺内注入相当于功能残气量的全氟碳化合物,以降低肺泡表面张力,促进肺重力依赖区塌陷肺泡复张。目前认为可能是一种必要的补充策略。可作为严重ARDS患者常规机械通气无效时的一种选择。

5. 体外膜肺氧合技术(ECMO) 建立体外循环后在肺外进行气体交换可减轻肺负担、有利于肺功能恢复。非对照临床研究提示,严重的ARDS患者应用ECMO后存活率为46%～66%。但RCT研究显示,ECMO并不改善ARDS患者预后。随着ECMO技术的改进,需要进一步的大规模研究结果来证实ECMO在ARDS治疗中的地位。

(三)ALI/ARDS药物治疗

1. 液体管理 高通透性肺水肿是ALI/ARDS的病理生理特征,肺水肿的程度与ALI/ARDS的预后呈正相关,由于肺毛细血管通透性增加和肺毛细血管静水压增加加重肺水肿形成。适当利尿和限制液化输入,尤其应限制晶体入量,保持较低前负荷,PAWP<1.6kPa,降低肺毛细血管静水压以减轻肺间质水肿。因此,通过积极的液体管理,改善ALI/ARDS患者的肺水肿具有重要的临床意义。研究显示限制性液体管理组的休克和低血压发生率并无明显增加。在维持循环稳定,保证器官灌注的前提下,限制性的液体管理策略可使ALI/ARDS患者氧合指数明显改善,ICU住院时间明显缩短。在对容量

判断有困难时,推荐可使用漂浮导管等加强有创血流动力学监测。

ARDS患者输注晶体还是胶体液进行液体复苏一直存在争论。大规模RCT研究显示白蛋白较生理盐水在改善生存率、机械通气时间及ICU住院时间等方面无明显优势。但值得注意的是,白蛋白对于血管外肺水的影响。胶体渗透压是决定毛细血管渗出和肺水肿严重程度的重要因素。研究证实,低蛋白血症是严重感染患者发生ARDS的独立危险因素,而且低蛋白血症可导致ARDS病情进一步恶化,并使机械通气时间延长,病死率也明显增加。因此,对低蛋白血症的ARDS患者有必要输入白蛋白或人工胶体,提高胶体渗透压。最近两个多中心RCT研究显示,对于存在低蛋白血症(血浆总蛋白<50～60g/L)的ALI/ARDS患者,与单纯应用呋塞米(速尿)相比,尽管白蛋白联合呋塞米治疗未能明显降低病死率,但可明显改善氧合、增加液体负平衡,并缩短休克时间。因此,对于存在低蛋白血症的ARDS患者,在补充白蛋白等胶体溶液的同时联合应用呋塞米,有助于实现液体负平衡,并改善氧合。人工胶体对ARDS是否也有类似的治疗效应,需进一步研究证实。

2. 糖皮质激素 全身和局部的炎症反应是ALI/ARDS发生和发展的重要机制。糖皮质激素对机体炎症反应有强烈的抑制作用,有减轻肺泡上皮细胞和毛细血管内皮细胞损伤,降低血管通透性,减少渗出的作用。目前大量的研究试图应用糖皮质激素控制炎症反应,预防和治疗ARDS,但结论争议极大。

早期的3项多中心RCT研究观察了大剂量糖皮质激素ARDS的预防和早期治疗作用,结果糖皮质激素既不能预防ARDS的发生,对早期ARDS也没有治疗作用。但对于过敏原因导致的ARDS患者,早期应用糖皮质激素经验性治疗可能有效。此外感染性休克并发ARDS的患者,如合并肾上腺皮质功能不全,可考虑应用替代剂量的糖皮质激素。

持续的过度炎症反应和肺纤维化是导致ARDS晚期病情恶化和治疗困难的重要原因。糖皮质激素能抑制ARDS晚期持续存在的炎症反应,并能防止过度的胶原沉积,阻止肺纤维化的进展,从而有可能对"晚期"ARDS有保护作用。然而,最近ARDSnet的研究观察了糖皮质激素对晚期ARDS(患病7～24天)的治疗效应,结果显示糖皮质激素治疗[甲泼尼龙2mg/(kg·h),两周后减量]并不降低病死率,

但可明显改善低氧血症和肺顺应性,缩短患者的休克持续时间和机械通气时间。对于"晚期"ARDS患者常规应用糖皮质激素治疗也有一定争议。

3. 一氧化氮(NO)吸入　NO吸入可选择性扩张肺血管,而且NO分布于肺内通气良好的区域,可扩张该区域的肺血管,显著降低肺动脉压,减少肺内分流,改善通气血流比例失调,并且可减少肺水肿形成。临床研究显示,NO吸入可使约60%的ARDS患者氧合改善,同时肺动脉压、肺内分流明显下降,但对平均动脉压和心排出量无明显影响。但其效果也仅限于开始NO吸入治疗的24~48小时内,作用短暂。两个RCT研究证实NO吸入并不能改善ARDS的病死率。因此吸入NO不宜作为ARDS的常规治疗手段,仅在一般治疗无效的严重低氧血症时作为过度措施考虑应用。

4. 肺泡表面活性物质　ARDS患者存在肺泡表面活性物质减少或功能丧失,易引起肺泡塌陷。肺泡表面活性物质能降低肺泡表面张力,减轻肺炎症反应,阻止氧自由基对细胞膜的氧化损伤。因此,补充肺泡表面活性物质可能成为ARDS的治疗手段。早产儿发生的ARDS中替代治疗效果明显好于成人。目前肺泡表面活性物质的应用仍存在许多尚未解决的问题,如最佳用药剂量、具体给药时间、给药间隔和药物来源等。因此,尽管早期补充肺表面活性物质,有助于改善氧合,还不能将其作为ARDS的常规治疗手段。有必要进一步研究,明确其对ARDS预后的影响。

5. 前列腺素 E_1　前列腺素 E_1(PGE$_1$)不仅是血管活性药物,还具有免疫调节作用,可抑制巨噬细胞和中性粒细胞的活性,发挥抗感染作用,抑制血小板聚集,降低肺和体循环阻力,提高心排出量。静脉注射PGE$_1$常因全身血管舒张而导致低血压。有报道吸入型PGE$_1$可以改善氧合,但这需要进一步RCT研究证实。因此,只有在ALI/ARDS患者低氧血症难以纠正时,吸入PGE$_1$作为可以考虑的治疗手段。

6. N-乙酰半胱氨酸(NAC)和丙半胱氨酸　可通过提供半胱氨酸而提高细胞内谷胱甘肽GSH水平,依靠GSH氧化还原反应来清除体内氧自由基,从而减轻肺损伤。静脉注射NAC可能改善全身氧合和缩短机械通气时间,尚不支持NAC等抗氧化剂用于治疗ARDS。

7. 环氧化酶抑制剂　布洛芬等环氧化酶抑制剂,可抑制ALI/ARDS患者血栓素 A_2 的合成,对炎症反应有强烈抑制作用。小规模临床研究发现布洛芬可改善全身性感染患者的氧合与呼吸力学,但不能降低危重患者ARDS的患病率,也不能改善ARDS患者30天生存率。因此,布洛芬等环氧化酶抑制剂尚不能用于ALI/ARDS常规治疗。

8. 细胞因子单克隆抗体或拮抗剂　动物实验应用单克隆抗体或拮抗剂中和肿瘤坏死因子(TNF)、白介素(IL)-1和IL-8等细胞因子可明显减轻肺损伤,但多数临床试验获得阴性结果。细胞因子单克隆抗体或拮抗剂是否能够用于ALI/ARDS的治疗,目前尚缺乏临床证据。因此,不推荐细胞因子单克隆抗体或拮抗剂用于ARDS治疗。

9. 重组人活化蛋白C　重组人活化蛋白C(rhAPC或称Drotrecogin alfa)具有抗血栓、抗炎和纤溶特性,已被试用于治疗严重感染。III期临床试验证实,持续静脉注射rhAPC 24μg/(kg·h)达96小时可以显著改善重度严重感染患者(APACHE II)的预后。基于ARDS的本质是全身性炎症反应,且凝血功能障碍在ARDS发生中具有重要地位,rhAPC有可能成为ARDS的治疗手段。但rhAPC治疗ARDS的II期临床试验正在进行。因此,尚无证据表明rhAPC可用于ARDS治疗,当然,在严重感染导致的重度ARDS患者,如果没有禁忌证,可考虑应用rhAPC。rhAPC高昂的治疗费用也限制了它的临床应用。

(四)急性呼吸窘迫综合征的预后

有文献统计ARDS的死亡率由20世纪80年代的50%~60%到21世纪初的30%~40%。既往治疗焦点集中于改善患者氧合,有趣的是经过治疗尽管很多患者低氧血症有明显的改善,但预后并未有大幅度的改善,如在治疗最初对治疗反应良好的患者(氧合在24小时明显改善)预后较好。近年认识到影响病死率的首要原因是易感因素,由脓毒症所致的ARDS病死率高达70%~90%,多数ARDS患者死于脓毒症或多器官功能衰竭,并非死于呼吸衰竭。肺外脏器功能的衰竭程度在很大程度上影响ARDS的预后。

参考文献

1. Marino, Paul L. The ICU Book, 3rd ed. Lippincott Williams & Wilkins, 2007.

(李海波　王怀泉　李文志)

第三十四章

急性肺栓塞

一、临床病例

【病例1】

患者,男性,58岁,体重72kg,ASA2级,因右胫骨骨折入院,术前各项检查正常,在腰硬联合阻滞下行择期右胫骨切开复位内固定术。入室后血压17.02/9.31kPa(128/70mmHg),心率82次/分,$SpO_2$97%(吸空气)。侧卧位下于L2～3椎间隙向蛛网膜下腔注入布比卡因重比重液2ml,然后硬膜外腔向头端置管3cm。阻滞平面为T_8～S_1。手术开始后下肢驱血扎止血带,此时血压迅速下降,最低至9.58/5.72kPa(72/43mmHg),心率132次/分,患者感胸闷,呼吸困难,并伴有大汗及呕吐,$SpO_2$85%。快速面罩加压供氧、加快输液,并紧急行气管插管机械通气。在此过程中患者心搏骤停,紧急行胸外心脏按压,静注肾上腺素1mg,30秒后恢复窦性心律,心率90次/分,给予地塞米松20mg,多巴胺5μg/(kg·min)持续泵入,血压维持在13.30/7.98kPa(100/60mmHg),心率为105次/分,$SpO_2$99%。超声心动图示右心室明显增大,肺动脉压6.65kPa(50mmHg),中心静脉压2.45kPa(25cmH₂O)。

1)患者出现什么问题?

2)类似问题的主要诱因有哪些?

【病例2】

患者,女,77岁,因左股骨颈骨折拟在全麻下右侧卧位行全髋关节置换术,合并高血压病、冠心病、心肌缺血、糖尿病10年,ECG示心肌缺血,入手术室时桡动脉血压22.61/13.30kPa(170/100mmHg),心率85次/分,$SpO_2$96%,施行静脉麻醉诱导,气管插管成功后呼吸机(IPPV)控制呼吸,潮气量500ml,频率12次/分,$SpO_2$100%,呼气末二氧化碳($P_{ET}CO_2$)4.52～4.79kPa(34～36mmHg)。应用丙泊酚TCI和瑞芬太尼TCI维持

麻醉。静脉泵注硝酸甘油0.1～0.5μg/(kg·min)使血压维持在15.96～19.29/8.65～11.84kPa(120～145/65～89mmHg)。手术应用骨水泥时患者$P_{ET}CO_2$由4.52kPa(34mmHg)骤降至2.93kPa(22mmHg),血压急剧降至9.31/5.99kPa(70/45mmHg),心率118次/分,静注麻黄碱15mg无效,再次给予麻黄碱15mg,患者血压继续下降至7.98/5.32kPa(60/40mmHg),心率64次/分,静脉注射肾上腺素1mg,地塞米松20mg,血压随之患者血压下降至3.99/2.66kPa(30/20mmHg),心率72次/分,$SpO_2$80%,$P_{ET}CO_2$2.66kPa(20mmHg)。

1)全身麻醉中急性肺栓塞的最快速的诊断指标是什么?

2)如何避免类似情况的发生?

3)下一步如何继续处理?

二、肺栓塞的流行病学

肺栓塞 pulmonay embolism PE 在西方国家总人群中年发生率约为0.5‰,而住院患者发病率为0.4%(1979—1999年)。其在心血管病中占第三位,仅次于冠心病和高血压病。它是外科手术,创伤,分娩后和许多严重疾病的常见并发症,在住院死亡患者尸检中,肺栓塞的检出率为12%～15%。未经治疗的肺栓塞死亡率大约30%,经过充分治疗后,病死率可降至2%～8%。70%的急性肺栓塞患者存在下肢深静脉血栓。我国目前尚无确切的肺栓塞发病率和死亡率的报道,但近几年来从相关文献发现,肺栓塞发病率在我国呈现迅速增高趋势,主要是由于绝对发病人数在上升,而且诊断意识和诊断技术的提高。

参考文献

1. Dalen JE. Pulmonary embolism: what have we learned since Virchow? Natural history, pathophysiology, and diagnosis. Chest, 2002, 122: 1440-1456.

2. Kearon C. Natural history of venous t 心率 omboembolism. Circulation, 2003, 107 (Suppl): S122-S130.

三、围术期肺栓塞的易患因素

患者因素：①年龄：发生 PE 的平均年龄为 62岁，其中 80 岁以上的发病率是 50 岁以下的 8 倍；②深静脉血栓病史：是发生 PE 的重要原因和标志；③心脏病病史：40％肺栓塞患者合并有心脏病；④肥胖；⑤恶性肿瘤（尤其是处于转移期）：6％～10％恶性肿瘤患者合并有肺栓塞，国内统计 35％肺栓塞发生在恶性肿瘤患者，尤以肺癌常见；⑥口服避孕药。

非患者因素：高危因素：髋关节或大腿骨折、髋/膝关节置换、大普外科手术（胰腺等）、创伤、脊髓损伤等。中危因素：关节镜手术、妊娠或产后。低危因素：卧床大于 3 天或长期处于坐姿、腹腔镜手术（如胆囊切除术）等。

参 考 文 献

Cohen AT, Tapson VF, Bergmann JF, et al. Venous thromboembolism risk and prophylaxis in the acute hospital care setting (ENDORSE study): a multinational cross-sectional study. Lancet, 2008, 371: 387-394.

四、肺栓塞的病理生理学

PE 发生后，若 30％～50％的肺血管床被阻塞则可引起显著的血流动力学变化。肺动脉的阻塞导致右室后负荷骤然增加，可引起电机械分离而诱发猝死。亦可由于急性右心功能不全而表现为低血压或晕厥。此时机体交感神经活性显著增加，右心收缩功能增强，促使肺动脉血液回流至左心系统，另外外周血管收缩以维持血压。

有时一些小的栓子并不引起显著的血流动力学改变，但可导致肺梗死，肺泡内出血而引起咯血，从而影响气体交换。但多数情况下呼吸功能不全导致的低氧血症是由血流动力学的改变引起的，如心排出量下降引起进入肺毛细血管床的混合静脉血氧饱和度下降，肺血流的极度不均衡造成的通气/血流比值失调，右房压的增高当超过左房压力时，血液通过卵圆孔导致右向左分流。

参 考 文 献

Harris P, Heath D. Pulmonary embolism//Harris P, Haeth D. Pulmonary Circulation. London: Churchill Livingstone, 1996: 552-554.

五、肺栓塞的临床诊断

（一）临床表现

肺栓塞的主要表现为呼吸困难、胸痛和晕厥，可单独或同时出现。临床上晕厥较少发生，而胸痛则是清醒患者发生肺栓塞时最常见的症状。严重的肺栓塞可伴有休克和低血压。迅速发生的呼吸困难往往是由于血流动力学的剧烈变化所致，对于已经存在心功能不全或肺疾病的患者，进行性加重的呼吸困难可能是急性肺栓塞的唯一临床表现。

易患因素对于急性肺栓塞的诊断有重要价值，但 30％肺栓塞患者发病前并无易患因素的存在。

肺栓塞发生后胸部 X 线片检查通常有异常表现（如胸腔积液和肺不张等），但无特异性。PE 通常伴有低氧血症，PaO_2 降低，$D(A-a)O_2$ 增大。ECG 可表现为右室心肌损害，如 V_1～V_4 导联 T 波倒置，V_1 导联呈现 QR 波形，完全或不完全性右束支传导阻滞等。

值得注意的是，在全麻状态下术中发生急性肺栓塞时诊断较为困难。一般情况下均有易患因素存在且发生速度快。术中发生急性肺栓塞时最早变化的指标是 $P_{ET}CO_2$，由于肺动脉高压导致肺血流急剧下降，因此 $P_{ET}CO_2$ 可骤然下降，但不至于降至零，除非发生心搏骤停。紧随其后的是血流动力学的改变，如血压急剧下降或心搏骤停，可伴有 SpO_2 的下降及 PaO_2 的下降等。

根据易患因素、临床表现和体征，将相关指标进行量化评分，可对急性肺栓塞做出初步诊断。目前较常用的有 Wells 评分和修正 Geneva 评分（表 34-1）。

表 34-1 修正 Geneva 评分和 Wells 评分量表

修正 Geneva 评分		Wells 评分	
变量	评分	变量	评分
易患因素		易患因素	
年龄＞65 岁	+1	有 DVT 或 PE 病史	+1.5
有 DVT 或 PE 病史	+3	近期手术或制动史	+1.5
1 个月内手术或骨折史	+2	癌症	+1
恶性肿瘤	+2		
症状		症状	
单侧下肢痛	+3	咯血	+1
咯血	+2		

续表

修正 Geneva 评分		Wells 评分	
变量	评分	变量	评分
体征		体征	
心率 75～94 次/分	+3	心率＞100 次/分	+1.5
心率＞95 次/分	+5	DVT 的临床体征	+3
下肢深静脉触痛和肿胀	+4		
		临床判断	
		除 PE 外,诊断其他 疾病的可能性小	
临床可能性	总分	临床可能性	总分
低	0～3	低	0～1
中	4～10	中	2～6
高	＞11	高	＞7

注:DVT:深静脉血栓;PE:肺栓塞

(二)辅助检查

1. D-二聚体 血浆 D-二聚体(D-Dimer)是纤维蛋白胶连蛋白的代谢产物,急性肺栓塞时血浆含量增加,敏感性高,但特异性不强。如 D-Dimer 低于 $500\mu g/L$,可排除急性肺栓塞诊断,不必做肺动脉造影。

2. X 线胸片 多有异常改变,最常见的征象为肺纹理稀疏、减少,透过度增加和肺血分布不匀。偶见形状不一的肺梗死浸润影;典型表现为底边朝向胸膜或膈肌上的楔形影,有少至中量胸腔渗液。此外还可见气管移向患侧或较重侧,膈肌抬高。当并发肺动脉高压或右心扩大或衰竭时,上腔静脉影增宽,肺动脉段凸出,右肺下动脉增宽,右心室扩大。X 线胸片可为诊断提供初步线索。

3. 胸部 CT 可对急性或慢性肺栓塞作初步鉴定。对急性非大面积肺栓塞可疑病例可列为首选,并在就诊 24 小时内完成。

4. 超声心动图 可显示右心的大小和功能,对病情危重、血流动力学不稳定的可疑急性大面积肺栓塞有诊断价值,可列入首选。

5. 肺动脉造影(pulmonary angiography) 是诊断肺栓塞的"金标准",敏感性 98%,特异性 95%～98%。但它属于有创检查,应严格掌握适应证。利用 CTPA 可作栓塞的定量分析,结果与临床严重程度相关性好,诊断肺栓塞的敏感性和特异性达 95%。

(三)诊断程序

怀疑患者为急性肺栓塞时,内科的一般诊断程序如下(图 34-1、2)。

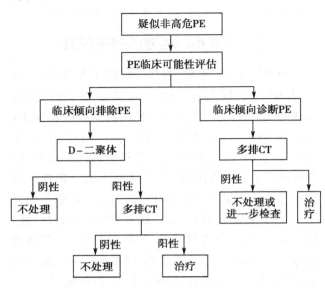

图 34-1 可疑非高危 PE 的诊断程序

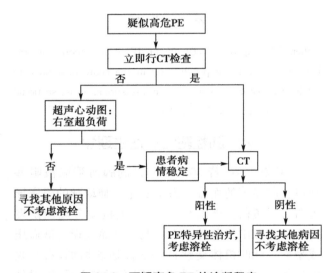

图 34-2 可疑高危 PE 的诊断程序

在麻醉手术过程中尤其全身麻醉下,结合呼吸功能指标($P_{ET}CO_2$、SpO_2、PaO_2、气道压等)和血流动力学指标(心率、BP、CVP)的急剧改变,对于高度怀疑发生急性肺栓塞的患者,在进行循环呼吸支持治疗的同时,应诊断上述改变是肺源性还是心源性因素造成的,即先排除右心急性心肌梗死或右心衰的发生。

心电图的变化可用来诊断心肌梗死,监护仪的心电图导联均为模拟导联,必要时应行 12 导联心电图检查。心脏超声尤其是经食管超声心动图(TEE)在麻醉手术中的诊断意义非常大,TEE 可用来观察心室的收缩、心室腔容积的变化以及瓣膜的功能等,有时可直接发现肺动脉内存在的较大栓子。

同时应检测肌钙蛋白 I 以确定心肌是否受损并检测 D-二聚体水平。

参 考 文 献

1. Wells PS, Ginsberg JS, Anderson DR, et al. Use of a clinical model for safe management of patients with suspected pulmonary embolism. Ann Intern Med, 1998, 129: 997-1005.
2. Le Gal G, Righini M, Roy PM, et al. Prediction of pulmonary embolism in the emergency department the revised Geneva score. Ann Intern Med, 2006, 144: 165-171.
3. Wells PS, Anderson DR, Rodger M, et al. Derivation of a simple clinical model to categorize patients probability of pulmonary embolism: increasing the models utility with the SimpliRED D-dimer. Thromb Haemost, 2000, 83: 416-420.

(四) 治疗

1. 循环与呼吸支持 高危肺栓塞患者可发生急性右心功能不全而导致严重循环衰竭，因此循环支持应围绕降低肺动脉压力和维持体循环压力来进行。对于伴有低心排出量，血压正常者，可考虑应用多巴胺/多巴酚丁胺，可有效提高心排出量，而对心率、血压和肺动脉压影响较小。对伴有休克者，则选用肾上腺素。同时应使用血管扩张药降低肺动脉压，但静脉途径应用血管扩张药无选择性，因此推荐使用吸入方法。如吸入一氧化氮（NO）或前列环素等可产生特异性的效果。对伴有低氧血症者，内科治疗通常通过鼻导管吸氧可予纠正，但在麻醉手术中应第一时间行气管插管机械通气并吸入纯氧，在保证氧供的同时把精力放在循环支持及其他治疗上。

2. 溶栓治疗 临床症状出现后 48 小时内溶栓效果最好，但溶栓治疗对症状发生 6～14 天的患者仍有效。约 92% 患者对溶栓治疗反应良好，表现为 36 小时内临床症状和超声心动图的改善。尿激酶与链激酶的溶栓效果无明显差异，而且经肺动脉内局部注入 rtPA（低剂量）未显示比静脉溶栓有任何优势（表 34-2）。

表 34-2 已证实用于肺栓塞的溶栓药物

链激酶	250 000U 静脉负荷剂量，给药时间 30 分钟，然后以 100 000U/h 维持 12～24 小时 快速给药：150 万 U，静脉输注，给药时间 2 小时
尿激酶	4400U/kg 静脉负荷量，给药时间 10 分钟，然后以 4400U/(kg·h) 维持 12～24 小时 快速给药：300 万 U，静脉输注，给药时间 2 小时
rt-PA	100mg 静脉输注，给药时间 2 小时；或 0.6mg/kg 静脉输注 15 分钟，最大剂量 50mg

溶栓治疗可带来显著的出血风险，尤其存在潜在疾病及并存多种疾病时。随机试验的数据表明，大出血累计发生率为 13%，颅内出血或致命性出血发生率为 1.8%。

3. 肺栓塞的抗凝治疗

(1) 初始抗凝治疗：抗凝治疗在肺栓塞治疗中有重要地位。考虑未治疗患者具有较高死亡率，在怀疑肺栓塞的患者等待进一步确诊过程中即应进行抗凝治疗。肝素是常用的抗凝药物，静脉负荷为 80U/kg，然后以 18U/(kg·h) 静脉输注。随后肝素的剂量调整应根据 APTT 结果而定，使 APTT 维持在正常对照的 1.5～2.5 倍。应在静脉负荷治疗 4～6 小时后检测 APTT，然后每次剂量调整后 3 小时复查，或达到目标治疗剂量后每天复查 1 次。

低分子肝素目前在临床已有替代普通肝素的趋势，因其在使用中不需要监测凝血功能。有效性和安全性与肝素相同。但对于肾功能不全患者，普通肝素仍是首选，因其不经肾脏代谢。低分子量肝素并不被推荐用于血流动力学不稳定的高危肺栓塞患者，因为这些患者在对比这些药物有效性和安全性的随机试验中是被排除在外的。对于接受低分子量肝素治疗的患者，不需常规监测抗 Xa 因子水平，但对于急性肾衰竭和妊娠的患者，这些指标就应考虑。

华法林作为口服抗凝剂，对于年轻（小于 60 岁）患者或者健康的院外患者而言，起始剂量通常为 10mg；而对于老年及住院患者，起始剂量通常为 5mg。随后的治疗剂量应根据 INR 进行调整，使其维持在 2.5 左右的水平（2.0～3.0）。

(2) 长期抗凝治疗：肺栓塞患者长期抗凝治疗的目的是预防致死性及非致死性静脉血栓栓塞事件。大部分患者应用华法林，而针对肿瘤患者，低分子量肝素可安全有效地替代维生素 K 拮抗剂。应用维生素 K 拮抗剂应使 INR 维持在 2.5 左右（2.0～3.0）。由暂时或可逆性危险因素导致的肺栓塞患者推荐抗凝时程为 3 个月，对于不明原因的肺栓塞患者建议抗凝至少 3 个月，对于再次发生的不明原因的肺栓塞患者建议长期抗凝。

参 考 文 献

Chariperson AT，Perrier A，Konstantinides S，et al. Guidelines on the diagnosis and management of acute pulmonary embolism. European Heart J，2008，29：2276-2315.

六、Key points

1. 及早发现并正确处理急性肺栓塞可降低围术期的死亡率。

2. 麻醉前应全面了解急性肺栓塞的易患因素。

3. 术中怀疑为急性肺栓塞时，在进行呼吸循环支持治疗的同时，应排除右心急性心肌梗死和右心衰。

4. 呼吸末二氧化碳变化是麻醉中发生急性肺栓塞时最早变化的监测指标。

5. 一旦确诊为急性肺栓塞，应积极地进行抗凝和溶栓治疗。

（刘红亮）

第三十五章

脑 复 苏

一、临床病例

【病例1】

患者卢某某，硬膜外麻醉下经膀胱镜行前列腺切除术，手术接近结束时，患者突然大喊一声后，立即出现面色青紫，右手摆动至胸前，意识丧失。立即给予急诊气管插管术，同时开始胸外心脏按压。插管成功后给予控制呼吸，氧浓度100%。经过多次肾上腺素、阿托品等药物静脉注射，心外电除颤一次，抢救1小时10分钟后心脏复跳，恢复自主窦性心律，抢救成功。转SICU做进一步生命支持。患者入室时体温35.5℃，脉搏85次/分，静脉持续泵注多巴胺（6~8）$\mu g/(kg \cdot min)$，维持血压 $8.00 \sim 10.7/5.33 \sim 6.67kPa$（60~80/40~50mmHg）。双侧瞳孔等大等圆，对光反射灵敏。无自主呼吸，无自主运动，四肢肌张力高，间断发生抽搐。心肺查体无阳性发现。经治疗20余天后患者神志呈浅昏迷状态，气管内吸氧3L/min，肠内营养支持，各项生命体征平稳，遂转回普通病房继续恢复治疗。

问题：

1）如何进行脑复苏患者的病情评估？

2）脑损伤的机制是什么？

【病例2】

患者杨某某，因"剖宫产致大出血合并心搏骤停，心跳复苏成功后行子宫切除术后10小时"入院。患者于外院行剖宫产术，因术中大出血，低血压，致心搏骤停，立即给予心肺复苏术，15分钟后恢复自主窦性心律，为控制出血行子宫切除，术后急诊转入本医院。入院查体：浅昏迷状，全身皮下水肿，眼睑水肿。瞳孔等大等圆，对光反射灵敏。双肺广泛细湿性啰音。心率123次/分，律齐；生理反射存在，病理反射未引出。初步诊断为急性缺血缺氧性脑病，急性肾衰竭，腹腔内出血，肺部感染。入科后给予治

疗，脱呼吸机后行高压氧治疗30次。患者神志逐渐恢复清楚，尿量正常，病情平稳，准予出院。

问题：

1）脑复苏如何治疗？

2）脑复苏的结局如何？

【病例3】

患者于某某，男，74岁，因双上肢酸痛、麻木10月，加重伴双下肢无力4月余，以颈椎骨质增生、椎管狭窄入院。全麻下行颈椎开窗减压手术后安返病房，呼吸道痰液较多，排痰欠佳，术后第二天出现呼吸困难。并于当日14:42呼吸、心跳消失，经心肺复苏术后恢复自主窦性心律，但自主呼吸未恢复，呼吸机支持通气，转入SICU。入室查体：血压10.3/5.07kPa（77/38mmHg），体温35.0℃，脉搏99次/分，瞳孔直径6mm，对光反射消失，角膜反射消失。腹膨隆，肌力0级，各种生理反射均未引出，霍夫曼征阳性。深昏迷状态，救治48小时后病情无改善，出现尿崩症，电解质紊乱，高钠、高氯血症。入院9天后家属要求放弃一切治疗，停用升压药物后患者死亡。

问题：

1）患者入科时为何种状态？

2）脑死亡的定义及机制是什么？

3）脑死亡的诊断标准是什么？

二、病情评估

在初步的后续处理后，应对患者的脑损伤程度作出阶段性判断。脑损伤的轻重程度是后续治疗难易和愈后的主要因素。除患者的年龄、基础疾病外，脑缺血缺氧时间长短最为重要。一般应从以下四方面考虑：

1. 心跳停止前缺氧时间 或指心跳停止前严重低血压、低氧血症、贫血时间。

2. 心搏骤停时间 指从心搏骤停（CA）到心肺

复苏(CPR)A、B、C 三步骤的时间。

3. CPR 时间 指开始 CPR 到心脏复跳为止的间隔时间。

4. 后续缺氧期 指心跳恢复后低血压、低氧血症、贫血的时间。

三、脑损伤的机制

心脏停搏从开始 CPR 措施至恢复自主循环,缺血经历了一个全身脏器组织缺血、再灌注的一个过程。大脑的重量虽仅占体重的 2%,但是却要接受 15% 心排出量,静息耗氧量占总体耗氧量的 15%~20%,同时脑的氧耗储备少,也无后备的毛细血管。正是脑的这种"低贮备、高供应、高消耗"的特性,决定了脑在缺血缺氧后较其他脏器更易受损。其脑损伤可分为原发性和继发性两类。也可认为是缺血性损伤和缺血再灌注损伤。

(一) 缺血性损伤

心脏停搏是一种全心缺血的状态,而大脑对于这种情况是极其敏感的。在发生心搏骤停的 5~6 秒之内患者将会失去意识,未恢复血供的 2 分钟内大脑的组织缺氧将会持续加重。与此同时,神经元的能量三磷腺苷将会耗尽,而其代谢产物,如腺苷、乳酸、氢离子等将会在细胞内蓄积。细胞膜离子泵功能障碍将会导致细胞膜的稳定性受到严重影响。与此同时,脑缺血、缺氧使细胞的能量代谢由有氧氧化转变为无氧酵解为主,因 ATP 产生大大减少造成能量缺乏。无氧酵解产生大量乳酸而发生代谢性酸中毒,影响细胞膜 Na^+-K^+-ATP 酶活性,细胞内钾外流增加,同时 Na^+、Cl^-、Ca^{2+} 大量进入细胞内引起细胞损伤;乳酸堆积还会引起神经胶质细胞和内皮细胞的水肿和损伤。如果缺血时间足够长,最终会导致整个神经细胞坏死。

(二) 缺血再灌注损伤

由于心肺复苏术以及早期复苏后自主循环的恢复,脑重新获得血流灌注和氧供应。使得神经细胞变性停止在一定程度上,然而它并不一定完全恢复功能,已经启动的变性可能会继续发展、加重。

1. 脑血流变异 尽管有足够的脑灌注压(CPP),长时间的心搏骤停也会随之发生的固定或动态的脑微循环再灌注衰竭。这种受损的复流会引起持续缺血和某些脑区域的小梗死。脑微循环阻塞引起的无复流现象会促使心搏骤停期间血管内血栓形成。尽管脑微循环衰竭,心搏骤停后最初几分钟,由于脑灌注压升高和脑自动调剂受损,肉眼可见再

灌注的充血现象,这种高初始灌注理论上可使复流受损的作用降至最低。然而,有研究显示,自主循环恢复后最初 5 分钟内,高血压(平均动脉压 MAP>13.3kPa)与神经预后的改善无相关性,但自主循环恢复后的 2 小时内,MAP 与神经预后有正相关性。

2. 脑水肿 脑缺血后造成的脑水肿包括细胞毒性和血管源性。细胞毒性始于缺血期,为细胞内水肿,在再灌注期可继续加重。后者发生于再灌注期,为细胞外水肿。可随血压升高和脑血流量增多而加重。多种原因可以引起脑损伤,如脑创伤性脑损伤、脑血管性损伤以及全身缺氧等,这些损伤均能导致脑水肿。按其病理机制,可分为血管源性或细胞毒性脑水肿。通常情况下,很少会只有一种机制起作用,而且二者的分类也是相对的。

血管源性脑水肿是由于脑血管通透性增加,血浆蛋白渗透到脑实质内造成的。细胞毒性脑水肿常见于缺氧、缺血的情况下,缺血缺氧时耗能的离子泵功能衰竭,导致细胞渗透调节功能紊乱。渗透调节功能紊乱导致大量的水分进入到脑实质内。尽管单纯细胞性脑水肿时血-脑屏障可以保持完整,但仍然可使脑血流紊乱,最终导致缺氧和血管源性脑水肿。脑水肿在开始时是局限性的,随后波及全脑。而由于颅骨将大脑所包裹,脑水肿使脑实质体积增大必然导致颅压增高,甚至超过脑动脉血压,而颅压增高对于整个大脑均会出现压迫,导致全脑梗死。

3. 自由基损伤 严重缺血、缺氧导致自由基产生增多,第一会导致生物膜脂质过氧化增强,第二细胞内钙超载,激活蛋白酶、磷脂酶和其他多种氧化酶,进一步形成自由基,从而形成正反馈而相互加重损伤;第三,诱发炎性介质的大量释放和产生。总言之,自由基极为活泼,可和各种细胞成分发生反应,导致细胞功能障碍和结构破坏。

4. 细胞内钙超载 缺血加速神经细胞膜去极化,引起兴奋性神经递质(如谷氨酸)的释放并激活 NMDA 受体,使"受体操作性"Ca^{2+} 通道开放,Ca^{2+} 内流增加;膜去极化则"膜电压依赖性"Ca^{2+} 通道开放,也会促进 Ca^{2+} 内流。神经细胞 Ca^{2+} 超载可能通过以下机制导致细胞损伤和凋亡:①大量 Ca^{2+} 沉积于线粒体,干扰氧化磷酸化过程,使能量产生减少;②激活细胞内 Ca^{2+} 依赖性酶类,其中 Ca^{2+} 依赖的蛋白水解酶被激活可使神经细胞骨架破坏,引起细胞损伤;③激活磷脂酶 A2 和磷脂酶 C,使细胞膜磷脂降解;同时产生大量游离脂肪酸,特别是花生四烯酸,在代谢中产生血栓素、白三烯;具有趋化活性

的白三烯激活中性粒细胞而氧耗增加,产生大量自由基;血栓素促进血小板的聚集而形成微血栓,加重脑缺血;④脑缺血时,脑血管平滑肌、内皮细胞均有 Ca^{2+} 超载。前者可使血管收缩、痉挛,因血管阻力增加延迟再灌注,使缺血半暗带内侧支循环不能形成,从而脑梗死灶扩大;后者可致内皮细胞收缩,内皮间质扩大,血管通透性增高,产生血管源性脑水肿。

5. 炎症细胞因子损害 严重脑缺血可产生多种细胞因子。致炎因子如白介素-1β(IL-1β)和肿瘤坏死因子 α(TNFα)加重脑缺血损伤。此外,缺血损伤神经元释放的细胞因子又促进吞噬细胞的生成,其释放的神经毒素能杀伤神经元。

6. 神经递质的毒性作用 中枢神经系统的递质包括兴奋性递质乙酰胆碱、去甲肾上腺素、多巴胺、谷氨酸、天冬氨酸、甘氨酸和抑制性递质(γ-氨基丁酸)两大类。其中兴奋性递质,如谷氨酸、天冬氨酸等过度分泌对神经细胞产生毒性作用。脑缺血、缺氧造成能量代谢障碍直接抑制细胞膜上的 Na^+-K^+-ATP 酶活性,使细胞外 K^+ 浓度显著增高,神经元细胞去极化,兴奋性氨基酸在突触间大量释放而过度激活兴奋性氨基酸受体,使突触后神经元过度兴奋而加速死亡。

四、脑复苏的治疗

脑复苏的成败决定于四个方面:一是要尽量缩短脑循环停止的时间;二是采取切实有效的治疗措施,降低颅压,降低脑代谢,改善脑循环,为脑复苏创造良好的生理环境;三是阻止或打断脑损伤的病理生理过程;四维持好心、肺、肾等其他各重要脏器的功能。

患者一旦发生心跳、呼吸骤停,应立即开始进行 CPR,缩短脑循环停止的绝对时间。

自主循环恢复后尽早开始高级复苏,维持循环功能,纠正酸中毒,维持机体水电解质酸碱平衡。积极进行呼吸支持,保护重要脏器功能,尤其对于肝、肾、胃肠道、血液系统的功能监测和保护,为脑复苏创造一个良好的条件。复苏后期治疗的主要矛盾是脑复苏,但也要处理好心、肺、肝、肾等其他主要脏器的再灌注损伤这些次要矛盾,为脑复苏创造好的条件。

(一)生命体征监护

心搏骤停患者高级复苏的监护措施类似于绝大多数危重病患者的处理标准。下表(表 35-1)中的重症监护部分是最基本和必需的,其余两部分即更高级的血流动力学监测及大脑监护,则取决于病情实际需要及医院的资源以及经验。

表 35-1 心脏骤停患者高级复苏监护措施

1. 重症监护	2. 高级血流动力学监测	3. 大脑监护
持续性 ECG	swan-ganz 导管	Bis 监测
脉搏血氧饱和度	心排出量监护	EEG
CVP	持续有创动脉血压监测	
无创血压监测		
体温(鼻咽温)		
呼气末二氧化碳		
血糖、电解质、动脉血气分析		
24 小时出入量		

(二)一般性治疗

1. 维持循环稳定

(1)积极防治低血压有助于改善脑血流:脑缺血后患者脑血流的自身机制受损,此时脑血流更多依赖于脑灌注(CPP)。CPP=MAP－ICP,心搏骤停后早期持续性的 ICP 升高不多见,故脑灌注主要还是依赖于 MAP。提高 MAP 理论上可以增加大脑的氧供;但应防止血压过度升高增加心肌后负荷,诱发心肌缺血,故主张将血压维持在缺血前水平或稍高于缺血前水平。

使用血管活性药物维持心血管功能、维持血压、改善组织灌注。研究结果显示,自主循环恢复后的第一个 5 分钟高血压(MAP>13.3kPa)并不改善神经系统预后,然而,自主循环恢复的第一个 2 小时的 MAP 却和神经系统预后相关。MAP 维持 12.0～13.3kPa(90～100mmHg),较低血压患者有更好的预后。在维持一定 MAP 同时,要设法降低 ICP。脱水减轻脑细胞内水肿是降低颅压的有效方法之一。20%甘露醇常用脱水药,但长时间使用可导致甘露醇性肾病,表现为少尿、无尿。因此临床上 24 小时内限用 2～3 次,在使用时可联合静脉注射呋塞米 20mg 以增强脱水效果。

(2)维持理想的中心静脉压(CVP):目前大多数认为维持 CVP 1.07～1.60kPa(8～12mmHg)较为合适。心跳复跳后的静脉内血容量相对不足,需要适当扩容治疗。目前尚无有效证据表明心搏骤停后使用何种液体(晶体液或胶体液)更有优势。但目前有一些动物数据表明 CPR 期间使用高渗生理盐水能提高心脏和大脑的血流量。

（3）防治各种心律失常：快速识别和处理有潜在生命危险的心律失常是高级生命支持（ACLS）的关键因素。早期识别和迅速药物干预通常能阻止致死性心律失常的发生。

（4）适度的血液稀释，改善脑微循环：血细胞比容在 0.30～0.35 之间可降低血液黏滞度，改善脑微循环，也可使用一些药物如山莨菪碱，改善脑微循环。

（5）同时，也要防止贫血，维持 Hb 在 80g/L 以上，以提高组织氧供。

2. 维持呼吸功能　少数患者心搏骤停时间短，CPR 效果好，患者神志清醒早，动脉血气分析提示通气和换气功能良好者，可考虑拔除气管导管。但对于大多数复苏后患者均应行机械通气支持。根据患者情况及血氧饱和度、动脉血气分析和呼吸末二氧化碳（$P_{ET}CO_2$）监测结果，选用适当的通气模式。当患者需要行机械通气，但有人机对抗时，可选用适当镇静治疗或镇静加肌松。目前主张将 $PaCO_2$ 维持在 4.00～4.67kPa（30～35mmHg）是恰当的。因为，过度通气会使脑血管收缩从而减少脑血供，也会增加胸内压，降低心排出量；通气不足也是不可取的，因为低氧和高碳酸血症，会使 ICP 增加或产生复合的代谢性酸中毒。

3. 维持水电解质酸碱平衡　根据动脉血气分析结果、各项生化指标和水的出入量，调节输液的质与量。复苏后患者酸中毒一般为混合型，应用碱性药物应在动脉血气分析结果指导下进行。

4. 控制血糖　心搏骤停的患者经常会发生高血糖。而血糖增高可增加缺血期乳酸产生，加重脑缺血性损伤。因此在后期脑复苏阶段，无论任何原因引起的高血糖均应给予有效控制。既往的研究认为危重症患者时使用胰岛素严格控制血糖（4.4～6.1mmol/L），能降低院内死亡率。并能保护中央及外周的神经系统。而最近的研究显示，心搏骤停患者的血糖，应控制在 8mmol/L 以下的目标范围。应用胰岛素控制高血糖时，一定要注意避免低血糖的发生，因为低血糖本身就可以导致不可逆的脑损伤。所以，严密监测血糖是必要的，特别是在开始使用胰岛素后及降温、复温的过程中。

5. 控制抽搐　心搏骤停经 CPR 恢复自主循环后，抽搐发生率达 5%～15%，其中半数左右的患者处于昏迷状态。抽搐可使脑代谢增加 4 倍之多，发作时还可导致颅压增高，加重脑损伤。故复苏期间控制抽搐极为重要。常可选用苯二氮䓬类、巴比妥类、丙嗪类、苯妥英钠等以抑制中枢神经系统内的兴奋性和肌张力。

6. 体温　复苏后 48 小时内发生高热很常见，脑缺血缺氧性损伤后体温升高导致脑代谢增加，脑缺氧破坏血-脑屏障的完整性，增加兴奋性氨基酸释放，加剧细胞内钙超载和促进氧自由基产生。如果体温超过 37℃，不良神经系统预后的危险性就会增加一个级别。故应防治高体温，为脑复苏创造有利的条件。

7. 稳定其他脏器功能，防治多器官功能不全（MODS）　除去循环、呼吸功能，还需要对患者的肝肾功能、胃肠道、血液系统功能予以严密监测和保护。防治 MODS，为治疗脑复苏创造一个良好的内环境和全身状况。

（三）诱因的治疗

发生心搏骤停的常见病因有：心肌梗死，肺动脉栓塞，脑血管意外，严重脓毒血症、低血压、低氧血症、低血容量、低钾、高钾血症、低温、气胸、心脏压塞、中毒等。在自主循环恢复后，进行各种治疗同时应迅速寻找这些可能引发心搏骤停的原因，并给予积极对因处理。

（四）特异性治疗

1. 亚低温治疗　亚低温治疗是指心搏骤停恢复自主循环后仍处于昏迷患者采取的一种治疗措施。对复苏后仍处于昏迷状态的患者，宜在数分钟至数小时内进行降温，将体温控制在 32～34℃并持续 12～24 小时，能改善预后和提高存活率。低温脑保护机制：①降低脑氧耗量及脑氧代谢率；②保护血-脑屏障，减轻脑水肿；③抑制内源性毒性产物对脑细胞的损伤作用；④抑制兴奋性氨基酸的释放；⑤减轻氧自由基造成的损伤；⑥减轻钙超载；⑦减少脑细胞结构蛋白的破坏，促进脑细胞结构和功能的恢复；⑧减轻弥漫性轴索损伤；⑨抑制脑内脂质过氧化反应；⑩增加细胞内泛素及热休克蛋白的合成。因此其有减轻脑再灌注损伤的进程，为脑细胞功能的恢复争取时间，创造有利条件。

亚低温治疗适应人群：院外室颤性停跳、自主循环恢复但仍无意识的成人患者；院外非可电击性停跳、复苏后仍昏迷的成人患者，低温治疗也可能有益。

亚低温治疗具体实施过程可分为三个阶段：降温、维持及复温。降温通常较容易，可用降温毯，也可用冰袋法，将冰袋置于患者头部、腹股沟、腋窝、颈部。这种方法简便,但达到目标体温时间较长。也可使用冰冻液体静脉内注射,可选用生理盐水或乳酸林格液 30ml/kg。目标体温是 32～34℃。

亚低温治疗维持阶段,需要监测有效体温,以避免体温显著波动,最好使用具有连续体温反馈功能的体外降温装置来维持目标体温。降温毯为简单可行的体外降温装置。维持时间目前大多推荐至少要24 小时以上。

复温阶段,复温可用体外降温装置或其他加热系统进行复温。复温速度不宜过快,推荐每小时复温 0.25～0.5℃较为合理。由于复温期间代谢率、电解质、血流动力学变化都会较明显,因此整个复温过程中需要加强监测。

亚低温治疗可并发各种并发症,最常见的就是寒战,可应用镇静剂进行处理。还可诱发多种心律失常,最常见的是心动过缓。亚低温还会降低胰岛素的敏感性和抑制胰岛素的分泌,这会导致高血糖的发生。低体温对血小板及凝血功能均有影响;还可抑制机体免疫系统,增加感染几率。

总体来说,各种临床证据及研究都强烈支持亚低温治疗是一种有效的疗法。虽然最佳开始时间没有明确,但一致意见是一旦有条件,就要立刻开始降温。

2. 高压氧治疗 心肺复苏成功后,应用高压氧治疗作用:①提高血氧弥散和增加有效弥散距离;②提高血氧张力、增加氧含量;③增加组织氧合量和储氧量;④减轻脑水肿、降低颅压,阻断脑缺血缺氧的恶性循环,促进脑功能恢复;⑤促进血管新生、创伤修复。

高压氧治疗每次 3～4 小时,1 周为 1 全疗程,通常持续 2～3 周。氧舱内监护设施不全,病情较重时不宜外出行高压氧治疗。早期仍应采取一般治疗及亚低温治疗。西京医院多例患者的治疗体会是经高压氧治疗后的患者具有促醒、减轻后遗症等作用。其绝对禁忌证为未经处理的气胸、多发肋骨骨折、视网膜脱落及早产儿。

3. 神经保护性药物 脑复苏是指已发生全脑缺血后采取措施来预防和治疗缺血性脑损害。而脑保护是指缺血前应用药物和物理等方法,预防和减轻脑损害的发生,这也是西京医院研究的重点。但至今仍未有充分证据显示,使用任何脑复苏药物或是神经保护类药物能减轻心搏骤停后患者的脑损伤。

五、脑死亡的定义

脑死亡与传统的死亡概念不同。以前认为,呼吸停止就意味着生物体的迅速死亡,而现代机械通气技术可以使生物体的生命延长一段时间。现代研究发现,大量的生命活动,如内分泌、免疫功能等均受下丘脑和脑干的控制。脑干也包含了中枢神经与外周组织之间信息传递的主要神经通路。除视觉和味觉外,所有的感觉也必须经脑干传递到大脑皮质,来自大脑半球的所有运动信号也必须经脑干传出。因此,以往认为脑干下部自主呼吸功能构成了生与死的分界线。而随着医学的发展,对于生命至关重要的大多数由于脑支配调控的器官功能,都有可能被机器或药物代替,如呼吸功能、循环功能和肾脏功能等均可在药物或机器支持下维持数月或数年之久。但机器、药物模拟不了意识或是人性。这也是采用了现代生物科学的结论,中枢神经系统功能的消失代表生命的终结。

六、脑死亡的诊断标准

我国目前暂未对脑死亡立法,故诊断标准上参考国外文献。诊断脑死亡时应证实包括脑干在内的全脑所有功能均不可逆性丧失。应该确定并不是潜在可逆性和功能性的原因引起,而是器质性改变且全脑所有功能在治疗后也不能发生转变。

临床要验证所有脑功能是不可能的,因此,一般从意识、脑干反射及呼吸、各项辅助检查等来确定。按以下三步程序:

1. 明确脑死亡的原因。

2. 排除可能引起类似于脑死亡表现的潜在的可逆性病变。

3. 证明存在脑死亡的临床体征:深昏迷、脑干反射消失和呼吸停止。

通常,脑死亡的两项确诊试验之间至少应间隔 6 小时以上,参与的医师至少 2 名或 3 名。其中有神经内科、神经外科或麻醉科的专家。

七、脑复苏的转归

根据格拉斯哥-匹兹堡(Glasgow Pittsburg)脑功能表现积分(OPC)可划分为 5 级:

OPC 一级:脑功能完好,总体情况优良:患者清醒,有工作和正常生活能力;可能有轻度心理及神经功能缺陷、轻度语言障碍、不影响功能的轻度偏瘫、或轻微脑神经功能异常。

OPC 二级:中度脑功能障碍:患者清醒,可在特定环境中部分时间工作或独立完成日常活动,可能存在偏瘫、癫痫发作、共济失调、构音困难、语言障碍或永久性记忆或心理改变。能在有保护的环境下参加工作,且不能参加竞争性工作。

OPC 三级:严重脑功能障碍:患者清醒,因脑功能损害日常依赖他人生活帮助,至少存在有限的认知力,脑功能异常的表现各不相同:或可以行动,严重记忆紊乱或痴呆,或瘫痪。

OPC 四级:昏迷及植物性状态:无知觉,对环境无意识,无认知力,不存在与周边环境的语言或心理的相互作用。植物性状态:是指具有睡眠-觉醒周期、丧失自我和环境意识、但保留部分或全部下丘脑-脑干自主功能的一种临床状态。该状态可以是急慢性脑损害的恢复过程中的暂时表现,也可能是脑损害的不可逆永久性结局。

植物性状态持续 1 个月以上称为持续植物性状态。诊断标准:①没有自我和环境意识的任何表现,不能与他人交流;②对视觉、听觉、触觉或伤害性刺激,不能发生持续的、可重复的、有目的或自发的行为反应;③没有语言理解或表达的证据;④存在具有睡眠觉醒周期的间断觉醒状态;⑤下丘脑-脑干自主功能保留充分,足以保障在医疗和护理下生存;⑥大小便失禁;⑦不同程度的存在脑神经反射(瞳孔对光反射、头-眼反射、角膜反射、前庭-眼反射和呕吐反射)和脊髓反射。

OPC 五级:脑死亡:确认的脑死亡或传统标准认定的死亡。

八、Key points

1. 及早转入以脑复苏为主的高级复苏阶段;打断脑损伤的病理生理过程,促进脑功能恢复。

2. 脑缺血再灌注损伤为主要的损伤机制。

3. 加强各种有创血流动力学及大脑监测,及时发现各种病情变化。

4. 确实有效的治疗措施,维持各重要脏器功能稳定,为脑复苏创造良好的生理环境。

5. 一般性治疗和特异性治疗两者相辅相成,缺一不可,尤其是亚低温和高压氧治疗,对改善、恢复脑功能至关重要。

6. 定期对于治疗效果做出评价,评估患者病情、预后。

参 考 文 献

1. Ames A Ⅲ, Wright RL, Kowada M, et al. Cerebral ische-mia, Ⅱ: the no-reflow phenomenon. Am J Pathol, 1968, 52:437-453.

2. Wolfson SK Jr, Safar P, Reich H, et al. Dynamic heterogeneity of cerebral hypoperfusion after prolonged cardiac arrest in dogs measured by the stable xenon/CT technique: a preliminary study. Resuscitation, 1992, 23:1-20.

3. Sundgreen C, Larsen FS, Herzog TM, et al. Autoregulation of cerebral blood flow in patients resuscitated from cardiac arrest. Stroke, 2001, 32:128-132.

4. Nishizawa H, Kudoh I. Cerebral autoregulation is impaired in patients resuscitated after cardiac arrest. Acta Anaesthesiol Scand, 1996, 40:1149-1153.

5. Leonov Y, Sterz F, Safar P, et al. Hypertension with hemodilution prevents multifocal cerebral hypoperfusion after cardiac arrest in dogs. Stroke, 1992, 23:45-53.

6. Müllner M, Sterz F, Binder M, et al. Arterial blood pressure after human cardiac arrest and neurological recovery. Stroke, 1996, 27:59-62.

7. Krep H, Breil M, Sinn D, et al. Effects of hypertonic versus isotonic infusion therapy on regional cerebral blood flow after experimental cardiac arrest cardiopulmonary resuscitation in pigs. Resuscitation, 2004, 63:73-83.

8. Breil M, Krep H, Sinn D, et al. Hypertonic saline improves myocardial blood flow during CPR, but is not enhanced further by the addition of hydroxy ethyl starch. Resuscitation, 2003, 56:307-317

9. Steiner LA, Balestreri M, Johnston AJ, et al. Sustained moderate reductions in arterial CO2 after brain trauma time-course of cerebral blood flow velocity and intracranial pressure. Intensive Care Med, 2004, 30:2180-2187.

10. Coles JP, Fryer TD, Coleman MR, et al. Hyperventilation following head injury: effect on ischemic burden and cerebral oxidative metabolism. Crit Care Med, 2007, 35:568-578.

11. van den Berghe G, Wouters P, Weekers F, et al. Intensive insulin therapy in the critically ill patients. N Engl J Med, 2001, 345:1359-1367.

12. Sunde K, Pytte M, Jacobsen D, et al. Implementation of a standardised treatment protocol for post resuscitation care after out-of-hospital cardiac arrest. Resuscitation, 2007, 73:29-39.

13. Oksanen T, Skrifvars MB, Varpula T, et al. Strict versus moderate glucose control after resuscitation from ventricular fibrillation. Intensive Care Med, 2007, 33:2093-2100.

14. Hypothermia After Cardiac Arrest Study Group. Mild therapeutic hypothermia to improve the neurologic outcome after cardiac arrest [published correction appears in N Engl J Med, 2002, 346:1756]. N Engl J Med, 2002,

346:549-556.

15. Bernard SA,Gray TW,Buist MD,et al. Treatment of co-matose survivors of out-of-hospital cardiac arrest with induced hypothermia. N Engl J Med,2002,346:557-563.

16. Holzer M,Bernard SA,Hachimi-Idrissi S,et al. Collabo-rative Group on Induced Hypothermia for Neuroprotec-tion After Cardiac Arrest. Hypothermia for neuroprotec-tion after cardiac arrest:systematic review and individual patient data meta-analysis. Crit Care Med, 2005, 33: 414-418.

17. Arrich J. European Resuscitation Council Hypothermia After Cardiac Arrest Registry Study Group. Clinical ap-plication of mild therapeutic hypothermia after cardiac arrest. Crit Care Med,2007,35:1041-1047.

18. Yoshioka T, Sugimoto H, Uenishi M, et al. Prolonged hemodynamic maintenance by the combined administra-tion of vasopressin and epinephrine in barin death:A clinical study. Neurosurgery,1986,18:565.

19. Feldman DM, Borgida AF, Rodis JF, et al. Irreversible maternal brain injury during pregnancy:A case report and review of the literature. Obstet Gynecol Surv,2000, 55:708.

（陈绍洋　吴　鹏）

第三十六章

肠 外 营 养

一、临床病例

【病例1】

女性患者,39岁,既往健康,营养状况良好,临床诊断为左肺癌,行左肺下叶切除术。术后第1天,胸腔引流管引出1000ml血液,急诊行二次清创止血术。术后因循环不稳定入ICU。入ICU后立即给予输血补液、肠道外营养、抗感染、化痰平喘等对症治疗。患者状态逐渐稳定,7小时后脱离呼吸机治疗。

1)营养支持的时机正确吗?

2)营养支持的方法正确吗?

3)如何避免患者以后出现类似的问题?

【病例2】

男性患者,41岁,诊断为急性重症胰腺炎(severe acute pancreatitis,SAP),该患者经1周血液透析,抗感染,生长抑素,腹腔穿刺引流等对症治疗后,肾功能恢复,腹胀明显缓解,但胃肠道功能未完全恢复,每日仅可进食500ml液体。该患者在ICU治疗1个半月后,病情平稳,突然间出现发热,化验检查白细胞增高,在锁骨下静脉穿刺处发现脓性分泌物,高度怀疑导管相关性感染。

1)如何对患者进行营养支持?

2)腹胀明显缓解后如何对患者进行营养支持?

3)应如何处理导管相关性感染?

【病例3】

男性患者,47岁,56kg,诊断为胆总管下段癌。患者近一月来反复恶心呕吐,无法进食。化验检查:肾功能正常,ALB 25g/L。拟于术前一周开始肠外营养支持(TPN)。

1)该患每日所需热量为多少(kcal/kg)?

2)其中非蛋白能量与氮比值为多少?

3)糖脂比为多少?

4)如经外周静脉行TPN,葡萄糖的浓度应控制

在多少?

二、肠外营养的定义

以上3个病例都涉及肠外营养的概念,临床营养支持根据营养素给予途径分为肠外营养支持(parenteral nutrition,PN)和肠内营养支持(enteral nutrition,EN)两种方法。随着临床营养支持的发展,营养支持方式已由PN为主,转变为通过鼻胃/鼻空肠导管或胃/肠造口途径为主的肠内营养支持(EN)。

三、肠外营养的适应证

1. 胃肠道功能障碍的重症患者。

2. 由于手术或解剖问题胃肠道禁止使用的重症患者。

3. 有尚未控制的腹部情况,如腹腔感染、肠梗阻、肠瘘等。

对于肠内营养禁忌的重症患者,如不及时有效地给予PN,使其死亡的风险增加3倍。研究表明:早期PN支持(入ICU或创伤后24小时内)与延迟的EN相比,前者感染性并发症明显降低。肠外营养支持是合并有肠功能障碍患者治疗的重要组成部分。近年来,随着肠外营养了解的深入,特别是对"过度喂养"危害的认识,使PN实施的安全有效性大大提高,成为任何原因导致胃肠道不能使用的ICU患者的营养支持方式。

任何原因导致不能进食或进食量不足的,应考虑肠外营养,或联合应用肠内营养(PN,PN+EN)。

四、肠外营养的禁忌证

1. 复苏的早期阶段、血流动力学不稳定或存在严重水电解质与酸碱失衡。

2. 严重肝功能衰竭,肝性脑病。

3. 急性肾衰竭存在严重氮质血症。

4. 严重高血糖尚未控制。

五、肠外营养的时机

首先是重症患者营养支持治疗首选胃肠道营养，只要胃肠道解剖与功能允许，并能安全使用，应积极采用肠内营养支持。病例1患者开始营养时机及营养方式选择均错误，因为该患者为肺部手术，胃肠道功能正常，生命体征平稳后，完全能够耐受胃肠道营养，因此，应首选胃肠道营养；其次是营养支持开始的时机问题，在早期复苏阶段、血流动力学尚未稳定或存在严重水电解质与酸碱失衡的患者，不宜给予营养支持，应待患者循环稳定后给予营养支持。深入理解肠内肠外营养的适应证与禁忌证，可避免类似问题的发生。

六、肠外营养的成分

重症患者急性应激期营养支持应掌握"允许性低热卡"原则：20~25kcal/(kg·d)；在应激与代谢状态稳定后，能量供给量需要适当地增加到30~35kcal/(kg·d)。

葡萄糖是肠外营养中主要的糖类来源，一般占非蛋白质热卡的50%~60%，应根据糖代谢状态进行调整。

脂肪补充量一般为非蛋白质热卡的40%~50%；摄入量可达1~1.5g/(kg·d)，应根据血脂情况进行调整，脂肪乳剂应匀速缓慢输注。

重症患者肠外营养时蛋白质供给量一般为1.2~1.5g/(kg·d)，相当于氮0.20~0.25g/(kg·d)；热氮比：100~150kcal：1gN。

维生素与微量元素应作为重症患者营养支持的组成成分。创伤、感染及ARDS患者，应适当增加抗氧化维生素及硒的补充量。

病例3可考虑使用较低热量104.25kJ/kg(25kcal/kg)；非蛋白能量：氮比值一般为(100~150)：1，该患白蛋白水平较低(25g/L)，比值可取120：1；糖：脂比值可为6：4或5：5。在外周静脉行TPN时，为避免高渗溶液对外周血管的刺激，一般葡萄糖的浓度不超过10%。

七、肠外营养并发症(中心静脉导管相关性感染)的处理

病例2患者后期出现导管相关性感染，一经确诊应立即拔除中心静脉导管，导管尖端送细菌培养，抗感染治疗。

经中心静脉途径包括经锁骨下静脉、经颈内静脉、经股静脉和经外周中心静脉导管(peripherally inserted central venous catheter，PICC)途径。锁骨下静脉感染及血栓性并发症均低于股静脉和颈内静脉途径，随着穿刺技术的提高和导管材料的优化，机械性损伤的发生并不比经股静脉高。PICC并不能减少中心静脉导管相关性感染(catheter related blood infection，CRBI)的发生。对于全身脏器功能状态趋于稳定，但由于疾病难以脱离或完全脱离肠外营养的ICU患者，可选择锁骨下静脉给予PN支持。

对于中心静脉导管相关感染预防与治疗：①尽量避免股静脉置管；②尽量选用单腔导管，因单腔导管较多腔导管中心静脉导管相关性感染和导管细菌定植发生率明显降低；③置管过程中严格无菌操作，提高一次穿刺成功率；④穿刺后每日消毒更换敷料；⑤尽量减少导管留置时间，达到治疗目的即可停用；⑥一旦出现导管相关性感染，应立即拔除导管，并送导管尖端细菌培养，如需重新留置导管，必须更换穿刺部位。

八、急性重症胰腺炎患者的营养支持

病例2为重症胰腺炎患者，其营养支持要点如下：

患者腹胀明显时，不能耐受胃肠道营养，因此，营养支持应考虑肠外营养支持。大多数患者对葡萄糖及脂肪乳剂的耐受良好。糖类替代脂肪作为主要的热卡来源，能抑制糖原异生，减少蛋白的分解，减少高脂血症的危险。但是必须监测血糖变化，并应用胰岛素控制血糖。不含脂肪乳剂的PN不应超过2周，否则可能造成必需脂肪酸的缺乏，SAP患者输注脂肪乳剂并非禁忌，但应该严密监测血脂水平，通常认为血清甘油三酯高于4.4mmol/L，应该慎用脂肪乳剂。

应预防和治疗肠道衰竭，对于SAP患者应密切观察腹部体征及排便情况，监测肠鸣音的变化。及早给予促肠道动力药物，包括生大黄、硫酸镁、乳果糖等；给予微生态制剂调节肠道细菌菌群；应用谷氨酰胺制剂保护肠道黏膜屏障。同时可应用中药，如皮硝外敷。病情允许时，尽早恢复饮食或实施肠内营养对预防肠道衰竭具有重要意义。腹胀明显缓解后，应该肠外营养与肠内营养联合应用(PN＋EN)，待胃肠道功能完全恢复后，再单独应用肠内营养。

SAP早期应用肠内营养的主要顾虑是营养底

物对胰腺外分泌的刺激作用,有研究结果表明,营养底物对胰腺外分泌的刺激作用主要取决于摄食部位,经胃或十二指肠的营养有较大的胰腺外分泌反应,且SAP早期经空肠喂养并不明显刺激胰腺外分泌,"让肠道休息"以减少营养素对胰腺刺激的观念必须予以纠正,肠内营养应作为SAP营养支持的首选方式。现已证实鼻空肠管或空肠造口是安全有效的EN途径,要求将空肠营养管置于屈氏韧带以远30~60cm处。给予氨基酸和短肽为氮源、低甘油三酯的预消化制剂较为适宜,胰酶不足时可添加外源性胰酶制剂。部分患者因严重肠麻痹或腹部并发症不耐受或部分不耐受肠内营养时,可由肠外营养替代或补充。

参 考 文 献

中华医学会重症医学分会.中国重症加强治疗病房危重症患者营养支持指导意见(2006)中华外科杂志,2006,44(17):1167-1177.

(李海波 李文志)

第三十七章

肠 内 营 养

一、临 床 病 例

【病例 1】

女性患者,49 岁,诊断为食管中段癌,行食管癌切除、淋巴结清扫、胃食管吻合术。术后第 2 天因乳糜胸又行剖胸探查,胸导管结扎术,空肠造瘘管留置。术后第 10 天,出现胃食管吻合口瘘,气管食管瘘,呼吸衰竭,转入 ICU。给予胃管减压,空肠造瘘管肠内营养,胸腔闭式引流,抗感染,化痰平喘等对症支持治疗,状态稳定后转回普通病房。3 个月后患者因剧烈咳嗽,咳大量黄色黏稠样痰,SpO_2 从 95% 降至 46%,口唇发绀,呼吸困难,再次入 ICU。给予抗感染、化痰、抑酸、呼吸支持等治疗。治疗过程中,患者术中留置的空肠造瘘管不通,给予静脉营养,次日入门诊胃镜室行经皮内镜下胃＋空肠造口术(PEG＋PEJ)(图 37-1),后经 PEG 进行胃肠减压,经 PEJ 同时进行肠内营养,给予百普力或能全力每日约 1800kcal,给予适量温水及流食,患者状态稳定,再次转出 ICU。18 个月后,患者因食管支架治疗气管食管瘘失败,反复肺感染,呼吸衰竭,家属放弃治疗。

1)肠内营养的优势是什么?
2)如何预防吻合口瘘?
3)患者能够长期存活的重要因素是什么?

【病例 2】

男性患者,67 岁,诊断为急性腹膜炎,行肿瘤切除肠吻合术,术后入 ICU。患者入 ICU 表现为严重脓毒血症,MODS(肾衰竭,肝衰竭,ARDS,腹胀等)经对症治疗后,患者病情趋于稳定,脏器功能恢复正常,但腹胀未见缓解。现患者营养主要应用 TPN,胃肠道每日入 500ml 左右,包括米汤 300ml 分 3 次给予,其余为中药与水。进食后患者腹胀,必须持续腹腔负压吸引,可引出大量气体,每日胃液引出量 100ml 左右。腹胀严重时,潮气量减小至 100~200ml,呼吸频率增快至 30~40 次/分,脱机困难。

1)患者脱机困难的原因是什么?
2)如何进行肠内营养?

【病例 3】

男性患者,88 岁,诊断为急性肠梗阻(肠石性),入院后给予禁食禁水,全肠外营养支持,无排气排便,于胃镜下留置肠梗阻导管,术后入 ICU。自肠梗阻导管置入 6 天,导管进入 145cm 后,每日经导管减压引流,肠梗阻症状减轻,开始肠外营养支持治疗,经胃管给予患者少量肠内营养制剂,同时肠外营养减量,肠内与肠内营养联合应用。至第 13 天,肠外营养停用,完全肠内营养支持,其间多次对患者营养状态进行检测,维持良好,患者排便排气,肠梗阻治愈,成功转出 ICU。

1)肠内营养与肠外营养如何结合?
2)肠内营养与肠外营养结合的优势是什么?

二、肠内营养的定义

肠内营养(enteral nutrition,EN)在维护肠道黏膜屏障、肠道动力与分泌功能方面等的特殊作用,引起了临床医师的高度重视。经管饲提供肠内营养是重症患者最理想的营养支持途径。只要胃肠道解剖与功能允许,并能安全使用,应积极采用肠内营养支持。

三、肠内营养的适应证

胃肠道功能存在(或部分存在),但不能经口正常摄食的重症患者,应优先考虑给予肠内营养,只有肠内营养不可实施时才考虑肠外营养。通常早期肠内营养是指:进入 ICU 24~48 小时内,并且血流动力学稳定、无肠内营养禁忌证的情况下开始肠道喂养。

四、肠内营养的禁忌证

当重症患者出现肠梗阻、肠道缺血时,肠内营养往往造成肠管过度扩张,肠道血运恶化,甚至肠坏死、肠穿孔;严重腹胀或腹腔间室综合征时,肠内营养增加腹腔内压力,高腹压将增加反流及吸入性肺炎的发生率,并使呼吸循环等功能进一步恶化。以上情况应避免使用肠内营养。对于严重腹胀、腹泻,经一般处理无改善的患者,建议暂时停用肠内营养。

五、肠内营养的优势

多项临床研究显示肠外营养能增加感染并发症,肠内营养无论是在支持效果、费用、安全性等方面均明显优于肠外营养。经空肠造瘘口及 PEG+PEJ 肠内营养途径,可避免反流误吸,适合长期营养支持(图37-1)。且 PEG 还可胃内引流。术后充分的营养支持还能有效的预防胃食管吻合口瘘的发生。充分的营养还能减轻腹胀,有利于呼吸功能的恢复。

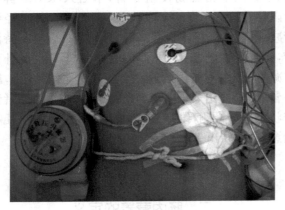

图 37-1 PEG+PEJ 放置术后(右上腹),
空肠造瘘管未拔除(左上腹)

六、肠内营养的成分

肠内营养制剂有三种:
(1)整蛋白配方。
(2)预消化配方。
(3)氨基酸单体配方。

七、肠内营养的途径

1. 经胃管喂养 一般选择鼻胃管途径,常用于胃动力排空功能较好的重症患者。
2. 经空肠置管喂养 经鼻放置营养管通过幽门进入十二指肠或空肠,适于胃排空障碍的患者,可降低反流与误吸的发生率,增加患者对肠内营养的耐受性。

3. 经皮内镜下胃或空肠造口术(PEG 或 PEJ) PEG 是指在内镜协助下,于腹壁、胃壁造口置管,将营养管置入胃内,实现胃内喂养;PEJ 指在小肠镜引导下,在空肠上开孔经腹壁置管固定。对重症患者,常采用的是在 PEG 造口管内,将一较长的营养管置入空肠,施行空肠喂养,此操作在床旁即可施行,既减轻了手术创伤,又提供了肠内营养的理想途径。在疾病的危重时期,经常需要放置胃管进行减压,限制了鼻胃管喂养的实施。PEG/PEJ 则可在喂养同时进行胃肠减压,适合于需要经空肠营养,需要长期留置营养管的重症患者。

重症患者在接受肠内营养(特别是经胃营养)时应采取半卧位,最好能达到 30°~45°。经胃肠营养的重症患者应定期监测胃内残留量。

八、肠内营养与肠外营养的结合

病例 3 采用肠内营养与肠外营养结合的方法。两种营养支持方法各有优点,又都有一定的局限性,相互补充。采用肠外营养(TPN)与肠内营养(EN)相结合的办法,能取得良好效果。对胃肠道手术后早期、危重外伤早期、胃肠功能异常等需要禁饮食阶段的患者先采用"全营养混合液"(TNA)进行肠外营养支持(TPN)。待病情平稳,胃肠功能开始恢复后加用肠内营养支持(EN),肠内肠外营养联合应用。胃肠道功能完全恢复后转为完全肠外营养。

危重症患者的营养支持治疗极为重要,通过正确、合理、及时、充分的营养支持,可以提高危重症的治愈率,改善预后,减少病死率。在坚持首选胃肠道营养的原则的基础上,应灵活掌握营养给予的方法。在胃肠道无功能的前提下,选用单纯肠外营养支持(TPN)可在短期内快速改善患者的营养状况,但对操作技术及护理要求较高,并发症较多,且医疗费用昂贵。在胃肠道功能刚开始恢复的情况下,应尽快开始肠外营养,能量不足可用肠外营养补充,此为肠外肠内营养并行阶段。待胃肠道功能完全恢复后,尽快转为完全肠道内营养。

参 考 文 献

中华医学会重症医学分会. 中国重症加强治疗病房危重症患者营养支持指导意见(2006). 中华外科杂志,2006,44(17):1167-1177.

(李海波 李文志)

第三十八章

血 液 净 化

一、临床病例

【病例 1】

女性患者，45 岁，诊断为食管癌术后，ARDS。血常规示：白细胞：$16.2\times10^9/L$，血红蛋白：94g/L，尿量正常，肾功正常。给予呼吸机辅助呼吸，行气管切开，行 CRRT 治疗，选用连续静脉-静脉血液滤过（CVVH）（图 38-1、2），经过对症、支持治疗，逐渐停用镇静药物，患者状态稳定，血氧饱和度稳定在 95% 以上，停用呼吸机及 CRRT，转入普通病房继续支持对症治疗。

该患者进行血液滤过的目的（适应证）是什么？

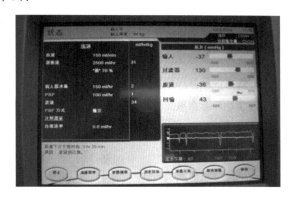

图 38-1　血液滤过机治疗

【病例 2】

产科女性患者，诊断为 G_1P_0 胎死宫内，感染性休克，DIC，急性肾衰竭，轻度肝损害。治疗开始血液滤过治疗，目的是治疗急性肾衰竭、脱水及清除氮质血症，同时也是清除炎症介质。患者经 20 天的血液滤过为主的综合治疗，进入多尿期，停止血液滤过治疗，转回妇科，并康复出院。

1)该患者适合进行血液净化治疗吗？

2)该患者采用哪种血液净化模式效果较好？

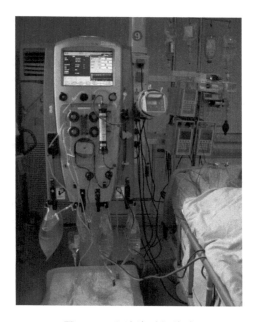

图 38-2　血液滤过机治疗

【病例 3】

男性患者，60 岁，诊断为心肌梗死后顽固性心衰，心功能Ⅲ级，高钾血症，低钠血症。对患者进行以血液滤过为主的综合治疗后，患者的离子紊乱状态得到纠正，肾功得到改善，心率、血压恢复到正常范围，患者成功转出 ICU。

1)血液滤过治疗顽固性心衰的优势是什么？

2)使用血液滤过应注意什么？

二、血液净化的定义

血液净化（blood purification）是清除机体内水分和溶质的技术的总称，临床上将利用净化装置通过体外循环方式清除体内代谢产物、异常血浆成分以及蓄积在体内的药物或毒物，以纠正机体内环境紊乱的一组治疗技术，统称为血液净化。血液净化由肾脏替代治疗技术基础上逐步发展而来，常用方法包括肾脏替代治疗、血液灌流、免疫吸附、内毒素吸附和血浆置换等。

三、血液净化的机制和方式

（一）血液净化的机制

1. 弥散 弥散的动力来自半透膜两侧的溶质浓度差,可以透过半透膜的溶质从浓度高的一侧向浓度低的一侧移动,最终两侧浓度逐渐达到相等。血液透析主要通过弥散清除溶质。

弥散的速度主要取决于溶质分子自身的布朗运动,即分子的热运动。相同条件下布朗运动剧烈程度同分子的质量呈负相关,分子量越小,布朗运动越剧烈。因此,弥散机制更有利于小分子物质的清除。

2. 对流 当半透膜两侧的液体存在压力差时,液体就会从压力高的一侧流向压力低的一侧,液体中的溶质也会随之穿过半透膜,这种溶质清除机制即为对流。半透膜两侧的压力差称为跨膜压,是对流的源动力。血液滤过清除溶质主要凭借对流机制。

对流机制溶质清除的动力来自跨膜压,影响对流机制溶质清除的因素有滤过膜的面积、跨膜压、筛选系数和血流量等。中分子量物质可凭借对流机制予以清除。

3. 吸附 溶质分子可以通过正负电荷的相互作用或范德华力同半透膜发生吸附作用,是部分中分子物质清除的重要途径之一。这种吸附作用同溶质分子的化学特性及半透膜表面积有关,而同溶质分子浓度无关。炎症介质、内毒素,部分药物和毒物可能通过滤膜的滤过和吸附两种机制清除。当吸附作用达到饱和后,清除效率也会随之下降。吸附作用达饱和的时间可能同溶质分子的特性和滤膜表面积有关。

（二）血液净化的方式

血液净化根据方式不同可分为血液透析、血液滤过、血液灌流、血浆置换、免疫吸附等。又可根据血液净化持续时间不同分为间断血液净化和连续性肾脏替代治疗(continuous renal replacement therapy,CRRT)。

1. 血液透析 血液透析(hemodialysis,HD)时,血液和透析液间的物质的交换主要在滤过膜的两侧完成,弥散作用是溶质转运的主要机制。在动静脉压力差或血泵的驱动下,少许对流机制参与溶质清除。HD模式的特点是对小分子物质,包括尿素氮、肌酐、钾、钠等清除效率高,但对炎症介质等中分子物质清除能力较差。

2. 血液滤过 血液滤过(hemofiltration,HF)包括连续动静脉血液滤过(CAVH)和连续静脉血液滤过(CVVH),是利用高通量滤过膜两侧的压力差,通过超滤的方式滤出水分,同时以对流的机制清除溶质。CVVH以血泵作为血液循环的动力,能更精确地调控液体出入量,确保维持危重患者生命体征的稳定。因此,目前CAVH已被CVVH所取代。

CVVH置换液的补充有前稀释法和后稀释法两种模式。前稀释法抗凝剂的需要量也相对减少,但预先稀释了被处理的血液,溶质清除效率因此减低;后稀释法时,被处理血液先通过超滤浓缩,然后再补充置换液,这种方法的溶质清除效率较高,但管道内凝血的发生率较高。

HF和HD对溶质清除的主要机制不同,对不同分子量溶质的清除效率也不一样。HD模式有利于小分子物质(MW<300D)的清除,而HF模式有利于中分子物质(MW500～50 000D)的清除。因此,应根据治疗目标恰当选择治疗模式:为减轻全身炎症反应或治疗挤压综合征,应选择HF;为纠正高钾血症或氮质血症,则应选择HD。

表38-1 常用血液净化治疗模式

模式	缩写
连续动静脉血液透析	CAVHD
连续静静脉血液透析	CVVHD
连续动静脉血液滤过	CAVH
连续静脉血液滤过	CVVH
连续动静脉血液滤过透析	CAVHDF
连续静脉血液滤过透析	CVVHDF
高通量血液透析	HFD
高容量血液滤过	HVHF
血浆滤过吸附	PFA
低效延时每日透析	SLEDD

（三）血液净化的适应证

血液净化治疗不仅广泛应用于急性肾衰竭合并心血管功能不全、脑水肿、高分解代谢状态、严重的全身水肿、流行性出血热等,而且临床已广泛用于治疗脓毒症、急性呼吸窘迫综合征(ARDS)、急性重症胰腺炎等非肾脏疾病。

血液滤过的适应证主要包括:

1. 高血容量性心功能不全、急性肺水肿。

2. 严重酸碱及电解质紊乱

(1)代谢性酸中毒。

(2)代谢性碱中毒。

(3)高钠或低钠血症。

(4)高钾血症。

3. 药物中毒,尤其是多种药物的复合中毒。

4. 急(慢)性肾衰竭有以下情况时

(1)低血压或血液透析时循环不稳定。

(2)血流动力学不稳定。

(3)需要实施全静脉营养。

(4)伴有多器官功能衰竭。

5. 尿毒症性心包炎、皮肤瘙痒、周围神经病变等:病变与中分子毒素有关,可采用血液滤过清除中分子毒素。

6. 肝性脑病、肝肾综合征。

7. 感染性休克:如病例2的患者。

8. 急性呼吸窘迫综合征。

9. 多器官功能衰竭。

10. 顽固性心力衰竭。

四、血液净化在重症患者中的应用

1. 急性肾衰竭 急性肾衰竭(acute renal failure,ARF)是指任何原因引起的肾泌尿功能急剧减退,以致机体内环境严重紊乱的临床综合征。SIRS和休克导致的肾脏低灌注,以及药物和毒物的肾毒性是重症患者并发 ARF 的常见原因。临床上主要表现为氮质血症、高钾血症和代谢性酸中毒,常伴有少尿或无尿。血液净化治疗 ARF 主要有两个目的:①对症治疗包括维持水、电解质和酸碱平衡,纠正氮质血症等;②对因治疗通过清除过多炎症介质减轻炎症反应程度,对抗休克,改善肾脏灌注,或通过清除体内过量药物或毒物,减轻肾毒性。

合并 ARF 重症患者应早期接受血液净化治疗。根据肾脏功能 RIFLE 分级标准,在早期即开始治疗能促进肾功能恢复和改善预后。

重症患者常发生血流动力学不稳定,第三间隙液体潴留,而 CVVH 对患者血流动力学影响较小,有利于液体量的控制和中分子炎症介质清除,因此临床上多采用 CVVH 模式。

2. 全身炎症反应综合征 重症急性胰腺炎、严重创伤、烧伤等是全身炎症反应综合征(systemic inflammatory response syndrome,SIRS)的常见病因。SIRS 过程中,促炎细胞因子大量产生和释放可引起休克、DIC,严重时可致 MODS。血液净化技术可以从循环中清除大量炎症介质,包括促炎细胞因子、补体激活产物及花生四烯酸代谢产物等,从而减轻全身炎症反应。目前血液净化技术所应用的滤过膜截留分子量一般为 30~50kD,大多数炎症因子单体的分子量在 30kD 以下,因此这些炎症因子可以从循环中滤出。为提高中分子溶质清除效率,治疗SIRS 时一般选择高治疗剂量血液滤过(HVHF)或HDF 等,以对流机制清除溶质。此外滤过膜对炎症介质的吸附作用也很很重要,由于吸附作用极易饱和,为了保持溶质清除效果应注意更换滤器。

病例 1 的患者进行血液滤过治疗,目的主要是清除炎症介质,清除体内代谢产物、异常血浆成分以及蓄积在体内的药物或毒物,以纠正机体内环境紊乱。

病例 2 患者考虑流行性出血热,脓毒性休克,急性肾衰竭,非常适合应用血液净化治疗。

3. 液体过负荷 液体过负荷,药物治疗无效时,可以选择血液净化技术。血液净化技术能安全可靠地清除体内过多的水,迅速降低心脏前负荷,改善肝肾等重要脏器灌注,同时使肾素-血管紧张素-醛固酮系统得到抑制,改善心脏后负荷,有利于心功能恢复。在 ARDS、SAP 及 SIRS 等疾病状态下,可因肾素-血管紧张素-醛固酮系统的激活和毛细血管渗漏等病理生理改变,细胞外液量增加,体液分布异常,严重影响组织氧输送和氧摄取。此时,血液净化一方面可清除炎症介质,减轻全身炎症反应,改善毛细血管通透性,另一方面还能清除过多的水,配合胶体液治疗,可减轻组织水肿,改善组织细胞氧合。为治疗药物难以奏效的液体过负荷,可选择持续静脉血液滤过(CVVH)、低效延时每日透析(SLEDD)或缓慢连续性超滤(SCUF)等持续模式。

对病例 3 的患者进行血液滤过可缓慢而有效地消除体内的水分,减轻患者心脏前负荷,增加心排出量,降低氧耗,改善心功能。

4. 严重的电解质及酸碱紊乱 血液净化可迅速纠正重度高钠血症、低钠血症、高钾血症或严重代谢性酸中毒,但治疗时应注意,慢性低钠或高钠血症时纠正速度不宜过快。文献提供的治疗指征分别为:血钠$<$115mmol/L 或$>$160mmol/L、血钾$>$6.5mmol/L、pH$<$7.1。

病例 3 在使用 CRRH 纠正液体过负荷,改善心功的同时,还纠正了高钾血症等致命性的离子紊乱,取得了单纯药物所不能达到的效果。

5. 急性重症胰腺炎 急性重症胰腺炎(severe acute pancreatitis,SAP)初期的病理生理学改变主要是 SIRS,可较早出现毛细血管渗漏、休克、水电解质和酸碱紊乱、腹腔内高压,甚至腹腔间隔室综合征(abdominal compartment syndrome, ACS)。针对 SIRS,血液净化治疗有利于减轻胰腺及远隔组织器官的炎症损伤,稳定内环境,ACS 的治疗。资料显示,无手术指征的 SAP,在发病 72 小时内接受 HF[不低于 35ml/(kg·h)]可改善临床症状,提高非手术治疗成功率,降低死亡率。

此外,SAP 合并严重水、电解质和酸碱紊乱;合并 ARF、MODS 时,均为血液净化治疗的指征。

6. 挤压综合征和横纹肌溶解　挤压综合征和横纹肌溶解时,大量释放入血的毒素和肌红蛋白可以引起全身炎症反应综合征和急性肾衰竭,上述物质均可被血液净化清除。治疗应尽早开始,应采用高通透性滤器,行 HVHF 或 HVHDF 治疗,或可采用血浆吸附。

7. 药物过量和中毒　血液透析联合血液灌流在药物和毒物中毒救治中的疗效已得到了广泛认可。循环中的有机磷农药和各种毒鼠药,以及抗癫痫药、镇静催眠药、抗生素类、洋地黄类及抗肿瘤化疗等都可被血液透析联合血液灌流技术予以清除。鉴于这一治疗机制,治疗分布容积高的药物或毒物中毒时,更应强调尽早行血液净化,并适当延长治疗时间。倘若治疗停止过早,组织中的药物或毒物转移回血液循环内而发生反跳现象。

8. 肝功能不全　各种原因引起的重型肝炎、肝功能不全或肝衰竭常伴有内环境紊乱和体内毒性物质蓄积,抑制肝细胞再生。人工肝治疗可提供正常肝脏的解毒、合成及分泌等功能,为肝细胞再生或进行肝移植手术提供契机。

五、血液净化的注意事项

1. 必须制订个体化治疗方案,根据病情确定血泵压力、血流量、置换液离子浓度、血液滤过时间及血液滤过间隔等,使患者血容量的波动控制在最小范围,单位时间内超滤脱水量均衡,防止短时间内脱水过多。

2. 注意抗凝问题,在抗凝和出血之间找到良好的平衡。

3. 血液滤过中应严格监测生命体征,给予多功能心电监护,尤其维持血压稳定,酌情补液,适当用药,防止血压波动过大。

参考文献

1. Marino, Paul L. The ICU Book 3rd ed. Lippincott Williams & Wilkins, 2007.

(李海波　王怀泉　李文志)

第三十九章

危重患者人工气道的建立和管理

一、临床病例

【病例1】

女性患者,59岁,因"右侧肢体无力伴语笨3日,加重1日"入院。

病史:患者于入院前4天突发右上肢无力,饮水呛咳,伴语笨,反应迟钝,就诊于当地医院,诊断为脑梗死,给予抗凝,改善微循环治疗,未见好转,为求进一步诊治转入哈尔滨医科大学附属第二医院,门诊以"脑梗死"收入院。既往高血压,糖尿病病史1年,甲亢病史1年。有吸烟饮酒史20余年,无药物及食物过敏史。

入院情况:血压 21.3/13.97kPa（160/105mmHg）,心率108次/分,呼吸平稳,右侧面瘫,反应迟钝,心肺未及异常,颈部弥漫性肿大,随吞咽上下活动,右上肢肌力0级,右下肢肌力Ⅱ～Ⅲ级,右侧病理征(＋)。彩超:甲状腺弥漫性改变,血运极丰富。CT:多发脑梗死,脑积水。

入院诊断:脑梗死、高血压病、糖尿病、甲状腺功能亢进。

诊疗经过:入院后给予完善检查,抗凝,改善循环,对症治疗,后因血氧饱和度下降转入ICU。入ICU后,给予气管插管,呼吸机辅助呼吸,因病情需要,需行气管切开术。但因甲状腺肿大,无法行常规气管切开,故行彩超定位下经皮扩张（微创）气管切开术,术中生命体征平稳,术后转回专科治疗,恢复良好。后回ICU拔除气切导管。

1)经皮扩张气管切开术与常规气管切开术有何区别?

2)气管切开术的适应证是什么?

【病例2】

女性患者,78岁,肾衰竭病史近10年,为行透析治疗行中心静脉置管。自带化验检查凝血象基本正常,血红蛋白79g/L 血小板102×10⁹/L。行右锁骨下静脉置管,第一次试穿误穿动脉,第二次穿刺成功。

1)该患置管后右颈部出现血肿,渐进性呼吸困难,血氧饱和度正常,应如何处理?

2)血肿原因是什么?

3)1小时后患者虽高流量吸氧,但血氧饱和度迅速下降低于80%,气囊面罩给氧血氧饱和度无明显上升,紧急行气管插管,插入喉镜见口腔内右侧巨大肿物,未见会厌,第一次盲插失败,应如何处理?

4)有何经验教训?

【病例3】

男性患者,59岁,因"左下肢活动不灵,语笨2小时"入院。

入院诊断:脑梗死,高血压病,心律失常,房颤,右上肢动脉栓塞。

既往风湿性心脏病30年,高血压病史7年,入院后抗凝、降压、改善心功、对症治疗。因突发意识不清,血氧饱和度进行性下降转入ICU。

入ICU情况:生命体征心率132次/分,SpO₂70%,血压21.95/15.30kPa(165/115mmHg),呼吸21次/分。意识不清,浅昏迷状态,双侧瞳孔不等大,左:右＝2.0:5.0mm,对光反射消失,压眶反射存在,房颤,双肺呼吸音粗,未闻及啰音,腹平软,右下肢病理征阳性,生理反射未引出。血气:pH 7.5,PaO₂ 6.93kPa（52mmHg）,PaCO₂ 5.87kPa（44mmHg）。

抢救经过:紧急置入口咽通气道后面罩-气囊预氧合,氧流量15L/min,同时给予丙泊酚镇静,总量110mg分次静注,胺碘酮(可达龙)150mg静注,4分钟后血氧饱和度达98%,查血气 pH 7.5,PaO₂ 13.9kPa(104mmHg),PaCO₂ 5.20kPa(39mmHg)。行气管插管,血氧饱和度降至94%,血气:pH 7.48,PaO₂ 13.6kPa （102mmHg）,PaCO₂ 5.20kPa(39mmHg),给予呼吸机辅助呼吸,SIMV模式,

FiO_2 50％，PEEP 0.49kPa（5.0cmH_2O），30 分钟后复查血气：pH 7.46，PaO_2 40.0kPa（300mmHg），$PaCO_2$ 5.33kPa（40mmHg），生命体征平稳，抢救成功。

1）ICU 内紧急气管插管前预氧合是否必要？

2）ICU 内紧急气管插管前预氧合方法有哪些？

【病例 4】

50 岁男性患者，临床诊断脑出血，气管切开术后第 2 天，患者突然出现反流误吸，呼吸衰竭，紧急转入 ICU。入室时患者 SpO_2 50％，PaO_2 4.27kPa（32mmHg），急需呼吸机机械通气，但患者气切导管为铁套管，无套囊。

1）该患应如何处理？

2）应如何更换气切导管？

二、人工气道的建立及相关问题

人工气道是为了保证气道通畅而在生理气道与其他气源间建立的连接，分为上人工气道和下人工气道，是抢救危重病患者常用的措施之一。上人工气道包括口咽通气道和鼻咽通气道等；下人工气道包括气管插管和气管切开置管等。

（一）上人工气道

上人工气道包括口咽通气道和鼻咽通气道，有助于保持上呼吸道的通畅。前者适用情况有：舌后坠而导致上呼吸道梗阻，癫痫大发作或阵发性抽搐，以及经口气道插管时，可在气管插管旁插入口咽气道，防止患者咬闭气管插管发生部分梗阻或窒息。鼻咽通气道仅适用于因舌后坠导致的上呼吸道梗阻，此时需注意凝血功能障碍者的鼻咽部出血。

（二）下人工气道

机械通气患者建立人工气道可首选经口气管插管。经口气管插管操作较容易，插管的管径较大，便于气道内分泌物的清除，但其对会厌的影响较明显，患者耐受性也较差。

经鼻气管插管，较易固定，舒适性优于经口气管插管，患者较易耐受，但管径较小，导致呼吸做功增加，不利于气道及鼻窦分泌物的引流。与经口气管插管比较：经口气管插管减少了医源性鼻窦炎的发生，而医源性鼻窦炎与呼吸机相关性肺炎的发病有着密切关系。因此，若患者短期内能脱离呼吸机，应优先选择经口气管插管。

短期内不能撤除人工气道的患者应尽早行气管切开术，对于"早期"的确切说法也没有统一，早至气管插管后 48 小时内，晚至气管插管后 2 周内，多数是在气管插管后 7 天或 7 天以内。目前，越来越多的研究倾向于不需要到 21 天后，2 周内可考虑气管切开术。

气管切开术适应证：①预期或需要较长时间机械通气治疗；②上呼吸道梗阻所致呼吸困难，如双侧声带麻痹、有颈部手术史、颈部放疗史；③反复误吸或下呼吸道分泌较多而且患者气道清除能力差；④减少通气无效腔，利于机械通气支持；⑤因喉部疾病致狭窄或阻塞而无法气管插管；⑥头颈部大手术或严重创伤需行预防性气管切开，以保证呼吸道通畅。气管切开术创伤较大，可发生切口出血或感染。

气管切开术禁忌证：①切开部位的感染或化脓；②切开部位肿物，如巨大甲状腺肿、气管肿瘤等；③严重凝血功能障碍，如弥散性血管内凝血、特发性血小板减少症等。

由于气道生理解剖异常，局部或全身疾患，颌面部创伤，饱食等原因可导致困难气道。困难气道的识别与处理尤其重要。当遇到困难气道时，切不可只顾反复插管而忘记了给患者通气。

困难气道的插管技术包括：①气管导管法；②管芯；③插管探条树胶弹性探条（gum elastic bougie，GEB）；④喉罩的应用；⑤纤维光镜引导插管；⑥逆行插管；⑦食管-气管联合导管（the esophageal-tra-cheal combitube，ETC）。

紧急通气技术包括：①气管喷射通气技术（transtracheal jet ventilation，TTJV）；②环甲膜切开术；③气管切开术。

（三）经皮气管造口术

经皮气管造口术（PCT）具有操作方法简单、快捷，手术创伤小等特点。临床研究表明，与气管切开术比较，有助于患者较早脱离呼吸机和减少 ICU 住院天数，以及减少并发症的发生率，但临床效果尚需进一步研究。PCT 正越来越多的应用于 ICU 呼吸道管理中。

病例一患者属于特殊情况，同时合并甲亢，甲状腺弥漫性肿大，常规气管切开困难，因此选择在彩超引导下经皮气管造口术。在彩色超声指示下，选择颈前甲状腺组织较少处，气管环 1～2 间隙穿刺、置入气管导管。手术过程顺利（图 39-1，2）。患者恢复后拔除气管导管（图 39-3），可见创口较小。

经皮气管造口术为安全起见，也可在手术过程中经口或气管导管置入纤维支气管镜，观察穿刺针及导丝置入等情况，指导手术操作，避免损伤气管后壁及食管。

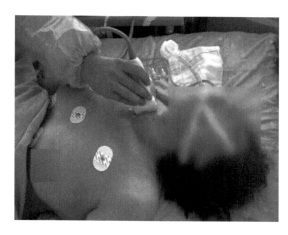

图 39-1 彩超定位

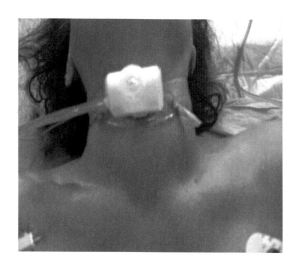

图 39-2 气切术后

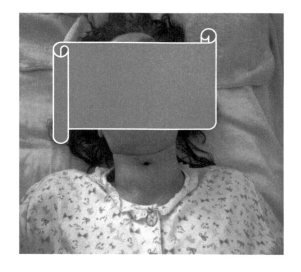

图 39-3 拔除气切导管后

（四）处置

1. 患者知情同意后，留室监测观察，详细询问

病史。

2. 面罩吸氧。

3. 必要时行气管内插管。

详细追问病史，患者长期服用阿司匹林。术前虽然凝血象及血小板计数正常，但抢救成功后查血小板功能异常。凝血功能正常患者，穿刺基本顺利，即使误穿动脉但未扩张，一般不会出现严重血肿。由此可见，详细询问病史，严格按照临床常规工作的重要性。该患属于困难气道，由于血肿逐渐增大压迫，面罩-气囊给氧及气管插管均困难，并且时间紧迫。该患者由于凝血功能障碍，尝试经鼻气管插管失败，鼻腔大量出血；第二次经口气管插管成功。

仅经鼻气管插管就造成大量鼻腔出血，因此，有创人工气道建立方法如逆行插管、环甲膜穿刺术、气管切开术均不适合本例患者，容易出血淹溺气管，危及患者生命。该患还可考虑喉罩、食管-气管联合导管和纤维光镜引导插管等方法建立人工气道。虽然面罩给氧困难，但在每次插管失败时，均坚持面罩-气囊给氧，维持氧合，直至抢救成功。该患抢救成功后收入 ICU，经输血小板、红细胞，以及血透等对症治疗，患者康复出院。

（五）本病例的经验教训

按临床常规工作，及时进行医患沟通，认真的工作态度，发现问题后，使门诊患者留院观察，及时抢救，未造成严重后果，未发生医疗纠纷。工作应精益求精，应更详细的追问病史。

（六）预氧合

血氧饱和度和心率进行性下降的危重患者，或者各种原因导致的心跳呼吸骤停的重症患者，机体耐受性差，若直接进行紧急气管插管，缺氧会进一步加重；由于咽喉的刺激，易造成心跳呼吸未停止的患者心跳呼吸停止。因此，应用简单的方法对患者进行预氧合尤为重要。待患者氧合改善后再进行气管插管，能够提高气管插管过程的安全性。

常用的预氧合的方法是面罩-气囊通气。2005 年国际心肺复苏与心血管急救指南指出，所有急救人员均应熟练掌握气囊-面罩供氧和通气的方法。充分的预氧合通气也是 ICU 内重症患者气管插管时安全应用肌松药的保证。ICU 预氧合还可以采用无创呼吸机、有创呼吸机等进行预氧合。

病例 3 入室时 SpO_2 70%，PaO_2 6.93kPa

（52mmHg），经过面罩-气囊预氧合通气后，SpO_2升高到98%，PaO_2达到13.9kPa（104mmHg），然后进行气管插管，插管后SpO_2仍维持在90%以上，PaO_2为13.6kPa（102mmHg）。抢救过程中，生命体征平稳，抢救成功，说明预氧合非常成功。ICU重症患者气管插管前预氧合是必要的。

（七）更换气切导管

病例4中患者急需更换气切导管。

在ICU中需要长期机械通气支持的患者须行气管切开建立人工气道，遇到痰痂阻塞气切导管、气切导管气囊漏气、气囊移位堵塞管口等相关并发症，须立即更换气切导管。然而在更换气切导管过程中，也会遇到一些问题，处理不当甚至会导致死亡。

更换气切导管时，应准备抢救设备，如：气管导管，咽喉镜，呼吸机等，一旦遇到插管困难，不应慌张。如果患者有自主呼吸，氧合允许（血氧饱和度在90%左右），可将气切切口缝线剪开，扩大视野，用镊子分离组织，直视气管切口，可见切口有气体出入，然后将气切导管直视下插入；如果患者无自主呼吸或氧合不好，而又不能快速将气切导管插入，这时考虑紧急经口气管插管，气管插管尖端要越过气切切口，给予机械通气，防止患者乏氧，抢救生命。然后，再考虑气切插管。

传统更换气切导管的方法为将气囊上滞留物清除后将气囊放气，拔出气切导管，由有经验的医师沿原路径插入新气切导管。因为气切窦道的成熟需10～14天，在窦道完全形成后用此法更换气切导管更容易。

近期（7天）内气管切开的患者，必须更换气切导管时，窦道尚未形成，应用传统方法更换气切导管危险性较大，容易出现置管困难，患者出现窒息乃至死亡。现介绍一种经导丝引导更换气切导管的方法：首先经原气切导管置入导丝（图39-4），拔除原气切导管（图39-5），经导丝置入新气切导管（图39-6）。应该注意的是新气切导管必须具有能通过导丝的管芯（图39-6）。

该患者经原铁气切导管接呼吸机预氧合，虽然无气囊有漏气发生，但可使血氧饱和度达到90%以上，应用上述导丝引导更换气切导管方法，更换过程平顺，患者生命指标平稳，目前该方法已成为哈尔滨医科大学附属第二医院ICU更换气切导管的常规。

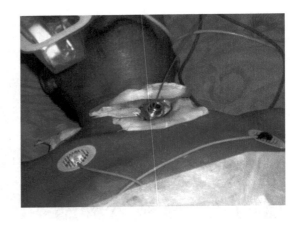

图 39-4　置入导丝

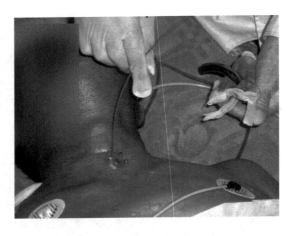

图 39-5　拔除原气切插管

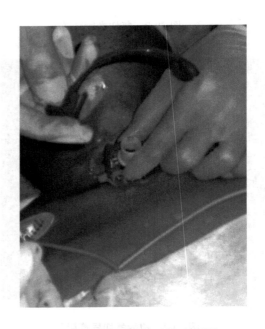

图 39-6　沿导丝置入新气切插管

三、人工气道的管理

有人工气道的患者应常规进行气囊压力监测,并且条件允许时应进行持续声门下吸引。机械通气时应在管路中常规应用气道湿化装置,但不推荐在吸痰前常规进行气道内生理盐水湿化。

呼吸机管路可以每周更换一次,若有污染应及时更换,管路中冷凝水应及时清除。

参 考 文 献

中华医学会重症医学分会.机械通气临床应用指南(2006).中国危重病急救医学.2007,19(2):65-72.

（李文志　李海波）

第四十章

瓣膜置换术体外循环

一、临床病例

【病例1】

患者，男性，55岁，61kg。活动后心悸、气短13年，伴心前区疼痛，加重1个月，夜间不能平卧。听诊闻及主动脉瓣区舒张期杂音，向心尖部传导。胸部X线片：C/T 0.67，左室增大，升主动脉增粗。超声心动图：左室舒张末径75mm，主动脉瓣大量反流。心电图：左室肥厚，异常Q波。冠状动脉造影：冠状动脉显影正常。诊断：风湿性心脏病，主动脉瓣关闭不全，心脏扩大，心功能Ⅲ级。拟在浅低温体外循环下行主动脉瓣置换术。

体外循环过程：采用膜式氧合器，常规预充，建立体外循环，放置左心引流后开始降温，维持心脏跳动至阻断升主动脉前。鼻咽温降至31℃时阻断升主动脉，切开主动脉，直视灌注冷高钾氧合血停跳液，心脏停跳满意，30分钟后再次灌注停跳液。转中流量 $2.2\sim2.0$L/(min·m²)，MAP $6.67\sim9.33$kPa(50~70mmHg)，血红蛋白75g/L，血钾3.5mmol/L，分次补充10%KCl共2.5g。升主动脉开放后，心室颤动，给利多卡因100mg，除颤多次心脏未复跳。重新阻断升主动脉，灌注温血半钾停跳液200ml，心电图呈直线。再次开放升主动脉后心脏自动复跳，心率75次/分，MAP 7.33kPa(55mmHg)。辅助循环25分钟后停止体外循环。患者返回ICU后5小时清醒，术后一天拔除气管插管，两周后康复出院。

1)该患者术前心电图异常Q波，是否说明其有缺血性心脏病？

2)开放后心脏复苏困难的原因是什么？如何处理？

3)术中如何加强心肌保护？

4)风湿性心脏病患者术中如何补钾？

【病例2】

患者，男，56岁，65kg。劳累后心悸、气短10年，加重1年。现咯白色泡沫痰，不能平卧，双下肢水肿，劳累后心前区疼痛。5年前行二尖瓣闭式扩张术。心脏彩超：左房、室增大，右室增大，以左室显著，左室肥厚；二尖瓣增厚、钙化，开放受限，关闭不全；主动脉增厚钙化，闭合不良，EF 0.33，左房血栓。胸部X线片：C/T 0.86。心电图：心房纤颤，左室肥厚，ST-T改变。诊断：风湿性心脏病，二尖瓣闭式扩张术后，二尖瓣中度狭窄伴中度关闭不全，主动脉瓣轻度狭窄伴重度关闭不全，左房血栓，心房纤颤，心脏扩大，心功能Ⅳ级。拟在体外循环下行二尖瓣、主动脉瓣机械瓣置换术，左房血栓清除术。

体外循环过程：采用膜式氧合器，常规预充，建立体外循环，降温，阻断主动脉。主动脉根部灌注心肌停跳液，左室膨胀，左心吸引管有大量鲜红血液，心电活动存在，遂切开主动脉经冠状动脉窦直视灌注心肌停跳液直到心电活动停止。左房取出大量陈旧血栓。体外循环中尿量多，复温后 K^+ 2.9mmol/L，给予10%KCl 2.0g，复查示 K^+ 4.3mmol/L。开放主动脉恢复冠状动脉灌流，心脏室颤，分别20、30、40、50瓦/秒电击除颤，不能复跳，重新阻断，温血半钾停跳液灌注300ml，5分钟后重新开放，20ws电击除颤一次复跳。多巴胺、多巴酚丁胺各 $5\mu g$/(kg·min)，硝酸甘油 $3.5\mu g$/(kg·min)，异丙肾上腺素 $0.02\mu g$/(kg·min)泵注。辅助30分钟后，经食管超声心动图检查示瓣膜开放良好，左室收缩欠佳。继续辅助20分钟，逐渐控制静脉引流，顺利停机。关胸过程中出现动脉血压下降至5.33kPa(40mmHg)，心率减慢，立即重新建立体外循环。辅助45分钟后逐渐降低流量，各种血管活性药物作用不佳，安装主动脉内球囊反搏(IABP)并停机。

1)术中清除血栓时，应该注意什么？

2)该患者应采用哪些停跳液灌注方法？

3)该患者复跳困难的可能原因是什么？如何处理？

4)转中低钾的原因是什么？如何补钾？

5)术后低心排的原因是什么？如何处理？

【病例3】

患者,女性,50岁,58kg,12年前行生物瓣二尖瓣置换。6年前出现心慌、气促,症状进行性加重半年入院。ECG:快速房颤,ST-T改变。心脏彩超:生物瓣毁损,二尖瓣重度关闭不全、轻度狭窄,C/T 0.62。EF 62.7%,PASP 12.54kPa(94.3mmHg),肝大,肝功异常,白蛋白 37g/L,A/G 0.92,HGB 108g/L。诊断:生物瓣毁损,全心衰伴肺部感染,心功能Ⅳ级。经积极的内科治疗,心功能改善后再次行二尖瓣置换术。

体外循环过程:Sarns-8000人工心肺机,Maxima人工肺,预充液:乳酸林格液 500ml,红细胞悬液 2U,血定安 500ml,20%白蛋白 20g,10% $MgSO_4$ 40ml,5% $NaHCO_3$ 50ml。劈胸骨时右房破裂发生急性大出血,用干纱布按压破口处以暂时止血,行股动脉插管(22F),股静脉插管(26F)紧急转流,动脉流量 20～50ml/(kg·min),MAP 4.00～6.67kPa(30～50mmHg),并行循环下修补右房破口,行上、下腔静脉引流进入全流量CPB,左心减压,阻断升主动脉,主动脉根部灌注冷氧合血停搏液,每30分钟灌注1次,CPB流量为 2.4～2.6L/(m^2·min),MAP 6.67～10.7kPa(50～80mmHg),CPB中持续泵注硝普钠 1～2μg/(kg·min),术中超滤脱水。开放升主动脉前5分钟经主动脉根部灌注温血停跳液 500ml,给予利多卡因 100mg,开放升主动脉,20瓦/秒电击一次复跳,辅助循环 50分钟,多巴胺5～10μg/(kg·min),多巴酚丁胺3～5μg/(kg·min)、硝普钠2～3μg/(kg·min)泵注,顺利停机。

CPB时间 190分钟,阻断主动脉时间 84分钟,股动、静脉转流 36分钟。CPB期间血气及电解质均在正常范围,SvO_2%保持 80%以上。转中输注红细胞悬液 4U,新鲜冰冻血浆 800ml,超滤液 2000ml。停机后80分钟时尿量 1 200ml,血压稳定,安返ICU。术后出现谵妄、烦躁多语,双下肢肌张力差。

1)二次手术体外循环有何特殊准备?

2)术中心肌保护措施有哪些?

3)该患者体外循环管理特点是什么?

4)术后出现谵妄、烦躁多语及双下肢肌张力差的可能原因是什么?

二、心脏瓣膜病的病理生理

心脏瓣膜病是由于炎症、黏液样变形、退行性变、先天性畸形、缺血性坏死、创伤等原因引起的单个或者多个瓣膜结构(包括瓣叶、瓣环、腱索或乳头肌)的结构或功能异常,导致瓣口狭窄或关闭不全。心室或主、肺动脉根部严重扩张也可导致相应房室瓣或半月瓣的相对关闭不全。在我国,风湿性炎症所致心脏瓣膜损害是主要原因。心脏瓣膜病通过四种途径影响正常心血管循环生理:瓣膜解剖改变、循环灌注不足、血流阻塞和心肌张力改变。

瓣膜解剖改变可导致狭窄和(或)关闭不全,每搏输出量减少,继而心排出量减少,引起血压、混合静脉血氧饱和度和pH值降低,血液重新分布。

二尖瓣病变无论是狭窄还是关闭不全都导致左房充盈压增高,进而肺静脉压增高,肺毛细血管压力逐渐升高到 2.40kPa(18mmHg)前,肺动脉压相应升高,当超过 2.40kPa(18mmHg)时,出现反应性肺动脉高压,导致右心室后负荷增加,右心室心肌扩张,随后出现心肌肥厚,如病例3。右心室充盈压增高或三尖瓣反流都可引起右心房压力升高,从而影响全身静脉系统,导致颈静脉压力升高,肝淤血肿大,下肢水肿与肝功能不全,如病例3。肺毛细血管压力超过 2.40kPa(18mmHg)时,体液开始漏出,肺顺应性下降,呼吸做功增加,肺功能表现为限制性通气功能障碍,临床表现有劳力性呼吸困难、夜间阵发性呼吸困难,潮气量减少、呼吸频率增加。当肺毛细血管压力接近 3.33kPa(25mmHg)时,开始出现肺水肿,患者可出现端坐呼吸、咯血现象。与先天性心脏病肺动脉高压引起的血管改变不同,瓣膜病引起的肺血管改变在手术后可逆转。

心肌张力与心腔收缩压和半径成正比,而与心腔厚度成反比,阻塞性瓣膜病变引起收缩压力超负荷,反流性病变引起收缩容量超负荷,而主动脉瓣关闭不全可引起两种超负荷同时发生,如病例1。收缩压力超负荷引起"向心性"肥厚,收缩容量超负荷引起心腔扩大,最终分别导致心肌舒张、收缩功能受损。

三、心脏瓣膜置换术体外循环前准备

瓣膜患者病程长,反复心衰,心功能明显受损,对体外循环全程力求平稳,术前充分的准备工作十分重要。术前应详细了解瓣膜病变范围与程度、并发症。超声检查可以证实瓣膜病变与功能紊乱情况,评估左室大小与功能状况,心肌肥厚与心房扩大情况,估算肺动脉压力。胸部X线检查可以观察肺血流改变与肺间质水肿情况。心电图可以了解是否存在心律失常、心肌肥厚、传导阻滞或缺血性改变。明确患者有无心衰、心房纤颤、血栓及栓塞、全身脏器功能情况。对中年以上患者询问有无心绞痛史,疑有冠心病或>50岁的患者,术前应该做冠状动脉造影。详细了解术前生化、血常规、凝血功能检查。长期心衰患者因强心利尿、消化功能障碍,机体总钾量低。对于以下危险因素应该予以充分重视,全身状况差,合并肝、肾功能不全、高血压、糖尿病等,心功能Ⅳ级以上,心胸比例>0.7,EF<30%,左心室舒张末径>75mm,左心室收缩末径>60mm,肺动脉平均动脉压>10.0kPa(75mmHg),全肺阻力>1000dyn/(s·cm⁵),合并呼吸功能不全、心律失常及冠心病等。

体外循环物品准备相对无特殊,左心房附壁血栓患者体外循环中常规安装动脉微栓过滤器,注意心内吸引勿将血栓吸引到体外环路,避免激活凝血系统引起体外环路血栓。单纯主动脉瓣手术采用右房静脉插管,二次手术,应备用股动静脉插管,如果难以阻断上下腔静脉,可以采用带气囊的静脉插管。主动脉瓣关闭不全应备冠状动脉直视灌注管,对于心脏扩大明显、心肌严重肥厚或伴有冠状动脉阻塞者应备冠状静脉窦逆行灌注管。

瓣膜患者术前强心利尿,长期饮食不佳、胃肠消化吸收功能不良等因素造成患者细胞缺钾、缺镁。患者术前通过补钾虽然使血钾正常,但其细胞内严重缺钾。体外循环中血液稀释、低温等影响,也导致患者电解质紊乱。瓣膜患者术中电解质平衡至关重要。体外循环中应该注意电解质补充,硫酸镁常规剂量为0.25mmol/kg,钙的补充时机为主动脉开放后5~10分钟给1~2g。补钾公式:(mEq)=(预想值-实际测钾值)×0.3×体重(kg),首次可以先补半量,根据复查血钾调整补钾量。

四、体外循环心肌保护与心脏复苏

瓣膜病的病理生理特点是心脏扩大、心肌肥厚、心脏功能差(术前反复心衰史),心肌耐受缺血缺氧能力差,中年以上患者还可能合并不同程度的冠状动脉阻塞,因此术中心肌保护直接关系到心脏复苏与手术成败。术前应该积极改善心脏功能、增加心肌能量储备,术中降低心肌氧耗、维持心肌结构和功能完整、维持电解质平衡、术后保证心肌供血、合理

控制心脏前后负荷、促进心脏顺应性恢复。

心肌保护的综合措施主要包括:

(1)在前并行阶段维持血压的平稳,缓慢降温,避免心室纤颤,保证心肌的充分灌注。

(2)保证左心引流通畅,防止心脏过度膨胀。

(3)阻断升主动脉后,立即灌注冷血停跳液,每20~30分钟重复灌注一次,阻断期间心肌温度维持在15℃以下。

(4)保证肥厚的心室壁全层充分降温。

(5)开放升主动脉前充分心内排气,防止冠状动脉内气栓。

(6)开放主动脉后注意左心减压,防止心脏过度膨胀,维持动脉灌注压8.00kPa(60mmHg)以上,保证心肌灌注。

(7)开放后应有一定的并行循环时间,使心脏空跳,至心脏收缩有力后再逐渐减低流量,使心肌在低氧耗状态恢复功能。

出现心脏复跳困难应该及时查找原因并进行相应的处理措施,心脏复跳困难的常见原因有:温度低、酸中毒、低钾血症、高钾血症、主动脉灌注压低、房室传导阻滞、氧合不佳、冠状动脉气体及异物栓塞,冠状动脉阻塞性病变未纠正,药物作用以及患者术前心功能差,主动脉瓣人工瓣膜阻塞冠状窦开口,术中心肌保护不佳等。大量临床回顾性观察发现,复苏困难多发生在瓣膜手术,约占80%以上,其中又以主动脉瓣膜手术多见,这与瓣膜病的病理生理有关。心脏扩大、心肌肥厚、心脏功能差,对缺血缺氧耐受差,这给术中心肌保护带来困难,这可能是心脏复苏困难最主要的原因,如病例1、病例2。对于电除颤仍难以复跳者,可以采用再次阻断升主动脉,二次温血停搏液灌注法取得好的效果,这对已经发生潜在缺血性损害的心肌提供充分的氧供,用于恢复受损害心肌,如病例1、病例2。开放后保持充分的左心引流,维持较高的动脉压以保证冠状动脉有效灌注。

体外循环术后发生低心排综合征的常见原因有:术前已经存在严重心功能不全;术中心肌保护不满意,特别是体外循环时间较长者;先天性心脏病畸形矫正不满意或术前存在左室发育不良者;心脏排气不充分,冠状动脉中有气栓形成;严重心律失常;严重低血容量;电解质紊乱,术后最常见的为低钾血症;酸碱平衡失调;心脏压塞等。病例2由于术前心脏功能差,心肌阻断时间长,心肌保护不佳等因素,术后出现低心排综合征,主要临床表现:低血压、周

围血管阻力增高和组织灌注不足。

客观指标包括：

（1）动脉收缩压＜12.0kPa(90mmHg)，脉压＜2.67kPa(20mmHg)。

（2）平均动脉压＜9.33～10.7kPa（70～80mmHg）。

（3）中心静脉压＞1.47kPa(15cmH$_2$O)。

（4）尿量＜0.5～1ml/(kg·min)。

（5）心脏指数＜2～2.2L/(min·m^2)。

（6）顽固性代谢性酸中毒，血乳酸含量＞20mg/dl。

该患者重新建立体外循环，食管超声心动图示瓣膜开放良好、左室收缩差，首先通过药物增加心脏做功能力：用正性肌力药物增强心肌收缩力，常用多巴胺、多巴酚丁胺、肾上腺素、异丙肾上腺素等，同时降低血管阻力，减轻心脏后负荷，如硝普钠、硝酸甘油等。如果药物治疗效果不佳或不能脱离体外循环，可考虑应用主动脉内球囊反搏（IABP），而应用药物和IABP仍不能维持循环时，可考虑使用左心室辅助或ECMO辅助。

值得强调的是，心内吸引在瓣膜置换手术中至关重要，主动脉瓣关闭不全患者应该在CPB前或心脏停跳前放置好左心引流管，防止并行循环后左心室过度膨胀损伤心肌。左心吸引在心脏复苏前排除左心腔内残留气体、预防气栓。复苏后持续吸引可以减轻左室做功，辅助心脏功能恢复，停止体外循环后还可以利用心内吸引监测左房压力，指导停机还血。

五、不同瓣膜病变体外循环特点

1. 主动脉瓣狭窄 主动脉瓣狭窄时左室心肌肥厚以克服血流阻力，维持心搏量，长久导致"向心性"肥厚，肥厚心肌使心室顺应性下降，舒张功能下降，同时可加速心肌纤维化进程。心室壁纤维组织含量增加与相对缺血是心室顺应性减低的主要原因。正常情况下，左心房收缩占左心室舒张末压的15%～20%，主动脉狭窄后期，随着心室肥厚的发展，肥厚的左心房收缩可占左心室舒张末压的40%，并防止肺静脉床血流淤滞，此时窦性心律是维持正常左心室前负荷、心排出量、防止肺水肿的重要因素，在左心房收缩不能代偿左心室舒张/收缩功能衰竭时，开始出现呼吸困难和肺淤血症状。在单纯主动脉瓣狭窄的患者，房颤是最不利的晚期表现，加速肺淤血的发生。

早期，肥厚心肌代偿左心室收缩超负荷，但是长期心肌劳损、心肌氧供需失去平衡，会促使心肌细胞纤维化和死亡，进而左心功能减弱，左心开始扩张，导致严重症状。主动脉瓣狭窄后期，即使没有明显冠心病，也可出现心肌缺血症状，主要原因是：心肌肥厚和收缩期延长使得心肌耗氧增加，而左心室舒张末压升高使得冠状动脉灌注受限制，以及肥厚心肌毛细血管密度相对降低等原因使心肌血供减少。发生晕厥的原因可能与心律失常、心排出量减少等有关。

在体外循环尚未建立的麻醉、手术过程中，应该尽量保护患者已经出现心肌肥厚、临界性心肌缺血、顺应性低下的心脏，避免心脏纤颤和停搏，保持其有效的收缩功能。

体外循环过程中，良好的心肌保护是关键。升主动脉阻断后，采用综合心肌保护措施：温血停跳液诱导停跳，冷血停跳液维持，主动脉根部顺行与冠状静脉窦逆行灌注相结合，开放前温血半钾停跳液终末灌注(hot shot)。

排除外科因素，造成体外循环停机困难的主要原因是体外循环前心肌缺血或者术中心肌保护不佳。此时，心肌顺应性差，收缩无力，应该充分引流，延长辅助时间，给心肌充分休息，提高灌注压保证心肌供血，血管活性药物辅助心脏功能，肾上腺素0.03～0.06μg/(kg·min)，米力农0.3～0.5μg/(kg·min)，可以促进左心室恢复。必要时可转为左心辅助、置入IABP或ECMO辅助。

2. 主动脉瓣关闭不全 急性主动脉瓣关闭不全多为主动脉夹层、感染性心内膜炎或创伤所致。左心室舒张末压接近于主动脉舒张压，冠状动脉灌注压明显降低。心室充盈需要较高的左心房压来对抗舒张压，左心房压升高影响肺静脉床，导致急性肺水肿。心排出量下降导致交感神经兴奋，心率加快，减少心室舒张期，减少反流时间和反流量。然而，为维持血压，血管收缩进一步加重反流。由于急性肺水肿导致缺氧而冠状动脉灌注压下降，舒张期时间缩短有情导致心肌氧供需平衡打破，可危及患者生命。

逐渐发展的慢性主动脉瓣关闭不全使得左心室逐步适应舒张期充盈量改变，左心室收缩容量超负荷引起左心室扩张及左心室壁张力增加，这种扩张并没有使左心室压力降低，而是通过心室壁增厚来适应心室的扩张。即主动脉瓣关闭不全时，左心室容量超负荷导致心室显著扩张，而压力超负荷引起心室壁增厚。慢性主动脉瓣关闭不全在所有心脏病变中舒张末期容量最大。随着心肌肥厚和心室壁张力增大，心肌氧耗增加，而主动脉舒张压降低，冠状动脉灌注压降低，心率增快使心室舒张期缩短，左心室舒张末压加大都影响心肌血供，患者会出现心前区疼痛等症状，心电图也可能出现病理 Q 波，如病例 1。

主动脉瓣关闭不全行置换手术时，患者的全身循环是通过较高水平的交感神经兴奋来维持的，转前尽量避免干预这种代偿机制。转中，左心引流至关重要，这点在前面我们已经述及，转中维持灌注压力 8.00kPa(60mmHg)以上，保证重要脏器灌注，心肌停跳液灌注采用冠状动脉直接灌注，也可辅以冠状静脉窦逆行灌注，其方法同主动脉瓣狭窄。

脱离体外循环需要心腔内良好的排气、维持适当的平均动脉压、稳定的窦性或起搏心律(>80 次/分)。体外循环停机时，心肌可能仍然因为缺血而顺应性不佳，而依赖左心房收缩来维持左心室舒张末容量，因此还血应该缓慢，直到肺动脉舒张压达到高 1.33~2.00kPa(10~15mmHg)，可以借助食管超声或者肺漂浮导管指导还血，切忌还血使心脏过度充盈。如果不能脱离体外循环，处理方法同主动脉瓣狭窄。

3. 二尖瓣狭窄 二尖瓣病狭窄病理生理改变详见前述。

二尖瓣病狭窄由于左心房扩张，加上风湿性改变，房颤发生率很高，此时应该控制心室率 60~65 次/分，以延长舒张期时间。如果在体外循环插管时出现房颤，由于房颤在心脏搬动时很容易导致室颤，而二尖瓣狭窄患者与主动脉狭窄相似，对心肺复苏反应不佳，所以应该维持血压，控制心室率，快速肝素化。迅速主动脉插管，可先将静脉引流放在右房，建立体外循环。紧急情况下，可将心内吸引管暂时做静脉引流，快速建立体外循环。同样，左心引流充分不仅具有心肌保护功能，同时还避免肺血管床淤血，能减轻体外循环肺损伤。

单纯二尖瓣狭窄左心室功能基本正常，体外循环后有可能下降，停机还血时参照肺动脉舒张压、肺动脉平均压、左房压等左心前负荷的指标，注意不要使左心室过度充盈，特别是清除大量钙化斑块与植入人工机械瓣膜后，以免影响左心室功能，防止左心室破裂。经食管超声可准确评估左心室充盈程度。

由于长期肺动脉高压，导致右心室肥厚，主动脉开放后较高的灌注压辅助可使右心室功能逐渐恢复，轻度过度通气可以降低肺动脉压。进而，药物米力农 0.3~0.5μg/(kg·mim)帮助心脏做功。不应该还血过多，避免中心静脉压超过 2.00kPa(15mmHg)，否则导致右室室壁张力增加，右冠状动脉灌注压下降，室间隔左移并影响左心室心排出量。

4. 二尖瓣关闭不全 二尖瓣关闭不全的患者，射血分数包括反流量和前向血流量。反流量大小与左心室收缩期二尖瓣关闭不全面积大小和房室收缩期压力阶差有关，该压力阶差取决于外周血管阻力，因此减低外周血管阻力可以增加前向血流。二尖瓣关闭不全的生理影响取决于左心房的顺应性。慢性二尖瓣关闭不全左心房容量超负荷发展缓慢，仍逐渐出现左心房扩张，巨大左心房可容纳大部分反流量，而不影响肺静脉系统。左心房扩张易导致房颤发生。人体为维持血流动力学稳定，二尖瓣关闭不全患者水钠潴留，交感神经系统兴奋。慢性二尖瓣关闭不全，出现反应性肺动脉高压时常提示明显左心室功能不全。

体外循环心肌保护方法同二尖瓣狭窄，停机时，缓慢增加心脏前负荷，基本恢复到术前肺动脉舒张压与平均压的最低值即可。避免左心室过度充盈。如果患者术前存在心功能不全，应该控制停机时后负荷大小，但同时应保证足够的冠状动脉灌注压。停机后还血应避免右心室过度膨胀，右心功能不全处理方法同二尖瓣狭窄。

然而，实际上临床瓣膜病变常常累及两个或多个瓣膜，心脏联合瓣膜病变可降低心排出量，造成肺淤血和体循环淤血，体外循环中应该加强心肌保护，反流性病变术中心室功能保护至关重要。

六、再次瓣膜置换手术

再次换瓣的患者，病情常较复杂，心功能进行性衰退，手术难度大，死亡率高。由于反复心衰，体内水钠潴留，长期服强心剂利尿药又可引起体液和电解质失衡，在强调围术期处理的同时，CPB 中应注意以下几方面。

对再次瓣膜置换手术应做好物质上及精神上的准备。如准备好股动、静脉插管，直角静脉插管，外科医师应消毒好股动、静脉插管部位的皮肤待用，尽早将人工心肺机安装好在手术床旁以备抢救。此类患者由于心功能差，组织粘连，麻醉及手术操作均易发生循环意外及大出血，甚至室颤，需紧急进行转流抢救，如病例 3，此时快速行股动、静脉插管并行循环下缝合右房破口止血、待上、下腔静脉引流建立后,改为经上、下腔静脉引流的全流量 CPB。然而病例 3 由于其在股动静脉转流时较长时间低血压,组织灌注不足,尤其是脑组织对缺血缺氧敏感,术后出现神经精神症状。

对组织粘连严重,难以分离升主动脉和腔静脉者,动脉灌注可采用股动脉或髂动脉插管,静脉引流可采用股静脉、右房插管,也可经心包外上下腔静脉插管。鉴于此,灌注医师在术前应详细了解病情,做好各种部位插管的应急准备。

病例 2 为再次二尖瓣置换手术,患者年龄偏大,病情重,心功能差,重度肺动脉高压,肝淤血,肝脏功能不全,贫血,白蛋白低,全身情况差,硬化,手术难度大,出血多。体外循环转流时间长,危险性增加。

良好的 CPB 管理是保证再换瓣手术成功的重要条件,应注意:

(1)调控好生理和非生理循环的二次转变。

(2)保持灌注量与引流量的动态平衡,对有肺动脉高压的患者最好在 CPB 早期使用血管扩张药,降低灌注阻抗,有利于高流量低阻灌注,维持体内有效循环量。

(3)提高预充液胶体渗透压,我们在晶体预充液中加入代血浆和白蛋白获得了最佳转流效果。

(4)由于患者体内水钠潴留,心脏容量负荷过重,血液稀释又可加重组织水肿,单用利尿药难以有效地排出体内超负荷的水分,超滤脱水,有利于血液浓缩和术后重要器官功能恢复。

二次手术,尤其是术前心脏功能差的患者,心肌保护至关重要。术中采取综合心肌保护措施,前面已经详细阐述。

七、Key points

1. 瓣膜病变患者多累及两个或多个瓣膜,病程长,均有反复心衰史,心功能明显受损,对体外循环全程力求平稳,手术前应做充分的准备工作。

2. 心脏联合瓣膜病变可降低心排出量,造成肺淤血和体循环淤血,体外循环中应该加强心肌保护,反流性病变术中心室功能保护至关重要。

3. 术中应采取综合措施加强心肌保护。

4. 左心引流在瓣膜置换术中十分重要,减轻心、肺损伤。

5. 瓣膜病患者术中维持电解质平衡直接关系到心脏复苏和心脏功能。

6. 心房血栓清除时,注意心内反复冲洗,避免血栓脱落入血。

7. 针对再次瓣膜置换手术的特点,术前即做好了物质上及精神上的准备,如备用好股动静脉插管,将心肺机安装好放在手术床旁待用。

8. 再次瓣膜置换手术患者,全身情况差,良好的 CPB 管理是保证再换瓣手术成功的重要条件。

参 考 文 献

1. Marco DE, Daniela F, Rossana DP, et al. Aortic valve replacement: Results and predictors of mortality from a contemporary series of 2256 patients. J Thorac Cardiovasc Surg, 2011, 141: 940-947.

2. Baudet E, Laborde N, Roques X, et al. Ultrastructural study comparing the myocardial protective effects of four different infusates(Bretschneider's, St Thomas's, standard Ringer's and blood potassium solutions) in the human heart. Perfusion, 1989, 4(4): 275-282.

3. Long C, Liu K. Current status of research on the myocardial protection during open heart surgery. Zhonghua Yi Xue Za Zhi, 2007, 87(33): 2305-2306.

4. Kobayashi Y, Mitsuno M, Yamamura M, et al. Evaluation of Closed Cardiopulmonary Bypass Circuit for Aortic Valve Replacement. ASAIO Journal, 2010, 56 (4): 309-312.

5. Bjørn B, Anders J, Henrik S, et al. One single dose of histidine-tryptophan-ketoglutarate solution gives equally good myocardial protection in elective mitral valve surgery as repetitive cold blood cardioplegia: A prospective randomized study. J Thorac Cardiovasc Surg, 2011, 141: 995-1001.

6. Kutschka I, Skorpil J, Essawi AE, et al. Beneficial effects of modern perfusion concepts in aortic valve and aortic root surgery. Perfusion, 2009, 24(1): 377-44.

7. Sobieski MA, Graham J, Pappas PS, et al. Reducing the Effects of the Systemic Inflammatory Response to Cardiopulmonary Bypass: Can Single Dose Steroids Blunt Systemic Inflammatory Response Syndrome? ASAIO Journal, 2008, 54(2): 203-206.

8. Sucker C, Zotz RB, Kurt M, et al. Platelet-function analyzer closure times indicate shear stress-induced hemostatic abnormalities in patients with aortic valve stenosis and correlate with perioperative transfusion requirements. Perfusion, 2010, 25(3): 153-158.

9. Donna MR, Geoffrey PD. Early reperfusion with warm, polarizing adenosine-lidocaine cardioplegia improves functional recovery after 6 hours of cold static storage. J Thorac Cardiovasc Surg, 2011, 141: 1044-1055.

10. Sutton SW, Patel AN, Chase VA, et al. Clinical benefits of continuous leukocyte filtration during cardiopulmo-

nary bypass in patients undergoing valvular repair or replacement. Perfusion,2005,20(1):21-29.

11. Bjørn B,Theis T. Cold blood cardioplegia reduces the increase in cardiac enzyme levels compared with cold crystalloid cardioplegia in patients undergoing aortic valve replacement for isolated aortic stenosis. J Thorac Cardiovasc Surg,2010,139:874-880.

12. Nicholas D,Joseph JS. Review of ventricular rupture:key concepts and diagnostic tools for success. Perfusion, 2002,17(1):63-67.

13. James SG,John WB,Jamie MB,et al. Aortic Valve Bypass for the High-Risk Patient With Aortic Stenosis. Ann. Thorac. Surg,2006,81:1605-1610.

14. Andrew SW,Stanley KB. Myocardial protection:an expanding or contracting discipline? Perfusion, 2003, 18 (4):213-217.

15. Larry ZB,Isaac G,Alan DB,et al. Aortic valve replacement in geriatric patients:determinants of in-hospital mortality. Ann. Thorac. Surg,2001,71:597-600.

16. Tosson R,Buchwald D,Klak K,et al. The impact of normothermia on the outcome of aortic valve surgery. Perfusion, 2001,16(4):319-324.

17. Guohu L,Shenxi C,Erxiong L,et al. Cardiac ischemic preconditioning improves lung preservation in valve replacement operations. Ann. Thorac. Surg, 2001, 71: 631-635.

18. Fernandes P,MacDonald J,Cleland A,et al. The use of a mini bypass circuit for minimally invasive mitral valve surgery. Perfusion,2009,24(3):163-168.

19. Colleen K,Liang L,Priscilla F,et al. Transfusion and Pulmonary Morbidity After Cardiac Surgery. Ann. Thorac. Surg, 2009,88:1410-1418.

20. Sirvinskas E,Andrejaitiene J,Raliene L,et al. Cardiopulmonary bypass management and acute renal failure:risk factors and prognosis. Perfusion,2008,23(6):323-327.

（周荣华　龙　村）

第四十一章

复杂先天性心脏病手术体外循环

一、临床病例

【病例1】 法洛四联症

患者，男，5岁，15kg，出生后发现心脏杂音，哭闹时发绀明显，平时易感冒、肺炎，喜蹲踞，活动量受限。入院体检：严重发绀，杵状指，胸骨左缘闻及收缩期喷射样杂音。超声心动图示：右室流出道狭窄，主肺动脉及左肺动脉缩窄，右肺动脉发育尚可，主动脉骑跨60%，室间隔缺损，室水平双向分流（左向右为主）。HCT 62%，血小板计数 179 000/mm²。诊断：先天性心脏病，法洛四联症。

体外循环：采用 MAXIMA 膜肺，预充乳酸林格260ml，新鲜冰冻血浆 600ml，5% NaHCO₃ 40ml。常规 3mg/kg 肝素，ACT 不足 400 秒，给予静脉输注新鲜冰冻血浆100ml，并追加肝素15mg，ACT600秒。转机开始，血压显著降低，最低 2.40kPa（18mmHg），分次给予间羟胺 2mg 后血压回升到5.07kPa（38mmHg），转流中左心回血多，降温至最低鼻温22.6℃，肛温24.1℃，流量50ml/(kg·min) 共70分钟，转机165分钟，阻断110分钟，以同种瓣行跨环补片。转中 MAP 3.47～9.73kPa（26～73mmHg），HCT 29%～30%，尿量150ml。停机情况：辅助35分钟停机，多巴胺用量为 4μg/min，脉搏血氧饱和度94%～98%。术后情况：回 ICU 当晚拔除气管插管，术后 7 天痊愈出院。

1）体外循环预充为何使用新鲜冰冻血浆？该患者是否需要预充红细胞悬液？

2）婴幼儿、新生儿体外循环全流量灌注标准？何为低流量？

3）该患者术中采用低流量的原因？

4）结合该病例，谈谈发绀型先天性心脏病患儿体外循环管理特点？

【病例2】 新生儿体外循环，完全性大动脉转位

患者，女，24 天，3.3kg，HCT 38%。出生后发现心脏杂音，哭闹时发绀明显。X 线示：肺血偏多，主动脉观察不清，肺动脉段凸，左室大；超声心动图示：心房正位，心室右祥主动脉发自右室，肺动脉发自左室，主动脉位于肺动脉前方偏右，LV 后壁与室间隔呈反向运动，PDA 5mm，卵圆孔未闭 4mm。诊断：先天性心脏病，完全性大动脉转位，卵圆孔开放，动脉导管未闭。

体外循环：深低温低流量间或停循环下行swich 及 PDA 切开缝合术。Dideo 901 膜肺，预充液：勃脉力 100ml，全血 400ml，白蛋白 10g，泼尼松40mg，5% NaHCO₃ 10ml，葡萄糖酸钙 0.2g。ACT 500″后开始体外转流。并行循环 7 分钟后，心脏心率减慢，进而室颤，马上建立左心吸引，尽快阻断升主动脉，并灌注心脏停搏液。转中最低鼻咽温20.5℃，肛温 17.3℃。体外循环时间 205 分钟，阻断升主动脉 119 分钟，低流量 60 分钟。后并行期间，动脉压下降，静脉压上升，显示低心排。加大正性肌力药物才能停机。术中根据液面行常规超滤，复温后进行平衡超滤，停机后进行改良超滤。术后第一天死于低心排，多脏器功能衰竭。

1）从体外循环机、管道、耗材、血液制品、药品等各方面谈谈新生儿、小婴儿体外循环准备？

2）如何降低体外循环预充？体外循环预充方案？血液制品的使用？

3）新生儿肝素抗凝使用剂量？

4）超滤分型及使用方法？分别具有何作用？

5）转中出现室颤、低心排的原因？术中如何心肌保护？

【病例3】 右室双出口

患儿男性，1 岁，体重 6.7kg，HCT 50%。生后即发现口唇、四肢末端发绀，哭闹后明显。经心血管造影检查，诊断为：先天性心脏病，右室双出口（Taussin-Bing）＋ASD＋PDA＋主动脉弓重度发育不良。拟在体外循环下行 PDA 切断缝合＋主动

弓成形＋VSD修补＋ASD修补＋动脉Switch手术。

体外循环过程：Minmax膜肺，预充乳酸林格200ml，红细胞悬液1U，新鲜冰冻血浆150ml，20%白蛋白10g，甲泼尼龙100mg。CPB方法为深低温停循环、低流量灌注与高流量灌注分段进行。肝素化，体外循环开始，经升主动脉灌注，30分钟后升主动脉、肺动脉同时灌注，降温至鼻咽温16℃、直肠温19℃，停循环，持续35分钟。停循环过程中，心肌持续温血灌注50～60ml/min，心脏空跳。CPB 85分钟，恢复循环，给予高流量灌注100ml/(kg·min)。CPB 95分钟阻断升主动脉，灌注冷晶体停搏液，直至210分钟经主动脉灌注，灌注流量80ml/(kg·min)，此时鼻咽温23～24℃。CPB 255分钟开放升主动脉，复温时给予甲泼尼龙100mg，5%甘露醇30ml。心肌阻断140分钟，心脏自动复跳，在多巴胺和多巴酚丁胺的支持下，顺利脱机。CPB历时300分钟。术中根据液面行常规超滤，复温后进行平衡超滤，停机后进行改良超滤。

体外循环中，补充全血200ml，白蛋白25g，5%碳酸氢钠150ml。血气分析结果满意。Hct 23%～31%，COP 16～22mmHg，MAP 20～70mmHg，SVO₂ 60%，尿量44ml/小时，血清钾3.5～4.5mmol/L，血钙离子0.8～1.33mmol/L。

1）该患者为发绀型先天性心脏病，HCT高，为何还需要预充库血？
2）使用白蛋白的目的是什么？转中胶体渗透压维持何水平？
3）为何采用升主动脉、肺动脉插管？
4）转中为何需要停循环？
5）长时间体外循环如何维持内环境稳定？

【病例4】 主动脉弓中断

患者，男性，6岁，19kg。生后即发现心脏杂音，哭闹时口唇发绀、足趾发绀。平时易感冒、肺炎，活动量受限，剧烈运动后出现双下肢疼痛。X线示：肺血增多，主动脉结不清，右房、右室增大，左室增大明显，肺动脉段明显凸出，心胸比例0.6。超声心动图示：左房左室增大，室间隔上段可见回声脱落9mm，主肺动脉明显增宽，主动脉内径正常，主动脉弓部变窄，降部为显著。造影及导管结果示：主动脉弓中断位于左锁骨下动脉远端并动脉导管未闭，直径约0.6cm，长约0.5cm。降主动脉宽1.4cm，高位室间隔缺损0.9cm。诊断：先天性心脏病主动脉弓中断（A型）、室间隔缺损、动脉导管未闭、肺动脉高压。

HCT 55%。拟行主动脉弓中断矫治术。

体外循环过程：Dideco 902膜肺，预冲液：乳酸林格液、血浆、白蛋白、碳酸氢钠等。肝素化，插管建立CPB，降温，阻断升主动脉，灌注改良Thoma's液250ml。切开肺动脉显露VSD，VSD修补后，通过PDA插入22F动脉管开始下半身灌注，流量1 200～14 00ml/min(3/2)，维持下半身MAP（股动脉测压）4.67～6.67kPa(35～50mmHg)，同时升主动脉灌注上半身，流量600～800ml/min(3/1)，上肢MAP（桡动脉测压）5.33～12.0kPa(40～90mmHg)。最低鼻咽温18.6℃，肛温22.8℃，停循环22分钟。用同种动脉与动脉导管吻合，另一端与升主动脉根部做端侧吻合。CPB时间112分钟，心肌血运阻断时间65分钟，停机顺利。停机后上下肢血压相近，维持在8.0kPa(60mmHg)。手术经过顺利，患者康复出院。

1）主动脉弓中断如何分型？
2）主动脉弓中断矫治术体外循环方法有哪些？
3）上下半身分别灌注时如何分配流量？

二、新生儿、婴幼儿体外循环前准备

儿童体外循环较成人更复杂，特别是复杂先天性心脏畸形的矫治手术往往需要较长时间的转流甚至需要停循环或低流量技术的支持。小婴儿和新生儿体重低，体外循环回路容量相对于患儿血容量比例大，无论是发绀型还是非发绀型先天性心脏病患儿在手术中都处于严重的血液稀释状态，最小的患儿体内的血容量甚至被稀释了2～3倍，如病例2。选择合适的管道和氧合器等体外环路是减轻小婴幼儿转流中血液稀释的首要步骤，由于婴幼儿体重相差很大，如上述4个病例从新生儿到学龄前儿童、体重从3.3～19kg，分别使用不同型号的氧合器、管道，因此灌注师必须配备各种规格的氧合器、管道，从中选择合适的设备满足每位患者对氧供和灌注流量的不同要求，同时又做到预充量最少。

新一代的心肺机，如：MAST型心肺机，Stockert 5，Jostra 30，System 1，具备较强大的功能，其可旋转的分体式泵，可以根据需要调整泵的位置和角度，延伸的支架增加了自由活动的范围，最大限度地缩短距离，减少预充量，尤其适合新生儿和婴幼儿的灌注使用。

笔者在德国柏林心脏中心所见，通过采用MAST型心肺机、最优化的体外管道，以及静脉负压引流等措施，其最小预充量为110ml；国内一些心脏中心可以在现有的设备条件下,将预充量尽量减低,为 300～500ml,本病例 2 为新生儿,其预充量大约 500ml。

体外循环中插管的选择应该能够提供合适的血流、不被阻碍地引流(正向、逆向),以及灌注和引流所有的血管。复杂先天性心脏病由于心脏及血管解剖异常,对体外循环动、静脉插管也有特殊要求。对于新生儿和小婴儿,主动脉插管的尖端应该很小,以便能很容易地插进很小的主动脉,也不妨碍外周血流。主动脉插管一般放置到升主动脉,而特殊的心脏畸形会影响主动脉插管位置,如:左心发育不良综合征时采用主肺动脉插管,左右肺动脉用控制带圈住;大动脉转位和主动脉瓣上狭窄的手术,动脉插管应该尽可能在升主动脉远端,这样留足够的空间去阻断以及安全分离主动脉;主动脉弓中断的手术要求两根动脉插管,一根为升主动脉插管灌注头部,一根置入降主动脉灌注全身,如病例 3、病例 4,病例 4 采用经肺动脉导管置入降主动脉,此类手术也可以经股动脉或髂动脉插管,但是小婴儿股动脉小,因此选择股动脉插管者少见。对于再次手术的患者,考虑锯开胸骨时弄破血管或心脏,应该考虑股动脉或者髂动脉插管。静脉插管也是非常个性化的,修补伴有静脉系统回流异常的缺损,有时可能需要三根静脉插管。

血液超滤在新生儿和小婴儿体外循环中使用广泛,尤其是改良超滤,能够滤出体内多余水分、小分子有害物质和炎性介质。对于新生儿和复杂先天性心脏病患者,自体血液回收(skin to skin)可以有效减少库血使用,阜外心血管病医院在新生儿和一些复杂心血管畸形中使用自体血液回收;柏林心脏中心则是在所有体外循环手术中常规使用自体血液回收。

三、体外循环血液稀释、预充及库血的使用

1. **体外循环血液稀释**　在体外循环过程中,低温、血细胞比容过高、非搏动性血流都可以使微循环血流障碍,而血液稀释可以改善上述因素的负面影响,血液稀释降低红细胞浓度,减轻体外循环对血液成分的破坏,减少溶血、凝血系统激活所致的血栓和栓塞,节约血源。适当的、合理的稀释度直接关系到体外循环的质量,尤其对于体重比较小的新生儿和婴幼儿,其病理生理有别于成人,①婴幼儿脏器发育不成熟,细胞膜稳定性差,容易造成水肿;②肾小球滤过率低,处理水负荷的能力差;③组织疏松,液体容易在组织间隙潴留。严重的、不当的血液稀释造成明显的水肿。

衡量血液稀释度的指标采用血细胞比容(HCT),维持一定的血细胞比容是对组织氧灌注的保证,HCT 降低至 20% 以下将导致脏器血流的重新分布。目前婴幼儿体外循环采用较高的血细胞比容进行转流,以保证组织尤其是脑部的供养,＜10kg,HCT 26%～28%;＜5kg,HCT 28%～30%;在深低温时,HCT 24%～26%。

在血液稀释过程中,维持血液中一定的胶体渗透压(COP)是防止组织水肿的重要措施。COP 过低会导致组织水肿,COP 过高又会使血液的黏度增加,因此血液稀释时应保持适当的胶体比例。转流初期总体晶体/胶体比例应为 0.5～0.6∶1,相对 COP 应不小于转流前的 60%,后期要使 COP 提高。发绀型患者血浆量少,畸形矫正后极易发生肺水肿,虽然 HCT 较高,但血液胶渗压较低,COP 应维持稍高水平。小婴儿及新生儿体外循环中 COP 维持在 2.13～2.40kPa(16～18mmHg),停机前 2.40～2.93kPa(18～22mmHg),改良超滤后能恢复到 3.33kPa(25mmHg)。

2. **体外循环预充及库血、血制品的使用**　新生儿及婴幼儿体外循环通过优化体外环路,保证安全的前提下尽量减少预充,维持适度的 HCT,调整预充液的酸碱平衡和电解质浓度,使体外循环更接近生理灌注。根据患儿诊断、疾病情况及手术方式,制订体外循环计划,通过患儿血容量、红细胞量、全套体外环路所需要的总预充量、转中目标 HCT、COP 等参数来计算预充液中需要加入的晶体液、红细胞和胶体的量。具体公式如下:预计库血量＝[预计 HCT×循环总量－(转前 HCT－5%)×血容量]/库血 HCT;

公式中 5% 为患儿体外循环前麻醉补液、手术失血、转流对红细胞破坏等因素的影响。

循环总量＝血容量＋预充液量＋心肌保护液量

预充胶体血浆/代血浆(ml)＝[总预充量－(库血量＋患儿血浆量×0.7)]×0.7

血容量＝体重×系数(2～12 岁:7%;6 周～2 岁:7.5%;＜6 周:8%)

发绀型心脏病患儿由于红细胞增生,HCT 高于非发绀患者,对于较大的患儿,以维持转中合适的 HCT,转前可能需要放血,计算公式如下。放出的血放入枸橼酸保养袋中,备术中 HCT 低时或术后回输。

放血量＝[血容量×术前 HCT－（血容量＋预充量＋心肌保护液）×预计 HCT]/术前 HCT

以病例 3 为例，1 岁，体重 6.7kg，HCT50％，按照体重 7.5％计算血容量约为 500ml，如果转中目标 HCT 为 25％，体外环路预充总量 700ml，心肌保护液量为 150ml，那么按照公式，需要预充的浓缩红细胞悬液（HCT60％）量为：[（500＋700＋150）×25％－500×（50％－5％）]/60％，为 187ml，略多余一个单位的库存红细胞。需要胶体（ml）＝[700＋150－（187＋250×0.7）]×0.7，为 340ml。虽然该患儿为发绀型心脏病，但由于其体重小、血容量少，相对体外环路预充量大，因此通过计算仍需要预充库血。

对于小婴儿，一般不使用代血浆预充，最好用 20％的白蛋白提高胶体渗透压，可以 1∶4 抵充血浆，发绀型先天性心脏病患儿由于血浆成分少，血液稀释后凝血因子过度稀释，因此预充液应该注意新鲜冰冻血浆的使用，这样既可以提高胶体渗透压，又可以补充凝血因子。对于上述病例 3 患儿，其需要补充的 340ml 胶体可以分配为：新鲜冰冻血浆 150ml，20％白蛋白 50ml。以此计算，病例 1 虽然 HCT 高达 62％，但是由于转中需要维持较高的 HCT（30％），经过计算，可以不用放血。

对于新生儿，最好采用新鲜全血预充，如病例 2，经过计算，预充 400ml 全血。新鲜全血最好小于 72 小时，但是临床上很难做到这一点。库血滤出白细胞保存，或者使用前滤出白细胞能有效减轻炎性反应，前者效果优于后者。有研究提出重组新鲜全血的概念，即对于新生儿，将红细胞悬液、新鲜冰冻血浆、血小板按照比例混合，重组成新鲜全血；但是值得注意的是所采用的成分血一定是滤出白细胞的，否则白细胞激活导致严重的炎性反应。

婴幼儿和新生儿体外循环基础预充液最好选择勃脉力，如病例 2，条件不具备者选用复方林格液或乳酸林格液。新生儿及小婴儿肝脏功能不健全，肝脏功能在体外循环中被抑制，对乳酸盐的代谢能力受限，快速大量输注乳酸林格液会导致医源性高乳酸血症，美国 FDA 规定乳酸林格液不得用于小于 3 个月的婴儿。勃脉力以醋酸根替代乳酸根，不需要在肝脏代谢分解，钾、钠、氯、镁浓度、pH、渗透压均接近血浆水平，且无钙，欧美将其作为预充基础液，国内阜外医院、上海儿童医学中心、华西医院等均已经普遍使用。

在一些心脏中心，新生儿及小婴儿使用全胶体预充，使转中的胶体渗透压接近于生理水平来预防水肿；因此在排气结束后，加入血制品、白蛋白等尽量排除体外环路中的晶体液，如病例 2，其晶体虽然有 100ml，但是白蛋白的使用完全使得预充液体为全胶体状态。然而德国柏林心脏中心，其特点为无血预充（"bloodless"），之所以能做到"bloodless"，是因为其使用新一代的心肺机，如：MAST 型心肺机，Stockert 5，配合静脉负压引流（Vacum，POLYSTAN），体外循环机最大限度接近手术床，采用最优化的管道，其新生儿预充量为 110ml，小婴儿预充量为 210ml，手术中使用自体血液回收机（skin to skin），转中血液制品及库血使用大大降低，除了新生儿，其他患者通常采用无血预充；并且由于其预充量小，只有少数患者需要安装超滤。

除了关注稀释度和胶体渗透压之外，婴幼儿预充还包括糖皮质激素的使用以减轻全身炎症反应、甘露醇以减轻水肿；调整预充液酸碱度、电解质平衡、钙浓度使其接近生理灌注，病例 2 预充大量库血，但是在转前没有进行酸碱平衡及电解质的调节，在前并行阶段出现室颤；还要注意密切监测血糖浓度、乳酸的变化，及时做出纠正。

四、肝素抗凝与拮抗

肝素的抗凝作用是通过肝素－ATⅢ复合物对凝血酶和其他含有丝氨酸蛋白酶的凝血因子，如 Xa、Ⅸa、Ⅺa、Ⅻa 及激肽释放酶的灭活而起作用。新生儿及小婴儿血液系统仍发育不成熟，体外循环期间，婴幼儿和新生儿因为各年龄阶段的凝血系统差异，以及对肝素和鱼精蛋白反应的不同，而产生与成人的差异。比如：新生儿维生素 K 相关凝血因子（Ⅱ、Ⅶ、Ⅸ、Ⅹ、Ⅺ、Ⅻ）约为成人的 50％；抗凝系统中蛋白质 C、S、抗凝血酶约为成人的 40％，Alpha 2 巨球蛋白为成人的 200％；纤溶酶原约为成人的 50％。再者，儿童代谢率高，婴幼儿和新生儿若要达到成人同样的效果，肝素用量要更多，这种差异在 3 岁以下年龄组尤为突出，如病例 2。儿童需要较高的肝素剂量方可达到公认的安全的活化凝血时间（ACT），且肝素剂量变化范围极大，且严重发绀型者，可能因为血浆成分少，如果出现肝素抵抗，可以输注新鲜冰冻血浆以补充 ATⅢ，如病例 1。ACT 受许多因素的影响，比如低温、血液稀释。Medtronics HMS 系统或者 Hemochro High Dose Thrombin Time（HiTT）能通过滴定法进行自动监测肝素、鱼精蛋白浓度。二者结合使用保证抗凝的精确性,滴定法的研究显示以往常规 300U/kg 肝素不能满足小婴儿和新生儿的需要,而以往常规鱼精蛋白用量则偏高。多伦多儿童医院 Gruenwald 等利用 HMS 系统监测肝素浓度,研究报道小于 4.0kg 的患儿肝素用量达到 4.2mg/kg,而 4～7kg 患儿用量为 3.5mg/kg。

五、新生儿、婴幼儿体外循环灌注流量

在主动脉阻断后的完全体外循环中,维持适当的灌注流量和灌注压是保证全身脏器灌注的关键。事实上,流量受多方面因素的影响,如:体重、体表面积、患者年龄、手术中温度、手术方式、血液稀释度、血管阻力等。对于神经系统而言比较依赖流量,而肾脏则更依赖压力。

按照体表面积计算,成人大于 $2.4L/(m^2 \cdot min)$ 为高流量,小于 $1.6L/(m^2 \cdot min)$ 为低流量。就代谢而言,婴幼儿较成人需要更高的灌注流量。婴幼儿按照千克体重计算,小于 50ml/(kg.min) 为低流量,高流量与年龄和体重有关,在体重<10kg 的患儿指 $150ml/(kg \cdot min)$[或者 $3.2L/(m^2 \cdot min)$],在体重<5kg 则为 $200ml/(kg \cdot min)$[或者 $3.2L/(m^2 \cdot min)$ 以上]。监测灌注流量是否充分可参照混合静脉血氧饱和度,尿量,BE 值。一般维持混合静脉血氧饱和度在 65% 以上,尿量 1～2 ml/(kg · h)、BE±3 值。以下是阜外医院儿童体外循环全流量标准:

体重 0～3kg,流量 200ml/(kg · min)
体重 3～10kg,流量 150ml/(kg · min)
体重 10～15kg,流量 125ml/(kg · min)
体重 15～30kg,流量 100ml/(kg · min)
体重 >30kg,流量 $2.4L/(m^2 \cdot min)$

六、心肌保护

心肌张力、心率和心肌收缩是心肌氧合最重要的三种方式,低温可以降低这三种途径所引起的能量消耗,而且低温还可以明显降低心脏停止收缩以后的基础代谢,但是仅仅低温不能满足保护心脏功能的要求。婴幼儿心肌属于未成熟心肌,在结构、功能、代谢方面都有别于成熟心肌。关于未成熟心肌对缺血缺氧耐受性的问题一直没有统一的观点,但确切的是婴幼儿心脏血管内壁易受损害,易引起心肌水肿,心肌收缩既依存于细胞外的钙离子,又因钙离子的细胞内流而受损害。心脏表面积较大,仅局部冷却即可使心肌温度下降,同时又易受室温的影响。

所以与成人不同,灌注心肌保护液而使心肌冷却的益处并不大,频繁地注入心肌保护液反而会引起细胞内电解质平衡失调,而且损伤血管内壁,加重心肌损害。而且,有些先天性心脏病患者在胎内已有心肌肥厚,出身后即出现发绀缺氧,术前已经处于应急状态,如心脏容量和压力负荷增加,缺氧和酸中毒等,发绀型先天性心脏病及右室肥厚者手术时缺血期高能磷酸有更多的消耗。最后,新生儿对体外循环反应强烈,易受血液成分活化的不良影响和再灌注损伤,根治手术后循环系统又出现急剧改变。因此,仅仅单纯地注入心肌保护液,并不能得到满意的心肌保护效果,而需要采取综合措施保护心肌功能。与成人相比,婴幼儿体外循环管理更注意细节,许多因素都会影响体外循环质量,以下只列举体外循环期间的心肌保护措施。

当转流开始,防止心脏容量的过度变化,过度引流会引起低血压、微循环灌注不足,心脏舒张期负压可造成气体经右心房插管进入心腔,在右向左分流患者及其危险;进入体内的容量过多,则心脏膨胀,容易导致心内膜下缺血;左心房持续减压保持左心处于低压状态尤为重要。

心肌停跳液配方多种多样,婴幼儿体外循环采用单纯细胞外晶体停跳液或者稀释血停跳液体(1:2或1:1),由于小婴儿及新生儿体外循环中维持比成人较高 HCT,因此晶体与血的比例为 1:2 就可以使停跳液 HCT 维持到 20%,所以不需要 1:4模式。另外值得一提的是高胰岛素稀释血停跳液,即在晶体液中添加胰岛素,使稀释血停跳液中胰岛素浓度为 10U/L,具有增加心肌有氧代谢产生 ATP、促进心肌对糖的利用等作用。

心肌停跳液灌注方法有一次灌注、多次灌注、及持续灌注法。如果一次灌注能达到长时间心脏停搏和恢复搏动的话,是最理想的方法,但心脏停搏后,非冠状动脉侧支血流冲走心肌血管中的停搏液,不利于维持心肌温度,且随着心肌停跳时间的延长,心肌无氧代谢导致细胞内酸中毒,所以,一次灌注后有效停搏的时间有限。每 20～30 分钟灌注一次停跳液有利于维持温度和代谢,但是易引起再灌注损伤和心肌水肿。而持续灌注法也不利于手术视野,也易引起再灌注损伤和心肌水肿。综上所述,长时间心脏停搏仍采用多次灌注法,使心肌温度保持在 15℃以下,每个 20 分钟或者心肌温度高于 15℃时再次灌注。在停跳液灌注中,要注意压力的监测,新生儿及小婴儿,主动脉根部压力不超过 6.67kPa

（50mmHg），以避免过高压力引起冠状动脉内皮损伤。

在主动脉开放前，应该注意心腔排气，防止冠状动脉气体栓塞；开放后，灌注压不宜高于 6.67～8.00kPa（50～60mmHg），必要时用麻醉药、扩血管药或降低灌注流量来降低平均动脉压，预防再灌注时心肌细胞水肿；后并行期间心腔容量不宜过高，停机时还血不宜过多过快，这一点在婴幼儿特别重要，防止左心低排血量，应该根据左房压及血压监测来控制停机后的输液量。小婴儿及新生儿改良超滤能促进心功能的恢复，可能机制为：血液浓缩后携氧能力提高，有利于组织偿还氧债；提高 COP 减轻组织水肿，尤其是冠状动脉内皮水肿；滤出炎性介质。

病例 2 前并行出现室颤，可能原因有：预充液没有调整酸碱平衡、电解质平衡、未适当保温等影响，台上分离牵拉等综合因素。其术后出现严重低心排主要原因为长达 300 分钟的体外循环过程中心肌保护不佳。

七、平衡超滤与改良超滤

婴幼儿预充液相对于其血容量比例大，体外循环术后水肿是一个非常常见的并发症。20 世纪 80 年代，常规超滤（CUF）可以滤出体外循环中过多的水，也可以浓缩术后体外循环环路中残存的血液，以提高血细胞比容和血红蛋白；但是，常规超滤对于婴幼儿，特别是小体重儿，整个血容量少，在复温过程中进行超滤时的分流量相对于主动脉流量的比例大，可能存在灌注不足的风险，且随着水分的滤出，氧合器液面下降使正常转流难以维持，因此它在滤出水分、浓缩血液方面的功能非常有限。

1991 年，伦敦儿童医院首次报道改良超滤（MUF）。改良超滤可以在体外循环结束后进行，其血流方向为从患儿主动脉插管将体内血液引流出，通过超滤浓缩血液后，再直接循静脉插管经右心房回输给患儿。其目的是 CPB 结束后短时间内（10～15 分钟）直接滤出体内多余水分，浓缩血液，提高血细胞比容的同时使胶体渗透压和凝血因子浓度增加，一般流量为 100～150ml/min，改良超滤中因为容量不足而引起血压下降时，可以直接从主动脉泵将氧合器内余血回输给患儿。国内改良超滤的模式多为 Elliot 方式，即主动脉→泵→滤器→静脉管→右心房，此种方式可能导致机体温度下降等缺点。

Groom's 方式改良超滤为主动脉→泵→滤器→停跳液管道/变温器→右心房，北美的心脏中心普遍采用这种超滤停跳液一体的模式，更适合于小婴儿和新生儿。其特点如下：大大减少了预充量，术中超滤可以与停跳液灌注同时进行，能维持改良超滤时温度，可以超滤静脉管道血液，无液面后用晶体液将静脉管路中的血液顶回（维持体外环路），根据需要加晶体液（200～300mls），以达到浓缩血液的目的，维持超滤时间 15 分钟，HCT 可达 30％～35％，COP 由 2.27～2.93kPa（17～22mmHg）增加到 3.33～4.00kPa（25～30mmHg），超滤结束后往往只需要回收超滤器之后的浓缩血，根据 MUF 时所添加的晶体液量，决定是否继续超滤后再回收机血，如果 CPB 时间大于 4 小时，则不回收机血。

平衡超滤（BUF）主要通过长时间超滤和根据滤出液量不断补充等量液体到体外循环中，使体外循环激活的炎性因子在得到稀释的同时陆续得以滤出，从而减轻炎性因子浓度，减轻全身炎症反应。平衡超滤在转流中 CPB 启动后即可开始，但是，临床上，复温后炎性激活程度高，因此可以在复温时启动平衡超滤直到体外循环结束。

超滤虽然不是儿童体外循环常规使用，但是对于小婴儿及新生儿，临床体外循环中将普通超滤、平衡超滤与改良超滤结合使用，发挥其各自的作用。

八、发绀型先天性心脏病体外循环管理特点

温度每下降 1℃，氧的需求下降 7％，低温是体外循环重要保护措施，但是低温也会导致机体诸多负面影响，比如组织水肿、凝血因子破坏等。关于体外循环中温度的管理，一直以来存在很多争议，临床上大体分为：常温体外循环（35～37℃）、浅低温（32～34℃）、中度低温（25～30℃）及深低温（18～20℃）。以往倾向于非发绀型先天性心脏病心脏畸形矫正一般采用浅低温、中低温体外循环，而目前欧美则一般采用常温或浅低温体外循环。

发绀型心脏病病理生理与非发绀型先天性心脏病有很大区别，其畸形复杂，体外循环时间长，冠状动脉缺血时间长，但通过完善的体外循环方法完全可以降低术后低心排及肺部并发症的发生率。

体外循环中血液和异物表面接触，释放大量炎性介质，导致组胺大量释放，血管通透性增加，白细胞趋化性增强，产生大量过氧化物，易导致各种并发症，选用性能良好的膜肺可极大地避免；且对本已脆弱的红细胞损伤轻微，保护血小板功能。

近年来，逐渐为大家所公认的发绀型先天性心脏病体外循环预充是采用适当稀释的近乎全胶体预

充。此类患儿肺部氧合不佳,肾脏缺血分泌大量促红素,骨髓生成大量红细胞,以补偿摄氧不足。故此类患儿 Hct 均较高,血液黏滞度亦较高。如不稀释,低温体外循环下,可使微毛细血管血流停滞,加重组织灌注不良。根据计算,Hct 特别高患儿的体外循环前或中进行放血补液稀释法。但因其血浆成分少,稀释后胶渗压必下降明显,易发生肺水肿,且凝血因子大量稀释。故预充液中要注意胶体液和凝血因子的补充。预充胶体多为血浆和白蛋白,新鲜冰冻血浆既可以提高胶体渗透压,又补充凝血因子。上述 4 例患者均不同剂量地使用了新鲜冰冻血浆和白蛋白。在体外循环结束前,为进一步提高胶体渗透压用人工肾超滤多余水分。

发绀型先天性心脏病侧支循环丰富,心内回血多,术野不清晰,影响手术操作;体外循环期间肺静止,无呼吸运动,通过侧支大量血液涌入肺内易形成灌注肺,为避免此类副作用,以往此类病例可以采用深低温低流量,如病例 1、病例 2。其优点还有利于心肺功能保护,减轻了血液有形成分的破坏,基本避免了脑缺血、缺氧;此类手术降温和复温期间,温度变化要均匀,要避免降温过快造成的组织奢灌和心肌的冷挛缩;还要避免复温过快,温差过大产生气泡等,低流量恢复全量循环后,不要急于复温,应用高流量灌注,偿还氧债,纠正酸中毒,使 SvO2 大于 90%,再复温。

目前的观点是“能不低流量就不低流量”。复杂发绀型先天性心脏病其侧支循环丰富,体外循环中要注意保证有效灌注流量(effective flow blood),侧支的分流使组织的有效灌注明显减少,灌注中应该注意左房引流,监测左心引流流量,左心引流量不应该超过主动脉灌注流量的 20%,因此根据左心引流的多少来调整体外循环温度,综合考虑温度、流量、左心引流、手术野清晰等因素,“能不深低温就不深低温”。华西医院对于复杂的发绀型先心手术往往采用一个左心引流、两个心内吸引来保证手术野清晰,多数发绀型患儿采用浅低温或中低温体外循环,深低温低流量主要用于伴有大量主肺侧支分流的患者修补肺动脉。阜外医院已经通过监测左心引流流量来保证机体有效灌注。

发绀型先天性心脏病的另一特点是手术初期低血压,如病例 1,原因有血液稀释,黏滞度下降,血管活性物质减少,大量血液引至体外,血管张力减弱,心血管本身发育较差等。这种低血压是否需要处理,我们的经验是看其是否对脑组织产生不良

影响,主要强调流量调节,保证脑组织有足够的灌注量,不轻易使用缩血管药。如时间长,可考虑使用单纯的,但要遵循少量、观察、追加的原则。

复杂的发绀型先天性心脏病如大动脉转位、右室双出口等,其手术复杂,体外循环时间长,转中还可能使用深低温低流量。长时间体外循环,应加强 MAP、SVO2、COP、血气、电解质监测,维持机体内环境稳定;给予相对高流量灌注 80ml/(kg·min),MAP 5.33～6.67kPa(40～50mmHg),高流量灌注除保证组织足够的氧供外,从毛细血管的血流速度和压力梯度来讲有利于微循环灌注,避免由于微循环不良所致氧的摄取和利用障碍;转中根据血气及乳酸水平,适当给予碱性药物和恢复高流量灌注后酸中毒易于纠正;为避免组织水肿,维持理想的胶渗压(COP)对婴幼儿尤为重要,体外循环中 COP 2.40～2.67kPa(18～20mmHg),必要时补充白蛋白,通过利尿、超滤等方法排除体内过多水分。应用大剂量甲泼尼龙,增加细胞膜稳定性,降低毛细血管通透性,对减少术后并发症有一定作用。防止左房和肺血管床的膨胀,术中做好左房减压,最好能监测 LAP 以调整好前后负荷。

九、深低温停循环在主动脉弓部病变中的应用

累及主动脉弓的手术在进行弓部畸形矫正时需要深低温停循环,病例 3 存在重度主动脉弓发育不良,下半身灌注依靠未闭的动脉导管,转中采用主动脉和肺动脉同时插管,这样方可以灌注全身,在深低温停循环下做弓部成形术。

病例 4 为主动脉中断患者,主动脉弓中断依其中断部位不同临床分为三型:A 型约占 40%,中断部位在左锁骨下动脉远端;B 型约占 55%,中断部位在左锁骨下动脉与左颈总动脉之间;C 型约占 5%,中断部位在左颈总动脉与无名动脉之间。目前,因手术需要同时进行上下动脉灌注,可以采用股或髂动脉和升主动脉;或者肺动脉经 PDA 和升主动脉,如病例 2,一般均以升主动脉灌注总流量的 1/3,股(髂、肺动脉)动脉灌注总流量的 2/3。但对主动脉弓中断患者,灌注医师应根据中断部位的不同调节上、下灌注的流量,否则将会使 B、C 型,尤其是 C 型上身灌注过多,造成“奢灌”,而中断部位以下相应区域的组织则灌注不足。上下灌注流量分配合理满意的指标为:①如同步进行上、下肢直接动脉内测压,转流中上下肢 MAP 应接近。②下腔静脉引流量应多于上腔静脉。③全身皮肤颜色一致,无区域

性发红、充血或苍白现象。④尿量不少于 1.0ml/(kg·h)。

由于主动脉弓中断发病率低(据文献报道,其发病率在先天性心血管畸形中尚不足 1%),易被忽视;病史及特征无特殊性,易被合并畸形所掩盖;辅助检查(如心电图、X 平片、右心导管等)又有一定的局限性。因此,灌注医师在术前访视患者时,如遇未闭动脉导管粗大或合并大的室间隔缺损的病例,应警惕有主动脉弓中断的可能。体检时应注意有无差异性发绀,上、下肢血气检查结果及左右上肢血压是否正常等。如左右上肢血压差大于 2.67kPa(20mmHg),上肢动脉血氧饱和度高于下肢,应警惕有主动脉中断的可能。对于漏(误)诊病例,术中及时准确的判断和正确迅速的处理,是减少死亡率的重要因素。CPB 后如出现以下征象应及时探查有无主动脉弓中断:①心脏很快停跳;②下腔静脉回血量进行性减少,回流血颜色愈来愈暗,最后无血引出;③上半身尤其是头面部可见充血发红,血压高,下半身缺血发白,无尿;④血流降温时鼻咽温下降快而肛温不降。有些患者肛温虽可下降,但速度慢,此类患者可有少量尿排出,原因可能系侧支循环丰富;⑤心脏切开后,心内回血不多,尤其是动脉导管开口回血少。一旦考虑本病,便应立即采取措施:①降低升主动脉灌注量,以免头部灌注压太高造成脑损害;②尽快恢复下半身血供紧急行股(髂)动脉插管,或肺动脉插管经 PDA 灌注下半身。后一种方法简单、方便,也可避免小儿股动脉或髂动脉插管困难及创伤。

十、Key points

1. 新生儿、婴幼儿体外循环遵循"最优化"原则,尽量减少体外循环预充量。

2. 新生儿、婴幼儿体外循环血液稀释要求较高的 HCT、COP。

3. 新生儿、小婴幼预充量相对血容量比例大,根据体外循环中目标 HCT、COP 进行计算,合理使用库血和白蛋白。

4. 发绀型先天性心脏病患儿因为血浆成分少,新鲜冰冻血浆既提高胶体渗透压,又补充凝血因子。

5. 新生儿及小婴儿肝素使用剂量相对高于成人,且剂量变化大;ACT 配合滴定法肝素浓度监测有助于指导肝素、鱼精蛋白使用。

6. 婴幼儿体外循环管理更注意细节,体外循环流量相对成人高,体外循环中应避免组织灌注不足。

7. 术中采用综合措施保护心肌功能,良好的心肌保护直接关系到手术成功与否。

8. 发绀型先天性心脏病术中可能需要采用深低温低流量,但是原则是"能不低流量就不低流量"。

9. 发绀型先天性心脏病患者侧支循环丰富,术中左心回血多,应该注意左心回血量的监测,避免主动脉灌注不足。

10. 深低温停循环主要应用于主动脉弓部畸形的纠正,此时脑、脊髓、肾脏等重要脏器的保护至关重要。

11. 长时间体外循环要注意血气、电解质、乳酸、COP 等监测,维持内环境稳定。

12. 常规超滤滤出多余水分,平衡超滤滤出炎性介质,改良超滤则既可以浓缩血液、又可滤出炎性介质,体外循环中根据需要使用。

参 考 文 献

1. Christian DE,Fabian AK,Christoph SM,et al. The collateral network concept:A reassessment of the anatomy of spinal cord perfusion. J Thorac Cardiovasc Surg,2011,141:1020-1028.

2. Durandy Y. Perfusionist strategies for blood conservation in pediatric cardiac surgery. World J Cardiol,2010,2(2):27-33.

3. Olshove VF,Preston T,Gomez D,et al. Perfusion techniques toward bloodless pediatric open heart surgery. J Extra Corpor Technol,2010,42(2):122-127.

4. Ugaki S,Honjo O,Kotani Y,et al. Ultrafiltration of priming blood before cardiopulmonary bypass attenuates inflammatory response and maintains cardiopulmonary function in neonatal piglets. ASAIO J,2009,55(3):291-295.

5. Satish KR,Sitaram ME,Nathalie R,et al. Acute kidney injury and regional abdominal perfusion during neonatal aortic arch reconstruction. J Thorac Cardiovasc Surg,2010,140:453-458.

6. Robert LL,George JD,Jerrold HL,et al. Anticoagulation management during cardiopulmonary bypass:A survey of 54 North American institutions. J Thorac Cardiovasc Surg,2010,139:1665-1666.

7. Durandy Y. Pediatric myocardial protection. Curr Opin Cardiol,2008,23(2):85-90.

8. Boban PA,Parthak P,Robert DB,et al. Cardiopulmonary bypass flow rate:A risk factor for hyperlactatemia after surgical repair of secundum atrial septal defect in children. J Thorac Cardiovasc Surg,2010,139:170-173.

9. Durandy Y. Warm pediatric cardiac surgery:European experience. Asian Cardiovasc Thorac Ann,2010,18(4):

386-395.

10. Guzzetta NA. Benefits and risks of red blood cell transfusion in pediatric patients undergoing cardiac surgery. Paediatr Anaesth,2010,21(5):504-511.

11. Koster A, Huebler M, Boettcher W, et al. A new miniaturized cardiopulmonary bypass system reduces transfusion requirements during neonatal cardiac surgery:initial experience in 13 consecutive patients. J Thorac Cardiovasc Surg,2009,137(6):1565-1568.

12. Gruenwald CE, McCrindle BW, Crawford LL, et al. Reconstituted fresh whole blood improves clinical outcomes compared with stored component blood therapy for neonates undergoing cardiopulmonary bypass for cardiac surgery:a randomized controlled trial. J Thorac Cardiovasc Surg,2008,136(6):1442-1449.

13. Székely A, Cserép Z, Sápi E, et al. Risks and predictors of blood transfusion in pediatric patients undergoing open heart operations. Ann Thorac Surg,2009,87(1):187-197.

14. Durandy Y. The impact of vacuum-assisted venous drainage and miniaturized bypass circuits on blood transfusion in pediatric cardiac surgery. ASAIO J,2009,55(1):117-120.

15. Valleley MS, Buckley KW, Hayes KM, et al. Are there benefits to a fresh whole blood vs. packed red blood cell cardiopulmonary bypass prime on outcomes in neonatal and pediatric cardiac surgery? J Extra Corpor Technol,2007,39(3):168-176.

16. Ostrowsky J, Henderson M, Hennein H. Autologous priming technique to reduce blood transfusion in pediatric cardiopulmonary bypass. J Extra Corpor Technol,2006,38(2):154-156.

17. Gruenwald CE, Manlhiot C, Chan AK, et al. Randomized,controlled trial of individualized heparin and protamine management in infants undergoing cardiac surgery with cardiopulmonary bypass. J Am Coll Cardiol,2010,56(22):1794-1802.

18. Gruenwald CE,Manlhiot C,Chan AK. Randomized,controlled trial of individualized heparin and protamine management in infants undergoing cardiac surgery with cardiopulmonary bypass. J Am Coll Cardiol,2010,56(22):1794-1802.

19. Davide G, Mariarosa C, Alessandro F, et al. Monitoring high-dose heparin levels by ACT and HMT during extracorporeal circulation: diagnostic accuracy of three compact monitors. Perfusion,2002,17(1):23-26.

20. Loeffelbein F, Zirell U, Benk C, et al. High colloid oncotic pressure priming of cardiopulmonary bypass in neonates and infants:implications on haemofiltration,weight gain and renal function. Eur J Cardiothorac Surg,2008,34(3):648-652.

21. Kunitomo R, Tsurusaki S, Suzuki R, et al. Predictive Factors for Platelet Number after Cardiopulmonary Bypass and Postoperative Blood Loss. ASAIO Journal,2002,48(6):671-674.

22. Manley NJ,Montesano RM,Horvat R,et al. Use of cardioplegia delivery equipment for rapid warm volume replacement after cardiopulmonary bypass. Ann. Thorac. Surg,1993,56:381-382.

23. Thomassen SA, Larsson A, Andreasen JJ, et al. Should blood flow during cardiopulmonary bypass be individualized more than to body surface area? Perfusion,2011,26(1):45-50.

（周荣华 龙 村）

第四十二章

冠状动脉旁路移植手术的体外循环

一、临床病例

【病例1】

患者男性,72岁,体重73kg。3年前活动后出现胸闷、气短、心悸,心前区不适。经冠状动脉造影证实冠状动脉硬化,累及三支病变,左室室壁瘤。高血压病史18年,血压最高达24.0/14.7kPa(180/110mmHg),平日20.0/12.0kPa(150/90mmHg)。近2月空腹血糖及餐后血糖均升高,口服降糖药维持血糖在7~10mmol/L。诊断:冠状动脉硬化性心脏病,自发性心绞痛,高血压病Ⅲ期,糖尿病Ⅱ型。拟在体外循环下行CABG、室壁瘤切除术。

体外循环过程:采取浅低温高流量灌注。CPB中最低鼻咽温32℃,动脉灌注流量2.4L/(m² · min),MAP 8.0~12.0kPa(60~90mmHg),SVO₂>70%。体外循环中血气分析结果满意。体外循环时间200分钟,心肌阻断147分钟,辅助循环后顺利脱机。

体外循环中间断检测血糖,持续在12~13mmol/L,分次给予胰岛素共56单位,血糖控制仍不够满意。转中尿少,给予呋塞米10mg,排尿150ml。CPB中血清钾最低2.5mmol/L,补充15% KCL 20ml,转后血清钾4.1mmol/L。

患者回ICU后4小时清醒,术后第一天脱呼吸机,第二天出现精神症状,表现为烦躁多语,一周后恢复。

1)总结该病例特点是什么?

2)该患者体外循环中尿少的原因是什么?

3)体外循环中如何控制血糖?

4)术中低钾血症的原因是什么?

5)术后出现精神症状的原因是什么?

【病例2】

患者,男性,66岁,65kg,活动后心慌气短胸闷20余年,加重一年。心电图示:心房纤颤,ST-T改变。X线示:两肺淤血改变,左房及左、右心室增大,主动脉增宽,C/T:0.60,超声心动图示:左房、室增大,二尖瓣交界粘连、钙化,主动脉瓣叶增厚,开放受阻,左房血栓。冠状动脉造影示:左主干远端变细,左回旋支狭窄80%,左前降支狭窄50%。诊断:风湿性心脏病,二尖瓣狭窄并关闭不全,主动脉瓣狭窄并关闭不全,冠状动脉硬化性心脏病,多支病变,心房纤颤,心功能Ⅲ级。拟体外循环下行MVR+AVR+CABG。

体外循环过程:建立体外循环,降温,阻断升主动脉,首次经升主动脉根部灌注含血停跳液500ml,其后切开升主动脉直接自冠状动脉灌注900ml,心脏停搏不理想,冠状静脉窦逆行灌注500ml,旁路远端吻合完毕,二尖瓣、主动脉瓣置换,开放升主动脉,心脏自动复跳,旁路近心端吻合。阻断期间每间隔30分钟重复灌注含血停跳液一次,升主动脉根部及冠状动脉直接灌注4次共2700ml,冠状静脉窦逆行灌注两次共1000ml,另外还通过血管桥灌注3次共350ml。转流期间动脉流量维持在2.2~2.6L/(kg · min),平均动脉压维持在6.67~10.7kPa(50~80mmHg),阻断升主动脉前后有短时间(6分钟)MAP降至5.33~6.00kPa(40~45mmHg)未给予药物处理。在阻断升主动脉、开放升主动脉及上升主动脉侧壁钳及开放侧壁钳时均降低动脉流量然后逐渐恢复流量。心肌血流阻断时间共175分钟,侧路吻合完毕,逐渐减少动脉流量,停机,CPB时间215分钟,送ICU监护病房。术后8小时清醒,术后第一天拔除气管插管,第二天出现精神症状,表现为谵妄、烦躁多语,两周后恢复。

1)该病例特点?

2)该患者心肌保护方法?

3)术后出现精神症状的原因?

4)术中该如何进行脑保护?

【病例3】

患者,女性,52 岁,60kg。发作性胸痛 10 年,加重 13 小时入院。糖尿病病史 9 年,高血压病史 1 年,高脂血症 1 年。血小板计数 190 000/mm³,HCT 42%,GLU 8.17mmol/L,BUN 6.42mmol/L。冠状动脉造影:左前降支 75%狭窄,回旋支第一钝缘支开口 50%狭窄,右主干中段最狭窄处 75%阻塞。诊断:冠状动脉粥样硬化性心脏病,急性心内膜下前壁心肌梗死,高血压病 Ⅲ 期,2 型糖尿病,高脂血症,心功能 Ⅱ 级,拟在浅低温下行急诊冠状动脉旁路移植术。

体外循环过程:ACT960 秒开始体外循环,转中 MAP 维持在 6.67~9.33kPa(50~70mmHg),最低鼻温 31℃,静脉血饱和度 75%~88%。体外循环 30 分钟血糖 10.6mmol/L,体外循环 60 分钟血糖 13.9mmol/L,8U 短效胰岛素分两次加入体外循环机,5 分钟后查血气,血糖 11.6mmol/L,血钾 3.42mmol/L,同时在体外循环机分次加入 15%氯化钾 7ml。随后每隔 15 分钟监测血糖、血钾。升主动脉开放后血糖 9.27mmol/L,血钾 4.05mmol/L。辅助循环时间足够后顺利停机。术后康复出院。

1)糖尿病对体外循环术患者的影响是什么?

2)体外循环中如何调整血糖浓度?

二、冠状动脉循环的病理生理

动脉粥样硬化(AS)引起冠状动脉中形成粥样斑块是冠心病的主要发病因素。粥样斑块阻塞一支或几支冠状动脉使冠状动脉血流明显减少时导致心肌缺血,血流中断时发生心肌梗死。

心肌供氧与需氧失平衡,即供氧相对或绝对不足时临床即表现为心绞痛,当心肌需氧量突然增加,如体力劳动、情绪激动等引起心率加快、心脏前后负荷增加,此时,如果冠状动脉存在粥样硬化斑块,冠状动脉血流自主调节受限,使氧供跟不上氧需,则心肌发生明显缺氧产生心绞痛,休息后心肌需氧量降低,供需又取得平衡,心绞痛缓解。

有斑块的冠状动脉对腺苷和凝血酶的内皮依赖性舒张作用明显减弱,不能很好地扩张;由于血管内膜粗糙易使血小板聚集释放大量血栓素(TXA₂)、5-羟色胺(5-HT)等缩血管物资,导致其缩血管反应大大增强,在某些刺激下发生强烈收缩甚至痉挛,冠状动脉血流减少,从而诱发心肌梗死。

冠状动脉正常的侧支循环一般没有功能,只有在心肌缺血缺氧时才发挥作用,随着冠状动脉狭窄程度的增加及受累冠状动脉主干数量的增加,侧支发展也越明显。侧支可以通过三种方式发展:扩张、增粗、新生。冠状动脉侧支循环对心肌的保护作用是肯定的,在侧支循环建立的情况下冠状动脉阻塞时可以不发生心肌梗死,侧支发展程度不同,则心肌梗死后血流动力学改变、心律失常发生率及预后也不同。

心肌由于不断地进行节律收缩,对氧的需要量大,基础条件下心肌氧耗量为 8~15ml/(100g·min)。心肌对血流中氧的摄取率远比其他组织器官高,全身各组织的平均氧摄取率为 22%,脑组织摄取率为 25%,而心肌在安静时即可以从冠状动脉中摄取 70%~90%的氧,当心肌耗氧量增高时,进一步提高氧摄取率的能力有限,只有通过提高冠状动脉血流量来调节,因此,冠状动脉血流量的调节对于保证心肌供氧十分重要。

心肌活动的能量物质主要是葡萄糖和脂肪酸,其次为底物依靠氧进行分解代谢,心脏活动的能量几乎全部从有氧代谢获得,不能耐受无氧状态。在心脏总的氧耗量中,机械功所占比例最大,即心脏的张力、心率和收缩所消耗的氧量占 60%,心脏基础代谢消耗 20%,15%的氧为纤维收缩所消耗,其余少量的氧用于心脏除极化和激活等过程。

冠状动脉供血量不能满足心肌对能量的需要时即发生心肌缺血。心肌缺血逐渐发展成心肌坏死,最终坏死部位心肌收缩逐渐停止、心脏功能发生相应变化。

三、老年患者体外循环特点

冠心病患者多为老年患者,高血压、糖尿病等并发症多,手术危险大,术后并发症多,术中体外循环管理十分重要。

有脑血管病史、高龄、高血压、糖尿病、颈动脉狭窄、长期吸烟、主动脉钙化和粥样斑块为脑血管损害的易发因素,CPB 中空气、颗粒栓塞、低血压等为脑损害的促发因素。老年患者 CABG 术后神经功能障碍发生率明显增高,其主要机制为缺氧和栓塞引起。老年患者多数有不同程度的动脉粥样硬化,术前可以通过超声检查评估升主动脉粥样硬化情况,严重钙化者可积极采用股动脉插管,防止在插管、上主动脉阻断钳、开放阻断钳等过程中斑块脱落。此外,老年患者多伴有颅内小动脉粥样硬化,脑自动调节功能差,术中对微栓及缺氧非常敏感,体外循环中容易形成低灌注,尤其在复温时更容易出现脑氧供需失衡。老年患者维持有效的灌注十分重要,对于术前长期高血压病史者,还应避免转中血压的剧烈波动,研究显示,术中高流量 2.4~2.8L/(m²·min)灌注,维持血压 8.00~12.0kPa(60~90mmHg),有利于降低重要脏器的损伤。术中外科操作要轻柔,在上主动脉阻断钳(侧壁钳)、开放阻断钳(侧壁钳)时要降低动脉灌注流量而降低血管张力,避免栓子脱落引起脑栓塞和脑缺血梗死。复温应缓慢均匀,避免复温过快引起的脑缺氧。本病例 1 为高龄、高血压、高血脂、糖尿病患者,根据术中少尿判断,其术中可能存在低灌注,且血糖控制不满意,这些导致术后出现脑缺血表现出的精神症状;患者合并瓣膜病变,存在左房血栓,在术中应该仔细进行心内冲洗,避免栓子脱落通过心内吸引到体外环路,而激活凝血反应,导致栓塞,如病例 2 术后出现中枢神经系统并发症者,长时间体外循环中内环境的破坏也是危险因素。

冠心病患者可能合并颈动脉狭窄,术前冠心病患者常规进行颈动脉超声检查。以往认为在做 CABG 手术的同时做颈动脉内膜剥脱术(CEA)的死亡率高,认为分期手术效果好,即先做 CEA,术后 2~5 天后再做 CABG;近年来,外科医师一致认为同期手术,以降低 CABG 患者术后中枢神经系统并发症和死亡率。原则上,颈动脉狭窄大于 70%、有相应的临床症状者应手术治疗,如果为双侧病变,应该先做严重的一侧或供应优势脑半球的一侧,心脏手术后再做另一侧。

老年患者肺弹性减退,气道阻力增加,术前常有轻重不等的呼吸功能减退;病例 2 患者合并瓣膜病变,长期瓣膜病变引起左房压升高,继而肺静脉淤血,肺动脉反应性高压,肺顺应性下降,气道和血管阻力增加,影响氧气的弥散。体外循环术后容易影响肺功能的恢复,术前应该加强肺部功能锻炼,以减少肺部并发症的发生。心功能差者应积极治疗,合并肺动脉高压时采用扩血管治疗。体外循环中采用性能良好的膜肺,大量输注库血时应滤除库血中的白细胞;左心引流充分,避免肺血管床淤血和停机后低氧血症;术中尽量减少血细胞的破坏,提高胶体渗透压,防止术后肺水肿;抗生素的使用预防肺部感染。老年患者术后可使用超滤,通过浓缩血液和滤除炎性介质而起到肺保护作用。

体外循环对老年患者肾脏的影响主要包括:长时间体外循环,尤其是低流量和低灌注压,易出现酸中毒和肾缺血;滚压泵和大量心内吸引造成红细胞

破坏和溶血,在肾脏灌注不足时,释放的血红蛋白可引起肾脏功能衰竭;体外循环中各种栓子可造成肾毛细血管栓塞,导致肾脏缺氧、水肿。大量缩血管药物引起肾血管痉挛,加重肾脏缺血损伤。术中维持良好的灌注压十分重要。病例 1 患者,转中尿量少,与下列因素有关:①血容量不足,术前清洁肠道脱水,患者主诉一夜排便 5 次,入手术室后 CVP 0.27~0.40kPa(2~3mmHg)。CPB 前补充液体 2 500ml,仅排尿 10ml。CPB 中补充液体 2 600ml,排尿 150ml。②灌注压力,该患者平日血压 20.0/12.0kPa(150/90mmHg),CPB 中 MAP>10.7kPa(80mmHg)时,才有尿排出,说明 MAP<10.7kPa(80mmHg)肾脏灌注不足。长期高血压患者,术中的灌注压力应参考平日的血压,理想状态 MAP 接近术前水平。本例尽管 MAP 在 8.0~12.0kPa(60~90mmHg),但由于术前血压持续在较高水平,MAP<10.7kPa(80mmHg)时有可能肾脏灌注不足。

四、冠状动脉旁路移植术心肌保护

由于冠心病患者心肌长期得不到充足氧供,心肌细胞处于功能异常状态,术中长时间的心肌缺血将对它产生严重的不良后果,因此心肌保护在此类患者中显得更加重要,而且冠状动脉病变必将影响术中心肌保护液的有效灌注,在冠心病旁路移植术中常常采用多种心肌保护方法联合使用,以达到最佳的保护效果。

1. 冷氧合血停搏液灌注 目前绝大多数医院采用氧合血停搏液行心肌保护,比例为(晶体:氧合血)1:4。氧合血心肌保护的优点在于:①为缺血心肌提供氧供;②血红蛋白可以缓冲心肌细胞的代谢产物;③得到血液灌注的心肌组织微循环开放;④大大减低灌注液的回收量,使术中液体平衡更加易于管理,对维持良好的血液稀释和血浆胶体渗透压均有帮助。首次灌注量为 15~20ml/kg,或心电图直线后再追加 500ml 左右。冠状动脉堵塞严重、完全闭塞、多支病变、心脏偏大的患者首次灌注剂量需要加大。灌注过程中持续监测主动脉根部压力或灌注管路的灌注压,由于管路灌注压易于监测,通常在机器灌注时以此压不超过 33.3kPa(250mmHg)为宜。经 4℃变温后的氧合血保护液到达缺血冠状动脉时温度通常为 15~17℃,钾离子浓度为 20~25mmol/L。首次灌注后每隔 30 分钟需追加保护液,剂量为首次剂量的一半,也可根据血气测得的钾离子浓度适当改

变保护液钾离子浓度。为了取得更好的心肌保护效果,通常加以心脏局部低温保护。

2. 温血诱导停跳、冷血维持　温血诱导冷血维持在心室肥厚、心功能不全、婴幼儿及老年患者发挥较好的心肌保护作用。所谓温血诱导是指为了防止冷血对病变心脏的刺激,在开始冠状动脉灌注时保护液不需要降温处理,氧合器血液经泵与晶体液混合后直接灌注,单纯利用高钾停搏作用使心脏停搏,使心脏从节律性跳动缓慢平稳过渡为停搏。但是由于常温心肌细胞氧耗过大,而附以冷停搏液维持,达到更好的心肌保护效果。

3. 开放前温血半钾停跳液终末灌注(hot shot)　目前对于术中心肌保护欠佳及心功能较差的患者,还可以应用诱导复苏-开放前温血半钾停跳液终末灌注(hot shot),即在开放升主动脉前5分钟用常温氧合血停跳液行心脏灌注,可以冲走心肌代谢产物,提供能量物质,保持良好心肌内环境,从而降低缺血再灌注损伤,提高复跳率及心脏功能的恢复。

4. 冠状静脉窦逆行灌注　由于冠状动脉狭窄或阻塞,主动脉根部顺行灌注时梗阻远端的心肌组织在侧支循环形成前并不能得到有效的灌注。而冠状动静脉无瓣膜的特点,可以使用逆行灌注的心肌保护方法,具体可分为右房逆行灌注和冠状静脉窦逆行灌注。前者是将灌注管插入右房,阻断上下腔静脉及主肺动脉的情况下,经泵向右房内注入保护液,液体将沿冠状窦逆行进入冠状动脉系统,绝大多数经左右冠状动脉口流出,由主动脉根部的灌注针头与心内吸引泵吸走。灌注量由于右心系统的参与通常较大,20～25ml/kg,灌注速度为150～200ml/min。冠状静脉窦逆行灌注管通过右房盲插入冠状静脉窦固定,并持续监测冠状静脉窦内的压力,一般维持2.45～3.92kPa(25～40mmHg)为宜,单纯逆灌注总剂量10～15ml/kg,30分钟重复灌注。

5. 血管桥灌注　简称"桥灌",当血管桥远端和冠状动脉远端吻合后,从血管桥的近端向局部心肌灌注心肌保护液50～100ml,此时灌注压监测非常重要,要求血管桥灌注压不超过6.67kPa(50mmHg),过高有撕裂吻合血管的可能。通过桥灌不仅可以使未得到灌注的心肌得到保护,而且可以检验血管桥的通畅程序和吻合口的缝合效果。在行桥灌时需要注意:①缓慢灌注,密切监测灌注压,防止压力过高造成血管桥撕裂;②提醒术者避免血管桥扭曲;③桥灌需要和其他心肌保护方法联合使用。

为了达到有效的心肌保护,冠状动脉旁路移植术中,上述几种心肌保护方法常常联合使用。

五、合并室壁瘤切除

病例1术中同时进行室壁瘤切除术。室壁瘤手术的目的是消除已有反常运动的心室壁,以增强左心室收缩功能,争取在术后左心室的形态及功能恢复或接近正常。室壁瘤切除后残存心室能否维持正常心排出量及心肌供血,在CABG手术后能否明显改善需要在术前做好充分的估计。室壁瘤切除以后左室容积发生改变,血流动力学将与术前有所差别。无收缩功能的心室壁导致的血液反常运动术后将消失,心肌顺应性及收缩功能均得到改善。室壁瘤切除的同时还应该行左室成形术,为术后心功能的恢复创造良好条件。术中主动脉开放后,维持一定时间的心脏空跳,辅助心脏功能恢复,停机还血切忌左心室饱胀和血压过高。

六、合并糖尿病

胰岛素抵抗是糖尿病和冠心病共同的发病基础。糖尿病患者,特别是2型糖尿病患者,周围组织胰岛素抵抗,在体外循环手术期间,强烈的应激刺激和抗调节激素活性增加,可致周围组织胰岛素抵抗更加严重,同时CPB平流灌注时胰岛血流灌注不足,使胰岛素分泌下降,这将导致糖尿病患者脂肪分解,糖异生和糖原分解,此时糖的生成增加,利用却减少,使术中出现高血糖,此时如果患者没有足够的胰岛素替代,再加上应激所致的应激激素过度分泌,将导致严重的高血糖及糖尿病酮症,还会出现高渗,蛋白分解增加,体液丢失、血浆游离脂肪酸浓度升高。

对于糖尿病患者围CPB期的管理应格外仔细。首先应了解糖尿病的类型以及以前的治疗情况。CPB手术创伤大,对患者机体内环境平衡的破坏也大,术前应仔细观察患者血糖、水电解质和血压。并把他们调整在正常范围,术前一天应床旁监测餐前、睡前和清晨血糖,血糖必须控制在11.1mmol/L以下。静脉给药胰岛素3～5分钟起效,作用可持续20～30分钟。术中血糖应控制在13.9mmol/L以下,血糖超过300mg/dl可导致渗透性利尿,术中可通过静脉给小剂量胰岛素降低血糖水平。如果血糖下降太快,超过>11.1mmol/(L·h)可导致脑水肿。

一般进行冠状动脉旁路移植术的糖尿病患者,年龄均较大,其微血管病变可使患者发病和死亡的危险增加,持续的高血糖还可增加感染的危险,不利于伤口的愈合,使术后住院时间延长。胰岛素相对不足引起的高血糖可导致酮症酸中毒,蛋白分解,具体可出现高渗性利尿,高渗状态下,可出现血液黏滞性增高,血栓形成和脑水肿,酮症和糖尿病酮症酸中毒。蛋白分解和氨基酸转运减少致伤口愈合延迟,白细胞功能丧失。

在正常情况下,胰岛素促进 1g 糖原合成约需 0.36mmol 的钾,钾的细胞内转移会导致低钾血症,所以给胰岛素的同时应注意补钾,一般认为给胰岛素时应按 1∶4 的比例给葡萄糖,但 CPB 手术中患者胰岛素抵抗十分强烈,胰岛素处理葡萄糖的能力显著下降,因此目前多数学者主张给胰岛素后,据所测血糖和血钾的水平决定补充葡萄糖和氯化钾的量,并且胰岛素、葡萄糖、氯化钾最好分开给药,CPB 中血糖应控制在 8.3~11.1mmol/L 为宜。

七、合并瓣膜置换

后天性的瓣膜病合并冠状动脉粥样硬化性心脏病的外科治疗是瓣膜外科目前面临的危重病之一。后天性瓣膜病合并冠心病的发生率尚无流行病学的确切统计数字,近年来报道的非缺血性二尖瓣病变手术同期行冠状动脉旁路移植的发生率为 15%~20%。病例 2 患者,病程长,风湿性改变涉及多个瓣膜且年龄 >60 岁,为此在手术之前经冠状动脉造影,结果发现冠状动脉多支病变。国外文献报道结果显示瓣膜置换术者若合并冠状动脉狭窄病变未发现或未处理,不仅能增加手术风险,且影响远期疗效,因此手术前选择冠状动脉造影检查是非常必要的。

患者由于心肌缺血和瓣膜病变,术中心脏保护关系到手术的成败。病例 2 患者术中采用了多种综合保护措施。首先在 CPB 开始前插好左房引流或 CPB 后先暂时不降温,待左房引流建立后降温,这样可以避免心脏过胀以及降温刺激引起室颤。阻断升主动脉后,经升主动脉灌注效果不佳可能系主动脉关闭不全致使停跳液未全部灌入冠状动脉,但切开升主动脉自冠状动脉直接灌注后心脏停搏仍不理想,为达到确切的心肌保护效果又经冠状静脉窦逆行灌注。在冠状静脉窦逆行灌注时应注意,灌注压力最好维持在 5.33kPa(40mmHg)以内,防止压力过大对冠状血管内皮的损伤。灌注量 10ml/kg,30 分钟后重复灌注。血管桥远心端吻合完毕即从桥的另一端灌注冷停跳液 100ml 左右,用泵灌注时压力

维持在 5.33kPa(40mmHg)左右。心表面冰盐水浸泡,以确保停跳液灌注后心肌低温状态。开放升主动脉后要充分的左心引流,防止心室过涨使室壁张力增加而增加心肌氧耗量,室壁压力增高压迫了心内膜下血管使血流减少而引起缺血。本例手术心肌血运阻断时间达 175 分钟,采用了升主动脉根部灌注 550ml,冠状动脉直接灌注 2 300ml,冠状静脉逆行灌注 1000ml,经血管桥灌注 350ml,共 4 200ml。虽然阻断心肌血流长达 3 小时,但复苏顺利。这充分体现了心肌保护的重要性及同时进行 CABG 的必要性。

八、Key points

1. 冠心病患者多为高龄患者,多合并高血压、高血脂、糖尿病,冠状动脉旁路移植术后并发症多,风险大。

2. 体外循环中维持满意的灌注压(8.0~12.0kPa)、避免血压剧烈波动,保证心、脑、肾脏等重要脏器的灌注。

3. 体外循环中维持满意的胶体渗透压,防止术后组织水肿。

4. 前并行阶段注意出入容量平衡,防止心脏过度空虚和胀满,防止心室纤颤。

5. 心肌停跳液可采用多种途径灌注,升主动脉根部灌注、经冠状动脉直接灌注,冠状静脉窦逆行灌注及血管桥灌注联合使用以获得最佳的心肌保护效果。

6. 室壁瘤切除患者停机时避免左心室前、后负荷过高。

7. 胰岛素抵抗是糖尿病和冠心病共同的发病基础,围术期控制好糖尿病患者的血糖,可以降低患者术中胰岛素抵抗,减少术后并发症。

8. 糖尿病患者体外循环中血糖应控制在 8.3~11.1mmol/L 为宜;体外循环中使用胰岛素后,注意监测血糖、血钾水平。

9. 冠心病合并有瓣膜病变者,心功能差,术中心肌保护尤为重要。

参 考 文 献

1. Skrabal,CA,Steinhoff G,Liebold A. Minimizing Cardiopulmonary Bypass Attenuates Myocardial Damage After Cardiac Surgery. ASAIO Journal,2007,53(1):32-35.
2. Adluri RK,Singh AV,Skoyles J,et al. Effect of increased pump flow on hepatic blood flow and systemic inflammatory response following on-pump coronary artery bypass

grafting. Perfusion,2010,25(5):293-303.

3. Giuseppe S,Giuseppe N,Maria CB,et al. Short-term and long-term results of cardiac surgery in elderly and very elderly patients. J Thorac Cardiovasc Surg, 2011, 141：725-7311.

4. Fevzi T,Serdar E,Murat Y,et al. Highly positive intraoperative fluid balance during cardiac surgery is associated with adverse outcome. Perfusion,2004,19(2):85-91.

5. Sobieski MA,Graham JD,Pappas PS,et al. Reducing the Effects of the Systemic Inflammatory Response to Cardiopulmonary Bypass：Can Single Dose Steroids Blunt Systemic Inflammatory Response Syndrome? ASAIO Journal,2008,54(2):203-206.

6. Stacy BO,Camille HF,Ahmad A,et al. Protecting the aged heart during cardiac surgery：The potential benefits of del Nido cardioplegia. J Thorac Cardiovasc Surg,2011,141:762-770.

7. Ferguson TB. Ischemia/reperfusion injury in coronary artery bypass grafting：Time to revisit? J Thorac Cardiovasc Surg,2011,141:1-2.

8. Albert HM,Mohamed A,André AJ,et al. Effect of duration of red blood cell storage on early and late mortality after coronary artery bypass grafting. J Thorac Cardiovasc Surg,2011,141:231-237.

9. Sauren LD,Mooren EJ,Severdija EE,et al. Emboli occurrence during coronary artery bypass surgery：the influence of a new method of perfusionist blood sampling. Perfusion,2008,23(5):261-265.

10. Mathisen L,Lingaas PS,Andersen MH,et al. Changes in cardiac and cognitive function and self-reported outcomes at one year after coronary artery bypass grafting. J Thorac Cardiovasc Surg,2010,140:122-128.

11. Kevin JL,Jorge MB,Paul AP,et al. Early results of a comprehensive operative and perfusion strategy to attenuate the incidence of adverse neurological outcomes in on-pump coronary artery bypass grafting（CABG）patients. Perfusion,2006,21(6):311-317.

12. Song W,Mohammad BI,Tak WL,et al. Avoiding cardiopulmonary bypass in multivessel CABG reduces cytokine response and myocardial injury. Ann. Thorac. Surg,1999,68:52-56.

13. Albert HM, Mohamed A, Elisabeth JM, et al. Effect of storage time of transfused plasma on early and late mor-

tality after coronary artery bypass grafting. J Thorac Cardiovasc Surg,2011,141:238-243.

14. Sevil K,Idris M,Erdal E. Effect of preoperative atorvastatin therapy on paraoxonase activity and oxidative stress after coronary artery bypass grafting. Perfusion,2009,24(4):271-276.

15. Castigliano MB,Damien JL,George JS,et al. Superiority of moderate control of hyperglycemia to tight control in patients undergoing coronary artery bypass grafting. J Thorac Cardiovasc Surg,2011,141:543-551.

16. Kevin JL,Jorge MB,Paul AP,et al. Early results of a comprehensive operative and perfusion strategy to attenuate the incidence of adverse neurological outcomes in on-pump coronary artery bypass grafting（CABG）patients. Perfusion,2006,21(6):311-317.

17. Hannu JP,Martti VK,Kai TK,et al. Myocardial preservation during coronary surgery with and without cardiopulmonary bypass. Ann. Thorac. Surg, 2001, 71：565-570.

18. Michael AS,Mark SS,David EH,et al. Prospective study on cardiopulmonary bypass prime reduction and its effect on intraoperative blood product and hemoconcentrator use. Perfusion,2005,20(1):31-37.

19. Haneya A,Philipp A,Diez C,et al. Myocardial Protection in Patients Undergoing Coronary Artery Bypass Grafting Surgery Using Minimized Extracorporeal Circulation in Combination With Volatile Anesthetic. ASAIO Journal,2010,56(6):532-537.

20. Robert CG. High or low hematocrits during cardiopulmonary bypass for patients undergoing coronary artery bypass graft surgery? An evidence-based approach to the question. Perfusion,2001,16(5):339-343.

21. Naresh T,Manisha M,Ravi RK,et al. Reduced neurological injury during CABG in patients with mobile aortic atheromas：a five-year follow-up study. Ann. Thorac. Surg,2000,70:1558-1564.

22. Eifert S,Reichenspurner H,Pfefferkorn T,et al. Neurological and neuropsychological examination and outcome after use of an intra-aortic filter device during cardiac surgery. Perfusion,2003,18(1):55-60.

（周荣华　龙　村）

第四十三章

夹层动脉瘤手术体外循环

一、临床病例

【病例 1】

患者,男性,38 岁,64kg,3 月前无明显诱因出现晕厥,逐渐出现心悸、气短。ECG 示:左室肥厚,X 胸片:升主动脉明显增宽,心脏高度扩大,UCG 示:主动脉瓣关闭不全,升主动脉内经增宽。诊断:胸主动脉瘤＋主动脉瓣关闭不全,心功能Ⅲ级。拟在体外循环下行 Bentalls 术。

1)夹层动脉瘤如何分型?

2)该患者体外循环方法是什么?

3)是否所有主动脉瘤手术都需要深低温?

【病例 2】

患者,女性,70 岁,60kg。14 天前因情绪激动出现胸部剧烈疼痛,伴大汗晕厥。超声心动图示:主动脉瓣增厚钙化,升主动脉增宽,血管腔内可探及异常剥脱内膜分别于升主动脉、弓降部、腹主动脉平脐段。经 CT 检查确诊为:I型夹层动脉瘤。血压波动较大,决定急诊在深低温停循环(DHCA)下行升主动脉置换＋支架象鼻术＋无名动脉/主动脉旁路移植术。化验检查:血红蛋白 9.3g%,血小板 330 000/mm³,凝血酶原时间 14.5 秒,活动度 66.5%。

体外循环经过:Medtronic 膜肺,预冲液:乳酸林格液 500ml,血定安 1000ml,白蛋白 20g,10%硫酸镁 30ml,甲泼尼龙 900mg,先锋霉素 1g。采用右锁骨下动脉插管(22F)、右房插管(34F)建立体外循环,流量 3840ml/min,鼻咽温 28℃、肛温 29.6℃时阻断升主动脉,经左冠状动脉灌注心肌停跳液 1000ml;CPB 25 分钟时鼻咽温 21℃、肛温 23℃,动脉灌注量降至 300~600ml,经右锁骨下动脉进行选择脑灌注,CPB 96 分钟恢复全流量灌注 3100~3990ml,100 分钟开放升主动脉后以 20 瓦秒除颤心脏复跳,给予泼尼松 900mg,甘露醇 50g,辅助循环 60 分钟停机。CPB 时间 160 分钟,心肌血运阻断时

间 95 分钟,停循环时间 71 分钟。转中尿 300ml,人工肾滤液 2400ml。手术完毕送回 ICU 病房后发现患者右侧瞳孔直径 2mm,左侧瞳孔 3mm,对光反射迟钝,给予 20%甘露醇 200ml 脱水治疗,术后 5 小时左侧瞳孔直径 2.5mm,右侧瞳孔 2mm,对光反射灵敏。术后 8 小时清醒,瞳孔等大等圆。术后 24 小时应答能力差,双上肢肌张力差,双下肢感觉、运动丧失,继续脱水治疗。术后 48 小时双上肢活动好,肌张力恢复。但双下肢仍无感觉、运动存在,尿少(25ml/h)。术后 72 小时行血液透析治疗,血钾 5.1mmol/L,尿素氮 22.8mmol/L,肌酐 234mmol/L。术后第四天尿量增加,全天尿量 2131ml,电解质及代谢产物达正常范围,停止血液透析。双下肢恢复感觉。术后第五天双下肢恢复痛觉,右下肢能活动。术后 20 天后左下肢能活动,右下肢肌张力差至出院。

1)该患者采用右锁骨下动脉 22F 管插管,其发挥的作用有哪些? 能否采用股动脉插管?

2)深低温停循环的安全时限是什么?

3)甲泼尼龙的作用是什么?

4)术后双侧瞳孔不等大,双下肢感觉及运动功能丧失、肾衰竭等发生的原因是什么?

【病例 3】

患者,女性,49 岁,60kg,3 周前无明显诱因出现呛咳伴声音嘶哑,右下腹疼痛 3 天。UFCT:主动脉明显扩张,伴附壁血栓。X 胸片:升主动脉、降主动脉及弓部动脉内经明显增宽。诊断:主动脉夹层动脉瘤。既往史:高血压 10 年。拟深低温上下分别灌注下行全弓人工血管置换术。

体外循环过程:Terumo Capiox-E 膜肺,预充:乳酸林格液 1000ml,血定安 1000ml,5%碳酸氢钠 200ml,抑肽酶 200 万 U,泼尼松 1000mg,10%硫酸镁 40ml,转中补全血 800ml,钙 3g,心脏复苏后加 20%甘露醇 250ml。

行股动脉、右锁骨下动脉-右心房插管，CPB 前因游离动脉瘤损伤出血，血压下降到 5.59kPa（42mmHg），立即以股动脉-右房全流量并行降温，平均动脉压维持在 3.99～6.65kPa（30～50mmHg），鼻温 22℃、肛温 24℃时阻断升主动脉，灌注冷血停跳液，停循环时经右锁骨下动脉进行选择性脑灌注，灌流量 10ml/(kg·min)，下半身停循环 32 分钟后开始股动脉灌注，灌流量 20～40ml/(kg·min)，SVO$_2$ 61%～98%。吻合完毕，恢复全身灌注。分别灌注时平均动脉压维持在 3.99～6.65kPa（30～50mmHg），恢复全身灌注后，平均动脉压维持在 8.65～9.31kPa（65～70mmHg）。转机 172 分钟，心肌阻断 115 分钟，灌注冷血停跳液 3 次共 1 800ml，选择性脑灌注 100 分钟，上下半身分别灌注 62 分钟，下半身停循环 38 分钟，开放升主动脉后 20 瓦秒除颤一次复跳，停机顺利。

术后双侧瞳孔等大，3 小时初醒，术后镇静、脱水治疗，24 小时拔除气管插管，48 小时完全清醒，无神经系统并发症，16 天出院。

1) 该患者采用股动脉、右锁骨下动脉插管灌注的目的是什么？

2) Terumo Capiox-E 膜肺有何特殊性？

3) 上、下半身分别灌注的目的是什么？如何分配流量？

4) 该患者恢复全身灌注后，为何待静脉血氧饱和度达 70% 以上才开始复温？

【病例 4】

患者，男性，46 岁，84kg，4 个月前无诱因出现胸前区疼痛，伴大汗。超声、MRI 示：主动脉弓降部明显扩张。UCG：升主动脉内径较宽 40mm，主动脉弓及胸主动脉内膜增厚，部分内膜剥脱，主动脉弓降部起始段可见内膜破口，内膜剥脱向下延伸到两侧髂总动脉及左右肾动脉开口，双侧头臂动脉未受累。诊断：Ⅲ型夹层动脉瘤。拟在常温股动-静脉转流下行胸主动脉人工血管置换术。

体外循环过程：Terumo 膜肺，常规预充。双腔气管插管，手术中右侧肺持续通气给氧，左侧肺间断通气。同时监测右侧桡动脉和左侧股动脉平均压，肝素化后行右侧股动脉（22F）-静脉（28F）插管。患者采取右侧卧位 45°，行左右后外胸腹联合切口。常温并行循环，股动脉灌注流量维持在 600～1990ml/min，转中平均动脉压：桡动脉 7.98～14.63kPa（60～110mmHg）、股动脉 3.06～7.98kPa[23～60mmHg，3.06～3.33kPa（23～25mmHg）约 35 分钟]，CVP 6～

10cmH$_2$O，SVO$_2$ 维持在 50～90%，血气、电解质正常。转中鼻温 35～37℃，心脏跳动有力。转中尿 50ml，色清，转机 156 分钟，动脉阻断 110 分钟，停机顺利。术后循环稳定，SPN 控制血压维持在 16.0/9.3kPa（120/70mmHg），术后 10 小时清醒，16 小时拔除气管插管，患者四肢活动自如，但双下肢肌力差，不能抬高，术后 28 天出院，双下肢肌力基本恢复正常。

1) 该手术采用何种体外循环方法？

2) 术中为何要维持温度 35～36℃？

3) 转中如何调整股动脉灌流量？

4) 患者术后出现双下肢肌力差的原因是什么？

二、主动脉瘤的相关概念，夹层动脉瘤定义及临床分型

主动脉瘤是指从主动脉窦、升主动脉、主动脉弓、降主动脉至膈水平的主动脉瘤，降主动脉瘤波及膈下的腹主动脉时称胸腹主动脉瘤，亦包括在此范畴内。主动脉血管壁由于先天或后天获得性因素，使主动脉壁失去正常的结构，承受压力和维持动脉功能的弹力纤维层变得脆弱或坏死，在高压血流的冲击下，血管壁向外形成囊状或梭状瘤体膨出从而形成主动脉瘤。主动脉瘤不是真正的肿瘤，而是动脉壁的局限（也可是多发性）扩张或膨出而形成的包块。早年主动脉瘤形成的首位病因是梅毒，而现在多见的是动脉硬化。在中青年患者中多见主动脉壁中层囊性坏死及退行性变，如马方综合征。主动脉瘤患者有家族性的倾向，此外，动脉瘤的发生还与环境及其他一些疾病有关，如高血压、动脉硬化、吸烟、创伤等。除夹层动脉瘤和急性创伤外，动脉瘤的形成、增大以至破裂多为慢性过程。

夹层动脉瘤是主动脉瘤的一个范畴，实为动脉内膜剥离，可由各种原因所致主动脉内膜撕裂，内膜分离，在主动脉腔内有一个或者多个裂口，在中层动脉壁间形成有活动的血肿及血流，形成真腔与假腔，因假腔扩大膨出，称夹层动脉瘤。真腔内的血流或分支的血管可因假腔的压迫，引起下游血管或肢体的供血障碍、缺血。

夹层动脉瘤的 Debakey 分型为：

Ⅰ型：内膜撕裂位于升主动脉或弓部，而剥离的血肿扩展至弓降部，有时可达髂动脉分叉，也包括破口位于左弓面内膜撕裂逆行剥离至升主动脉者；

Ⅱ型：内膜撕裂部位与Ⅰ型类同，而血肿只局限于升主动脉和弓部者；

Ⅲ型：内膜撕裂位于左锁骨下动脉远端者，剥离范围局限于膈上时称Ⅲa型；越过膈肌裂孔至腹腔时称Ⅲb型。

上述病例中，病例1患者为马方综合征引起的升主动脉瘤，而病例2、病例3为Ⅰ型夹层动脉瘤，病例4为Ⅲ型夹层动脉瘤。

三、夹层动脉瘤手术体外循环前准备

夹层动脉瘤随时都有血管破裂大出血的可能，病情凶险，预后不良，凡确诊为夹层动脉瘤，特别是瘤体大于5cm以上者，须争取及早手术治疗。夹层动脉瘤根据其不同分型，其手术方式不同，相应地，体外循环方法也存在很大差异。体外循环前的准备工作在夹层动脉瘤手术中具有举足轻重的作用。

1. 充分了解患者病情　术前，灌注师充分了解患者病情及并发症有助于预见围术期可能出现的问题并做相应的准备。根据心脏超声、CT及磁共振（MRI）检查明确夹层动脉瘤的诊断、分型、病变累及部位，脑、脊髓、肾脏等重要脏器供血情况及功能改变。夹层动脉瘤由于其累及血管部位不同，手术方式有很大差异，术前及时与外科医师交流，明确手术方式，制订相应的体外循环计划。如，根据主动脉瓣膜及冠状动脉窦、冠状动脉累及情况，明确是否需要主动脉瓣膜置换、冠状动脉旁路移植术等，明确心肌停跳液灌注方式；根据主动脉弓及头臂动脉受累情况，明确是否需要深低温停循环及选择性脑灌注；根据降主动脉分支血管受累情况，了解肾脏功能，明确是否需要进行股动脉插管行下半身灌注。

2. 体外循环物资准备　根据夹层动脉瘤的诊断、分型，及手术方式积极进行耗材准备。由于手术时间较长，应该选择性能良好的氧合器、变温水箱；临床上的氧合器多为泵后型，它也可以进行单泵双管灌注，如：升主动脉（或锁骨下动脉）和股动脉插管进行上、下半身分别灌注；然而，泵前型氧合器（如：Terumo Capiox-E）在上、下半身分别灌注时具有优越性。体外循环插管的选择，单纯升主动脉插管往往不能满足复杂夹层动脉瘤手术的要求，右锁骨下动脉插管既可以提供全身灌注，也可以很方便地进行选择性脑灌注；股动脉插管逆行灌注可以进行全身灌注、上下半身分别灌注，股动静脉转流；人工血管分支插管灌注可以进行其远端支配脏器的灌注。由于大血管手术出血多、止血困难，需要准备自体血液回收机。其他准备包括血液超滤，特殊药物如泼尼松、白蛋白等。

由于夹层动脉瘤可能随时发生破裂，麻醉及开胸过程更加大其破裂的风险，因此在患者入手术室前应该完成体外循环的转机前准备，如：装机，预充排气，转机前检查。

四、主动脉瘤手术体外循环方式

由于各类型主动脉瘤其发生的解剖部位不同，其手术和体外循环方式也有很大差异。

1. 浅低温体外循环　单纯升主动脉手术，动脉瘤局限在升主动脉、未累及头臂动脉开口，不涉及主动脉弓部，可采用浅低温体外循环。典型的根部动脉瘤即属于此类，如病例1。转流方式：动脉插管可采用升主动脉插管，如果动脉瘤已经接近弓部，则采用右锁骨下动脉插管或者股动脉插管；右房插二阶梯静脉引流管。如果病变累及主动脉瓣和冠状动脉开口，则需要主动脉瓣膜置换和冠状动脉窦口移植、冠状动脉旁路移植，此类患者心脏功能受损，转中应该注意心肌保护，在心脏停搏前通过右上肺静脉放置好左心引流，注意动静脉平衡，对于主动脉瓣关闭不全患者，通过左右冠状动脉窦直接灌注心脏停搏液或者冠状静脉窦逆行灌注停跳液保护心肌。

2. 深低温停循环、选择性脑灌注　深低温停循环（DHCA）主要适用于主动脉弓部瘤、DebakeyⅠ型、DebakeyⅡ型夹层动脉瘤手术。由于其手术涉及主动脉弓部，手术时需要在无血流、停循环下进行。一般经右锁骨下动脉插管或股动脉插管灌注，右房或经股静脉插腔房二极管引流，如病例2、病例3。对于瘤体巨大，无法行右房插管，或无条件行经股静脉插腔房管时，可以先在股动静脉转流下开胸，待插入右房插管后再加大灌注流量、降温，这样可以避免劈开胸骨时瘤体破裂造成大出血或心搏骤停。DHCA管理常规如下：

（1）鼻咽温15~18℃，肛温20℃。

（2）泼尼松30mg/kg，分别为：预充液15mg/kg，复温后15mg/kg。

（3）停循环前头低位；停循环结束时缓慢动脉还血后开放静脉引流，逐渐恢复体外循环。

（4）恢复体外循环后，待混合静脉血氧饱和度＞85%后再开始复温，以冲走酸性代谢产物在组织的淤积，并偿还组织"氧债"；在此期间可进行人工肾超滤，滤出体内多余水分。

（5）停循环时间尽量控制在45分钟以内。

然而，单纯深低温停循环术后并发症和死亡率高，如何减少DHCA术后中枢神经系统并发症一直

是人们所关注的课题。目前临床上,在进行深低温停循环时会采取多种脑保护措施,选择性脑灌注就是其中之一。右锁骨下动脉插管进行主动脉弓部瘤手术时,可阻断近端无名动脉及左颈总动脉,临床实践效果很好。

对于采用右锁骨下动脉插管灌注时,在温度降低到上述要求时,阻断升主动脉、无名动脉、左颈总动脉,灌注流量降至 5～10ml/(kg·min),灌注血流即从右锁骨下动脉经无名动脉进入右颈总动脉后入脑,这种全身停循环而保持脑的低流量灌注即是顺行性选择性脑灌注。主动脉修复完毕,即可开放无名动脉和左颈总动脉阻断钳,恢复全流量灌注。

病例 2 是深低温停循环结合选择性脑灌注的例子。在 DHCA 过程中对中枢神经系统的病理生理学影响最大,关于脑组缺血、缺氧最大时限问题,多数学者的经验证明鼻咽温在 18～20℃时,停循环 45 分钟是安全的,超过这一时限,术后神经系统并发症显著增加。高龄、高血压、夹层动脉瘤剥离血流动力学受到严重损害为手术后神经系统损伤的高危因素。暂时性神经系统损伤与年龄及停循环时间有相关性,超过停循环安全时限,特别在高龄患者其脑损伤发病率增加。在永久性神经系统损伤病例中多为脑栓塞,特别是高龄患者动脉夹层中有血栓或动脉粥样斑块、钙化,发生率明显增加。病例 2 患者 70 岁,高血压 23.94/14.63kPa(180/110mmHg),Ⅰ型夹层动脉瘤内膜剥脱,主动脉有钙化,停循环时间 72 分钟,超过了安全时限;虽然停循环期间持续选择性脑灌注,但术后仍然出现了大脑、脊髓及肾脏缺氧所产生的系列并发症。但是由于停循环期间持续选择性脑灌注,相对而言脑损伤较脊髓及肾脏损伤轻,恢复也快。

对于 Debakey Ⅰ型、Ⅱ型夹层动脉瘤,主动脉弓部瘤等需要主动脉弓部置换的手术,既往也采用单纯股动脉插管进行动脉灌注,但右锁骨下动脉插管与之相比具有以下优点:①在Ⅰ型夹层动脉瘤中,股动脉插管逆行灌注,可因夹层动脉瘤破口(出口)较小,或夹层累及髂动脉、股动脉而造成瘤体真腔或假腔的血流不足,造成重要脏器(脑、脊髓、肝、肾脏等)缺血,而引起严重并发症。右锁骨下动脉插管顺行灌注,因夹层动脉瘤破口(入口)较大,病变多不累及右锁骨下动脉,真假腔血流灌注均较充分,可减少上述严重并发症。②动脉瘤累及主动脉弓部时,股动脉插管只能采用单纯深低温停循环,而右锁骨下动脉插管还可进行深低温停循环期间的选择性脑灌

注。③右锁骨下动脉插管进行深低温停循环期间的选择性脑灌注,此种情况下,全身身体温不需要降得很低,减少深低温对机体带来的不利影响,增加手术的安全时限。病例 2 及病例 3 患者停循环时温度为鼻咽温 21～22℃,肛温 23～24℃,高于单纯深低温停循环的温度要求。

选择性脑灌注还包括上腔静脉脑逆灌法、头臂动脉插管灌注法,但是其插管及体外循环管理较复杂、手术野拥挤等不足之处,相比之下,经右锁骨下动脉插管顺行脑灌注简单而有效。

在深低温停循环时,组织细胞缺血缺氧,应用皮质激素可稳定溶酶体酶,抑制缓激肽和 5-羟色胺的产生,增加肥大细胞颗粒的稳定性,减少组胺的释放,减轻微血管通透性,减少血浆外渗和抑制白细胞的趋化作用,改善微循环,增加组织细胞对缺血缺氧的耐受性。体外循环中泼尼松的使用是有效的药物脑保护措施,使用剂量为 30mg/kg,可以在转流前和复温时各使用一半。地塞米松虽然药效强,但大剂量使用可明显缩短 ACT 时间,因此不作为使用常规。

3. 上、下分别灌注　主动脉瘤因手术复杂、难度大,术后并发症多,脑缺氧、肾衰竭、脊髓缺血性损害引起的截瘫是胸部动脉瘤的手术后的主要并发症。选择性脑灌注提供了一种有效的脑保护措施。但肾、脊髓重要器官仍受阻断时间的威胁,深低温上、下分别灌注方法,其综合了多种灌注方法的优点,确保血管阻断期间上、下身重要组织器官的血供,增加了手术的安全性,明显减少了术后并发症。

深低温上、下分别灌注的基本方法:以右锁骨下动脉、左侧股动脉插管灌注,静脉以右房二级插管引流。体外循环开始以右锁骨下动脉--右房全流量并行降温,同时体表降温,鼻温 28℃左右,阻断升主动脉,灌注含血停跳液;待阻断瘤体远端后,进行上下分别灌注时,鼻温应控制在 20℃,肛温 24℃左右。右锁骨下动脉灌注主要提供选择性脑灌注及上半身灌注,流量根据灌注范围而定,一般维持在 5～15ml/(kg·min);股动脉灌注主要提供下半身及腹腔脏器(包括脊髓、肾脏、肠道等)灌注,流量根据术野回血情况维持在 20～40ml/(kg·min),血管吻合完毕后,开放阻断钳,停止股动脉或右锁骨下动脉灌注,恢复全身循环。病例 3 采用深低温停循环、选择性脑灌注、上下分别灌注相结合的体外循环方式进行Ⅰ型夹层动脉瘤瘤体切除、人工血管置换术,确保血管阻断期间上下半身良好的血供,避免脑、肾、脊

髓等重要器官缺血性损伤，明显减少了术后并发症。

深低温上、下分别灌注的管理较复杂，可选择泵前氧合器，如病例 3 患者采用的 Terumo Capiox-E 膜肺，避免泵后氧合器主负泵易造成气栓的危险性。

4. 股动静脉转流　肾衰竭、脊髓缺血性损害引起的截瘫是胸降部主动脉瘤手术后的主要并发症，有报道其发生率为 0.4%～18%，甚者达 40%。为减少这一严重并发症，人们为此进行了多方面的探索，其方法有：①常温下阻断降主动脉，此方法简单又避免全身肝素化，减少术后出血，但降主动脉阻断时间大于 30 分钟易造成脊髓缺血性损伤。②深低温停循环，适用于一些瘤体粘连广泛，难以游离阻断的复杂手术。手术在无血的术野进行操作，可缩短阻断时间，但停循环对全身干扰大，易造成心、脑、肾、脊髓等多脏器的缺血性损害。③上、下半身分别灌注，既保证降主动脉或胸腹主动脉以下的血流，又维持脑组织的血供，此法不受瘤体阻断时间的限制，安全性大；但体外管理较复杂，受体位的影响而插管困难，上半身灌注不准确，对心、肺、脑保护不利。

常温股动-静脉转流或左心转流是弓降部、胸腹部主动脉瘤切除手术最为常用的两种方法。插管方便，阻断降主动脉后，上下半身均有良好的血供，大大减少术后并发症，降低死亡率。但左心转流法，左房插管仍在术野内，对手术操作有一定的影响。股静脉—动脉转流，不影响术野，可在开胸前插管，遇意外紧急情况可使用股动脉灌注；人工肺的使用，既保证氧的供给，又可维持温度的稳定，防止低温所引起的心室纤颤。

应注意的是，施行股动-静脉转流时股静脉插管应深达下腔静脉入口处或右心房，以保证引流充分。根据上、下肢血压调节引流量，维持下肢理想的灌注压在 5.32～7.98kPa（40～60mmHg），确保腹腔脏器及脊髓血供。病例 4 患者因股动静脉转流中股动脉压长时间处于低水平，术后出现双下肢肌力障碍。瘤体阻断期间应避免上肢血压过高，可适当使用血管扩张药，以防急性左心衰的发生。注意维持体温在浅低温 35～36℃以维持良好的心跳，保持一定前负荷，CVP 维持在 8～10cmH$_2$O，保证心脏有效射血。

五、Key points

1. 主动脉瘤随时都有血管破裂大出血的可能，病情凶险，预后不良，凡确诊为主动脉瘤，特别是瘤体大于 5cm 以上者，须争取及早手术治疗。

2. 夹层动脉瘤根据其不同分型，其手术、体外循环方法也存在很大差异。体外循前的准备工作在夹层动脉瘤手术中具有举足轻重的作用。

3. 主动脉瘤手术方式复杂多样，灌注师、外科医师及麻醉医师之间有效的交流至关重要。

4. 浅低温体外循环可以满足单纯升主动脉瘤手术。

5. 深低温停循环为累及主动脉弓的手术（如 DebakeyⅠ型、Ⅱ型夹层动脉瘤，主动脉弓部瘤夹层动脉瘤）开辟了成功之路，但一定要尽量缩短停循环时间，控制在 45～60 分钟以内。

6. 经右锁骨下动脉插管行选择性脑灌注是深低温停循环中有效的脑保护措施，灌注流量为 5～10ml/(kg·min)。

7. 对复杂的胸主动脉瘤手术，阻断时间较长者，采取深低温上下分别灌注方法，确保血管阻断期间上下半身良好的血供，避免脑、肾、脊髓等重要器官缺血性损伤，明显减少了术后并发症。

8. 大剂量使用甲泼尼龙，加强深低温停循环术中脑保护。

9. 弓降部或胸腹部动脉瘤采取股动-静脉转流方法。

参 考 文 献

1. Sasaki T, Tsuda S, Riemer RK, et al. Optimal flow rate for antegrade cerebral perfusion. J Thorac Cardiovasc Surg, 2010, 139(3):530-535.

2. Haldenwang PL, Strauch JT, Amann I, et al. Impact of pump flow rate during selective cerebral perfusion on cerebral hemodynamics and metabolism. Ann Thorac Surg, 2010, 90(6):1975-1984.

3. Mohammad S, Rohan M, Senthilselvan A, et al. Selective antegrade cerebral perfusion during aortic arch surgery confers survival and neuroprotective advantages. J Thorac Cardiovasc Surg, 2011, 141:948-952.

4. Xu ZY, Song ZG, Han L, et al. Evaluation of surgical technique and indication on descending aortic aneurysms. Zhonghua Wai Ke Za Zhi, 2007, 45 (18):1250-1252.

5. Alexander K, Catherine FC, Nicholas TK. Outcomes after thoracoabdominal aortic aneurysm repair with hypothermic circulatory arrest. J Thorac Cardiovasc Surg, 2011, 141:953-960.

6. Salazar JD, Coleman RD, Griffith S, et al. Selective cerebral perfusion:real-time evidence of brain oxygen and energy metabolism preservation. Ann Thorac Surg, 2009, 88

(1):162-169.

7. Lars E, Rakesh MS, Kevin LG, et al. Deep hypothermic circulatory arrest is not a risk factor for acute kidney injury in thoracic aortic surgery. J Thorac Cardiovasc Surg, 2011,141:552-558.

8. Abdul AK, Meduoye A. Is pH-stat or alpha-stat the best technique to follow in patients undergoing deep hypothermic circulatory arrest? Interact Cardiovasc Thorac Surg, 2010,10(2):271-282.

9. Apaydin AZ, Islamoglu F, Askar FZ, et al. Immediate clinical outcome after prolonged periods of brain protection: retrospective comparison of hypothermic circulatory arrest, retrograde, and antegrade perfusion. J Card Surg, 2009,24(5):486-489.

10. Johnson G, Tamblyn J. Model of pCO2 gap during hypothermic cardiopulmonary bypass. ASAIO J, 2006, 52 (5):588-591.

11. Dasarathan C, Prashanth V, Lavanya S, et al. Aortic arch replacement with moderate hyperthomia and a modified 3-pump circuit. Perfusion,2011,26(2):141-144.

12. Luo H, Hu K, Zhou J, et al. Analysis of the risk factors of postoperative respiratory dysfunction of type A aortic dissection and lung protection. Perfusion, 2009, 24(3): 199-202.

13. Luo HY, Hu KJ, Liu ZY, et al. Analysis of the risk factors of postoperative renal failure of type A aortic dissection. Zhonghua Wai Ke Za Zhi, 2008, 46 (14):

1070-1072.

14. Dias RR, Silva IA, Fiorelli AI, et al. Cerebral protection: sites of arterial cannulation and brain perfusion routes. Rev Bras Cir Cardiovasc,2007,22(2):235-240.

15. Ji BY, Sun LZ, Liu JP, et al. The application of a modified technique of SCP under DHCA during total aortic arch replacement combined with stented elephant trunk implantation. Perfusion,2006,21(5):255-258.

16. Hoffman JW, Gilbert TB, Hyder ML. Cold agglutinins complicating repair of aortic dissection using cardiopulmonary bypass and hypothermic circulatory arrest: case report and review. Perfusion,2002,17(5):391-394.

17. Anil ZA, Suat B, Hakan P, et al. Perioperative risk factors for mortality in patients with acute type a aortic dissection. Ann. Thorac. Surg,2002,74:2034-2039.

18. Sirvinskas E, Andrejaitiene J, Raliene L, et al. Cardiopulmonary bypass management and acute renal failure: risk factors and prognosis. Perfusion, 2008, 3 (6): 323-327.

19. Christine M, Peter A, Philip MJ, et al. Aortic arch replacement and elephant trunk procedure: an interdisciplinary approach to surgical reconstruction, perfusion strategies and blood management. Perfusion, 2010, 25 (6): 369-379.

（周荣华　龙　村）

索 引

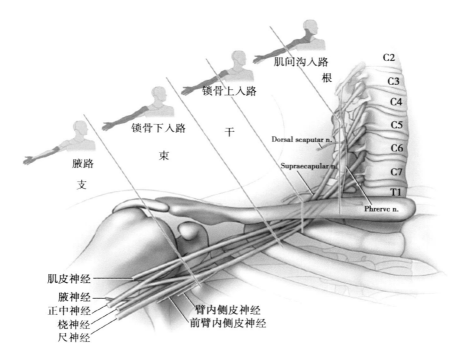

图 16-1　臂丛神经解剖及不同位点阻滞范围示意图

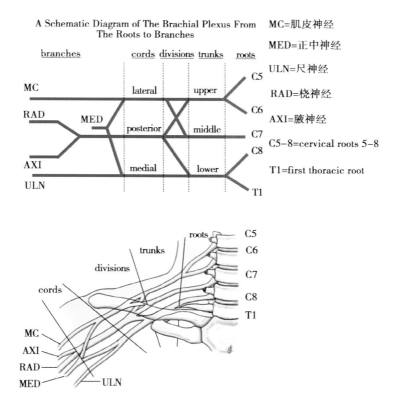

图 20-10　臂丛的示意图

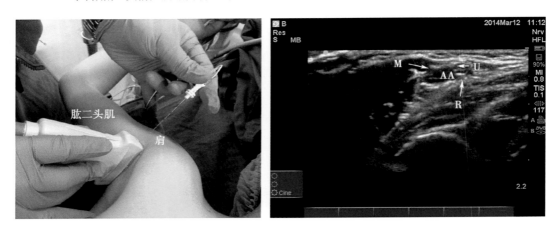

图 20-12　肌间沟臂丛神经超声图像
（SCM＝胸锁乳头肌,CA＝颈内动脉,IJV＝颈内静脉,ASM＝前斜角肌,MSM＝中斜角肌,黄箭头所指为臂丛神经根）

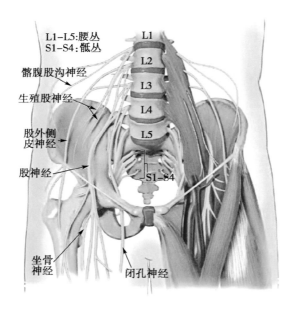

图 20-13　超声引导下腋路臂丛神经阻滞示意图
（AA＝腋动脉,M＝正中神经,U＝尺神经,R＝桡神经）

图 20-14　腰骶部神经丛分布示意图

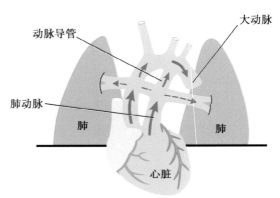

图 20-23　出生前血液经动脉导管分流并绕开肺脏

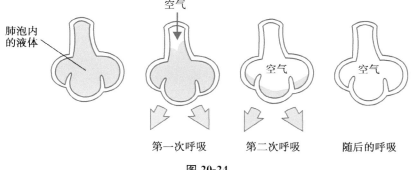

第一次呼吸　　第二次呼吸　　随后的呼吸

图 20-24

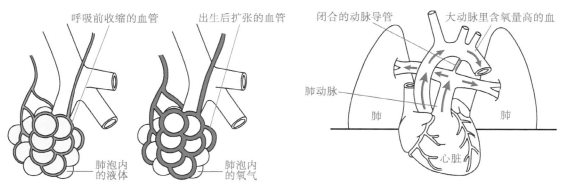

图 20-25　生后血液优先流向肺脏,动脉导管的分流停止

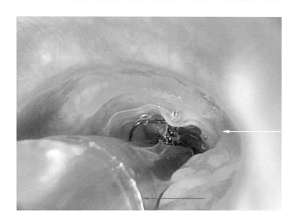

图 24-6　白色箭头为气管支架,蓝色箭头为气管导管

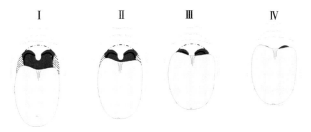

Ⅰ　　Ⅱ　　Ⅲ　　Ⅳ

图 24-10　Mallampati 测评结果分级
（虚线表示软腭和硬腭交界处）